中华医学会医师培训工程（高级系列）
CME TEXTBOOKS NATIONAL PROJECT 国家级继续医学教育项目教材

普通外科学高级教程

主编 / 赵玉沛
中华医学会组织编著

中华医学电子音像出版社
CHINESE MEDICAL MULTIMEDIA PRESS
北　京

图书在版编目（CIP）数据

普通外科学高级教程 / 赵玉沛主编. —北京：中华医学电子音像出版社，2019.11
ISBN 978-7-83005-154-9

Ⅰ. ①普… Ⅱ. ①赵… Ⅲ. ①外科学—教材 Ⅳ. ① R6
中国版本图书馆 CIP 数据核字（2019）第 040607 号

普通外科学高级教程
PUTONG WAIKEXUE GAOJI JIAOCHENG

主　　编：赵玉沛
策划编辑：史仲静
责任编辑：赵文羽　周寇扣
校　　对：龚利霞
责任印刷：李振坤
出版发行：中华医学电子音像出版社
通信地址：北京市西城区东河沿街 69 号中华医学会 610 室
邮　　编：100052
E - mail：cma-cmc@cma.org.cn
购书热线：010-51322675
经　　销：新华书店
印　　刷：北京虎彩文化传播有限公司
开　　本：889 mm×1194 mm　1/16
印　　张：33
字　　数：1010 千字
版　　次：2019 年 11 月第 1 版　　2021 年 8 月第 2 次印刷
定价（含习题卡）：265.00 元

内容提要

本书根据对高级卫生专业技术资格人员的要求，结合目前的学科发展状况，系统地介绍了普通外科学的基础理论和基本技术，重点阐述了常见普通外科疾病防治的新技术和新方法、国内外发展现状和发展趋势，力求反映目前普通外科学专业发展的国际规范和前沿动态，巩固和提高普通外科医师诊治、会诊、综合分析疑难病例及开展医疗先进技术的能力，全书分为24章，主要内容包括外科休克、外科营养、脓毒症和脓毒症休克、烧伤和冷伤、器官移植及各系统相关疾病等内容。本书具有权威性、实用性和指导性，可作为普通外科医师专业知识的培训教程，也可作为相关专业医师提高临床诊疗水平的工具书和参考书。

《普通外科学高级教程》

编委会

主　　编　赵玉沛

副 主 编　张忠涛　刘荫华　张太平

编　　委　（以编写章节先后为序）

任建安　于健春　康维明　隆　云　李　非
程　颖　张　浩　刘荫华　陈　杰　刘子文
孙　备　张忠涛　李　非　季加孚　叶颖江
陈　凛　肖　毅　王振军　杨尹默　蔡建强
周光文　卢实春　李维勤　廖　泉　张太平
赵玉沛　李晓斌　殷晓煜　刘　荣　郝纯毅
刘昌伟

编写秘书　洪夏飞　马　琳

参编人员　（以姓氏笔画为序）

于健春　北京协和医院
王　旭　北京协和医院
王　畅　北京大学人民医院
王　超　北京大学人民医院
王　搏　北京大学人民医院
王振军　北京朝阳医院
王晓辉　首都医科大学北京宣武医院
卢实春　中国人民解放军总医院
叶京明　北京大学第一医院
叶颖江　北京大学人民医院
申占龙　北京大学人民医院
冯云路　北京协和医院
任建安　东部战区军区总医院
刘　凡　北京大学人民医院
刘　荣　中国人民解放军总医院
刘　暴　北京协和医院
刘子文　北京协和医院
刘永锋　中国医科大学附属第一医院
刘昌伟　北京协和医院
刘荫华　北京大学第一医院
安勇博　北京大学人民医院
孙　备　哈尔滨医科大学附属第一医院

李　非　首都医科大学北京宣武医院
李成刚　中国人民解放军总医院
李晓斌　北京协和医院
李维勤　东部战区总医院
杨尹默　北京大学第一医院
肖　毅　北京协和医院
吴　斌　北京协和医院
吴剑挥　北京肿瘤医院
宋小军　北京协和医院
张　浩　中国医科大学附属第一医院
张太平　北京协和医院
张忠涛　首都医科大学北京友谊医院
张雯雯　中国人民解放军总医院
陈　伟　北京协和医院
陈　宇　北京协和医院
陈　杰　北京朝阳医院
陈　凛　中国人民解放军总医院
陈跃鑫　北京协和医院
季加孚　北京肿瘤医院
周光文　北京大学第一医院
郑月宏　北京协和医院
赵玉沛　北京协和医院
赵忠杰　哈尔滨医科大学附属第一医院
郝纯毅　北京肿瘤医院
胡　亚　北京协和医院
皋　林　东部战区总医院
倪　冷　北京协和医院
隆　云　北京协和医院
殷晓煜　中山大学附属第一医院
崔建新　中国人民解放军总医院
康维明　北京协和医院
程　颖　中国医科大学附属第一医院
程春东　哈尔滨医科大学附属第一医院
储诚兵　北京朝阳医院
童智慧　东部战区总医院
曾　嵘　北京协和医院
蔡建强　中国医学科院肿瘤医院
廖　泉　北京协和医院

序

我国现有的医师培养过程分为医学院校教育、毕业后医学教育和继续医学教育三个阶段。专科医师规范化培训是毕业后医学教育的重要组成部分，是在住院医师规范化培训的基础上，继续培养能够独立、规范地从事专科诊疗工作临床医师的必经途径。2017 年 7 月，国务院办公厅印发《关于深化医教协同进一步推进医学教育改革与发展的意见》（国办发〔2017〕63 号），文件中提出把医学教育和人才培养摆在卫生与健康事业优先发展的战略地位，为建设健康中国提供坚实的人才保障……支持行业学（协）会参与学科专业设置、人才培养规划、标准制（修）订和考核评估等工作，相关公共服务逐步交由社会组织承担。2015 年发布的《关于开展专科医师规范化培训制度试点的指导意见》（国卫科教发〔2015〕97 号）明确提出：探索建立有关行业协（学）会协助政府部门做好专科医师规范化培训制度试点的业务指导、组织实施与日常管理监督的工作机制。根据需要，可组建由有关专家和医疗卫生机构、高等医学院校、相关事业单位、行业组织和政府相关部门等多方代表组成的专科医师规范化培训专家委员会，协助开展有关工作。

中华医学会成立于 1915 年，经过百余年的励精图治，已经成为党和政府联系医学科技工作者的桥梁和纽带、中国科协学会的翘楚、全国医学科技工作者的家园，其宗旨是团结医务工作者，传播医学科学知识，弘扬医学道德，崇尚社会正义。由中华医学会第二十五届理事会第四次会议审议通过的《中华医学会章程》明确将“参与开展毕业后医学教育及专科医师培训、考核等工作”作为学会的业务范围之一。鉴于我国适用于专科医师规范化培训的教材存在系统性较差，内容、质量参差不齐，学科覆盖不全面等不足，中华医学会所属中华医学电子音像出版社依托学会 88 个专科分会千余名专家的力量，配合出版社三十余年传统出版和数字出版相结合的出版经验，策划了《中华医学会医师培训工程（高级系列）丛书》，旨在通过本丛书引导医学教育健康发展和卫生行业人才的规范化培养。本套丛书不仅包括专科医师应该掌握的知识，更力求与时俱进，反映目前本学科发展的国际规范指南和前沿动态，巩固和提高专科医师的临床诊治、临床会诊、综合分析疑难病例及开展医疗先进技术能力的内容，同时还增加了测试题，作为考查专科医师对专业知识掌握情况的依据。除此之外，本丛书还充分利用新媒体技术，就部分内容配备了相应的多媒体视频，以加强医务人员对理论知识和实际操作技术的理解。

在2016年举办的“全国卫生与健康大会”上，习近平总书记发表重要讲话，强调“没有全民健康，就没有全面小康”；在第十八届中共中央政治局常委会同中外记者首次见面会上，习近平总书记表达出对人民健康福祉的密切关注：我们的人民热爱生活，期盼有更可靠的社会保障、更高水平的医疗卫生服务、更优美的环境……。实现全民健康离不开高水平医疗卫生服务的保障，开展高水平的医疗卫生服务离不开一支高素质、高水平的医疗队伍，这也是中华医学会组织国内各学科学术带头人、知名专家编写本丛书的目的所在。

本丛书在编写过程中多次召开组稿会和定稿会，各位参编的专家、教授群策群力，在繁忙的临床和教学工作之余高效率、高质量地完成了编写工作，在此，我表示衷心地感谢和敬佩！

中华医学会副会长兼秘书长

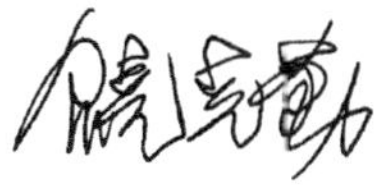

前　言

为了适应我国继续医学教育发展的需要，体现普通外科学专业高级技术人员应达到的专业技术水平，我们编写了本教材。本教材聚焦临床实践，兼顾最新基础研究发展动态，注重科学性、先进性、实用性和指导性。本教材编写内容参考学科指南，紧扣学科进展，内容主要包括普通外科学基本理论、常见疾病诊治、国内外发展现状和发展趋势等。本教材对外科病种范围进行系统梳理，以期符合普通外科学临床实践需要，对常见病和疑难病进行了重点编写。

本教材作为《中华医学会医师培训工程（高级系列）》丛书之一，有较高的学术价值与实用价值，既可作为普通外科专科医师规范化培养的重要参考用书，也可作为拟晋升高级职称应试者的复习指导用书，对各级医师在临床会诊、综合分析疑难病例时把握诊疗要点及思路有指导作用。

本书编者团队均为行业内知名专家，由于参加编写人员较多，某些观点不免有见仁见智之处，希望使用本教材的各级医师能够理解。在编写过程中难免有疏漏之处，望各位读者不吝赐教，提出宝贵意见。

最后，感谢各位编者在百忙之中参与撰写，感谢中华医学电子音像出版社给予的大力支持，以及编辑老师付出的心血。

赵玉沛

2019 年 8 月 20 日于北京

出版说明

为引导我国医学教育的健康发展，加强卫生人才培养工作，助力健康中国战略的实施，在中华医学会及所属88个专科分会的支持下，我们精心策划出版了《中华医学会医师培训工程（高级系列）丛书》暨《国家级继续医学教育项目教材》。

本套丛书的内容不仅包括医学各专业高年资从业者应该掌握的基本知识，更力求与时俱进，反映本学科发展的前沿动态，侧重医务人员临床诊治技能、疑难病例处理以及开展医疗先进技术能力的培养，具有专业性、权威性和实用性，因此既可作为正在试点推动的专科医师规范化培训的工具用书，又可作为医务人员或医疗行政管理部门开展继续医学教育的必备教材。同时，本套丛书在系统梳理专业知识的基础上均配备练习题库和模拟考试情境，有助于检验专业知识的掌握情况，亦可作为拟晋升高级职称应试者的考前复习参考用书。

限于编写时间紧迫、经验不足，本套教材会有很多不足之处，真诚希望广大读者谅解并提出宝贵意见，我们将于再版时加以改正。

目 录

第1章 外科休克

第1节 休克概论

很久以前，临床上就用“休克”来描述循环功能衰竭的发生发展过程。1773 年，法国医师 Le Dran 采用“休克”一词描述 1 位枪伤患者的临床表现，当时休克被理解为伤员在战场上受到打击后创伤失血的一系列表现。之后，Moore 等引入“沼泽和溪流”学说，为认识休克微循环的变化奠定了基础。最初人们理解的休克是一系列因素作用于机体造成患者脉搏细速、血压下降，从而引发的一系列临床表现，如意识淡漠、尿量减少等。但是在休克最初阶段，由于人体的自我调节机制，会出现交感神经兴奋，从而造成心肌收缩力增强、心率增加、外周血管收缩，代偿性地维持血压正常，但此时机体已经开始出现休克造成的一系列微循环的改变，因此用血压去定义休克是不够准确的。随着对休克概念理解的逐步深入，引入了氧输送和氧消耗的概念，休克被定义为存在氧输送不足和（或）细胞氧利用障碍的危及生命的急性循环衰竭，即休克的本质是组织细胞缺氧。这一概念的引入使得原本只是在理论上反映休克的指标可切实有效地应用于临床，从而对原有方法有了重新认识，并引出了新的治疗方法。

过去认为休克可以分为休克代偿期、休克失代偿期和微循环衰竭期 3 期。但实际上休克的发展过程是渐进的、连续的，无法绝对分割。在损伤因素作用于机体之后，早期休克可表现为交感神经兴奋状态，如心率增快、尿量减少、皮温降低、呼吸急促。随着休克的进展，后期失代偿可表现为血压明显下降（收缩压下降至 90mmHg 以下或较基础血压下降＞30mmHg）、器官功能障碍、表情淡漠、意识障碍、反应迟钝，甚至昏迷。病情进展迅速，如果抢救不及时，组织细胞将发生不可逆性损害而危及生命。目前针对休克的治疗，最根本的在于改善氧输送，维持足够的心排血量和一定水平的血红蛋白，维持一定的肺通气和换气，维持足够的灌注压。主要处理措施有保证足够的循环血容量，输血，适当的强心、血管活性药物的应用，氧疗（必要时可行机械通气）等。

休克通常被分为 4 类，即分布性休克、心源性休克、低血容量性休克和梗阻性休克。分布性休克基本机制是血管收缩或舒张调节功能异常，常见于感染性休克、过敏性休克；心源性休克的基本机制为泵功能衰竭，常见于心肌梗死、心力衰竭、严重心律失常等；由于循环容量的丢失，低血容量性休克常见于失血性休克；梗阻性休克为血流的主要通路受阻所致，如腔静脉梗阻、心脏压塞、肺栓塞等。本章重点讨论外科最常见的低血容量性休克和感染性休克。

【病理生理】★★△

组织细胞缺氧作为休克的本质已被广泛接受，绝大多数的休克始动环节为氧供不足，即氧供下降和（或）氧消耗增加，从而造成组织细胞缺氧，使组织器官出现微循环改变、代谢变化和继发性损害等。

一、微循环的变化

当损伤因素作用于机体并启动休克的过程后，体内会发生一系列的循环改变。循环系统较早的改变是由于心排血量减少或外周阻力下降而出现血压下降。机体此时会通过一系列代偿机制调节和矫正所发生的病理变化，包括通过主动脉弓和颈动脉窦压力感受器引起血管舒缩中枢加压反射，交感 - 肾上腺轴兴奋导致大量儿茶酚胺释放及肾素 - 血管紧张素分泌增加等环节，引起心跳加快、心排血量增加及外周血管张力增加，来维持循环容量相对稳定；通过选择性收缩外周（皮肤、骨骼肌）和内脏（如肝、脾、胃肠）的小血管，使循环血量重新分布，保证心、脑等重要器官的有效灌注。由于内脏小动脉、静脉血管平滑肌及毛细血管前括约肌受儿茶酚胺等激素的影响发生强烈收缩，动静脉间短路开放，结果外周血管阻力和回心血量均有所增加；毛细血管后括约肌相对开放有助于组织液回吸收和血容量得到部分补偿。而微循环变化的特点是微动脉、后微动脉、毛细血管前括约肌痉挛性收缩，大量真毛细血管关闭和微静脉收缩，导致微循环处于"只出不进"的缺血状态，组织细胞代谢紊乱。此阶段，患者因应激反应可出现轻度烦躁，精神紧张。由于交感肾上腺髓质系统兴奋表现出皮肤发凉、尿量减少、脉压减小、心率轻度加快等症状，但是血压正常。此时，若能去除病因，积极复苏，休克常较易纠正。

若休克继续进展，组织器官的灌注将不能再维持，细胞会因严重缺氧而处于无氧代谢状况，并出现能量不足、乳酸类产物蓄积和组胺、缓激肽等舒血管介质释放。这些物质可直接引起毛细血管前括约肌舒张，而后括约肌则因对其敏感性低仍处于收缩状态。结果微循环内"只进不出"，血液滞留、毛细血管网内静水压升高、通透性增强致血浆外渗、血液浓缩和血液黏稠度增加，使回心血量和有效循环血量进一步降低，加之心肌收缩力减弱，导致心排血量继续下降，心、脑器官灌注不足。此时的特点是微循环淤血期。此期在临床上的表现是休克的典型表现，心率明显加快、血压下降、呼吸急促，皮肤、黏膜湿冷、苍白、发绀，周身皮肤花斑等，严重时可有意识障碍、心肌缺血等，这时的临床处理应是紧急的循环功能支持，迅速恢复组织灌注和维持器官功能，如果治疗及时有效，患者有恢复可能。

若病情继续发展，在血液淤滞的微循环内，造成血液浓缩，多种因素导致凝血系统激活和纤维蛋白溶解系统失调；凝血与抗凝血平衡失调，导致广泛微血栓形成引发弥散性血管内凝血（disseminated intravascular coagulation，DIC）、微循环衰竭。此时，由于组织缺少血液灌注，细胞处于严重缺氧和缺乏能量的状况，细胞内的溶酶体膜破裂，溶酶体内多种酸性水解酶溢出，引起细胞自溶并损害周围其他细胞，最终可引起多脏器功能障碍综合征，导致更为严重的代谢紊乱和血流动力学异常。这种紊乱和异常又导致组织和器官功能结构的损害进一步加重，由此形成休克的恶性循环，使休克走向不可逆。

二、代谢变化

在灌注不足、细胞缺氧、微循环障碍的情况下，体内通过糖酵解提供维持生命活动所必需的能量。但是糖酵解造成 ATP 生成减少，乳酸生成增多。在没有其他原因造成高乳酸血症的情况下，乳酸盐的含量和乳酸盐 / 丙酮酸盐（L/P）比值可以反映细胞缺氧的情况（正常比值<10，比值>15 作为缺氧的参考阈值）。

休克加重时，除因微循环障碍不能及时清除酸性产物外，还因缺氧时肝对乳酸进行代谢的能力下降，导致乳酸盐不断堆积和酸中毒。当轻度酸中毒（pH>7.2）时，机体仍可受儿茶酚类的刺激，引起心率加快、心排血量增加和血管收缩。当发展至重度酸中毒 pH<7.2 时，则出现心率减慢、血管扩张和心排血量降低及呼吸加深、加快等。此外，酸中毒降低心室颤动的阈值，并使氧合血红蛋白的解离曲线右移，降低血红蛋白与氧的亲和力。故纠正严重酸中毒是促使休克好转的重要措施之一。

代谢性酸中毒和能量不足还影响细胞各种膜的屏障功能。除了前面提到的溶酶体膜外，还影响细胞膜、核膜、线粒体膜、内质网膜、高尔基体膜等质膜的稳定及跨膜传导、运输和细胞吞饮及吞噬等功能。细胞膜受损后，除其通透性增加外，还出现细胞膜上 Na^+、K^+、Ca^{2+}泵的功能障碍，导致细胞内外离子及体液分布异常；血钠降低、血钾升高，细胞外液随 Na^+进入细胞内，引起细胞外液减少和细胞肿胀、死亡。大量 Ca^{2+}进入细胞内以后，除激活溶酶体外，还导致线粒体内 Ca^{2+}升高，并从多方面破坏线粒体。线粒体膜发生损伤后，引起膜脂降解产生血栓素、白三烯等毒性产物，呈现线粒体肿胀、线粒体嵴消失，细胞氧化磷酸化障碍而影响能量生成，使休克的病程更加复杂。

三、器官的变化

器官继发性损害的发生与休克的原因和休克持续的时间长短有关。休克持续时间超过 10 小时，心、脑、肾、肺、肝及胃肠道等重要器官的功能和结构常发生异常改变，成为休克难治的重要因素，心、肺、肾的功能衰竭则是造成休克死亡的三大原因。

（一）心脏的变化

心脏功能障碍可以造成心源性休克，而休克也可造成心肌受损。冠状动脉灌流量的 80% 发生于舒张期、休克代偿期，由于冠状血管舒张和动脉血压的维持，心脏血流供应无减少，心功能仍能维持正常或有代偿性加强。但是，当心率过快而舒张期过短或舒张压下降时，冠状动脉的血流减少和心肌耗氧量增加，引起心肌缺氧、酸中毒、K^+、Na^+、Ca^{2+}等电解质紊乱、心肌微循环内血栓形成及心肌抑制因子产生等，可导致心肌损害，甚至可出现心力衰竭。轻者可只表现为心肌酶的升高、脑钠肽的增加，严重时可表现为心肌收缩力的下降、心排血量下降，甚至出现心力衰竭。对于原来就有冠状动脉供血不良者，此时极容易出现冠状动脉事件——心肌梗死，从而可由原来单一的休克合并心源性休克，且一旦合并有心功能障碍，可加速休克进展，造成预后不佳。

（二）肺的变化

充足的血液灌注和通气良好的肺泡，是维持正常肺功能的基础，正常的通气 / 血流比例为 0.8。在休克早期，患者由于呼吸中枢兴奋，呼吸加快加深，通气过度，可以导致低碳酸血症和呼吸性碱中毒。随着休克的发展，由于缺氧及继发的 DIC 可损伤肺毛细血管的内皮细胞和肺泡上皮细胞。肺毛细血管内皮细胞损伤可引起血管壁通透性增加和肺间质水肿。肺泡上皮细胞受损后则导致肺泡表面活性物质生成减少，引起肺泡的表面张力升高，继发肺泡萎陷并出现局限性肺不张，导致患者的通气 / 血流比例失调。临床上，常于休克期内或稳定后 48～72 小时，发生进行性呼吸困难，称为急性呼吸窘迫综合征（acute respiratory distress syndrome，ARDS）。死于休克的患者中，约有 1/3 死于此症。

（三）肾的变化

肾是维持机体内环境相对稳定的重要器官之一。肾的血液供应很丰富，正常成年人安静时每分钟有 1200ml 血液流经双侧肾，相当于心排血量的 20%～25%；其中约 94% 分布在肾皮质层。因为肾血流在休克早期就可出现减少，而肾血流减少表现为尿量减少，所以若尿量＜0.5ml/（kg·h），排除肾性和肾后性因素外，多提示肾灌注不足。

休克初期，由于交感肾上腺髓质系统兴奋、肾素 - 血管紧张素 - 醛固酮系统活性增高，使肾小动脉明显收缩、肾皮质缺血，结果使肾小球滤过压降低、肾小球滤过率减少，原尿量生成随之减少。由于抗利尿激素分泌增加，肾小管、集合管重吸收的增强，导致尿量减少（少尿或无尿）、尿比重增加。此时的肾功能改变属于功能性急性肾衰竭，是可逆的，若能及时治疗使休克逆转，泌尿功能可恢复正常。若休克持续时间较长，肾缺血持续性加重，可引起急性肾小管坏死，导致尿液浓缩功能障碍。具体表现为尿量减少、尿比重下降、尿钠排泄增加等。此时，即使肾血流量随着休克的好转而恢复，患者的尿量也难以在短期内恢复正常。肾衰竭可使休克进一步恶化。许多休克患者，尤其是老年患者，常因休克后的急性肾衰竭而死亡。死亡的主要原因是严重的内环境紊乱，包括高钾血症、氮质血症、酸中毒和严重的水潴留等。

（四）脑的变化

正常人的脑血流量每分钟约有 1200ml，是较为恒定的数值。在生理状况下，脑血流量是由机体精密的自动调节功能来完成的，即在一定压力范围内，脑血流量基本恒定，充足的脑血流量是保障脑的正常代谢和功能所必需的。休克初期，由于机体内血液的代偿性重新分布和儿茶酚胺释放增加对脑血管作用小，故血压无明显改变，对脑血流的影响也不大。患者意识清楚，除因应激反应而有兴奋性增加外，脑功能无明显障碍。随着休克的发展，心排血量减少、动脉血压进行性降低和 DIC 的形成等因素导致脑内微循环障碍，最终也会使脑灌注压和血流量下降导致脑组织缺血、缺氧和酸中毒，使脑细胞膜和脑微血管通透性增高，引起脑细胞水肿和脑血管源性水肿及颅内压增高，甚至发生脑疝。大脑皮质对缺氧极为敏感，可因缺氧不断加重而由兴奋转为抑制，表现出意识模糊，甚至昏迷。皮质下中枢因严重缺氧也可发生抑制，呼吸中枢和心血管运动中枢兴奋性降低。

（五）肝的变化

正常成年人的全肝血流量为每分钟约 1500ml，占心排血量的 25%～40%。其中门静脉血占 60%～80%，门静脉血流量为每分钟约 1100ml。肝动脉血流量为每分钟约 350ml，占全肝血流量的 20%～40%。休克时，有效循环血容量不足可造成门静脉系统血管收缩，致使门静脉血流量急剧减少，从而增加有效循环血容量。肝血流约有 50% 以上来自门静脉，肝门静脉承担了一半肝的供血、供氧。因此，门静脉血流减少，肝可因缺血、缺氧和血流淤滞而功能受损。同时肝血窦和中央静脉内有微血栓形成，导致肝小叶中心坏死。在肠道产生的毒性物质经门静脉进入肝，加之肝本身毒性代谢产物的蓄积对肝细胞都有直接损害作用，受损肝的解毒和代谢能力均下降，蛋白质（主要是白蛋白）和凝血因子合成障碍，可引起低蛋白血症和出血。同时肝解毒能力受损，导致内毒素血症的发生，已有的代谢紊乱和酸中毒加重，休克加重。

（六）胃肠的变化

在休克过程中，胃肠道的重要性日益受到重视。

休克初期，为保证心、脑等重要生命器官的灌注，胃肠等内脏和皮肤、骨骼肌等外周的血管首先收缩，使血液代偿性重新分布。研究显示，休克时腹腔动脉的阻力成倍增高。胃肠道处于严重缺血和缺氧状态，正常黏膜上皮细胞屏障受损，甚至坏死。胃肠的缺血、缺氧，还可使消化液的分泌受到抑制，胃肠运动减弱，导致消化、吸收不良。由于胃肠肽和黏蛋白对胃肠黏膜的保护作用减弱，而使胃肠黏膜糜烂或形成应激性溃疡，导致胃肠道出血，从而使血容量进一步减少。此外，组织的缺血－再灌注又引发自由基对细胞完整性破坏和毒性超氧化物蓄积，使中性粒细胞在受损组织中浸润，并活化和释放具细胞毒性的蛋白酶，进一步引起由炎性介质介导的损伤。肠道内缺血缺氧会造成肠道内菌群失调，益生菌减少，同时还会导致肠道内的细菌及其毒素越过肠壁移位，经淋巴或门静脉途径侵害机体的其他部位，使休克继续发展，并引发多器官功能障碍综合征（multiple organ dysfunction syndrome，MODS）。

（七）多器官功能障碍综合征

各种原因导致的休克均可为外科患者发生 MODS 的病因。MODS 指在急性疾病过程中，原无器官功能障碍的患者同时或序贯继发 2 个或 2 个以上的重要器官、系统的功能障碍或衰竭。既往也称为多器官功能衰竭（multiple organ failure，MOF）或多系统器官功能衰竭（multiple system organ failure，MSOF）。MODS 多发生于有严重基础疾病的患者，其病因和发病机制非常复杂，病情凶险、病程进展迅速，并且此类患者或高龄或受损脏器储备功能有限，给其治疗带来很大困难，预后极不佳。从 MODS 中各脏器障碍发生的频度来看，发生率最高的是肺功能障碍，其次是胃肠及肾功能障碍。其中，以肾功能障碍的病死率最高，平均达 79%；其次为肺功能障碍 68%；胃肠功能障碍 59%；肝功能障碍 55%；凝血功能障碍 44%。若伴有严重感染，则病死率明显增加。此外，还有一些所谓"致死性组合"：①肺衰竭与代谢功能衰竭；②肾衰竭与肺衰竭；③心力衰竭与肺衰竭。发生 MODS 患者的病死率的高低与受累器官数目成正相关。据统计，单器官功能不全或衰竭患者的病死率为 13%～40%；2～3 个器官受累者病死率高达 70%～75%；4 个以上器官受累者的病死率，在 90% 以上。

MODS 的发病机制尚不清楚，目前受关注较多的有系统性炎症反应学说、双相预激学说、细菌毒素学说、缺血－再灌注假说、胃肠道假说及应激基因假说。

（八）弥散性血管内凝血

不同类型的休克，DIC 发生的早晚各不相同。在烧伤性和创伤性休克时，有大量的组织被破坏；感染中毒性休克时，内毒素直接损伤血管内皮，因此都可较早地发生 DIC。在失血性休克中，由于凝血因子的大量消耗，也会造成 DIC，但此 DIC 的发生较晚。DIC 一旦发生，将使微循环障碍更加严重，凝血物质消耗、继发纤溶的激活等因素引起出血，导致有效循环血量和回心血量进一步减少。可溶性纤维蛋白多聚体和其裂解产物等都能封闭单核吞噬细胞系统，因而使来自肠道的内毒素不能被充分清除，使得休克病情进一步恶化。

【临床表现】★★★△△△

休克的发生、发展过程是渐进的、连续的。为了便于理解，临床上将休克分为代偿期和失代偿期。但这两种分期并没有明确的时间界定，临床上是不可分割的。

一、休克代偿期

休克初始，中枢神经系统的反应是兴奋性提高，患者典型的表现为精神紧张、兴奋或烦躁不安。此时，机体通过交感－肾上腺轴兴奋导致大量儿茶酚胺释放，代偿性地维持有效循环血量，故血容量减少的症状还不很明显，患者开始出现皮肤苍白、四肢发冷、心跳呼吸加快、舒张压升高、脉压小（20mmHg 以下）、尿量减少（多为肾前性）等症状。

二、休克失代偿期

神经系统由兴奋转为抑制，患者表现为神情淡漠、反应迟钝，但意识尚清楚，这是大脑缺氧的表现。休克加重可出现意识模糊或昏迷、出冷汗、口唇肢端发绀、脉搏细速、血压进行性下降。严重时，全身皮肤、黏膜明显发绀，四肢冰冷，末梢血管充盈不良。脉搏摸不清、血压测不出，尿少甚至无尿。若皮肤、黏膜出现瘀斑或消化道出血，提示存在 DIC 可能。若出现进行性呼吸困难、脉速、烦躁、发绀，一般的吸氧不能改善呼吸状态，应考虑并发 ARDS。

【诊断】★★★△△△

休克是从组织灌注不良开始的，诊断也应该针对组织灌注的改变进行。休克的诊断依赖临床、血流动力学和生物化学指标，主要归纳为以下3个方面：①低血压，成年人收缩压<90mmHg或较基础值下降≥40mmHg，或平均动脉压<70mmHg，或伴有心动过速；但单纯血压数值可能并不低，尤其是对于慢性高血压患者。②组织低灌注的临床征象，主要体现在3个系统，即皮肤（皮肤湿冷、血管收缩和苍白，在低灌注状态下尤为明显）、肾［尿量≤0.5ml/（kg·h）］、神经系统（意识改变）。③高乳酸血症，提示细胞氧代谢异常。

【休克的监测】★★★△△△

目前，随着医学科技的进步，监测可以在血压变化之前发现休克发生的“苗头”，使对休克治疗开始得更早、更及时。连续性的监测还可以保证对休克的治疗更具有完整性和连续性，并指导临床动态调整治疗方案。因此，监测已经成为休克诊断和治疗过程中不可或缺的一部分。

一、一般监测

（一）精神状态

精神状态是脑组织血液灌注和全身循环状况的反映。若患者意识清楚，对外界的刺激能正常反应，说明患者循环血量已基本足够；相反若患者表情淡漠、不安、谵妄或嗜睡、昏迷，反映脑因血循环不良而发生了功能障碍。

（二）皮肤温度、色泽

皮肤温度、色泽是体表灌注情况的标志，也能间接反映内脏的灌注情况。发绀、毛细血管充盈时间延长、皮肤花斑说明血液淤滞；皮肤、黏膜有出血点提示有DIC。如经治疗后，患者的四肢温暖，皮肤干燥，轻压指甲或口唇时，局部暂时缺血呈苍白，松压后色泽迅速转为正常，表明末梢循环已恢复、休克好转；反之则说明休克情况仍存在。

（三）血压

血压并不是反映休克程度最敏感的指标。但是，维持稳定的血压，改善和保证器官灌注，在休克治疗中非常重要。收缩压<90mmHg，脉压<20mmHg是休克存在的证据。血压回升、脉压增大则是休克好转的征象。临床上强调，要定时测量血压，分析其变化趋势。必要时，可以通过桡静脉穿刺、置管，建立连续有创动脉血压监测，以进行动态比较。

（四）脉率

脉率的变化多出现在血压变化之前。治疗后，脉搏由快变慢，由弱变强，往往表示休克趋于好转。休克指数＝脉率/收缩压（mmHg），可用来帮助判定休克的有无和轻重。休克指数<0.5多表示无休克；1.0～1.5有休克；>2.0为严重休克。

（五）尿量

尿量不仅是反映肾血液灌注情况的指标，也可反映各生命器官血液灌注的情况。对疑有休克或已确诊者，必须留置导尿管，观察每小时尿量。尿少通常是早期休克和休克复苏不完全的表现。尿量<0.5ml/（kg·h）、比重增加者，表明仍存在肾血管收缩和供血量不足。若持续时间较长，在血压正常且已经纠正血容量不足后，尿量仍少且比重偏低者，提示有急性肾小管坏死、急性肾衰竭可能。当尿量维持在0.5ml/（kg·h）以上时，表明肾低灌注状态得到纠正。在判断病情时应注意：危重患者液体复苏时使用高渗溶液者，可能产生明显的利尿作用；涉及垂体后叶的颅脑损伤者，可出现尿崩现象；尿路损伤可导致少尿与无尿。以上情况可能会影响尿量对于肾灌注情况的评估，需要加以注意。

二、特殊监测

特殊监测包括以下多种血流动力学监测项目。

（一）中心静脉压

中心静脉压（central venous pressure，CVP）代表右心房或胸腔段腔静脉内血压的变化，在反映全身血容量及心功能状况方面一般比动脉压要早。临床实践中，通常动态观察其变化趋势以便判断右心前负荷的情况。CVP正常值为5～10cmH_2O。但是影响CVP的因素较多，胸腔内压、心功能障碍、气道平台压等均会干扰CVP，所以在对CVP数值进行解读时需要尽可能排除干扰因素，同时需紧密结合临床症状以及其他指标来评估患者的容量状态。在排除多个影响CVP因素的情况下，我们认为当CVP<5cmH_2O时，提示血容量不足；CVP>15cmH_2O时，提示心功能不全、静脉血管床过度收缩或肺循环阻力增高；CVP>20cmH_2O时，则提示存在充血性心力衰竭。

对于危重症患者而言，不可避免地会合并有影响CVP数值的因素，如机械通气带来的气道平台压升高、心功能障碍等，可以进行动态CVP监测，根据CVP的变化情况来评估患者的容量反应性（即通过扩容获益的潜能）。

（二）肺动脉压和肺毛细血管楔压

应用漂浮导管（Swan-Ganz导管）可测肺动脉压（pulmonary arterial pressure，PAP）和肺毛细血管楔压（pulmonary capillary wedge pressure，PCWP）。PAP的正常值为10～22mmHg；PCWP的正常值为6～15mmHg，数据可在一定程度上反映肺静脉、左心房和左心室压，与左心房内压接近。PCWP降低，反映血容量不足（较CVP敏感）；PCWP增高常提示肺循环阻力增高，如肺水肿。临床上，当发现PCWP增高时，即使CVP正常，也应限制输液量以免发生或加重肺水肿。此外，在做PCWP时，还可获得血标本进行混合静脉血气分析，了解肺内动静脉分流或肺内通气/血流比例的变化情况。必须指出，肺动脉导管技术是一项有创性检查，有发生严重并发症的可能（发生率为3%～5%），故应当严格掌握适应证。

（三）心排血量和心脏指数

心排血量（cardiac output，CO）是心率和每搏排血量的乘积，可经Swan-Ganz导管应用热稀释法测出。成年人CO的正常值为4～6L/min；心脏指数（cardiac index，CI）为单位体表面积上的心排出量，正常值为2.5～3.5L/（$min\cdot m^2$）。此外，可按下列公式计算出总外周血管阻力（systemic vascular resistance，SVR）：

SVR=[(平均动脉压－中心静脉压)/心排出量]×80

正常值为100～130（kPa·s）/L。

了解和监测上述各参数，对于抢救休克时及时发现血流动力学的异常和调整治疗有重要意义。在休克时，CO值均较正常值有所降低；有的感染性休克时却可能高于正常值。因此，在临床实践中，测定患者的CO值并结合正常值进行调整固然必要，但更重要的是结合具体病情确定一个在病理情况下既满足代谢需要，又不增加心血管负荷、对每个具体患者最适宜的CO值。这对治疗心源性休克尤其重要。适宜CO的确定，可用带有分光光度血氧计的改良式肺动脉导管连续测定混合静脉血氧饱和度（SvO_2），来判断体内氧供应与氧消耗的比例。反映正常人体内氧供应与消耗之间达到平衡的SvO_2值是0.75。SvO_2值降低则反映氧供应不足或氧耗增加，氧供不足可因心排出量本身降低、血红蛋白浓度或动脉氧饱和度降低所致，氧耗增加可由于感染、呼吸做功增加等原因造成。

此外，确定适宜的CO可经动态地观察氧供应（oxygen delivery，DO_2）和氧消耗（oxygen consumption，VO_2）的关系来判断。先在原来的CO情况下，通过强心、扩容措施，逐渐提高DO_2，观察VO_2的反应。当VO_2随DO_2而相应提高时，称作“氧供依赖性氧耗”，反映DO_2不能满足机体代谢需要，提示应继续努力提高CO以免发生机体缺氧，直至VO_2不再随DO_2升高而增加为止。即使此时CO值仍低于正常值，也表明DO_2已满足机体代谢需要。DO_2和VO_2的计算公式如下：

DO_2＝1.34×SaO_2（动脉血氧饱和度）×Hb（血红蛋白）×CO×10

VO_2＝［CaO_2（动脉血氧含量）－CvO_2（静脉血氧含量）］×CO×10

CaO_2＝1.34×SaO_2×Hb

CvO_2＝1.34×SvO_2×Hb

正常值：DO_2为400～500ml/（$min\cdot m^2$）；VO_2为120～140ml/（$min\cdot m^2$）。

（四）动脉血气分析

监测pH、碱剩余（BE）、缓冲碱（BB）、标准重碳酸盐（SB）和动脉血乳酸盐（Lac），有助于了解休克时酸碱平衡的情况；监测动脉血氧分压（PaO_2）、动脉血二氧化碳分压（$PaCO_2$）和SaO_2，可以了解患者的呼吸情况。pH正常值为7.35～7.45；PaO_2正常值为80～100mmHg；$PaCO_2$正常值为36～44mmHg；Lac正常值为1.0～1.5mmol/L。

当PaO_2降至30mmHg时，组织已处于无氧状态。休克时，可因肺换气不足出现体内二氧化碳聚积致$PaCO_2$明显升高；相反，如患者原来并无肺部疾病，过度换气可致$PaCO_2$较低；若患者通气良好，但$PaCO_2$仍超过45mmHg时，常提示严重的肺泡功能不全。休克患者组织灌注不足可引起无氧代谢和高乳酸血症，Lac监测有助于评估休克的变化和复苏效果。此外，可结合其他参数判断病情，如乳酸盐/丙酮酸盐（L/P）比值在无氧代谢时明显升高，正常比值约为10∶1，高乳酸血症时L/P比值升高。

（五）DIC的检测

对疑有DIC的患者，应测定其血小板的数量和质量、凝血因子的消耗程度及反映纤溶活性的多项指标。当下列5项检查中有3项以上异常，结合临床上有休克及微血管栓塞症状和出血倾向，便可诊断DIC。5项检查包括：①血小板计数＜100×10^9/L；

②凝血酶原时间比对照组延长3秒以上；③血浆纤维蛋白原<1.5g/L或呈进行性降低；④血浆鱼精蛋白副凝试验（3P试验）阳性；⑤血涂片中破碎红细胞超过2%等。

（六）胃肠黏膜内pH监测

胃肠黏膜内pH（intramucosal pH，pHi）是组织氧合的可靠指标，能更好地预测预后。根据休克时胃肠道较早便处于缺血、缺氧状态，因而易于引起细菌易位、诱发脓毒症和MODS。而全身血流动力学检测常不能反映缺血严重器官组织的实际情况。测量胃黏膜pHi，不但能反映该组织局部灌注和供氧的情况，也可能发现隐匿性休克。pHi测定是用间接方法：首先经鼻向胃内插入带半透膜囊腔的胃管，向囊腔注入4ml盐水，30～90分钟后测定该盐水中的PCO_2；同时取动脉血，用血气机测出HCO_3^-和$PaCO_2$；然后将胃管内的盐水PCO_2与动脉血HCO_3^-置入下列公式算出pHi值：

$$pHi = 6.1 + \log_{[(\text{动脉}HCO_3^-/0.33)\times\text{胃囊生理盐水}PCO_2]}$$

pHi的正常范围为7.35～7.45。

【治疗】★★★△△△

休克诱因非常复杂，但存在共同临床表现的综合征，应当针对休克的原因、不同阶段的重要病理生理紊乱，采取相应的治疗，重点是恢复组织灌注和供氧。近年来，强调氧供应和氧消耗超常值的复苏概念，即DO_2>600ml/（min·m^2），VO_2>170ml/（min·m^2），CI>4.5L/（min·m^2），以防止MODS。

一、预防措施

对有可能发生休克的伤病员，应针对病因，采取相应的预防措施。对外伤病员要进行及时而准确的、恰当的急救处理。处理措施包括创伤部位制动；有活动性大出血者，要确切止血；骨折部位要稳妥固定；呼吸道梗阻者需行气管切开；软组织损伤应予包扎，防止污染；需转运者，应争取在开放静脉补液后，选用快速而舒适的运输工具，送往最近的医院，途中随时观察病情变化。

二、一般紧急治疗

平卧位，头和躯干下肢分别抬高20°～30°、15°～20°，以利于静脉血回流，增加回心血量。烦躁不安者，可给予适当的镇静药。

保持呼吸道通畅，尤其是休克伴昏迷者。方法是清除口腔内异物，将患者颈部垫高，下颌抬起，使头部最大限度后仰，同时头偏向一侧，以防呕吐物和分泌物误吸入呼吸道。有条件者，早期予以鼻管或面罩吸氧，以及气管插管接呼吸机辅助通气；体温过低的休克患者注意保温。但是，伴发高热的感染性休克患者应给予降温。

补充血容量是纠正休克引起的组织低灌注和缺氧的关键。及早建立充分有效的动、静脉通路，以便进行循环监测和液体复苏，必要时使用药物维持血压。在连续监测动脉血压、尿量和CVP的基础上，结合患者皮肤温度和末梢循环等微循环情况，判断液体复苏的效果。复苏所用液体可以是晶体液，也可以是白蛋白或血浆增量剂等胶体液，还应准备全血、压缩红细胞、血浆及血小板等。

2012年发布的关于脓毒症液体复苏的目标主要包括：CVP为8～12mmHg，平均动脉压（mean arterial pressure，MAP）≥65mmHg，尿量≥0.5ml/(kg·h)，$ScvO_2$或SvO_2≥70%。但是随着对CVP研究的逐步深入，发现CVP并不能单独作为液体复苏治疗的指标。在2016年发布的《2016 SSC拯救脓毒症指南》中对于复苏压力的目标依然是维持MAP≥65mmHg，但是着重强调了脓毒症患者液体复苏动态指标的重要性，即是否还需要额外的液体补充取决于患者的容量反应性，如果患者有容量反应性，则可以继续尝试补液。目前，评估容量反应性的指标指南里提到了直腿抬高试验、容量负荷试验，以及一些动态指标，如脉压变异率、收缩压变异率等。

心肺脑复苏（cardiac pulmonary cerebral resuscitation，CPCR）是对心搏骤停所致的全身血循环中断、呼吸停止、意识丧失等采取的旨在恢复生命活动的一系列及时、规范、有效急救措施的总称。以往所谓的复苏，主要指心肺复苏（cardiopulmonary resuscitation，CPR），即人工呼吸、心脏按压等针对呼吸停止、心脏停搏所采取的抢救措施。20世纪70年代开始，强调CPR时要考虑到脑。目前认为，脑复苏是心肺复苏最后成败的关键。脑复苏常用的方法有降温、降颅压，以及糖皮质激素、镇静药、冬眠合剂的应用等。

三、积极处理原发病

外科疾病引起的休克，多存在需手术处理的原发病变，如内脏大出血、肠坏死、消化道穿孔和腔隙感染、脓肿等。只有及时处理原发病，才能有效地为休克治疗创造条件。

手术前，必须做好充分的准备，包括补足有效循环血容量；纠正患者水、电解质和酸碱平衡紊乱；全面了解重要脏器功能；选择合适的麻醉方法；做好应急输血的准备等。手术处理不应该一味地追求一次性手术解决所有问题，而应该针对致命性的出血、严重的污染及解剖结构的破坏采取相应的外科处置。手术方式的选择应以简单有效为原则，以免扩大创伤，如清创、止血、缝合或旷置、包扎及固定等。创伤涉及体腔，有腔隙感染、脓肿时，应该在清洁体腔后放置直接、充分的引流。在手术过程中，外科医师必须与麻醉医师密切配合，力争使患者能够平稳地度过手术期，为后续的救治创造有利条件。

对于严重感染患者，要尽快明确或排除需要紧急控制的感染灶的具体解剖部位，尽早处理感染灶。在使用抗生素之前，常规筛选可能的感染灶并留取标本进行病原学检查。抗感染药的使用原则是早期经验性选用强有力、抗菌谱广、对病原微生物敏感、足够剂量、联合用药（一般 2 种以上抗生素同时使用，以期覆盖革兰阳性菌、革兰阴性菌）静脉定时滴注，即所谓的“重拳猛击”；在病原体种类和药敏试验结果确定或患者临床症状充分改善后，更换为窄谱抗生素继续治疗。

四、纠正酸碱平衡失调

酸碱平衡是机体内环境稳定的重要组成部分。体液酸碱度通常以 pH 表示，正常范围为 7.36～7.44，pH 大小主要取决于血浆中［HCO_3^-］与［H_2CO_3］二者的比值，正常成年人血浆［HCO_3^-］参考值为 24mmol/L，［H_2CO_3］为 1.2mmol/L。pH＜7.36，表明有酸中毒。pH＞7.44，则表明有碱中毒。这些情况称为酸碱平衡失调，它是多种疾病和病理过程的继发改变，可使病情加重。严重酸、碱中毒均可导致患者死亡。

由于休克患者组织灌注不足和细胞缺氧，常有不同程度的酸中毒。而酸性内环境对心肌、血管平滑肌和肾功能均有抑制作用。在休克早期，又可能因过度换气，引起低碳酸血症、呼吸性碱中毒。按照血红蛋白氧合解离曲线的规律，碱中毒使血红蛋白氧离曲线左移，氧不易从血红蛋白释出，可使组织缺氧加重，故不主张早期（pH＞7.25）使用碱性药物，“宁酸毋碱”。而酸性环境有利于氧与血红蛋白解离，从而增加组织供氧。机体在获得充足血容量和微循环改善后，轻度酸中毒常可缓解而不需再用碱性药。但重度休克合并酸中毒经扩容治疗不满意时，仍需使用碱性药物。用药前需保证呼吸功能正常，以免引起 CO_2 潴留和继发呼吸性酸中毒。

五、血管活性药物的应用

严重休克时，单纯扩容治疗不易迅速改善循环和升高血压。若血容量已基本补足，而循环状态仍未好转，则应选用下列血管活性药物。

（一）血管收缩药

常用血管收缩药有去甲肾上腺素、多巴胺和间羟胺等。

1. 去甲肾上腺素 目前去甲肾上腺素是感染性休克血管活性药物的首选。它主要激动 α 受体，对 α_1 和 α_2 受体无选择性；对 β_1 受体也有较弱的激动作用，对 β_2 受体几乎没有作用；能兴奋心肌、具有很强的血管收缩作用，收缩全身小动脉与小静脉（但冠状血管扩张），外周阻力增高，血压上升，作用时间短，同时对心率影响很小。临床上，主要利用它的升压作用提高血压，保证对重要器官（主要是脑）的血液供应，治疗各种休克（出血性休克禁用）。小剂量静脉滴注时，由于心脏兴奋，收缩压升高，血管收缩尚不剧烈，舒张压升高不多，脉压略增。大剂量时，因血管剧烈收缩，收缩压和舒张压升高，脉压变小，心率反射性减慢，组织的血液灌注量减少。常用量为 0.5～2.0mg，加入 5% 葡萄糖溶液 100ml 内缓慢静脉滴注；停药时逐渐减量，以免血压突然下降。

2. 多巴胺 在临床上多巴胺最为常用，具有兴奋 α、β_1 和多巴胺受体的作用，其效应为剂量依赖性。

小剂量［0.5～2.0μg/（kg·min）］多巴胺主要作用于多巴胺受体，使肾及肠系膜血管扩张，肾血流量及肾小球滤过率增加，尿量及钠排泄量增加。

小到中等剂量［2～10μg/（kg·min）］多巴胺能直接激动 β_1 受体并间接促使去甲肾上腺素自储藏部位释放，对心肌产生正性肌力作用，使心肌收缩力及心每搏排血量增加，最终使心排血量增加、收缩压升高、脉压可能增大，舒张压无变化或有轻度升高，外周总阻力常无改变，冠状动脉血流及耗氧改善。

大剂量［10μg/（kg·min）以上］多巴胺激动 α 受体，导致周围血管阻力增加，肾血管收缩，肾血流量及尿量减少。由于心排血量及周围血管阻力增加，致使收缩压及舒张压均增高。

多巴胺对于伴有心肌收缩力减弱、尿量减少而血容量已经补足的休克患者尤为适用，主要取其强心和扩张内脏血管的作用，宜采取小剂量。在增加相同心肌收缩力的情况下，致心律失常和增加心肌耗氧的作用较弱。为提升血压，还可将小剂量多巴胺与其他缩血管药物合用，而不增加多巴胺的剂量。在感染性抗休克中，由于多巴胺增加平均动脉压和心排血量的机制主要是增加每搏排血量和心率，易引起心律失常。目前，仅对特定患者（如快速型心律失常风险较低及绝对或相对心动过缓的患者）推荐使用多巴胺替代去甲肾上腺素作为感染性休克的血管升压药。除此之外，在感染性休克中不推荐使用低剂量多巴胺用于肾保护。

3. 间羟胺 间羟胺（阿拉明）为一种能兴奋α肾上腺素受体的外周升压药。间羟胺不仅可促使神经末梢释放去甲肾上腺素，并且直接作用于受体，导致血管收缩，外周阻力增加而使血压升高。升压效果比去甲肾上腺素稍弱，但较持久，有中等度加强心脏收缩力的作用。同时，间羟胺可增加冠状动脉流量，使心率稍减慢。由于对肾血流影响较去甲肾上腺素小，临床上常用其代替去甲肾上腺素，治疗各种休克早期及外科手术和脊椎麻醉引起的低血压。常用量2～10mg肌内注射或2～5mg静脉注射；也可10～20mg加入5%葡萄糖溶液100ml，静脉滴注。

4. 多巴酚丁胺 多巴酚丁胺是选择性β_1受体兴奋药，对β_2受体和α受体作用较弱，对多巴胺受体则无作用。治疗量时，其正性肌力作用强于正性频率作用；能增强心肌收缩力，增加心排血量，改善心泵功能。但对心率的影响较异丙肾上腺素弱，较少引起心动过速，对血压的影响小。与多巴胺不同，多巴酚丁胺不是间接通过内源性去甲肾上腺素的释放，而是直接作用于心脏。临床上，多用于心肌梗死后或心脏外科手术时心排血量低的休克患者，疗效优于异丙肾上腺素，且较安全；用于心排血量低和心率慢的心力衰竭患者，其改善左心室功能的作用优于多巴胺。常用量为2.5～10.0μg/（kg·min）。小剂量有轻度缩血管作用。目前，在感染性休克中，若经过充分的液体负荷及使用血管活性药物之后，仍存在持续的低灌注，建议使用多巴酚丁胺。

5. 垂体后叶素 近年来，研究发现脓毒症休克患者血中垂体后叶素水平异常降低，外源性补充垂体后叶素可以调节其在血中的水平，故在应用多巴胺、去甲肾上腺素疗效欠佳时，可考虑加用小剂量（0.04U/min）垂体后叶素来提高血压，但作用时间短。食管、胃底曲张静脉破裂出血时，垂体后叶素是首选药物。

（二）血管扩张药

血管扩张药分为α受体阻滞药和抗胆碱药。

1. α受体阻滞药 α受体又分为α_1和α_2受体。能同时阻断这两个受体的药物称为非选择性α受体阻滞药。这类药物能解除去甲肾上腺素引起的小血管收缩和微循环淤滞，并增强左心室收缩力，常用的药物有酚妥拉明和酚苄明等。

（1）酚妥拉明：与去甲肾上腺素神经递质和拟肾上腺素药竞争，发挥阻滞作用；有血管舒张作用，能显著降低外周血管阻力，增加组织血流量，改善微循环，改善内脏血流灌注；该药作用快，持续时间短；剂量为0.1～0.5mg/kg加于100ml液体中，静脉输注。

（2）酚苄明：和酚妥拉明的作用相似，但维持时间较长；它兼有间接反射性兴奋β受体的作用。它能轻度增加心脏收缩力、心排血量，同时能增加冠状动脉血流量，降低周围循环阻力和血压。作用维持3～4天。用量为0.5～1.0mg/kg，加入5%葡萄糖溶液或0.9%氯化钠溶液250～500ml内，缓慢静脉滴注。

（3）异丙肾上腺素：是人工合成的非选择性β受体激动药，对β_1和β_2受体均有较强大的激动作用，对α受体几乎无作用。异丙肾上腺素作用于心脏β_1受体，使心肌收缩力增强，心率加快，传导加速，心排血量和心肌耗氧量增加；作用于血管平滑肌β_2受体，使骨骼肌血管明显舒张，肾、肠系膜血管及冠状动脉亦不同程度舒张，血管总外周压力降低。其心血管综合作用的结果导致收缩压升高，舒张压降低，脉压变大。临床上，它可用于感染性休克。常用量为0.5～1.0mg加于5%葡萄糖溶液200ml中，静脉滴注。因它对心肌有强大收缩作用和容易发生心律失常，不能用于心源性休克。

2. 抗胆碱药 抗胆碱药分为毒蕈碱受体（M受体）拮抗药和烟碱受体（N受体）拮抗药。M受体拮抗药分为选择性M受体拮抗药和无选择性M受体拮抗药2种。后者包括阿托品、颠茄、东莨菪碱和山莨菪碱（人工合成品为654-2）。临床上较多用于休克治疗的是阿托品和654-2。654-2可对抗乙酰胆碱所致平滑肌痉挛使血管舒张，改善微循环；还可通过抑制花生四烯酸代谢，降低白三烯、前列腺素的释放而保护细胞，是良好的细胞膜稳定剂。在外周血管痉挛时，它对提高血压、改善微循环、稳定病情方面，效果较明显。用法：在适当扩充血容量的基础上，每次10～20mg，每15分钟1次，静脉推注，直到临床症状改善。

3. 其他 硝普钠为一种速效和短时作用的，非选择性硝基血管扩张药。在血管平滑肌内代谢产生一氧化氮，一氧化氮具有很强的舒张血管平滑肌作用，能同时扩张小动脉和小静脉，但对心脏无直接作用。静脉用药后可降低前负荷。静脉滴注后5分钟即可起效，停药后作用可维持2～15分钟。剂量为5～10mg加入100ml液体中，静脉滴注。长期使用者，需监测血硫氰酸浓度。

（三）强心药

强心药又称正性肌力药，通常指具有增强心肌收缩力的药物，包括强心苷类（洋地黄类）与非苷类（非洋地黄类）药物。最主要的强心药为洋地黄类药物。临床上最常用的建议：毛花苷C，因为它对心脏有高度选择性作用，对机体、其他器官没有明显影响，基本作用是可增强心肌收缩力，减慢心率，减轻心脏负荷与降低心肌耗氧量。用法：适当扩充血容量使CVP≥15cmH_2O，同时存在心功能不全的情况下，可经静脉缓慢注射毛花苷C，首次剂量0.4mg，有效时可再给维持量，行快速洋地黄化（<0.8mg/d）。另外，上述非苷类的强心药多巴胺和多巴酚丁胺等，也兼有强心功能。

休克时血管活性药物的选择应结合当时的主要病情，如休克早期主要病情与毛细血管前微血管痉挛有关；后期则与微静脉和小静脉痉挛有关。因此，应采用液体复苏辅以血管扩张药和（或）血管收缩药配合治疗。如果需要维持重要器官灌注压，应在抓紧扩容的同时，可使用血管收缩药，注意控制使用的剂量和时间。如去甲肾上腺素0.1～0.5μg/（kg·min）和硝普钠1.0～10μg/（kg·min）联合静脉滴注，可增加CI 30%，减少SVR 45%，使血压提高到80mmHg以上，尿量维持在40ml/h以上。

六、治疗DIC改善微循环

DIC诊断明确者，可用肝素1.0mg/（kg·6h）抗凝。成年人首次可用10 000U（1mg相当于125U左右）。但是，由于肝素是由葡萄糖胺和葡萄糖醛酸交联而成的糖胺聚糖（又称黏多糖）酯，分子量为0.5万～3.0万，其生物活性不一，仅低分子的1/3部分有较强的抗凝作用，高分子部分易致出血、血小板减少、脂质代谢异常等不良反应，临床范围应用受限。低分子肝素的分子量（4000～6500）较小，分子量越小，抗凝血因子Xa活性越强；不易在血栓形成中被血小板释放入血的血小板第Ⅳ因子中和，抗凝效果和纤溶作用得以增强，而抗血小板、诱发出血的作用大为减弱，对脂质代谢的影响极小，生物利用度高达98%，生物半衰期长（2.8～4.1小时），是普通肝素（1小时）的2～4倍。低分子肝素治疗DIC，改善出血率、纤溶及凝血指标等更为安全和有效。对内毒素性休克，尚能纠正与改善抗凝与促凝的活性失衡状态。

抗纤溶，可使用氨甲苯酸、氨基己酸；抗血小板黏附和聚集，可使用阿司匹林、双嘧达莫和小分子右旋糖酐。

七、皮质类固醇和其他药物的应用

1. 皮质类固醇 可用于感染性休克和其他较严重的休克。其作用主要有：①阻断α受体兴奋作用，使血管扩张，降低外周血管阻力，改善微循环；②保护细胞内溶酶体，防止溶酶体破裂；③增强心肌收缩力，增加心排血量；④增进线粒体功能和防止白细胞凝集；⑤促进糖异生，使乳酸转化为葡萄糖，减轻酸中毒。在感染性休克治疗中，如果充分的液体复苏及血管活性药物治疗后，患者能够恢复血流动力学稳定，不建议使用氢化可的松静脉注射治疗感染性休克。如果无法保持血流动力学稳定，可尝试静脉使用氢化可的松，剂量为200mg/d。为了防止多用皮质类固醇后可能产生的不良反应，一般主张应用1～2次大剂量皮质类固醇，静脉滴注。

2. 其他药物 ①钙通道阻滞药维拉帕米、硝苯地平和地尔硫䓬等，具有防止Ca^{2+}内流、保护细胞结构与功能的作用；②吗啡类拮抗药纳洛酮可改善组织血液灌流和防止细胞功能失常；③氧自由基清除剂超氧化物歧化酶，能减轻缺血再灌注损伤中氧自由基对组织的破坏作用；④调节体内前列腺素，如输注前列环素以改善微循环；⑤休克时，细胞线粒体内ATP合成明显下降，能量生成减少。细胞缺乏能量，外源性ATP能够通过正常骨骼肌细胞膜，尤以缺血、缺氧致细胞膜通透性增强时药物进入更容易。三磷腺苷－氯化镁（ATP-$MgCl_2$）疗法具有增加细胞内能量、恢复细胞膜钠－钾泵的作用、防治细胞肿胀和恢复细胞功能的效果。

八、营养支持

营养支持是休克治疗的重要组成部分。当患者生命体征平稳之后，应根据患者的实际情况采用合适的方法进行必要营养支持治疗。在治疗感染性休克的危重症患者时，如果能够耐受肠内营养，建议早期启动肠内营养，而不推荐早期使用肠外营养或联合使用肠内肠外营养；如果早期肠内营养不可行，在前7天不建议使用肠外营养或联合使用肠内肠外营养，而推荐使用静脉葡萄糖结合可耐受的肠内营养。除此之外，不推荐在脓毒症及脓毒症休克重症患者中使用ω-3脂肪酸作为免疫添加剂，亦不推荐使用谷氨酰胺及静脉补硒。

九、休克治疗进展

低血容量性休克的常规疗法是迅速充分恢复血容量（充分性液体复苏），在出血未控制之前这样抢救可能会增加出血，使预后更差。研究显示，对此类患者进行立即输液和延迟到患者进手术室后再补液治疗，比较上述2种情况，结果延迟补液患者的病死率降低、住院时间短、脏器功能失常少。因此，临床上提出“未控制出血的失血性休克”是低血容量性休克的一种特殊状态和类型。对此类患者，应早期采用控制性复苏，收缩压维持在80～90mmHg，以保证重要脏器的基本灌注，并尽快止血，出血控制后再进行积极容量复苏。早期限制性液体复苏可使机体代偿机制和液体复苏充分发挥作用。在某种程度上可改善组织氧供，从而改善预后。

对于合并颅脑损伤的多发伤患者、老年患者及高血压患者应避免控制性复苏。若患者不能承受液体复苏的容量负荷，则应该考虑适当应用心血管活性药物以维持血压、维持重要器官的循环灌注。临床上常用的药物有多巴胺、去甲肾上腺素、肾上腺素和毛花苷C等。在止血之前限制补液（仅补到休克逆转时）已得到很大程度的认同。

【预后】

休克患者的预后取决于以下因素：①原发病及其对机体的损害程度；②治疗是否及时、恰当和患者对治疗的反应；③患者是否罹患其他严重伴随疾病。

（任建安）

第2节　低血容量性休克

低血容量性休克指各种原因致机体大量血液迅速流失于血管之外，引起绝对血容量不足、有效循环血量减少导致心排血量减少、组织灌注不足，组织细胞缺氧、代谢紊乱和功能受损的病理生理过程。失血性休克和创伤性休克均属于低血容量性休克。

【流行病学】

目前，低血容量性休克缺乏较全面的流行病学资料，创伤失血是低血容量性休克最常见的原因。前几年统计数据表明，全球每年因车祸致死者约50万人，需住院者约500万人。交通伤死亡者中，死亡的主要原因为严重颅脑外伤（50%～70%），其次为失血性休克和创伤性休克（20%以上）。值得注意的是，创伤致死率逐年增加，这不仅是医学问题，也是一个严重的社会问题。20世纪60年代以后，发达国家因创伤致死者已上升至第4位。我国城市由创伤、中毒所致的死亡数已经占到死亡排序的第5位。其中，交通伤所占死亡比例在70%以上。既往战伤死亡资料显示，战时火器伤后，因休克死亡者占3%。当今，随着恐怖事件的增加，创伤性休克的发生率也有所增加。

【病因】

低血容量性休克常见于严重创伤、大手术、消化性溃疡、食管静脉曲张破裂、妇产科疾病等引起的出血。其中严重创伤又包括骨折、挤压伤、火器伤等，特别是伴有一定量出血时。严重的体液丢失，如大面积烧伤、肠梗阻、剧烈吐泻等引起大量血浆或体液的丢失，导致有效循环血量急剧减少，亦可引发休克。

【病理生理】★★△△

低血容量性休克的基本机制是循环容量的丢失，包括外源性丢失和内源性丢失。外源性丢失指循环容量丢失至体外，失血性休克是其典型代表。内源性丢失指循环容量丢失到循环系统之外，导致循环容量在体内分布不均，但仍是在体内，如血液的血管外渗出或循环容量进入体腔等。低血容量性休克发生与否不仅取决于血容量丢失的量，还取决于血容量丢失的速度。以失血性休克为例，休克往往发生于快速、大量血容量的丢失而又得不到及时补充的情况。容量不足超越代偿功能就会呈现休克表现。心排血量减少，尽管周围血管收缩，血压依然下降。组织灌注减少，促使发生无氧代谢，形成乳酸增高和代谢性酸中毒。血流再分布，使脑和心供血能得到维持。血管进一步收缩会导致细胞损害。血管内皮细胞的损害致使体液和蛋白丢失，加重低血容量。最终发生多器官功能衰竭。对失血性休克引起的肠道抗体的防御能力遭到损害，很可能就是肺炎和其他感染性并发症的重要发病机制。次致死量的失血对内毒素的攻击具有交叉耐受的能力，即次致死量的失血能对致死量内毒素的攻击产生保护作用。

在创伤性休克中，创伤可以引发以体液分布不均为基本变化的一系列的病理生理改变。除损伤部位的出血、水肿和渗出使循环血量大减外，受伤组织逐渐坏死或分解，产生具有血管抑制作用的蛋白分解产物，如化学介质、损伤因子、氧自由基、毒性物质等，引起组织灌注压不足、微血管扩张和管壁通透性增加，有效循环血量进一步减少，组织更加缺血、缺氧。另外，创伤性休克时机体的反应并不局限于对循环系统的调整，还涉及代谢、免疫、凝血等系统，疾病进展会发生全身炎症反应综合征（systemic inflammatory response syndrome，SIRS）或 MODS。

【临床表现和分级】★★★△△△

一、临床表现

详细询问病史并对患者进行严格的体格检查是非常必要的。患者可有以下表现：①头晕、面色苍白、出冷汗、肢端湿冷；②烦躁不安或表情淡漠，严重者晕厥，甚至昏迷；③脉搏细速，血压下降，呼吸急促，发绀；④尿少，甚至无尿。

二、分级

低血容量性休克的发生与否及其程度，取决于血容量丢失的量和速度。以机体的失血量来估计血容量的丢失，可将低血容量性休克分为 4 级。Ⅰ级（失血 0～15%）：无合并症，仅轻度心率增快，无血压、脉压及呼吸变化；Ⅱ级（失血 15%～30%）：心率增快（＞100 分 / 次）、呼吸加速、脉压下降、皮肤湿冷、毛细血管充盈延迟、轻度焦虑；Ⅲ级（失血 30%～40%）：明显呼吸急促、心率增快、收缩压下降、少尿、明显意识改变；Ⅳ级（失血＞40%）：明显心率增快、收缩压下降、脉压很窄（或测不到舒张压）、少尿或无尿、意识状态受抑（或意识丧失）、皮肤苍白或湿冷。

【辅助检查】

一、实验室检查

实验室检查与体格检查不同，因为在急性失血后的短时间内，体液移动还不明显，难以通过血液检查指标反映出来。若失血过程稍长，体液移动，会造成血液稀释，血红蛋白下降，血细胞比容降低，尿素氮与肌酐的比例增大。如果失血的过程较长、失血量较大，特别是自由水丢失逐步增多，还会发生血清钠增高。除此之外，在休克早期开始进行凝血功能的检查，对患者的治疗方案的确定及预后有重要的临床意义，如在创伤性休克中患者出现 DIC 的时间较早，应该加强对此类患者凝血功能的监测。

二、影像学检查

低血容量性休克除了外部可见出血灶外，腹腔出血是最常见也是最容易被忽视的，在筛查腹腔出血时可先选用 B 型超声。B 型超声对于实质脏器出血和腹腔内游离液体或大量出血具有较高的灵敏度，但是对于腹膜后出血灵敏度较低。B 型超声筛查也较易受腹腔内气体的影响，当临床高度怀疑腹腔出血同时 B 型超声筛查呈阴性或肠胀气明显时可以行腹盆腔 CT 来确定有无出血灶。

三、血流动力学监测

CVP 是临床上最常用指标，代表右心房或胸段腔静脉内的压力变化。临床上强调对 CVP 进行连续测定，动态观察其变化趋势。与 CVP 相比，PCWP 反映的左心房压更为确切。但值得注意的是，任何一种监测手段所得到的结果都不是绝对的，都会受到各种外界因素和个体差异的影响。因此，对休克患者的血流动力学监测需要动态观察、综合评估。

四、氧代谢监测

氧的运输取决于动脉氧饱和度，脉搏血氧饱和度可在一定程度上反映组织的灌注状态，因此脉搏氧饱和度的监测具有一定的价值。但是，低体温、脱氧血红蛋白（高铁血红蛋白、碳氧血红蛋白）、四肢灌注不足及血管活性药物的应用等因素均会影响监测的结果。在心排血量下降、组织供血严重不足时，脉搏血氧饱和度信号可能会消失。此时，动脉血气分析的数据能够提供相对可靠的结果。其中，碱缺失与血乳酸结合是判断休克组织灌注较好的方法。尽管脉搏血氧饱和度在休克急性期治疗中具有局限性，但是在复苏后进行监测仍然具有非常重要的意义。

【诊断和鉴别诊断】

一、诊断

首先要有创伤、手术、剧烈呕吐及腹泻等相关病史，同时有低血容量性休克的临床表现如心率快、血压低、皮肤湿冷、意识障碍等，实验室检查提示血红蛋白下降，伴有血细胞比容下降，消化道出血的患者会有尿素氮上升等。在判定失血量方面，血红蛋白的变化及患者血压、心率和临床表现等可以帮助评估，同时 CVP 和 PCWP 作为分别反映右心和左心前负荷的指标也有助于评估休克程度。

二、鉴别诊断

需注意和心源性休克、分布性休克等诊断加以区别，在实际临床工作中，多有多种休克类型的合并存在。

【治疗】★★★△△△

治疗的首要措施是快速纠正失血、失液，并尽快寻找病因，进行病因治疗。同时，根据病情决定是否使用升压药。

一、病因治疗

病因治疗根据低血容量性休克的原因有所不同。失血性休克时，首要处理原则必须是迅速止血，消除失血的病因。止血是制止休克发生和发展的重要措施，即迅速查明原因，制止继续出血或失液；必要时，应该积极考虑针对原发病的手术治疗。在创伤性休克中，及时快速地控制创伤和出血，可以极大缩短抢救时间，提高抢救成功率。

二、迅速补充血容量

容量复苏要解决的 3 个问题：①恢复有效循环血容量；②维持血液携氧的功能；③维持正常止血功能。

失血性休克患者，丧失的主要是血液，在补充血容量时，并不需要全部补充血液。查明血型和交叉配血、备血是非常必要的。随着输液通道的建立，立即给予大量快速补液；可静脉内快速滴注等渗盐水或平衡盐溶液。急性失血时，若患者能维持 Hb＞90g/L 不必输血；Hb＜70g/L，可输注浓缩红细胞。目前，对于严重休克者，主张采用晶体液和胶体液及适当输注全血及血液成分进行复苏。一般的晶胶体比例为 2∶1 或 3∶1。还可应用高渗盐水，以扩张小血管、改善微循环、增加心肌收缩力和提高 CO，其机制与 Na^+增加、细胞外液容量恢复有关。但高血钠也有引起血压下降、继发低血钾、静脉炎及血小板聚集的风险，应予注意。

但是，失血性休克未控制出血时，早期积极复苏可引起稀释性凝血功能障碍；血压升高后，血管内已形成的凝血块脱落，会造成再出血；血液过度稀释，血红蛋白降低，减少组织氧供；并发症和病死率增加。因此，对于失血患者，除了输入晶体液和胶体液外，还需要输入红细胞以改善氧供，同时对于凝血功能出现障碍患者需要输入血浆以纠正凝血异常，维持重要脏器的灌注和氧供。对于合并有颅脑损伤的患者，要特别注意过度复苏造成的脑水肿加重，对于心功能不好的患者，在复苏时警惕肺水肿的发生。

创伤失血性休克是由严重创伤引起的重要病理生理过程，表现为组织灌注不足、细胞代谢紊乱，如不进行有效的液体复苏治疗将会导致器官功能障碍，甚至死亡。创伤性休克患者多为非控制性出血性休克，对其进行大容量液体复苏和升高血压会导致出血持续、血液稀释和体温下降，进而造成氧输送不足、凝血功能障碍、失血量的增加。因此，对有活动性出血的失血性休克患者，不主张快速给予大量的液体进行复苏。而主张在到达手术室彻底止血前，给予少量的平衡盐溶液维持机体基本需要；在手术彻底处理后，再进行大量复苏。

临床上，常以血压结合 CVP 的测定指导补液。随着血容量补充和静脉回流的恢复，应注意及时纠正内环境紊乱、改善微循环。

三、升压药物

在积极进行容量复苏状况下，存在持续性低血压的低血容量性休克患者，可选择使用血管活性药物。常用的血管活性药物有多巴胺和多巴酚丁胺。

四、损伤控制外科

损伤控制外科（damage control surgery，DCS）即在创伤早期，出血未被有效制止前，不要过度扩容，仅施行包括保持呼吸道通畅、开放大静脉和简单的控制性手术。然后，尽快将伤员转送到有救治条件的综合医院。随后，有计划地在即将行确定性手术前开始进行容量复苏。

【预后】

创伤失血是发生低血容量性休克最常见的原因。失血性休克病死率仍然较高，据国外资料统计，创伤导致的失血性休克死亡者占创伤总死亡例数的 10%～40%；主要死因是组织低灌注及大出血、感染和再灌注损伤等原因导致的 MODS，若能早期明确出血灶，并且进行早期干预，会极大改善患者预后。长时间止血效果不佳造成组织持续低灌注、缺氧严重、乳酸升高等与患者不良预后有关。

（任建安）

第3节　感染性休克

感染性休克又称为脓毒症休克，指因致病微生物进入机体后，由微生物（包括细菌、病毒、立克次体、原虫与真菌等）及其毒素等产物（包括内毒素、外毒素、抗原抗体复合物）引起的脏器功能损害伴有休克，是微生物因子和机体防御机制相互作用的结果。微生物的毒力数量及机体的内环境与应答是决定脓毒症休克发展的重要因素。

脓毒症休克的定义随着脓毒症定义的发展也经历了变化。1991 年 8 月美国胸科医师学会（American College of Chest Physicians，ACCP）和重症医学会（Society of Critical Care Medicine，SCCM）联席会议发布了脓毒症定义 1.0 版。临床上诊断脓毒症休克的标准常包括：①临床上有明确的感染；②有 SIRS 的存在；③收缩压低于 90mmHg 或较原基础值下降的幅度超过 40mmHg 至少 1 小时，或血压依赖输液或药物维持；④有组织灌注不良的表现，如少尿（＜30ml/h）超过 1 小时，或有急性意识障碍。目前这些指标尚不能完全体现对脓毒症休克作为临床过程的认识和早期诊断的要求。2001 年有关方面的专家对相关的概念进行重新论证，认为虽然这些定义在临床应用方面存有一定缺陷，但尚无足够的证据改变 1991 年制定的这些定义。2016 年 2 月新颁布的脓毒症 3.0 版将脓毒症休克定义为“在脓毒症基础上经充分液体复苏后仍需使用升压药治疗维持血压和（或）高乳酸血症（乳酸值＞2mmol/L）”。这一定义体现出脓毒症休克的病理生理合并了循环功能障碍和细胞代谢异常。

【流行病学】

脓毒症休克多发于老年人、婴幼儿、慢性疾病、长期营养不良、免疫功能缺陷、恶性肿瘤及手术后体力恢复较差的患者。脓毒症休克可发生于任何一种病原微生物感染。过去，革兰阴性菌菌血症，约 50% 发展为休克；革兰阳性菌菌血症，约 25% 发展为休克。近年来，革兰阳性细菌增加，并与革兰阴性细菌相等。其中，约 1/3 的脓毒症休克查不到病原菌。

【病因】

一、病原菌

革兰阴性细菌为常见致病菌，如肠杆菌科细菌（大肠埃希菌、克雷伯菌、肠杆菌等）、不发酵杆菌（假单胞菌属、不动杆菌属等）、脑膜炎球菌、类杆菌等。占脓毒症休克病因的 70%～80%。革兰阳性菌，如葡萄球、链球菌、肺炎链球菌、梭状芽胞杆菌等，也可引起休克。某些病毒性疾病，如流行性出血热，其病程中也易发生休克。真菌也可引起严重感染。

二、宿主因素

老年人、婴幼儿、分娩妇女、大手术后体力恢复较差者或伴有慢性基础疾病，如肝硬化、糖尿病、恶性肿瘤、烧伤、器官移植及长期接受肾上腺皮质激素等免疫抑制药、长期留置导尿管或中心静脉导管者，为易感人群。

三、外科常见病

外科常见病如急性腹膜炎、胆道感染、绞窄性肠梗阻、重症胰腺炎及泌尿系感染等可引起感染性休克。

【病理生理】★★△△

脓毒症休克发生机制极为复杂，目前多认为是病原菌和毒素的直接损伤及感染后各类炎症因子的释放所形成的炎症反应造成的脏器功能损害和全身血管张力下降。当机体抵抗力降低时，侵入机体或体内正常寄居的病原菌易位造成其大量繁殖、释放毒性产物，并以其为动因激活人体体液和细胞介导的炎症反应系统，产生各种炎性介质和生物活性物质，从而引起机体一系列病理生理变化，使血流动力学发生急剧变化，血管张力下降、心脏泵血功能抑制，导致循环衰竭。一般认为，革兰阴性菌胞壁脂多糖（lipopolysaccharide，LPS）、革兰阳性菌菌壁磷壁酸及肽糖酐、霉菌的酵母多糖、金黄色葡萄球菌的毒素等可直接损伤组织细胞，引起细胞代谢和功能变化。

【临床表现】★★★△△△

脓毒症 3.0 将脓毒症休克定义为在脓毒症基础上出现的补液无法纠正的低血压及血乳酸＞2mmol/L。目前对脓毒症的认识也更新为感染导致的脏器功能障碍，可表现为 $PaO_2/FiO_2<400$，甚至需要呼吸支持；低血小板表现如皮肤可出现瘀点、瘀斑，齿龈、鼻易

出血等；高胆红素血症，皮肤、巩膜等组织黄染；经充分容量复苏后仍存在持续性低血压，需血管活性药物才能维持MAP≥65mmHg；意识不清，甚至昏迷；肌酐升高，尿量少，甚至无尿。

【辅助检查】

一、实验室检查

（一）血常规

白细胞计数大多增高，为（15×30）×10^9/L，中性粒细胞增多，伴核左移。血细胞比容和血红蛋白增高为血液浓缩的标志。并发DIC时，血小板进行性减少。

（二）病原学检查

抗菌药物治疗前，常规进行血（其他体液、渗出物）和脓液培养（包括厌氧菌和真菌）。分离到致病菌后，做药敏试验。鲎试验（limulus test，LLT）有助于内毒素的检测。

（三）脏器功能指标

脓毒症休克会伴有脏器功能损害，如肌酐的升高、胆红素的升高、丙氨酸转氨酶（alanine aminotransferase，ALT）和天冬氨酸转氨酶（aspartate aminotransferase，AST）的升高、APTT的延长等脏器功能受损表现。

（四）其他

血乳酸含量测定有助于微循环障碍和预后情况的判定。其他同一般休克检查。

二、影像学检查

CT和超声等影像学检查有助于发现原发病灶和腔隙感染。

【诊断和鉴别诊断】

一、诊断

患者具有感染或潜在感染证据，同时伴有明确的脏器功能损害，SOFA评分较基线升高≥2分，则可以诊断脓毒症。若脓毒症合并有充分液体复苏仍难以纠正的低血压及血乳酸>2mmol/L，则可诊断脓毒症休克。

二、鉴别诊断

与其他原因引起的休克相鉴别。

【治疗】★★★△△△

脓毒症休克的早期诊断、及时干预可显著降低病死率和改善预后。一经发现应立即开始液体复苏，同时要尽快明确或排除需要紧急控制的感染灶的具体解剖部位，并且在做出诊断后尽早采用有助于感染灶控制的干预措施或药物。

一、早期复苏与液体治疗

一旦临床诊断脓毒症休克，应尽快积极液体复苏以保证足够的组织灌注，6小时内达到复苏目标：①CVP 8～12mmHg；②MAP>65mmHg；③尿量>0.5ml/（kg·h）；④$ScvO_2$≥70%或SvO_2≥65%。若液体复苏后CVP达8～12mmHg，而$ScvO_2$或SvO_2仍未达到70%和65%，需输注浓缩红细胞使血细胞比容达到30%以上。如果此时仍然不能达到目标，则可根据心功能情况应用强心药或充分镇静、降体温以降低氧耗达到复苏目标。

全身组织乏氧可以通过乳酸水平来早期识别，而不一定会有血压下降。当患者血乳酸>2mmol/L提示严重组织乏氧，应接受早期目标导向性的液体复苏。严重感染的患者，单纯提高氧输送可能难以维持氧供和氧需之间的平衡，因此应尽量减少患者氧需求。机械通气、镇静、镇痛既可以减少呼吸做功，又能降低呼吸肌耗氧。接受机械通气的患者因为其胸膜腔内压较高，允许中心静脉压达到12～15mmHg，腹内压高的患者也是如此。

液体复苏并不等同于持续输入液体。液体复苏指早期容量扩充，并要严密监测患者的反应。在这个时期，要在短时间内输入大量液体，但同时要严密监测患者的反应以防止发生肺水肿。对可疑低血容量的患者可以先快速补液：在第1个3小时内至少给予30ml/kg的晶体液静脉注射，并反复评估患者对液体复苏的反应（血压增高及尿量增多）及耐受性（有无血管内容物过负荷的证据），从而决定是否继续扩容。同样是严重感染的患者，其容量缺乏的程度却大有不同，随着静脉扩张和毛细血管渗漏，大多数患者在最初的24小时内都需要持续大量的液体复苏，入量明显多于出量，此时，不能再以入量/出量比例来判断对液体的需求。

脓毒症休克患者液体复苏时晶胶体的选择仍存在

很大的争议。在最新脓毒症休克国际处理指南中，推荐在脓毒症休克患者的早期液体复苏及随后的扩容治疗中选用晶体液。因为在脓毒症休克的治疗中，缺乏胶体液对比晶体液疗效的高质量研究，没有明确的获益，加上白蛋白的费用，所以推荐在脓毒症休克患者中初始复苏使用晶体液。另外，最新指南强调不推荐使用羟乙基淀粉对脓毒症休克患者进行扩容。

在脓毒症休克中，如因低灌注导致的乳酸血症，且 pH≥7.15 的患者，不建议使用碳酸氢钠改善患者血流动力学状态。若脓毒症休克患者伴有严重的酸中毒，需及时纠正。一般在纠正、补充血容量的同时，经另一静脉通路滴注 5% 碳酸氢钠 200ml，并根据动脉血气分析结果，再作补充。

二、抗微生物治疗

早期、足量、联合静脉应用有效的抗生素，控制感染，注意兼顾厌氧菌和真菌。常规筛选可能的感染灶并留取标本进行病原学检查。在患者确诊为脓毒症及脓毒症休克后，需在 1 小时内尽快经验性静脉应用一种或多种广谱抗生素进行联合治疗。经验性选择抗生素时需综合考虑患者病史、患者临床状况、当地流行病学因素。最常用的经验性广谱抗生素包括广谱碳青霉烯类药物、青霉素类药物 /β 内酰胺酶抑制药复合制剂等。但在怀疑有多重耐药菌感染时，则要使用多种抗生素联合治疗以确保覆盖到尽可能多的病原菌，如使用万古霉素治疗抗甲氧西林金黄色葡萄球菌（methicillin resistant staphylococcus aureus，MRSA）感染，使用三唑类药物治疗真菌感染等。研究表明，对那些处于严重非感染性炎症状态的患者长期预防性使用抗生素（如重症胰腺炎、烧伤患者）无明显获益，所以对此类患者不推荐长期预防性使用抗生素。在病原体种类和药敏试验结果确定或患者临床症状充分改善后，应更换使用窄谱抗生素继续治疗。对大多数脓毒症和脓毒症休克的严重感染患者来说，抗生素治疗的持续时间应当为 7～10 天，可根据患者具体情况进行调整。除了抗生素治疗外，如果有必要，应该考虑应用炎性因子拮抗药或血液净化治疗来应对宿主产生的炎性介质、细胞因子等。

三、控制感染源

积极处理感染源。怀疑引起感染性休克的感染源应该在初始复苏成功后尽快控制。对于大多数患者来说，感染源的处理应控制在明确诊断后的 6～12 小时内。如存在腔隙感染者，应该积极切开引流。除此之外，血管内置入物，如中心静脉导管也可能是脓毒症或脓毒症休克的来源。因此，怀疑为导管源性脓毒症或脓毒症休克患者，应在新的血管通路建立后尽快拔除可疑的血管内置入物。

四、血管活性药物、正性肌力药物的应用

脓毒症休克的初始治疗应为积极的早期目标指导性的液体复苏，在容量复苏的同时，亦可考虑合并应用血管活性药物和（或）正性肌力药物以提高和保持组织器官的灌注压。必要时还应辅以应用低剂量的糖皮质激素。常用的药物包括去甲肾上腺素、多巴胺、血管升压素和多巴酚丁胺。去甲肾上腺素与多巴胺相比，能使血管收缩而增加平均动脉压，对心率影响很小，对每搏排血量的增加作用影响也较少。而多巴胺增加平均动脉压和心排血量，主要是由于它增加了每搏排血量和心率，这更容易引起心律失常。与多巴胺相比，去甲肾上腺素的作用更强，并且有更低的病死率和心律失常的风险。在脓毒症休克患者中，去甲肾上腺素可作为首选的血管活性药物。目前，推荐仅对特定患者（如快速型心律失常风险较低及绝对或相对心动过缓的患者）使用多巴胺替代去甲肾上腺素作为血管升压药。除此之外，不推荐用低剂量多巴胺保护肾。

五、糖皮质激素

脓毒症休克患者往往存在相对肾上腺皮质功能不足，血清游离皮质醇正常或升高，机体对促肾上腺皮质激素释放激素（adrenocorticotropic hormone，ACTH）反应改变等症状，并失去对血管活性药物的敏感性。曾有学者主张根据机体接受 ACTH 刺激试验后血清皮质醇的变化区分“有反应组”与“无反应组”，并将“无反应组”视为相对肾上腺功能不足，建议补充糖皮质激素。现在认为，如果充分的液体复苏及血管活性药物治疗之后，患者能够恢复血流动力学稳定，不建议使用氢化可的松静脉注射治疗脓毒症休克。如果无法保持血流动力学稳定，可尝试静脉使用氢化可的松，剂量为 200mg/d。

六、血糖的监测及控制

全身性感染患者往往会出现高血糖和胰岛素抵抗，会增加并发症（如严重感染和危重多发神经病变）、MODS 出现的概率，从而增加病死率。在最新脓毒症休克国际处理指南中，推荐每 1 ～ 2 小时监测 1 次血糖，直到血糖水平和胰岛素输注频率稳定后改为每 4 小时监测 1 次。对待床旁检测的毛细血管血的

血糖水平需谨慎，因为这种监测不能准确地反映动脉或血浆的血糖水平。在ICU脓毒症患者的治疗过程中，若连续测得2次血糖水平＞10mmol/L时，则应启用胰岛素治疗，并采取程序化的血糖管理方案。血糖控制目标为≤10mmol/L，而不是6.1mmol/L。

七、营养支持

营养支持是脓毒症休克治疗的重要组成部分。在治疗脓毒症休克的危重症患者时，如果能够耐受肠内营养，建议早期启动肠内营养，而不推荐早期使用肠外营养或联合使用肠内肠外营养。如果早期肠内营养不可行，在前7天不建议使用肠外营养或联合使用肠内肠外营养，而推荐使用静脉葡萄糖结合可耐受的肠内营养。除此之外，不推荐在脓毒症及脓毒症休克重症患者中使用ω-3脂肪酸作为免疫添加剂，亦不推荐使用谷氨酰胺及静脉补硒。

八、脏器功能支持

脓毒症患者会因感染而诱发ARDS，需要机械通气。推荐脓毒症引起ARDS的成年人使用，目标潮气量为6ml/kg（预测体重），而不是12ml/kg。建议气道平台压的上限目标为30cmH_2O。当脓毒症患者存在ARDS且PaO_2/FiO_2比值＜150时，可尝试俯卧位通气。机械通气时，床头应抬高30°～45°，可降低误吸风险，预防呼吸机相关性肺炎。除此之外，不推荐高频振荡通气。

当脓毒症患者伴有急性肾损伤（acute kidney injury，AKI）时，建议使用持续肾替代治疗（continuous renal replacement therapy，CRRT）或间歇肾替代治疗（intermittent renal replacement therapy，IRRT）。目前没有证据证实CRRT优于IRRT，可认为两者效果相等。两种方法在治疗中均可采用。

【预后】

严重脓毒症和脓毒症休克每年给成千上万患者的健康造成损害，且病死率居高不下。患者的预后取决于治疗是否及时、恰当，患者对治疗的反应及是否伴随其他疾病，如糖尿病、肝硬化、心脏病和恶性肿瘤等。

（任建安）

参考文献

[1] 杜斌．外科休克．黄家驷外科学．7版．北京：人民卫生出版社，2008：489-504.

[2] 吴肇汉．外科休克//外科学．北京：人民卫生出版社，2007：85-95.

[3] 杨镇．外科休克//外科学．7版．北京：人民卫生出版社，2008：34-45.

[4] 刘大为．实用重症医学．北京：人民卫生出版社，2010：401-430.

[5] 王宝恩，张淑文．急性胃肠功能障碍与衰竭．北京：清华大学出版社，2008.

[6] 王东信，安有仲，朱曦．牛津临床重症监护手册．北京：人民卫生出版社，2006.

[7] Singer M, Deutschman CS, Seymour CW, et al. The third international consensus definitions for sepsis and septic shock (Sepsis-3). JAMA, 2016, 315: 801-810.

[8] Andrew R, Laura EE, Waleed A, et al. Surviving sepsis campaign: International guidelines for management of sepsis and septic shock: 2016. Inten Care Med, 2017, 43: 304-377.

第2章 外科营养

第1节 外科患者代谢变化

手术、创伤后机体处于应激状况，交感神经兴奋，刺激肾上腺髓质，去甲肾上腺素和肾上腺素分泌明显增加，体内其他促分解代谢激素，包括糖皮质激素、促生长激素、胰高血糖素分泌增多，而胰岛素分泌减少。机体主要代谢改变表现如下。

一、糖代谢改变★★★△△

高血糖是外科应激患者糖代谢的主要改变。在应激状况下，体内促分解代谢激素（包括糖皮质激素、促生长激素、胰高血糖素）分泌增多，同时胰岛素分泌减少，体内出现胰岛素抵抗，葡萄糖利用障碍，导致糖原分解和糖异生增加，出现高血糖。机体内肝糖原储备约为200g，饥饿状况下24小时就可将肝糖原耗尽。机体通过氨基酸、脂肪、葡萄糖异生途径释放大量葡萄糖，但由于胰岛素抵抗原因，出现高血糖。

二、蛋白质代谢改变★★★△△

机体在应激状况下蛋白质分解代谢增加，超过合成代谢，表现为负氮平衡，严重时总分解代谢可增加60%～80%。在应激早期，蛋白分解主要来源于骨骼肌，之后逐渐转向内脏器官的蛋白质分解。临床上可出现骨骼肌萎缩，器官功能或结构损害，血浆及细胞内氨基酸的水平出现明显异常。研究表明，外科手术后、感染、创伤时血浆及细胞内谷氨酰胺的浓度明显下降。肌肉谷氨酰胺减少的程度和持续时间与疾病的严重程度呈正相关。谷氨酰胺对外科危重患者的治疗具有非常重要的意义。

三、脂肪代谢改变★★★△△

机体应激时脂肪分解代谢明显增强（可超过正常时的2～3倍或更多），成为应激尤其是外科危重患者机体获取能量的主要来源。机体大量分泌儿茶酚胺、类固醇等物质，从而加速了脂肪分解，血中的游离脂肪酸浓度增加，肝对脂肪酸和甘油的摄取增加。严重感染或肝功能损伤时肝合成载脂蛋白、卡尼汀（又称肉毒碱）等物质减少，进一步影响了脂肪的利用，尤其表现为长链脂肪酸的廓清率下降。中链脂肪酸代谢对载脂蛋白、卡尼汀依赖较小，对胆红素代谢影响较小，在体内代谢迅速，成为应激状况时重要的外源性脂肪来源。

（于健春　康维明　陈　伟）

第2节 营养状态的评定与监测

一、基本概念★★★△△△

（一）营养风险

营养风险指现存或潜在的与营养因素相关的导致患者出现不利临床结局的风险。

（二）营养不良

欧洲肠外肠内营养学会（European Society for Clinical Nutrition and Metabolism，ESPEN）认为营养不良是受饥饿、疾病、老化等因素影响，使机体对营养素的摄入或吸收不好，导致体成分(去脂体重减少）和体细胞质量改变，对生理和心理功能乃至临床结局产生不良影响。

二、营养风险筛查及营养评定★★★△△△

目前国内外指南均认为，对入院患者应在24～48小时内进行营养风险筛查，对筛查有风险患者进一步行全面营养评定，并对存在营养风险或营养不良的患者制订营养支持计划。营养风险筛查是指由医护人员实施的快速、简便的筛查方法，决定患者是否需要制订并实施营养支持计划。营养评定是通过临床检查、人体测量、生化检查及多项综合营养评定方法，判定机体营养状况，确定营养不良的类型和程度，监测营养支持的疗效。理想的营养风险筛查工具和营养评定方法应当能够准确判定机体的营养状况，预测营养不良患者并发症发生率和病死率是否会增加，预测营养相关性并发症的发生，从而提示预后。因此，应采用适当的营养风险筛查方法和营养评定工具，鉴别患者是否存在营养风险，判定机体营养状况，预测营养状况对临床结局的影响，为制订合理的营养支持计划提供根据。

（一）常用营养筛查工具及评价

1. 营养风险筛查 2002 营养风险筛查（nutrition risk screening，NRS）（表 2-1）是 ESPEN 推荐使用的成年住院患者营养风险筛查工具，是迄今为止唯一以 128 个随机对照研究（共计 8944 例研究对象）作为循证基础的营养筛查工具，其信度和效度已得到验证，且操作简单、易行、无创。医护人员可先通过 4 个简单问题进行初筛，如初筛满足其中之一，则对患者进行终筛，最终得出 NRS 2002 总评分，即以下 3 部分的总和：疾病严重程度评分、营养状态评分和年龄评分。NRS 2002 突出的优点在于能预测营养不良的风险，并能前瞻性地动态判断患者的营养状态变化，便于及时反馈患者的营养状况，并为调整营养支持方案提供证据。

表 2-1 营养风险筛查（NRS 2002）表

A 开始评估			
		是	否
1	BMI＜20.5kg/m²?		
2	患者 3 个月内体重是否下降？		
3	最近 1 周患者是否进食减少？		
4	患者是否患有重症疾病（如重症监护治疗）？		

是：任何问题有“是”的回答，进行下面的评估

否：所有问题，患者需要每周再进行评估（如患者有接受大型手术），需要考虑采用预防性的营养治疗计划以避免可能的营养风险

B 全面评估			
营养状况的受损程度		疾病的严重程度（=需要增加）	
不存在 0 分	正常营养状况	不存在 0 分	正常营养需求
轻度 1 分	3 个月内体重下降＞5%；未来的时间内，食物摄入低于正常需要量的 50%～75%	轻度 1 分	臀部骨折、慢性疾病（如肝硬化、COPD、慢性血液透析治疗、糖尿病、肿瘤），特别是并发急性感染
中度 2 分	2 个月内体重下降＞5%；BMI 18.5～20.5kg/m² 伴一般状况差；未来的一段时间内，食物摄入低于正常需要量的 25%～60%	中度 2 分	大型腹部手术、脑卒中、严重肺炎、恶性血液系统的疾病
严重 3 分	1 个月内体重下降＞5%（3 个月内体重丢失＞15%），或 BMI ＜18.5kg/m² 伴一般状况差，或未来的一段时间内，食物摄入低于正常需要量的 25%～60%	严重 3 分	头部损伤、骨髓移植、重症监护患者
分数：	+ 分数：	= 总分	
如果年龄＞70 岁的患者，再增加 1 分（年龄调节分数）			
评分≥3 分：患者处于营养风险中，应开始实施营养治疗 评分＜3 分：每周进行营养的再评估（如择期大型手术），预防性的营养治疗是否能规避患者所处的营养风险			

2. 微型营养评定 / 简易微型营养评定 微型营养评定（mini-nutritional assessment，MNA）是在 20 世纪 90 年代初由 Vellas 等创立和发展的，主要用于老年人营养状况的评定。MNA 包括人体测量、饮食评价、整体评定和主观自我评定 4 个方面的 18 项内容。2001 年 Rubenstein 等为更进一步简化 MNA，将量表中 18 条项目与 MNA 结果进行相关分析，筛选出 6 条相关性很强的条目得到简易微型营养评定

（short-form mini-nutritional assessment，MNA-SF）。Murphy 等使用 MNA 对 49 名英国老年女性骨科住院患者进行了评估，结果证明该工具既可用于有营养风险的患者，也可用于已经发生营养不良的住院患者。此外，还可预测患者的病死率。

3. 营养不良通用筛查工具 营养不良通用筛查工具（malnutrition universal screening tool，MUST）是由英国肠外肠内营养协会多学科营养不良咨询小组开发的，最初用于社区患者的营养状况评定，包括体质量指数（body mass index，BMI）、最近体重下降情况和疾病对进食状态的影响 3 个方面。该工具主要用于蛋白质热量营养不良及其风险的筛查，通过 3 部分评分得出总分，分为低风险、中等风险和高风险。其突出优点是快捷、易掌握。关于 MUST 与其他 7 个营养风险筛查工具进行比较的研究显示，MUST 与主观全面评定法（subjective global assessment，SGA）和营养风险评分（nutritional risk score，NRS）有较高的一致性，MUST 在不同使用者之间也具有较高的一致性信度，目前认为可适用于所有的住院患者。

4. 主观全面评定法 SGA 是 1987 年 Detsky 等提出的临床营养评价方法，目前为美国肠外肠内营养学会（American Society of Parenteral and Enteral Nutrition，ASPEN）推荐临床使用。特点是以详细的病史与临床检查为基础，省略人体测量和生化检查。但 SGA 作为营养风险筛查工具有一定局限性，因为它更多反映的是患者的疾病状况，而非营养状况。SGA 不适用于区分轻度营养不足，侧重反映慢性或已存在的营养不足，因此不能及时反映患者营养状况的变化；但对于重度营养不良患者，SGA 与人体组成改变有较好的相关性。

（二）全面营养评定

各种单一指标包括人体测量数据、血浆蛋白、前血清蛋白等并不能准确而全面地反映患者的营养状况，局限性强，误差较大。完整的营养状况评定一般分为主观和客观两方面的指标。其中主观指标主要指一些与患者或家属面对面接触时获取的主观性信息，如与营养相关的进食习惯及能力、义齿的适应情况、食欲和消化问题、近期内体重变化、近期内膳食形态及数量的变化、食物过敏史、额外营养补充的内容、生活方式及精神、情绪、家族史、社会经济状况等。而客观指标则指有准确来源的内容，如医疗病历、人体测量、生化数据及各种医疗干预措施等。全面、准确地评价患者的营养状况是营养支持的前提，也是监测营养支持效果的重要方法。

1. 膳食及病史采集

（1）膳食营养信息：膳食摄入量包含日常摄入习惯、饮食喜好、宗教及文化背景影响、酒及营养补充剂的摄入量、饮食过敏史，以及买菜和做饭能力等。

（2）既往病史，如糖尿病、脑卒中、胃大部切除史、近期大手术等；用药史，如华法林、质子泵抑制药、维生素制剂等；营养相关的临床症状，包括消化道症状、咀嚼能力、吞咽能力、义齿适应情况等。

2. 人体测量指标

（1）身高与体重：身高是较恒定的参数，体重可粗略评定营养状况，二者均可用以粗略估算营养需要量。BMI 又称体质量指数，即体重数值（单位是 kg）除以身高值（单位 m）的平方数后，计算所得的数值。BMI 是国际上常用的衡量机体蛋白质热量营养不良及肥胖症的可靠指标。短期体重变化反映了体液变化，长期体重变化可能是机体组织变化造成的。3～6 个月内非自愿的体重减轻是评价机体营养状况的有用指标，较轻的体重下降为＜5%，严重体重下降为＞10%。

（2）机体脂肪储存：脂肪组织是机体储存能量的主要组织，皮下脂肪含量约占全身脂肪总量的 50%，通过皮下脂肪含量的测定可推算体脂总量。可通过测量肱三头肌、肩胛下皮褶厚度、髋部与腹部皮褶厚度进行估算。

（3）机体骨骼肌量：可测量上臂肌围与肌酐 / 身高指数来判断。上臂肌围是反映肌蛋白量的良好指标，可以间接反映体内蛋白质的储备情况，能够反映营养状况的好转或恶化。肌酐 / 身高指数是收集患者 24 小时尿中排出的肌酐量，除以相同高度正常人排出肌酐的预计量。在正常人中，肌酐 / 身高指数正常值为 1.09，营养不良时为 0.5。

（4）上肢力量测量：即手握力。握力与机体营养状况相关，也与外科手术后的恢复状况有关。握力是反映肌肉功能变化的一个非常有效的指标，也反映了肌肉组织的增长和减少状况，可用于监测患者手术前后变化或长期随访。

3. 实验室检测指标

（1）血浆蛋白水平：是主要的营养监测指标之一，可反映机体蛋白质营养状况。最常用的临床指标包括人血白蛋白、前白蛋白、转铁蛋白和维生素 A（又称视黄醇）结合蛋白。白蛋白是临床最常应用的指标，白蛋白的半衰期为 21 天，除蛋白质和能量摄入因素外，其他因素（尤其肝功能）可明显影响其合成速度。白蛋白不是一项能迅速反映机体蛋白质状况的高度特异指标。血浆前白蛋白（生物半衰期1.9天）、转铁蛋白（半衰期7天）和视黄醇结合蛋白（半衰期3～12小时）是一组半衰期较短的血浆蛋白，半衰期短且血清含量少，是反映营养状况更敏感、更有效的指标，可作为短期营养支持的监测指标。

（2）免疫功能测定：蛋白质热量营养不良常伴有细胞免疫功能损害，可增加患者的术后感染率和病死率。机体免疫功能可通过总淋巴细胞计数、淋巴细胞亚群测定与延迟型皮肤过敏试验来测定。①总淋巴细胞计数、淋巴细胞亚群测定是检测细胞免疫和体液免疫功能的重要指标，可总体反映机体当前的免疫功能，营养不良时通常下降；②延迟型皮肤过敏试验，以结核菌素纯蛋白衍生物、链激酶/链菌酶、流行性腮腺炎皮肤抗原或白念珠菌提取液和植物血细胞凝集素等作为抗原注入皮内进行试验，观察其反应。5种抗原全无反应或部分反应时，提示有营养不良所致的免疫功能低下。但影响指标因素较多，特异性较差。

（3）氮平衡测定：氮平衡是评价机体蛋白质营养状况最可靠与最常用的指标，是监测营养支持效果的有效方法，可动态反映蛋白质和能量平衡，也可用于了解机体代谢的情况。氮平衡的计算要求对氮的摄入量与排出量都要准确地收集和分析。通常采用微量凯氏定氮法定量。若摄入量与排出量相等，即氮平衡状态，表示摄入的蛋白质量可满足基本要求，表明机体蛋白的损耗与修复处于动态平衡。在正常口服饮食的情况下，氮排出量为尿中尿素氮加4g，其中4g包括经皮肤丢失0.5g，经粪便丢失1.0～1.5g，尿中未测定的蛋白分解终产物为2g。氮平衡计算公式为：

氮平衡＝氮摄入量［静脉输入氮量或口服蛋白质（g）/6.25］－氮排出量（尿中尿素氮＋3g）。

食物中每6.25g的蛋白质含1g氮。

（4）尿3-甲基组氨酸测定：3-甲基组氨酸是人体肌纤维蛋白中的特异氨基酸，是骨骼肌分解代谢的产物，以原形自尿中排出，被广泛应用于研究肌肉蛋白质在不同条件下的代谢变化，可作为评价蛋白质分解代谢的指标。

4. 人体成分测量和分析人体成分 人体成分测量和分析人体成分（body composition）是指人体中水分、肌肉、脂肪、无机盐等各组分的含量及其在人体总质量中所占的百分比。通常可分为脂肪组织和非脂肪组织两部分，其质量和分布情况与各年龄阶段人群的健康状况密切相关。人体组成分析测定是近年来常用的营养评价方法。人体成分测量一般分为局部测量法与全身测量法。局部测量法包括皮褶厚度法、超声检测法、计算机体层摄影、磁共振成像；全身测量法包括人体测量法、水下称重法、空气置换法、生物电阻抗法、近红外线吸收法、双能X线吸收法、同位素稀释法、钾同位素测定法、三维人体扫描法等。临床上常用的有生物电阻抗分析法、双能X线吸收法，用于检测机体总液体容量（total body water，TBW）、细胞外液容量、细胞内液容量及非脂群含量等。

（三）营养风险、营养不良与临床结局

营养风险与营养不良不仅损害机体组织、器官的生理功能，而且可增加手术危险性、手术后并发症的发生率及病死率。大量临床研究显示，营养不良患者术后并发症（包括感染、吻合口瘘等）发生率增加，病死率升高，ICU时间及住院时间延长，医疗费用增加，从而影响患者的临床结局及生活质量。营养支持是围术期处理的重要组成部分，目前的证据表明，围术期合理的营养支持能减轻患者的分解状态和瘦组织丢失，有助于患者早期下床活动并尽快恢复，明显降低术后并发症的发生率，缩短住院时间和住ICU时间，改善临床结局。中华医学会肠外肠内营养分会2016年发布的《成人围术期营养支持指南》中明确指出，住院患者的营养风险和营养状态是预测临床结局的一项独立指标，进行营养风险筛查和营养状况评定也是制定营养干预的首要条件。营养风险与生存率、病死率、并发症发生率、住院时间、住院费用、成本-效果比及生活质量等临床结局密切相关。营养不良住院患者较营养状况正常者具有更高的并发症发生率，住院时间长，病死率高。对有营养风险或营养不良的患者进行营养支持能提高患者的临床结局。

（于健春　康维明　陈　伟）

第3节　营养物质需要量

正常人体按体重计算，含有水55%～67%，蛋白质15%～18%，脂类10%～15%，糖类1%～2%，无机盐3%～4%。人体在生命活动过程中需要不断地摄取这些营养物质，并加以转变和利用。

一、碳水化合物★★★△△△

碳水化合物占人体干重的2%，是人体内主要的供能物质。食物中的碳水化合物占45%～60%，主要成分是淀粉，在小肠上段受水解酶的作用水解为单糖（葡萄糖、果糖和半乳糖）而吸收。其中部分被氧化，部分作为糖原储存以备空腹时利用。如果在一段较长时间内摄入大量碳水化合物，则过量的碳水化合物可转化为脂肪。无应激的成年人每日需要量为5～6g/kg，严重应激、高分解代谢的成年人每日需要量为3～4g/kg，以避免葡萄糖摄入过量所致的代谢副作用。

二、蛋白质★★★△△△

蛋白质是构成生物体的主要成分，占人体干重的54%，在生命活动中起着极其重要的作用。氨基酸是蛋白质的基本组成单位，是合成蛋白质的原料。机体更新的氨基酸主要来源于食物中的蛋白质，部分来自于组织蛋白质分解生成的氨基酸。摄入足量的蛋白质和能量是维持机体氮平衡和生长所必需的。食物氨基酸可分为必需氨基酸和非必需氨基酸。人体必需氨基酸有8种，包括苏氨酸、缬氨酸、赖氨酸、蛋氨酸、亮氨酸、异亮氨酸、苯丙氨酸、色氨酸。组氨酸为小儿生长发育期间的必需氨基酸，在体内无法合成。我国的蛋白质膳食推荐量1.2～1.5g/（kg·d），正常成年人每日饮食中蛋白质的最低生理需要量为30～50g。疾病状况下，机体对氮的需求增加，其需要量可能随代谢的变化而增加。成年人氨基酸最低摄入量为0.75g/（kg·d）。2016年《围术期肠外肠内营养指南》推荐：围术期患者蛋白质的目标需要量1.5～2.0g/（kg·d），比较过去认为充足的蛋白质供应量1.2～1.5g/（kg·d）能达到更理想的治疗效果，尤其是手术创伤大的患者蛋白质需要量更高；当机体处于应激、创伤或感染状态时，患者的蛋白质分解增多，急性期蛋白质合成增加，必需氨基酸需求量相应增加，充足的蛋白质摄入能增强肌肉蛋白、肝急性期蛋白合成，减少机体蛋白的净丢失。复方氨基酸溶液是目前临床上主要的蛋白质供给形式，选用理想配方的氨基酸溶液可达到较好的营养支持目的，并应在营养支持过程中定期评估蛋白质的需求量。

三、脂肪★★★△△△

脂肪是人体内能量供应的重要贮备形式，约占人体体重的13%，主要生理功能是提供能量、构成身体组织、供给必需脂肪酸并携带脂溶性维生素等。脂肪在小肠内受胆汁及脂肪酶的作用被水解成甘油和脂肪酸，长链脂肪酸被乳化形成乳糜，经淋巴系统吸收，短链脂肪酸以非酯化的形式直接吸收，经门静脉入肝。三酰甘油是机体储存能量的形式，机体摄入糖、脂肪等食物均可合成脂肪并在脂肪组织中储存，供禁食、饥饿时需要。脂肪的最低需要量是应能防止必需脂肪酸缺乏。正常情况下，脂肪供能应占总能量的20%～30%，应激状况可高达50%。脂肪每天的适宜量为1.0～1.5g/kg，最大量不应超过2g/kg。

四、水及电解质★★★△△△

水、电解质的平衡是机体细胞正常代谢所必需的内环境，也是维持机体生命及各脏器生理功能的必备条件。成年人每日基础水的需要量为20～40ml/kg，成年人水生理需要量为2000～2500ml。在烧伤、妊娠、发热、腹泻等情况下，机体对水的需要量增加。各种电解质在机体内环境稳定及营养代谢中的作用十分重要。钠离子是细胞外液中的主要阳离子，主要功能是参与维持和调节渗透压。正常人血清中的钠含量正常值平均为142mmol/L，正常成年人每日需钠量一般为100～170mmol/L。钾离子是细胞内液中的主要阳离子，主要功能是维持细胞内外液的渗透压及神经肌肉的兴奋性和心肌功能。正常人血清中的钾含量正常值平均为5mmol/L（3.5～5.5mmol/L），正常成年人每日需钾量一般为50mmol。同时电解质还应该注意补充钙、磷、镁，尤其是对于长期禁食的患者。

五、维生素和微量元素★★★△△△

维生素是维持机体正常代谢所必需的营养素，参与机体多项代谢与功能，且人体无法自身合成，需要外源性补充。在长期胃肠外营养治疗中，应该重视铁、锌、铜、铬、硒、碘、钴、锰、钼等微量元素的补充。

六、能量和蛋白质的目标需要量★★★△△△

围术期患者的能量需求首选间接测热法实际测量，无法测定时可采用体重公式计算法［25～30kcal/（kg·d）］或能量预测公式法。目前指南推荐蛋白质的目标需要量为1.5～2.0g/（kg·d）。

（于健春　康维明　陈　伟）

第4节 营养支持的选择和方法

营养支持的方法包括肠外营养与肠内营养，只要患者胃肠道有功能或部分有功能则均应优先选择肠内营养或部分肠内营养，胃肠道功能障碍者选择肠外营养。肠外营养（parenteral nutrition，PN）是指经静脉途径供给患者所需要的营养要素，包括热量（碳水化合物、脂肪乳剂）、必需和非必需氨基酸、维生素、电解质及微量元素，以维持机体组织、器官的结构和功能。肠外营养可以分为完全肠外营养和部分补充肠外营养。全部营养均从胃肠外供给称为全胃肠外营养（total parenteral nutrition，TPN）。肠外营养的途径包括周围静脉营养和中心静脉营养。肠内营养（enteral nutrition，EN）是指经胃肠道提供机体代谢所需要的营养物质及其他营养素的营养支持方式，也是患者首选的营养支持方式。患者所需的全部营养素完全经胃肠道供给，称为完全肠内营养（total enteral nutrition，TEN），适用于胃肠道功能正常的患者。若肠内营养补充量不足，可部分从静脉补充。肠内营养的途径包括口服和管饲2种途径。

一、肠外营养★★★△△△

（一）肠外营养的优点

肠外营养的基本适应证是胃肠道功能障碍或衰竭的患者。肠外营养的优点是补液配方可以调节，方便纠正患者体液及酸碱平衡和电解质紊乱，避免可能出现的肠内营养并发症。肠外营养是可靠的营养支持途径，能够较快达到机体所需的热量、蛋白质目标，在较短时间内纠正营养不良的状况，患者较容易接受。

（二）肠外营养的途径

1. 中心静脉 中心静脉管径较粗、血流速度快、血流量大，输入的营养液可以很快被血液稀释而不至于刺激血管壁，故不易形成静脉炎和静脉血栓。同时，中心静脉对输注液体的浓度和酸碱度限制较小，且可在24小时内进行持续输注，保证供给机体所需的热量和营养素。对于需长期使用TPN、有较多额外丢失、处于显著高代谢状况以致机体对营养物质的需求量大为增加的患者，宜采用中心静脉途径输液。

2. 经外周静脉穿刺中心静脉置管 经外周静脉穿刺中心静脉置管（peripherally inserted central catheter，PICC），是利用导管从外周手臂静脉进行穿刺，导管直达靠近心脏的中心静脉，避免药物与外周静脉的直接接触，防治药物对外周静脉血管的刺激，有效保护上肢静脉，减少静脉炎的发生，减轻患者的疼痛，提高患者生活质量。PICC置管因穿刺点在外周表浅静脉，不会出现血气胸、大血管穿孔、感染、空气栓塞等威胁生命的并发症，且血管的选择范围较大，穿刺成功率高，穿刺部位肢体的活动不受限制，可减少因反复静脉穿刺给患者带来的痛苦，导管组织相容性和顺应性良好，在体内可留置6～12个月，置管后的患者生活习惯基本不受影响。目前PICC已成为长期静脉营养支持及用药的安全、便捷、有效的静脉通路。

3. 外周静脉 外周静脉输注一般适用于预期仅需要短期（一般不超过2周）肠外营养支持的患者、部分肠外营养支持输注营养素量较少的患者，以及肠外营养支持应用葡萄糖和脂肪乳剂双能源（全合一营养液）的患者。外周静脉途径具有简便、并发症少等优点。

（三）氮源选择

复方氨基酸溶液是提供生理性氮源的制剂。其营养价值在于供给机体合成蛋白质及其他生命必需活性物质的氮源，而非作为机体供能所用。复方氨基酸注射液根据其作用及用途可分为平衡型与治疗型，治疗型复方氨基酸根据其特殊配方及临床用途又分为肝病用氨基酸、肾病用氨基酸、创伤用氨基酸制剂。平衡型氨基酸液含有人体合成蛋白质所需的必需和非必需氨基酸，且比例适宜，适用于蛋白质摄入不足、吸收障碍等氨基酸不能满足机体代谢需要的患者。

（四）能源选择

1. 葡萄糖 葡萄糖是肠外营养的主要能源物质，符合人体生理需求，具有显著的节氮作用。葡萄糖输入血液后，在机体酶和内分泌激素的作用下，很快代谢成二氧化碳和水，释放能量，剩余的以糖原形式贮存在肝或肌细胞内。机体某些器官和组织（如中枢神经细胞、红细胞等）必须依赖葡萄糖供能，每天需100～150g，如不能自外源获得能量，体内糖原很快耗竭，此时机体所需葡萄糖由氨基酸糖异生提供，导致氨基酸利用率下降，加重机体负担。

葡萄糖代谢必须依赖于胰岛素。糖尿病及应激、手术创伤所致胰岛素分泌不足的患者，必须补充外源性胰岛素，需严密监测血糖并供给适当比例的胰岛素。对于严重应激状况下的患者，特别是合并有多器官功能障碍或衰竭者，使用大量高渗葡萄糖作为单一能源会产生一系列不良反应，包括：①静息能量消耗增加；②二氧化碳产生过多，增加肺负担；③脂肪肝综合征；④高血糖及高渗性并发症；⑤去甲肾上腺素分泌增多及其所致的神经内分泌系统反应；⑥机体脂肪增多，而蛋白质持续分解消耗；⑦体内有限的糖异生抑制。故对于高代谢器官衰竭患者，葡萄糖的输注速度不应超过4～5mg/（kg·min）。

2. 脂肪乳剂 脂肪乳剂是一种提供能量、生物合成碳原子及必需脂肪酸的较理想的静脉制剂，其作用特点包括：①热量高，氧化1g脂肪提供37.62kJ，对液体摄取量受限的患者尤为适用；②可提供机体代谢所必需脂肪酸和三酰甘油，防止单用糖类进行肠外营养引起的必需脂肪酸缺乏症；③可以经周围静脉输注，极少发生高渗综合征和血栓性静脉炎等不良反应；④脂肪乳剂作为脂溶性维生素的载体，有利于人体吸收利用脂溶性维生素，并可减少脂溶性维生素的氧化。脂肪乳剂在血液中可水解为脂肪酸和甘油，脂肪乳剂可按其脂肪酸碳链长度分为长链三酰甘油（long chain three acylglycerol，LCT）及中链三酰甘油（medium chain three acylglycerol，MCT）两种。LCT内包含人体的必需脂肪酸（essential fatty acid，EFA）——亚油酸、亚麻酸及花生四烯酸，MCT的主要脂肪酸是辛酸及葵酸。目前临床上普遍应用的是以LCT为主的脂肪乳剂，LCT在线粒体内的氧化分解依赖于卡尼汀转运，在高代谢状况下卡尼汀水平下降，导致LCT的代谢和利用障碍。同时LCT可抑制单核－吞噬细胞系统，影响白细胞活性，致机体免疫功能下降。MCT进入线粒体无须卡尼汀，易于被全身大多数组织摄取和氧化，不易在血液和肝内蓄积，是肝功能障碍患者较为理想的脂肪乳剂。但MCT不含机体必需脂肪酸（亚油酸、亚麻酸），故临床上多使用LCT/MCT脂肪乳剂。

脂肪乳剂与葡萄糖同时应用可提供更多的能量并改善氮平衡，但全部依赖脂肪乳剂并不能达到节氮的作用，中枢神经细胞和红细胞等必须依赖葡萄糖供能，脂肪酸最后进入三羧酸循环彻底氧化时需要一定量的草酰乙酸，后者由碳水化合物产生，故脂肪乳剂需要与葡萄糖同用才能起到节氮作用，通常脂肪乳剂所供给的能量占总能量的30%～50%较为合适。

二、肠内营养★★★△△△

（一）肠内营养的优点

EN的营养物质经肠道、门静脉吸收，能很好地被机体利用，生物效价高。EN可以提供胃肠道黏膜细胞的营养，维持细胞间正常结构、细胞间紧密连接和绒毛高度，保护肠黏膜机械屏障；支持肠道固有菌群的正常生长，维护黏膜的生物屏障；有助于肠道细胞正常分泌IgA，保持黏膜免疫屏障；刺激胃酸及胃蛋白酶分泌，保持黏膜的化学屏障。EN能改善和维护肠黏膜细胞结构和功能的完整性，保护肠道黏膜屏障，减少肠道细菌易位及肠源性感染的发生。同时，EN刺激消化液和胃肠道激素的分泌，促进胆囊收缩、胃肠蠕动，增加内脏血流，使代谢更符合生理过程，减少了肝胆并发症的发生率。因此，临床医师应在肠道功能允许的条件下首选EN。

（二）肠内营养制剂的分类

根据EN的组成，可将其分为要素制剂、非要素制剂、组件制剂和特殊治疗用制剂4类。①要素制剂，又称为化学成分明确制剂，是由单体物质（氨基酸或蛋白水解物、葡萄糖、脂肪、多种维生素和矿物质、微量元素）组成，既能为人体提供必需的热能和营养素，又无须消化可直接或接近直接吸收和利用。②非要素制剂，该类制剂以整蛋白或游离大分子蛋白质为氮源，渗透压接近等渗，口感较好，适于口服，亦可管饲，具有使用方便、耐受性强的特点，适用于胃肠功能较好的患者。③组件制剂，也称为不完全制剂，是仅以某种或某类营养素为主的肠内营养制剂。它可对完全制剂补充或强化，也可用两种或两种以上组件构成配方，以适合患者的特殊需要。主要包括蛋白质组件、脂肪组件、糖类组件、维生素组件和矿物质组件。④特殊治疗用制剂，根据疾病的不同特点给予患者个体化营养支持的肠内营养配方，如肝衰竭专用制剂、肾病专用制剂、婴儿专用制剂等。

（三）肠内营养物质的选择

应考虑以下因素：①评定患者的营养状况，确定营养需要量，高代谢状况的患者应选择高能量类型的配方。②根据患者消化吸收能力，确定营养素制剂类型。消化功能受损（如胆道梗阻、胰腺炎）或吸收功能障碍（如短肠综合征、放射性肠炎）的患者，可能需要简单、易吸收的配方（如水解蛋白、短肽或氨基酸、低聚糖、低脂）；如消化道功能完好，可选择含完整蛋白质、多聚糖或较多脂肪的肠内营养配方。③应考虑肠内营养输入途径，直接输入小肠的营养液应尽可能选用等渗的配方。④应考虑患者对某些营养物质过敏或不能耐受（如乳糖不耐受），若患者出现恶心、呕吐、肠痉挛、腹胀等，又不能停止营养补充，则宜改用肠外营养。

（四）肠内营养的输入途径

肠内营养的输入途径包括口服、鼻胃管、胃造瘘、空肠造瘘、经皮内镜引导下胃（空肠）造瘘等。围术期营养支持首选口服营养补充（oral nutritional supplement，ONS）或EN，EN无法实施或EN无法提供充足的能量和蛋白质时应补充或选择PN（中证据等级）。经鼻胃管或鼻肠管喂养应作为围术期EN首选方式；如预计喂养时间＞4周，建议使用胃或空肠造瘘置管（低证据等级）。

1. 鼻胃管 优点在于胃的容量大，对营养液的渗透压不敏感，适用于各种肠内营养液的输入，但缺点是有反流及误吸的危险。对预期管饲时间超过1个月的患者，最好选用手术造瘘的喂养途径。

2. 空肠造瘘喂养途径 优点包括：①较少发生液体饮食反流而引起的呕吐和误吸；②EN支持与胃十二指肠减压可同时进行，对胃十二指肠外瘘及胰腺疾病患者尤为适宜；③喂养管可长期放置，适用于需长期营养支持的患者；④患者能同时经口摄食；⑤患者无明显不适，机体和心理负担小，活动方便。

3. 经皮内镜引导下胃（空肠）造瘘 传统手术胃造瘘目前开展较少，经皮内镜引导下胃（空肠）造瘘（percutaneous endoscopic gastrostomy/gastrojejunostomy，PEG/J）的临床应用有近30年历史，开展较为普及。与传统开腹胃/（空肠）造瘘术相比，具有以下优点。①属微创手术，手术创伤小、并发症少，尤其对于危重患者，可在床旁进行放置。②降低误吸和肺炎的发生率，有效降低医疗风险；置管简便、手术时间短、患者耐受良好、费用低廉。③可用于家庭肠内营养，操作简便易行，管道易于维护，提高生活质量。

吻合胃、食管手术患者推荐将喂养管放置于吻合口远端。对于进行肠喂养的患者管饲在肠道内的位置越低，反流误吸风险也越低。多项研究也证实，通过吻合口远端置管（空肠造瘘术）或术中经鼻插至远端（鼻腔肠管）的方式对患者进行管饲，更能使其临床结局获益。

根据肠道耐受性管饲喂养应从低流率（20～30ml/h）开始，当患者耐受时逐渐增加喂养量，同时应密切监测患者的胃肠功能及管饲耐受性。对耐受良好的患者，喂养量应该在48～72小时内达到目标量，以期在较短时间内通过EN达到能量及蛋白质的需要量，以优化营养支持的疗效。对胃肠道耐受性较差患者，喂养量应在5～7天内逐渐达到目标量。对于大多数围术期使用EN的患者来说，推荐使用标准聚合配方或高蛋白标准配方。

三、手术后营养支持★★★△△△

对于无法自主经口进食的高营养风险患者，应该在术后24小时内开始EN支持，术后营养支持首选EN，EN比PN能降低术后并发症的发生率、缩短住院时间，但耐受性差。对于具有营养支持指征但无法或不能耐受EN的患者应及早给予PN；如果EN摄入的热量和蛋白质＜60%目标量，应联合应用PN。

四、特殊类型营养制剂的选择★★★△△

关于对特殊类型营养制剂或药理营养素的选择，目前指南比较一致地认为：①大多数手术患者能从免疫增强型EN制剂中获益，免疫增强型EN制剂能减少术后感染并发症的发生率、缩短住院时间，但对病死率无明显影响；有脓毒症或血流动力学不稳定的患者不推荐使用含精氨酸的免疫增强型EN制剂。②需长时间全肠外营养支持的患者可通过添加谷氨酰胺获益；但对于严重肝功能不全或肾衰竭的患者，以及血流动力学不稳定、不易复苏的休克患者，无论是EN还是PN均不推荐添加谷氨酰胺。③大多数需要PN的外科患者可以通过补充ω-3多不饱和脂肪酸（ω-3 polyunsaturated fatty acid，ω-3PUFA）获益，PN中添加ω-3PUFA可改善外科重症患者的临床结局。临床证据表明，PN时补充ω-3PUFA可改善择期手术、多发伤、脑外伤、腹部大手术及冠状动脉旁路移植术患者的预后。此外，对于严重创伤、感染及急性呼吸窘迫综合征等重症患者，补充ω-3PUFA有助于改善应激后炎症反应、器官功能，减少机械通气时间、ICU停留时间和住院时间，降低并发症发生率及病死率。

（于健春　康维明　陈　伟）

第5节　营养支持并发症的防治

一、肠外营养并发症的防治

★★★△△△

1. 导管性并发症　随着PICC的广泛开展，以及经腔静脉置管技术的规范化应用，腔静脉置管并发症，如气胸、神经血管损伤、导管栓子、静脉栓塞、空气栓塞等很少发生。但导管引起的感染或败血症仍是当前肠外营养治疗过程中值得重视的并发症，严重者可危及生命。导管性败血症有其特有的临床表现：①突发寒战、高热；②拔管前畏寒与发热呈持续性间歇发作；③导管拔除后12小时发热渐退；④导管尖与周围静脉血的细菌培养结果一致。临床诊断一经确立，应立即拔除静脉导管并给予相应处理。一般情况下导管拔除后12小时左右症状逐步缓解，症状持续3～5天则病情危重。

2. 代谢性并发症　包括电解质紊乱、酸碱平衡紊乱、氮质血症、代谢性骨病等。其中最常见的是糖代谢紊乱，严重者可发生高糖高渗非酮性昏迷。其发生原因包括：①输入的总糖量或单位时间内输入的糖量过多；②患者原有糖尿病或隐性糖尿病，胰岛素分泌减少；③应激状况下体内糖原异生增加，并出现胰岛素抵抗；④应用肾上腺皮质激素，促进糖异生；⑤患者肝功能障碍，体内糖的利用受限。高糖渗透性利尿将导致或加剧患者的内稳态失调，细胞内脱水是高糖高渗非酮性昏迷的主要病理生理改变。因此，患者接受TPN支持时，特别是在手术创伤后，应注意：①逐步调节输入液中葡萄糖的浓度和输入速度，监测血糖水平；②输注静脉脂肪乳剂提供30%～50%的非蛋白能量；③加强临床监测，观察水、电解质的出入平衡状况，特别注意水、钠、钾的补充，及时纠正酸中毒；④按适当比例补充外源性胰岛素，促进葡萄糖的利用和转化；⑤若发现高糖渗透性利尿作用明显而采取相应措施不能逆转时，应停止输入高糖溶液。代谢性骨病多见于长期应用PN治疗的患儿，其容易发生佝偻病，原因是PN溶液中所含的钙、磷量极少，远不能满足生长发育的需要。因此，临床上除注意钙、磷的补充外，还应适量补充维生素D，以防止代谢性骨病的发生。

3. 肝功能损害和胆汁淤积　较长期接受TPN支持的患者，可能出现肝功能损害和胆汁淤积，多在TPN支持2周后出现。胆囊呈弛缓状况，直径增大，肝组织病理检查表现为中央静脉周围肝窦扩张，汇管区纤维组织增加，小胆管增生，内有胆栓。在单纯用糖供给热量或非蛋白能量供给过多时，还可见到肝细胞的脂肪性变。近年的研究表明，TPN引起肝损害和胆汁淤积的防治措施包括：①有效地控制感染，特别是腹腔感染；②降低TPN配方中非蛋白能量；③减少糖的供给；④尽可能恢复肠道营养；⑤给予外源性缩胆素；⑥补充腺苷蛋氨酸。

二、肠内营养的并发症及其防治

★★★△△△

1. 误吸、呕吐　误吸常见于虚弱、昏迷的患者，有食管反流者尤易发生。由于患者胃肠功能低下，胃肠蠕动缓慢，输入的营养液滞留在胃肠道内，如突然增加输注速率而引起腹胀，易发生呕吐。咳嗽或呕吐后的患者容易发生误吸。由于要素饮食中的氨基酸pH较低，对支气管黏膜刺激性较强，一旦发生吸入性肺炎，比较严重，因此应注意喂养管的位置及灌注速率，采取床头抬高30°～45°，避免夜间灌注，检查胃充盈程度及胃内残留量等，均有助于防止误吸。若胃内残留量超过100～150ml，应减慢或停止输入。

2. 腹泻　腹泻为EN支持中最常见并发症，腹泻的原因有：①肠腔内渗透负荷过重；②小肠对脂肪不耐受；③饮食通过肠腔时间缩短，胆盐不能再吸收；④饮食中葡萄糖被肠内细菌转变为乳酸；⑤饮食被细菌或真菌污染致细菌性或真菌性肠炎；⑥营养液温度较低；⑦低白蛋白血症。腹泻通常发生于EN开始及使用高渗饮食时，腹泻通常易于纠正。输注的饮食应新鲜配制并低温保存，低浓度或减慢输注速度及在饮食中加入抗痉挛或收敛药物。人血白蛋白有助于维持胶体渗透压，增加肠绒毛毛细血管吸收能力。人血白蛋白水平降低，可使绒毛吸收能力下降，引起吸收障碍和腹泻，可在EN的同时经静脉补充白蛋白。上述治疗无效的严重腹泻，应停止EN。

3. 水、电解质失衡　脱水、高钠、高氯和氮质血症发生的主要原因是水的供应不足，也有可能由摄入高钠饮食而肾的排钠功能不全所引起。高渗营养液引起腹泻后会加重脱水、高血钠，严重者可有发热、昏迷，甚至造成死亡。

4. 血糖紊乱　低血糖多发生于长期应用要素饮食而突然停止者。此类患者肠道已经适应吸收大量高浓度的糖，突然停止后，再加上其他形式的补充糖不够充分时，患者容易发生低血糖。缓慢停止要素饮食，或者停用后以其他形式补充适量的糖，以防止发生低血糖。高血糖症主要发生于老年或胰腺疾病患者的使用过程中，对不能耐受高糖的患者，应改用低糖饮食或给予胰岛素或口服降糖药物加以控制，并加强监测。

三、再喂养综合征

再喂养综合征（refeeding syndrom，RS）是指对长期饥饿或营养不良的患者在重新开始喂养（经口、肠内或肠外营养）时喂养过度，导致的一系列严重的水、电解质失衡的综合征。高风险人群包括慢性酒精中毒、重度慢性营养不良、神经性厌食或急性疾病耗竭等患者。临床表现可包括外周水肿、充血性心力衰竭、心律失常、呼吸衰竭、谵妄、脑病和其他重要器官的功能障碍等。RS 通常发生在营养治疗开始的前 4 天内。能诱发 RS 诸多合并症的低磷酸血症可能是其最常见的电解质紊乱，伴或不伴有低钾血症、低镁血症和低钙血症。RS 的诊断标准包括细胞内外液体分布不平衡，干扰葡萄糖代谢稳态，提示维生素 B_1 缺乏的高乳酸血症，但最常见的还是低磷酸血症、低镁血症和低钾血症。RS 高风险的患者筛查，至少符合以下 1 条：BMI＜16kg/m^2；3～6 个月非自主的体重减轻＞15%；很少或无营养摄入＞10 天；喂养前血清低钾、低磷和低镁。如果存在以下 2 个或更多因素，也应考虑 RS 高风险：BMI＜18.5kg/m^2；3～6 个月非自主体重减轻＞10%；很少或没有营养摄入＞5 天；酒精滥用或长期用药（胰岛素、抗酸药、利尿药）史。

总之，临床中外科患者容易存在蛋白质－能量缺乏营养不良，近 40% 的住院患者在入院时已存在营养不良，加上围术期的术前禁食、手术刺激、术中低温、术后疼痛不适、能量物质缺乏等原因，机体处于应激状态，使围术期患者营养不良的发生和恶化风险更高。营养风险、营养不良与外科患者预后不良相关在 20 世纪 30 年代就已被认识，在近年来更是日益得到重视。营养支持可纠正机体营养不良，减少体重降低，改善氮平衡和血浆蛋白指标，在提高手术成功率、改善患者预后及生活质量方面发挥重要作用。此外，近期研究发现，许多特殊营养物有较显著的免疫调节作用，可以增强肠黏膜的屏障功能，减少内毒素和细菌易位，降低肠源性感染和 MODS 的风险，具有重要的临床意义。因此，临床工作中认真践行包括营养筛查与评定、营养支持治疗、营养监测在内的规范的营养诊疗流程是必不可少的。

（于健春　康维明　陈　伟）

参 考 文 献

［1］李宁，于健春．临床肠外肠内营养支持治疗学．北京：中华医学电子音像出版社，2012．

［2］于健春．特殊医学用途配方食品临床应用指导．北京：中华医学电子音像出版社，2016．

［3］中华医学会肠外肠内营养学分会．成人围手术期营养支持指南．中华外科杂志，2016，54（9）：641-657．

［4］陈伟，于健春，李子建．基于循证指南的肠外肠内营养学临床实践进展．中华外科杂志，2017，55（1）：31-36．

［5］李宁，于健春．临床肠内营养及置管．北京：中国协和医科大学出版社，2010．

［6］Cederholm T, Bosaeus I, Barazzoni R, et al. Diagnostic criteria for malnutrition -An ESPEN Consensus Statement. Clin Nutr, 2015, 34 (3): 335-340.

［7］Cederholm T, Barazzoni R, Ballmer P, et al. ESPEN guidelines on definitions and terminology of clinical nutrition. Clin Nutr, 2017: 36 (1): 49-64.

第 3 章　脓毒症和脓毒症休克

感染是指病原微生物侵入人体后在体内生长繁殖，进而引起病理生理反应和对机体造成损害的过程。致病的病原微生物可以是细菌、真菌、病毒、寄生虫等。感染在临床上很常见，正常人体的免疫系统在面对感染时，免疫细胞会释放一系列细胞因子，如白介素（interleukin，IL）-2、IL-6、IL-10、肿瘤坏死因子（tumor necrosis factor，TNF）-α，这些细胞因子一部分产生促进炎症反应的作用，包括免疫细胞趋化、血管通透性增加等，还有一部分可以产生抑制炎症反应的作用。正常情况下，这两种反应会处于一种相对平衡的状态，不会造成炎症反应的失衡，而某种病理状态下这两种反应的某一方过度激活时，就会造成炎症反应的失衡及器官功能的损伤，这种病理生理状态称为脓毒症。脓毒症不是疾病，它是机体在面对感染时的异常免疫反应而造成的循环系统、呼吸系统、消化系统、泌尿系统、神经系统等多系统累及所产生的症状。

脓毒症发生率高，全球每年有超过 1800 万严重脓毒症病例，美国每年有 75 万例脓毒症患者，并且这一数字还以每年 1.5%～8.0% 的速度上升。脓毒症的病死率高。国外流行病学调查显示，脓毒症的病死率已经超过心肌梗死，成为重症医学病房内非心脏病死亡的主要原因。近年来，尽管抗感染治疗和器官功能支持技术取得了长足的进步，但脓毒症的病死率仍达 30%～70%。脓毒症治疗花费高，医疗资源消耗大，严重影响人类的生活质量，对人类健康造成巨大威胁。

近些年来我国抗生素滥用情况严重，导致细菌耐药性明显增加，出现了很多耐药细菌，如耐碳青霉烯类肠杆菌和耐万古霉素肠球菌，这类“超级细菌”的出现使得对感染灶的控制变得十分棘手。如果致病微生物毒力很强或对感染病灶处理不够及时有效，过度的炎症反应会造成血管内皮细胞受损，细胞因子分泌异常，造成血管舒缩异常，血管张力下降。在排除低血容量因素后，需要血管活性药物维持平均动脉压（mean artery pressure，MAP）>65mmHg 或出现血乳酸水平>2mmol/L，则进展到了脓毒症休克阶段。从感染到脓毒症再到脓毒症休克是一个病情进展的过程，一旦出现脓毒症休克，会加重组织器官的低灌注状态，增加患者病死率。

【病因和发病机制】★★△△

正常人体在面对感染时，会产生一系列的免疫反应。首先抗原呈递细胞会识别外来微生物的表面抗原，将其呈递给 T 细胞，刺激 T 细胞产生细胞因子。内皮细胞、单核 - 巨噬细胞也会产生大量细胞因子，这些细胞因子可以促进 B 细胞、巨噬细胞、NK 细胞等的增生，介导炎症反应，趋化免疫细胞的聚集。而聚集的免疫细胞又可产生大量炎性因子，产生信号放大作用及瀑布样效应。这些细胞因子有 TNF、IL-1、IL-2、IL-6、组胺、缓激肽、一氧化氮（nitric oxide，NO）、血栓素（thromboxane，TXA2）、心肌抑制因子、血小板活化因子（platelet activating factor，PAF）、白三烯、C3a、C5a 等。初始的炎症反应可能只是局限在感染灶，随着时间的推移，越来越多的炎性因子释放入血，造成全身性的炎症反应，称为全身炎症反应综合征（systemic inflammatory response syndrome，SIRS）。最初只是单纯地认为脓毒症是由于过度的炎症反应的激活造成全身多脏器损害，但是实际上，随着促炎反应的开始，机体也会出现相应的抗炎反应，称为代偿性抗炎症反应综合征（compensatory anti-inflammatory response syndrome，CARS），所以促炎和抗炎反应是共同存在的，只不过在正常人体内两者相互制约，处于平衡状态，而脓毒症患者则是由于促炎反应的过度激活或是抗炎反应的低下造成两者失衡，进一步产生脏器损害。

除了以上提到的炎症反应失衡的发病机制，也有研究表明肠道在脓毒症形成过程中有重要作用。肠道是人体内最大的带菌器官，其内菌群平衡对于机体稳态具有十分重要的意义。对于脓毒症患者，肠道处于相对缺血状态，造成肠道菌群失调、肠黏膜屏障受损，产生细菌易位及内毒素入血，导致"肠源性感染"。除了细菌相关的直接损伤外，肠道作为一个免疫器官，在脓毒症时也会产生细胞因子，而这些细胞因子也可通过受损肠黏膜屏障入血，同入血的肠源性细菌和内毒素共同引起远距离器官损伤。

脓毒症造成的急性器官功能损伤多在原发病去除后能够得以恢复，即脓毒症器官损伤多为可逆的。

【诊断和预后】★★★△△△

一、脓毒症和脓毒症休克的诊断

2016 年美国重症医学会（Society of Critical Care Medicine，SCCM）提出了脓毒症的新诊断概念（sepsis3.0），将脓毒症定义为有明确感染因素或可疑感染灶造成的器官功能损害。临床上将导致多器官功能受累的状态称之为多器官功能不全（multiple organ dysfunction syndrome，MODS）。先前曾认为全身炎症反应综合征（systemic inflammatory response syndrome，SIRS）是形成 MODS 最主要的原因，而 SIRS 的诊断标准是具有以下 4 种表现当中的 2 个或以上：①体温＞38℃ 或＜36℃；②心率＞90 次 / 分；③呼吸频率＞20 次 / 分或过度通气，$PaCO_2$＜32mmHg；④血白细胞计数＞12×10^9/L 或＜4×10^9/L（或未成熟粒细胞＞10%）。后来发现这种诊断标准特异性很低，任何一个轻微的感染甚至非感染因素（如剧烈运动）都有可能满足 SIRS 诊断标准。脓毒症真正特点是出现了器官功能损害，SIRS 定义显然并不能为脓毒症的诊断提供帮助。在 2016 年提出的新的脓毒症定义中将反映器官功能损害的 SOFA 评分纳入脓毒症的诊断标准，认为对于存在可疑感染的患者，若 SOFA 评分较基础值增加≥2 分可诊断为脓毒症。SOFA 评分是 ICU 十分常用的一个系统性评价器官功能的评分流程，其中包括呼吸、循环、肝及肾功能和凝血、神经系统 6 个方面的评估。根据每一项不同的数值进行量化赋值从而得到一个最终分数，数值越大说明患者脏器功能损害越重，预后越差，一般情况下默认没有基础病的患者基础的 SOFA 得分为 0，详细的 SOFA 评分见表 3-1。

表 3-1　SOFA 评分

器官系统	检测项目	1 分	2 分	3 分	4 分
呼吸系统	PaO_2/FiO_2（mmHg）	300～400	200～300	100～200	＜100
	呼吸支持			是	是
凝血功能	血小板（×10^9/L）	101～150	51～100	21～50	＜21
肝功能	胆红素（μmol/L）	20～32	33～101	102～204	＞204
循环系统	平均动脉压（mmHg）	＜70			
	多巴胺［μg/(kg·min)］		≤5	＞5	＞15
	肾上腺素［μg/(kg·min)］			≤0.1	＞0.1
	多巴酚丁胺		是		
神经系统	GCS 评分（分）	13～14	10～12	6～9	＜6
肾功能	肌酐（μmol/L）	110～170	171～299	300～440	＞440
	24 小时尿量（ml/24h）			＜500	＜200

注：得分越高者病情越严重，预后越差

在针对新的 sepsis3.0 研究中也证实了 SOFA 评分在预测患者住院病死率上要远远优于 SIRS 标准。SOFA 评分在重症医学科之外的科室并不常规使用，因而 SCCM 提出了 qSOFA 的概念：呼吸频率≥22 次 / 分，收缩压≤100mmHg，意识的突然改变。以上 3 点满足 2 点及以上则需怀疑脓毒症的存在。新的 sepsis3.0 研究证实在重症医学科使用 SOFA 评分预测患者病死率的准确性要优于 qSOFA，但在重症医学科以外使用 qSOFA 进行脓毒症的诊断则要优于 SOFA，又因为 qSOFA 在操作上十分方便，所以推荐在重症医学科之外的科室可以使用 qSOFA 进行脓毒症筛查，若 qSOFA 得分≥2 分则需要密切监视此类患者并对其进行 SOFA 评分，若 SOFA 得分较基线水平增加 2 分以上，则认为患者存在器官功能损害，可以诊断为脓毒症。

严重的感染常常会造成患者微循环障碍，造成组织低灌注。对于脓毒症患者，感染会造成分布性血容量不足，一般在确诊脓毒症后多会对患者进行扩容治疗。如果在进行充分扩容后，血压仍然难以维持（MAP＜65mmHg）或需要血管活性药物来维持血压，则将该状态称为脓毒症休克（sepsis shock）。发生休克时患者会出现组织低灌注，而反映全身组织灌注情况的一个十分重要的指标就是血乳酸水平。乳酸是由无氧代谢产生的，正常情况下组织灌注良好，细胞无氧代谢水平低，血乳酸水平一般＜1.5mmol/L，而组织灌注不够、氧供减少时会造成乳酸的上升。与血压、心率等宏观循环指标不一样的是，乳酸反映的是组织灌注。如果在充分对重症感染患者进行充分液体复苏后，患者仍需要血管活性药物维持 MAP≥65mmHg 并且出现血乳酸水平＞2mmol/L，则可认为患者进展到了脓毒症休克阶段。关于脓毒症及脓毒症休克的具体诊断流程详见图 3-1。

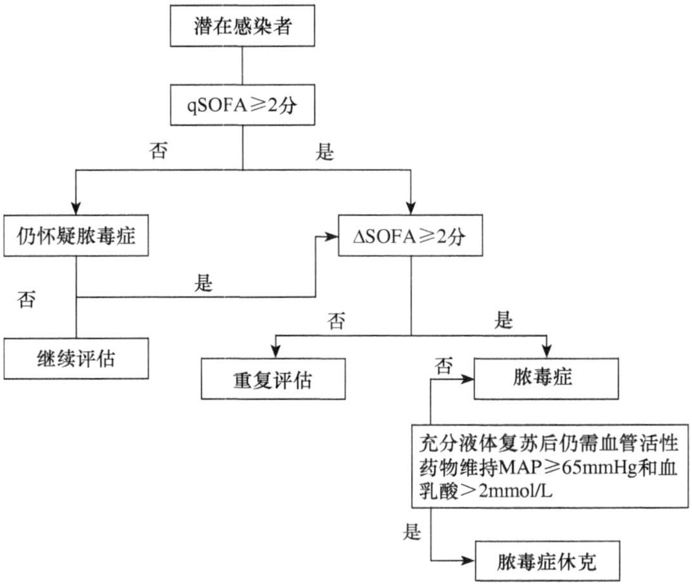

图 3-1　脓毒症和脓毒症休克诊断流程

综上所述，以往用于脓毒症诊断的 SIRS 标准由于其较差的特异性，目前在脓毒症诊断方面被 sepsis3.0 概念所取代。2016 年新提出的 sepsis3.0 被证实 SOFA 评分在诊断脓毒症的准确性上要明显优于 SIRS，而且 sepsis3.0 创新性地提出 qSOFA 的概念，对于重症医学科外的脓毒症快速筛查具有重要意义。sepsis3.0 更加强调器官功能的损害，而这也是诊断和治疗脓毒症最需关注的方面。

二、脓毒症和脓毒症休克预后

脓毒症和脓毒症休克患者由于脏器功能的损害，病死率一直以来居高不下，特别是并发多种脏器功能衰竭者，预后极差。患者的预后除了和原发病的程度有关，还和治疗策略有关。对于明确诊断脓毒症的患者，每延误 1 小时使用抗菌药物，患者病死率会明显增加。研究表明，对于脓毒症和脓毒症休克的患者，6 小时乳酸清除率对于预测患者血管活性药物使用量和患者预后有一定的意义，6 小时乳酸清除率＞10% 的患者预后要优于＜10% 的患者，而且高乳酸状态持续时间越长，预后越差。

【临床表现】★★★△△

一、脓毒症临床表现

脓毒症是机体由于感染导致的炎症反应引起的器官功能损害，可累及全身各个脏器。脓毒症大量激活释放的炎性介质可造成患者脏器功能损害，同时脓毒症可造成分布性低血容量、血压下降，导致组织器官低灌注，也可造成脏器损害。轻者可只累及 1 个脏器，较为严重者可出现多脏器累及，脓毒症的临床表现依赖于累及脏器不同而各不相同，患者的预后随着累及脏器的数量和程度的增加而变差。脓毒症最容易累及的器官有肺、心脏、肝、肾、凝血系统和中枢神经系统等。

肺受累主要是会造成肺毛细血管内皮细胞受损、

通透性增加、肺水肿，也可造成弥漫性的肺泡损伤，肺泡塌陷，肺内分流增加，产生急性呼吸窘迫综合征（acute respiratory distress syndrome，ARDS）。心脏受累可造成心肌收缩力的下降，射血分数减少，从而造成心排血量减少，组织灌注不足，严重者可休克。肝受累可以导致氨基转移酶的升高，胆红素增高，低蛋白血症，纤维蛋白减少、凝血功能变差等，严重者可造成弥散性血管内凝血（disseminated intravascular coagulation，DIC）。肾损害可出现尿量减少、水肿、血肌酐的增加、尿比重降低等。凝血功能受累一方面可由于肝功能障碍造成，另一方面释放入血的细胞因子等也可直接激活凝血途径，造成 DIC。中枢神经系统受累可产生意识淡漠、嗜睡、异常兴奋、谵妄等。以上每个器官或系统受累后出现的症状因受累及程度不同而不同。

（一）急性呼吸窘迫综合征

肺是直接接受右心全部血液射出的唯一器官。当感染激活全身性炎症反应时，炎性因子释放入血，可造成肺部毛细血管内皮受损，导致血管通透性增加，肺弥漫性渗出，严重时造成 ARDS。

ARDS 是脓毒症常见的并发症，病死率高，但目前尚缺乏特异有效的治疗手段。

1. ARDS 病理生理特征和临床表现 ARDS 是由多种病因造成特征性急性肺损伤，病理上表现为弥漫性肺泡损伤，以肺泡上皮和毛细血管内皮损伤、肺泡膜通透性明显增加导致高蛋白性肺泡和间质水肿为病理生理特征。主要具体表现为以下几个方面。

（1）肺容积明显减少：由于肺泡毛细血管内皮细胞和肺泡细胞损伤，肺泡膜通透性增加，引起肺间质和肺泡水肿，从而压迫细支气管导致小气道塌陷。同时由于肺泡表面活性物质减少，导致小气道陷闭和肺泡萎缩不张。

由于大量肺泡的塌陷萎缩使得肺容积减少，主要表现为肺总量（total lung capacity，TLC）、肺活量（vital capacity，VC）、潮气量（tidal volume，VT）和功能残气量（functional residual capacity，FRC）减少，其中以 FRC 下降最为明显。

（2）肺顺应性的明显降低：肺顺应性指肺组织在外力作用下发生形变的难易程度。由于 ARDS 患者大量肺泡塌陷，导致肺不张；肺水肿和肺出血，使得肺泡表面活性物质减少，表面张力增大。这两方面是造成肺顺应性下降的主要原因。

由于肺顺应性下降，使得肺压力－容积曲线向右下方移位，这意味着如果想要获得相同的潮气量，需要更高的气道压，而更高的气道压可以造成肺泡的过度膨胀，产生呼吸机相关性肺损伤（ventilation associated lung injury，VILI），增加患者的病死率，这也增加了 ARDS 患者肺通气支持治疗策略的复杂性。

（3）通气 / 血流比例失调：肺泡的大量萎缩塌陷，以及间质水肿导致的小气道受压狭窄闭锁，使得相应的肺单位通气不足，从而造成通气 / 血流比例下降，产生肺内分流。ARDS 的肺内分流是由于通气不佳的肺单位增加而产生的，即局部肺单位只有血流而无通气，为真性分流或解剖样分流。肺内的真性分流是造成 ARDS 患者顽固低氧血症的最主要原因。

同时由于肺微血管痉挛、狭窄或广泛血栓的形成，使得部分肺单位周围毛细血管血流量减少，即参与气体交换的血流减少，导致无效腔样通气，这就造成了上述区域通气 / 血流比例增加，这也是 ARDS 患者顽固低氧血症的原因之一。

（4）肺循环的改变：肺毛细血管通透性增加是 ARDS 肺循环改变的特点之一。除此之外，由于 ARDS 患者严重的低氧血症，可造成肺血管的低氧性收缩，从而造成肺循环的压力增高，增加右心后负荷。除了低氧造成的肺循环阻力增加外，由于 ARDS 患者有肺循环微血栓，这也会造成肺循环阻力增高。肺循环阻力的增加可以造成肺高压，严重的肺高压可以造成急性右心衰竭。

ARDS 的病理生理改变造成了 ARDS 临床表现为呼吸窘迫，单纯提高吸氧浓度不能改善的低氧血症及氧合指数＜300mmHg 等。ARDS 患者由于渗出、肺叶塌陷和胸腔积液，胸部 X 线片表现为双侧弥漫性浸润影。

2. ARDS 的治疗 当脓毒症合并 ARDS 时，除了针对导致脓毒症的原发病治疗外，呼吸和血流动力学治疗也是重要的治疗手段。正压机械通气是复张塌陷肺泡改善氧合的必要选择。然而由于 ARDS 时大量的肺泡塌陷，实际可通气的肺容积显著减少，导致肺的顺应性明显下降，常规潮气量通气很容易造成肺的过度通气，产生 VILI，因此，对于 ARDS 患者通常采用小潮气量、低平台压的肺保护性通气策略，即设定潮气量为 6～8ml/kg，甚至在某些情况下可低至 4ml/kg。与此同时，由于大量肺泡塌陷造成肺容积的减少，肺内分流增加，因此，需要进行短暂的“肺复张手法”，用较高的驱动压使塌陷肺泡打开，维持适当的肺容积。同时选择合适的呼吸末气道正压来维持肺泡开放。俯卧位可改变胸膜腔内压力梯度，从而改善仰卧位时因重力因素导致的依赖区肺泡塌陷，从而成为 ARDS 通气治疗的重要手段。

鉴于高气道压会导致胸膜腔内压升高，回心血流量减少，同时增加跨肺压引起右心后负荷增加和跨肺循环压力梯度增加，会导致右心功能损害，血压下降，应行血流动力学的评估，进行循环保护性通气策略。

（二）脓毒症心肌病

约 50% 脓毒症和脓毒症休克患者会出现不同程度的心肌收缩或舒张功能的抑制，称之为脓毒症心肌病。脓毒症性心肌病病死率很高，发病机制也极其复杂。主要涉及机制有脓毒症相关炎性介质、心肌抑制因子、心肌缺血、儿茶酚胺受体下调和线粒体功能障碍等方面。

1. 发病机制

（1）心肌抑制因子：对于脓毒症患者而言，最主要的病理生理变化就是炎性因子的大量释放。对于外源性的致病因子，可以激活宿主细胞表面 Toll 样受体，从而造成免疫反应的激活，释放大量炎性因子如 TNF-α、IL-1β、IL-6 等。TNF-α、IL-1β 对于心肌功能有明显的抑制作用，又称为心肌抑制因子。二者协同使得心肌细胞凋亡，心脏收缩力减弱。有研究表明，当将 TNF-α 注射进入动物模型体内，会导致发热、乳酸酸中毒、血流动力学不稳定，甚至死亡等后果。同时，抗 TNF-α 抗体不管是对人类还是动物，均可以使得代表心血管功能参数的指标明显好转。与此同时，心肌抑制因子还可以诱导心肌组织中的 NO 产生，而 NO 对于心脏收缩功能也有抑制作用。

（2）心肌缺血：早期脓毒症休克是以血管内低容量、血管过度扩张等为主要特征，这就会造成在不同器官内血流异常分布，导致氧供和氧需之间失衡。最初学者认为，其对于脓毒症心肌病和心肌的血供减少有密切关系。但是 Cunnion 等的研究发现，对于脓毒症休克的患者而言，其冠状窦的血流量是正常甚至要高于健康个体的。因此，针对以上研究，又有学者指出对于脓毒症休克患者心脏整体的血供量并没有减少，甚至可以增加。但是心脏的微循环却是受损的，这就造成了心肌血流的分布不良，使得心脏收缩或舒张功能出现障碍，这被认为是脓毒症心肌病的主要发病机制。除此之外，冠状动脉血管内皮细胞的受损及凝血系统的诱导激活也被认为是脓毒症心肌病的发病机制。

（3）损伤相关分子模式：损伤相关分子是细胞损伤后释放的具有免疫调节活性的多种细胞内分子，可通过模式识别受体诱导自身免疫或免疫耐受。

细胞外的组蛋白可以作为一种损伤相关分子模式（damage associated molecular pattern，DAMP）和心肌细胞膜表面的 Toll 样受体 2、4 相互作用，对心肌细胞及细胞内的线粒体造成损伤，同时细胞外组蛋白还可以活化中性粒细胞，造成活化的细胞外中性粒细胞网络，这也可以导致心肌细胞的损伤。

Alhamdi 等发现对于正常人而言，在血浆中基本上检测不到组蛋白 H3，但是对于脓毒症和 DIC 患者而言，血浆当中组蛋白 H3 水平明显升高。他们还发现血浆中组蛋白的浓度和肌钙蛋白 T 上升的水平有相关性。

高迁移率族蛋白 B1（high mobility group box-1 protein，HMGB1）是一种促炎介质，被认为和心肌功能障碍有密切关系。有学者研究表明，HMGB1 诱导的心肌功能障碍机制之一是通过和 Toll 样受体 4 相互作用，增加细胞内活性氧的数量及造成肌浆网内 Ca^{2+} “泄漏”从而损伤心肌细胞收缩功能。

除了以上介绍的几种机制之外，心肌细胞膜表面 β 受体下调、线粒体功能障碍等多种原因可以造成脓毒症心肌病。

2. 临床表现 对于脓毒症心肌抑制可以单独表现为左心室功能障碍，也可以合并右心室功能障碍，或单独表现右心室功能障碍。针对脓毒症右心室功能障碍机制主要有两方面的因素：右心室本身功能抑制和右心室后负荷。由于脓毒症心肌抑制因子、心肌缺血等多种致病机制共同作用，使得右心室自身收缩和舒张功能受损，同时脓毒症患者多合并有肺部血管的损伤，产生肺高压，增加右心室后负荷，而右心室本身由于心肌代偿能力较差，再加上心肌抑制，轻度增高的后负荷就可以造成右心射血分数的明显下降。

脓毒症心肌病有 2 个重要的特征：①脓毒症导致的急性心肌抑制，一旦患者病情恢复，心肌抑制可逆转；②心肌收缩力下降、左心室射血分数（left ventricle ejection fraction，LVEF）降低，左心室舒张末容积增加。不同于传统心肌病，心肌抑制患者左心室充盈压正常或降低。

射血分数作为反映心肌收缩和射血能力的一个指标，一般情况下射血分数越高代表它的收缩功能越好，射血分数和心室前、后负荷均密切相关。对于脓毒症心肌抑制患者，他们的左心室后负荷明显下降，因此单纯依靠射血分数来评价心室收缩功能是值得推敲的。Parker 等在 1984 年使用放射性核素心脏造影术测量左心室射血分数并评价患者预后。他们研究了 20 例感染性休克患者，以 LVEF 作为左心室收缩功能障碍的标准，发现 50% 的患者存在左心室收缩功能障碍。但是矛盾的是，低射血分数的患者大部分存活下来，其心功能在 10 天内恢复正常，而死亡者射血分数是正常或高于正常水平。同时，与死亡组相比，存活组左心室是扩张的，舒张末容积和收缩末容积都是增加的。对于以上矛盾现象目前的解释是由于死亡组患者左心室后负荷显著下降造成射血分数代偿增加。

3. 治疗　目前针对脓毒症心肌病尚无特异有效的方法，因为它多为一过性的心功能抑制，所以最重要的是针对原发病的治疗：早期识别和清除感染灶，及早经验性使用正确、足量抗菌药物。除此之外，早期充分的液体复苏也很重要，目标导向治疗（early goal-directed therapy，EGDT）可以显著降低患者病死率。对于充分液体复苏后或应用血管活性药物仍然不能维持充足的心排血量和目标血压的患者，可以使用强心药物，增加心排血量。目前首选多巴酚丁胺，还可以选择米力农或者钙离子增敏药左西孟旦等。

β 受体阻滞药可以预防心肌缺血并降低心肌耗氧量，同时减少 TNF-α 的产生。超短效 β 受体阻滞药兰地洛尔可以显著降低血浆当中炎性因子 HMGB1 的数量，减少肺组织的损伤。现在研究观点认为超短效的 β 受体阻滞药可以在不降低组织灌注的情况下减少心肌缺血风险。

使用 β 受体阻滞药需要评估量效关系，其目标在于对抗过度的心脏做功和改善心肌顺应性，但是过量的应用可能降低心肌收缩力，存在恶化心功能的风险，将其应用于感染性心肌抑制的治疗仍存在一定争议。

对于顽固脓毒症心肌抑制患者，也可以考虑使用体外膜氧合（extracorporeal membrane oxygenation，ECMO）来进行心功能替代和支持，为心脏的恢复争取时间。

（三）脓毒症相关急性肾损伤

急性肾损伤（acute kidney injury，AKI）是指在短时间内出现的以少尿、肌酐进行性上升等为主要表现的 AKI。而脓毒症相关的 AKI 则是指由脓毒症所致的 AKI。AKI 在入住 ICU 的患者中发病率很高，而且有研究表明，在 ICU 病房中，脓毒症是 AKI 发病的最主要原因。

AKI 的 KIDGO 诊断标准如下：①血肌酐（serum creatinine，Scr）在 48 小时内增加超过 0.3mg/dl；② Scr 水平较基础值增加超过 1.5 倍（7 天之内）；③尿量＜0.5ml/(kg·h）持续超过 6 小时。符合以上标准中的 1 条，即可诊断 AKI。

1. 发病机制

（1）炎症反应状态：目前脓毒症最主要的发病机制是体内过度的炎症反应，持续存在的炎症反应可以造成补体及凝血系统的激活，同时伴有自由基的大量生成及体内炎性因子（IL-1、IL-6、IL-8 和 TNF-α 等）过度产生，还会造成中性粒细胞、巨噬细胞、血小板和内皮细胞等的活化，出现中性粒细胞和巨噬细胞趋化聚集，释放蛋白水解酶及组胺等，破坏正常细胞组织结构及增加血管通透性。同时活化的血小板和内皮细胞可造成广泛血栓形成。这一系列的反应会造成肾小球和肾小管受损，肾血流分布异常，多表现为肾皮质血流减少、肾髓质血流增加，出现肾小球滤过率（glomerular filtration rate，GFR）下降、少尿和 Scr 上升。

（2）抗炎反应状态：脓毒症失衡的炎症反应被认为是促炎反应和抗炎反应的紊乱，一方面是促炎反应过度激活，另一方面是抗炎反应被抑制。而这两个方面也可部分解释 AKI 的致病机制。促炎反应已在上文详述，而抗炎因子如 IL-10 释放的减少、炎性细胞自噬作用的下调及紊乱的淋巴细胞凋亡均可以导致 AKI 抗炎反应下调，从而造成炎症反应的过度激活。

（3）微循环的紊乱：由于各种炎性因子的释放，导致肾血管舒张，产生舒张诱导的肾小球低灌注，还可以造成肾小管周围毛细血管网血流的异常分布，导致肾皮质血流减少，肾髓质血流增加。肾自身血供极其丰富，对缺血缺氧极其敏感。

异常的炎症反应产生的炎性因子不仅可以促进肾缺血状态，同时由于肾缺血自身也会造成炎性因子的释放及大量氧自由基的产生，损伤肾，两者互为因果，产生恶性循环。

2. 临床表现

（1）起始期：主要由于各种原因引起的有效循环血量减少和肾低灌注所致，患者 GFR 下降，尿量减少，尿比重增高，尿素氮（blood urea nitrogen，BUN）和 Scr 升高。这一阶段多由于肾损伤程度较轻，BUN 和 Scr 变化较轻微，临床表现不明显，多以引起肾低灌注的原发疾病所致的临床表现为主，不易察觉。

起始期病程一般为数小时至数天，依据原发病病因不同，持续时间有所不同，但起始期肾损伤往往是可逆的，因此，若能及时识别并实施恰当的干预将会大大改善患者预后。

（2）持续期：又称少尿期。这一阶段主要表现为少尿，甚至是无尿。由于 GFR 下降和尿量显著减少，患者出现高氮质血症，BUN、Scr 进行性升高，逐渐出现水、电解质和酸碱平衡紊乱，严重者可出现尿毒症样表现，如恶心、呕吐、腹胀、食欲减退等，甚至可出现上消化道出血。循环系统可表现为心肌损害，如心律失常、心力衰竭等，也可出现心包积液。神经系统表现为淡漠、嗜睡等意识障碍。需要注意的是，如果患者出现无尿，要排除肾后性梗阻因素。少尿期多持续1～2周，此期持续时间越长，预后越差。

30%～60%的AKI患者无少尿表现，尽管BUN和Scr进行性升高，但每日尿量依然保持在400ml以上，甚至可达2500ml，这被称为“非少尿型AKI”，可能与早期使用利尿药有关。这类患者容易延误诊断，应该注意，少尿并不是判断患者是否存在AKI的必要依据。一般认为，非少尿型AKI患者临床表现不典型，并发症发生率也相对较低，住院时间较短，需要肾替代治疗（renal replacement therapy，RRT）的患者比例也较小，但高钾血症的发生率并没有下降，所以对此类患者仍需密切监测电解质变化情况。

（3）恢复期：又称多尿期。在此阶段，肾组织开始修复，肾功能逐渐恢复。患者主要表现为尿量增加，每日超过400ml，甚至更多。多尿的原因与肾小管重吸收功能延迟于肾小球滤过功能的恢复有关，也可能与少尿期积累了大量的尿素、肌酐及其他潴留的溶质所致的渗透性利尿作用有关。

尽管在恢复期尿量开始明显增加，但肾小球滤过功能并未完全恢复，而且少尿期积累了大量未排出的代谢产物，BUN和Scr仍然会进行性升高，一般在肾小球滤过率明显增高约1周，才会出现BUN和Scr的明显下降，氮质血症开始逐渐改善。随着患者尿量的增加，代谢产物被逐渐清除，但肾小球和肾小管的功能并未完全恢复，患者仍可出现水、电解质和酸碱平衡紊乱，最常见的是低钾血症。临床需要动态监测患者的电解质变化，当患者出现乏力等症状时，要考虑低钾血症的可能性。处于恢复期的患者易并发感染，从而可以加重肾损伤，此时应注意防控感染。

恢复期多持续1～3周，也有可能持续更长时间。在恢复期后1年内，大部分患者的肾小球和肾小管功能能够恢复，也有少部分患者会出现持续性肾功能受损，可以发展为慢性肾病（chronic kidney disease，CKD）。

3. 治疗 目前针对AKI尚无特异性的药物，一些可以改善肾血流和灌注的药物如多巴胺、非诺多泮、内皮素拮抗药、前列腺素、腺苷受体拮抗药和NO等仍处于试验阶段。因为AKI多数伴有明显的少尿，所以患者的容量管理对于预后是十分重要的。容量补充不足，难以有效改善肾灌注，AKI病情将会进展，过于积极的液体复苏则会增加心脏前负荷和肾负担，加重组织水肿（肾间质的水肿等），导致患者预后不良。因此，AKI患者进行容量管理时，需要根据患者的容量反应性及实时血流动力学指标进行不断调整，以改善组织灌注和细胞代谢，同时避免容量过负荷。必要时可以采用RRT来进行脱水、降肌酐治疗。

（四）急性胃肠损伤

胃肠道是人体最大的微生物聚集地，也是最大的免疫系统，其正常功能的维护对于脓毒症患者预后有着十分重要的意义。正常肠道微环境的维护有赖于肠道血流的维持，但是对于脓毒症患者，由于炎性因子的大量释放，造成血容量的相对不足及组织的低灌注，肠道处于缺血状态。这一方面会造成肠道菌群的失调，另一方面会造成肠上皮细胞凋亡及肠道屏障的受损，从而引起胃肠功能障碍，导致急性胃肠损伤（acute gastrointestinal injury，AGI）。AGI可表现为腹泻、胃肠道动力下降、营养吸收障碍、肠道菌群失调等，严重者可由于肠道细菌的易位造成远端器官的损害。

2012年，欧洲重症医学会（European Society of Intensive Care Medicine，ESICM）正式提出AGI的概念，将之界定为“由于重症患者急性疾病本身导致的胃肠道功能障碍”，根据患者粪便或胃内容物中可见性出血、腹泻次数、下消化道麻痹、喂养不耐受、恶心、呕吐、大便次数、肠鸣音、胃潴留和腹腔内压等客观指标提出AGI定义与分级标准。将AGI按严重程度分成4级：1级是存在胃肠道功能障碍和衰竭的风险；2级为胃肠功能障碍；3级为胃肠衰竭；4级是胃肠衰竭并伴有远隔器官功能障碍。

现在研究普遍认为肠道内菌群对人体有益与否是有条件限制的，即很大程度上依赖于肠道内环境的变化。正常情况下，肠道内拟杆菌群、厚壁菌群处于相对平衡、互相制约的状态，任何一方的过多或过少，都会造成肠道功能的障碍。对于脓毒症患者，肠道处于一个缺血的环境，此时肠道中厌氧菌群会迅速增加，同时肠道缺血也会造成肠动力不足、肠道自我清洁能力下降，还可以造成肠道黏膜受损。正常情况下肠黏膜屏障对于阻挡肠道细菌和内毒素入血具有十分重要的意义，而当肠黏膜屏障受损时，会出现细菌易位及内毒素入血，可造成远端脏器受损，这也是肠源性脓毒症发病机制之一。

治疗方面除了原发病的治疗外，最重要的还是以改善肠道微生物、恢复胃肠道动力为主，包括尽可能早期实施肠内营养，使用改善胃肠道动力药物及外源性活性益生菌等。如果患者出现黑便、血便等消化道出血的症状要及时予以抑酸止血治疗。

1. 胃肠道黏膜保护 降低胃酸和保护胃黏膜可以缓解胃十二指肠的炎症，以免大出血和穿孔。可用胃管尽量吸出胃液，同时应用：①抗酸药物，氢氧化铝凝胶 10～15ml，3～4 次 / 天保护胃黏膜；② H_2 组胺受体拮抗药，如雷尼替丁、西咪替丁、法莫替丁等；③抑制 H^+-K^+泵，如奥美拉唑，它可以通过抑制胃壁细胞的 H^+-K^+-ATP 酶达到抑酸分泌作用，如患者正在用肾上腺激素类药物，应予停药。

2. 胃肠道功能和微环境的恢复

（1）营养支持：包括肠外和肠内营养。尽早实施肠内营养对于胃肠道功能恢复具有积极意义。AGI 指南指出，对胃肠道功能障碍患者实施早期肠内营养能有效改善患者的营养状态，减轻患者胃肠损伤，降低患者死亡风险。对恢复胃肠道功能、提高机体蛋白的摄入、合成酶等物质有很大的帮助。实施时机是进入 ICU 24～48 小时内，实施条件为血流动力学稳定、无肠内营养禁忌证。如存在休克或使用大剂量升压药等则暂缓实施肠内营养。第 1 天 4～6 小时检测胃潴留，胃潴留液<250ml，只要无明显腹胀，无肠内营养禁忌证，可给予肠内营养。重症患者听不到肠鸣音很常见，并不意味小肠没有吸收功能。不要因为没有肠鸣音，而停止肠内营养或降低营养速度。但当机体出现肠梗阻和肠道缺血导致的肠管过度扩张，肠道血供恶化，甚至肠坏死、肠穿孔，则需立即停止肠内营养。严重腹胀或腹腔间隔室综合征也应停止肠内营养。严重腹胀、腹泻经一般处理无改善患者，建议暂时停用肠内营养。

（2）维持肠黏膜屏障功能：合理应用生长激素、谷氨酰胺、膳食维生素等能促进肠黏膜代谢。

（3）维护肠道免疫及微生物屏障作用：尽量减少人为干预肠道功能。有研究提出，预防性地使用抗生素来抑制菌群的过度生长可以降低 AGI 的发病率。但是大部分学者认为人为干预肠道微生物更易造成菌群失调，同时也会造成菌群耐药，因此暂不推荐预防性使用抗生素，可以使用肠道益生菌来帮助恢复肠道正常菌群。

（五）急性肝衰竭

急性肝衰竭（acute hepatic failure，AHF）并非独立的疾病，而是各种肝损伤因素（如严重感染、创伤、休克、药物与毒物等）直接或间接作用于原无肝病或虽有肝病但已长期无症状者的肝，于 2 周内产生的以肝细胞广泛坏死或脂肪浸润而肝细胞再生代偿能力不足而出现的肝细胞合成、解毒、生物转化、转运和排泄等功能障碍为病理生理特征，以及进行性的黄疸、意识障碍、出凝血障碍和肝肾综合征为主要表现的一组临床综合征。

AHF 在普通人群中较为少见，但是在脓毒症患者中发病率要明显增加，而且其起病急、早期阶段不易被识别，病情进展快，多于起病 2 周内进展为Ⅱ度以上肝性脑病，病死率可达 70%～80%。

造成 AHF 的原因很多，包括缺血缺氧、脓毒症、急性妊娠脂肪肝、药物与毒物中毒、肝移植、创伤和手术打击、病毒性肝炎及自身免疫病等。脓毒症造成肝衰竭的原因尚不明确，目前主要认为在感染过程中首先是病原微生物对肝细胞的直接损伤，之后继发的炎症反应释放的细胞因子（主要为 TNF-α）、活性氧再对肝细胞进行二次损伤。

1. 临床表现

（1）全身症状：全身情况差、体质虚弱、发热和极度乏力等。

（2）凝血机制异常：肝作为合成凝血因子、纤维蛋白原及抗凝血因子的重要器官，当其功能出现异常时，会造成凝血和抗凝机制失常，这在 AHF 患者中十分常见，出血可以发生在口、鼻、消化道和颅内，严重时可造成 DIC。

（3）消化系统：肝作为重要的消化器官，在胆汁分泌及营养吸收、转化等方面具有十分重要的意义。发生 AHF 时，会出现厌食、恶心、呕吐、腹胀、肠麻痹等症状。由于胆红素代谢障碍，患者会出现进行性加重的黄疸。

（4）神经系统：肝性脑病是由于肝功能严重减退导致毒性代谢产物在血循环内堆积引起的意识障碍、智力改变和神经肌肉功能损害的一组临床症状。肝性脑病根据轻重程度可分为 4 级。Ⅰ级（前驱期）表现为轻度兴奋或抑郁、情绪变化，语言不清楚，睡眠失规律，轻微震颤，脑电图无改变。Ⅱ级（昏迷前期）上述症状加重，为瞌睡和行为不自主，括约肌失控与震颤，脑电图有徐波。Ⅲ级（昏睡期和浅昏迷期）表现为意识恍惚伴嗜睡，但尚可唤醒，语无伦次，精神明显错乱，震颤，脑电图出现 δ 波。Ⅳ级（昏迷期）昏迷不醒，对各种刺激失去反应，无震颤，瞳孔散大、过度换气和循环障碍，脑电图出现 δ 波。

肝性脑病是 AHF 的严重并发症，病死率很高。

（5）糖耐量异常：①低血糖。肝衰竭时肝糖原合成不足，糖原异生作用减低，肝细胞内质网上的 6-磷酸葡萄糖酵解酶被破坏，使糖原不能被分解，肝对胰岛素灭活能力减低，可发生低血糖。低血糖使脑功能受损，可促使昏迷的发生。②高血糖。肝衰竭时晚期可发生高血糖，这是由于肝不能摄取和利用葡萄糖所致。

（6）其他器官系统功能障碍。①脑水肿：均发生在Ⅲ～Ⅳ度肝性脑病基础上，可加深昏迷，抽搐、呼吸不规则、血压升高、视盘水肿（又称视乳头水肿）及脑疝。②肺水肿：主要是肺毛细血管通透性增加造成，呼吸加深加快，起初可引起呼吸性碱中毒，到后期可并发 ARDS。③肾衰竭：肝对血管活性物质灭活减少，造成肾低灌注，出现尿减少和氮质血症。④发生或加重感染：由于肝的巨噬细胞系统清除肠源性内毒素的功能障碍，很多 AHF 患者会出现内毒素血症，进而加重肝损害。⑤急性胰腺炎：临床有 10%～15% 的患者并发中毒急性胰腺炎，原因尚不明确。

2．预防和治疗：AHF 的病死率高，早期预防对于降低患者病死率极其重要，对于有高危因素的患者尽量减少对肝有损伤的药物的应用，大手术前充分评估患者肝功能。

（1）病因治疗：由脓毒症引起的 AHF 早期清除控制感染灶，选择对肝功能影响较小的抗生素。

（2）支持治疗：适量输入白蛋白，给予足够量的热量，减少脂肪乳剂的应用；有严重感染出血倾向的患者可输入凝血酶原复合物和纤维蛋白原。

（3）降低血氨浓度：口服乳果糖以促进排软便，也可灌肠。口服肠道抗菌药物，以减少肠内菌群，静脉滴注乙酰谷氨酰胺、谷氨酸或酪氨酸，以降低血氨。

（4）保持各脏器和器官的功能：纠正酸碱失衡，补充钾离子；注意抗感染治疗，脑水肿时可用甘露醇脱水治疗；ARDS 时肺保护性通气；尿量过少时可适当应用利尿药。

（5）生物人工肝辅助治疗和肝移植。

二、脓毒症休克临床表现

当致病微生物毒力很强或脓毒症未得到及时有效控制时，患者会出现扩容治疗后 MAP 仍＜65mmHg，需要用血管活性药物维持 MAP＞65mmHg 或血乳酸水平＞2mmol/L，此时患者可诊断为脓毒症休克。脓毒症休克是脓毒症病情恶化的表现，长时间的脓毒症休克会造成器官的缺血和低灌注，造成器官的缺血再灌注损伤。

脓毒症未得到有效控制，大量炎性因子释放入血，造成血管内皮细胞受损，而内皮细胞的完整性在维持血管正常张力中发挥重要作用。受损后的内皮细胞不能维持血管的正常张力，大量张力性血容量转变为非张力性，出现分布性休克，这是脓毒症患者难以单纯依靠容量复苏来维持血压的主要原因。因此，针对上述多种机制，脓毒症休克患者除了扩容治疗外，还可以给予适当缩血管药物来维持足够的血压。

脓毒症休克可以直接由于原发感染较重导致，也可以由治疗不恰当的脓毒症进展而来。及早控制感染源、合理使用抗生素、进行脏器功能支持等是改善患者预后的重要手段。

【预防和治疗】★★★△△△

脓毒症作为重症患者常见病之一，病死率高，而且由于多系统多脏器累及的特点导致临床症状十分多样，为脓毒症的早期识别增加了难度。尽管 sepsis3.0 在脓毒症的诊断准确性上已经有了很大的进步，但是目前在脓毒症的早期识别上仍然有所欠缺。脓毒症病死率高，需术前充分评估患者重要脏器的功能，评估患者手术耐受力，术中及术后严防感染灶，对于污染性手术，要及早使用抗生素，必要时可预防性应用抗生素。

由于脓毒症的主要的致病机制是失衡的炎症反应，最终结果表现为促炎反应的相对活化，因此，有学者提出可以在炎症反应的相对活化阶段应用抑制炎症反应的药物（如糖皮质激素等）使得促炎和抑炎反应达到平衡，以改善患者预后。实际上，脓毒症并不是一个单一的过程。随着它的进展，患者由原先免疫反应的过度活化、产生大量炎性因子到后期免疫抑制、大量免疫细胞凋亡，这两个阶段并不能被严格区分开的，所以不根据患者免疫反应的实际情况单纯应用免疫抑制药物反而可能增加患者病死率。

由于脓毒症的高病死率引起了医学各界的广泛关注，2008 年开始了“拯救脓毒症”活动，并提出了一系列针对脓毒症的治疗措施。2012 年又对《2008 年国际严重脓毒症和脓毒症休克治疗指南》进行了修改。这些指南从感染治疗、液体管理、脏器支持及营养支持等多个方面阐述了针对脓毒症和脓毒症休克治疗方面的专家意见。

一、感染治疗

（一）感染灶的治疗

脓毒症作为由感染引起的一系列脏器功能障碍综合征，及时有效地控制其感染源对于改善患者预后极其重要。首先要确定感染灶来源，对于任何潜在感染灶都要留取标本，寻找感染证据。《2012 拯救脓毒症指南》中提出诊断脓毒症后 1 小时以内，抗菌药物使用之前必须留取血培养标本，而且至少留取需氧菌培养和厌氧菌培养 2 份标本。在采血进行培养时，要从不同的途径进行取血。若患者留置有导管，需要经皮穿刺取血、经导管取血 2 个途径获得培养标本，若无导管，则需留取 2 个不同的经皮穿刺部位的血培养标本。若患者存在导管相关感染的可能性，需要立即更换导管。

除了血培养，还可以采用其他体液培养进行感染灶的确定，例如对于呼吸系统感染可以留取痰培养标本，中枢神经系统可以留取脑脊液标本，泌尿系感染可以留取尿液进行培养等。对于可能存在真菌感染的诊断，可以进行 G 试验或 GM 试验来帮助诊断。

一旦确定了感染灶，就要早期对感染灶进行控制，如对于导管相关感染要更换导管，泌尿系感染需要更换尿管。对于明确需要外科干预的感染灶如果可以早期清除控制（如胆管结石合并感染、肠梗阻合并腹腔感染等）应尽早清除，但是对于重症坏死性胰腺炎导致的脓毒症患者应该推迟感染灶的清除，尽量等到坏死和非坏死组织有明确分界的时候再手术清除。对于脓毒症休克患者如需进行手术清除感染灶时应采用对机体损伤最小的方式，如经皮穿刺引流，而不是手术切开引流等方式。在选用清除感染灶方式的时候，一定要注意充分评估手术带来的益处和风险，特别是对于感染灶造成严重的脏器功能损害时，大手术清创带来的损伤会给患者带来致命打击，因此，在炎症反应高峰期可以采用保守治疗等待病情稳定后再手术清除病灶，如不得已必须清除病灶需选用创伤小的清创方法或进行病灶的引流。

（二）抗微生物药物的使用

常见感染的微生物有细菌、真菌、病毒、支原体 / 衣原体和肺孢子虫病等。一旦明确有脓毒症，需要在 1 小时内启动抗微生物治疗，同时留取血培养标本。最开始为经验性治疗，要根据患者自身的症状及当地的病原微生物流行病学情况确定，如果患者自身为免疫抑制状态、中性粒细胞减少等需要警惕念珠菌等真菌的感染。对于艾滋病患者需要警惕肺孢子虫病。对于存在慢性基础病或 3 个月内使用过抗菌药物的患者，需要警惕耐药菌的存在，不应再继续使用之前应用过的抗菌药物。

对于严重脓毒症伴中性粒细胞减少的患者及多重耐药菌如不动杆菌或假单胞菌，可以采用多种药物联合的经验性抗菌治疗。铜绿假单胞菌引起的呼吸衰竭和脓毒症休克患者在选用抗菌药物时可以用 β 内酰胺类联合氨基糖苷类或喹诺酮类进行经验性治疗。链球菌肺炎所致的脓毒症休克可以选用 β 内酰胺类联合大环内酯类进行治疗。

对于尚未获得感染的病原学种类的患者，在一开始需要进行经验性的抗病原学治疗时，最好根据患者本身的微生物感染史或当地病原学流行情况去选择。在获得病原学相关信息后，选用针对特定微生物的药物来继续治疗。最开始可经验性治疗，当获得病原学证据时再窄化抗微生物药物的使用，避免长时间多种类使用抗生素造成医源性继发感染。值得一提的是，要避免单独使用氨基糖苷类抗生素，特别是治疗铜绿假单胞菌感染性休克的患者，同时对某些顽固难治的感染，如感染性心内膜炎，则需要延长联合抗生素治疗的时间。

一般情况，抗微生物治疗常持续 7～10 天，对于临床治疗反应较慢、感染灶不能引流、金黄色葡萄球菌菌血症或免疫抑制、中性粒细胞减少及真菌或病毒感染的患者，常需使用更长时间。近些年来，关于降钙素原（procalcitonin，PCT）指导脓毒症患者临床抗生素使用时间的研究越来越多，很多研究都表明，对于脓毒症患者，将 PCT 浓度较最高值下降 80% 以上或 PCT≤0.5μg/L 作为停止使用抗生素的指征可以在不增加病死率的情况下明显减少患者抗生素的使用时间和剂量。因此，在《2012 拯救脓毒症指南》中建议将 PCT 明显减少作为停止抗生素的指征。

除了细菌外，还有病毒、真菌、支原体 / 衣原体、肺孢子虫等感染。在进行抗感染治疗时，需要考虑到这些微生物感染可能性，特别是在联合广谱抗生素治疗效果不佳时。对于一开始就怀疑存在真菌或病毒感染的患者，更要尽早使用抗真菌或病毒的药物。

二、液体管理

对于脓毒症患者，多存在血容量分布性异常，因此多会有血容量相对不足、低血压的发生。血容量的相对不足和血压的下降，会造成组织低灌注。脓毒症导致的组织低灌注在《2012 拯救脓毒症指南》中定义为初始液体复苏之后低血压仍然持续存在或乳酸水平≥4mmol/L。对于存在低血压或乳酸水平≥4mmol/L 的患者，在初始 3 小时内需要输入 30ml/kg 的晶体进行液体复苏。液体复苏完成后如果患者依然低血压则需要使用缩血管药物来维持 MAP≥65mmHg。在《2012 拯救脓毒症指南》中针对患者液体管理方面，明确了每个时间点内的治疗措施。3 小时内需要完成：①测量乳酸水平；②在使用抗生素前获得血培养标本；③广谱抗生素使用；④对于低血压或乳酸≥4mmol/L 的患者给予 30ml/kg

的晶体液。6小时内需要完成：①对于初始液体复苏无反应的患者使用血管收缩药物维持MAP≥65mmHg；②对于扩容治疗后仍然存在低血压及初始乳酸≥4mmol/L的患者要在6小时内进行深静脉穿刺：测量CVP和$ScvO_2$；③若初始乳酸是高的，6小时内要重新复测。

对于脓毒症休克患者在进行初始容量复苏时的目标：①CVP 8～12mmHg；②MAP≥65mmHg；③尿量≥0.5ml/(kg·h)；④$ScvO_2$≥70%或SvO_2≥65%。

在关于脓毒症患者进行液体复苏时究竟是用晶体液还是胶体液方面尚有争议，以往认为由于胶体扩充血容量的特性使得它的复苏效果优于晶体液，但实际上有研究表明在使用羟乙基淀粉进行扩容时，患者发生肾损伤的概率要高于晶体液，因此应避免使用羟乙基淀粉进行扩容。由于晶体液简单易得，因此在最开始优先使用晶体液，后期可以适当补给胶体液，胶体液在选择上可以输入白蛋白，尽量避免输入羟乙基淀粉。

在选择血管活性药时，首选去甲肾上腺素来维持血压MAP ≥65mmHg。在用血管活性药物之前一定要保证患者已进行充分的扩容，否则单纯依赖血管升压药物会恶化组织灌注。当去甲肾上腺素升血压效果不满意时可以加用血管升压素，如果患者心功能较差，容量和MAP维持在目标以上时组织灌注情况仍不佳，可以考虑给予肾上腺素增加心肌收缩力，也可以给予多巴酚丁胺、米力农等进行强心治疗。

三、多系统、多脏器支持治疗

由于脓毒症患者多有系统或脏器功能的损伤、内环境或凝血功能的紊乱，因此，需要纠正患者各个系统、脏器、内环境和凝血功能的异常并给予必要的支持治疗。

（一）血液系统

脓毒症患者多有血红蛋白的下降，而血红蛋白的水平和血氧运输直接相关，因此当血红蛋白过低时应予以纠正。针对脓毒症患者推荐将血红蛋白维持在70～90g/L，且不推荐常规使用红细胞生成素来纠正贫血。

除了血红蛋白下降外，脓毒症患者多有出、凝血功能障碍，如凝血指标PT、INR等延长，血小板计数减少及多发性微血栓形成。目前，若患者无活动性出血或需要进行手术等有创操作，并不推荐输入冷冻血浆来纠正PT、INR等凝血指标的异常。对于脓毒症休克患者，以往会使用肝素抗凝，也有研究表明高剂量肝素用于脓毒症的抗凝治疗可以使患者受益。但最近的一些研究显示，大剂量肝素抗凝会增加患者出血风险，增加患者的病死率，因此在获得进一步证据之前不推荐使用肝素抗凝。

除了PT、INR等指标的异常，血小板数量的减少在脓毒症患者中也较为常见。对于不存在明显出血的患者，可以考虑将血小板控制在10×10^9/L以上，而对于存在出血风险的患者，应将血小板控制在20×10^9/L以上。当患者需要进行手术或侵入性操作时，血小板数目应不低于50×10^9/L。

（二）急性呼吸窘迫综合征

ARDS是脓毒症患者十分常见的并发症，病理生理改变使肺泡的弥漫性损伤造成肺血管外肺水增加，主要症状是氧合指数明显下降、低氧血症、呼吸窘迫等。胸部X线片上显示为双肺弥漫分布的浸润影，不能用结节、肺泡塌陷等解释。目前针对ARDS的诊断是柏林定义，详见表3-2。

表3-2 急性呼吸窘迫综合征诊断标准（柏林定义）

内容	临床表现
起病方式	1周内急性起病或加重的呼吸系统症状
胸部影像学	双侧浸润影，不能由胸腔积液、结节、肿块、肺叶塌陷完全解释
肺水肿原因	呼吸衰竭无法用心功能不全或液体负荷解释；如无危险因素，需要客观指标（如超声心动图）排除高静脉水压性肺水肿
氧合情况	
轻度	200mmHg<氧合指数≤300mmHg，且PEEP或CPAP≥5cmH$_2$O
中度	100mmHg<氧合指数≤200mmHg，且PEEP≥5cmH$_2$O
重度	氧合指数≤100mmHg，且PEEP≥5cmH$_2$O

注：胸部影像学检查包括X线片和CT；如海拔高于1000m，氧合指数需校正，即氧合指数＝氧合指数×（760/大气压）；CPAP.指在使用无创通气时的持续气道正压；PEEP.呼气末正压

呼吸支持治疗在ARDS的治疗过程中发挥着十分重要的作用。关于ARDS的机械通气方面，目前推荐采用肺保护性通气策略。

肺保护性通气策略主要包括3个方面的含义：①小潮气量、低平台压，防止肺泡的过度膨胀；②高PEEP通气，来达到稳定肺泡和维持其扩张、降低萎陷伤的目的；③实施肺复张手法，逆转肺泡的塌陷，增加功能残气量，改善肺的氧合功能及提高肺的顺应性。

1. 小潮气量，低气道平台压 正常人潮气量为8～12ml/kg，但是对于ARDS患者，由于大量肺泡的塌陷导致实际参与通气的肺泡减少，因此需要降低潮气量来减少肺泡的过度通气。一般我们潮气量定在6～8ml/L，必要时可以更低。由于ARDS患者肺的顺应性很差，有时即使很小的潮气量就可以产生过高的平台压，从而造成肺损伤，常规推荐气道平台压不高于30cmH_2O。

2. 高PEEP的使用 ARDS患者大量肺泡塌陷，肺的顺应性下降，在应用机械通气的时候由于肺泡反复开放闭合而产生剪切力，造成肺泡的萎陷伤，因此维持肺泡的开放状态对于减少萎陷伤具有重要意义。现在临床上普遍使用呼气末正压（positive end expiratory pressure，PEEP）来维持肺泡的开放状态。PEEP是指在机械通气吸气相应用正压使肺泡复张后，在呼气末给予气道以正压使得复张的肺泡不再呼气末塌陷，这样就大大减少剪切力的损伤。

推荐进行初始PEEP值设定时应根据患者病情，轻度ARDS初始PEEP可设为5～10cmH_2O、中度10～15cmH_2O、重度＞15cmH_2O。对于中重度患者倾向于选择高PEEP，而不是低PEEP。

3. 肺复张 肺泡的大量塌陷造成ARDS患者顽固低氧血症，因此通过给肺泡增加压力支持使得塌陷的肺泡重新复张对于改善ARDS患者氧合有着十分重要的意义。但是并不是所有的ARDS患者都适合做肺复张，临床上多是针对重度低氧血症患者（氧合指数＜150mmHg）才会常规实施肺复张，当患者氧合指数＞150mmHg时，可根据临床实际情况选择性采取肺复张策略。

除了以上介绍的肺保护性通气外，对于ARDS患者临床上还普遍使用俯卧位通气来改善肺病变的不均一性，限制液体的摄入以减少血管外肺水肿等措施来进行ARDS患者的呼吸治疗。俯卧位通气除了可以改善ARDS病变均一性外，在改善患者气道分泌物引流和胸腔内压均一性方面也有积极意义，目前在临床上针对部分肺叶塌陷、实变的患者也可采用。以往为了区别ARDS和心源性肺水肿，会放置肺动脉导管获取PAWP来帮助诊断，但是在《2012年拯救脓毒症指南》中并不推荐常规放置肺动脉导管，同时也不推荐在缺乏适应证（如支气管痉挛）的情况下使用β_2受体激动药来扩张支气管。

近些年来，有研究表明，并不是所有的ARDS患者都需要进行有创机械通气，对于轻度脓毒症造成的ARDS患者，可以尝试使用无创机械通气，这不仅可以降低患者的插管率，还可以减少患者的机械通气时间和ICU住院时间。因此指南中推荐对于脓毒症造成的轻度ARDS患者可以先尝试无创机械通气，但前提是必须在密切监管下进行。

（三）镇静、镇痛和肌松治疗管理

对于脓毒症患者，特别是需要机械通气的患者，适当的镇静、镇痛和肌松治疗对于患者的治疗、管理和预后有着十分重要的意义。但是镇静药过度使用会延长患者机械通气时间及住院天数。

研究表明，针对镇静药物的使用，间断给予负荷剂量相较于持续给药，可以减少患者机械通气时间。对于持续给予镇静药物的患者，进行每日唤醒和自主呼吸试验可以显著减少患者呼吸机使用时间、住院时间及1年病死率，并且不增加心肌缺血风险。对于需要镇静、镇痛的患者，在保证治疗效果的前提下，尽量将药物剂量调至最小，而且应当早期进行患者的康复锻炼。

肌松药可以增加患者胸廓顺应性、减少呼吸不同步、降低气道峰压等，在ICU中关于肌松药使用最常见的指征就是辅助机械通气的进行。关于肌松药的使用尚无证据表明它可以降低患者病死率或减少并发症的发生，因此并不常规推荐机械通气的脓毒症患者使用，只有在对于中重度ARDS患者存在肺保护必要性的情况下才推荐使用。在《2012拯救脓毒症指南》中推荐短期使用肌松药（≤48小时），而且适应证是针对氧合指数＜150mmHg的中重度ARDS患者的早期使用。

（四）急性肾损伤

AKI是脓毒症和脓毒症休克患者中常见的并发症之一，主要表现为尿量减少和血肌酐的上升。针对脓毒症造成的AKI，除了减少肾损伤药物的使用和应用改善肾血流的药物等保守治疗方法外，还有肾替代治疗（renal replacement therapy，RRT）。当患者持续少尿、无尿造成肌酐明显上升时需要考虑。

目前针对AKI的RRT方式主要有连续性肾替代治疗（continuous renal replacement therapy，CRRT）、间歇性血液透析和腹膜透析，在ICU中以CRRT和血液透析治疗较为常用。尽管目前并无证据表明这两者孰优孰劣，但是CRRT可以对患者进行血流动力学治疗，较为精确地把控患者液体平衡，而且脓毒症患者液体平衡管理是其治疗的一个重要方面，因此目前在针对脓毒症导致的AKI的RRT上，首选CRRT。

（五）内环境的管理

内环境的管理对于重症患者也是十分重要的，主要体现在血糖的控制和电解质、酸碱平衡的维持两个方面。由于脓毒症患者处于应激状态，多有血糖升高和胰岛素抵抗，这在基础有糖尿病的患者中尤为显著。胰岛素抵抗会造成细胞糖利用障碍，出现高血糖。过高的血糖会增加患者感染概率。除了血糖的增高，脓毒症患者由于氧耗增加、氧供减少及微循环的变化，细胞氧需大于氧供，导致无氧代谢增加，大量乳酸产生，出现代谢性酸中毒，而代谢性酸中毒会反过来影响氧利用，影响细胞功能及降低心肌收缩力和血管张力，产生恶性循环，因此对于过高的血糖及严重代谢性酸中毒必须予以纠正。

目前推荐血糖＞10mmol/L 开始干预，而不是之前的 6.1mmol/L，因为将血糖控制过低会增加低血糖的发生，对于患者预后是不良的。推荐对于血糖＞10mmol/L 的脓毒症患者每 1～2 小时监测 1 次血糖，直到血糖数值达标且稳定、胰岛素泵入速度稳定，之后每隔 4 小时监测 1 次血糖。

脓毒症患者伴有脏器功能损害。肾在维持电解质平衡中发挥着十分重要的作用，少尿、无尿会造成血钾的升高，过高的血钾可威胁生命，同时肾还可排泄体内过多的 H^+ 及重吸收原尿中的碳酸氢根，维持体内的酸碱平衡。由于肠道功能障碍，脓毒症患者可出现腹胀、腹泻等，对于水、电解质的吸收和排泄出现紊乱，会造成低血钠、低血钾等情况，腹泻造成大量碱性消化液的丢失还可以造成代谢性酸中毒，因此对于脓毒症患者需要格外关注电解质和酸碱平衡，及时纠正内环境的紊乱。

（六）营养支持

脓毒症患者处于高分解代谢状态，充足的营养支持对于改善患者预后有着十分重要的意义。营养方面主要是肠内营养和肠外营养。肠内营养对于肠屏障功能的维护、肠动力功能的恢复及代谢支持和代谢调理方面具有积极意义，但是在一些情况下，如患者血流动力学不稳定、肠道功能衰竭、肠梗阻、肠缺血等，实施肠内营养反而会恶化患者病情，此时则需要采用肠外营养支持。但是长期肠外营养会造成肠道黏膜萎缩，肠道内菌群失调，严重时可产生肠源性感染，因此当患者暂时不能实施肠内营养时，应反复对患者肠道功能进行评估，一旦明确可以耐受肠内营养，应尽早实施。

对于存在高营养风险或预计 3 天以上不能经口饮食者，在血流动力学稳定的情况下，先充分评估患者胃肠道功能。胃肠道功能正常或轻度损害（如 AGI≤Ⅰ级）者，初始肠内营养可给予 25ml/h、整蛋白配方；胃肠功能中度损害（AGIⅡ～Ⅲ级）者，初始肠内营养可采取滋养喂养策略（初始 10～15ml/h，预消化肠内营养配方）；胃肠功能重度损害（如 AGI Ⅳ级）者，可先暂缓给予肠内营养，之后再根据患者胃肠道情况确定给予肠内营养时机。

《2016 成人危害患者营养支持疗法的评估和实施指南》推荐：针对高营养风险患者，如果可以给予肠内营养，则应在 7～10 天后再考虑肠外营养的补充，如果无法实施肠内营养，应尽早给予肠外营养。低营养风险患者如果不能实施肠内营养，则应在 7 天后再考虑肠外营养的实施。

对于某些特定的具有免疫调节功能的成分，例如精氨酸、谷氨酰胺、ω-3 不饱和脂肪酸及其他抗氧化成分，以往认为它们可以调节重度脓毒症患者的肠道内环境，增加肠道免疫力，保护肠黏膜、降低肠源性感染的发生等。但是关于它们在肠道免疫方面作用的几项大型研究没有得到确切证据表明以上成分可以使患者获益，因此，对于严重脓毒症患者，不常规推荐含以上免疫调节成分的营养喂养方案。

四、深静脉血栓预防

深静脉血栓是 ICU 患者中常见的一个并发症，而重度脓毒症患者多有凝血功能的改变，再加上 ICU 入住时间较长，其深静脉血栓的发生率要高于一般入住 ICU 的患者。深静脉血栓可以造成肺栓塞等严重后果，严重影响脓毒症患者预后。因此，针对重度脓毒症患者，需要予以药物预防深静脉血栓的形成。

指南推荐使用低分子肝素每日皮下注射来预防深静脉血栓的发生，也可使用普通肝素每天 2 次或 3 次。当患者肌酐清除率＜30ml/min，低分子肝素的使用需谨慎，此时可选择较少经肾代谢的低分子肝素（如达肝素钠），或者选用普通肝素进行抗凝。除了以上预防性使用药物外，还可以使用一些机械加压设备来帮助预防深静脉血栓。如果重度脓毒症患者存在肝素应用禁忌证，如血小板减少、严重的凝血病、活动性出血、近期颅内出血等，则不应使用药物预防深静脉血栓发生，但仍需使用机械加压或弹力袜等措施，如患者出血风险降低，需立即开始深静脉血栓的药物性预防。

五、其他方面

除了以上介绍的支持性治疗外，对于严重脓毒症患者还需要注意应激性消化道溃疡的预防、关怀护理等方面。对于存在消化道出血风险的重症脓毒症患者，需要预防性用药，首选质子泵抑制药，其次是 H_2 受体阻滞药。对于非消化道溃疡高风险患者，不需要预防性用药。

脓毒症是由感染所引起以脏器功能受损为主要表现的疾病综合征。人们对它的认识由最开始的全身炎症反应到如今由炎症反应引起的明确的器官功能受损。脓毒症休克是脓毒症发展的更为严重阶段，表现为感染引起的血管张力的下降、组织的低灌注状态，伴有更高的病死率。从 2008 年开始的拯救脓毒症运动到 2012 年指南更新，脓毒症的治疗策略在不断优化。《2012 拯救脓毒症指南》从感染灶的控制到抗生素的选择，再到液体管理及脏器功能支持和内环境的维持等多方面对脓毒症的治疗提出了指导性意见。感染灶的控制是根本，对于感染灶明确且可通过外科手段干预的患者，一定要尽早控制感染灶，根据当地流行病学情况或治疗经验选择抗生素，获得病原学证据后再窄化抗生素的使用。面对感染所造成的容量不足进行充分的液体复苏，必要时可选择血管活性药物维持组织灌注。针对各脏器受损情况选择必要的脏器支持治疗，维持内环境稳定，如血糖、电解质、酸碱平衡等，提供合适的营养支持，采取必要的措施预防深静脉血栓、应激性溃疡等并发症，多个方面及时、有效的治疗确保脓毒症患者最后的康复。

（王　旭　隆　云）

参 考 文 献

[1] Singer M, Deutschman CS, Seymour CW, et al. The third international consensus definitions for sepsis and septic shock (Sepsis-3). JAMA, 2016, 315 (8): 801-810 .

[2] Seymour CW, Liu VX, Iwashyna TJ, et al. Assessment of clinical criteria for sepsis. For the third international consensus definitions for sepsis and septic shock (Sepsis-3). JAMA, 2016, 315 (8): 762-774.

[3] Shankar-Hari M, Phillips GS, Levy ML, et al. Developing a new definition and assessing new clinical criteria for septic shock. For the third international consensus definitions for sepsis and septic shock (Sepsis-3). JAMA, 2016, 315 (8): 775-787.

[4] Dellinger RP, Levy MM, Rhodes A, et al. Surviving sepsis campaign: International guidelines for management of severe sepsis and septic shock, 2012. Inten Care Med, 2013, 39(2): 165-228.

[5] Klingensmith NJ, Coopersmith CM. The gut as the motor of multiple organ dysfunction in critical illness. Crit Care Clin, 2016, 32, (2): 203-212.

[6] Doi K. Role of kidney injury in sepsis. J Inten Care, 2016, 4: 17.

[7] Kakihana Y, Ito T, Nakahara M, et al. Sepsis-induced myocardial dysfunction: pathophysiology and management. J Inten Care, 2016, 4: 22 .

第4章　烧伤和冷伤

第1节　热　烧　伤

烧伤可由热水、蒸汽、火焰、电流、激光、放射线、酸、碱、磷等多种因素引起。通常所称的狭义的烧伤，是指单纯由高温造成的热烧伤，在临床上常见。其他因素所致的烧伤则冠以病因称之，如电烧伤、化学烧伤等。烧伤是一种全身性疾病，病变主要指皮肤和（或）黏膜，严重者也可伤及皮下和黏膜下组织，如肌肉、关节、骨骼等。平时生活中烧伤和意外灾害烧伤屡见不鲜。平时年发病率为总人口数的0.5%～1.0%，其中10%的患者需要住院治疗。因燃烧武器的发展，近代烧伤占战伤总数的比例也不断增加。1973年中东战争的一次战役，烧伤发生率高达10%；日本广岛原子弹爆炸后，烧伤发生率高达75%。烧伤在外科学中的地位逐渐被重视，目前已经独立于外伤和创伤，发展成为独立的科学。我国在1985年以后开展独立学科的烧伤防治工作。

【病理生理】★★★△△△

根据烧伤的临床发展过程的不同阶段，大多将此过程分为体液渗出期、急性感染期、创面修复期、康复期4期。各期之间相互关联交错，烧伤越重关系越密切。

一、急性体液渗出期（休克期）

组织烧伤后的立即反应是体液渗出，一般要持续36～48小时。小面积浅度烧伤，体液的渗出量有限，通过人体的代偿，不致影响全身的有效循环血量。烧伤面积大而深者，由于体液的大量渗出和其他血流动力学的变化，可发生急剧休克。烧伤早期的休克基本属于低血容量休克，与一般急性失血不同之处在于体液的渗出是逐步的。伤后2～3小时最为急剧，8小时达高峰，随后逐渐减缓，至48小时渐趋恢复，渗出于组织间的水肿液开始回收，临床表现为血压趋向稳定，尿液开始增多。正是根据上述规律，烧伤早期的补液速度应掌握先快后慢的原则。

二、感染期

烧伤水肿回收期一开始，感染就上升为主要矛盾。浅度烧伤如早期创面处理不当，可出现创面周围炎症（如蜂窝织炎）。严重烧伤由于经历休克的打击，全身免疫功能处于低迷状态，对病原菌的易感性很高，早期暴发全身性感染的概率也高，且预后也最严重。我国救治烧伤的一条重要经验，即及时纠正休克，就有抗感染的含义。感染的威胁将持续到创面愈合。烧伤的特点是广泛的生理屏障损害，又有广泛的坏死组织和渗出，是微生物良好的培养基。热力损伤组织，先是凝固性坏死，随之为组织溶解，伤后2～3周，组织广泛溶解阶段，又是全身性感染的另一峰期。组织交界处的肉芽组织也逐渐形成，肉芽组织屏障多数在2周左右形成，坏死组织如能及时清除或引流，可限制病原菌的侵入。如处理不当，病原菌可侵入邻近的非烧伤组织。大面积的侵入性感染，每克痂下组织中菌量常超过10^5，菌量继续增多，可形成烧伤创面脓毒症。创面表现晦暗、糟烂、凹陷，出现坏死斑，多采用早期切痂或削痂手术，及时进行皮肤移植以消灭创面。当创面基本修复后，并发症明显减少。

三、修复期

组织烧伤后，炎症反应的同时，组织修复也已开始。浅度烧伤多能自行修复。深Ⅱ度靠残存的上皮岛融合修复，但常见瘢痕增生，Ⅲ度因属全皮层烧伤，需靠皮肤移植修复。切除烧伤坏死组织和皮肤移植工作，目前多数在感染期进行。修复期只是对一些残余、零星小创面的补遗性的修复，并对一些关节、功能部位进行防挛缩、畸形的措施与锻炼。大面积深度烧伤的康复需要很长的时间，有的还需要做整形手术。

四、康复期

深度创面（Ⅲ度烧伤与发生感染的深Ⅱ度烧伤）愈合后可形成瘢痕，严重影响烧伤部位的外观和局部功能，常需要锻炼、工疗、体疗和整形以期恢复。有的创面愈合后还会出现瘙痒和局部疼痛等症状，某些器官功能损害恢复正常需要一段时间，同时受伤者心理也需要一个恢复过程。深Ⅱ度和Ⅲ度创面愈合后，可反复出现水疱，甚至破溃，并发感染；严重大面积深度烧伤愈合后，由于大部分汗腺被毁，导致机体调节体温能力的下降，在盛夏季节，这类患者多感全身不适，常需要 2～3 年调整适应过程。因此，康复期的长短视具体情况而定，在注重机体康复治疗的同时还应该重视心理康复。

【临床表现和诊断】★★★△△△

不同部位和不同程度的烧伤对机体全身影响具有不同的结果，因此，正确处理烧伤，判断烧伤严重程度对于烧伤患者预后至关重要。

一、烧伤面积和深度估计

（一）面积的估计

面积的估计是指皮肤烧伤区域占全身体表面积的百分数。20 世纪 60 年代以前我国沿用 Wallace 九分法，20 世纪 60 年代以后创立适合我国的人体体表面积分类的中国九分法，国内常用的面积估计方法有两种，即九分法与手掌法。

1. 中国九分法　中国九分法是目前我国应用最多的一种方法。按解剖部位将人体以“九”为单位估计烧伤面积，即头颈 1 个“九”，双上肢 2 个“九”，躯干 3 个“九”，双下肢（包括臀部）5 个“九”再加一（表 4-1）。

表 4-1　烧伤面积中国九分法

部位	占成年人体表（%）	占儿童体表（%）
头颈	发部 3	9+（12－年龄）
	面部 3	
	颈部 3	
双上肢	双手 5	9×2
	双前臂 6	
	双上臂 7	
躯干	腹侧 13	9×3
	背侧 13	
	会阴 1	
	双臀 5	
	双大腿 21	
	双小腿 13	
双下肢	双足 7	46－（12－年龄）

2. 手掌法　无论年龄和性别差异，将五指并拢，其一掌面积为体表面积的 1%。若医务人员与患者的手大小相近，可用医务人员的手掌来估计。这种方法对于计算小面积烧伤很方便。但是对于计算大面积烧伤，此法同九分法相结合更为方便。

（二）深度的估计

深度的估计目前惯用三度四分法。

1. Ⅰ度烧伤　Ⅰ度烧伤又称红斑性烧伤，仅伤及表皮浅层——角质层、透明层、颗粒层，或伤及棘状层，但发生层健在，增殖能力强。局部发红，微肿、灼痛、无水疱。在烧伤后 3～5 天局部由红色转淡褐色，表层上皮皱缩脱落愈合，可有短时间色素沉着，不留瘢痕。

2. Ⅱ度烧伤　根据伤及皮肤的深浅分为以下 2 类。①浅Ⅱ度烧伤伤及部分生发层或真皮乳头层。伤区红、肿、剧痛，出现水疱或表皮与真皮分离，内含血浆样黄色液体，水疱去除后创面鲜红、湿润、疼痛更剧、渗出多。如无感染 7～14 天愈合。其上皮再生依靠残留的生发层或毛囊上皮细胞，愈合后短期内可见痕迹或色素沉着，但不留瘢痕，皮肤功能良好。②深Ⅱ度烧伤除表皮、全部真皮乳头层烧毁外，真皮网状层部分受累，位于真皮深层的毛囊及汗腺尚有活力。水疱皮破裂或去除腐皮后，创面呈白中透红，红白相间或可见细小栓塞的血管网、创面渗出多、水肿明显，痛觉迟钝，拔毛试验微痛。创面愈合需要经过坏死组织清除、脱落或痂皮下愈合的过程。由残存的毛囊，汗腺水上皮细胞逐步生长使创面上皮化，一般需要 21～28 天愈合。常有瘢痕增生。

3. Ⅲ度烧伤　又称焦痂性烧伤。皮肤表皮及真皮全层被毁，深达皮下组织，甚至损伤肌肉、骨骼。创面上形成的一层坏死组织称为焦痂，呈苍白色，黄白色、焦黄或焦黑色，干燥坚硬的焦痂可呈皮革样，焦痂上可见到栓塞的皮下静脉网呈树枝状，创面镇痛，拔毛试验易拔出而不感疼痛。烫伤的Ⅲ度创面可呈苍白而潮湿。在伤后 2～4 周焦痂溶解脱落、形成肉芽创面，面积较大的多需植皮方可愈合，且常遗留瘢痕挛缩畸形。

二、烧伤严重程度

烧伤严重程度由烧伤的面积与深度决定，目前仍采用1970年全国烧伤会议拟定的分类标准，将烧伤分为以下几类。轻度烧伤指面积在9%以下的Ⅱ度烧伤，可在门诊治疗。中度烧伤指总面积在10%～29%的Ⅱ度烧伤或Ⅲ度烧伤面积不足10%。重度烧伤指烧伤面积在30%～49%，或Ⅲ度烧伤烧伤面积在10%～19%，或烧伤面积不足30%，但有下列情况之一者：①全身情况较重或已有休克；②较重的复合伤（严重创伤、冲击伤等）；③中、重度吸入性损伤（合并呼吸道烧伤）。特重烧伤指总面积在50%以上或Ⅲ度烧伤面积20%以上。

【现场急救、转送与初步处理】★★★△△△

一、现场急救

烧伤后现场急救的目标是尽快消除致伤原因、脱离现场和进行危及生命的救治措施。

（一）迅速脱离热源

火焰烧伤者应尽快灭火，脱去燃烧衣物，就地翻滚或跳入水池熄灭火焰，互救者可就近用非易燃物品覆盖，隔离空气灭火，忌奔跑呼叫，以免风助火势，烧伤头面部和呼吸道，也要避免双手扑打火焰，造成有重要功能的双手烧伤。小面积烧伤立即用清水连续冲淋或浸泡，既可减痛，又可带走余热，减少渗出和水肿。

（二）保护受伤部位

在现场附近，创面只求不再污染、不再损伤，可用干净敷料或布类保护，或行简单包扎后送医院处理，避免用有色药物涂抹，增加随后深度判定的困难。

（三）维护呼吸道通畅

火焰烧伤常伴呼吸道受烟雾、热力等损伤，特别应注意保持呼吸道通畅，必要时气管内插管，给予氧气，合并CO中毒者应移至通风处，吸入氧气。

二、转送

对于轻度烧伤的伤员，可以随时转送。中度烧伤的伤员，应该在静脉补充液体的同时，选用平稳的运输工具转送。烧伤面积50%以上，尤其是70%以上的伤员，如果不能在伤后1～2小时内送到附近医院，一般情况下应就地抗休克，有条件者应争取专业技术力量前往协助救治，在休克被控制后再转送。必须转送者应该建立静脉输液通道，途中继续输液，并保持呼吸道通畅。对于轻、中度烧伤患者来说，转送工具无严格要求；但对重伤者，则应选用速度快、颠簸少，途中能有治疗和紧急处理设备的转送工具。转送途中应携带必需的急救药品和器械，如气管切开包、各种急救药和氧气等。

三、入院后的初步处理

轻重有别，Ⅰ度烧伤创面一般只需保持清洁和防止再损伤。Ⅱ度以上烧伤需要做创面清创术。已并发休克者应首先抗休克治疗，待休克好转后方可施行。为缓解疼痛，清创前可注射镇痛及镇静药物。

（一）轻度烧伤

轻度烧伤主要进行创面处理，包括剃净创面周围毛发，清洁健康皮肤。创面可用1：1000苯扎溴铵或1：2000氯己定清洗，移除异物。浅Ⅱ度水疱皮应予保留，水疱大者，可用消毒空针抽去水疱液。深度烧伤的水疱皮应予清除。如果用包扎疗法，内层用油纱，外层用吸水敷料均匀包扎，包扎范围应超过创面5cm。面、颈与会阴部烧伤不适合包扎，则予以暴露。一般不可用抗生素。

（二）中、重度烧伤

中、重度烧伤应按下列程序处理。①简要了解受伤史后，记录血压、脉搏、呼吸，注意有无呼吸道烧伤及其他合并伤，严重呼吸道烧伤需要及早行气管切开；②立即建立静脉输液通道，开始输液；③留置导尿管，观察每小时尿量、pH，并注意有无血红蛋白尿；④清创，估算烧伤面积、深度，特别应注意有无Ⅲ度环状焦痂的压迫，其在肢体部位可影响血循环，躯干部可影响呼吸，应切开焦痂减压；⑤按烧伤面积、深度制订第1个24小时的输液计划；⑥广泛大面积烧伤一般采用暴露疗法。

（三）创面污染重或深度烧伤

创面污染重或有深度烧伤者，均应该注射破伤风抗毒素，并用抗生素治疗。

【烧伤的早期处理】★★★△△△

烧伤创面的愈合是治疗过程的关键，烧伤创面常常影响烧伤病情的变化，正确处理是保证治愈的重要环节。创面处理的目的是清洁创面、减少污染、加速愈合、减少瘢痕、恢复功能。

一、浅度烧伤的早期处理

浅度烧伤是指Ⅰ度和浅Ⅱ度烧伤。Ⅰ度烧伤属于红斑性炎症反应，无须特殊处理，能自行消退或脱屑愈合，有烧灼感者，可涂薄层面霜减痛。浅Ⅱ度烧伤只伤及皮肤表层，靠表皮的基底细胞和皮肤附件的上皮细胞的增殖和分化修复，因此，只要合理清创，善加保护，不再损伤，不继发感染，2 周内多能自行愈合，不留瘢痕，也不会影响功能。值得注意的是对水疱的处理。如果水疱完整，应予以保留，只需用无菌空针抽出水疱液，水疱皮本身就是一种良好的生物敷料，有保护创面、减痛和促进愈合的作用。如水疱皮已经撕脱，裸露的创面一般无菌油性敷料包扎即可，外用药并不重要，也不需要经常换药，以免损伤新生上皮，但如敷料浸湿，有异味或其他感染迹象，应勤换敷料，清除分泌物，以免因感染而加深。浅Ⅱ度烧伤一般采用包扎疗法，但颜面部和会阴部烧伤应采取暴露疗法。

二、深度烧伤的早期处理

（一）烧伤创面的处理

尽可能采取暴露疗法，如需包扎，一般不超过 3～5 天。大部分Ⅱ度烧伤需要手术治疗。对 10% 以下的小面积深度烧伤，全身情况稳定者，应争取早期 1 次手术去痂，用自体皮全覆盖。中小面积烧伤无休克者，可在伤后立即切痂，积极去痂植皮可缩短病程，功能恢复较好，还可减少炎性介质的产生以减轻机体中毒反应，遏制全身性炎症反应，对防治烧伤后器官功能障碍有重要作用。烧伤面积 30% 以上者，一般应在伤后 48 小时，待血流动力学方面和全身情况趋于稳定时再行切痂。

1. 切痂植皮　是将深度烧伤皮肤连同皮下脂肪一起于伤后早期切除，并于切除创面上立即或延迟移植自体皮或自、异体皮或异种皮混植，以达到早期消灭创面的目的。大面积切痂的主要目的是缩小创面、抢救生命。从缩小创面的角度来看，当然不宜先选择那些面积不大而操作较复杂的部位进行。特别是早期初次切痂，伤员刚从休克打击中复苏过来，内环境尚未完全稳定，过多的手术干预可降低身体抵抗力，导致迅速发生全身感染的严重后果。去痂后的大面积创面，一般采用大张异体皮混植小量自体皮的方法，以节约自体皮。当然必须根据伤员具体情况选择。如果烧伤面积不太大或需要切（削）痂的面积不多，而伤员全身情况较好，自体皮源较充裕时，也可同时进行手、足的切痂，并用大张或网状自体皮移植。

2. 削痂植皮　深Ⅱ度创面用滚轴取皮刀削痂，削除创面坏死真皮组织，尽可能保留具有活力的部分网状层、皮下血管网及浅筋膜，使创面新鲜、红润。静脉血管及出血点用双极电凝止血。因网状层含有弹力纤维及网状纤维，术后新植皮肤更具有弹性，会减轻瘢痕增生及皮片挛缩。残留网状层的保留对于植皮手术效果意义重大。在大腿前外侧取整张中厚皮片覆盖创面，边缘小针细线稀疏直接对位缝合，辅以输液、贴粘贴固定，剪小纱布块覆盖，纱布绷带包扎固定。依中厚皮创面大小取刃厚皮覆盖供皮区，外涂表皮生长因子，覆盖油纱条。植皮区和供皮区均弹力绷带加压包扎，置抬高位，缓慢放松止血带。术后处理术后第 7 天打开植皮区首次更换外敷料，10 天拆线。供皮区首次 3 天换药，第 10～14 天可完全揭除油纱条。愈后植皮区和供皮区外用抗瘢痕增生药物。拆线后，植皮完全成活者逐渐开始康复训练。

3. 植皮术　植皮在烧伤治疗中是常用的重要方法，多数深度烧伤创面均需采用游离皮片移植才能愈合。在自身健康皮肤处（供区）取下一部分皮肤，用于覆盖切除了瘢痕的区域（受区）。供区的皮肤需要在受区得到新的血管供血才能够成活。一般情况下，自体皮肤移植成功的概率很大，但也有植皮不成活的可能。此外所有的植皮，都会在供区留下瘢痕。

（1）薄层皮片植皮（又称刃厚皮片植皮）。平均厚度约为 0.3mm（＜12% 时），组织学上包含皮肤的表皮层及少许真皮的乳头层。应用范围如下：大面积皮肤缺损，如创伤、皮肤撕脱或表浅肿瘤切除后所遗留的创面，常可用薄层皮片移植。有感染的肉芽创面：如广泛感染造成的皮肤坏死或Ⅲ度烧伤后的肉芽创面，薄层皮片移植可使创面早期愈合。口腔、鼻腔或眼窝黏膜缺损时，亦可用薄层皮片移植修补。优点：①容易生长，抵抗力较强，在条件较差或有轻度感染的肉芽创面也可以存活生长；②供皮区恢复较快，取皮后 7～10 天即可完全愈合，无显著瘢痕遗留。必要时可以再次或多次切取，在头皮可以反复取皮多达 10 余次，个别病例达 30 余次。缺点：①形态上因皮片下瘢痕增生，愈合后皮片常有挛缩，有时可比原来缩小 40%，皮片色素沉着较深；②功能上常因皮片挛缩而不能达到恢复功能的目的，尤其在关节附近。由于皮片薄，经不起压力与摩擦而形成溃疡。

（2）中厚自体皮移植：平均厚度为 0.3～0.6mm（12%～24% 时），包含表皮及真皮的一部分（薄中厚度皮片），或达到皮肤全层厚度的3/4（厚中厚度皮片）。这种皮片因含有较多的弹性组织而具有全层皮的特点，收缩少、柔软、耐磨。供皮区又能自行愈合，所以临床应用广泛，应用范围如下。①修复面部或关节处的皮肤缺损，或切除瘢痕或肿瘤后所遗留的创面；②修复功能部位的新鲜创面。但如有肌腱或骨面外露时，应先设法用附近的软组织将其覆盖后，再行植皮；③健康的肉芽创面，要求功能与外观较高的部位。

（3）全厚皮片植皮：包含表皮与真皮的全部，但不附有脂肪组织。其为植皮效果最好的一种，收缩小，柔软有弹性，耐压耐磨，色泽与正常皮肤近似，但生长较困难，有感染的创面不易成活。因供皮区不能自行愈合，必须直接拉拢缝合，故取皮量受到限制。一般常用于以下情况。①面部器官，如眼睑外翻、鼻翼缺损等皮肤的缺损；②修复手掌、足底等新鲜无菌创面。

（4）含真皮下血管网皮片的临床应用：20世纪70年代后期曾有学者用含真皮下血管网及部分脂肪皮片用于临床，并证实同样可以重建血液循环。但对受区创面条件要求更高，止血必须完善，制动固定要确实。若皮片完全成活，功能很好；若愈合不良则晚期功能不佳。在应用中必须注意。

（二）感染创面的处理

创面感染可来自自身皮肤或创面残留的毛囊内细菌，患者的口鼻及呼吸道，外界周围的环境。因而对于床面要严格实施无菌操作，最大限度地降低污染程度，特别是在伤后的2周内。

加强创面无菌管理，定时翻身，避免长时间受压，改善局部血供，静脉给予有效抗生素，使创面细菌得到抑制。已经成痂的创面，应该保持完整和干燥。包扎创面有感染时，尤其是铜绿假单胞菌感染，应改为暴露或半暴露。

感染创面及早充分引流，尽可能去除坏死组织，及时完整地予以覆盖，封闭创面。对于血供可达到的创面可考虑应用全身抗生素。

浅Ⅱ度创面感染时，应将感染的水疱全部去除，并采用淋洗、浸泡、湿敷的方法引流脓液，创面多能自行愈合。对于感染较重的创面可考虑局部用抗生素纱布行湿敷或半暴露。

创面的焦痂或痂皮自溶脱落后，则应给予脱痂或削痂的处理方法，在条件允许的前提下，有计划地尽快去除痂皮或焦痂。脱痂后的创面，如残留坏死组织，可用湿敷或浸泡，促其尽快脱落；或先用异体皮覆盖，每2～3天更换1次，待创面洁净后，再植自体皮。

创面的铜绿假单胞菌来自外界接触或交叉感染，对表浅的铜绿假单胞菌感染，可用消毒液或淋洗液浸泡，再用0.1%庆大霉素等抗生素纱布行半暴露保持创面干燥，大都可以控制。通常铜绿假单胞菌污染创面后并不一定迅速繁殖导致全身感染，对侵袭性铜绿假单胞菌感染除加强全身抗感染等措施外，局部采用10%磺胺米隆霜涂抹，并尽快切除焦痂或坏死肉芽组织、植皮封闭创面。铜绿假单胞菌感染的处理原则：加强早期的无菌管理，若发现创面有细菌生长，改为暴露，并加强翻身换药；创面出血坏死斑是危险因素，应该积极处理，肢体出现坏死斑应考虑截肢。

创面感染中以念珠菌居多，此外尚有曲霉菌、毛霉菌。创面浅层的真菌感染或污染，表现为焦痂或半暴露纱布表面散在灰白、黄褐或绿色圆点，有的似钱币状，形成真菌集落或霉斑。若不处理，可扩大而相互融合，呈绒毛状，这种浅层感染如及时处理，通常不致引起严重后果。可用2.5%聚维酮碘或1%结晶紫涂抹焦痂表面，肉芽创面用碘甘油涂抹。如真菌已侵入痂下、软组织，表现为散在的单个或成簇向软组织深层侵蚀的绿豆大小黄色颗粒或干酪样坏死。应加强全身支持，局部和全身使用抗真菌药物。如有可能，停用广谱抗生素和激素。若真菌感染仅限于皮肤、皮下组织，可广泛切除后植皮以尽快封闭创面。对于局限于自体创面深层的真菌感染，发生肌肉广泛坏死者，可考虑截肢。导致真菌感染的因素包括长期大剂量应用抗生素、肾上腺皮质激素。真菌侵入血管可产生软组织广泛缺血坏死，如侵入骨髓可导致骨髓炎。

【全身感染的诊断及处理原则】★★★△△△

一、全身感染的诊断

严重烧伤患者均出现全身炎症反应：持续高热或体温骤升、骤降，尤其是伴有寒战者。低温多见于革兰阴性菌感染。症状为呼吸增快，频率增加，血氧饱和度降低，甚至急性呼吸衰竭。伴有白细胞计数的骤升或骤降，白细胞计数减少亦多见于革兰阴性杆菌的感染。

精神症状如兴奋多语、凝视、嗜睡、淡漠，此时多考虑患者合并休克。

创面周围急性浸润，创面出血点增多或出现出血斑，创面加深、上皮停止生长，出现焦痂下腐败、恶臭。铜绿假单胞菌感染时在创面和正常皮肤均可出现出血样坏死，每克感染组织中细菌定量＞10^5。

消化道出血相关症状为食欲减退、恶心等消化不良症状，较常见于革兰阴性杆菌感染。

如果合并严重感染性休克，血压下降，此时出现 MODS，应强调器官功能支持。

动态进行血液细菌培养和测定血浆内毒素含量，有助于诊断。

二、全身感染的处理原则

（一）全身支持治疗

全身支持治疗包括抗休克治疗，须补充足够热量，纠正贫血和低蛋白血症。首选肠内营养，可进行管饲肠内营养。在应激期可考虑辅以静脉营养。

（二）及时消除和杜绝感染源

创面是最重要的感染源，应尽早切除焦痂并将其全覆盖；积极防治休克，减轻肠道缺血缺氧损害，早期肠内营养，防治肠源性感染；防止化脓性静脉炎，呼吸道、泌尿道感染及输血、输液污染等。

（三）合理应用抗生素

小面积浅度烧伤原则上不适用抗生素，大面积深度烧伤可早期静脉应用高效广谱抗生素，但应该避免长时间连续使用，防止二重感染的发生。在应用抗生素的同时注意监测肝、肾功能，预防 MODS。

（四）无菌隔离

加强医务人员无菌操作，限制人员进入，接触创面的辅料、被单物品等均需灭菌，工作人员接触创面前后应洗手或戴无菌手套，注意无菌操作和污物处理等。

（五）加强护理

使创面充分暴露，勿长期受压，以保持焦痂的干燥与完整；及时发现痂下或静脉导管局部感染；加强各种管道的管理，防止导管相关性感染。

【常见并发症及其防治】★★★△△△

一、肺部并发症

严重烧伤并发急性呼吸衰竭，最重要原因是吸入性损伤，本书有专章讨论。但无吸入伤的烧伤患者，也可发生呼吸衰竭，最常见的是脏器功能衰竭，是当前烧伤的主要死亡原因之一。

（一）发病因素

烧伤后呼吸衰竭的发病因素复杂，常常是多因素的，除吸入性损伤外，还有以下重要发病因素。

1. 休克　烧伤早期发生呼吸衰竭的主要原因，以往称之为“休克肺”，其发病机制较复杂，基本原因是微循环障碍。首先是因为肺组织血灌流不足，损伤血管内皮细胞，致血管通透性增高，循环液体外渗，发生肺间质水肿和肺泡水肿。同时烧伤休克时，交感-肾上腺系统、肾素-血管紧张素系统亢进，肺泡巨噬细胞、血管内皮细胞、粒细胞等炎性细胞被激活，释放大量促进血管收缩的细胞因子，如内皮素、血栓素、血小板活化因子等，使肺血管收缩，肺循环阻力增加，压力增高，也有助于循环内液体外渗，加重肺水肿。

2. 感染　烧伤后肺部感染或严重的全身性感染都可以并发呼吸衰竭。感染是烧伤休克期后并发呼吸衰竭的主要原因，即使因吸入性损伤或休克引起的肺功能衰竭也有感染因素参与。

3. 误吸　烧伤并发呼吸衰竭的另一重要原因。这是因为严重烧伤多有面颈部烧伤，咽喉部水肿明显。特别是深度烧伤者，更有颈部焦痂压迫，致吞咽困难。而口鼻咽喉部积存大量的分泌物，容易发生误吸；严重患者，胃肠功能障碍，发生胃潴留，则更易发生胃内容物反流；若患者昏迷或行气管切开，更易发生误吸。

4. 补液得当　烧伤后肺毛细血管通透性增高，补充电解质溶液容易渗出。但是烧伤后体液大量丧失，输液又是烧伤治疗的重要措施。烧伤早期血容量严重不足，不予纠正，将并发“休克肺”，休克期补液及时，纠正休克，将减轻肺组织的缺血性损害，不致促使或加重肺水肿。

5. 氧中毒　吸氧是治疗烧伤的常用措施，特别是吸入性损伤伴一氧化碳中毒或需用机械通气者，更需高浓度氧或较长时间吸氧。但高浓度氧可致肺损害，持续吸入氧分压 400mmHg 以上的氧 48 小时，可发生肺间质和肺泡水肿；吸入 72 小时，则有 2/3 的肺泡被纤维蛋白、细胞碎屑等堵塞，形成肺泡透明膜，肺泡组织增生、肥大等，严重影响呼吸功能。

（二）临床表现

烧伤早期可无明显呼吸衰竭的征象，明显临床症状在伤后 24～48 小时才能出现，其特征更似

ARDS，也可分为 4 期。

1. 初期 第 1 期为初期。休克期后可出现呼吸增快，持续过度通气，导致低碳酸血症，出现呼吸性碱中毒。此时呼吸增快主要因肺间质水肿和肺组织间隙压增高，刺激了组织间隙的受体和 C 神经纤维，冲动经迷走神经传导至中枢，使呼吸增快。

2. 呼吸窘迫期 第 2 期为呼吸窘迫期。病情加重，已发生明显肺泡水肿，出现呼吸窘迫，呼吸频率超过 30 次 / 分，低氧血症、PaO_2 降至 70～80mmHg，A-aDO_2 增加，肺分流量增至心排血量的 10%～20%。胸部可听及呼吸音粗糙，出现散在干、湿啰音。

3. 呼吸衰竭期 第 3 期为呼吸衰竭期。严重呼吸困难，呼吸快而浅，呼吸频率可超过 40 次 / 分。缺氧明显，PaO_2 可降至 70mmHg 以下，肺分流量可超过心输出量的 20%，低氧血症难以用一般措施纠正，须用机械通气。

4. 末期 第 4 期为末期。严重呼吸困难，极度缺氧，机械通气也难维持 PaO_2 在 70mmHg 以上。脑缺氧严重，致意识不清，甚至昏迷，严重代谢性和呼吸性酸中毒、血 pH 可降至 7.10 以下。

（三）治疗

1. 保持气道通畅 应加强呼吸道护理，鼓励深呼吸和咳嗽，及时清除口、鼻分泌物，翻身拍背以利痰液排出。

2. 给氧 必要的治疗措施，维持 PaO_2 在 80mmHg 左右。

3. 机械通气 烧伤后肺功能衰竭的缺氧主要由通气 / 血流比例失衡所致，一般给氧，很难纠正低氧血症，须及时采用机械通气。

4. 防治感染 烧伤后肺部感染常因误吸或呼吸道感染引起，也是创面感染导致的全身性感染的一部分。尽早切痂、清除坏死组织，封闭创面，能有效防止全身感染。一旦肺部出现感染征象，则应根据检出细菌敏感度应用有效抗生素。

5. 药物治疗 烧伤后呼吸衰竭可出现多种症状，应根据不同的症状应用不同药物。如发生支气管痉挛，可用氨茶碱、地塞米松等扩张支气管药物；出现肺高压，可用东莨菪碱、山莨菪碱等胆碱阻滞药或苄胺唑啉类 α 受体阻滞药。

二、肾功能不全

（一）发病原因

烧伤后肾功能障碍的发生主要由缺血和肾毒性物质引起。

1. 缺血 烧伤后主要引起肾缺血的是休克。烧伤休克时，肾血液灌流急剧减少，导致肾前性肾功能障碍，如能及时恢复有效的肾血液灌注，肾功能大多能于短期内恢复，但若休克持续时间较长，肾实质将发生缺血、缺氧性损害。在肾血流量下降的早期，肾能够自然调节，促进肾小管再吸收水和钠，勉强维持肾小球滤过。此时若出现少尿，尿渗透压仍可正常；若损害肾实质，则出现低渗尿等。

2. 感染 继休克期后，导致伤后肾功能不全的另一重要原因。感染所致肾实质损害，除了细菌及其毒素的直接损害外，主要还是缺血性损害。烧伤感染所致的脓毒症，尤其是革兰阴性杆菌内毒素，可使全身微血管（特别微静脉）扩张，血液淤滞于静脉床，使有效循环血量减少，加以血管内皮细胞受损，毛细血管通透性增高，大量体液从血管内丧失，血容量进一步减少。另外，组织水肿可增加微血管阻力，加重组织缺血。

3. 肾毒性物质 除某些化学烧伤（如磷、苯、铬等）引起有毒性物质直接损害肾实质外，烧伤后常见的肾毒性物质主要有两大类。

（1）烧伤本身产生的肾毒性物质。常见的大面积深度烧伤或电烧伤时，由于高温所致的大量溶血产生血浆游离血红蛋白和因肌肉烧伤所产生的肌红蛋白。此外，在严重热压伤（即烧伤＋挤压伤）时，肌肉被挤压受损溶解；肢体被环形焦痂压迫，发生“筋膜腔综合征”，肌肉缺血性坏死溶解。上述情况均可产生大量肌红蛋白。它们入血（肌红蛋白血症和血红蛋白血症）后，从肾排泄，产生肌红蛋白尿和血红蛋白尿。在正常情况下，两者的肾毒性并不大，烧伤后机体处于低血容量、肾缺血、酸性尿时，可引起肾损害。目前已知的肌（血）红蛋白尿导致急性肾功能不全（或衰竭）的机制有 3 种：①肾小管管型形成；②肾小管管型形成后，导致肾小管上皮细胞对肌（血）红蛋白摄取量增加，使肾上皮细胞受损；③使肾小管收缩。

（2）医源性的肾毒性物质较常见的是肾毒性抗生素，如目前使用的第二、第三代头孢菌素，其肾毒性虽然已减少，但是若用量过大或与氨基糖苷类抗生素及呋塞米等利尿药合用时，也可损害肾实质。损害部位主要是近端肾小管上皮细胞，可抑制肾小管上皮细胞膜上的磷脂酶 A2，使膜功能改变，细胞变性或坏死，细胞内溶酶体、磷脂及线粒体释放。同时通过免疫反应，导致一系列肾小管功能异常。其他药物导致肾损伤的有两性霉素 B 等抗真菌药物、治疗溃疡的西咪替丁及利尿酸钠类利尿药。

（二）临床类型

烧伤后肾功能不全，临床上可分为少尿型与非少尿型。少尿型急性肾功能不全大都发生于严重烧伤休克期。其临床过程分为少尿期、多尿期和恢复期。少尿期少尿、无尿、尿比重低而固定（1.010 左右）。由于尿量减少，机体的代谢产物不能从尿液中排出，出现氮质血症（尿素氮增高等），血肌酐增高和肌酐清除率明显降低及电解质紊乱，如血清钾、镁增加，水潴留、血清钠低（主要由于水潴留所致稀释性低钠血症）、酸中毒等。应特别指出，由于大量体液从创面渗出，故临床上大面积烧伤患者不同于其他创伤所致的少尿型急性肾衰竭，高钾血症、高镁血症、水潴留等不太明显。少尿期的病程不一，短者 2～3 天，长者 1 周左右或更长。多尿期开始后尿量逐渐或骤然增多，但氮质血症等尚需一段时间才能恢复至正常水平。但严重大面积烧伤患者并发肾衰竭后机体遭受较多消耗，抵抗力降低，在此期易发生全身性感染而死亡。烧伤后非少尿型急性肾功能不全并不少见，往往因尿量不少，甚至是增多，而延误诊断甚至漏诊。由于尿量不少，非少尿型急性肾功能不全无水潴留，故大都无稀释性低钠血症，血清钠一般正常甚至可出现高钠血症。由于大量创面渗出，血清钾一般正常甚至偏低。因此，烧伤后非少尿型急性肾功能不全患者，除尿量不少外，主要表现为血尿素氮、血肌酐增高，肌酐清除率降低，但严重程度较少尿型者轻。尿比重低而固定，尤其是后者。

（三）治疗

纠正水、电解质平衡紊乱。

1. 补液 可按公式计算

摄入量＝丢失量＋当日正常需要量－当日内生水量

但是由于烧伤创面渗出的不显性丢失量变异较大，特别在高温下采用暴露者，更难估计。因此，按公式预计每日摄入量有较多困难。为免除补水过多或缺水，有条件者可每日定时测量体重，一般每日体重应减少 0.3～0.5kg。烧伤后并发肾功能不全者发生低钠血症，大多因水过多，不必增加补钠量，但是否利尿，还要全面衡量。因为烧伤后有大量钠离子从创面丧失，细胞缺氧时，钠泵失灵，会有不少钠离子转入细胞内，因而血清钠浓度也可降低。因此，血钠下降不显著时，不必勉强予以纠正。

2. 营养支持 急性肾功能不全时，为了避免加重氮质血症，主张少补蛋白质。但烧伤后高代谢，消耗大量蛋白质，若不及时补充，使机体抗病能力锐减，更易并发感染。因此，补充足量热量时，要补充适量的蛋白质，维持正氮平衡或轻度负氮平衡。

3. 利尿药 出现少尿的早期，应用大剂量呋塞米（商品名速尿），能够改善缺血性肾功能不全的肾小球滤过率，缩短少尿期，首剂 100～200mg，24 小时用量可达 1000～2000mg，也可与多巴胺联合静脉滴注。

4. 透析 经一般治疗无效，氮质血症增重，并有下列情况者，可考虑透析。①急性水肿；②高钾血症，血清钾在 6.5mmol/L 以上；③高分解状态；④无尿 2 天或少尿 4 天以上；⑤血尿素氮 21.4～28.6mmol/L 或血肌酐＞442mmol/L。

三、心功能不全

（一）病因及发病机制

1. 心肌缺血和缺氧损害 心肌是人体耗氧量最多的组织，正常成年人冠状动脉血流量仅占心排血量的 5%，但耗氧量却占总耗氧量的 10%。导致心肌缺血的主要原因如下。

（1）烧伤后血液灌注不足和再灌注损伤：近年来研究表明严重烧伤后 3 小时心肌血流量迅速下降，可检出明显的缺血性心肌形态学改变，心肌细胞能量代谢障碍，ATP 生成减少，乏氧代谢，H^+浓度增高等，表明心肌很快缺血缺氧。稍后并发再灌流损伤。血流重新灌注时，部分缺血心肌不能得到充分的灌流，称为无复流或无再灌。这是因为心肌缺血时，心肌细胞和血管内皮细胞肿胀，心肌细胞收缩时使部分缺血区域不能及时得到血液灌注，加重了缺血损害。

（2）心肌病理性氧供依赖性氧耗：正常供应的氧，只有约 25% 被组织利用，氧耗量等于氧需要量，氧耗量比较恒定，且不随氧供量改变。烧伤休克时，可发生病理性氧供依赖性氧耗，其原因可能与伤后血管内皮细胞损伤、粒细胞和血小板聚集，形成微血栓，致微血管闭塞或与自身调节功能障碍有关。

（3）一氧化碳和氰化物中毒：严重火焰烧伤，多伴吸入性损伤。在密闭环境下，受伤者可有不同程度的一氧化碳中毒。

2. 心肌收缩力受抑制 研究证明，Ⅲ度烧伤 1 小时后，40% 左心室收缩压峰值、左心室最大变化速率、心力环的总面积都有短暂升高，这可能是烧伤的应激反应。但随后各项指标均下降，提示心脏收缩性能减低。引起心肌收缩性减弱的原因是多方面的。我们发现烧伤休克时，心肌收缩蛋白被破坏，心肌肌节变形，肌丝排列紊乱，肌原纤维溶解、断裂，使心肌舒缩的基本功能单位——肌小节受到损害。肌球蛋白是心肌的主要收缩物质，具有ATP酶活性。当肌球蛋白分子损伤时，分子量较小的肌球蛋白轻链易从肌球蛋白分子上解离出来。研究发现，严重的烧伤早期心肌肌球蛋白ATP酶活性降低，血浆心肌肌球蛋白轻链Ⅰ大幅度升高，提示心肌收缩结构破坏。另外，烧伤后心肌收缩功能受抑还有心肌抑制因子的作用。MDF是溶酶体酶释放的水解蛋白产生的一种多肽，主要来自缺血的胰腺，MDF可能是通过干扰Na^+快通道活动而对心肌产生抑制作用的，但其机制尚不完全确定。近年来研究还发现烧伤后血管内皮细胞释放的内皮素也具强大的新功能抑制作用，能使心肌收缩力进行性降低。

3. 心脏负荷增大 烧伤早期误用血管收缩药物，将使外周阻力增加，加重左心负担；呼吸衰竭时，肺血管阻力增加，则可影响右心功能；特别是短期内快速输血输液，超过心脏排出能力，则将使心功能障碍。在少尿性肾衰竭或水肿回收期，甚至可并发急性心功能衰竭。

4. 感染 烧伤后并发的心功能不全，多与感染有关。可并发于全身感染或肺部感染，少数病例也因心脏本身感染，如细菌性心内膜炎、心肌脓肿、心肌炎等。感染可通过多种途径增加心脏负荷或妨碍心肌的舒缩功能，如细菌毒素可直接抑制心肌的舒缩功能；感染发热增加代谢而加重心脏负荷；心率增快，增加心肌耗氧量，缩短心脏舒张期，影响冠状动脉灌流等。

（二）烧伤后心功能不全的临床表现与诊断

烧伤后心功能不全的常见表现是输出障碍，休克、感染等原因纠正后，心脏的输出障碍也大多能纠正。但是若病因持续存在并加重，也可发展成为严重的心力衰竭。典型的心力衰竭症状与非创伤者并无不同，但由于烧伤病情复杂，特别是烧伤后胸部焦痂，影响胸部检查的准确性，其症状与烧伤休克、感染的表现混同，因而临床早期诊断，困难较多。

1. 症状 心慌、气急是值得注意的症状。

2. 心脏听诊 心率增快是烧伤后常见症状，大多非心功能不全的表现，但若持续心率过快，则要注意。若出现舒张期奔马律或“胎儿样”心音则系心功能减退的征象。

3. 心电图 QRS波低电压、ST段抬高和降低等心肌缺氧和劳损，心室肥大图形等。

4. 胸部X线片 如发现心脏扩大，有助于诊断，但患者易斜卧（头高足低），球管距离应较远，以免横膈抬高及摄片距离太近，影响对心脏大小的判断。

5. 心功能监测 烧伤后心功能不全，应分清其主要发病因素。因此，需检测血流动力学变化，了解输出能力下降的原因。

（1）心排血量降低：心排血量是反映心泵功能的综合指标。正常心排血量为3.5～5.5L/min，心功能衰竭时可低于2.5L/min。

（2）射血分数降低：射血分数是指心室舒张末期容积和心室收缩末期容积之差与心室舒张末期容积之比。EF也是反映心收缩功能的常用指标。正常射血分数为60%±9%。

（3）心室舒张末期压升高：较早出现变化。左心室收缩功能减弱或容量负荷过多都可使左心室舒张末期压（left ventricular end-diastolic pressure，LVEDP）增高，但临床检测LVEDP困难，多用肺动脉楔压（pulmonary arterial wedge pressure，PAWP）来代替LVEDP反映左心室功能状态，正常PAWP＜18mmHg时可出现肺水肿。

（4）中心静脉压升高：中心静脉压（central venous pressure，CVP）能反映右心排出能力。右心功能不全时CVP可高达15cmH_2O以上。

6. 心肌损伤指标 除根据临床症状和心电图表现外，可用血清酶学检查。常用的肌酸激酶及其同工酶、乳酸脱氢酶并非心肌特异性酶，因而不能准确反映心肌损害。近年来研究发现，CK-MB亚型、肌球蛋白轻链特异性特别高，特别是肌钙蛋白在心肌和骨骼肌间氨基酸顺序同源性非常低，能更特异地反映心肌损伤程度。

（三）烧伤后心功能不全的分类

1. 按发生部位分

（1）左心功能不全：以肺静脉淤血为特点。周围阻力增高，左心室后负荷增加，使心排血量减少。

（2）右心功能不全：以体循环静脉淤血为特征，常见于肺血管阻力增高等。

（3）全心功能不全：左心室和右心室排血功能均发生障碍，既有肺静脉淤血，又有体循环静脉淤血。此种心功能不全可从开始即表现为双室功能障碍，也可由左心室功能不全发展而来。

2. 按心排血量分

（1）低输出量心功能不全：心功能不全时，心排血量低于正常休息时的水平，如急性血容量减少、心肌受损、静脉回流减少、心脏压塞等引起的心功能不全。

（2）高输出量心功能不全：心功能不全时，心排血量高于或接近于正常休息时的水平，如血液稀释、感染早期、过多过快输液、创伤水肿回收期所致的心功能不全。由于心脏长期处于高输出量状态，使心肌的能量消耗过大而发生相对供能不足，心脏的代偿功能受损，引起心功能降低，心排血量有所下降。此时虽然已发生了心功能不全，但是仍保持着一定程度的原发高动力型循环状态的特征。

（四）烧伤后心功能不全的防治

由于早期并发的心功能不全多与休克和（或）肺功能不全有关，因此早期的预防重点在于迅速纠正休克和肺功能不全。后期并发症的心功能不全多与感染有关，预防重点应是防治感染。

1. 一般处理　休息时减轻心脏负荷，应尽可能保证患者休息。设法解除患者的焦虑情绪，减少对患者的干扰，给予必要的镇痛和镇静药。有缺氧表现者，应给予吸氧。如果一般吸氧仍不能改善缺氧，氧分压低于 60mmHg，特别是有肺部病变、出现明显呼吸困难、CO_2 潴留者可直接使用呼吸机辅助或控制呼吸。贫血时，心脏代偿性做功增加，应纠正贫血，使血红蛋白维持在 100g/L 以上，也是减轻心脏负担的必要措施，体温过高者，应予以降温。还应及时纠正酸碱及水与电解质紊乱。有心源性哮喘时，给予氨茶碱（0.25g 稀释后缓慢静脉滴注）或静脉内注射地塞米松，以解除支气管痉挛，减轻呼吸困难。

2. 减轻心脏前负荷　主要因前负荷过重引起的心功能不全，如某些严重烧伤，经过快速大量补液后虽然纠正休克，但是循环血量常超过正常水平，特别是体液开始回吸收时，使心脏前负荷增加，引起心功能不全。患者可出现颈静脉怒张、血压升高、心率加快而有力、肺充血、肺动脉楔压及中心静脉压升高等表现，应根据伤情，立即减慢输液速度，减少输液总量，同时应用利尿药，降低心室充盈压力，可静脉内注射呋塞米 40～80mg 或利尿酸钠 50mg，15～20 分钟后排出大量尿液，可使心脏前负荷减轻。

某些烧伤患者并发感染时，可出现高动力性心功能不全，心排血量超过正常，心率增快，血压轻度增高，脉压增大。与前负荷增加不同的是，一般少有颈静脉怒张和肺充血，CVP 和 PAWP 大都是正常或偏高。心率过快时，可给予小剂量 β 受体阻滞药，如普萘洛尔和比索洛尔等，可使心率下降，心排血量及血压降至正常范围。

3. 减轻心脏后负荷　主要因后负荷过重引起的心功能不全。如果是使用血管收缩药物所致，应即停止血管收缩药，并适量应用血管扩张药；如患者有明显肺水肿、CVP 和 PAWP 增高，特别是伴有周围血管强烈收缩时，也可使用速效的 α 受体阻滞药，如苄胺唑啉 5～10ml 加入 5% 葡萄糖 250ml 中缓慢静脉滴注，使周围血管扩张，外周阻力降低，减轻心脏负担，缓解肺水肿。应用血管扩张药时，须严格观察血压变化，防止使用过量引起严重低血压。此类患者多伴有创伤后肺功能不全，故还应积极扶持肺功能。

4. 恢复心肌收缩力　各种原因所致的心功能不全，最终均可造成心肌结构改变，影响心肌收缩力。应及时给予必要的心率扶持，对心率较快者，一般可缓慢静脉内注射毛花苷 C 0.4mg（加入 10% 或 50% 葡萄糖液 20ml 中），必要时 4～6 小时后可重复 0.2～0.4mg，当日总量可达 1.6mg；亦可用毒毛花苷 K（0.125～0.25mg 加入 10% 或 50% 葡萄糖液 20ml 中缓慢静脉注射）。

扶持心肌收缩力也可应用非洋地黄类药物。如果心率不快，可选用多巴酚丁胺（20～40mg 加入 5% 或 10% 葡萄糖液 250ml 中静脉滴入，每分钟每千克体重不超过 20μg），使用多巴酚丁胺时若存在血容量不足，应在用药前加以纠正，并依患者的治疗效应调整治疗时间和给药速度，用药期间应定时或连续监测心电图、血压、心排血量，必要时可监测 PAWP 和 CVP。异丙肾上腺素也有增强心肌收缩力的作用，可酌情选用，一般用 0.2～0.4mg，加入 250ml 液体中静脉滴入。

5. 避免过多输液　心功能不全时，应避免过多过快输液，以免加重心脏负担或诱发心力衰竭。输液最好在中心静脉压严密监测下进行，有条件者，放置 Swan-Ganz 漂浮导管，连续测定肺动脉压、心排血量和 PAWP，PAWP 低于 10mmHg 时，补液较为安全；当超过 18mmHg 时，应慎重补液，注意控制好补液总量与速度。

6. 改善心肌能量代谢　创伤后心肌缺血与缺氧、感染等，常引起心肌能量代谢障碍。可给予极化液（葡萄糖、胰岛素、10% 氯化钾混合液）、ATP 和氯化镁、辅酶 A、肌苷、细胞色素 C 等，补充心肌能量供给。改善心肌缺血可给予拮抗药，如氨氯地平（商品名络活喜）（5mg 口服，每天 1 次），可增加心肌供氧量，减少心肌需氧量。血管紧张素转换酶抑制药可以拮抗心肌内在的肾素 - 血管紧张素系统，改善心肌血液供给，保护心肌间质网架结构，也可酌情选用。

7. 纠正心律失常　某些严重烧伤，特别伴严重感染或电解质紊乱者，可出现心律失常。最常见者为窦性心动过速，如果心率在 120 次 / 分左右，多不需要处理，若持续在 140 次 / 分以上，必要时可给予毛花苷 C 或 β 受体阻滞药。阵发性室上性心动过速亦较常见，尤其小儿，心率可达 180 次 / 分以上，应尽快控制其发作，可皮下注射吗啡。伴休克者，可用盐酸甲氧明或肾上腺素，也可选用维拉帕米（商品名异搏定）。若上述治疗无效，可用奎尼丁、普鲁卡因胺、普萘洛尔等药物。

8. 其他治疗 急性左心室功能不全并发急性肺水肿时，可经静脉缓慢注射氨茶碱 0.25g，以减轻支气管痉挛，增加心肌收缩力；静脉注射呋塞米 20～40mg 或利尿酸钠 25mg；静脉应用地塞米松、氢化可的松。为减轻介质和毒素对心脏的作用，可应用血液透析和血浆交换治疗等。

四、应激性溃疡

烧伤、感染、休克等应激情况下，消化道（主要是胃和十二指肠）可发生急性糜烂、溃疡和出血。Curling 于 1842 年最早发现烧伤后并发急性十二指肠溃疡，成为柯林溃疡。但以后发现烧伤后除十二指肠外，胃、食管、空肠等处也可发生溃疡，是烧伤后应激反应引起的。烧伤后应激性溃疡由多因素导致，目前尚未完全阐明原因，缺血与胃液中氢离子反渗可能是主要发病原因。其症状常被烧伤掩盖，不少患者直至出血或穿孔后才引起注意。因此，要加强观察，疑似本症时，可行纤维胃酸检查，多能确诊。一般不行 X 线钡餐检查，因本症溃疡多较表浅，X 线钡餐难以发现。如果出现难以控制或并发穿孔，应采取手术治疗。

五、脑水肿

脑水肿较常见，特别是延迟复苏和头面部深度烧伤患者发生率较高。脑水肿发生原因较多，除烧伤的全身影响致广泛的充血水肿外，还有缺氧。一方面缺氧使脑细胞能量迅速消耗；另一方面缺氧使乳酸等有害物质大量生成，导致脑细胞水肿。此外还有酸中毒、补液过多、中毒、代谢紊乱、严重感染、头面部烧伤和肾功能不全等。脑水肿的主要诊断依据是临床表现和辅助检查，脑水肿的早期表现为意识淡漠、反应迟钝、嗜睡，有的表现为兴奋或烦躁不安。病情进一步加重可出现循环和呼吸系统的变化，伴有剧烈头痛、反复出现呕吐。病情严重出现昏迷、眼球固定、瞳孔散大、脑疝等表现。因此，在治疗过程中注意控制输液量，必要时及早应用利尿药及脱水药，并应用渗透压疗法输入到血液系统中降低脑水肿。

（李　非　王晓辉）

第 2 节　电烧伤和化学烧伤

电　烧　伤

伴随着工业化进程的不断发展，在一切生产过程中均可发生电烧伤，电流通过人体所引起的烧伤称为电烧伤。电烧伤主要包括电弧烧伤和电触烧伤。电弧是由高压电产生，是两个电极间或电源与人体之间建立的一种光电桥带，温度高达 3000～4500℃，因此，当人体接近高压电源到一定距离时，虽然尚未触电，但是可被电弧所伤，即电弧伤。电触烧伤指人体与电源直接接触后导致的电流入人体所产生的烧伤。电弧烧伤和电触烧伤的严重程度取决于电流强度和性质（交流或直流、频率）、电压、接触部位的电阻、接触时间长短和电流在体内径路等因素。

【临床表现】★★★△△△

一、全身性损伤（电损伤）

患者可出现昏迷、呼吸暂停、心搏骤停。并可遗留神经质、遗忘症、癫痫、头痛和语言困难等后遗症。轻者有恶心、心悸、头晕和短暂意识丧失。恢复后多不遗留症状。重者可出现休克、心室颤动或呼吸、心搏骤停，如不及时抢救可立即死亡。

二、局部表现（电烧伤）

电流通过人体直接引起，即临床一般所称的电烧伤或电流烧伤。有“入口”和“出口”，通常“入口”处可显示碳化中心、略凹陷，周边皮肤呈灰白坚韧的坏死，外层为黑色并略高于边缘。出口可能小于入口，损伤深达肌肉、骨骼或内脏。创面早期呈灰黄色、黄色或焦黄，严重者组织炭化、凝固，少有水肿，疼痛较轻。早期从外表很难确定损伤范围和严重程度。24～48 小时，邻近组织肿胀、发红、炎症反应和深部组织水肿较一般烧伤重。电流经皮肤进入体内，沿电阻小的血流运行，可引起血管壁损伤，影像学可见血管壁串珠样改变。严重肌肉损伤和红细胞破坏可引起肌红蛋白尿和血红蛋白尿，亦可并发肾功能不全。

【电烧伤的处理】★★★△△

一、现场急救

即刻切断电源，使患者迅速脱离危险区，如患者呼吸、心跳停止，立即实施心肺复苏措施，在有条件的前提下立即转入医院抢救。

二、了解伤情

明确电源、电压、接触时间，在了解上述情况的同时还应该警惕有无颅脑损伤、内脏损伤、骨折、气胸等。

三、全身治疗

电烧伤损伤位置多较深，且有广泛肌肉和红细胞破坏，释出大量肌红蛋白和血红蛋白，故补液量应多于同等面积的一般烧伤，在合并心肺功能不全时更应该权衡输液，适量使用利尿药（如甘露醇等）和碱化尿液，以预防急性肾衰竭。常规注射破伤风抗毒素血清，及早选用有效抗生素，尤应注意防止厌氧菌感染。

四、电烧伤局部处理

电烧伤后，深部组织坏死，体液大量渗出，肢体水肿较剧者，静脉回流障碍，应尽早进行筋膜腔切开减压，防止肢体缺血坏死。电接触烧伤，应尽早将坏死组织切除植皮，若患者情况允许，可采用一次性切除植皮，切除范围尽可能彻底，包括坏死肌肉甚至骨骼。

五、创面处理

电接触烧伤的创面宜采用暴露疗法，对范围较广的电烧伤，清理创面时尽量保留血管、神经和肌腱，术中对出血活跃的肌肉应给予保留。创面可用抗生素溶液纱布包扎，或覆以异体皮或人造皮，以减少感染。如创面仍有坏死组织，可再行清创处理，直至创面组织健康或移植的异体皮存活后，再行自体皮移植。

【电烧伤的并发症】★★★△△

一、急性肾功能不全

电流直接损伤肾或受损组织释放大量毒性物质，导致肾损伤，类似大量肌肉组织坏死的肢体挤压综合征。

二、继发性出血

出血多发生在伤后 1～3 周，有时可延长至 4 周，在清创的过程中注意对已有损坏的血管进行结扎和保护。

三、气性坏疽

各种原因引起的烧伤中均有可能发生气性坏疽，其中电烧伤最多。应及早清除坏死组织，并彻底清洁创面。

四、白内障

白内障多发生在电烧伤后 2～3 年，原因不明，可能与视神经萎缩有关。

五、神经损伤

多见于肘部和踝部附近神经损伤，深部神经损伤易导致永久性麻痹。有些患者在伤后 1.0～1.5 年出现神经麻痹。

化　学　烧　伤

伴随化学工业和化学武器的不断升级，引起烧伤的化学物质种类较多，处理方法不尽相同，因此，对化学烧伤的处理越来越复杂。

【致病机制】★★★△△

一、局部损害

局部损害的情况与化学物质的种类、性质、浓度、剂量及与皮肤接触的部位和时间有关。化学烧伤的严重程度主要取决于该化学物质的性质，一般化学烧伤后可出现组织蛋白凝固，局部形成一层焦痂，可以防止酸的进一步损害。

二、全身损害

多数化学物质经肝和肾排泄，因此这两个器官损害较多见，病理改变的范围广泛，常见的有中毒性肝炎、急性重型肝炎、急性肾功能不全、急性肾小球肾炎等。化学物质对呼吸道黏膜上皮也有损伤，常导致呼吸功能不全，甚至呼吸衰竭。

【处理原则与方法】★★★△△

一、一般处理原则

立即脱离现场，迅速脱去被污染衣物，用大量清水冲洗创面以清除或稀释残留的化学物质，时间不少于30分钟。目的为稀释并将化学物质从创面洗脱干净。冲洗时间一般在2小时以上。有角膜及其他五官损害者，应优先冲洗。

采取对抗性处理或其他措施，防止化学物质继续侵入深部组织。手术切痂是防止化学物质继续侵入损害和吸收中毒的可靠方法，如无禁忌，应尽早施行。

许多化学物质可由创面、呼吸道、消化道，甚至健康皮肤黏膜吸收引起中毒，处理时可先用大量高渗葡萄糖和维生素C静脉注射，缓解病情。如估计循环血量不少时，可及早应用利尿药，然后再酌情使用解毒药。

对于石灰烧伤在清洗前应尽量去除石灰，防止因石灰生热导致损伤进一步加重。

二、常见化学烧伤的处理

（一）酸烧伤

酸的种类很多，常见的酸烧伤有硫酸烧伤、硝酸烧伤和盐酸烧伤。均可使组织脱水，组织蛋白沉淀、凝固，故一般无水疱，迅速成痂，不继续向深部组织侵蚀。不同的酸烧伤皮肤产生的颜色不同，例如硫酸烧伤后结痂呈青黑色或棕黑色；硝酸者为黄色，以后多转变为黄褐色；盐酸者为黄蓝色。此外颜色的变化与酸烧伤的深浅有关，一般烧伤越深，痂的颜色越深，质地越硬，痂内陷也越深。但由于痂色的掩盖，早期对深度的判断较一般烧伤困难。痂皮的柔软程度也可判断酸烧伤的深浅。早期感染较轻。浅Ⅱ度多可痂下愈合；深度烧伤脱痂较迟，脱痂后肉芽创面愈合较慢，因而瘢痕增生常较一般烧伤显著。创面处理同一般烧伤。

1. 氢氟酸 氢氟酸是一种具有强烈腐蚀性的无机酸，除有一般酸类的作用外，能溶解脂肪和使骨质脱钙。最初烧伤皮肤可能仅为红斑或焦痂，疼痛较剧，随即发生坏死，并继续向周围和深部侵蚀，可深及骨骼，形成难以愈合的溃疡。氢氟酸的损伤与它的化学特点有关，氟离子有强大的渗透力，可引起深部组织坏死，骨质脱钙。早期可引起深部组织的剧烈疼痛，当氟离子到达组织和器官后抑制多种酶的活性，可导致MODS。治疗的关键在于早期处理。用大量水冲洗或浸泡后，可用饱和氯化钙或25%硫酸镁溶液浸泡，或10%氨水纱布湿敷或浸泡。也可局部注射小量5%～10%葡萄糖酸钙（$0.5ml/cm^2$）以缓解疼痛和减轻进行性损害。此外，应清除水疱，波及甲下时须拔除指（趾）甲，焦痂可考虑早期切除。

2. 石炭酸 石炭酸是医学、农业和塑料工业中最常用的化学试剂，石炭酸溶于乙醇、甘油、植物油和脂肪，具有较强的腐蚀和穿透性，吸收后主要引起肾损伤，成年人的半致死剂量是8～15g。石炭酸自皮肤吸收后引起脂肪溶解和蛋白凝固，急救时用大量水冲洗后，应再以70%乙醇包敷或清洗，以减轻继续损害，深度烧伤应早期切痂。

（二）碱烧伤

碱类物质包括氢氧化钠、氨、石灰及电石等。强碱可使组织细胞脱水并皂化脂肪，碱离子还可与蛋白结合，形成可溶性碱变性蛋白复合物，该物质可溶性强，可继续向深部组织穿透，若早期处理不及时，创面可继续扩大或加深，并引起剧痛。碱烧伤创面呈黏滑或皂状焦痂，色潮红，有小水疱，创面较深。焦痂或坏死组织脱落后，创面凹陷、边缘潜行，常不易愈合。氨水烧伤创面浅者有水疱，深度者干燥呈黑色皮革样焦痂。生石灰即氯化钙，遇水生成氢氧化钙并放出大量热，烧伤创面较干燥，呈褐色。电石烧伤实际上是热力与石灰烧伤（石灰遇水后产生乙炔和氢氧化钙并释出大量热）。强碱烧伤后急救时要尽早用大量清水冲洗（伤后2小时才开始冲洗者效果差），冲洗时间至少30分钟，冲洗时间越长，效果越好。甚至有学者主张连续冲洗10～24小时。一般不主张用中和剂。如创面pH达到7以上，可用2%硼酸湿敷创面再冲洗。冲洗后最好采用暴露疗法，以便观察创面变化，深度烧伤应尽早切痂植皮。其余处理同一般烧伤。

（三）磷烧伤

磷作为化肥、染料、农药及制药的主要原料，用途广泛。磷烧伤是一种特殊烧伤，磷烧伤除因皮肤上的磷接触空气自燃引起烧伤外，还由于磷燃烧氧化后生成五氧化二磷，对细胞有脱湿和夺氧作用，遇水则形成磷酸，造成磷酸烧伤，使创面继续加深。磷和磷化物均可自创面或呼吸道迅速吸收，数分钟内即可入血，导致脏器功能不全。

1. 临床表现 磷烧伤为热和化学物质的复合烧伤。一般较深，有时可达肌肉甚至骨骼。磷在创面燃烧时，发生烟雾和大蒜样臭味，在黑暗中发蓝绿色荧光。由于呼吸道损伤可表现为喉头水肿，可因急性支气管肺炎和间质性肺炎导致呼吸衰竭。创面呈棕褐色，在暴露情况下，可呈青铜色或黑色。全身症状：一般有头痛、头晕、乏力，3～5天消失，有时可持续到创面愈合以后，甚至更久。严重者可出现肝、肾功能不全，肝大，肝区压痛或叩痛、黄疸，胆红素增高。尿量可偏少，有蛋白尿和管型，严重者有血红蛋白尿，血尿素氮增高或少尿型急性肾衰竭。磷燃烧的化合物被呼吸道吸收后，可有呼吸急促、刺激性咳嗽、呼吸音低或粗糙、干湿啰音，严重者出现肺功能不全、肺水肿。胸部X线片表现为间质性肺水肿、支气管肺炎。

2. 治疗措施 关键在于预防磷吸收中毒。由于磷及其燃烧后的化合物可经创面和呼吸道吸收，现场急救时，应立即灭火，脱去污染衣物，用大量清水反复冲洗创面及周围皮肤，去除可见的磷颗粒，如果现场无大量清水，可用湿布（急救时无水可用尿液）包扎创面，以隔绝空气，防止磷继续燃烧。患者到达医院后，继续用大量清水冲洗或浸泡，浸浴最好是流水，冷疗可防止磷粒变软，减少吸收，故最好结合冷疗，然后用2%硫酸铜液洗创面。若创面不发生白烟，表明硫酸铜的用量与时间已够，应停止使用。无机磷中毒目前尚无较有效的处理方法，主要是促进磷的排出，保护主要脏器功能，如肝和肾。

（李 非 王晓辉）

第3节 冷 伤

冷伤是人体在一定的条件下，受寒冷低温侵袭后发生的局部或全身的组织损害。正常时，人体通过神经、内分泌系统等调节产热与散热，以维持动态平衡，保持体温相对稳定。但这些调节功能有一定限度。如果低温侵袭过久，人体热能不断丢失，体内所产生的热能不足以抵偿丧失的热能时，则体温可显著下降，发生全身性或局部性冷伤。全身性冷伤或称“冻僵”一般情况下极少发生。其发生除了直接受寒冷作用外，还与空气温度、湿度、人体局部血液循环不良或因体弱、过度劳累、营养不良、创伤等引起的抗寒能力降低等因素有关。

【流行病学】★★△△

冷伤属物理伤害，是寒冷地区或从事低温下作业人员的常见急症。目前我国缺乏明确可信的流行病学数据。

【病因和发病机制】★★△△

一、人体自身因素

人体全身抵抗力下降，如疲劳、虚弱、精神紧张、饥饿、酗酒、失血、创伤、休克、营养不良等因素，可能破坏人体对外界温度变化的适应和调节能力。另外，任何使局部血液循环发生障碍、热量来源减少的因素，皆可促使冷伤的发生。常见的如鞋、裤袜带过紧，长时间静止不动，局部潮湿如长时间浸渍在水中、穿潮湿鞋袜、汗足及曾经患过冷伤的部位。正常体温调节功能下降，局部对寒冷抗力降低，易于发生冷伤。

二、外界因素

外界因素包括气候的急剧变化和空气的温度、湿度、流速等。加速身体散热的因素，如潮湿和风速等。

【病理生理】★★△△

全身受低温侵袭时，除了外周血管强烈收缩和寒战（肌收缩）反应，体温降低由表及里（中心体温降低），使心血管、脑和其他器官均受到损害。如不及时抢救，可引起伤残和功能障碍甚至致死。对于冷伤的程度和范围的判断，要经过数日的观察才能做出判定。冻结性冷伤是由于冰点以下的低温（一般在−5℃以下）所致。冷伤的发展过程，可分为3个阶段。

一、生理调节阶段

人体局部皮肤等组织接触0℃以下的低温时，会引起强烈的血管收缩反应，导致组织缺血。人体为了调节产热与散热之间的动态平衡，一方面使产热增加，主要表现为肌肉紧张度增加（可出现寒战），使代谢明显增高；另一方面使散热减少，表现为皮肤血管收缩，血流减少。如果持续受冷，局部血管反而扩张，血流增加。皮温回升，使局部循环暂时得以改善。血管收缩和扩张现象可交替出现。随着接触时间的延长或温度的降低，使细胞外液甚至连同细胞内液及细胞间隙等处形成冰晶、细胞变形，重者导致细胞坏死。

二、组织冻结阶段

各部位组织发生冻结温度不同，皮肤开始冻结时温度约为−5℃。组织冻结后，进展比较迅速。先形成冰核，然后向四周扩张，冰晶的大小与冻结速度有关。速度快，则冰晶小。局部冷伤一般为缓慢冻结。但有时在接触温度极低的硬质固体（如机械或武器的金属部分）或液体（如液氮）时，可以立即造成接触部位的皮肤冻结。如果未能及时脱离接触，冻结组织可以迅速加深，严重者可将皮肤冻结在低温固体上，强行脱离时，可造成撕脱伤。冻结可对组织造成损伤：一方面由于冰晶的机械性损伤，造成细胞膜的破坏；另一方面由于冰晶的形成主要发生在组织间液，使其形成高渗（组织间液钠离子浓度增高），导致细胞发生脱水、蛋白变性、酶活性降低，代谢障碍以至坏死。但不同的组织细胞对冻结的抗力并不一致，例如神经、血管、横纹肌对低温的耐力甚差，而皮肤冷冻后尚可存活。因此，一般认为冻结阶段尚难断定组织的损伤程度和范围，而复温融化阶段的病理生理变化，尤其是微循环的改变是重要环节。

三、复温阶段

表浅的皮肤冻结在复温后多无严重损伤。深部组织的冻结虽然经复温，但是损伤并未因此而终止。冷伤损害主要发生在复温的过程中。局部血管扩张、充血、渗出及血栓形成，进而加重组织的缺血。组织内冰晶可使细胞外液渗透压增高或直接破坏组织细胞结构，冻融后发生坏死，邻近组织出现炎症反应。不仅电解质紊乱和代谢障碍依然不同程度地存在，而且出现新的病变，突出的是微循环改变。这是由于复温后冻区微血管显著扩张（或破裂）和血液瘀滞，以及冷冻对血管壁的损伤（内皮细胞对寒冷极为敏感），致毛细血管通透性和渗出增加，出现明显水肿和水疱。严重者可有弥散性血栓形成，导致组织坏死。冷伤早期主要为代谢障碍，继之为复温后的微循环方面的改变，是冷伤引起组织损伤与坏死的基本原因。此过程中许多体液、细胞因子、炎性介质等参与了病变的发生过程。内皮细胞损伤导致内皮素的释放；复温时释放的氧自由基；白细胞、血小板、吞噬细胞活化后释放的白介素、肿瘤坏死因子、白三烯、前列腺素、各种蛋白酶、黏附因子，以及补体活化碎片等，均将加速、加重病变的过程。

【临床表现】★★★△△

全身冷伤开始时有寒战、苍白、发绀、疲乏、无力、打呵欠等表现。由于肌肉和周围血管收缩，出现寒战、四肢发凉、发白或发绀。当体内热量继续丢失，体温逐步降低时，患者感觉麻木、四肢无力、疲乏、嗜睡等。继之意识模糊、反应迟钝、幻觉、幻视或昏迷。严重者，可出现心律失常、休克、心脏停搏以致死亡。患者如能得到抢救，其心跳、呼吸可恢复，但常伴有心室颤动、低血压、休克、肺水肿、肾衰竭和多脏器功能障碍。

常见的局部冷伤易发生在手、足、耳、鼻、面颊，甚至角膜等处。冷伤涉及全身的为全身冷伤，也称冻僵。在冻融以前，伤处皮肤苍白、温度低、麻木刺痛，不易区分其程度。复温后，不同深度的创面表现不同。局部冷伤按其组织损伤深度可分为4度。

一、Ⅰ度冷伤

Ⅰ度冷伤为皮肤浅层冷伤，伤及表皮层。局部皮肤从苍白转为红肿，伴有发热、瘙痒、刺痛和异样的感觉。数日后，表皮干燥且逐渐脱落，不留瘢痕。

二、Ⅱ度冷伤

Ⅱ度冷伤损伤达真皮层。局部红肿较明显，且有水疱形成，水疱内为血清状液或稍带血性；有自觉疼痛、发痒，知觉迟钝。经2～3周若无感染，水疱干燥脱痂愈合，少有瘢痕。若并发感染，则创面形成溃疡，愈合后有瘢痕。

三、Ⅲ度冷伤

Ⅲ度冷伤损伤皮肤全层或深达皮下组织。创面有苍白变为黑褐色，知觉消失。冷伤的周围有红肿、疼痛，可出现血性水疱并伴有剧痛。若无感染，坏死组织干燥成痂，而后逐渐脱痂和形成肉芽创面，愈合缓慢而留有瘢痕，瘢痕形成后可能影响功能。

四、Ⅳ度冷伤

Ⅳ度冷伤损伤深达肌肉、骨骼等组织。局部表现类似Ⅲ度冷伤，呈灰色，伤部的感觉和运动功能完全消失。伤处发生坏死，其周围有炎症反应，常需在处理中明确其深度。2～3周内，成为干性坏疽，但伤处容易并发感染而成湿性坏疽；还可因血管病变（内皮损伤、血栓形成等）扩展而使坏死加重。治愈后，多留有功能障碍，甚至致残。

【诊断和鉴别诊断】★★★△△

患者有受冻史如意外灾害事件及全身抵抗力低下，如患病、外伤、失血、饥饿、营养不良、酗酒或意识障碍等。冷伤部位可发生在任何皮肤表层。但多出现在暴露部位，如面部、手指及足趾等处。全身冷伤时，当直肠温度降至 30℃时陷入麻痹期，出现反应迟钝，血压下降，循环、呼吸抑制等。感知觉表现：冷伤局部先有寒冷感和针刺样疼痛，皮肤苍白，继之出现麻木或知觉丧失，其突出的临床表现要在复温之后才显露出来。冻僵的分度根据中心温度（直肠温度）划分轻、中、重 3 度。①轻度冻僵直肠温度为 34～36℃；②中度冻僵直肠温度为 30.10～33.90℃；③重度冻僵直肠温度＜30℃。

通常，中心温度在 25～27℃为低温致死限，往往难于复苏。结合病史、查体、典型的临床表现，冷伤的诊断并不困难。近年来，微波测温、激光多普勒流量测定、血管造影或磁共振成像等检查，可明确周围循环状况，指导治疗，改善预后。放射性核素扫描也被广泛应用于诊断肢体冷伤，其对评价冷伤损伤程度，以及决定治疗方案有作用。

【治疗】★★★△△

治疗原则为采取综合治疗方法，防止或减少伤残，最大限度地保留有活力组织或患肢功能。

一、冷伤后急救

首先应尽快使患者脱离寒冷环境，迅速脱去寒冷潮湿或紧缩的衣服鞋袜。此时如果不易解脱衣服鞋袜时不要勉强，以免造成皮肤撕脱，可立即浸入温水中，待融化后解脱，进行保暖。对全身性冻僵患者，应予以给氧，维持气道通畅，维持循环功能及抗休克治疗。要多方面补给热量，包括给予热饮料、高热能的流质或半流质饮食。从静脉输入加温（不超过 37℃）的葡萄糖溶液、能量合剂等。

复温要迅速，这是急救的关键。快速复温的方法是采用 40～42℃的恒温热水浸泡，冻僵患者可进行全身浸泡。要求在短时间内（15～30 分钟），体温迅速提高至接近正常，主要表现为肢体浸泡至甲床潮红有温感为止。浸泡时如患者感到疼痛，可给予镇痛药。水温不应过高，以免在血液循环不足的情况下增加局部代谢，造成更多的损害。可对患肢进行按摩，但注意轻柔勿损伤患处，以免增加感染的概率。已复温后，则不应再按摩。对已复温的患者，不宜用温热水浸泡过久。急救时如无法获得热源，可将冻肢置于救护者怀中或腋下复温。

二、创面的处理

1. Ⅰ度冷伤 创面保持清洁干燥，数日后可治愈。

2. Ⅱ度冷伤 经过复温后，创面先用不含乙醇的消毒剂如 1‰ 苯扎溴铵（新洁尔灭）消毒。创面干燥者，可加软干纱布包扎；有较大的水疱者，严格无菌操作下，可将疱内液体吸出后，用软干纱布做保暖包扎或涂冷伤膏后暴露；创面已感染者，先用抗菌湿纱布，随后再用冷伤膏。

3. Ⅲ度、Ⅳ度冷伤 多采用暴露疗法，保持创面清洁干燥，待坏死组织边界清楚时予以切除或做植皮术。对于已经发生肢体坏死者或并发湿性坏疽者常需截肢（趾）术，以免毒素吸收，进一步加重病情，甚至导致死亡。

三、全身治疗

1. 病因治疗 注射破伤风抗毒素。

2. 改善循环药物 改善局部血液循环，减少组织坏死，可采用封闭疗法或交感神经节阻滞。解除血管痉挛并止痛，应用抗凝药如肝素、低分子右旋糖酐等。改善毛细血管血流，防止血细胞淤积和血栓形成应用血管扩张药，如烟酸及其衍生物应用高压氧以增加局部组织中的氧张力，改善组织的代谢等。在复温的同时或复温后立即使用疗效较好，当组织已发生变性或坏死时使用则疗效差。

3. 抗感染 出现感染者，在充分引流的前提下注射抗生素或用抗感染中药（可与活血化瘀药物等组合方剂）。

4. Ⅲ度、Ⅳ度冷伤 患者需要高价营养，包括高热能、高蛋白和高维生素等。对于Ⅲ度、Ⅳ度冷伤者可以选用高压氧治疗。高压氧治疗十分安全，具有许多潜在的疗效，应积极用于治疗冷伤。

四、冻僵的治疗

复温后，首先要防治休克和维护呼吸功能。防治休克主要是补液、选用血管活性药、除颤等，但须考虑到脑水肿和肾功能不全，又需选用利尿药。维护呼吸功能主要是保持呼吸道通畅，给予氧和呼吸兴奋药，防治肺部感染等，全身冷伤常合并局部冷伤，故不可忽视创面处理。

五、复温后监测

全身复温后，擦干皮肤。患者卧床休息，注意保温。监测患者呼吸、脉搏、体温、血压，必要时连接心电图进行重点监护或监测。如出现寒战、窦性心动过速，可适当应用镇静药，但注意选用对呼吸较少或无抑制作用的药物，尤其是有呼吸缓慢或表浅者。此外，根据患者出现的症状，采用对症治疗。注意老年人的心脏功能监测和治疗。严重冷伤所遗留的经久不愈的溃疡或痊愈后所遗留的局部发凉、关节僵硬、疼痛、多汗或少汗等后遗症，一般是由冷伤造成的血管损害（管腔狭窄、血栓形成、舒缩功能不良）所致。处理较困难，应尽早进行治疗；顽固病例，可考虑交感神经切除，部分患者有较明显的好转。祖国医学对冷伤的治疗积累了丰富的经验，方剂较多。方剂主要是清热解毒、活血化瘀。外用时，一般采用提取液配成霜剂。此外，民间验方与针刺治疗可根据情况使用。在大多数情况下，预防可以避免冷伤的发生。因此，在寒冷条件下的工作人员和部队战士均需加强防寒措施。预计可能遭遇酷寒（如进入高海拔或高纬度地区）的人员，应事先锻炼身体耐寒能力，如行冷水浴、冰上运动等。另外，野外工作人员准备好通信设备、交通运输工具等，有助于及时得到救援。

（李 非 王晓辉）

参考文献

[1] 杨忠诚. 烧伤治疗学. 3版. 北京：人民卫生出版社，2006.

[2] 陈孝平，汪建平. 外科学. 8版. 北京：人民卫生出版社，2013.

[3] 赵玉沛，陈孝平. 外科学. 3版. 北京：人民卫生出版社，2015.

[4] Courtney M，Townsend JR. Sabiston Textbook of Surgery. 19th ed. America：W. B. Saunders Company，2012.

[5] Chen J，Li Tsang CW，Yan H，et al. A survey on the current status of burn rehabilitation services in China. Burns，2013，39（2）：269-278.

[6] Falder S，Browne A，Edgar D，et al. Core outcomes for adult burn survivors：a clinical overview. Burns，2009，35（5）：618-641.

[7] Butler DP. The 21st century burn care team. Burns，2013，39（3）：375-379.

[8] Wiles L，Stiller K. Passive limb movements for patients in an intensive care unit：a survey of physiotherapy practice in Australia. J Crit Care，2010，25（3）：501-508.

[9] Dewey WS，Richard RL，Parry IS. Positioning，splinting，and contracture management. Phys Med Rehabil Clin N Am，2011，22（2）：229-247.

[10] Serghiou M，Cowan A，Whitehead C. Rehabilitation after a burn injury. Clin Plast Surg，2009，36（4）：675-686.

第5章 器官移植

第1节 概 述

【器官移植发展史】★△

早在纪元前，人类就有用移植的手段治疗疾病的幻想。18世纪初期，陆续出现一些移植的实验雏形。20世纪初期，随着现代血管吻合技术的发展，建立了真正的器官移植实验模型。1954年Murray等在同卵孪生兄弟之间进行肾移植并获成功，这是移植医学史上首次获得长期有功能存活的病例。随后其他各种临床器官移植陆续开展起来，如同种原位肝移植（Starzl，1963年）、肺移植（Hardy，1963年）、胰肾联合移植（Kelly等，1966年）、原位心脏移植（Barnard，1967年）、心肺联合移植（Cooley，1968年）、小肠移植（Detterling，1968年）等。经过半个多世纪的临床实践，器官移植现在已经成为治疗各种器官衰竭有效的手段。

在器官移植漫长的发展历程中，血管吻合技术奠定了移植外科基础，新型免疫抑制药的问世使移植物的长期存活成为可能。器官保存、移植免疫、病理学和影像学等相关领域的进步也极大地促进了近代器官移植的发展。

我国器官移植探索工作始于20世纪50年代，60年代开始尝试临床器官移植。经过半个多世纪的努力和曲折发展，我国器官移植事业取得长足发展。进入21世纪，各种器官移植得到全面迅速的发展，移植例数增长较快。2007年，国务院颁布了《人体器官移植条例》，卫生部审定了器官移植的准入单位，我国器官移植从此进入健康有序发展的新阶段。2010年，卫生部和中国红十字会共同推进中国公民逝世后器官捐献，这是中国器官移植的又一里程碑，进一步促进中国器官移植事业的健康有序发展。

【基本概念】★★★△△△

移植（transplantation）是指将一个个体的细胞、组织或器官用手术或介入等方法，导入到自体或另一个体的同一或其他部位，以替代或增强原有细胞、组织或器官功能的医学技术。移植的细胞、组织或器官称为移植物（graft），提供移植物的个体被称为供者（donor），而接受移植物的个体被称为受者（recipient）。移植物不包括人工合成的材料，如人工瓣膜、人工关节等。

【分类】★★★△△△

一、根据移植物性质分类

根据移植物性质可分为细胞移植、组织移植和器官移植。

1. 细胞移植 细胞移植是指将适量游离的具有某种功能的活细胞输注到受者的血管、体腔或组织器官内的技术。其主要适应证是补充受者体内该种数量减少或功能降低的细胞。细胞移植中骨髓与造血干细胞移植备受瞩目，可用于治疗重症地中海贫血、重症再生障碍性贫血及包括各种白血病在内的血液系统恶性肿瘤疾病。此外，还有胰岛细胞移植治疗糖尿病、脾细胞移植治疗重症血友病等。

2. 组织移植 组织移植是指某一种组织如角膜、皮肤、筋膜、肌腱、软骨、骨、血管等或整体联合几种组织，如皮肌瓣等的移植术。一般采用自体或异体组织行游离移植或血管吻合移植以修复某种组织的缺损。活体移植以自体移植为主，通过显微外科技术吻合血管和（或）神经，施行自体皮瓣、肌肉、神经、骨及大网膜等移植，其中以自体皮肤移植修补创面皮肤缺损最为常用。

3. 器官移植 器官移植主要是指实体器官整体

或部分，进行器官所属血管及其他功能性管道结构重建的移植。如肾、肝、心脏、胰腺、肺、小肠、脾移植，以及心肺、肝肾、胰肾、腹腔器官簇移植等。器官移植是临床开展最广泛的移植。本章主要讲述器官移植相关内容。

二、根据供者和受者遗传基因的差异程度分类

1. 自体移植 自体移植（autotransplantation）指细胞、组织或器官在自体内植入，即供受者为同一个体。若移植物重新移植到原来的解剖部位，叫作再植术，而不能称为移植术。

2. 同质移植 同质移植（isologous transplantation）又称同基因移植（syngeneic transplantation）或同系移植（isotransplantation）。供者与受者虽然非同一个体，但是两者遗传基因型完全相同，受者接受来自同系（同基因）供者移植物后不发生免疫反应，如动物实验中纯种同系动物之间的移植，临床应用中的同卵孪生之间的移植。

3. 同种移植 同种移植（allotransplantation）供、受者为同一种属但遗传基因不相同的个体间移植，也称为同种异体移植。同种移植为临床最常见的移植类型，术后如不采用免疫抑制措施，将不可避免地发生反应。

4. 异种移植 异种移植（xenotransplantation）不同种属之间的移植，术后将发生强烈的反应。异种移植又据供受者之间遗传背景的差异分为两类。遗传背景差异小，进化关系相近的供受者之间的移植称为协调性异种移植物，如啮齿类的仓鼠与大鼠，非人灵长类的狒狒与人之间。其反应发生较慢，程度较轻，类似第1次同种移植排斥反应。非协调性异种移植是在遗传背景相差较大、进化关系相差较远的供受者之间的异种移植，如豚鼠与大鼠、猪与灵长类之间的移植。移植后常表现出典型的超急性反应。

三、根据移植物植入部位分类

1. 原位移植 原位移植（orthotopic transplantation）是指移植物植入到该器官正常解剖部位，移植前需将受者原来病变的器官切除。如绝大多数的肝移植和心脏移植。

2. 异位移植 异位移植（heterotopic transplantation）是指移植物植入部位与该器官原有解剖位置不同。一般情况下，异位移植不必切除受者原来的器官。如大多数的肾移植和胰腺移植。

四、根据移植物供者来源分类

根据移植物供者来源分为尸体供者器官移植（cadaver transplantation）和活体供者器官移植（living transplantation）。

1. 尸体供者器官移植 尸体供者分为脑死亡供者（donor of brain death）和心脏死亡供者（donor of cardiac death）2类。

2. 活体供者器官移植 分为亲属活体供者移植（living related transplantation）和非亲属活体供者移植（living unrelated transplantation）2类。

为了准确描述某种移植术时往往综合使用上述分类，如同种尸体原位肝移植术，活体亲属异位肾移植术等。

（程　颖　刘永锋）

第2节 移植免疫

移植免疫学是免疫学理论在移植领域中应用的一门科学，与临床移植密切相关。对于移植免疫机制的认识和有效免疫抑制药的开发及应用是非常重要的。

免疫应答是指机体受到抗原刺激后，体内抗原特异性淋巴细胞对抗原分子的识别、活化、增殖、分化或失去活性潜能，并表现出一定生物学效应的全过程，可分为天然免疫应答和获得性免疫应答。获得性免疫应答又称特异性免疫应答，是机体出生后在抗原刺激下获得的针对该抗原的应答形式。移植免疫反应是一个特异性免疫应答过程，包括T细胞介导的细胞免疫反应和抗体类物质介导的体液免疫反应。

【移植抗原】★★△

引起移植反应的抗原称为移植抗原（transplantation antigen）或组织相容性抗原，同一种属不同个体间，凡是由等位基因差异而形成的多态性产物，称为同种异体抗原。人类的同种异体抗原主要有组织相容性抗原（major histocompatibility antigen，MHC抗原）、次要组织相容性抗原、ABO抗原、组织特异性抗原等。

一、主要组织相容性抗原

能引起强烈而迅速反应的移植抗原称为MHC抗原。MHC-Ⅰ类抗原主要被$CD8^+$T细胞识别，MHC-Ⅱ类抗原主要被$CD4^+$T细胞识别，引发T细胞克隆激活诱发反应。

MHC是迄今为止发现的多态性变异幅度最大的基因。同种移植一般只涉及多态性引起的变异，异种移植则可同时涉及多基因性及多态性的变异。人类的MHC抗原是HLA抗原，可分为HLA-Ⅰ类抗原（HLA-A、-B、-C）、HLA-Ⅱ类抗原（HLA-DP、-DQ、-DR）和HLA-Ⅲ类抗原。HLA-Ⅰ类抗原存在于所有有核细胞表面，HLA-Ⅱ类抗原主要在B细胞、巨噬细胞和树突状细胞等表面表达，HLA的这一分布特点确立了其在移植免疫中的重要性。供、受者之间HLA抗原的差异是发生排斥反应的主要原因。

二、次要组织相容性抗原

能引起较弱反应的移植抗原称为次要组织相容性抗原（minor histocompatibility antigen，mH抗原），主要分布于机体组织细胞表面。主要包括与性别相关的mH抗原和常染色体编码的mH抗原。研究发现，即使在HLA完全相同的供、受者之间进行移植，仍可发生程度较轻、较缓慢的反应[尤其是移植物抗宿主反应（graft versus host reaction，GVHR）]，这主要是由mH抗原所致。

mH抗原诱导急性反应的特点主要包括：mH抗原以MHC限制方式被细胞毒性T细胞（cytoxic T lymphocyte，CTL）及辅助性T细胞（Th）识别，而不能被T细胞直接识别；不同类型mH抗原可被不同型别的HLA分子提呈；不同mH抗原分子结构不同，其与特定的MHC分子结合的能力不同。单个mH抗原不符也可引起类似于MHC不符所致的急性反应。

供受者间主要组织或次要组织相容性抗原的不同，均能引发针对移植物的免疫反应。在非致敏的移植患者中，只要供受者MHC抗原相容，急性反应仍能够避免或延迟其发生。但在骨髓移植中，即使在HLA完全吻合的同胞间，由于mH抗原的差异仍可能诱发急性反应或移植物抗宿主病。

三、ABO血型抗原

如供、受者ABO血型不相容，受者血清中的血型抗体可与供者移植物血管内皮细胞表面的ABO抗原结合，通过激活补体而引起血管内皮细胞损伤及血管内凝血，导致超急性反应。

四、组织特异性抗原

组织特异性抗原指特异表达于某一器官、组织或细胞表面的抗原。同种异体组织器官移植后，发生反应的强弱顺序为皮肤＞肾＞心脏＞胰腺＞肝，可能是不同组织特异性抗原的免疫原性不同。

【移植抗原识别与提呈】★△

目前临床器官移植主要是同种异体移植，根据移植抗原的提呈是通过供者或受者的APC提呈给受者T细胞。对移植物MHC抗原的识别分为直接识别与间接识别两种机制。

一、直接识别

直接识别指受者的同种反应性T细胞直接识别供者APC表面抗原肽－供者的同种MHC分子复合物，并产生免疫应答，无须受者APC对同种MHC分子进行处理，也无须自身MHC分子参与提呈。移植物一般表达MHC-Ⅰ类抗原，但由于移植物内可能存在残留的供者白细胞，特别是专职APC如树突状细胞，其表面则可高表达MHC-Ⅱ类抗原。而这些供者MHC-Ⅱ类分子可不经过受者APC提呈，直接被受者$CD4^+$T细胞识别，从而诱发急性反应。同样的，受者T细胞也可进入移植物中，参与反应。

直接识别的特点是移植排斥反应非常强烈，哪怕供受者MHC分子仅有1个氨基酸差别，也可能导致反应的发生。此外，由于直接提呈不经过APC胞内加工过程，使得T细胞能够迅速激活，在短时间内可引发反应。因此，直接识别途径在移植物急性反应的早期发挥作用。

二、间接识别

间接识别指供者的同种异基因抗原从移植物细胞表面脱落，被受者APC摄取，由其表面的受者MHC分子提呈给受者T细胞，使之活化。抗原通过间接识别参与反应大致可通过3种方式：①移植物和受者血管接通后，移植物抗原直接进入受者血流，和血流中的树突状细胞结合；②供者细胞可以进入受者次级淋巴组织，和树突状细胞结合；③受者的APC进入供者移植物中，和供者移植物抗原结合，再进入受者次级淋巴组织中。间接识别也是移植反应的重要机制，在急性反应的早期和直接识别机制协同发挥作用，在急性反应的中晚期和慢性反应中起更重要的作用。

【排斥反应】★★★△△△

移植排斥反应分为宿主抗移植物反应（host versus-graft rejection，HVGR）和GVHR或称移植物抗宿主病（graft versus-host disease，GVHD）。宿主抗移植物排斥反应见于各种实体的器官移植，是移植术后影响移植物正常发挥功能和受者长期存活的重要因素。移植物抗宿主反应多见于骨髓移植。

本章重点讲述抗移植物反应即排斥反应的分类及特点。临床上的排斥反应均属于同种异基因移植排斥反应（allotransplantation rejection），指供受者为同一种属，但双方基因背景不同，受者的免疫系统认为供者组织为外源性物质，因此对其产生攻击效应。根据排斥反应免疫机制的不同，将其分为超急性排斥反应、急性排斥反应和慢性排斥反应。

一、超急性排斥反应

超急性排斥反应（hyperacute rejection，HAR）本质上是抗体介导的不可逆的体液免疫反应，与受者体内预存的抗移植物抗体有关，一般发生在移植物通血后数分钟内，不超过24小时。受者血清中预存的抗体与移植物血管内皮细胞上的MHC抗原、血型抗原或（异种内皮细胞上的）α-Gal结合，沉积在血管壁上，活化内皮细胞，激活补体，释放多种生物活性物质，引起血管壁通透性增高，中性粒细胞浸润，导致血管壁坏死，血小板聚集，纤维蛋白沉积，造成内皮细胞表面的抗凝状态转变为促凝状态。这些作用破坏内皮细胞正常的屏障功能，出现血管收缩和血管内血栓的形成，阻塞血管，阻断了移植物的血流供应。同时，间质有出血、水肿和炎症等现象，最终导致移植物梗死，功能也迅速丧失。

加速性排斥反应亦名血管性排斥反应或延迟性超急性排斥反应。主要由体液免疫反应介导。抗体来源于受者体内少量预存的抗体或由记忆性B细胞产生的特异性抗体。抗体激活供者移植物内皮细胞，产生多种炎性因子，促进炎性细胞的黏附和渗出，形成炎症细胞浸润，导致内皮细胞的炎性损伤。另外，激活的内皮细胞也可调节凝血级联反应，使血小板受损，凝血酶改变，导致血栓形成，使移植物功能迅速减退。

二、急性排斥反应

细胞免疫应答和体液免疫应答都参与急性排斥反应（acute rejection，AR），早期以细胞免疫为主，体液免疫也起一定的作用，在晚期发生的急性排斥反应中，体液免疫较为重要。参与急性排斥反应的效应细胞包括T细胞、单核细胞、NK细胞等。

（一）细胞介导的急性排斥反应

$CD4^+$T细胞是主要的效应细胞。MHC-抗原肽-TCR三元复合物，APC表面B7分子与T细胞表面CD28分子结合。IL-1、IL-2等细胞因子共同作用，使$CD4^+$T细胞增殖分化为Th1和Th2型细胞，浸润移植物局部，并释放炎性细胞因子，导致迟发型超敏反应性炎症，造成移植物组织损伤。急性排斥反应以Th1型细胞为主。受者体内的$CD8^+$T细胞也可识别移植物抗原，并在$CD4^+$T细胞分泌的IL-2、IL-12、IFN-γ等细胞因子的辅助下，分化为效应细胞毒T细胞（Tc）。一方面通过释放穿孔素和颗粒酶，溶解移植物细胞；另一方面通过分泌趋化因子IL-8、IL-10等，介导炎症发生。

（二）抗体介导的急性排斥反应

抗体介导的体液免疫在急性排斥反应中发挥重要作用。研究发现，在肾移植急性排斥反应时，常在肾小管周围的毛细血管中发现C4d的沉积。另外，许多病例中也检测到抗供者特异性抗体的存在，如抗MHC-Ⅰ型抗体、抗MHC-Ⅱ型抗体、ABO血型抗体、抗内皮细胞抗原抗体。这些抗体主要和移植物血管内皮细胞上的抗原结合，导致内皮细胞损伤。

三、慢性排斥反应

慢性排斥反应（chronic rejection，CR）以体液免疫为主，是由于循环中特异性抗体低水平的免疫应答导致血管周围炎症，使移植物血管内皮持续低程度的损害伴有血管平滑肌细胞增生阻塞血管，导致移植物功能逐渐下降。内皮细胞损伤的机制主要有以下几个方面。

（一）急性排斥反应反复发作

反复发作的急性排斥反应可引起移植物内皮细胞持续轻微损伤，激活多形核白细胞、单核细胞、血小板等多种细胞附着在血管内皮细胞受损部位。同时，内皮细胞在IL-1、TNF等细胞因子作用下释放血小板活化因子，进一步促进血小板聚集活化。

此外，内皮细胞分泌血小板源性生长因子、转化生长因子、胰岛素生长因子等多种生长因子，继而导致血管平滑肌细胞增生、动脉硬化、血管壁炎性细胞（T细胞和巨噬细胞）浸润、间质纤维化等病理改变，造成器官组织结构破坏及功能丧失。

（二）$CD4^+T$ 细胞间断活化

$CD4^+T$ 细胞通过间接识别方式识别血管内皮细胞表面的MHC分子－抗原肽复合物而被活化，出现T细胞增殖、分化。Th1细胞和巨噬细胞介导慢性迟发型超敏反应性炎症，T细胞还可诱导巨噬细胞分泌平滑肌细胞生长因子，使血管平滑肌细胞增生，导致移植物血管破坏。同时，Th2细胞通过分泌细胞因子等方式辅助B细胞产生抗体，通过抗体依赖性细胞介导的细胞毒作用（antibody dependent cell mediated cytotoxicity，ADCC）和补体依赖的细胞毒作用（complement dependent cytotoxicity，CDC）等方式损伤移植物血管内皮细胞。研究显示，在肾移植发生急性排斥反应时，肾小管上皮中的T细胞可导致肾小管上皮细胞激活为成纤维细胞，在肾间质产生纤维病灶导致纤维化。

（三）同种异体抗体的产生

在慢性排斥反应中起重要作用。抗HLA抗体是引起慢性排斥反应的主要原因，受者体内的抗HLA抗体和供者移植物细胞表面的HLA-Ⅰ类分子结合，能激活内皮细胞和血管平滑肌细胞。最近的研究显示，抗HLA抗体也可通过哺乳动物雷帕霉素靶蛋白（mammalian target of rapamycin，mTOR）通路发挥作用。近来，实质性脏器移植中MHC-Ⅰ类相关A链（MHC class Ⅰ-related chain A，MICA）引起关注。研究发现，MICA可以先于任何临床排斥反应症状的出现，提示MICA抗体可作为慢性排斥反应的独立危险因子。另外，组织特异性抗体在器官移植排斥反应中也起重要作用，但具体机制目前还尚未完全阐明。

除了免疫学因素外，非免疫学因素如边缘供者、缺血再灌注损伤、免疫抑制药毒性作用、代谢异常、器官特异性、供受者年龄、高血压、高血脂、原发病等在慢性排斥反应的发生中也发挥重要作用。它们和免疫学因素共同作用，相互影响，最终导致慢性排斥反应的发生。

异种移植排斥反应指供受者为不同种属，受者免疫系统产生攻击移植物的免疫反应。异种移植排斥反应包括超急性排斥反应、急性血管性排斥反应、急性细胞性排斥反应和慢性排斥反应。

【供受者免疫学检查】★★★△△

同种异体器官移植选择供者时，除了考虑年龄、解剖及生理、病理等因素外，免疫学因素亦不能忽视。通过各种免疫学方法，选取与受者组织相容性抗原适应的供者，可减少移植术后排斥反应的发生，提高移植效果。

一、ABO抗原系统

由于移植器官的细胞表面存在ABO血型抗原，若受者血清中存在相应的抗体，就可能发生超急性排斥反应。器官移植时供受者血型要求相同或相容。但近年来，也有紧急情况下，ABO血型不相容也行肝移植的报道，但效果较差。

二、淋巴细胞毒交叉配合实验

移植前一般都需做淋巴细胞毒交叉配合实验，以检查受者血清中是否有针对供者的特异性抗体。如淋巴细胞毒交叉配合试验阳性（>10%），提示有发生超急性排斥反应或加速性排斥反应的风险。近年来亦采用流式细胞术和ELISA法进行交叉配型。一般而言，淋巴细胞毒交叉配型阳性是器官移植的禁忌证，这对于肾和心脏移植尤其重要。但肝移植似乎更能耐受抗体介导的损伤，即使淋巴细胞毒试验交叉配型阳性，这在临床及动物肝移植中均罕见超急性排斥反应。

三、体液抗体检查

近年来，抗体检测也越来越受到重视。体内抗体根据与供者关系可分为供体特异性抗体和非特异性抗体。根据抗体类型可以分为HLA抗体和非HLA抗体。临床上以检测HLA抗体为主。移植、妊娠、输血均能使移植受者事先被致敏。同种异体抗体对随机细胞群体反应的血清筛查实验可用来测定移植候选人被致敏的程度，并用群体反应性抗体（pand reactive antibody，PRA）百分率来表示。PRA值高的患者获交叉配型反应阴性供者的可能性小，因而等待供者器官的时间更长，接受移植后移植物存活率较低。近年来很多移植中心开始监测特异性抗体。

四、HLA配型

器官移植前，一般只检测HLA-A、B、DR 3个位点。目前常用的技术有血清法和以PCR为基础的分子配型技术。一般认为HLA-DR位点相符对移植物及受者长期存活意义最大，其次为HLA-B，影响最小的为HLA-A。HLA配型对于肾、心脏等脏器移植有很重要的意义，可提高存活率。HLA-A、HLA-B和HLA-DR各位点均相符者，与HLA一致的同卵孪生间移植的效果相近。研究表明，某些抗原对移植效果具有重要影响，而有些抗原的影响并不十分明显，有些抗原错配明显影响存活率，某些错配并无明显作用甚至有益，因而提出“有益错配、中性错配和有害错配”假设。HLA配型对临床肝移植的作用仍有争议。

对供者的选择不仅要考虑免疫学因素，还包括供者的全身状态、是否有禁忌证等诸多因素。因此，尽管人们都希望为每位受者找到HLA配型完全相同的供者器官，但多数情况下这只能在同卵孪生子或少数兄弟姊妹之间实现。临床移植的现实是只能选择HLA尽可能少错配，但可以接受的供者器官。

【免疫抑制药】★★★△△△

免疫抑制是指采用物理、化学或生物的方法或手段来降低机体对抗原物质的反应性。化学免疫抑制及应用免疫抑制药在排斥反应的预防和治疗中起到了关键作用。免疫抑制药的使用使临床器官移植真正成为可能，并且极大地推进了器官移植的前进步伐和提高了其临床效果。

一、常用免疫抑制药

（一）皮质类固醇激素

皮质类固醇激素是预防和治疗移植排斥反应的重要药物，通常需与其他免疫抑制药联合应用。皮质类固醇激素主要是特异性地针对巨噬细胞和T细胞作用、广泛的非特异性的免疫抑制作用及抗炎作用，主要用于免疫抑制治疗的诱导和维持阶段，大剂量激素的冲击治疗可在发生急性排斥反应时挽救移植物。长期应用皮质类固醇激素的不良反应亦十分常见，如药物性Cushing综合征、感染、高血压、糖尿病、白内障及骨无菌性坏死和儿童生长发育迟缓等。采用联合用药，尤其是环孢素A（CsA）和他克莫司（商品名普乐可复）作为预防排斥反应的主要药物后，激素用量可以减少，甚至经一段时间后可以停药，其不良反应也随之减轻。

（二）抗细胞增殖类药物

1. 硫唑嘌呤 硫唑嘌呤（azathioprine，Aza）也是免疫抑制治疗的一个经典药物，主要作用为抑制细胞DNA的合成。它对所有分裂活跃细胞均有抑制作用，对T细胞增殖的抑制作用较为突出。Aza常与CsA及激素组成三联免疫抑制方案维持免疫抑制状态，在挽救治疗中无效。主要的不良反应为骨髓抑制、肝毒性及胃肠道反应等。

2. 吗替麦考酚酯 吗替麦考酚酯（mycophenolate mofetil，MMF）是霉酚酸（mycophenolic acid，MPA）的2-乙基酯类合成前体。MMF口服后迅速被胃肠吸收，并经肠壁、肝和其他组织中的酯酶水解转换为活性原药MPA，可相对特异地抑制T、B细胞的增殖。与Aza相比，MMF很少产生肝毒性，其骨髓抑制作用亦较轻微，因而目前备受青睐，已取代Aza与CsA和皮质类固醇激素组成新三联用药方案。另外，MMF除维持治疗外，亦可用于发生排斥反应时的挽救治疗。

3. 麦考酚钠肠溶片 麦考酚钠肠溶片（mycophenolate sodium）与MMF在分子结构上的差异在于以钠盐替代了酯基团。麦考酚钠肠溶片在胃中酸性条件下不溶解，到达小肠后释放活性麦考酚酸。目前认为麦考酚钠肠溶片可以改善移植受者MMF治疗过程中产生的消化道不良反应。与质子泵抑制药（proton pump inhibitor，PPI）合用时，麦考酚酸药代动力学并不受影响。因此，使用PPI时，麦考酚钠肠溶片较MMF更有优势。

4. 咪唑立宾 咪唑立宾（mizoribin，MZR）是一种咪唑类核苷，通过肾代谢。推荐在以下特殊情况下使用：①巨细胞病毒、多瘤病毒感染；②存在造血功能不良或发生轻度骨髓抑制的情况；③肾移植后，由于应用MMF类药物引起腹泻、腹胀、腹痛、消化道出血等症状，经对症治疗仍不能缓解时，可考虑转换为MZR。对于移植后功能延迟恢复的无尿期间，暂不推荐使用MZR，待肾功能逐渐恢复后开始应用，应按照内生肌酐清除率计算剂量。MZR最常见的不良反应为高尿酸血症，长期高尿酸血症将导致肾功能不全。

5. 来氟米特 来氟米特（leflunomide，LEF）是一种异噁唑类衍生物，可以通过抑制组胺、花生四烯酸等多种炎性因子及氧自由基的产生和释放，从而发挥抗细胞免疫和体液免疫的双重作用。最新研究表明，LEF可作为辅助性免疫抑制用药治疗多瘤病毒感染，但尚无明确证据显示LEF可以彻底清除多瘤病毒。其他临床试验证实，LEF与CsA联合应用可以预防和逆转移植排斥反应，诱导免疫耐受形成，并对移植后加速性排斥反应和移植物慢性血管病变具有一定的治疗效果。LEF的毒副作用包括胃炎、贫血、致畸等。

其他的增殖抑制药物还包括环磷酰胺，但其不良反应较大，目前很少应用。

（三）钙调神经磷酸酶抑制药

钙调神经磷酸酶（calcineurin，CN）是一个二聚体丝氨酸/苏氨酸磷酸化酶，在T细胞活化过程中将细胞膜信号传导至细胞核，刺激IL-2合成这一信号转导通路必需的限速调节分子。钙离子/钙调神经蛋白信号转导通路在调节对T细胞激活和分化起关键作用的细胞因子的产生方面起主要作用。钙调神经磷酸酶抑制药（calcineurin inhibitor，CNI）可抑制上述的CN依赖过程，从而阻断T细胞的活化、增殖和分化。

1. 环孢素A 环孢素A（cyclosporine A，CsA）应用于临床是当代器官移植史上的一个里程碑，极大地提高了移植成功率和预后。CsA于1970年由Thiele和Kis从采自挪威南部Hardanger Vidda地区的土壤中获得的多孢子木霉菌中提取获得，是由11个氨基酸组成的环状多肽。它可与T细胞胞质中的环孢亲和素（cyclophiline）结合，该复合物能与钙神经素-钙调蛋白复合物紧密结合，进而抑制钙依赖的磷酸化和转录调节因子NF-A的激活，从而阻碍IL-2和其他T细胞激活所必需的细胞因子的表达，抑制了T细胞的活化、增殖。CsA不溶于水，但可溶于脂类及其他有机溶剂中。CsA是免疫抑制维持治疗的最基本药物之一。临床应用的剂型有口服和静脉2种。目前常用的口服剂型为微乳剂型，其亲脂性更强，吸收浓度稳定，而且吸收不依赖于胆汁。CsA主要由肝细胞色素P450系统代谢，因而联合用药时需注意调整CsA的用量。为确保既能达到有效的免疫抑制效果，又避免药物过量带来的毒性作用，应对患者进行定期的血药浓度监测。CsA血药浓度的监测包括谷值（C_{min}、C0）和峰值（C_{max}、C2）。CsA的不良反应主要表现为“三高”——高血压、高血脂、高尿酸，以及“三毒”——肾毒性、肝毒性和神经毒性。另外，移植后新发糖尿病、多毛、牙龈增生、痤疮、高钾血症、低镁血症、感染和肿瘤等也是CsA的不良反应。

2. 他克莫司 他克莫司（tacrolimus，FK506）是从Streptomyces tsukubaensis属中分离出来的大环内酯类药物。它与细胞质内的配体FK结合蛋白（FK binding protein，FKBP）结合后，通过与CsA相同的作用途径抑制T细胞的活化、增殖。虽然体外实验单位剂量FK506的作用较CsA强100倍左右，但治疗指数两者相近。除用于基础治疗外，亦可取代CsA试用于抗排斥反应的挽救治疗。不良反应方面，FK506的肾毒性、肝毒性与CsA相似，神经毒性、致糖尿病作用可能较CsA稍多，但高血压发生较少，罕见牙龈增生、多毛症等药物不良反应。

钙调神经磷酸酶抑制药CsA和Tac因其有效的免疫抑制效应，被广泛应用于临床，并成为目前最常用的三联用药方案中主要的抗排斥反应药物。CNIs的问世使人、移植物存活率都得到了明显的提高。CNIs吸收存在明显的个体间和个体内差异，安全范围相对较窄。竞争性抑制或诱导其代谢和排泄的肝酶（特别是细胞色素P450）的药物，可影响其血药浓度。如果必须和上述药物合用，则应严密监测血药浓度并适当调整用量。

（四）mTOR抑制药

1. 西罗莫司 西罗莫司（sirolimus，SRL）是由Sehgal等于1975年从采自复活节岛上土壤中的吸水链霉菌中分离获得的三烯大环内酯类化合物。SRL的主要作用机制是与FKBP相结合，形成抑制性复合物，从而抑制钙依赖性和非依赖性的IL-2R后的转导信号，抑制T细胞的活化和增殖。SRL与CNIs的重要区别是，SRL只影响IL-2R的信号传递，并不干扰IL-2的转录与合成。因此，SRL虽然可抑制T细胞增殖，但是并不抑制T细胞凋亡过程，而后者对于免疫耐受或免疫低反应性的诱导和维持起着重要的作用。对于临床肝、肾移植患者应用CNIs后出现肾功能损害的病例，转换为SRL可有效减轻药物的肾毒性。另外，对于存在恶性肿瘤的器官移植患者，包括移植前原发恶性肿瘤及移植后新发恶性肿瘤患者，可以起到兼顾抗排斥反应及抗肿瘤的作用。由于SRL在一定程度上影响切口的愈合，故建议在移植术后1个月时起应用该药，对于免疫高危患者可与CNIs联用，可将后者的用量减至常规用量的1/3～1/2，协同发挥抗排斥反应作用，使两种药物的不良反应最小化。对于免疫低危移植受者或考虑CNI药物肾毒性的移植受者可应用SRL联合MMF等抗代谢类药物。SRL常见的毒副作用包括高脂血症/高胆固醇血症、高血压、腹泻、贫血等。

2. 依维莫司 依维莫司（everolimus）是一种新型的雷帕霉素靶蛋白抑制药。依维莫司能够与胞质内FKBP12结合，作用于mTOR并抑制其活性，使细胞周期静止在G1期，抑制生长因子（IL-2和IL-5）介导的T、B，细胞增殖和分化，进而预防排斥反应。依维莫司的不良反应有高胆固醇血症、水肿、淋巴囊肿、贫血和腹泻等。

（五）生物制剂

1. 多克隆抗体 常见的多克隆抗体包括抗淋巴细胞球蛋白（antilymphocyte globublin，ALG）和抗胸腺细胞球蛋白（antithymocyte globulin，ATG）。多克隆抗体可与多种T细胞表面共有抗原分子结合，诱发强烈而持久的T细胞清除。多克隆抗体的适应证包括：①围术期免疫诱导治疗；②急性排斥反应治疗；③耐激素急性排斥反应治疗；④骨髓移植GVHD的预防和治疗。禁忌证包括：既往使用同类制剂时发生严重的全身性变态反应；移植后存在严重感染。多克隆抗体为异种血清产品，在应用过程中仍存在一些不良反应，主要包括细胞因子释放综合征、血清病、过敏性休克等。

2. 抗CD3单克隆抗体 CD3是成熟T细胞的共同分化抗原，抗CD3单克隆抗体（anti-CD3 monoclonal antibody，anti-CD3MAb）可作用于全部的成熟T细胞，通过杀伤T细胞或阻断细胞免疫反应来达到抗急性排斥反应的目的。鼠抗CD3单克隆抗体（OKT3）主要用于治疗移植后2周内出现的急性排斥反应。在治疗过程中其最常见、最危险的不良反应是细胞因子释放综合征，又称首剂反应。

3. 抗CD25单克隆抗体 T细胞在发生活化及介导排斥反应的过程中表达CD25，即IL-2Rα链，并通过自分泌途径产生IL-2，进一步促进T细胞增殖。抗CD25单克隆抗体（anti-CD25 monoclonal antibody，anti-CD25 MAb）又被称为抗IL-2受体单克隆抗体，主要包括巴利昔单抗（basiliximab）和达利珠单抗（daclizumab）等。这类药物可通过拮抗IL-2与IL-2R的结合逆转排斥反应，并选择性地只作用于活化T细胞，而不影响循环淋巴细胞总数。最新研究认为该药物不会增加感染和肿瘤的发生率，适用于排斥反应风险较低的患者。此类药物最常见的不良反应为消化道反应，如恶心、腹痛和食欲减退等，但通常能耐受。

4. 阿伦单克隆抗体 阿伦单克隆抗体（alemtuzumab）是人源化抗CD52单克隆抗体，靶分子是CD52，可去除受者体内的T、B细胞和树突状细胞，从而降低急性排斥反应及骨髓移植后GVHD的发病率，并减轻其严重程度，是一种极具应用前景的强力淋巴细胞清除剂。该药物的主要不良反应包括首剂反应、白细胞减少及重度凝血功能障碍等，而长期疗效及安全性也尚待验证。

5. 利妥昔单克隆抗体 利妥昔单克隆抗体（rituximab）是一种人鼠嵌合性单克隆抗体，能特异性地与前B细胞和成熟B细胞表面的跨膜抗原CD20结合，通过CDC作用和ADCC作用介导B细胞溶解的免疫反应。该药物能迅速、持久地清除循环和组织中的B细胞，持续清除时间长达6个月。目前在移植领域，利妥昔单克隆抗体常用于ABO血型不合肾移植的重度T细胞介导的排斥反应、体液性排斥反应及脱敏治疗。这种药物主要的不良反应可能与细胞因子释放综合征有关，包括一过性低血压、寒战、发热等，可在用药前给予对乙酰氨基酚等进行预防。

其他抗体，抗黏附分子单克隆抗体、趋化因子受体拮抗药等药物多数还处于临床试用阶段。

二、免疫抑制治疗的基本原则和常用方案

免疫抑制治疗的基本原则是联合用药，利用免疫抑制药之间的协同作用，增强免疫抑制效果，并因此减少各种药物的剂量，降低毒副作用。此外，要实施个体化的用药方案，即根据不同的个体、同一个体的不同阶段及患者对药物的敏感性和不良反应调整用药种类和剂量。个体化的免疫抑制治疗方案的制订须依据多种因素调整用药种类和配伍，包括供受者的配型、受者的免疫功能；年龄、种族、致敏状态；手术后不同时期；受者对药物的顺应性或耐受性等。同时根据血药浓度和相关指标调整用药剂量。

临床器官移植的免疫抑制药的应用可分为预防性和治疗性用药。预防排斥反应即应用免疫抑制药有效预防排斥反应的发生。由于移植物通血后即启动了免疫应答反应，故起始阶段使用大剂量的免疫抑制药，这一阶段称为诱导阶段。抗淋巴细胞抗体和白介素-2受体拮抗药是常用的诱导药物。随后可逐渐减量，最终达到维持量以预防急性排斥反应的发生，这一阶段为维持阶段，多数情况下需终身维持免疫抑制治疗。维持期免疫抑制治疗通常采用“三联治疗”方案。目前一般以CsA或FK506加上皮质类固醇激素或CsA或FK506加上Aza或MMF作为免疫抑制的基本药物，即所谓的二联用药方案。在此基础上前者增加一个增殖抑制药物（Aza或MMF）或抗淋巴细胞抗体，后者增加皮质类固醇激素或抗淋巴细胞抗体组成三联用药方案。一般诱导阶段采用三联或四联用药，且剂量较大，然后逐渐减量并减少药物种类，至维持阶段多为二联或三联用药。发生急性细胞性排斥

反应时，可用大剂量皮质类固醇激素冲击治疗。无效者可改用抗淋巴细胞制剂 ALG 或 OKT3，亦可调整基本的免疫抑制方案。

【免疫耐受】★△

移植免疫耐受是指在无免疫抑制药维持治疗的情况下，免疫功能正常的个体对异基因移植物不发生病理学可见的免疫反应的状态，即将供者器官、组织移植给受者后，在不使用或短时间不使用免疫抑制措施的情况下，移植物能够健康的有功能的长期存活，不发生排斥反应，但对其他抗原的免疫应答仍保持正常。临床上提及的“operational tolerance”是指在停用免疫抑制药的情况下，移植器官功能健全、无排斥反应征象超过 1 年。

虽然在小动物（尤其是小鼠、大鼠等啮齿类动物）中成功地诱导同种异体免疫耐受，但要在大动物和人体诱导对外来移植物的免疫耐受仍存在很多困难。一方面，诱导方式困难；另一方面，对自然存在的耐受状态很难诊断，往往是在患者停用免疫抑制药后才发现其处于免疫耐受状态。临床上的确发现少数患者移植术后免疫抑制药使用小于常规剂量或短期使用，停药后移植物维持功能良好，达到近似免疫耐受状态，即产生了所谓“临床耐受”或“几乎耐受（almost tolerance）”状态。

移植免疫耐受是获得性免疫耐受（acquired tolerance），由外来抗原诱导产生，它与自身耐受相似，可以分为中枢耐受和外周耐受。

（程 颖 刘永锋）

第3节 供者评估与管理

【供者选择一般标准】★★★△△△

供器官来源包括尸体供器官和活体供器官两大类。尸体器官捐献又因捐献者临床死亡的情况不同分为脑死亡器官捐献（donation after brain death，DBD）和心脏死亡器官捐献（donation after cardiac death，DCD）。

一、尸体器官供者的一般选择标准

尸体器官供者的一般选择标准也在不断变化，以往认为的捐献绝对禁忌证变为相对禁忌证，如活动性 HBV、HCV 感染等。目前尚无统一的明确标准，可参考以下条件：①供者身份明确；②年龄一般不超过 65 岁；③无 HIV 感染；④无药物滥用、无静脉注射毒品、无同性恋 / 双性恋等高危活动史；⑤无恶性肿瘤病史，但部分中枢神经系统肿瘤（主要指低中度危险原发脑瘤）和一些早期的恶性肿瘤在经过成功的治疗后可以考虑；⑥无活动性、未经治疗的全身性细菌、病毒或真菌感染；⑦捐献器官功能基本正常。

二、活体供者选择标准

活体供者选择方面首先要考虑供者安全，最大限度地保护活体捐献者的自身利益。世界卫生组织（World Health Organization，WHO）和移植协会共同制定的阿姆斯特丹和温哥华活体器官捐献指南，对活体器官捐献者有相当严格的要求。首先应进行捐献意愿评估，确认符合法律、法规、伦理学和医学原则，确认活体器官捐献者本人真实的意愿。根据我国国务院自 2007 年 5 月 1 日实施的《人体器官移植条例》及 2009 年卫生部颁布的《关于规范活体器官移植若干规定》，我国亲属活体供者与受者仅限于以下关系：①配偶，仅限于结婚 3 年以上或婚后已育有子女。②直系血亲或 3 代以内旁系血亲。③有证据证明因帮扶等形成亲情关系：仅限于养父母和（或）养子女之间的关系、继父母与继子女之间的关系。同时，器官捐献者必须年满 18 周岁，具有完全民事行为能力。捐献者做出的决定应该出于完全自愿，不存在任何外界的压力和胁迫。无器官买卖。

活体供者的医学评估主要包括 ABO 血型、年龄、体重、HLA 配型及淋巴毒实验、HIV 或肝炎病毒感染、高血压、恶性肿瘤、严重呼吸系统或心血管系统疾病、遗传性疾病、供器官功能及捐献者是否吸毒或酗酒等。

【供者管理】★★△△

一、脑死亡供者管理

1. 脑死亡概念 脑死亡是以中枢性自主呼吸完全停止为首要特征的脑干或全脑功能永久性丧失，并且以正在使用呼吸机辅助通气等手段维持无效心跳的一种特殊临床死亡状态。我国尚无脑死亡立法，但已经通过脑死亡判定标准及技术规范。

2. 脑死亡器官供者评估、维护与管理 一旦脑死亡判定成立，并且患者的直系亲属同意捐献器官，应立即由相应科室医师和器官移植医师联合对患者进行综合评估，以确定其是否适合器官捐献。需要集中了解损伤或发病的原因，心肺复苏的持续时间，血管活性药物的使用，是否存在感染和心律失常，既往史和手术史等，以排除器官捐献的禁忌证。

器官功能的实验室检查包括全血细胞计数、血电解质、血糖、动脉血气分析、尿液分析、凝血、血尿素氮、血肌酐、肝功能、微生物病原学检查（HBsAg、HBc-Ab、抗-HCV、抗-EBV、抗-CMV、抗-HIV-1、抗-HIV-2、人类嗜T细胞病毒抗体-1、梅毒）、ABO血型、Rh血型、HLA配型、痰涂片，以及血、尿和痰细菌培养、药敏试验。

对于捐献不同器官的供者，还需要对具体的器官功能进行相应特殊检查。心脏供者检查包括心功能评估、心电图、胸部X线片、超声心动图，超过45岁的患者行心导管检查、心肌酶谱分析。肺供者检查包括SpO_2（吸入氧气浓度为100%时）、动态动脉血气分析、胸部X线片、支气管镜检查。胰腺供者检查包括动态血糖监测、血清淀粉酶、血清脂肪酶、尿淀粉酶和血清糖化血红蛋白。肝供者检查包括肝超声。肾供者检查包括肾超声。

同时应对潜在捐献者进行监测与管理，最大限度地维持血流动力学、内分泌功能等内环境稳定，以便提高潜在供者的数量，改善供器官质量。应根据监测的结果和临床表现，尽可能纠正供者内环境紊乱，尽量达到以下目标：收缩压≥100mmHg，尿量≥100ml/h，PaO_2≥100mmHg，血红蛋白浓度≥100g/L。

二、心脏死亡供者

1. 心脏死亡器官捐献概念及分类 心脏死亡器官捐献（donation after cardiac death，DCD）指公民在心脏死亡后进行的器官捐献，以往也称无心跳器官捐献（non-heart beating donation，NHBD）

目前，国际上通常采用1995年荷兰Maastricht国际会议定义的DCD分类标准。2000年之后，西班牙提出重症治疗室或监护室中心脏意外停跳者也是很有开发潜力的供者来源。2003年将其增补为Maastricht标准Ⅴ类，现被英国等国家采用。

Maastricht分类中的Ⅰ类指抵达医院时已经死亡者，患者的死亡发生在院外。该类如有可能成为供者，其猝死时需要有目击者予以证实，记录准确的死亡时间及入院前抢救措施。这类供者存在许多不确定因素，如器官热缺血时间、死亡原因等。Ⅱ类指在发现心脏停搏后采取复苏的措施但未能成功，常见于急诊室中，整个过程均有详细记录。Ⅲ类指等待心脏停搏的濒死者：患者存在不可救治性损伤，通常为大面积的脑损伤，但不完全满足脑死亡的判断标准，各种治疗无效，有计划地撤除生命治疗，等待心脏停搏。通常为神经外科重症监护病房、一般重症监护病房、冠心病重症监护病房、急诊病房和一般病房的患者。Ⅳ类为确认脑死亡的患者发生非预见性心脏停搏。这种类型与脑死亡供者的区别在于：前者是宣告脑死亡后或在宣告死亡过程中患者心跳停止，并确定给予复苏无效后，进行器官切取；后者是在宣告患者脑死亡后，患者心脏仍有心跳和呼吸支持的情况下，行器官切取。Ⅴ类为重症治疗室或监护室中心脏意外停跳者。

以上类型中，只有Ⅲ类的心脏停搏是可以预知的，因而称为可控性心脏死亡供者，其余4类属于不可控性心脏死亡供者。

2. 心脏死亡供者评估 与DBD不同，DCD供者患有严重的神经系统损伤和（或）其他重要器官功能衰竭，但未完全达到脑死亡标准，其他器官的功能受损程度因缺氧耐受能力不同而各有不同。器官捐献是在医师确定患者将不可避免死亡，且在亲属决定撤除生命支持的前提下进行的。因此，对心脏死亡供者评估除参照脑死亡供者评估外，还应包括两方面内容：潜在供者在撤除生命支持治疗后60分钟内心脏停搏的可能性及其器官用于器官移植的可能性。

3. 心脏死亡供者的处理原则和程序 DCD的基本原则是“切取器官只能在患者死后，不能因为切取器官导致患者死亡”。也就是说，在做出撤除生命支持治疗的决定后，方可与患者家属商谈器官捐献事宜。如同意捐献，且患者在撤除生命支持后的规定时间内未能恢复自主呼吸，才能由器官移植医疗组进行器官切取程序。

目前国际上最常用的心脏死亡供者是Maastricht-Ⅲ类，即可控性心脏死亡供者。世界各国对可控性心脏死亡供者的处理程序略有不同，本章介绍的处理程序主要来源于我国于2012年8月修订的《中国心脏死亡器官捐献工作指南（第2版）》。主要程序包括：①决定撤除生命支持治疗；②获得知情同意；③供者管理，包括供者/供器官的综合评估及医疗干预；④终止治疗，切取器官或移植的团队不能参与终止治疗过程；⑤宣布死亡；⑥器官获取。

（程 颖 刘永锋）

第4节 器官的切取和保存

安全有效保存器官是移植成功的先决条件。自1967年，Belzer等学者创建低温持续灌注到UW液的广泛应用，器官保存领域有了很大的发展。其意义在于保证最大程度上利用器官，延长保存时限；保证移植物术后功能恢复，减少器官遗弃率和术后无功能的发生率；保证移植物的长期存活。

【器官保存的低温原则】★★△△

现代器官保存依赖于低温原则。根据Vant Hoff定律，温度从37℃降至4℃，代谢率仅为原来的1/13～1/12。低温有效降低了器官代谢率，保证器官在缺血缺氧条件下的存活。保存器官的低温状态，从器官切取阶段必须开始，一般用冰冷的灌注液，经血管系统进行灌洗，使供者器官的中心温度快速降到0～4℃，随后保存于低温的保存液中直至移植，在移植过程血供接通之前也必须予以碎冰等使移植器官降温。低温器官保存，可以有效地降低保存器官的代谢率，降低器官对氧、能量及其他营养物质的摄取和利用，并能有效抑制细胞内水解酶（如蛋白酶、溶酶体酶、磷脂酶等）的活力，防止细胞损伤。

随着器官保存的发展，尤其是机械灌注的开展，使得常温保存也成为可能。常温机械灌注目前主要用于肝脏，还处于临床前期阶段。

【器官保存损伤】★△

一、热缺血损伤

器官离体后缺血、缺氧，氧化磷酸化作用降低，胞内ATP含量急剧下降，糖原分解和无氧酵解过程则代偿增强，H^+及乳酸堆积，Ca^{2+}、Na^+、K^+浓度失衡，水解酶被激活。胞内稳定结构——微管、细胞骨架、胞膜破坏，内质网空泡形成，线粒体肿胀，导致细胞发生不可逆性损伤。器官耐受热缺血时间均较短。

二、冷缺血损伤

低温可降低器官代谢率，一定程度上减轻损伤，但低温本身对细胞可造成伤害。低温下胞膜电位下降，Na^+-K^+-ATP酶活性受抑制，无法抵抗胞内非渗透性离子产生的渗透压（110～140mmol/L），Na^+、Cl^-沿浓度梯度进入细胞引起严重水肿。低温使细胞膜脂质由液态流动相变成结晶状态。胞外冰晶形成，分解整个器官结构与形态，这也是深低温难以实现的原因之一。

三、缺血再灌注损伤

缺血再灌注损伤是导致移植物失功的重要因素。其机制复杂，涉及多个细胞系，且形成相互作用网络。如肝在缺血再灌注时，激活窦内皮细胞和肝巨噬细胞，释放大量氧自由基及其衍生物，引起白细胞、淋巴细胞、血小板黏附并激活凝血因子造成高凝状态。白细胞黏附与氧自由基产生构成恶性循环，相互促进，使移植物在灌流初期经历类似以氧自由基为介导的急性炎症反应，白细胞大量聚集，损害微循环，产生无复流现象。这些因子多数由内皮细胞和黏附的中性粒细胞及淋巴细胞产生，构成“网络”式或“瀑布”式反应，导致移植物失功。近年来，NO、细胞凋亡、细胞整合素在缺血再灌注损伤中的作用得到重视。

【器官切取的基本要求】★★★△△△

器官切取主要分切取与灌洗等步骤。器官灌洗是指在原位或离体状态下，通过重力或压力将冷灌洗液经器官的血管系统进行灌注，并外加冰块等，使供者器官迅速而均匀地降温，同时通过灌洗将器官内供者的血尽可能地排出。供者器官切取时应尽量减少供者器官的热缺血时间。所谓热缺血时间是指从供器官血液供应停止到冷灌洗开始所间隔的时间。冷缺血时间是指从供者器官冷灌洗到移植后血供开放前所间隔的时间，其中包括器官保存阶段。虽然有效的保存方法可以使器官较长时间处于离体状态，但过长的冷缺血时间对器官的长期存活率还是有一定的影响。器官切取过程中应尽量减少移植器官的机械损伤及重要结构的破坏。

目前移植器官多来源于脑死亡供者或无心跳供者。脑死亡供者因为仍存在有效的血液循环，一般短时间内不会出现供者器官的缺血，可有步骤地实施切取；对于无心跳尸体供者，循环与呼吸已停止，器官处于热缺血状态，一般采取多器官快速原位联合灌洗、整块切取，以尽量减少热缺血时间，保证器官质量；单独切取肾时，也可切取后离体灌洗。

【器官保存方法】★★★△△

单纯低温保存和低温机械灌注（hypothermic machine perfusion，HMP）成为临床广泛应用的两种器官保存的方法，其各有优缺点。前者设备简易，花费少，技术操作相对简单，但不耐受较长时间的热缺血。低温机械灌注法则要有专用的灌注装置，设备费用高，且需专门技术人员操作。其优点为在灌注期间可监测多项指标，可对保存器官的活力进行评估和了解，能耐受较长时间的热缺血和冷缺血。

一、单纯低温保存

将中断血液供应的器官用一种预冷的特制保存液，以一定高度的重力快速滴注灌入动脉系统内，使器官迅速和均匀地降温至10℃以下，灌洗液的温度始终保持在0～4℃之间。灌洗完毕后将供者器官放入盛有0～4℃保存液的双层灭菌塑料袋中，再放入盛有冰块的保温箱中，直至器官移植。目前各移植中心采用的保存液大多为细胞内液型保存液，一般能够安全保存肾30～36小时，保存肝12～16小时，保存心脏、肺6～8小时。

二、低温机械灌注

低温机械灌注是以低流量低压将灌洗液泵入保存的器官内，并使灌洗液及器官温度维持在6～10℃，以期达到供应低温下代谢所需的基本营养，以及清除代谢废物的目的。

（一）低温机械灌注法在肾保存中的应用

灌注器主要由脉冲式泵或非脉冲式泵、制冷装置和灌注管路等部分组成。目前已有成熟的机械灌注设备可供临床使用。由于供器官日益短缺，边缘供体、DCD供体被纳入到供体池中后，通过低温机械灌注来保护、挽救和评估供体器官受到前所未有的重视。目前大多数美国及欧洲移植中心用机械灌注法来进行心脏死亡供体肾的保存。

（二）低温机械灌注法在肝保存中的应用

肝机械灌注指以持续或脉冲方式灌注肝动脉/门静脉，来达到器官保存的目的，目前研究较多的灌注系统包括HMP、低温氧合机械灌注（hypothermic oxygenated perfusion，HOPE）和常温机械灌注（normothermic mechanic perfusion，NMP）。机械灌注效果仍需要大量临床验证。

1. 低温机械灌注 HMP的特点是低温（1～10℃）、无氧合、肝动脉及门静脉双重灌注。一方面可以持续保持肝低温；另一方面也可以冲洗肝中残存血液、微小血栓及保存期间产生的代谢产物。同时灌注系统可以提供肝动脉及门静脉压力、流量，灌注液中生化指标变化等客观评价指标，有助于判定肝功能状态。目前常用的HMP设备是由哥伦比亚大学研发的。

2. 低温氧合机械灌注 在低温机械灌注的基础上增加氧合设备，保证灌注液的氧分压达到80～100kPa，目前常用的设备是荷兰Organ Assist公司研发的ECOPS系统。与HMP不同，HOPE通常是在单纯冷保存后灌注1～2小时，通常采用门静脉单独灌注。有系列研究证明单独门静脉灌注效果确切，包括肝外胆管在内均灌注效果良好。研究认为在低温下，肝的代谢发生变化，需氧量大大下降，而灌注期间门静脉灌注液中含氧量远远超过在体时门静脉血液氧含量，因此单独门静脉灌注应该可以满足需求。

3. 常温机械灌注 常温机械灌注指在37℃条件下进行体外机械灌注，灌注液一般含有血液成分，具有充分的携氧能力。常温机械灌注不仅作为一种保存的方法，更重要的是对一些边缘供体（热缺血时间较长等）起到一定的修复作用。同时，灌注条件基本可以比拟体内灌注。因此，它也可作为评估的重要手段。

【常用器官保存液】★△

一、器官保存液的组成原则

针对器官在保存过程中经历的各种损伤，器官保存期间应尽量保持细胞内环境稳定，器官保存液的制备应满足下列要求：①减轻由于低温保存导致的细胞水肿；②防止细胞的酸化作用；③防止细胞间隙肿胀；④防止再灌注过程中氧自由基的损伤；⑤提供再生高能磷酸化合物底物。

二、器官保存液类型及常用保存液

根据保存液中的K^+、Na^+浓度，一般将器官保存液分为3类：①仿细胞内液型保存液，如EC液、UW液、HC-A液；②仿细胞外液型保存液，如Celsior液、IGL-1液、LPD液、St. Thomas液、

Belzer-MPS 液；③非体液型保存液，如 HTK 液。其中应用于肾保存的主要有 UW 液、HTK 液、Celsior 液和 HC-A 液，而应用于肝保存的主要为 UW 液、HTK 液和 Celsior 液。

（程　颖　刘永锋）

第5节　肾　移　植

自 1954 年世界第 1 例肾移植成功实施以来，肾移植取得了长足进步，近 10 多年来更是如此。在临床各种器官移植中，肾移植开展得最早、最多，效果也最好。由于组织配型与肾保存方法的不断改进、强有力免疫抑制药的问世、对移植免疫学认知的进展及临床经验的不断积累，同种肾移植近期效果明显提高，超急性排异反应已罕见，急性排异反应大为减少，移植物近期丢失这一早期影响移植效果的主要问题基本解决。但当前仍面临着长期存活提高不同步和供器官短缺等主要问题。我国肾移植始于 1960 年，20 世纪 70 年代后形成规模。在国内外先进的移植中心，尸体肾移植 1 年移植肾和患者存活率分别超过 85% 和 95%；5 年移植肾存活率也超过 60%。移植肾存活 10 年以上者越来越多。同时，肾移植研究中所面临的移植免疫问题与其他组织和器官移植有其共性，大量肾移植的经验对其他器官移植的开展起到了推动作用，因此肾移植在同种移植中具有特殊的重要地位，肾移植成为开展其他器官移植的基础。

【适应证和禁忌证】★★★△△△

一、肾移植适应证

肾移植适应证为：①慢性肾病终末期或其他肾疾病导致的不可逆转的肾功能衰竭者。最常见的肾病类型是肾小球肾炎，其次是慢性肾盂肾炎、间质性肾炎、糖尿病、肾血管疾病、多囊肾、多系统疾病及镇痛药肾病等。②年龄在 65 岁以下及全身情况良好者，但年龄并非绝对。③心肺功能良好能耐受手术者。④活动性消化道溃疡术前已治愈。⑤恶性肿瘤新发或复发经手术等治疗后至少稳定 2 年以上无复发。⑥肝炎活动已被控制，肝功能正常者。⑦结核病术前应正规抗结核治疗明确无活动者。⑧无精神障碍或药物成瘾者。

二、禁忌证

1. 肾移植的绝对禁忌证　①未治疗的恶性肿瘤；②结核活动；③艾滋病或肝炎活动；④药物成瘾（包括止痛药物或毒品）；⑤进行性代谢性疾病（如草酸盐沉积病）；⑥近期心肌梗死；⑦存在持久性凝血功能障碍者如血友病；⑧估计预期寿命<2 年；⑨其他脏器功能存在严重障碍包括心肺功能、肝功能严重障碍。

2. 肾移植的相对禁忌证　①年龄>70 岁；②周围血管病；③精神性疾病、精神发育迟缓或心理状态不稳定；④癌前期病变；⑤基础疾病为脂蛋白肾小球病、镰状细胞病、华氏巨球蛋白血症等肾移植术后易高复发的疾病；⑥过度肥胖或严重营养不良；⑦严重淀粉样变；⑧合并复发或难控制的复杂性尿路感染；⑨淋巴细胞毒抗体或 PRA 强阳性，且未经预处理。

【术前准备及评估】★★★△△△

肾移植受者术前评估分为 5 个部分。

一、手术风险评估

手术风险评估主要评估影响围术期和术后长期生存的危险因素。评估内容包括尿毒症并发症的评估、恶性疾病的评估和感染类疾病的评估。

二、手术条件评估

手术条件的评估主要是评估手术所需要的血管条件是否合适，并评估有可能影响肾移植手术操作或移植肾长期存活的泌尿系统疾病。

三、免疫状态评估

免疫状态的评估包括 ABO 血型、HLA 分型、抗 HLA 抗体和供受者交叉配型。

四、肾原发疾病的评估

主要评估原发病术后复发情况。原发疾病是肾小球肾炎，则移植后肾小球肾炎在移植肾上有复发的可能。而多囊肾和慢性肾盂肾炎等则基本不复发。尽管肾小球肾炎复发率比较高，复发导致肾功能丧失的却比较少见。不同类型的肾小球肾炎，其复发概率和进展程度不同。

五、社会心理评估

社会心理评估的目的是要确保等待移植的尿毒症患者能够理解肾移植的基本过程和可能面临的风险，而且能够坚持术后长期应用免疫抑制药和随访治疗。

【手术方法】★★△△

肾移植术式基本定型，移植肾异位移植在受者的腹膜外髂窝，供肾的肾动脉与受者的髂内动脉做端端吻合或与髂外动脉做端端吻合，肾静脉与受者的髂外静脉做端侧吻合，供肾输尿管与受者膀胱吻合。一般情况时受者的病肾不需要切除，只有特殊情况时如肾肿瘤、巨大多囊肾、多发性或铸型结石合并顽固性感染、严重肾结核等需切除病肾。也有学者认为抗肾小球基膜抗体型肾炎切除双肾可使血液中抗体消失较快，可以减少移植肾术后原病复发的发生率。

【活体肾移植】★△

与尸体供肾者相比，活体肾移植有以下优点：①近期或远期的移植肾存活率高；②扩大了供肾来源，缩短了受者等待时间；③术前可以对供肾进行详细检查，保证供肾质量；④可根据供者和受者身体状况，选择最合适的手术时机；⑤供肾冷、热缺血时间较尸体供肾明显缩短；⑥亲属供肾移植可有理想的 HLA 配对，减少术后排斥反应的发生；⑦亲属间活体供肾的生物学特点使供受者有较好的组织相容性，有利于移植肾的长期存活；⑧亲属间活体肾移植可以促进家庭成员间的亲情关系；⑨对部分 PRA 阳性的高敏或 2 次移植的病例，经预处理后能及时进行肾移植手术，从而明显提高了高敏受者的移植成功概率。

【术后并发症及处理】★★★△△

肾移植术后并发症包括原发性移植物无功能和移植物功能延迟恢复，外科及内科的近期、远期并发症等。

一、原发性移植物无功能和移植物功能延迟恢复

原发性移植物无功能（primary nondysfunction，PNF）指术后肾功能从未恢复，需要透析治疗，通常需要切除移植肾。移植肾功能延迟恢复（delayed graft function，DGF）一般指肾移植术后 1 周内血肌酐未恢复正常，至少需要进行 1 次透析治疗。对于 DGF，预防比治疗更重要，包括尽量避免应用高危供者、减少供肾损伤、合理有效的免疫抑制药方案等。治疗措施包括透析治疗、调整免疫抑制药、预防感染及支持治疗等。

二、外科并发症

近年来术后外科并发症的发生率显著减少，但可直接导致移植物失活甚至受者死亡，因此仍然需要引起高度重视。外科并发症包括血管并发症、尿路并发症、淋巴系统并发症、切口并发症。

三、内科并发症

患者接受肾移植术后早期，急性排斥反应和感染成为肾移植最常见的并发症，合理应用免疫抑制药，应既能预防和治疗急性排斥反应又能减少免疫抑制药相关不良反应。此外，肾移植术后远期并发症主要包括感染、心血管疾病、慢性移植肾肾病、新发 / 复发移植肾肾炎、胃肠道并发症、尿路并发症、高血糖、肿瘤及骨质疏松等。这些并发症部分发生于围术期，而大部分在肾移植术后远期发生，多数属于内科并发症。

（程　颖　刘永锋）

第 6 节　原位肝移植

原位肝移植是目前治疗终末期肝病的最有效方法。1963 年，Starzl 教授完成首例原位肝移植，经过 50 多年的发展，例数大幅增长，效果仅次于肾移植，术后 1 年存活率达 90%，5 年存活率超过 70%，最长存活者达 30 年。我国原位肝移植始于 1977 年。

【适应证和禁忌证】★★★△△△

一、适应证

原则上，终末期肝病用其他疗法不能治愈，预计在短期内无法避免死亡者，都是原位肝移植的

适应证。具体分类如下。①终末期肝硬化：慢性乙型、丙型肝炎后肝硬化，酒精性肝硬化，原发性胆汁性肝硬化，原发性硬化性胆管炎，隐源性肝硬化。②急性或亚急性肝衰竭、慢性重症肝炎。③先天性代谢性疾病：Wilson 病、α1- 抗胰蛋白酶缺乏症、肝糖原贮积病、遗传性草酸盐沉积症、Crigler-Najjar 综合征等。④部分肝恶性肿瘤：一般限于≤5cm，肝内肿瘤≤3 枚且无肝外转移的小肝细胞癌；个别情况可适度放宽，但对于有肝外转移或侵犯大血管的肝细胞癌则不宜移植。⑤其他：先天性胆道闭锁、Budd-Chiari 综合征、多囊肝等。⑥再次肝移植，各种原因所致的移植肝功能衰竭。

二、禁忌证

1. 绝对禁忌证 包括：①重要器官功能障碍不能耐受移植手术；②酗酒和药物滥用；③难以控制的全身性感染；④肝恶性肿瘤伴肝外远处转移；⑤肝外恶性肿瘤。

2. 相对禁忌证 包括：①高龄 65 岁以上的患者移植术后 1 年和 5 年存活率与年轻患者相比明显降低；②病态肥胖患者（BMI>40kg/m^2）相关的心血管疾病发生率明显升高，导致移植后长期生存率降低；③获得性免疫缺陷综合征（acquired immune deficiency syndrome，AIDS）早期，HIV 感染患者应用免疫抑制药后可能导致艾滋病进展，艾滋病曾经是肝移植的绝对禁忌证，但是，随着高效抗反转录病毒药物的应用，病毒控制率得以提高，艾滋病患者现在可以有选择地接受肝移植。

【手术时机及术前评估】★★★△△

选择适当的手术时机、做好充分术前准备对提高手术成功率至关重要。对失代偿性进展期肝病患者，一般主张尽早考虑肝移植。除常规手术前准备外，应全面评估肝功能，包括肝储备功能，应检测各种病毒性肝炎标志物及巨细胞病毒、HIV、EB 病毒、单纯疱疹病毒等，并判断其是否为活动性感染。对活动性的巨细胞病毒感染或单纯疱疹病毒感染应在移植术前进行有效的抗病毒治疗。加强营养支持治疗，停用影响术后治疗的一切药物，避免不必要的手术如门腔分流术等。全面了解肝门静脉及动脉情况。对于肿瘤患者，术前应详细了解肝肿瘤数目、大小，有无门静脉血栓或癌栓，淋巴结及远处是否有转移等情况。

【原位肝移植技术】★★△△

一、原位全肝移植

原位全肝移植指切除病肝后于原解剖位置植入供肝。按手术方式可分为：①经典原位肝移植是指病肝和肝后下静脉一同切除，在体外静脉转流下施行的原位肝移植，供肝植入时依次吻合肝上下腔静脉、门静脉、肝下下腔静脉、肝动脉和胆管；②背驮肝移植是切除病肝时，保留受者肝后下腔静脉全部及肝静脉共干，将后者与供肝的肝上下腔静脉做吻合。该术式无须阻断受者下腔静脉，一般不需体外静脉转流。因移植肝像背驮在受者下腔静脉状，故称背驮式肝移植。

二、原位部分肝移植

原位部分肝移植包括减体积肝移植、劈离式肝移植及活体供肝肝移植。减体积肝移植仅移植部分肝，受者多系儿童，而当时仅有成年人供肝，因受者无足够空间容纳，按 Couinaud 的肝分段原则，将部分肝移植到受者体内，少数情况下也适用于体积较小的成年人。劈离式肝移植是将供肝一分为二，分别移植给两个不同受者，该术式是在减体积肝移植术式成熟的基础上创立的一种新技术，从而扩大了尸体供肝的利用率。活体供肝肝移植是指供肝取自双亲、同胞或健康志愿者等活体。活体肝移植部分缓解了供者紧缺的情况。根据受者的具体情况，供肝可以选择活体左外叶、左叶或右叶的部分肝。供者安全是活体肝移植的首要问题，切取部分供肝后，必须保证剩余的肝能维持供者的正常需要。

【术后常见并发症】★★★△△

一、原发移植物无功能和原发性功能不良

原发性无功能表现为急性肝衰竭（脑病、腹水、凝血障碍和血流动力学不稳定）、肝酶学指标升高（AST 和 ALT>2500U/L）、多器官功能衰竭（肾衰竭和肺部并发症）。一般来说原发移植物无功能是不可逆的，除再次移植外，无其他有效的治疗办法。

原发性功能不良是原发性无功能的一种较轻的形式。其肝酶学指标 AST 和 ALT 低一些（一般<2500U/L），肝有部分合成功能。典型的原发性功

能不良无肝性脑病，没有严重的凝血障碍，但可能有腹水。主要行支持疗法，大多数移植物功能能够恢复，功能恢复不佳者，需要再次移植。

二、外科并发症

1. 术后出血 出血是肝移植最常见的手术并发症，多发生于术后早期，常见原因包括肝断面出血、血管结扎线脱落、腹腔内感染腐蚀主要血管等。往往需要急诊手术。

2. 血管并发症 常见并发症包括肝动脉血栓形成、门静脉血栓形成、流出道梗阻（下腔静脉或肝静脉并发症）。术后早期发生的血管栓塞性并发症十分危险，多引发广泛的肝组织坏死，往往需要再次移植。晚期发生的血管阻塞可导致慢性肝功能不全。其他罕见或少见的血管并发症包括肝动脉假性动脉瘤、肝动脉破裂、动静脉瘘和动脉胆道瘘。

3. 胆道并发症 胆道并发症是肝移植术后常见的并发症之一。胆道并发症包括胆漏（胆瘘）、胆道狭窄（吻合口、非吻合口）、胆管树胆泥形成和胆道感染，其主要原因是手术吻合技术并发症和动脉血供障碍。保存损伤、免疫因素（胆管上皮排斥反应）、感染等也可以导致胆道系统损伤，胆道系统损伤是造成肝移植失败及影响存活率的重要原因。

三、排斥反应

1. 急性排斥反应 肝移植术后4周内是急性排斥反应的高危期。临床常表现为发热、全身不适、胆汁量减少、颜色变淡及肝功能异常。要明确诊断或需与其他并发症相鉴别时，应行肝组织细针穿刺活检。病理学上主要表现为门管区T细胞和单核细胞浸润伴血管内皮炎和胆道上皮细胞凝集。正确的抗排斥治疗可以逆转超过90%的急性排斥反应。

2. 慢性排斥反应 慢性排斥反应常发生在移植术后数月或数年，是一个缓慢、进行性发展过程，主要表现为移植肝功能逐渐减退，最终发展为慢性肝功能衰竭。组织学上可表现为胆管上皮细胞进行性脱落，最后被纤维结缔组织取代，亦称为胆道消融综合征。慢性排斥反应通常是不可逆的。

四、其他并发症

1. 感染 感染性并发症包括细菌、病毒或真菌感染，是肝移植术后导致患者死亡的主要原因。

2. 原发病复发 原发病复发包括病毒性肝炎复发、恶性肿瘤复发和自身免疫性肝病复发等。

3. 其他系统并发症 其他系统并发症包括肾衰竭、神经系统并发症、凝血功能障碍、新发肿瘤等。

（程　颖　刘永锋）

第7节　心、肺和心肺联合移植

【心脏移植】★★△

心脏移植是治疗终末期心脏病的唯一有效手段。临床首例心移植始于1967年，目前1年、3年、5年和10年生存率达79.4%、71.9%、65.2%和45.8%。我国心脏移植始于1978年。

心脏移植适应证和手术时机：心脏移植总的适应证是终末期心脏病，并且估计心脏移植后预期生存时间长于不接受移植的生存时间。①心源性休克、对静脉正性肌力药物依赖或对机械辅助装置依赖（包括主动脉内球囊反搏装置和需外科植入的ECMO或心室辅助装置）患者是目前最明确的适应证。②持续心功能ⅢB～Ⅳ级（NYHA分级），虽然经过最佳药物治疗，但症状改善不明显。建议应用心肺运动试验、西雅图评分和心力衰竭评分来评估心力衰竭患者的预后，决定患者是否需心脏移植。③反复发作的药物治疗效果不佳的难治性心绞痛，并且无法进行内、外科冠状动脉成形术治疗，且估计短期预后差。④反复发作危及生命的心律失常，对药物治疗、导管消融和（或）植入除颤起搏器治疗无效。

在临床实践中，心脏移植的适应证主要是终末期心力衰竭，不可逆的心律失常和严重心绞痛需要心脏移植的比例低于5%。

【肺移植】★★△

一、肺移植

临床肺移植始于1963年，受者仅短期存活。

1983年单肺移植获得了长期存活，1988年双肺移植也获成功。近年来由于单肺移植和双肺移植的成功率已提高，肺移植的数量逐渐上升。我国肺移植始于1979年，当时仅短期存活，20世纪90年代后获得成功。肺移植分单肺移植、双肺移植。肺移植是治疗多种终末期肺病的唯一有效方法。根据国际心肺移植学会（International Society for Heart & Lung Transplantation，ISHLT）的最新统计，目前肺移植的主要适应证包括慢性阻塞性肺疾病（36%）、特发性肺间质纤维化（22%）、囊性纤维化（16%）、α1-抗胰蛋白酶缺乏性肺气肿（7%）、肺动脉高压（3.1%）、支气管扩张（2.8%）和肺结节病（2.5%）等。

二、心肺联合移植

临床心肺联合移植始于1968年，受者仅存活2周。1981年以后开始出现长期存活者。但近年心肺联合移植有下降趋势，其原因是肺移植的效果明显提高，有些本来只有肺部疾患而不需要做心肺移植都改为单纯肺移植。适应证主要是：①肺血管病，包括原发性肺动脉高压、艾森曼格综合征、慢性肺栓塞；②肺实质病变（伴不可复性心功能不全），包括肺囊性纤维化，晚期慢性阻塞性肺部疾病、黏液分泌黏稠症等。心肺联合移植受者一般均为心肺功能不全、心功能Ⅲ～Ⅳ级的患者。

（程　颖　刘永锋）

第8节　胰腺移植和胰岛移植

【胰腺移植】★★△

胰腺移植已成为治疗1型糖尿病、部分2型糖尿病合并尿毒症的有效方法。近10余年，随着新型强效免疫抑制药的临床应用、器官保存技术的改进和移植手术方式的日趋成熟，术后生存率有了很大提高。在先进的移植中心，胰肾联合移植1年患者和移植胰存活率分别达到95%和85%，其效果接近肾、肝和心脏移植的水平，进入临床应用阶段。

一、适应证和禁忌证

胰腺移植对糖代谢的控制比其他任何疗法都要理想，且可以阻止糖尿病其他慢性并发症如视网膜病变、糖尿病肾病、神经病变的发生发展。因此，广义上说，依赖胰岛素治疗的糖尿病都适合施行胰腺移植，包括1型糖尿病、达到胰岛素依赖期的2型糖尿病，因慢性胰腺炎等原因全胰切除导致的外科性糖尿病。

胰腺移植包括胰肾联合移植（simultaneous pancreas-kidney transplantation，SPK）、肾移植后胰腺移植（pancreas after kidney transplantation，PAK）和单纯胰腺移植（pancreas transplantation alone，PTA）3种类型。当糖尿病合并肾衰竭，糖尿病肾病不可逆转时，即GFR 30～40ml/min，肌酐清除率＜60ml/min，应施行SPK或PAK。至于选择哪种手术类型，主要取决于供体的情况和受者的状态。SPK的供器官一般来源于同一尸体供体，抗原单一，与PAK相比具有免疫学优势，排斥反应发生率低于PAK和PTA。通过一次手术，接受一次大剂量免疫抑制药治疗可同时解决糖尿病和肾衰竭，而且可以通过移植肾观察移植胰腺的排斥反应，有利于更早的诊断和治疗。

单纯胰腺移植的选择相对较难，应充分考虑胰腺移植的手术风险和术后长期服用免疫抑制药的不良反应。单纯胰腺移植的适应证包括糖尿病患者合并糖尿病肾病、尿毒症前期、肌酐清除率＞60ml/min。出现少量蛋白尿（即24小时尿蛋白超过150mg，但＜3g）提示肾病为不可逆性时适合行PTA。另外，当糖尿病患者合并糖尿病视网膜病变，外周或自主神经病变如严重神经性疼痛、自主神经性腹泻、体位性低血压等也是PTA的适应证。“脆性糖尿病”即血糖控制不理想、反复出现高血糖和低血糖交替、酮症酸中毒和低血糖无意识反复发作也是PTA的良好适应证。因慢性胰腺炎、外伤等原因行全胰切除导致的外科性糖尿病可行肠引流式胰腺移植。

为确保胰腺移植的长期预后良好，术前进行严格全面地筛选确定胰腺移植的禁忌证是十分必要的。随着胰腺移植的疗效不断提高和适应证的拓宽，胰腺移植的禁忌证也在不断变化。除器官移植的普遍禁忌证外，还应考虑一些可能影响胰腺移植术后效果的因素，如心脏储备功能、肺功能差、严重肥胖等。

二、手术技术

胰腺移植属于异位移植，单纯胰腺移植一般做右侧腹股沟上后腹膜切口。移植胰置右髂窝，胰腺移植时供胰的门静脉血管蒂与受者髂总静脉做端侧吻合，近年来认为供胰门静脉回流至受者门静脉系更为合理。动脉重建采用包含有腹腔动脉和肠系膜上动脉的腹主动脉袖片与髂总或髂外动脉做端侧吻合。胰肾联合移植一般移植胰在右下腹，移植肾在左髂窝。

胰腺是含有内外分泌腺的器官，不仅要利用其内分泌功能，还要处理好外分泌引流。目前主要采用胰液膀胱内引流式和胰液胃肠道转流式，胰液肠道内引流式更合乎生理。供胰的胰管与空肠近端行 Roux-en-Y 形吻合。

三、并发症及术后处理

胰腺移植术后手术并发症包括血栓形成、吻合口漏、早期移植胰腺炎等。排斥反应是胰腺移植的主要并发症之一。移植胰腺发生排斥反应时，可伴有血糖升高、尿淀粉酶值下降（胰液膀胱内引流式）、C 肽水平下降等。血管造影、放射性核素闪烁图、B 型超声等有助于鉴别诊断。与其他器官移植一样要确诊移植物功能丧失的原因，往往只有经活组织检查才能明确诊断。来自同一供者的胰肾同期联合移植，通过监测移植肾排斥反应可以较早地诊断和预防胰腺排斥反应。

【胰岛移植】★★△

胰岛移植较简单且安全，在理论上应是治疗糖尿病较好的手段。近 25 年来，关于胰岛移植的研究取得显著成果，使其有望成为治疗糖尿病的有效手段。

胰岛移植的适应证与单纯胰腺移植类似，包括代谢不稳定、低血糖症反应性下降、进行性的并发症。获得足量的胰岛是胰岛移植的必要条件。近年来，采用胶原酶消化、自动分离及梯度密度离心使分离量得到很大提高。2000 年，埃特蒙顿中心报道了 7 例成功的胰岛移植，该方案包括采用多个新鲜胰岛，无激素低毒免疫抑制药方案。这些都让胰岛移植充满了希望。目前临床胰岛移植均采用经门静脉肝内移植，术式简单安全，最严重的潜在并发症是门静脉出血和血栓形成。

目前影响胰岛移植大规模临床应用的主要障碍包括：①需要供胰量大，常需要 2～4 个新鲜的成年人胰腺；②术后长期疗效不确切。虽然目前的疗效尚不及胰腺移植，但鉴于移植过程简单安全，未见明显不良反应和严重并发症。随着胰岛的分离、保存、纯化方法的改进与抗排斥措施的完善，干细胞等相关技术的发展，临床胰岛移植效果必将不断提高。

（程　颖　刘永锋）

第 9 节　小 肠 移 植

小肠移植是治疗不可逆肠衰竭的最合理疗法。尽管 1964 年就已开展临床小肠移植，但在环孢素 A 问世前无受者长期存活。环孢素 A 应用后，1988 年 3 例小肠移植患者获得长期存活。1 年移植肠存活率与患者存活率，单纯小肠移植分别为 56% 和 69%，肝肠联合移植分别为 63% 和 77%。我国小肠移植始于 1994 年。但小肠移植与其他大器官如肾、肝、心移植等相比，无论在数量还是效果上均有较大差距。

目前小肠移植（intestinal transplantation，ITx）分为单独小肠移植（isolated intestinal transplantation，IITx）、肝肠联合移植（liver-intestinal transplantation，LITx）与腹腔器官簇移植（multivisceral transplantation，MVTx）。

【适应证】★★△

适应证：①短肠综合征，如坏死性肠炎、小肠扭转等原因行广泛切除术后的短肠综合征；②由于先天或后天原因导致其功能丧失，即肠道衰竭，如全肠型无神经节细胞症。这两种情况统称为小肠功能缺失综合征。目前小肠功能全丧失的治疗有 TPN 和小肠移植，由于 TPN 有一定的缺陷及并发症，加之需要昂贵的治疗费用，生活质量差，易发生代谢并发症与器官损害，其中以肝损害最常见也最严重，因而小肠移植越来越受到人们的重视。短肠综合征如并发肝衰竭，可行肝－小肠联合移植。

【手术技术】★△

肠移植物有活体亲属供者、脑死亡供者和无心跳供者 3 种来源。小肠移植至今尚无固定术式，特别对血管吻合部位、移植肠的长度和部位及消化道连续性恢复的时间等仍有不同看法。移植肠静脉回流方式可影响小肠移植效果，经门静脉系统回流是一种符合生理要求的移植方式，移植 1m 左右小肠即可维持患者营养需要。供肠与受者残存小肠既可一期吻合，也可二期吻合。如做一期吻合，也主张供肠远端造瘘作为观察窗，这样更利于早期恢复肠内营养，便于移植肠活检，明确诊断。

【术后处理】★△

由于小肠及其系膜淋巴结丰富，因而小肠移植后的免疫反应为双向反应，不仅有器官移植共有的排斥反应，也有移植物抗宿主反应（graft versus host reaction，GVHR）。免疫反应是阻碍小肠移植成功的主要障碍。免疫抑制药治疗与其他器官移植相似，环孢素 A 或他克莫司［普乐可复（FK506）］为基本用药，近年来，临床上也应用 Campus-1 等作为诱导用药。

小肠移植术后应用大量免疫抑制药使感染发生率明显上升，且排斥和手术创伤使肠黏膜屏障受损，易发生肠道细菌易位，发生暴发性感染。为预防感染发生，应使用有效的广谱抗生素，加用抗病毒药物如阿昔洛韦或更昔洛韦，必要时还应预防性使用抗真菌药物。小肠移植后感染是阻碍患者长期存活的重要原因。此外，术后供肠功能恢复是一个缓慢过程，营养支持需经历一个由全胃肠外营养至胃肠内加胃肠外营养，最后过渡到全胃肠内营养的过程。

（程 颖 刘永锋）

第 10 节 器官移植展望

自 18 世纪开始，移植的实验研究，如鸡睾丸的自体移植、羚羊异体角膜移植陆续出现。器官移植发展至今，成为终末期疾病的有效治疗手段。尤其是进入 21 世纪，诸多支持学科的发展，使得器官移植有了突飞猛进的发展。然而器官移植还面临着许多问题，如免疫耐受、供体来源匮乏、移植物长期存活率仍有待提高等。异种移植、干细胞移植，以及转基因技术等有望解决上述难题。

异种移植是指用手术方法或其他措施将某一种属个体的器官、组织或细胞移植到另一种属的个体。根据供受者的遗传背景差异、进化关系，可分为协调性移植和非协调性移植。协调性移植是指遗传背景相差较小，进化关系相近的供、受者之间进行的异种移植。如啮齿类的仓鼠与大鼠、灵长类的狒狒与人之间的移植。其排斥反应发生较慢，程度较轻，类似于第 1 次同种移植排斥反应。非协调性移植是指在遗传背景相差较大，进化关系相差较远的供、受者之间进行的异种移植。如豚鼠器官移植给大鼠，猪器官移植给人。移植后常表现出典型的超急性排斥反应。

由于人类可供移植的器官和组织来源匮乏，迫使科学家们积极探索可用于人体器官移植的其他来源。除了免疫学不相容性导致的体液和细胞排斥反应外，异种移植中尚存在其他一些值得重视的天然障碍，它们是在生物进化过程中形成的，包括解剖、生理生化及代谢等多个方面的差异性。人畜共患疾病和一些未知病毒也是不可忽视的重要问题。近年来，由于分子生物学和基因工程的发展，通过转基因或基因敲除等措施已实现将单个或多个人体表面抗原或免疫调节糖蛋白表达于动物细胞表面，从而达到降低异种移植后的排斥速率和强度的目的。但是，要从单基因转移成功到完全人工转基因工程器官的实现，还有待今后更深入的探索和研究。

（程 颖 刘永锋）

参 考 文 献

［1］陈孝平. 外科学（八年制、七年制规划教材）. 北京：人民卫生出版社.

［2］夏穗生. 临床移植学. 杭州：浙江科学技术出版社.

［3］陈实. 移植学前沿. 武汉：湖北科技出版社.

［4］马德瑞，希夫，索雷尔. 肝脏移植. 刘永锋，译. 北京：人民卫生出版社.

［5］格吕塞纳，萨瑟兰. 胰腺移植. 刘永锋译. 北京：人民卫生出版社.

［6］刘永锋，郑树森. 器官移植学. 北京：人民卫生出版社.

第6章 颈部疾病

第1节 概 述

颈部上界为下颌骨下缘、下颌角、乳突和枕外隆突连线，下界为胸骨柄上缘、锁骨、肩峰至第7颈椎棘突的连线。颈正中部为喉和气管颈段，明显的标志为甲状软骨和环状软骨。成年人环状软骨的下缘在第6～7颈椎体水平，其下方的气管起始部表浅，是气管切开的适当部位。喉和气管起始部的两侧有甲状腺左、右叶。气管后方为食管颈段，两侧的气管食管沟内有喉返神经通过。

颈侧方，胸锁乳突肌的深面有颈总动脉、颈内静脉和迷走神经。动脉在内侧，静脉在外侧，神经在二者的深面。动脉、静脉和神经包裹于颈血管鞘内。颈总动脉在甲状软骨上缘的水平分为颈内动脉和颈外动脉。胸锁乳突肌后缘中段有颈丛神经的分支，该肌后缘上中1/3分界点有副神经穿出，清扫颈淋巴结或行颈淋巴结活检时应避免其损伤。

在胸锁乳突肌的深面外侧有前斜角肌，在其和胸锁乳突肌之间有锁骨下静脉和膈神经，后者在前斜角肌肌膜下垂直下行。在前斜角肌的深面有锁骨下动脉和臂丛。在左侧，胸导管经颈血管鞘深面向前向外，进入颈内静脉和左锁骨下静脉交接处，即颈静脉角附近。在右侧，右淋巴导管进入右颈内静脉和右锁骨下静脉交接处。

颈部淋巴结可分为7个区域。Ⅰ区：颏下、颌下淋巴结，上以下颌骨为界，下以二腹肌前腹为界。Ⅱ区：颈内静脉上群淋巴结，上以二腹肌后腹为界，下以舌骨为界；前界为胸骨舌骨肌外侧缘，后界为胸锁乳突肌后缘。Ⅲ区：颈内静脉中群淋巴结，上以舌骨为界，下以环状软骨为界；前界为胸骨舌骨肌外侧缘，后界为胸锁乳突肌后缘。Ⅳ区：颈内静脉下群淋巴结，上以环状软骨为界，下以锁骨为界；前界为胸骨舌骨肌外侧缘，后界为胸锁乳突肌后缘。Ⅴ区：颈后三角淋巴结，前界为胸锁乳突肌后缘，后界为斜方肌前缘，下界为锁骨。Ⅵ区：颈前区淋巴结，上自舌骨，下至无名动脉上缘，双侧界为双侧颈总动脉内侧。Ⅶ区：前上纵隔淋巴结，胸骨上凹以下至上纵隔淋巴结。

（张 浩）

第2节 甲状腺疾病

甲状腺位于甲状软骨下方，由中央的峡部和左右两个侧叶构成，峡部有时向上伸出一锥体叶，可由纤维组织和甲状腺提肌与舌骨相连。峡部一般位于第2～4气管软骨的前面；两侧叶的上极通常平甲状软骨，下极多数位于第5～6气管环。但有人可达胸骨上窝甚至伸向胸骨柄后方，称为胸骨后甲状腺。当此类甲状腺因疾病引起肿大时，可导致气管受压，出现呼吸困难。甲状腺由两层被膜包裹：内层称为甲状腺的固有被膜，很薄，紧贴腺体并形成纤维束伸入到腺体实质内；外层又称甲状腺外科被膜，较厚，包绕并固定甲状腺于气管和环状软骨上，与内层被膜借疏松的纤维组织相连。两层膜间的间隙狭窄，手术时分离甲状腺应在这两层被膜之间进行。在此间隙内有甲状腺的动脉、静脉、神经、淋巴及甲状旁腺组织。成年人甲状腺约重30g。

一般做颈部检查时，不容易看到或触及甲状腺。由于甲状腺借外层被膜固定于气管和环状软骨上，并借左、右两叶上极内侧的悬韧带悬吊于环状软骨上，因此，吞咽时，甲状腺亦随之上、下移动。临床上常以此来鉴别颈部肿块是否与甲状腺有关。

甲状腺的血液供应十分丰富，主要由两侧的甲状腺上动脉和甲状腺下动脉供应。甲状腺上动脉是颈外动脉的分支，沿喉侧下行，到达甲状腺两叶的上极时，分成前、后分支分别进入腺体的前面、背面。甲状腺下动脉起自锁骨下动脉，呈弓形横过颈总动脉的后方，再分支进入甲状腺两叶的背面。有时尚有一不对称的甲状腺最下动脉，起自头臂干或主动脉弓，在气管前面上行至甲状腺峡部或一侧叶的下极。甲状腺上、下动脉的分支之间，以及甲状腺上、下动脉分支与咽喉、气管、食管的动脉分支之间，都有广泛的吻合、沟通。因此，在施行甲状腺大部切除术时，可以结扎两侧的甲状腺上、下动脉，而甲状腺残留部分或甲状旁腺仍有足够血液供应。甲状腺表面的丰富静脉网汇成上、中、下静脉。甲状腺上静脉伴行于甲状腺上动脉，汇入颈内静脉；甲状腺中静脉常单行，横过颈总动脉的前方，亦汇入颈内静脉，甲状腺中静脉有时缺如；甲状腺下静脉直接汇入无名静脉。

喉返神经来自迷走神经，支配声带的运动。喉返神经走行在气管、食管之间的沟内，上行至甲状腺两叶的背面交错于甲状腺下动脉或分支之间，因此，在处理甲状腺下动脉时要特别注意，以免损伤喉返神经。喉返神经一旦损伤其后果往往很严重。单侧喉返神经损伤，患侧声带麻痹，可致声音嘶哑；合并同侧喉上神经损伤，可引起发音障碍，甚至呼吸障碍；双侧喉返神经受损，可导致完全发音障碍，严重呼吸困难或窒息。喉上神经亦来自迷走神经，分内支和外支：内支为感觉支，经甲状舌骨膜进入喉内，分布在喉黏膜上，司声门襞以上黏膜的感觉，如损伤可引起饮水呛咳；外支为运动支，与甲状腺上动脉贴近、同行，支配环甲肌，使声带紧张。因此，在结扎甲状腺上动脉或分离伸延向上的甲状腺上极时应注意，一定要紧靠甲状腺腺体上极进行，以免损伤喉上神经的外支。喉上神经外支损伤可导致环甲肌麻痹而松弛，出现发音低沉、说话易感疲劳。

甲状腺的淋巴管可分为3组。第1组，发自甲状腺中下叶的淋巴管，第1站注入气管旁和气管前淋巴结（Ⅵ区）和颈内静脉下组淋巴结（Ⅳ区），第2站注入纵隔前上淋巴结（Ⅶ区）；第2组，发自甲状腺上叶和峡部的淋巴管注入颈内静脉淋巴结（Ⅱ、Ⅲ、Ⅳ区）；第3组，发自甲状腺上叶和峡部的淋巴管注入喉前淋巴结（Delphian 淋巴结）和颈内静脉淋巴结（Ⅲ区）。

甲状腺的主要功能是合成、储存和分泌甲状腺素。甲状腺素是一类叫作含碘酪氨酸的有机结合碘，由食物中摄入的无机碘化物经胃肠道吸收进入血液，迅速被甲状腺摄取浓集，然后借过氧化物酶作用由无机碘化物释出高活性游离碘，继续借碘化酶作用，又迅速与酪氨酸结合成一碘酪氨酸（T1）和二碘酪氨酸（T2）。1个分子的T1和1个分子的T2偶联成三碘甲状腺原氨酸（T3），2个分子的T2偶联成四碘甲状腺原氨酸（T4）。合成完毕后便与体内的甲状腺球蛋白结合，储存在甲状腺滤泡内的胶体中。甲状腺球蛋白的分子量较大（相对分子量约为680），不能透过毛细血管壁，因此必须再经过蛋白水解酶作用，甲状腺素才能与甲状腺球蛋白解离，释放入血液。血液中甲状腺素99.5%以上与血清蛋白结合，其中90%为T4，10%为T3。T3的量虽然远较T4为少，但是T3与蛋白结合较松，易于分离，且其活性较强而迅速，因而其生理作用较T4高4～5倍。甲状腺素的主要作用包括：①增加全身组织细胞的氧消耗及热量产生；②促进蛋白质、碳水化合物和脂肪的分解；③促进人体的生长发育及组织分化，此作用与机体的年龄有关，年龄越小，甲状腺素缺乏的影响越大，胚胎期缺乏常影响脑及智力发育，可致痴呆，同样也对出生后脑和长骨的生长、发育影响较大。T3作用于垂体细胞，可使生长激素分泌增加，还使已释放的生长激素发挥最大的生理效应。另外，还严重影响体内水的代谢，促使尿量排出增多。反之，在甲状腺功能减退时，会引起人体代谢的全面降低及体内水的蓄积，临床上就出现黏液性水肿。

甲状腺功能与人体各器官系统的活动和外部环境互相联系。其中甲状腺功能主要调节的机制包括下丘脑－垂体－甲状腺轴控制系统和甲状腺体内的自身调节系统。首先甲状腺素的产生和分泌需要垂体前叶分泌的促甲状腺素（thyroid stimulating hormone，TSH）。TSH直接刺激甲状腺分泌，促进甲状腺素合成，而甲状腺素的释放又对TSH起反馈性抑制作用。例如，人体在甲状腺素需要量激增时（如寒冷、妊娠期妇女、生长发育期青少年）或甲状腺素的合成发生障碍时（如给予抗甲状腺药物），血中甲状腺素浓度下降，可刺激垂体前叶，引起TSH的分泌增加，使甲状腺合成和分泌的速度加快。相反，当血中甲状腺素浓度增加到一定程度后，又可抑制TSH的分泌，使甲状腺合成和分泌的速度减慢（负反馈作用）。TSH的分泌除受甲状腺素反馈性抑制的影响外，主要受下丘脑促甲状腺素释放素（thyrotropin releasing hormone，TRH）的直接刺激。而甲状腺素释放增多时除对垂体TSH释放有抑制作用外，也对下丘脑释放的TRH有对抗作用，间接地抑制TSH分泌，从而形成了一个下丘脑－垂体－甲状腺轴反馈调节系统。此外，甲状腺本身还有一个能改变甲状腺素产生和释放的内在调节系统。即甲状腺对体内碘缺乏或碘过剩的适应性调节。如血浆中无机碘含量升高时，能刺激甲状腺摄碘及其与酪氨酸结合而生成较多的甲状腺素，但当血浆无机碘蓄积到一个临界值后，便发生碘与酪氨酸结合的进行性抑制及甲状腺素合成与释放的降低。甲状腺通过上述调节控制体系维持正常的生长、发育与代谢功能。

单纯性甲状腺肿

单纯性甲状腺肿是甲状腺功能正常的甲状腺肿，是以缺碘、甲状腺素合成分泌障碍等原因导致的代偿性甲状腺肿大，不伴有明显的甲状腺功能亢进（以下简称甲亢）或减退（以下简称甲减），故又称非病毒性甲状腺肿。病程初期甲状腺多为弥漫性肿大，以后可发展为结节性肿大。我国多山地区，尤其在云贵高原及陕西、山西和宁夏等地区的居民，患此病的甚多，故又称“地方性甲状腺肿”。

【病因】★★★△△△

一、甲状腺素原料（碘）缺乏

碘的缺乏是单纯性甲状腺肿的主要因素。由于碘的摄入不足，无法合成足够量的甲状腺素，而甲状腺功能仍须维持身体正常需要的情况下，便反馈性地引起垂体TSH分泌增高并刺激甲状腺增生和代偿性肿大。这种肿大其实是甲状腺功能不足的表现。高原、山区土壤中的碘盐被冲洗流失，以致饮水和食物中含碘量不足，因此较多居民患有此病。

二、甲状腺素需要量增高

在青春发育期、妊娠期、哺乳期或绝经期，由于对甲状腺素的需要量暂时性增高，也可发生轻度甲状腺肿，肿大程度一般不如因缺碘而引起的显著，叫作生理性甲状腺肿。这种甲状腺肿大常在成年或妊娠以后自行缩小。

三、甲状腺素合成和分泌障碍

某些食物和药物可引起甲状腺素合成和分泌过程中某一环节的障碍，如久食含有硫脲的萝卜、白菜或因治疗服用硫脲类药物后均可导致甲状腺肿。如先天性缺乏合成甲状腺素的酶，因而引起血中甲状腺素减少也可引起甲状腺肿大。

【病理】★★★△△△

单纯性甲状腺肿最典型的病变为滤泡的高度扩张，充满大量胶体，而滤泡壁细胞变为扁平，这是甲状腺功能不足的表现。虽然镜下可以看到局部的增生状态，表现为由柱状细胞组成的、突入滤泡腔的乳头状体，但此种增生状态仅为代偿性的，当然不会引起甲亢现象。初期，因缺碘时间较短，增生、扩张的滤泡较为均匀地散布在腺体各部，形成弥漫性甲状腺肿，常见于青春期。随着缺碘时间延长，病变继续发展，扩张的滤泡便聚集成一个或多个大小不等的结节，结节周围有不甚完整的包膜，形成结节性甲状腺肿。较长时期后，有的结节因血液供应不良发生退行性变，引起囊肿形成（往往发生囊内出血）和局部的纤维化、钙化等改变。

【临床表现】★★★△△△

女性多见，一般发生在青春期，在流行地区常出现于入学年龄。甲状腺肿大小不等，形状不同，弥漫性肿大仍显示正常甲状腺形状，两侧常对称。结节性肿大常一侧较显著；囊肿样变结节若并发囊内出血，结节可在短期内增大。腺体表面较平坦、光滑，质软；吞咽时，腺体随喉和气管上下移动。甲状腺不同程度的肿大和肿大结节可引起周围器官的压迫症状。

一、压迫气管

自一侧压迫气管向他侧移位或变弯曲；自两侧压迫，气管变为扁平。由于气管内腔变窄，呼吸发生困难，尤其在胸骨后甲状腺肿时更严重。受压过久还可使气管软骨变性、软化，引起窒息。

二、压迫食管

仅胸骨后甲状腺肿可能压迫食管，引起吞咽时的不适感，但不会引起梗阻症状。

三、压迫颈深部大静脉

可引起头颈部的血液回流困难。此种情况多见于胸廓上口大的甲状腺肿，尤其是胸骨后甲状腺肿。患者面部呈青紫色水肿，同时出现颈部和胸前表浅静脉的明显扩张。

四、压迫喉返神经

压迫喉返神经可引起声带麻痹（多为一侧），患者声音嘶哑。压迫颈部交感神经节链，可引起霍纳（Horner）综合征，极为少见。

五、甲状腺功能正常

甲状腺功能和基础代谢率除结节性甲状腺肿继发甲亢外，大多正常。此外，结节性甲状腺肿可继发甲亢，也可发生恶变。

【辅助检查】★★★△△

检查发现甲状腺肿大或结节比较容易，但临床上更需要判断甲状腺肿及结节的性质。这就需要仔细收集病史，认真检查，对于居住于高原山区缺碘地带的甲状腺肿患者或家属中有类似病情者能及时做出地方性甲状腺肿的诊断。

一、超声

甲状腺超声为首选检查。可确定有无结节，结节的大小，结节为单发还是多发，还可明确结节是囊性、实性还是混合性。此外，对于超声提示有沙砾样钙化改变的甲状腺结节应警惕甲状腺癌的可能。

二、CT

CT 除可以显示甲状腺结节的情况外，还有助于了解甲状腺肿大的范围、气管压迫的情况及有无胸骨后甲状腺肿等。另外，对于怀疑甲状腺恶性肿瘤伴有淋巴结转移的时候，甲状腺 CT 检查有助于发现其转移灶。

三、X 线检查

颈部 X 线检查本身不能发现甲状腺肿的原发灶和转移灶，但有助于发现不规则的胸骨后甲状腺肿及钙化的结节，还能确定有无气管受压、移位及狭窄。

【诊断与鉴别诊断】★★★△△△

一、诊断

非地方性甲状腺肿流行区域的居民，甲状腺弥漫性肿大或结节性肿大，在排除甲亢、甲减、桥本甲状腺肿、急性甲状腺炎、亚急性甲状腺炎、无痛性甲状腺炎、甲状腺癌等疾病后可诊断为单纯性甲状腺肿。

诊断单纯性甲状腺肿必须证实甲状腺功能处于正常状态及血清 T3、T4 水平正常。甲状腺功能状态有时在临床上难以评价，因为有些甲亢患者，尤其是老年人临床表现轻微或不典型。

二、鉴别诊断

（一）甲状腺癌

甲状腺癌表现为甲状腺单发性或多发性肿块，质硬，邻近淋巴结肿大，髓样癌伴有血清降钙素水平升高，病理学检查确诊。

（二）桥本甲状腺炎

桥本甲状腺炎表现为甲状腺双侧或单侧弥漫性小结节状或巨块状肿块，TPOAb、TgAb 皆为阳性，细针穿刺细胞学检查可确诊。

（三）甲状腺腺瘤

甲状腺腺瘤表现为甲状腺单发性肿块，质韧，与非毒性甲状腺肿的单发结节难以鉴别，超声检查结节外周有包膜，细针穿刺细胞学检查有助于鉴别。

【治疗原则】★★★△△△

一、饮食调节

生理性甲状腺肿，宜多食含碘丰富的食物如海带、紫菜等。

二、药物控制

对 25 岁以下年轻人的弥漫性单纯甲状腺肿患者，常是青春期甲状腺素需要量激增的结果，多能在青春期过后自行缩小，不需手术治疗。手术治疗不但妨碍此时期甲状腺的功能，且复发率高，达 40%。对于此类甲状腺肿，可给予左甲状腺素，每天口服 100～150μg，连服 3、6 个月和 12 个月，以抑制垂体前叶 TSH 的分泌，从而停止对甲状腺的刺激，缓解甲状腺的增生和肿大。

三、手术治疗

有以下情况时，应及时实施甲状腺手术：①因气管、食管或喉返神经受压引起临床症状者；②胸骨后甲状腺肿；③巨大甲状腺肿影响生活和工作者；④结节性甲状腺肿继发功能亢进者；⑤结节性甲状腺肿疑有恶变者。

甲状腺结节

甲状腺结节是临床常见疾病，临床调查表明5%～15%的成年人有症状显著的甲状腺结节需进行评估治疗。良性的甲状腺实性结节的增长速度很缓慢，当肿瘤体积较大时可引起压迫症状。囊性甲状腺结节会自发出血，表现为局部迅速增大，常伴疼痛和不适感，需紧急评估。虽然大部分甲状腺结节无明显症状，但是因其存在恶性肿瘤及潜在的风险需对其进行评估。

【诊断】★★★△△△

一、病史及查体

（一）病史

不少患者并无症状，在体检行甲状腺超声时偶然发现。有些患者有症状，如短期内突然发生的甲状腺结节增大，则可能是腺瘤囊性变出血所致；若过去存在甲状腺结节，近日突然快速、无痛地增大，应考虑癌肿可能。对于甲状腺结节，男性更应得到重视。有分化型甲状腺癌家族史者，发生癌肿的可能性较大。双侧甲状腺髓样癌较少见，但有此家族史者应十分重视，因该病为自主显性遗传型。

（二）体格检查

明显的孤立结节是最重要的体征。约4/5分化型甲状腺癌及2/3未分化癌表现为单一结节，有一部分甲状腺癌表现为多发结节。检查甲状腺务必要全面、仔细，以便明确是否为弥漫性肿大或存在其他结节及结节质地、活动度等。一般癌肿的质地较硬，活动度较差。癌肿患者常于颈部下1/3处触及大而硬的淋巴结，特别是儿童及年轻乳头状甲状腺癌患者。

二、影像学检查

（一）甲状腺超声

超声检查是甲状腺结节的首要影像诊断方法，适用于包括明显可触及的结节、结节性甲状腺肿及其他影像学检查偶然发现的甲状腺结节等所有可疑结节。目前总结出许多鉴别恶性甲状腺结节的超声表现（表6-1），但没有哪一种特征能特异地鉴别良恶性，联合应用这些特征，诊断特异性将大大提高。以下为能够区分甲状腺结节良恶性的超声表现。

表6-1 恶性结节超声特征表现

特征	表现
边缘	模糊、不清
声晕	无，未见血管
形状	不规则，球形及条状
结构	实性
回声	低回声
钙化	内部微小钙化
血供	结节内血供丰富
弹性成像	低弹性
淋巴结	异常淋巴结

1. 边界 良性结节超声表现为低回声的环形血管声晕。对于恶性结节，癌细胞会侵及结节周围，因此如果边界不清，恶性的可能性就会增大。

2. 结节形态 结节在横轴位上纵径大于横径，则其恶性可能性会较大。形状不规则或分叶状，也提示恶性可能。

3. 回声结构 甲状腺良性结节大多是囊性或含有囊性成分，恶性结节大多是实性成分。单纯的囊性结节极少是恶性的，而海绵状结节99%以上是良性的。相对于周围正常甲状腺组织，大多数良性腺瘤或腺瘤样结节是略强回声或略低回声，而恶性结节大多是明显低回声或较周围肌肉组织更低的回声。

4. 钙化 结节周边钙化一般是良性结节的表现；实性结节中心的微小钙化点的出现支持恶性可能，而粗大钙化则在良性结节中出现较多。

5. 血供类型 结节周边或内部的血供类型与良恶性也有一定关系。若结节内中心血供较丰富则恶性可能性较大，反之则提示良性可能。

6. 被膜浸润 被膜浸润是指甲状腺结节与相邻的甲状腺包膜之间无甲状腺组织，>25%的被膜浸润常被认为是恶性肿瘤外侵的明显标志。

（二）放射性核素扫描

甲状腺放射性核素扫描能提供甲状腺功能活动情况。触诊检查甲状腺结节一般比较正确，除胸骨后甲状腺肿外，体格检查不能触及的结节扫描也不能发现，扫描结果一般不能用来判断甲状腺结节的性质。应了解扫描的局限性，冷结节并不意味着一定是恶性病变，多数甲状腺冷结节系良性病变，有无功能一般不能作为鉴别良性或恶性的依据。

三、实验室检查

（一）血清甲状腺球蛋白

甲状腺球蛋白水平与腺肿大小有关，但对鉴别甲状腺结节的良恶性并无价值，一般用于分化型甲状腺癌患者术后或放射性核素治疗后的随访，监测是否存在早期复发。

（二）血清促甲状腺素

TSH 低于参考值，提示甲状腺结节为功能性腺瘤可能性大；TSH 值在某些甲状腺自身免疫性疾病如桥本甲状腺炎的各临床阶段也可能存在波动。

四、甲状腺细针穿刺及病理检查

（一）针吸涂片细胞学检查

细针穿刺（fine needle aspiration，FNA）是评估甲状腺结节性质的一项重要的诊断性检查。其结果很大程度上决定了甲状腺结节患者是否需要手术治疗。

1. 适应证 凡在超声探查下最大直径＞1.5cm 的甲状腺结节，除超声提示纯囊性的结节，均应考虑活检。对于超声可疑恶性的最大直径＜1cm 的甲状腺结节是否可行 FNA 仍具有争议；对超声高度提示良性的结节可行定期随访而不行 FNA。

2. 准确性 在标本制作满意的基础上，甲状腺 FNA 的诊断准确率可达 95%，阳性预测率达 89%～98%，多数学者认为甲状腺 FNA 至少已经与术中冷冻切片一样在诊断乳头状甲状腺癌中准确地反映了细胞学的重要特征。但对于囊性病变，由于抽吸内容物仅有极少的上皮细胞，故敏感性较低。

3. 穿刺技术 FNA 通常采用 25～27g 的针头连接于 5ml 或 10ml 注射器。注射利多卡因后，针尖于甲状腺结节内停留并旋转摩擦约 5 秒。一个结节取 2～5 次独立的细针穿刺标本。一般来说，细针优于粗针；短暂的“停留时间”更好，长时间的停留意味着更多的出血，在结节内快速穿刺优于慢速穿刺。超声引导下 FNA 是指操作者一手持超声探头，另一手持穿刺针进行操作，该方法经常被推荐用于 FNA，超声引导下 FNA 可明显减少穿刺标本假阴性的结果。

（二）病理学检查

病理学检查是临床上诊断甲状腺结节性质的“金标准”，一般分为术中冷冻病理检查和术后石蜡病理检查。前者是指在术中切除结节的一部分或全部进行病理检查，明确性质后以指导接下来的手术方式；后者为全部结节的病理检查，是对结节性质的最后诊断。

【治疗】★★★△△△

甲状腺结节的治疗原则为首先明确结节性质，再决定是否行手术治疗。统计表明，若根据一般的临床检查行手术，预计癌肿指数百分比，即手术证实为甲状腺腺癌与所有手术切除甲状腺结节的比例，约为 15%。而对甲状腺可疑单发结节的手术，一般有 2 种观点。一种观点为选择腺叶及峡部切除，并做快速病理检查。该观点认为腺叶切除较部分切除后再做腺叶切除较为安全，再次手术易损伤甲状旁腺和喉返神经。另外，腺叶部分切除或次全切除会增加癌细胞残留的概率。而另一种观点则是不同意单发结节皆行腺叶切除，因为局部切除后病理检查 80% 为良性，没有必要对 80% 的良性结节做破坏性的腺叶切除。

甲 状 腺 癌

甲状腺癌约占所有恶性肿瘤的 1%，占内分泌系统肿瘤的 95% 以上。甲状腺癌的发病率为（0.5～10）/（10 万人·年）。女性发病率约为男性的 3 倍。甲状腺癌主要是微小乳头状甲状腺癌，发病率从 20 世纪 80 年代以来一直稳步上升。

【分类】★★★△△△

甲状腺癌有 5 种主要类型：乳头状甲状腺癌（papillary thyroid carcinoma，PTC）、滤泡状甲状腺癌（follicular thyroid carcinoma，FTC）、低分化甲状腺癌（poorly differentiated thyroid carcinoma，PDTC）、未分化甲状腺癌（undifferentiated thyroid carcinoma，ATC）和髓样甲状腺癌（medullary thyroid carcinoma，MTC）。前 4 者均来源于滤泡细胞，统称非髓样癌；髓样癌起源于滤泡旁 C 细胞。乳头状甲状腺癌和滤泡状甲状腺癌保有分化型甲状腺细胞的功能，统称为分化型甲状腺癌（differentiated thyroid carcinoma，DTC）。DTC 往往临床发展缓慢，发病率和病死率均较低，预后极好。ATC 的预后非常差，最终均导致死亡。

一、乳头状甲状腺癌★★★△△△

PTC 是甲状腺癌最常见的组织学类型，占全部甲状腺癌的 80% 以上。多见于 30～45 岁女性，恶性程度低，预后极佳。虽然原发灶的生长极其缓慢，但是其淋巴结转移出现较早，约 40% 的患者在确定诊断时已经出现淋巴结转移，而远端转移率仅为 5%。

微小乳头状甲状腺癌是指肿瘤最大径＜1cm 的乳头状甲状腺癌。由于医学进步，高分辨率超声水平的提高，导致微小乳头状甲状腺癌的检出率不断增高。微小乳头状甲状腺癌和较大乳头状甲状腺癌的治疗原则基本一致。

二、滤泡状腺甲状腺癌★★△

FTC是滤泡细胞衍生的一种甲状腺癌，属DTC，是继PTC之后第二常见的组织学类型，但近几年其发病率呈明显下降趋势，不到全部甲状腺癌的10%。其发病原因常被认为与碘吸收不足相关。发病年龄偏高，恶性程度及病死率等方面均差于PTC。不同于PTC，其较易有侵犯血管倾向，而颈淋巴结侵犯则较少，因而患者预后不如PTC。

三、髓样甲状腺癌★★△

MTC占所有甲状腺癌的5%～10%。MTC来源于滤泡旁细胞（C细胞），细胞排列呈巢状、带状或束状，无乳头或滤泡结构，呈未分化状，瘤内有淀粉样物沉积。MTC分为遗传性（25%）和散发性（75%）两种。散发性MTC更具有侵袭性，经常转移到颈部淋巴结。预后不如乳头状甲状腺癌，但较未分化甲状腺癌好。

四、未分化甲状腺癌★★△

ATC是最具侵袭性与致死性的甲状腺恶性肿瘤，也是人类最具致死性的实体肿瘤之一。发病率较低，不足甲状腺癌的2%，多见于70岁左右老年人。按其细胞形态又可分为小细胞和巨细胞两型，发展迅速，且约50%早期便有颈淋巴结转移，高度恶性。除侵犯气管和（或）喉返神经或食管外，还能经血运向肺、骨远处转移，预后很差。

【临床表现】★★★△△△

甲状腺内发现肿块，肿块质地硬而固定、表面不平是各型癌的共同表现。腺体在吞咽时上下移动性小。如果短期内出现上述症状，则未分化甲状腺癌的可能性较大；如果是逐渐出现，而患者的年龄在40岁以下，则腺癌的可能性较大。除肿块增长明显外，还伴有侵犯周围组织的特性。晚期可因喉返神经受侵犯引起声音嘶哑，肿物压迫气管或食管引起呼吸或吞咽困难，交感神经压迫或侵犯引起Horner综合征，颈丛神经受侵犯引起耳、枕、肩等疼痛及出现局部淋巴结及远处器官转移等表现。颈淋巴结转移在未分化甲状腺癌中发生较早。有的患者甲状腺肿块不明显，发现转移灶而就医时，应想到甲状腺癌的可能。髓样甲状腺癌患者应排除Ⅱ型多发性内分泌腺瘤病的可能。对合并家族史和出现腹泻、颜面潮红、低血钙时注意不要漏诊。

【诊断及鉴别诊断】★★★△△△

一、诊断

（一）临床表现

①甲状腺肿块质硬、固定，颈淋巴结肿大或有压迫症状者；②存在多年的甲状腺肿块，在短期内迅速增大者；③成年男性甲状腺内的单发结节；④儿童期曾接受颈部放射治疗者，应予重视。

（二）专科体检

甲状腺结节有时很小，不易触及，体检时要做好触诊。一般单个的孤立结节中有4%～5%为甲状腺癌。

（三）辅助检查

甲状腺超声为首选检查，若超声提示为实体性结节并呈强烈不规则反射，则应怀疑恶性可能。若发现沙砾样钙化，应考虑恶性可能性。甲状腺CT对甲状腺癌转移的发现、定位和诊断有重要的价值。

（四）病理

近年多行针吸细胞学检查，方法简单易行。用20ml注射器，配以细针，直径为0.7～0.9mm。一般不需要局部麻醉，直接刺入结节内，将注射器塞向外拉，在注射器腔内造成负压，然后在结节内从2～3个不同方向进行穿刺吸取。针吸细胞学检查诊断正确率达80%以上，但最终确诊依据病理切片检查。

二、鉴别诊断

（一）亚急性甲状腺炎

由于在数日内发生甲状腺肿胀，容易引起误诊。要注意病史中多有上呼吸道感染，血清中T3、T4浓度增高，但放射性碘的摄取量显著降低，这种分离显像很有诊断价值。试用糖皮质激素或非甾体消炎药后，颈部疼痛很快缓解，甲状腺肿胀进而消失。

（二）桥本甲状腺炎

由于甲状腺肿大，质硬，也可误诊为甲状腺癌。此病多发生在女性，病程较长，甲状腺肿大呈弥漫性、对称，表面光滑。该病实验室检查TgAb或TPOAb特异性增高，很有诊断价值，试用左甲状腺素后腺体可明显缩小。

（三）乳头状囊性腺瘤

由于囊内出血，短期内甲状腺腺体迅速增大，特别是平时忽略了有甲状腺结节存在，更容易误诊。病史中常有重体力劳动或剧烈咳嗽史。

【临床分期】★★★△△△

美国癌症联合委员会2010年制定的第7版分化型甲状腺癌TNM分类规定如下（表6-2和表6-3）。

表6-2 AJCC第7版甲状腺癌TNM分期定义

T原发肿瘤	
T0	无原发肿瘤证据
T1a	肿瘤局限于甲状腺内，最大直径≤1cm
T1b	肿瘤局限于甲状腺内，最大直径>1cm，≤2cm
T2	肿瘤局限于甲状腺内，最大直径>2cm，≤4cm
T3	肿瘤局限于甲状腺内，最大直径>4cm；或者有任何大小的肿瘤伴有最小限度的腺外侵犯（如侵犯胸骨甲状肌或甲状腺周围软组织）
T4a	较晚期的疾病。任何大小的肿瘤浸润超出甲状腺包膜至皮下组织、喉、气管、食管或喉返神经
T4b	很晚期的疾病。肿瘤侵犯椎前筋膜或包绕颈动脉或纵隔血管
N区域淋巴结转移	
N0	无区域淋巴结转移
N1a	转移至Ⅵ区淋巴结（包括气管前、气管旁、喉前淋巴结）
N1b	转移至单侧，双侧，或者对侧颈部（Ⅰ、Ⅱ、Ⅲ、Ⅳ、Ⅴ区）、咽后或上纵隔淋巴结
M远处转移	
M0	无远处转移
M1	存在远处转移

表6-3 AJCC第7版甲状腺癌TNM分期系统

<45岁			
Ⅰ期	任何T	任何N	M0
Ⅱ期	任何T	任何N	M1
≥45岁			
Ⅰ期	T1	N0	M0
Ⅱ期	T2	N0	M0
Ⅲ期	T3	N0	M0
	T1	N1a	M0
	T2	N1a	M0
	T3	N1a	M0
Ⅳa期	T4a	N0	M0
	T4a	N1a	M0
	T1	N1b	M0
	T2	N1b	M0
	T3	N1b	M0
	T4a	N1b	M0
Ⅳb期	T4b	任何N	M0
Ⅳc期	任何T	任何N	M1

【治疗】★★★△△△

一、手术治疗

手术是除未分化甲状腺癌外各型甲状腺癌的基本治疗方法，并辅助应用TSH抑制治疗及放射性碘治疗等方式。甲状腺癌的手术治疗包括甲状腺本身的手术及颈淋巴结清扫。

（一）甲状腺的切除范围

甲状腺癌的切除术式主要包括全/近全甲状腺切除术和甲状腺腺叶＋峡部切除术。全甲状腺切除术切除所有甲状腺组织，无肉眼可见的甲状腺组织残存；近全甲状腺切除术切除所有肉眼可见的甲状腺组织，两侧各保留不足1g的甲状腺组织。

1. 乳头状甲状腺癌 全/近全甲状腺切除术：①童年期有头颈部放射线照射史或放射性尘埃接触史；②原发灶最大直径>4cm；③多癌灶，尤其是双侧癌灶；④不良的病理亚型，如PTC的高细胞型、柱状细胞型、弥漫硬化型；⑤已有远处转移，需行术后^{131}I治疗；⑥伴有双侧颈部淋巴结转移；⑦伴有腺外侵犯（如气管、食管、颈动脉或纵隔侵犯等）。

甲状腺腺叶＋峡部切除术：局限于一侧腺叶内，肿瘤原发灶≤1cm、复发风险低、无童年期头颈部放射线接触史、无颈部淋巴结转移和远处转移、对侧腺叶内无结节。

2. 滤泡状甲状腺癌 即使癌肿尚局限于一侧腺体内，也应行全甲状腺切除。但如果有颈淋巴结转移，大都也有远处血行转移。因此，即使彻底清除颈淋巴结，也多不能提高手术疗效。

3. 髓样甲状腺癌 生物学特性不同于分化型甲状腺癌，应积极采用全甲状腺切除术，同时清除患侧或双侧颈淋巴结，仍有较好疗效。

4. 未分化甲状腺癌 发展快，发病后2～3个月出现压迫症状或远处转移。强行手术切除不但无益，而且可加速癌细胞的血行扩散。因此，临床上有怀疑时，可先行针吸细胞学检查或做活检以证实，以放射治疗为主。

（二）颈淋巴结的处理方式

1. 中央区（Ⅵ区）淋巴结 目前多数学者建议无论有无证据证实颈淋巴结转移，都应常规进行Ⅵ区淋巴结的清扫。20%～90%的DTC患者在确诊时即存在颈部淋巴结转移，多发生于颈部中央区（Ⅵ区），且颈部淋巴结转移是DTC患者（尤其是≥45岁者）复发率增高和生存率降低的危险因素；28%～33%的颈部淋巴结转移在术前影像学和术中检查时未被发现，而是在预防性中央区淋巴结清扫后得到诊断，并因此改变了DTC的分期和术后处理方案。因此，建议DTC术中在有效保留甲状旁腺和喉返神经情况下，行病灶同侧中央区淋巴结清扫术。

2. 颈侧方（Ⅱ、Ⅲ、Ⅳ、Ⅴ区）淋巴结 颈侧方淋巴结清扫术仅适用于临床怀疑存在颈侧方淋巴结转移患者，而不做预防性侧颈清扫，国内外专家对此已达成共识。但清扫范围存在争议，多数学者主张改良型颈淋巴结清扫方式，即颈Ⅱ～Ⅴ区淋巴组织的整体清扫，也就是保留胸锁乳突肌、颈内静脉及副神经的颈淋巴结清扫，而非择区性清扫。手术切除这些转移的淋巴结可降低肿瘤的复发率和病死率。

（三）手术并发症

1. 术后呼吸困难和窒息 术后呼吸困难和窒息多发生在术后24小时内，是术后最危急的并发症。常见原因为：①切口内出血压迫气管，出血原因主要是甲状腺上动脉或较粗静脉的结扎线结脱落，以及腺体切面的严重渗血；②喉头水肿，主要是手术创伤所致，也可因气管插管引起；③气管塌陷，是气管壁长期受肿大甲状腺压迫，发生软化，切除甲状腺体的大部分后软化的气管壁失去支撑的结果。后两种情况的患者，由于气道堵塞可出现喘鸣及急性呼吸道梗阻。

临床表现为进行性呼吸困难、烦躁、发绀，甚至发生窒息。因此，术后应常规在患者床旁放置无菌的气管切开包和手套，以备急用。发现上述情况时，必须立即行床旁抢救，及时剪开缝线，敞开切口，迅速除去血肿，结扎出血的血管。如此时患者呼吸仍无改善，则应立即施行气管切开，再送手术室做进一步的检查、止血和其他处理。

2. 喉返神经损伤 喉返神经损伤发生率为0.5%～2.0%。大多数是因手术处理甲状腺下极时，不慎将喉返神经切断、缝扎或挫夹、牵拉造成永久性或暂时性损伤所致。少数也可由血肿或瘢痕组织压迫或牵拉而发生。损伤的后果与损伤的性质（永久性或暂时性）和范围（单侧或双侧）密切相关。喉返神经含支配声带的运动神经纤维，一侧喉返神经损伤，大都引起声嘶，术后虽然可由健侧声带代偿性地向患侧过度内收而恢复发音，但是喉镜检查显示患侧声带依然不能内收，因此不能恢复其原有的音色。双侧喉返神经损伤，视其损伤全支、前支抑或后支等不同的平面，可导致失音或严重的呼吸困难，甚至窒息，需立即行气管切开。由于手术切断、缝扎、挫夹、牵拉等直接损伤喉返神经者，术中立即出现症状。而因血肿压迫、瘢痕组织牵拉等所致者，可在术后数日才出现症状。切断、缝扎引起者属永久性损伤，挫夹、牵拉、血肿压迫所致多为暂时性，经理疗等及时处理后，一般可能在3～6个月逐渐恢复。

3. 喉上神经损伤 喉上神经损伤多发生于处理甲状腺上极时，离腺体太远，分离不仔细和将神经与周围组织一同大束结扎所致。喉上神经分内（感觉）、外（运动）2支。若损伤外支会使环甲肌瘫痪，引起声带松弛、音调降低。内支损伤喉部黏膜感觉丧失，进食特别是饮水时，容易误咽发生呛咳。

4. 甲状旁腺功能减退 甲状旁腺功能减退（以下简称甲旁减）是甲状腺及甲状旁腺手术的最常见并发症。10%～15%的患者会发生暂时性甲旁减，而永久性的概率较小，为1%～3%。

因手术时误伤及甲状旁腺或其血液供给受累所致，血钙浓度下降至2.0mmol/L以下，严重者可降至1.0～1.5mmol/L（正常为2.25～2.75mmol/L），血磷则升至1.9mmol/L或更高。尿中钙和磷的排出量都减少。神经肌肉的应激性显著增高，症状多在术后1～2天出现。轻者只有面部、唇部或手足部的针刺样麻木感或强直感，常伴有心前重压感；严重者可出现面肌和手足伴有疼痛的持续性痉挛，每天发作多次，每次持续10～20分钟或更长，严重者可发生喉和膈肌痉挛，引起窒息死亡。晚期常继发双眼白内障。在不出现抽搐的间歇期间，神经肌肉的应激性显著增高。如果在患者耳前叩击面神经，颜面肌肉发生短促的痉挛（Chvostek征）；如果用力压迫患者的上臂神经，即引起手抽搐（Trousseau征）。

术后发生的手足抽搐多数是较轻而暂时的，这可能是由于甲状旁腺的损伤较轻，易于恢复，也可能由于未被切除或未受损的甲状旁腺逐渐肥大，起到了代偿作用。严重的、持久的手足抽搐病例少见。据近年资料统计，发生率约为0.3%。

发生手足抽搐后，应限制食用肉类、乳品和蛋类等食品（因含磷较高，影响钙的吸收）。抽搐发作时，立即静脉注射10%葡萄糖酸钙或氯化钙10～20ml。症状轻者可口服葡萄糖酸钙或乳酸钙2～4g，每天3次；症状较重或长期不能恢复者，可加服维生素D_3，每天5万～10万U，以促进钙在肠道内的吸收。口服双氢速甾醇（DT10）油剂能明显提高血中钙含量，降低神经肌肉的应激性。

二、TSH 抑制治疗

由于分化型乳头状甲状腺癌和滤泡状甲状腺癌均有 TSH 受体，因此均可应用 TSH 抑制治疗。术后 TSH 抑制治疗一方面可补充 DTC 患者缺乏的甲状腺激素，另一方面抑制 DTC 细胞生长。TSH 抑制治疗用药首选左旋甲状腺素钠（L-T4）口服制剂。TSH 抑制水平与 DTC 的复发、转移和癌症相关死亡的关系密切，特别对高危 DTC 者，这种关联性更加明确。TSH＞2mU/L 时癌症相关死亡和复发增加。高危 DTC 患者术后 TSH 抑制至＜0.1mU/L 时，肿瘤复发、转移显著降低。L-T4 的起始剂量因患者年龄和伴发疾病情况而异，并定期测定血浆 T4 和 TSH，以此调整用药剂量。

长期使用超生理剂量甲状腺激素，会造成亚临床甲亢。特别是 TSH 需长期维持在很低水平（＜0.1mU/L）时，可能加重心脏负荷和心肌缺血（老年者尤甚），引发或加重心律失常，引起静息心动过速、心肌重量增加、平均动脉压增大、舒张和（或）收缩功能失调等。减少甲状腺素剂量后上述诸多受损情况可逆转。TSH 长期抑制带来的另一不良反应是增加绝经后妇女骨质疏松症的发生率。

三、放射性碘治疗

对于分化型甲状腺癌，^{131}I 是术后治疗的重要手段之一。放射性碘治疗适用于有颈淋巴结转移、较大的肿瘤、存在外侵及远处转移者。^{131}I 治疗包含清除术后残留的甲状腺组织即清甲和清除手术不能切除的 DTC 转移灶即清灶两个方面。而未分化甲状腺癌已失去甲状腺细胞的构造和性质，摄取放射性碘量极少，因此疗效不理想。对于髓样甲状腺癌，放射性碘治疗也无效。

四、放射外照射治疗

放射外照射治疗主要用于未分化甲状腺癌。

【预后】★★★△△△

甲状腺癌的预后评估较为复杂，需综合原发灶的组织学类型，是否存在淋巴结转移或腺体外侵犯，以及患者的个人因素组合判断。总体而言乳头状甲状腺癌预后较好，10 年生存率可达 90%，好于滤泡状甲状腺癌和髓样甲状腺癌。未分化甲状腺癌的预后最差。

甲状腺功能亢进症

甲状腺功能亢进症（以下简称甲亢）指由各种原因导致正常甲状腺素分泌的反馈控制机制丧失，引起循环中甲状腺素——甲状腺原氨酸（T4）和三碘甲状腺原氨酸（T3），异常增多而出现以全身代谢亢进为主要特征的甲状腺毒症。

【流行病学及分类】★★★△△△

甲亢的发病率为 0.05%～1.30%。在世界范围内，最常见的甲状腺毒症是格雷夫斯病，它是在甲状腺肿大的同时，出现功能亢进症状。腺体肿大为弥漫性，两侧对称，常伴有眼球突出。有时伴有胫前黏液性水肿。在内源性甲状腺素过量产生引起的甲亢中，格雷夫斯病占 70%～80%，女性的发病率是男性的 5 倍，患者年龄多在 20～40 岁。

毒性结节性甲状腺肿的发病率次于格雷夫斯病，多继发于单纯或结节性甲状腺肿。患者可先有结节性甲状腺肿多年，以后才出现功能亢进症状。腺体可呈结节状肿大，两侧多不对称，也可有单发的自主性高功能结节。结节周围的甲状腺组织呈萎缩改变，放射性碘扫描检查显示结节的摄 ^{131}I 量增加，为热结节，无眼球突出，也无胫前黏液性水肿，容易发生心肌损害。毒性结节性甲状腺肿是老年人甲状腺毒症的最常见原因，在碘缺乏区域所占比例更高，其发病率的变化与饮食中的碘含量变化相关。

【发病机制】★★★△△△

一、格雷夫斯病

格雷夫斯病是综合征，包含甲亢、甲状腺肿大、突眼症及少见的胫前或局部黏液性水肿等皮肤病变。格雷夫斯病患者的甲亢表现为甲状腺的组织学特征是滤泡增多和多灶性、斑点状的淋巴浸润，淋巴细胞生发中心较少见。甲状腺内的淋巴细胞大多为 T 细胞，B 细胞生发中心远远少于慢性自身免疫性甲状腺炎（Hashimoto's disease）。甲状腺上皮细胞的大小是与淋巴浸润程度相关的，表明甲状腺细胞受到局部 B 细胞分泌的抗促甲状腺激素受体抗体（anti-TSH receptor antibody，TSHR-Ab）的刺激。TSHR-Ab 的存在与甲亢的进展、复发成正相关。格雷夫斯病有明显的遗传易感性。然而，促使格雷夫斯病急性发作的因素目前并不清楚。与诱发免疫应答有关的可能因素包括：妊娠，尤其是产后阶段；碘过量，尤其是碘缺乏地区；锂盐治疗；病毒或细菌感染；糖皮质激素治疗停药等。

格雷夫斯病的病因及发病机制目前尚不清楚，可能是眼眶的成纤维细胞、眼肌和甲状腺组织的共同抗原在遭受细胞毒抗体、细胞毒淋巴细胞的作用后，产生炎症反应，导致眼球突出。最近研究发现，散在的成纤维细胞和纤维细胞所含有的 TSH 受体可以被 TSHR-Ab 直接激活。导致皮肤损害的机制可能也与此类似。突眼的患者，尤其是有皮肤损害的患者血液循环中 TSH 受体自身抗体常常是高滴度水平，提示突眼和皮肤损害可能是重症格雷夫斯病的两种临床表现。

二、毒性结节性甲状腺肿

在非毒性甲状腺肿的自然病程中，可以见到不同结节呈现的多种不同状况，如出血、变性、修复、纤维化等。结节出血后可能发生钙化。有的结节也可能发展为功能自主性结节。20%～80% 的毒性腺瘤和结节性甲状腺肿的功能自主性结节，可能是 TSH 或 TSH 受体的体细胞突变所致。在 10% 的患者中，功能自主性结节有可能转化为毒性结节。通常在单个功能自主性结节的直径＞2.5cm 时，才会发生甲亢。但在碘缺乏地区，小的功能自主性结节也可产生甲亢的全身临床表现。

从多结节性的甲状腺肿进展为甲亢要经历很多年，这一过程是含有一个结节或多个结节的小腺体，在数量、大小和功能等方面不断进展的过程。多数患者在开始阶段甲状腺功能正常，当腺体增大合并功能自主后，可表现为血清 TSH 降低，但血清甲状腺激素正常。在进展为临床型甲亢前，低 TSH 和游离 T3、T4 正常的亚临床甲亢状态可存在很多年。

【病理】★★★△△△

腺体内血管增多、扩张，淋巴细胞浸润。滤泡壁细胞多呈高柱状，且发生增生，形成突入滤泡腔内的乳头状体。但滤泡腔内的胶体含量反而减少，这说明大部分已变为甲状腺激素而释放入血中。

【临床表现】★★★△△△

女性患者较男性患者多，男女患病比例约为 1∶4。男性虽然少见，但是男性患者一般甲亢较女性重。原发性甲亢的患者年龄有 70% 在 20～40 岁；继发性甲亢和高功能腺瘤患者一般年龄较大，多在 40 岁以上。其中除眼部症状外，其他都与甲状腺功能的亢进有关；除基础代谢率增高外，其他方面的症状可能不全存在。主要症状可有如下几个方面。

一、甲状腺方面

原发性甲亢的甲状腺体积常呈对称性、弥漫性肿大，一般不引起压迫症状。由于腺体的血管扩张和血流加速，触诊时可有震颤，听诊时可有杂音，尤其在甲状腺上动脉进入上极处更为明显。利用放射性碘的测定，估计进入正常甲状腺的血流量每分钟为 50～60ml；严重功能亢进的甲状腺血流量，可增至每分钟 1000ml 以上。

二、自主神经系统方面

自主神经系统方面表现为交感神经功能的过度兴奋，尤其在原发性甲亢中更为显著。患者多言、性情急躁、易激动，且常失眠。两手常有细而速的颤动。在严重病例中，舌与足亦有颤动。患者常有热感，容易出汗，皮肤常较温暖，这都说明血管舒缩功能的异常兴奋。

三、眼症方面

典型的是双侧眼球突出、眼裂增宽和瞳孔散大。个别患者突眼严重，上下眼睑闭合困难，甚至不能盖住角膜。患者视力减退，怕光、复视，眼部胀痛、流泪。但突眼的严重程度与甲亢的严重程度并无关系。

突眼的病理特征是眼球后纤维、脂肪组织增多，眼肌间质水肿，有显著的淋巴细胞浸润和亲水性黏多糖和透明质酸沉积。突眼患者多伴有促甲状腺激素受体抗体（TSH receptor antibody，TRAb）阳性，但也有阴性者，因而引起突眼的原因尚未明了。近年研究发现，眼球后组织内存在特异性抗原，在患者血清中发现有眶内成纤维细胞结合抗体水平的升高。突眼就是这种特异性免疫球蛋白不断作用于眼球后组织抗原的后果，使球后成纤维细胞活性增强，黏多糖分泌增多，进而使球后脂肪组织增多、眼肌间质水肿。因此，突眼是与甲亢不同的另一种自身免疫性疾病。

一般认为，眼裂增宽和瞳孔散大是由于丘脑下部颈交感神经中枢的过度兴奋引起的。上、下睑板肌和瞳孔开大肌均为交感神经支配的平滑肌，二肌的紧张性收缩会引起眼裂增宽和瞳孔散大。

其他不常出现的眼部特征：①眼向下看时，上眼睑不随眼球下闭，在角膜上方露出巩膜一条；②凝视时极少瞬眼；③双眼集合能力甚差。

四、循环系统方面

循环系统可有心悸、胸闷、气短。严重者可有甲亢性心脏病。其体征可有心动过速（90～120次/分），是本病最早最突出的表现，多为持续性窦性心动过速，在睡眠和休息时不会降低至正常范围。静息和睡眠时心率快慢与基础代谢率呈正相关。日久，左心逐渐扩张并肥大，且伴有收缩期杂音。在严重病例（多为继发性甲亢）出现心律失常，以心房颤动为最常见。最后出现心力衰竭。

五、消化系统方面

大多患者食欲亢进，但少数老年患者可出现厌食，以致恶病质。也有少数患者呈顽固性恶心、呕吐，以致体重在短期内迅速下降。

六、基础代谢率方面

基础代谢率显著增高，其程度与临床症状的严重程度一致。轻度甲亢的基础代谢率为＋20%～30%；中度为＋30%～60%；严重病例常在＋60%以上。

除上述的主要症状外，有时出现停经、阳痿（内分泌紊乱）等症状。个别患者还伴有周期性瘫痪（钾代谢障碍）。极个别患者伴有局限性胫前黏液性水肿，常与严重突眼同时或先后发生。表现为双侧小腿前方下段和足背的皮肤呈暗红色、粗糙、变韧，形成大小不同的片状结节，含有黏多糖沉积。机制目前尚不清楚，一般认为与突眼一样，为自身免疫性疾病。

【诊断】★★★△△△

甲亢的诊断主要依靠临床表现，结合一些特殊检查。甲亢常用的特殊检查方法如下。

一、实验室检查

甲亢时，血清T3可高于正常4倍，而T4仅为正常的2.5倍，因此T3测定对甲亢的诊断具有较高的敏感性。血清TSHR-Ab的测定对诊断格雷夫斯病有一定帮助。

二、基础代谢率测定

根据脉压和脉率计算，或者用基础代谢率测定器测定。后者较可靠，但前者简便。常用计算公式为：基础代谢率＝（脉率＋脉压）－111。测定基础代谢率要在完全安静、空腹时进行。正常值为±10%；增高至＋20%～30%为轻度甲亢，＋30%～60%为中度甲亢，＋60%以上为重度甲亢。

三、甲状腺摄^{131}I率的测定

正常甲状腺24小时内摄取的^{131}I量为人体总量的30%～40%。如果在2小时内甲状腺摄取^{131}I量超过人体总量的25%，或者在24小时内超过人体总量的50%，且吸^{131}I高峰提前出现，均可诊断为甲亢。

【治疗】★★★△△△

一、抗甲状腺药物

大部分格雷夫斯病首选使用抗甲状腺药物。硫脲类抗甲状腺药物可以抑制甲状腺激素的生物合成。大量的研究表明，用硫脲类药物治疗12～18个月后，格雷夫斯病患者的治愈率为40%～60%，女性患者的治愈率较男性更高。与中、重度甲亢及甲状腺肿大较明显者相比，甲亢较轻、甲状腺肿较小的患者治愈率更高。但应用硫脲类抗甲状腺药物治疗毒性结节性甲状腺肿的效果不明确。

二、放射性碘治疗

放射性碘治疗是一种高效、相对廉价、安全且广为接受的同时可以治疗格雷夫斯病和毒性结节性甲状腺肿的方法。放射性碘治疗通过破坏足够多的甲状腺组织，实现治愈甲亢的目的。通过调整放射性碘治疗的剂量使得甲状腺功能正常或减低，以达到治疗目标。妊娠和哺乳期是放射性碘治疗的绝对禁忌证。

三、手术治疗

外科治疗甲亢适用于：①需要服用大剂量抗甲状腺药物或不能耐受抗甲状腺药物的妊娠患者；②伴甲状腺恶性结节或可疑恶性的患者；③放射性碘治疗失败后的患者；④巨大甲状腺肿伴随压迫症状；⑤严重格雷夫斯眼病。

最常用的方法为保留双侧2～4g甲状腺组织的甲状腺次全切除术。但其存在的问题是，难以确定保留组织大小的一个标准及保留的组织量与术后正常甲状腺功能的关系。40%～60%的格雷夫斯病患者在行双侧甲状腺次全切除术后20年内出现甲减。另有甲状腺双叶次全切除术后残留的甲状腺组织量导致8%～28%的患者术后出现甲亢复发。

（一）术前准备

为了避免甲亢患者在基础代谢率高亢的情况下

进行手术的风险，术前应采取充分而完善的准备以保证手术顺利进行和预防术后并发症的发生。

1. 一般准备 对精神过度紧张或失眠者可适当应用镇静和安眠药以消除患者的恐惧心情。心率过快者，可口服利舍平 0.25mg 或普萘洛尔（心得安）10mg，每天 3 次。发生心力衰竭者，应予以洋地黄制剂。

2. 术前检查 除全面体格检查和必要的实验室检查外，还应包括：①颈部透视或摄片，了解有无气管受压或移位；②详细检查心脏有无扩大、杂音或心律不齐等，并作心电图检查；③喉镜检查，确定声带功能；④测定基础代谢率，了解甲亢程度，选择手术时机。

3. 药物准备 药物准备是术前用于降低基础代谢率的重要环节。有 2 种方法，具体如下。①可先用硫脲类药物，通过降低甲状腺素的合成，抑制体内淋巴细胞产生自身抗体从而控制因甲状腺素升高引起的甲亢症状。待甲亢症状得到基本控制后，改服 2 周碘剂，再进行手术。由于硫脲类药物甲硫氧嘧啶、丙硫氧嘧啶、甲巯咪唑（他巴唑）、卡比马唑（甲亢平）等能使甲状腺肿大，手术时极易发生出血，增加了手术的困难和风险，因此，服用硫脲类药物后必须加用碘剂 2 周待甲状腺缩小变硬，血管数减少后手术。②开始即用碘剂，2～3 周后甲亢症状得到基本控制（患者情绪稳定，睡眠良好，体重增加，脉率＜90 次 / 分，基础代谢率＜20%），便可进行手术。但少数患者，服用碘剂 2 周后，症状减轻不明显。此时，可在继续服用碘剂的同时，加用硫氧嘧啶类药物，直至症状基本控制，停用硫氧嘧啶类药物后，继续单独服用碘剂 1～2 周，再进行手术。

需要说明：碘剂的作用在于抑制蛋白水解酶，减少甲状腺球蛋白的分解，从而抑制甲状腺素的释放。碘剂还能减少甲状腺的血流量，使腺体充血减少，因而变小变硬。常用的碘剂是复方碘化钾溶液，每天 3 次。第 1 天每次 3 滴，第 2 天每次 4 滴，以后逐天每次增加 1 滴，至每次 16 滴为止，然后维持此量。但由于碘剂只抑制甲状腺素释放，而不抑制其合成，因此，一旦停服碘剂后，储存于甲状腺滤泡内的甲状腺球蛋白大量分解，甲亢症状可重新出现，甚至比原来更为严重。因此，凡不准备施行手术者，不要服用碘剂。

对于常规使用碘剂或合并应用硫氧嘧啶类药物不能耐受或无效者，有主张单用普萘洛尔或与碘剂合用作术前准备。普萘洛尔是一种肾上腺激素 β 受体阻滞药，能控制甲亢的症状，缩短术前准备的时间，且用药后不引起腺体充血，有利于手术操作，对硫脲类药物效果不好或反应严重者可改用此药。普萘洛尔能选择性地阻断各种靶器官组织上的 β 受体对儿茶酚胺的敏感性，抑制肾上腺素的效应，进而改善甲亢的症状。剂量为每 6 小时口服给药 1 次，每次 20～60mg，一般 4～7 天脉率降至正常水平时，便可实施手术。由于普萘洛尔在体内的有效半衰期不到 8 小时，因此最后 1 次口服普萘洛尔要在术前 1～2 小时，术后继续口服普萘洛尔 4～7 天。此外，术前不用阿托品，以免引起心动过速。

（二）手术和术后注意事项

1. 麻醉 一般可用气管插管全身麻醉，尤其对巨大胸骨后甲状腺肿压迫气管或精神异常紧张的甲亢患者，以保证呼吸道通常和手术的顺利进行。

2. 手术 应轻柔、细致，注意保护甲状旁腺和喉返神经。还应注意以下情况。①充分暴露甲状腺腺体：应紧贴甲状腺上级结扎、切断甲状腺上动静脉，以避免损伤喉上神经。如果结扎甲状腺下动脉，以紧贴甲状腺固有被膜结扎其分支为宜，这样既有利于保护喉返神经，又有利于保证甲状旁腺血液供应。②切除腺体数量，应根据腺体大小或甲亢程度决定：通常需切除腺体的 70%～90%，并同时切除峡部；每侧残留腺体以如成年人拇指末节大小较为恰当（2～4g）。腺体切除过少容易引起复发，过多又易发生甲状腺功能低下（黏液性水肿）。必须保存两叶腺体背面部分，以免损伤喉返神经和甲状旁腺。③严格止血：对较大血管（如甲状腺上动静脉，甲状腺中、下静脉），应分别采用双重结扎，防止滑脱出血。手术野应常规放置橡皮管引流 24～48 小时，并随时观察和及时引流切口内的积血，预防积血压迫气管，引起窒息。

3. 术后观察和护理 术后当天应密切注意患者呼吸、体温、脉搏、血压的变化，预防甲状腺危象发生。如脉率过快或体温过高，可使用冬眠疗法。患者采用半卧位，以利呼吸和引流切口内积血；帮助患者及时排出痰液，保持呼吸道通畅。此外，患者术后要继续服用复方碘化钾溶液，每天 3 次，每次 5～10 滴；或者由每天 3 次，每次 16 滴开始，逐天每次减少 1 滴，至病情平稳为止。

（三）手术的主要并发症

1. 甲状腺危象 甲状腺危象是甲亢的严重合并症。通常在术后 12～36 小时内发生。甲状腺危象时患者主要表现为高热、脉快，同时合并神经、循环及消化系统严重功能紊乱如烦躁、谵妄、大汗、呕吐、腹泻等。发病机制尚未肯定。过去认为，甲状腺危象的发生是因为手术时过度挤压了甲状腺组织，促使大量甲状腺激素释放入血的结果。但甲亢患者服用甲状腺激素后并不一定产生甲亢危象，而甲状腺危象患者血液中的甲状腺激素也不一定增高，因此不能简单地认为甲状腺危象是由于甲状腺激素在血液中过多所致。近年比较流行的观点是甲状腺危象与垂体-肾上腺皮质轴应激反应减弱有关。甲亢时肾上腺皮质激素的合成、分泌和代谢加速，久而久之使肾上腺皮质功能减退，而手术创伤的应激诱发危象。

甲状腺危象的治疗可有以下几方面。①镇静：常用苯巴比妥钠100mg，或者冬眠合剂2号半量，肌内注射6～8小时1次。②静脉输入大量葡萄糖溶液补充能量，吸氧，以减轻组织的缺氧。③降温：用退热剂、冬眠药物和物理降温等综合方法，保持患者体温在37℃左右。④肾上腺素阻滞药：可选用利舍平1～2mg肌内注射或胍乙啶10～20mg口服。前者用药4～8小时后甲状腺危象可有所减轻；后者在12小时后起效。还可用普萘洛尔5mg加5%～10%葡萄糖溶液100ml静脉滴注以降低周围组织对肾上腺素的反应。⑤碘剂：口服丙硫氧嘧啶，首剂为600mg；口服复方碘化钾溶液，首次为3～5ml，或者紧急时用10%碘化钠5～10ml加入10%葡萄糖溶液500ml中静脉滴注，以降低血液中甲状腺素水平。⑥氢化可的松：每天200～400mg，分次静脉滴注，以拮抗过多甲状腺素的反应。⑦有心力衰竭者，加用洋地黄制剂。

2. 术后恶性突眼 原发性甲亢术后，轻度突眼一般可在1年内逐渐好转。但少数病例中，突眼症状不但不减轻，反而更加恶化。患者出现畏光、流泪，眼内灼痛，部分眼球由于水肿、肥厚发生运动障碍，而引起复视。由于眼睑肿胀，不能盖住角膜，以致角膜干燥受损，发生溃疡；由于视神经受到牵拉，逐渐引起视神经萎缩，甚至造成失明。

治疗方面，首先保护眼睛。戴黑眼镜，用0.5%醋酸可的松溶液滴眼；每晚睡前用抗生素眼膏敷眼，并用胶布闭合眼睑，以避免角膜的过度暴露。其次是给予大量泼尼松，每天100～120mg，分3～4次口服；见效后逐渐减少剂量。皮下注射奥曲肽，亦有良效。可辅以球后或垂体的深度X线照射。如果上述治疗均无效，则宜及时实施双侧眼眶减压术：经额部、硬膜外广泛切除眼眶顶部骨层，十字切开眼眶骨膜。

甲状腺良性疾病

一、甲状腺炎

（一）急性化脓性甲状腺炎★△

急性化脓性甲状腺炎大都由于口腔或颈部化脓性感染引起，病原菌为葡萄球菌、链球菌和肺炎链球菌等。感染局限于甲状腺肿的结节或囊肿内时，因为不良的血循环易形成脓肿。

1. 临床表现 数日内甲状腺肿胀，有压痛和波及至耳、枕部的疼痛。严重者可引起压迫症状：气促、声音嘶哑，甚至吞咽困难等。腺组织的坏死和脓肿形成可引起甲状腺功能减退。患者体温常升高。

2. 治疗 局部早期宜用冷敷，晚期宜用热敷。给予抗菌药。有脓肿形成时应早期切开引流，以免脓肿破入气管、食管或纵隔内。

（二）亚急性甲状腺炎★★△

亚急性甲状腺炎又称De Quervain甲状腺炎或肉芽肿性甲状腺炎。本病常发生于病毒性上呼吸道感染之后，是颈前肿块和甲状腺疼痛的常见原因。病毒感染可能使部分甲状腺滤泡破坏和上皮脱落、胶体外溢引起甲状腺异物反应和多形核白细胞、淋巴及异物巨细胞浸润，并在病变滤泡周围出现巨细胞性肉芽肿。本病多见于30～40岁女性。

1. 临床表现 多数表现为甲状腺突然肿胀、发硬、吞咽困难及疼痛，并向患侧耳颞处放射。亚急性甲状腺炎常始于甲状腺的一侧，很快向腺体其他部位扩展。患者可有发热，红细胞沉降率增快。病程约为3个月，愈合后甲状腺功能多不减退。

病前1～2周有上呼吸道感染史。病后1周内因部分滤泡破坏，基础代谢率可略高，但甲状腺摄取^{131}I量显著降低，这种分离现象和泼尼松试验治疗有效有助于诊断。

2. 治疗 泼尼松每天4次，每次5mg，2周后减量，全程1～2个月。同时加用甲状腺干制剂，效果较好。停药后如果复发，则给予放射治疗，效果较持久。抗生素无效。

（三）慢性淋巴细胞性甲状腺炎★★△

慢性淋巴细胞性甲状腺炎又称桥本（Hashimoto）甲状腺炎，是一种自身免疫性疾病，也是甲状腺肿合并甲状腺功能减退最常见的原因。由于自身抗体的损害，病变甲状腺组织被大量淋巴细胞、浆细胞和纤维化取代。血清中可检出抗甲状腺球蛋白抗体、抗甲状腺微粒体抗体及抗甲状腺细胞表面抗体等多种抗体。组织学显示甲状腺滤泡广泛被淋巴细胞和浆细胞浸润并形成淋巴细胞及生发中心，本病多为30～50岁女性。

1. 临床表现 为无痛性弥漫性甲状腺肿，对称，质硬，表面光滑，多伴甲减，较大腺肿可有压迫症状。

甲状腺肿大，基础代谢率低，甲状腺摄^{131}I量减少，结合血清中多种抗甲状腺抗体可帮助诊断。疑难时，可行穿刺活检以确诊。

2. 治疗 可长期用甲状腺干制剂治疗，多有疗效。有压迫症状者应行活组织病理检查或手术以排除恶变。

（四）慢性纤维性甲状腺炎★△

慢性纤维性甲状腺炎（Riedel甲状腺炎）又称侵袭性硬化性甲状腺炎，甚少见，是否亦是一种自身免疫性疾病，尚未肯定。男女发病数相等。甲状腺逐渐肿大，常限于一侧，表面不平，质似铁样坚硬。组织学上的特征为致密的纤维组织增生。此种硬化纤维性病变常侵入甲状腺固有膜，甚至超出其范围，使腺体与周围组织、器官发生紧密粘连，因而亦常累及喉返神经。临床上可出现声音嘶哑、呼吸困难或吞咽困难等症状，甲减，颈部淋巴结不肿大。

1. 诊断 不易与甲状腺癌鉴别，常需行针吸细胞学检查或做活检。

2. 治疗 可试用泼尼松治疗，但效果不持久。由于腺体与周围组织、器官发生紧密粘连，手术不易切除。如果发生呼吸困难，可楔形切除甲状腺峡部以解除压迫。

二、甲状腺腺瘤★★△

甲状腺腺瘤是最常见的甲状腺良性肿瘤。按形态学可分为滤泡状和乳头状囊性腺瘤2种。滤泡状腺瘤多见，周围有完整的包膜，乳头状囊性腺瘤少见，常不易与乳头状甲状腺癌区分，诊断时要注意。本病多见于40岁以下的妇女。

（一）临床表现

颈部出现圆形或椭圆形结节，多为单发。稍硬，表面光滑，无压痛，随吞咽上下移动。大部分患者无任何症状。腺瘤生长缓慢。当乳头状囊性腺瘤因囊壁血管破裂发生囊内出血时，肿瘤可在短期内迅速增大，局部出现胀痛。放射性核素扫描一般为温结节，囊性变时可表现为冷结节。

甲状腺腺瘤与结节性甲状腺肿的单发结节在临床上较难区别。以下几点可供鉴别：①甲状腺腺瘤较少见于单纯性甲状腺肿流行地区；②甲状腺腺瘤经过数年，仍保持单发，而结节性甲状腺肿的单发结节经过一段时间后，多演变为多发结节；③组织学上腺瘤有完整包膜，周围组织正常，分界明显而结节性甲状腺肿的单发结节包膜常不完整。

（二）治疗

因为甲状腺腺瘤有引起甲亢（发生率约为20%）和恶变（发生率约为10%）的可能，所以应早期行包括腺瘤的患侧甲状腺大部或部分（腺瘤小）切除，在切除腺瘤时应将腺瘤连同其包膜和周围1cm宽的正常甲状腺组织整块切除，必要时连同切除同侧大部腺体。切除标本必须立即行冷冻切片检查，以判定有无恶变。

三、甲状舌骨囊肿★★△

在妊娠7～10周时，甲状腺舌管的上皮细胞通道闭塞。如果甲状腺舌管闭塞不全就可能形成甲状腺舌骨囊肿。在正中线的先天性肿物中，甲状舌骨囊肿最为常见。甲状舌骨囊肿在儿童与青少年中较多见，但也可见于20岁以上的患者，约占1/3。甲状舌骨囊肿多位于舌骨与甲状软骨之间，其次为舌骨/舌骨上、胸骨上窝及舌根部。

Sistrunk手术是外科治疗甲状舌骨囊肿的标准术式，包括切除囊肿、切除甲状腺舌管和舌骨的中间部分，并切除舌根部和盲孔周围的组织。该术式的术后复发率＜4%。

四、胸骨后甲状腺肿★★△

胸骨后甲状腺肿是指肿大的甲状腺下极继续向下生长，部分深入胸廓上口以下的胸骨后间隙，可与原位的甲状腺组织存在或不存在连续性。胸骨后甲状腺肿影响到约85%患者的前纵隔及约15%患者的后纵隔。胸骨后甲状腺肿延伸到前纵隔使肿物前界接近锁骨、无名血管及喉返神经。前纵隔甲状腺肿与喉返神经的关系与正常位置的甲状腺无明显区别。当胸骨后甲状腺肿发展到后纵隔，它将占据气管后方的空间，使气管和大血管向前推移。然后肿物将占据剩余的空间，达到喉返神经及甲状腺下动脉的后方。

胸骨后甲状腺肿的发展与气管偏移、局部呼吸道症状的进展，以及影像学上的气道受压密切相关。70%以上的患者有颈部肿物，40%以上的患者有呼吸道症状，近30%的患者有呼吸困难。

由于胸廓入口的骨性限制，胸骨后延伸与气道受压高度相关，因此对所有胸骨后甲状腺肿患者，无论有无症状，都应考虑手术治疗。手术切除的范围应基于病变范围选择手术治疗方案。对初始疾病手术范围的个体化选择，最小术式是完整地单侧叶切除术，对明显的双侧甲状腺肿保留双侧手术的选择。

（张　浩）

第3节　原发性甲状旁腺功能亢进

甲状旁腺是人体重要的内分泌腺体之一，其分泌的甲状旁腺素（parathyroid hormone，PTH）主要作用于骨、肾和小肠，调节和保持血清钙水平。原发性甲状旁腺功能亢进是由于甲状旁腺发生增生、腺瘤或腺癌，分泌大量甲状旁腺激素进入血液，作用于骨、肾和小肠，从而引起高血钙、低血磷等一系列钙磷代谢紊乱的疾病。

【解剖生理】★★△

甲状旁腺正常情况下为左右上下2对共4枚，据瑞典Akerstrom分析研究503个病理解剖标本，3%的只有3个甲状旁腺，84%有4个，13%的超过4个，第5个甲状旁腺可位于胸腺内或颈动脉鞘内。另有文献报道发现只有1个甲状旁腺的病例。正常腺体外观呈黄、红或红棕色，约6mm长，3～4mm宽，厚度为0.2～2.0mm，平均重量每枚35～40mg。上位甲状旁腺的位置相对固定，双侧对称。80%位于喉返神经和甲状腺下动脉交叉上方1cm处，周径2cm的区域内，紧贴甲状腺包膜。2%可位于甲状腺上极的包膜处，4%则低于甲状腺下动脉，极少数位于食管后或咽后，有0.2%位于甲状腺内。下甲状旁腺的分布通常位于甲状腺下极后面或靠近环状软骨，极个别位于食管和甲状腺之间，亦可位于颈动脉鞘内。下甲状旁腺由于下降运动，位置就比较不恒定，可以位于下降过程中的任何部位，甚至下降到前上纵隔，或者和胸腺组织混在一起，这是临床上下甲状旁腺病变容易有异位的胚胎学根据。但绝大多数位于甲状腺下极后面，约有2%可位于甲状腺内。

甲状旁腺分泌PTH，主要靶器官为骨和肾，对肠道也有间接作用。PTH的生理功能是调节体内钙的代谢并维持钙和磷的平衡，它有促进破骨细胞的作用，其通过反馈机制调节。在正常浓度下，成骨细胞活性超过破骨细胞导致骨形成超过骨吸收。而在PTH浓度过高的情况下，破骨细胞活性超过成骨细胞，使骨钙（磷酸钙）溶解释放入血，致血钙和血磷浓度升高。当其血中浓度超过肾阈时，便经尿排出，导致高尿钙和高尿磷。PTH同时能抑制肾小管对磷的回收，使尿磷增加、血磷降低。在小肠，PTH的作用为间接促进肠道的钙吸收。因此，当发生甲状旁腺功能亢进时，可出现高血钙、高尿钙和低血磷。PTH的正常分泌有昼夜节律性，在夜间20点及凌晨4点有2个宽高峰，白天血中浓度则保持平稳。PTH不受垂体控制，而与血钙离子浓度之间存在反馈关系，血钙过低可刺激PTH释放；反之，血钙过高则抑制PTH释放。

【流行病学】★△

人种不同，原发性甲状旁腺功能亢进的发病率也不相同。白种人发病率较高，有报道为1‰，欧洲的报道有的高达（25～51）/10万人。停经后妇女发病率更高，为常见病。而黄种人发病率很低，无统计资料，但肯定为少见病。女性发病率高于男性，白种人的男女发病比为1∶4，而我国文献报道为1∶3。

【病理】★△

原发性甲状旁腺功能亢进包括腺瘤、增生及腺癌。甲状旁腺腺瘤中单发腺瘤约占80%，多发性腺瘤为1%～5%；甲状旁腺增生约占12%，通常是4枚腺体均受累，但因增生的程度不一，以致4枚腺体的大小也不一；腺癌仅占1%～2%，其发病时的血钙水平一般比增生和腺瘤所致的甲状旁腺功能亢进高，平均可达3.74mmol/L。

【临床表现】★★△

原发性甲状旁腺功能亢进包括无症状型及症状

型两类。无症状型病例可仅有骨质疏松等非特异性症状，常在普查时因血钙增高而被确诊。我国目前以症状型原发性甲状旁腺功能亢进多见。按其症状可分为3型：①Ⅰ型最为多见，以骨病为主，也称骨型。患者除可出现骨痛、骨质疏松外，还可出现骨畸形，尤其是支重的骨骼，还可出现病理性骨折、身高缩短等。骨膜下骨质吸收是本病特点，最常见于中指桡侧或锁骨外1/3处。②Ⅱ型以肾结石为主，故称肾型。在尿路结石病患者中，甲状旁腺腺瘤者约为3%，表现为顽固性结石，反复发作，最终可导致肾衰竭。③Ⅲ型兼有上述2型的特点，表现有骨骼改变及尿路结石，称为混合型。

其他症状可有消化性溃疡、胰腺炎、腹痛、高血压、神经精神症状、虚弱疲乏及关节痛等表现。局部表现不明显，一般来说甲状旁腺增生是无症状的。而较大的腺瘤，个别可因位置关系出现不同症状。如位于气管食管沟之间，可有轻微吞咽困难；腺瘤包膜内若发生出血，则可有局部疼痛；有的甲状旁腺腺癌侵犯喉返神经可出现声音嘶哑。

【诊断】★★△

甲状旁腺功能亢进的诊断主要根据临床表现，结合实验室检查、定位检查来确定诊断。

一、实验室检查

1. 血钙、血磷测定 血钙、血磷是发现甲状旁腺功能亢进的首要指标，应取患者空腹时周围静脉血测定血清钙值，通常因为血清钙值常有波动，所以要至少测3次才能肯定。正常人的血钙值一般为2.1～2.5mmol/L，甲状旁腺功能亢进可＞3.0mmol/L；血磷值＜0.65mmol/L。

2. 尿钙测定 低钙饮食条件下，24小时尿钙排出量＞200mg，则有一定诊断意义。

3. PTH测定 为实验室诊断甲状旁腺功能亢进的直接依据。正常值为9～55pg/ml，而甲状旁腺功能亢进者可高出正常值很多，甚至数倍。

4. 环腺苷酸测定 原发性甲状旁腺功能亢进时，尿中环腺苷酸（cyclic adenylic acid，cAMP）排出量明显增高。而如果并发肾衰竭，则cAMP可转为正常或降低。

二、定位检查

1. 超声 超声可显示较大的病变腺体。超声定位的灵敏度达89%，阳性正确率为94%。

2. CT 在对位于胸骨后、锁骨后腺瘤的发现和定位中，CT比超声更为优越。

3. 放射性核素诊断 其原理为正常甲状旁腺组织和功能亢进的甲状旁腺组织均可摄取放射性核素 ^{201}Tl 和 ^{99m}Tc-MIBI。但前者的摄取量低，且清除较快。利用计算机减影，可得到功能亢进的甲状旁腺影像。

【鉴别诊断】★★△

一、高钙血症的鉴别

1. 恶性肿瘤 发生骨转移时可有高钙血症，而血磷正常，血PTH正常或降低。临床上有原发性肿瘤的特征表现。

2. 假性甲状旁腺功能亢进 肿瘤产生或分泌某些物质有PTH样作用，有的肿瘤可产生骨钙移动性物质如前列腺素、破骨细胞活性素等，可致血钙升高。

二、代谢性骨病的鉴别

代谢性骨病主要与骨质疏松鉴别，后者常见于老年人，且骨质疏松常表现在椎骨等松质骨中，而甲状旁腺功能亢进的骨质表现常在密质骨中。

【治疗】★★△

主要采用手术治疗。术中超声可帮助定位；术中冷冻切片检查有助于定性诊断。①甲状旁腺腺瘤：原则是切除腺瘤，对早期病例效果良好。由于本病多为单发，双侧各有一个腺瘤的情况很少，现在基本都采用单侧即肿瘤侧探查。但国际国内仍有很多医院主张双侧探查，防止遗漏。探查到肿瘤后，同侧另一个腺体也要探查，以证实其已经萎缩，如有肿大，则考虑有增生可能，应送冷冻切片以明确性质。病程长并有肾功能损害的病例，切除腺瘤后可终止甲状旁腺功能亢进的继续损害，但对已有肾功能损害，若属严重者，疗效较差。②甲状旁腺增生：原发性甲状旁腺增生常常不是4个旁腺都增生，有时仅有3个增生，增生腺体的大小也未必一致。手术时应探查双侧颈部，发现有增生的甲状旁腺者，先不予切除，待4个甲状旁腺探查完毕后再行切除。手术方法如下。一种方法是做甲状旁腺次全切除，即切除 $3^1/_2$ 枚腺体，保留1/2枚腺体。另一种方法是切除4枚腺体，同时做甲状旁腺自体移植并冷冻部分腺体，以备必要时应用。③甲状旁腺癌：应尽量切除癌变腺体及周围组织，包括脂肪组织、淋巴结和患侧甲状腺，个别病例在术前就已出现声音嘶哑，是侵犯喉返神经的结果，往往喉返神经难以保留。如有颈淋巴结转移可行颈淋巴结清扫术。腺癌的复发率很高，但复发时间较长，一般为2～3年，表现仍是高血钙、高PTH，发现时往往有颈淋巴结转移，需做颈淋巴结清扫术。

【并发症】★★△

一般第1次手术的成功率约为90%，并发症很少。探查广泛，且操作不慎时可损伤喉返神经。如切除后10～15分钟血清PTH迅速下降>50%，表明病变已切除。术后24～48小时内血清钙一般会明显下降，患者会感到面部、口周或肢端发麻，严重者可发生手足抽搐。应于术后静脉滴注钙，若症状严重时，静脉注射10%葡萄糖酸钙溶液，剂量视低血钙症状而定，3～4天后血清钙水平恢复正常，但低钙血症却在4～5天达到高峰，应密切关注患者情况，及时静脉推注钙剂以缓解症状。

当患者为原发性甲状旁腺功能亢进晚期，血钙水平达到3.8mmol/L以上时，临床上可出现高血钙危象，表现为高热、脱水，甚至可出现休克、昏迷等。高血钙可致多尿、脱水，导致肾衰竭，尤其肾结石患者更易发生，若抢救不及时可导致死亡。处理方法如下。①首先要大量输液，并复查血钙水平，要输生理盐水，因为钠的廓清和钙的廓清是平行的，一般输液量为4～6L/d，尽量使血钙水平降到3.8mmol/L以下。同时加用利尿药物，以排出过量的液体。由于利尿药物的应用，大量尿排出的同时也会排出大量的K^+、Mg^{2+}，应在输液成分中补充，以免出现离子紊乱。每4～6小时检验血中钙、镁、钠、钾的含量。②给予利尿药物如呋塞米或利尿酸钠，呋塞米每2～4小时经输液管静脉内推注，呋塞米尚可抑制肾小管回吸收钙，待血钙下将到3mmol/L后，可改为24小时40～60mg。利尿酸钠开始时每2～4小时50mg，静脉内推注，待血钙下降后，可减量到24小时50～200mg，此后输液量可下降为3L/d，至少每24小时检验1次血中钙、镁、钠、钾。③上述治疗的同时要监测中心静脉压，勿因输液过快而引起心力衰竭和急性肺水肿，同时又要保持足够的尿量，争取使血钙在24小时内下降0.5～1.5mmol/L。④患者有心脏病需用洋地黄者，应请心内科会诊，停用洋地黄，改用其他药物，因为高血钙可使患者对洋地黄毒性敏感。⑤降钙素的应用，理论上可以抗高血钙，使血钙下降，但价格较昂贵。剂量从24小时400U到24小时10 000U不等，可根据临床症状、血钙水平进行调整。降钙素应用后血钙下降。

（张　浩）

第4节　颈淋巴结结核

颈淋巴结结核多见于儿童和青年人，30岁以上的比较少见。结核分枝杆菌大多经扁桃体、龋齿侵入。近5%继发于肺和支气管结核病变，并在人体抵抗力低下时发病。

【临床表现】★★△

颈部一侧或两侧有多个大小不等的肿大淋巴结，一般位于颌下及胸锁乳突肌的前、后缘或深面。初期，肿大的淋巴结相互分离，较硬，无痛，可推动。病变继续发展，发生淋巴结周围炎，使淋巴结与皮肤和周围组织发生粘连；各个淋巴结也可相互粘连，融合成团，形成不容易推动的结节性肿块。晚期，淋巴结发生干酪样坏死、液化，形成寒性脓肿。脓肿破溃后形成经久不愈的窦道或慢性溃疡，排出混有豆渣样碎屑的稀薄脓液。窦道口或溃疡面具有暗红色、潜行的皮肤边缘和苍白的肉芽组织。上述不同阶段的病变，可同时出现于同一患者的各个淋巴结。患者大都没有明显的全身症状，无高热。破溃的淋巴结容易继发感染，引起急性炎症。少部分患者可有低热、盗汗、食欲不振、消瘦等全身症状。

【诊断及鉴别诊断】★★△

根据结核病接触史及局部体征，特别是形成寒性脓肿，或者破溃形成经久不愈的窦道或溃疡时，多可做出明确诊断。诊断有困难时，可穿刺或切除一个或数个淋巴结做病理检查。

【治疗】★★△

一、全身治疗

适当注意营养和休息。口服异烟肼6～12个月。

伴有全身症状或身体其他部位有结核病变者，加服乙胺丁醇、利福平或阿米卡星肌内注射。

二、局部治疗

①少数局限的、较大的、能推动的淋巴结，可考虑手术切除，这是既简单、收效又快的方法。②寒性脓肿尚未穿破者，可行穿刺抽吸治疗，应从脓肿周围的正常皮肤处进针，尽量抽尽脓液，然后向脓腔内注入5%异烟肼或10%链霉素溶液作冲洗，并留适量于脓腔内，每周2次。③对溃疡或窦道，如继发感染不明显，可行刮除术，伤口不加缝合，开放引流，局部用链霉素或异烟肼溶液换药，疗效良好。④寒性脓肿继发化脓性感染者，需先行切开引流，待感染控制后，必要时再行刮除术。

（张　浩）

第5节　颈部肿块

颈部肿块可以是颈部或非颈部疾病的共同表现。据统计，恶性肿瘤、甲状腺疾患及炎症、先天性疾病和良性肿瘤各占颈部肿块的1/3。其中恶性肿瘤所占比例较大，因此颈部肿块的鉴别诊断具有重要意义。

【病因】

一、肿瘤

1. 原发性肿瘤　良性肿瘤有甲状腺瘤、舌下囊肿、血管瘤等。恶性肿瘤有甲状腺癌、恶性淋巴瘤（包括霍奇金病、非霍奇金病）、涎腺癌等。

2. 转移性肿瘤　原发病灶多在口腔、鼻咽部、甲状腺、肺、纵隔、乳房、胃肠道及胰腺等处。

二、炎症

急性淋巴结炎、慢性淋巴结炎、淋巴结结核、涎腺炎及软组织化脓性感染等均可导致颈部肿块。

三、先天性畸形

甲状舌管囊肿或瘘、胸腺咽管囊肿或瘘、囊状淋巴管瘤（囊状水瘤）及颏下皮样囊肿等均可导致颈部肿块。

【诊断】★★△

根据肿块的部位（表6-4），结合病史和检查发现，综合分析，才能明确诊断。病史询问要详细，体格检查要仔细、全面，不要只注意局部。根据以上线索，选择适当的辅助检查，必要时可穿刺或切取活组织检查。

表6-4　颈部各区常见肿块

部位	单发性肿块	多发性肿块
颌下颏下区	颌下腺炎、颏下皮样囊肿	
颈前正中区	甲状舌管囊肿、各种甲状腺疾病	
颈侧区	胸腺咽管囊肿、囊状淋巴管瘤、颈动脉体瘤、血管瘤	急、慢性淋巴结炎、淋巴结结核、转移性肿瘤、恶性淋巴瘤
锁骨上窝		转移性肿瘤、淋巴结结核
颈后区	纤维瘤、脂肪瘤	急、慢性淋巴结炎
腮腺区	腮腺炎、腮腺混合瘤或癌	

一、病史

注意患者的年龄、肿块发生时间、发展速度、变化情况和全身症状等。先天性畸形多发生于小儿，且病程长，多年无变化。恶性肿瘤病程短，可在数周或数月内迅速增大。急性炎症肿块病程极短，仅数日，并伴有发热等全身感染症状。

二、局部检查

注意肿块的部位、形状、大小、硬度、活动度及有无压痛、搏动、震颤等。炎性肿块常有不同程度的压痛。恶性肿瘤往往质地较硬，活动度差。动脉瘤有膨胀性搏动，听诊时有与心脏收缩同时期的杂音。甲状腺肿块多随吞咽上下活动。

三、全身检查

颈部肿块是全身疾病在颈部的表现。怀疑为转移性肿瘤时，应仔细检查甲状腺、鼻咽部、口腔及胸部、腹部。

四、实验室检查和X线检查

血常规或骨髓的检查对恶性淋巴瘤或慢性淋巴细胞白血病的诊断有帮助。胸部X线片可发现肺结核、肺癌、纵隔肿瘤等。必要时应行胃肠道X线钡餐检查。

【常见颈部肿块】

一、慢性淋巴结炎

慢性淋巴结炎多继发于头、面、颈部的炎症病灶。肿大的淋巴结散见于颈侧区或颌下、颏下区。在寻找原发病灶时，应特别注意肿大的淋巴接纳区域。常需与恶性病变鉴别，必要时应切除肿大的淋巴结做病理检查。

二、转移性肿瘤

转移性肿瘤约占颈部恶性肿瘤的3/4，在颈部肿块中，发病率仅次于慢性淋巴结炎和甲状腺疾病。原发癌灶绝大部分（85%）在头颈部，尤以鼻咽癌和甲状腺癌转移最为多见。锁骨上窝转移性淋巴结的原发灶，多在胸腹部（肺、纵隔、乳房、胃肠道和胰腺等）。但胃肠道、胰腺癌肿多经胸导管转移至左锁骨上淋巴结。

三、恶性淋巴瘤

恶性淋巴瘤包括霍奇金病和非霍奇金病，来源于淋巴组织恶性增生的实体瘤，多见于男性青壮年。肿大的淋巴结常先出现于一侧或两侧颈侧区，以后相互粘连成团，生长迅速。需依靠淋巴结病理检查确定诊断。

四、甲状舌管囊肿

甲状舌管囊肿是与甲状腺发育有关的先天性畸形。胚胎期，甲状腺是由口底向颈部伸展的甲状腺舌管下端发生的。甲状腺舌管通常在胎儿6周左右自行闭锁，若甲状腺舌管退化不全，可形成先天性囊肿，感染破溃后成为甲状腺舌管瘘。本病多见于15岁以下儿童，男性发病率为女性的2倍。表现为在颈前区中线、舌骨下方的球形、无痛性肿块。境界清楚，表面光滑，有囊性感，并能随吞咽或伸、缩舌而上下移动。治疗宜手术将囊肿或瘘管全部切除，若瘘管在舌骨后或穿过舌骨上行，则需切除一段舌骨以彻底清除囊壁或窦道，并向上分离至舌根部，以免复发。手术时注入亚甲蓝溶液，可指引切除瘘管的方向和范围。

五、腮腺混合瘤

腮腺混合瘤是一种含有腮腺组织、黏液和软骨样组织的腮腺肿瘤，故称“混合瘤”。肿瘤外层是一层很薄的包膜，是由腮腺组织受压后变性而成，并非真性包膜。本病有潜在的恶性生物学行为，因此临床上将其视为临界瘤。本病多见于青壮年，肿瘤位于耳垂下方，较大时可伸向颈部。治疗应予早期手术切除，以防恶变。手术的关键是须将肿瘤连同包膜和肿瘤周围的腮腺组织一并切除，否则易复发，复发者易恶变。手术时应尽量避免损伤面神经，如有恶变则应施行包括面神经在内的根治性腮腺全部切除术，并行患侧颈淋巴结组织清扫术。

（张 浩）

参考文献

[1] Randolph GW. Surgery of the Thyroid and Parathyroid Glands. 2nd Saunders, 2013.

[2] 陈孝平，汪建平. 外科学. 8版. 北京：人民卫生出版社，2013.

[3] 吴孟超，吴在德. 黄家驷外科学. 7版. 北京：人民卫生出版社，2008.

[4] Townsend C, Beauchamp RD, Evers BM, et al. Sabiston Textbook of Surgery. 18th edition. Saunders, 2007.

[5] 郑泽霖，耿小平，张德恒. 甲状腺·甲状旁腺外科学. 合肥：安徽科学技术出版社，2006.

[6] 陈国锐，王深明. 甲状腺外科. 北京：人民卫生出版社，2005.

[7] Haugen BR. 2015 American Thyroid Association Management Guidelines for Adult Patients with Thyroid Nodules and Differentiated Thyroid Cancer. Cancer, 2017, 123 (3): 372-381.

[8] 中华医学会内分泌学分会，中华医学会外科学分会内分泌学组，中国抗癌协会头颈肿瘤专业委员会，等. 甲状腺结节和分化型甲状腺癌诊治指南. 中华内分泌代谢杂志，2012，28（10）：779-797.

第7章 乳房疾病

第1节 概　述

乳房可以发生多种疾病，包括炎症性疾病、肿瘤性疾病（良、恶性肿瘤）、生理功能异常性疾病和先天性疾病。乳腺癌是目前女性最常见的恶性肿瘤，其预防筛查、诊断治疗受到关注。但是非恶性肿瘤性乳房疾病对女性健康和生活质量也有很大的影响，同样需要临床医师予以重视。

【解剖和生理】★★△△

一、乳房的解剖

乳房由皮肤、脂肪组织、纤维组织和结缔组织构成，位于胸大肌浅面，在第2～6肋骨水平浅筋膜浅、深层之间。乳房组织的内侧缘位于胸骨外缘，外侧缘为腋中线，下缘为第6、7肋骨间的乳房下皱褶，上缘多止于锁骨下。部分女性可遗留有胚胎期乳房发育的遗迹，乳房组织可以延伸到腋下。致密的乳房悬韧带（Cooper韧带）连接皮肤和深部肌鞘，维持乳房的形状。

连接到泌乳腺泡的连续分枝的管状组织构成了乳房腺体组织，乳腺的基本单位是腺小叶，由小乳管和腺泡组成，若干腺小叶组成15～20个腺叶，最终在乳晕深部汇合成泌乳窦，连接到乳头表面相应的15～20个乳管开口。这些乳管以乳头为中心呈放射状排列。

乳房淋巴回流的主要方向为腋窝淋巴结，评价腋窝淋巴结是否存在肿瘤转移对于确定乳腺癌临床分期和治疗方案具有重要意义。乳房的淋巴网甚为丰富，腺体内各小叶间有着致密微细的淋巴网。乳头、乳晕和相邻皮肤及腺体中部的淋巴管汇集于乳晕下淋巴网。这些淋巴管回流的乳房淋巴液通过以下4个途径输出。①乳房大部分淋巴液（约占75%）经胸大肌外侧缘淋巴管流至腋窝淋巴结，再流向锁骨下淋巴结。部分乳房上部淋巴液可流向胸大、小肌间淋巴结（Rotter淋巴结），直接到达锁骨下淋巴结。该途径存在20～30个淋巴结。通过锁骨下淋巴结后，淋巴液继续流向锁骨上淋巴结。②部分乳房中央区和乳房内侧的淋巴液（约占25%）通过肋间淋巴管流向胸骨旁淋巴结，继而直接或经胸导管进入静脉。胸骨旁淋巴结沿着胸廓内动、静脉排列，一侧有3～4个淋巴结。③乳房皮肤及皮下淋巴网与胸壁、颈部、腹部皮肤淋巴网有广泛的联系，因此，一侧乳房的淋巴液可流向另一侧乳房，也可流向对侧腋窝。④乳房深部淋巴网可沿腹直肌鞘和肝镰状韧带通向肝和横膈。腋窝外侧淋巴结沿腋静脉远端排列，收纳上肢的浅深淋巴管。胸肌间淋巴结沿胸外侧血管排列，收纳胸前外侧壁、脐以上腹壁、乳房外侧部和中央部淋巴管。肩胛下淋巴结沿肩胛下血管和胸背神经排列，收纳肩胛区、胸后壁和背部的淋巴管。中央淋巴结位于腋窝底的脂肪组织中，收纳乳房上部的淋巴管。尖组淋巴结沿腋静脉近侧端排列，收纳中央淋巴结和其他各群淋巴结输出管，其输出管形成锁骨下干。

乳腺癌进行腋窝淋巴结分期手术时，通常以胸小肌为标志，将腋窝淋巴结分为3组（也称Berg腋淋巴结分级标准）。第1组即腋下（胸小肌外侧）组：在胸小肌外侧，包括乳腺外侧组、中央组、肩胛下组及腋静脉淋巴结，胸大、小肌间淋巴结也归本组。第2组即腋中（胸小肌后）组：胸小肌深面的腋静脉淋巴结。第3组即腋上（锁骨下）组：胸小肌内侧锁骨下静脉淋巴结（图7-1）。

二、乳房的生理

雌激素和黄体酮是促进乳房生长发育和生理功能的主要激素。随着卵巢及其相关内分泌调节机制的变化，乳房在不同年龄阶段呈现不同的结构和生理功能。青春期前，乳房腺泡不发育，主要由脂肪和基质

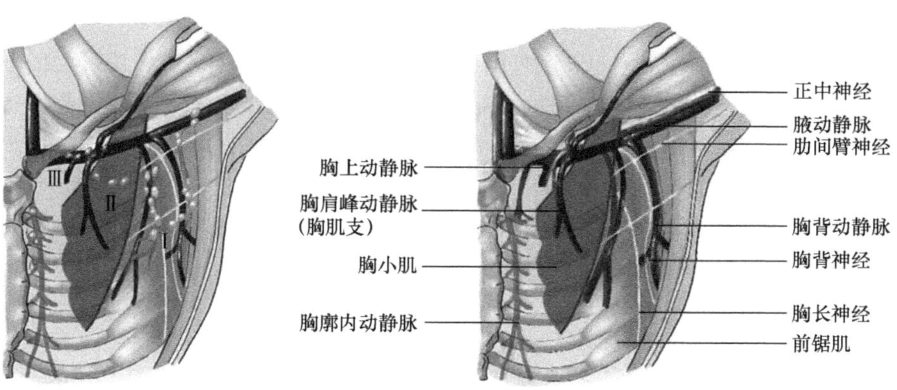

图 7-1　腋窝解剖示意图

注：中华医学会外科学分会乳腺外科学组．乳腺癌改良根治术专家共识及手术操作指南（2018）．中国实用外科杂志，2018，38（8）：851-854

构成。青春期，雌激素分泌增加并促进乳房管腔上皮及基质发育，黄体酮促进腺泡分化。乳房脂肪含量增加，乳腺腺体继续发育增生，乳房逐渐隆起形成半球形，乳头、乳晕色素逐渐沉着。成年后，随月经周期激素水平变化，乳房会有相应的腺体充血扩张、基质水肿和随后的乳房复旧修复过程，临床上会表现为与月经周期同步的乳房疼痛不适及自行缓解、消失的表现。孕产期是女性特殊的生理时期，孕期增高的雌激素及黄体酮使乳腺腺管扩张、腺泡增生，产后雌激素、黄体酮水平下降，垂体前叶分泌的泌乳素水平增高，乳房开始产生乳汁。绝经后，雌激素水平急剧下降，乳房组织萎缩并被脂肪组织替代。

（叶京明　刘荫华）

第 2 节　多乳头、多乳房畸形

【病因和发病机制】★★△△

胚胎发育期外胚层上皮组织发生 6～8 对乳房始基，分别位于两侧腋窝至腹股沟连线上，多数女性出生时仅保留胸前 1 对乳头及乳房，其余均退化。2%～6% 的女性退化不完全，会出现多乳头、多乳房畸形（副乳腺）。副乳腺多位于腋前、腋窝和胸壁，可以对称存在，也可为单侧。副乳腺表面可无乳头或有乳头痕迹，甚至有发育完全的乳头。腺体和乳头发育完全的副乳腺可以在哺乳时出现乳汁分泌。副乳腺由于本质上仍为乳腺组织，因此与正常乳腺一样可以罹患各种良、恶性疾病。

【临床表现】★★★△△△

副乳腺的临床症状与副乳腺的体积及其表面乳头发育程度有关。体积较大的副乳腺可在局部出现明显的隆起，位于腋前或腋窝的体积较大的副乳腺可影响外观及穿衣、上肢活动。多数具有副乳腺的女性在妊娠、哺乳时受增高的激素水平的影响，副乳腺体积可明显增大。伴随月经周期出现腋前或腋窝处胀痛不适是多数副乳腺患者常见的临床症状，部分副乳腺体积较小且表面没有乳头的患者，仅以此为临床表现。如果副乳腺内发生了良、恶性肿瘤，可以在副乳腺局部触及肿物或经影像学检查证实。

1915 年 Kajava 提出了副乳腺的分类，目前仍在临床应用。类型Ⅰ为副乳腺有完整的乳头、乳晕和腺体组织。类型Ⅱ为副乳腺有乳头和腺体组织，但是没有乳晕。类型Ⅲ为副乳腺有乳晕和腺体组织，但是没有乳头。类型Ⅳ为副乳腺只有腺体组织。类型Ⅴ为副乳腺有乳头和乳晕，但是没有腺体组织（假乳腺）。类型Ⅵ为副乳腺只有乳头（多乳头）。类型Ⅶ为副乳腺只有乳晕（多乳头乳晕）。类型Ⅷ为副乳腺只有毛发（多乳头毛发）。

【辅助检查】★★★△△△

一、乳腺超声

对副乳腺区域进行超声检查，可以明确副乳腺的范围，内部是否有占位性病变，可明确除外腋前的局部隆起是否由正常乳腺腋尾部延伸引起。乳腺超声还可对正常乳腺及腋窝淋巴结进行常规检查。

二、组织穿刺活检

对副乳腺内触及或超声发现的肿物可以进行穿刺活检明确病理诊断。对腋前或腋窝不能确诊为副乳腺的局部包块也可以进行穿刺活检以确定性质。

【诊断和鉴别诊断】★★★△△△

对于典型部位局部隆起、触诊呈脂肪质地、皮肤表面有乳头或乳头痕迹的副乳腺患者，诊断并不困难。皮肤表面无乳头的患者需要根据副乳腺在孕产期是否增大、月经周期是否具有典型疼痛，结合乳腺超声检查加以确诊。但是需要和腋窝皮下脂肪瘤、腋窝淋巴结肿大甚至淋巴结原发或转移肿瘤相鉴别。详细询问病史，仔细查体，在怀疑副乳腺内存在肿瘤性病灶时进行超声及穿刺活检进行鉴别诊断。

【治疗】★★★△△△

副乳腺属于先天发育性疾病，多数体积小、没有明显临床症状的患者不需要特殊处理。需要接受手术治疗者包括：副乳腺体积较大影响外观或影响生活者；副乳腺疼痛明显不能耐受者；副乳腺内发现结节，考虑可能为良、恶性肿瘤者；对美容外观有较高要求者。副乳腺切除术为常见的手术方式。手术切口通常设计成梭形，切除多余的皮肤以使切口缝合后外形平整，同时切口的位置尽可能隐蔽，保证美容效果。如果存在副乳头乳晕，也应一并切除。皮肤切除的范围应适当，切除过多则缝合后局部张力过大，愈合后可能影响上肢活动；皮肤切除过少，多余皮肤仍呈隆起状态或皱褶折叠，影响美容外观。手术前应在皮肤上标记副乳腺的范围，以便在术中游离皮瓣时做参考，术中要充分游离皮瓣至副乳腺的边缘，以保证完全切除副乳腺组织，避免残留副乳腺再次增大。术后可在切口内留置负压引流，促进皮瓣和胸壁的贴合。视术后引流液的性状和量确定拔除引流管的时间，通常不超过 72 小时。手术中切除的副乳腺标本应送常规病理检查，以免遗漏其他病变。目前也有采用吸脂整形去除副乳腺的方式，适用于副乳腺体积较小、不需要切除多余皮肤、没有副乳头乳晕及副乳腺内没有占位病变的患者。

（叶京明　刘荫华）

第 3 节　急性乳腺炎

急性乳腺炎又称哺乳期乳腺炎或产后乳腺炎，常见于哺乳期女性，是乳房的急性、化脓性炎症。乳房局部出现红、肿、热、痛，持续超过 24 小时，并可能伴有寒战、发热等全身症状。常发生于初产哺乳女性，75%～95% 的急性乳腺炎发生于产后 3 个月内，而产后 3～4 周最为常见。哺乳期乳腺炎发病率报道不同，Foxman 等 2002 年报道美国哺乳期急性乳腺炎发病率为 10%；Amir 等在一项针对澳大利亚 1193 例哺乳超过 6 个月的女性研究中有 217 例（17%）发生急性乳腺炎，其中 5 例发展为乳腺脓肿；Scott 等 2008 年报道一项包含 420 例女性的前瞻性研究中有 74 例（18%）发生急性乳腺炎。

【病因和发病机制】★★★△△△

乳汁淤积、乳头乳晕皮肤损伤后细菌侵入是哺乳期急性乳腺炎的主要发病因素。细菌也可经乳头乳管开口直接侵入乳管到达乳腺小叶引起感染。常见的致病菌是金黄色葡萄球菌，感染后可造成深部脓肿，也可见链球菌感染引起弥漫性蜂窝织炎。细菌侵入后，极易在淤积的乳汁中繁殖、增生，并向周围乳腺组织侵袭，造成炎症，如未及时治疗，可形成乳腺脓肿并引起全身感染中毒症状。

【临床表现】★★★△△△

急性乳腺炎的临床症状进展可急可缓。部分患者可先有流感样的全身不适，然后出现乳腺局部红肿，伴有不能缓解的持续疼痛；也可以直接出现乳腺局部红、肿、热、痛典型的炎症症状。患者会出现全身感染中毒症状，寒战、高热，体温常常高于 38℃，全身乏力，食欲缺乏。

急性乳腺炎如果没有得到及时有效的治疗，可以发展成为乳腺脓肿。继发于表浅感染的乳腺脓肿局部明显红肿、疼痛，波动感明显，脓肿中央区皮肤可以破溃脓液流出。自行引流后局部疼痛、红肿等症状可一定程度缓解，因引流不畅或在皮肤破口愈合后症状反复。继发于深部感染的乳腺脓肿局部红肿症状可不明显，但伴有明显疼痛及明显的全身感染中毒症状。深部脓肿可穿入乳管，自乳头排出脓液。深部脓肿也可破入乳房和胸大肌间的疏松组织中，形成乳房后脓肿。乳腺脓肿可以是单房的，也可以是多房的，在波动最明显处直接穿刺或在超声引导下穿刺抽出典型的脓液可确诊乳腺脓肿。

【辅助检查】★★★△△△

一、乳腺超声

乳腺超声能够确定乳腺炎症累及范围，是否形成脓肿及脓肿的位置、数目、脓腔大小，并且能够引导脓腔穿刺抽吸进行诊断或治疗。同时，还能够除外乳腺恶性肿瘤造成的乳腺红肿。

二、实验室检查

白细胞计数增高，中性粒细胞计数及比例增高，感染严重者可有核左移。

三、细菌学检查

对于炎症早期或抗生素治疗有效的患者，不必行常规血或脓液细菌培养。但是以下情况应行血液或脓液细菌培养及药敏试验：①全身感染中毒症状严重者使用抗生素前；②抗生素治疗48小时仍无效者；③对常见抗生素因过敏等原因而不能使用者；④乳腺炎反复复发者。

四、病理学检查

对于抗生素治疗无效的病例，需要在超声引导下对病灶进行穿刺活检或在脓肿切开引流时切取部分腔壁组织进行组织病理检查，以除外恶性肿瘤。

【诊断及鉴别诊断】★★★△△△

根据典型的病史（产后哺乳期，特别是初产女性，产后3～4周，有乳汁分泌不畅及乳头乳晕皮肤损伤）及局部症状（乳房局部红肿、疼痛、皮温增高，可形成脓肿，甚至自行破溃引流）伴有全身发热、乏力、食欲下降等全身症状，实验室检查白细胞、中性粒细胞增高，不难做出急性乳腺炎的诊断，但是需注意与其他疾病鉴别。

一、炎性乳腺癌

炎性乳腺癌是一种特殊临床类型的乳腺癌，乳房皮肤也呈红肿的炎症样表现，但炎性乳腺癌不伴有发热等全身症状，对抗生素治疗无效，乳腺超声等影像学检查有鉴别意义，组织病理学穿刺活检能够确诊。

二、非哺乳期乳腺炎

非哺乳期乳腺炎包括浆细胞性乳腺炎、肉芽肿性乳腺炎等类型，常发生于非哺乳期，为非细菌感染性乳腺炎症。根据病史、临床表现、对抗生素治疗无反应和活检病理能够进行鉴别诊断。

三、复发性乳晕下脓肿

复发性乳晕下脓肿属输乳管鳞状上皮化生，角蛋白栓阻塞导管，引起近段乳管扩张、感染、破裂，脓肿形成。复发性乳晕下脓肿见于非哺乳期妇女，反复发作的乳晕下脓肿，乳晕周围皮下瘘管，乳头有慢性稠厚脓性分泌物为本病特点。

【治疗】★★★△△△

脓肿形成前的治疗要点是排空乳汁、全身应用抗生素治疗感染。脓肿形成后充分的引流脓肿是治疗的关键。

一、排空乳汁

对于炎症较轻、没有形成脓肿的患者，特别是有继续母乳喂养意愿的患者，鼓励患者健侧乳房继续哺乳，患侧乳房以吸乳器将乳汁吸空。而对症状较重或脓肿形成者，应停止哺乳，可口服溴隐亭1.25mg，每天2次，服用7～14天；口服己烯雌酚1～2mg，每天3次，共2～3天；肌内注射苯甲酸雌二醇，每次2mg，每天1次，至乳汁停止分泌为止。

二、全身应用抗生素

针对常见病原菌金黄色葡萄球菌，可以选用青霉素、头孢类抗生素，对青霉素过敏者可选用红霉素。除非患者确认停止哺乳，一般应避免使用喹诺酮类、四环素、氨基糖苷类、磺胺类和甲硝唑等能够从乳汁分泌的药物。抗生素的使用应足量、足疗程。对于首选抗生素疗效不佳或全身感染症状重或脓肿反复复发等患者，应根据血培养或脓液细菌培养及药敏试验的结果选用敏感抗生素。

三、乳腺脓肿的治疗

乳腺脓肿形成后，充分的脓肿引流成为治疗的关键。对于脓肿较小、全身症状不重的患者，可考虑在超声引导下进行脓肿穿刺抽吸，部分患者经此处理后可以避免脓肿切开引流，减少创伤、缩短病程、减轻患者痛苦，并使患者能够继续母乳喂养。超声定位并引导脓液穿刺抽吸，单次抽吸尽可能吸尽脓腔内的脓液是保证治疗效果的关键。穿刺抽吸后需密切观察局部及全身症状的变化，如脓腔迅速扩大、引流不畅，需要及时切开引流。对于脓肿较大、全身症状重的患者，应及时切开引流。多房脓肿及＞3cm 的脓肿穿刺抽吸的效果常常不佳，需要切开引流。手术应有良好的麻醉。为尽量减少乳管损伤发生乳汁漏，切开引流的切口常选用放射状切口，必要时可做对口引流。通常切口可选择在脓腔壁最薄处，深部脓肿的波动感不明显，可用超声检查定位，或用较粗针头在压痛最明显处试行穿刺，确定其存在和部位后，再行切开。进入脓腔后应钝性分离脓腔内的分隔，使多房脓腔转变为单腔以利于引流。乳房深部及乳房后脓肿可以选择乳房下部弧形切口，经乳房后间隙引流。

【预防】★★★△△△

预防哺乳期急性乳腺炎的关键是避免乳汁淤积，防止并及时处理乳头乳晕皮肤损伤，保持局部清洁。产妇应养成定时哺乳的习惯，一侧乳房的乳汁吸空后再让婴儿吸吮另一侧乳房。乳汁分泌较多时应使用吸乳器或手法按摩的方式使乳汁尽量排空，特别是乳汁排空不畅形成积乳包块的区域，用适当的手法按摩能够使积乳区恢复通畅。保持乳头乳晕区域的局部清洁十分重要，哺乳前后应以温水清洗局部，特别是有乳头内陷的产妇清洗时要将内陷的乳头翻出。酒精可使乳头、乳晕皮肤变脆，易发生皲裂，因此不宜使用酒精洗擦。乳头乳晕皮肤已经发生皲裂时，可暂时停止哺乳，保持局部清洁和干燥，促进皮损愈合。期间用吸乳器吸空乳汁，待皮损愈合后可恢复哺乳。保持婴儿口腔清洁对于预防急性乳腺炎也十分重要，避免养成婴儿含着乳头睡觉的习惯。

（叶京明　刘荫华）

第4节　乳腺囊性增生病

乳腺囊性增生病常见于30～50岁的女性，是一种常见的乳腺良性病变。本病曾有多种称谓，如纤维腺病、囊性乳腺腺病、囊性乳腺增生、乳腺纤维囊性病、乳腺结构不良症等。根据1985年美国病理协会在纽约的一次会议上制定的诊断标准及共识，建议以乳腺纤维囊性变（fibrocystic change）来替代乳腺囊性增生病的诊断，并且 Fitzgibbons 等在1998年发表了本病诊断共识的更新，包括基于病理诊断发生恶性肿瘤的风险分类。我国仍然使用乳腺囊性增生病来诊断具有一系列相近临床表现的疾病。乳腺囊性增生病典型的症状包括周期性乳房疼痛、乳房包块及结节。在女性月经周期的不同阶段，症状会呈现不同的表现。随着年龄的增加，乳腺囊性增生的发生更加常见，乳腺局部可以出现明显的结节，甚至形成可触及的包块。

【病因】★★△△

本病的确切病因没有完全明确，通常认为与激素水平异常密切相关，特别是雌激素。雌、孕激素比例失调或乳腺腺体部分区域细胞雌、孕激素受体异常，使乳腺腺体各部分增生过度和复旧不全。一些饮食因素，如咖啡、高脂及高热量饮食等可能与乳腺囊性增生病有关。

乳腺囊性增生是一个逐渐累积并进展的过程，首先开始于终末导管小叶单位（terminal duct lobular unit，TDLU）。纤维组织形成后，乳腺腺体扭曲形成结节、不同程度的囊性改变及大汗腺化生和区域腺病，患者会出现临床症状。

【病理】★★△△

乳腺囊性增生病大体标本剖面呈黄白色、质韧、无明显包膜。乳腺组织内有大小不等的囊肿，较大囊肿内可有清亮无色、浆液性或黄褐色囊液，也可为陈旧血性囊液。囊壁光滑，也可因增厚呈颗粒状或有乳头状突起。

纤维囊性增生的组织学表现如下。

一、非增生型纤维囊性变

囊肿大小不一、数目不等。镜下囊肿被覆的上皮多为扁平上皮，也可为柱状和立方上皮，有时上皮完全缺如而仅见纤维性囊壁。囊肿可破裂而使囊液渗入周围乳腺间质，导致炎症反应和间质纤维组织增生。囊肿上皮常可见大汗腺化生，细胞体积较大，胞质嗜酸性，细胞质顶部可见典型的顶浆分泌小突起，形态和大汗腺的上皮相似。乳腺活检组织学诊断为“非增生性病变”（如囊肿、上皮相关的钙化、轻度上皮增生和导管扩张、非硬化性腺病、导管周围纤维化）的妇女，不增加乳腺癌的风险。

二、普通型增生

普通型增生指导管上皮细胞增生但不伴有非典型性，可以累及终末导管小叶单位和小叶内导管。增生的程度分为轻度增生（增生的上皮细胞 3～4 层）、中度增生（增生的上皮细胞超过 4 层）、重度增生（受累导管明显扩张）。普通型增生的病理特点是增生的细胞由上皮细胞、肌上皮细胞、大汗腺细胞等细胞组成；特征性的细胞边缘呈现合胞体生长方式；周围管腔呈形状不规则的裂隙状；细胞核平行于细胞的长轴；偶见核分裂，但没有异常核分裂。增生性病变不伴有非典型增生者（如普通型的导管增生、硬化性腺病、放射状瘢痕、导管内乳头状瘤或导管内乳头状瘤病），乳腺癌的风险增加 1.3～1.9 倍。

三、非典型增生

非典型增生是指上皮细胞增生呈现非典型性，但没有导管原位癌（ductal carcinoma *in situ*，DCIS）的表现，非典型性增生的诊断建立在细胞形态学改变和病灶大小的基础上。非典型增生（atypical ductal hyperplasia，ADH）的特点包括：管腔上皮细胞呈多形性改变；细胞扁平分布但没有细胞核层叠；增生上皮可呈筛状、微乳头状和实性增生；ADH 病灶的大小一般不超过 2mm 且累及的导管不超过 2 个。具有高级别细胞核特点的病变不论大小和范围都应诊断为 DCIS。增生性病变伴有非典型增生者（导管和小叶非典型增生），乳腺癌风险增加 3.9～13.0 倍。乳腺囊性增生病与乳腺癌的关系除与组织学的特征有关外，尚与年龄及有无乳腺癌家族史密切相关。年轻女性诊断为乳腺上皮非典型增生者发生乳腺癌的风险是 55 岁以上女性的 2 倍。总的来说，乳腺囊性增生病发展为乳腺癌的风险极低，通常在诊断为导管上皮非典型增生后 10～15 年发展为癌，并且 80% 以上被诊断为具有非典型增生的患者今后不会发展为浸润性乳腺癌。

【临床表现】★★★△△△

一、乳房疼痛

乳房疼痛可表现为单侧或双侧乳房胀痛或触痛，多数患者呈现周期性疼痛，月经前疼痛发生或加重，月经来潮或月经后疼痛减轻或消失。少数患者可在整个月经周期都有疼痛。乳房疼痛的程度和性质因人而异，多数为胀痛不适，程度轻微，不影响生活，少数可为尖锐的针刺样疼痛，不能忍受。疼痛也可以放射至肩背部、上肢。疼痛可发生于乳房任何部位，并且位置不固定，多数患者主诉某一区域的疼痛不适，少数患者有同一部位持续性疼痛。

二、乳房肿块

乳房肿块常为单侧或双侧乳腺内多发结节状肿块，大小、质地常随月经周期变化。月经前肿块可稍增大，质地相对较硬，月经周期后肿块可有所缩小，质韧边界不清。肿块大小不一。

三、乳头溢液

少数患者可有乳头溢液，可为黄绿色、棕色、浆液性或血性液体。溢液来源于囊性扩张的大、小乳管。病程有时很长，但停经后症状自动消失或减轻。

【辅助检查】★★★△△△

一、乳腺超声检查

乳腺超声检查可见不同回声的病灶，典型的囊性结节表现为边界清楚的无回声病灶。部分实性、形状不规则伴有声影的结节可能需要穿刺活检。超声偶可见乳腺内的钙化灶。

二、乳腺钼靶 X 线摄影

囊性结节在乳腺钼靶 X 线摄影上可表现为圆形或卵圆形、边界清楚的团块状病灶。较小的病灶在致密型乳腺内可表现为模糊病灶或被遮挡，而在脂肪占优型乳腺内可显示为单发的高或低密度结节影像。增生的腺体也可表现为毛玻璃状或棉絮状阴影。部分患者乳腺钼靶 X 线摄影检查时可见到钙化灶，通常为分散的、不成簇状的、粗大的钙化灶形态。对于细小的、有呈簇状趋势的钙化灶需在钼靶引导下活检以除外恶性肿瘤。

三、病理检查

囊性肿物抽吸的囊液可进行涂片细胞学检查，实性病灶可在超声引导下行针吸细胞学或空芯针穿刺组织病理活检，乳头溢液也可行涂片细胞学检查。

【诊断和鉴别诊断】★★★△△△

诊断本病可根据与月经周期相关乳房疼痛的典型表现，查体乳房内触及大小不等的质韧结节，可以伴有轻触痛，超声及乳腺钼靶X线摄影可有典型表现，必要时可进行相关病理学检查。本病需注意与以下疾病进行鉴别诊断。

一、乳腺癌

肿物质硬，增大较迅速，边界不清，常常为无痛性肿块。超声、乳腺钼靶X线摄影、MRI有典型影像学表现。穿刺病理学检查可以确诊。

二、乳腺纤维腺瘤

乳腺纤维腺瘤多见于年轻女性，乳腺内界限清楚、活动度好的肿物，有时需要与乳腺囊肿为表现的乳腺囊性增生病相鉴别，乳腺超声和穿刺病理可以确诊。

【治疗】★★★△△△

本病对症治疗。对于症状轻微的患者，无须特殊治疗，仅需定期复查。疼痛不适症状严重的患者，可以使用中成药物进行对症治疗，部分女性可缓解症状。严重疼痛而常规药物治疗无效者，可考虑使用枸橼酸他莫昔芬（三苯氧胺）每天10～20mg，但应注意使用时间不能过长，且应注意药物的不良反应如类绝经期症状（潮热、多汗、失眠、烦躁等）及导致血栓性疾病等。

（叶京明　刘荫华）

第5节　乳房肿瘤

乳房可发生多种良、恶性肿瘤，良性肿瘤最常见的是乳腺纤维腺瘤和导管内乳头状瘤，恶性肿瘤以乳腺癌最常见，这也是目前女性最常见的恶性肿瘤，乳房肉瘤仅占乳房恶性肿瘤的2%。男性乳腺也可发生乳腺癌，约占女性乳腺癌的1%。

乳腺纤维腺瘤

乳腺纤维腺瘤是乳房最常见的良性肿瘤，约占良性肿瘤的75%。好发年龄为15～25岁。多数患者为乳房内单发病灶，13%～20%为多发病灶，并可累及双侧乳房。多发纤维腺瘤患者多有家族史。

【病因与病理】★★★△△△

乳腺纤维腺瘤病因不明确，雌激素被认为是本病的刺激因子。本病好发于年轻女性，随年龄增加发病风险减小。肉眼观肿瘤呈圆形或圆形分叶状，有完整的包膜，与周围组织分界清楚，切面白色、质韧，可见裂隙状区域。病理显微镜下可见肿瘤主要由增生的纤维间质和腺体组成。腺体呈圆形、椭圆形或被周围的纤维结缔组织挤压呈裂隙状。间质通常较疏松，富于黏多糖，也可较致密，发生玻璃样变或钙化。

【临床表现】★★★△△△

年轻女性，乳房内触及圆形或椭圆形肿物，多见于乳房外上象限，肿物大小不一。临床上青春期女孩常因羞于就医，或误认为乳房发育而使瘤体体积巨大才获诊断的情况并不少见。肿瘤表面平滑、质韧、边界清楚，与皮肤和周围组织没有粘连，在乳房内容易被推动，触之有滑动感。腋窝淋巴结不肿大。肿瘤具有完整的被膜，生长比较缓慢，于青春发育期、妊娠及哺乳时生长较快，多数无明确自觉症状。乳腺纤维腺瘤恶变为乳腺癌的概率非常小，在1.2‰～3.0‰，病理确诊的纤维腺瘤患者乳腺癌发病风险较普通女性增加1.48～1.70倍，有乳腺癌家族史的纤维腺瘤患者发生乳腺癌的相对风险较正常女性增加2.17倍。

【辅助检查】★★★△△△

乳腺超声可见圆形或椭圆形形状规则或分叶状的肿物，边界清楚、内部回声均匀、无明显血流，包膜完整，纵横比<1。对于临床及乳腺超声诊断较明确的年轻乳腺纤维腺瘤患者，不推荐常规进行乳腺钼

靶X线摄影，高龄、非好发年龄女性，特别是临床、超声有恶性可能者仍可进行乳腺钼靶X线摄影。不推荐MRI作为乳腺纤维腺瘤的常规影像学检查方法。超声引导下空芯针穿刺组织病理活检或真空辅助下微创旋切活检可确诊本病。

【诊断及鉴别诊断】★★★△△△

根据典型临床表现、超声及病理活检可明确诊断，但应注意与乳腺癌、乳腺囊性增生病等进行鉴别。

【治疗】★★★△△△

手术治疗是乳腺纤维腺瘤主要的治疗方式。对于年轻（<35岁）、肿瘤较小、经穿刺病理确诊为纤维腺瘤的患者，可进行随访观察，每6个月进行一次触诊和超声检查，随访过程中发现肿瘤生长迅速时再接受手术治疗。有下列1项者即应认为腺瘤增长迅速：①6个月内肿瘤最大直径增长≥20%；②<50岁的患者肿瘤最大径每月增长≥16%；③≥50岁的患者肿瘤最大直径增长≥13%。手术治疗的主要方式有开放式肿瘤切除术和影像学引导下真空辅助微创旋切术。手术一般在局部麻醉下进行，对于较大和较深肿瘤可在全身麻醉下手术。

一、开放式肿瘤切除术

切口选择应考虑肿瘤切除的方便程度及对外形影响的最小化，一般情况下，上象限、乳晕周围选择弧形切口，乳腺下方选择放射状切口。手术时要沿腺瘤的包膜完整切除肿物，肿瘤切除后要仔细检查标本，对于分叶状肿物要避免遗留部分瘤体。

二、真空辅助微创旋切术手术

多在超声引导下进行，通常适用于肿瘤直径≤3cm的患者。切口小，外形美观。有凝血障碍、妊娠哺乳期、乳房较小、肿物过于贴近皮肤、乳腺假体植入术后的患者不适合接受本术式。

乳腺多发纤维腺瘤的随访及手术治疗不可避免地要面对以下一些问题：①手术后多数患者会出现“复发”；②全部病灶的切除会明显影响乳房外形；③对全部的病灶进行穿刺活检临床可行性很小；④恶变的概率非常小。因此，乳腺多发纤维腺瘤通常建议每6个月进行随访超声检查，肿物增大>30%或怀疑有恶变倾向者再考虑手术切除或穿刺活检。

乳腺导管内乳头状瘤

乳腺导管内乳头状瘤多发于40～50岁女性，以乳头血性溢液为特征性表现，多发于近乳头区输乳管内，单发或多发。乳腺导管内乳头状瘤是由导管上皮增生形成的良性肿瘤，约占乳腺全部良性病变的5.3%。瘤体脆软，易出血，可以发生癌变，文献报道癌变率为6%～8%。根据解剖学部位和组织学特征可将乳腺导管内乳头状瘤分为中央型（单发）和外周型（多发）。中央型乳腺导管内乳头状瘤起源于大导管，通常位于乳晕下，不累及终末导管小叶单位；外周型乳腺导管内乳头状瘤起源于终末导管小叶单位。本病多为中央型，外周型仅占10%。既往曾将外周型乳腺导管内乳头状瘤称为乳头状瘤病，现已弃用。

【病因与病理】★★△△

乳腺导管内乳头瘤病因尚不明确，可能与雌激素水平增高引起乳管扩张，上皮细胞增生有关，在导管内形成绒毛状或树枝状乳头结构，其核心是纤维血管轴，表面被覆肌上皮细胞和上皮细胞。肿瘤可位于导管系统的任何部位。

【临床表现】★★★△△△

一、乳头溢液

中央型乳腺导管内乳头状瘤常可发生乳头血性、浆液血性或浆液性溢液。血性溢液为本病的特征，颜色可呈新鲜血液的红色、陈旧血性液的褐色或黑色。溢液可持续出现或呈间断性。挤压乳腺特别是乳晕区域可见到乳头血性溢液，如溢液量大也可自行自乳头溢出，部分患者溢液量少，由于无意中发现内衣上有溢液污迹而就诊。外周型乳腺导管内乳头状瘤较少出现溢液。

二、乳腺肿物

多数肿瘤<1cm，甚至只有1～2mm，因此，临床检查多不能触及瘤块而只有乳头溢液症状。有些中央型乳腺导管内乳头状瘤可在乳晕区触及结节，质地较软，按压时可见乳头溢液。除非瘤体较大，周围型乳腺导管内乳头状瘤常不能触及肿物。

【辅助检查】★★★△△△

一、乳腺超声

乳腺超声可见到扩张的乳管及其内的肿瘤。

二、乳腺导管X线造影

乳腺导管内乳头状瘤在充满造影剂的扩张乳管内表现为充盈缺损，或者由于较大的瘤体阻塞导管后表现为导管突然中断，断端呈弧形杯口状影像。

三、乳管镜

通过扩张的溢液乳管开口置入乳管镜，在直视下观察乳管内情况，可直接观察到瘤体，并可进行活检，可除外恶性肿瘤。借助定位导丝可提高手术时的准确性。

四、病理检查

乳头溢液脱落细胞学检查通过细胞形态能够鉴别良、恶性病变，但诊断乳头状瘤的阳性率较低。空芯针穿刺活检能够提供组织病理诊断，可确诊本病。

【诊断及鉴别诊断】★★★△△△

患者临床上出现血性溢液，首先可考虑本病。结合超声等影像学检查及相应的病理活检，能够确诊本病。应注意与乳腺癌、乳腺导管内乳头状癌、乳腺囊性增生病、乳腺纤维腺瘤相鉴别。

【治疗】★★★△△△

所有诊断为乳腺导管内乳头状瘤的病变，尤其是外周型乳腺导管内乳头状瘤和伴有血性溢液的乳腺导管内乳头状瘤，均应常规行包括病变导管在内的区段切除术。手术可选择开放手术或真空辅助下微创旋切活检。如病变多发涉及全乳腺时，可考虑行全乳房切除＋乳房重建，若术中或术后病理诊断为乳腺导管内乳头状瘤恶变，后续治疗应遵循乳腺癌的处理原则。

乳房肉瘤

【病理】★★△△

乳房肉瘤较为少见，发病率占乳房恶性肿瘤的2%～3%。与身体其他部位同类肿瘤相同，组织病理学诊断为来源于不同间叶组织的肿瘤。常见组织学类型包括血管肉瘤、脂肪肉瘤、硬纤维瘤及恶性纤维组织细胞瘤。

【临床表现】★★★△△△

典型的临床表现为无痛而较大的乳房肿块，平均发病年龄50岁，肿块生长迅速，中位大小为5.2cm，乳头多不内陷，乳房皮肤可见明显的静脉扩张，肿瘤易侵犯胸肌而与之固定，可以发生血行转移到肝、肺及脑等器官，淋巴转移少见，腋淋巴结多无肿大。乳腺钼靶X线摄影检查无特殊诊断价值。

【治疗】

与乳腺癌相比，乳房肉瘤的预后尚好，术后5年生存率总体约为60%。主要治疗方法为外科手术，常需要全乳房切除术。应注意乳房肉瘤血循环丰富，高频电刀或超声刀有利于减少手术过程出血。术后手术创面适度的加压包扎也是有益的。局部切除复发率可高达53%，不应提倡。全乳切除术后亦有约8%的局部复发率。一般不必行同侧腋淋巴结清除，但应注意到约10%的乳房脂肪肉瘤可有腋淋巴结转移。病理检查每高倍视野细胞分裂相超过8个者预后多不佳。乳房肉瘤化疗和放疗的效果尚难评价。

乳腺癌

【流行病学】★★△

乳腺癌是女性最常见的恶性肿瘤之一，占全身恶性肿瘤的7%～10%。根据世界卫生组织公布的统计资料，2000年全球女性乳腺癌新发病例超过100万，标化发病率35.66/10万，标化病死率12.51/10万。乳腺癌已成为世界范围内女性发病率第1位的恶性肿瘤。而美国的流行病学调查资料显示，乳腺癌的发病率已经接近130/10万。与高发病国家相比，我国尚属低发病国。但是发病率存在着明显的城乡差别。《2013年北京市卫生与人群健康状况报告》显示2012年北京市乳腺癌发病率为66.69/10万。在发病年龄的研究中发现，尽管不同人种存在差异，但是总体观察30岁以下的患者少见，20岁以下的患者罕见，亚洲女性40～50岁是显著高峰发病年龄段。

2016年3月全国肿瘤防治研究办公室陈万青教授等在*CA：A Cancer Journal for Clinicians*杂志上发表了2015年中国癌症统计数字，其中乳腺癌在我国女性恶性肿瘤发病中占17.28%，居首位，病死率占7.64%，居第6位，城市乳腺癌发病率和病死率均高于农村（19.83% *vs.* 13.80%，10.40% *vs.* 8.12%）。近十年，我国乳腺癌发病呈持续上升趋势。2010—2011年中国癌症发病率变化趋势显示，乳腺癌以每年3.9%的比例上升，病死率以每年1.1%的比例上升。

2016年6月，发表在*Annals of Oncology*的一项数据表明中国上海女性40年的乳腺癌发病率和病死率。1973年1月1日至2012年12月31日，总共记录了上海城区女性的53 885个乳腺癌病例和17 325个乳腺癌特异性死亡记录。乳腺癌发病率和病死率的年龄标准化率分别增加141.2%和26.6%。总体来说，乳腺癌发病率出现大幅增加（EAPC＝2.96%/年），乳腺癌病死率为中度增加（EAPC＝0.87%/年）。

因此，乳腺癌正在严重威胁着处于事业和家庭重要阶段女性的生命，需要引起足够的重视。

【病因】★★★△△

乳腺癌的发病原因尚未阐明，但是，近年来病因学的研究提示了一些与乳腺癌发病可能的相关因素，包括家族因素、生殖因素、性激素水平、相关基因等。

一、家族史与乳腺癌相关基因

早在1974年就有学者注意到一级亲属患乳腺癌的概率较无家族史的高2～3倍。1988—1989年上海的一项调查显示，有乳腺癌家族史的妇女患乳腺癌的相对危险度为4.5。由此可见，乳腺癌家族史是重要的危险因素。

有时乳腺癌可表现为家族聚集的特征，即父系或母系中至少有3个亲属患乳腺癌，同时有乳腺癌和卵巢癌家族史，有双侧和（或）早期乳腺癌的家族史。一般而言，家族聚集性的乳腺癌可分为两种机制：一种是由于多种基因的改变而导致乳腺癌的发生；另一种则是由于某种遗传基因突变引起的。值得说明的是，绝大多数有乳腺癌家族史的妇女并不存在上述遗传素质，因而她们的患病风险远远低于那些有明显遗传倾向的人群。

二、生殖因素

妇女的乳腺在青春期受卵巢激素的作用发育成熟，而乳腺细胞受每月体内激素水平的周期性变化及妊娠期体内激素水平的升高而发生生理性的增殖改变。这种细胞增殖分裂的形式于妇女绝经时终止。乳腺癌的发生与上述多种生殖因素有着密切的关系。

（一）初潮年龄

初潮年龄小的妇女患乳腺癌的概率大，有些学者认为初潮年龄小的育龄妇女其体内的激素水平较高，月经周期较短，因此，暴露于内源性雌激素环境中的程度较大，这可能是造成这部分妇女易患乳腺癌的主要原因。

（二）停经年龄

目前，停经晚是乳腺癌的危险因素，据美国的资料，停经每推迟1年，则增加乳腺癌的概率为3%。

（三）第1胎足月妊娠年龄

大量流行病学调查发现，未育妇女患乳腺癌的风险大于生育过的妇女，而妇女第1胎正常妊娠年龄越小，一生中患乳腺癌的概率也越小，但是这些风险的差异主要体现在40岁以后诊断为乳腺癌的妇女中，而非年轻的乳腺癌患者。其原因主要在于第1次足月妊娠可以导致乳腺上皮发生一系列变化而趋成熟，而成熟后的上皮细胞具有更强的抗基因突变能力。

（四）产次和哺乳史

大规模的调查研究发现，高产次的妇女患乳腺癌的概率小，未哺乳妇女患乳腺癌的概率高，乳腺癌高发区较低发区人群的母乳喂养普及率低，且维持时间也短。

三、性激素

性激素在乳腺癌的发生中发挥重要的作用。

（一）内源性和外源性雌激素

绝经后妇女中患乳腺癌者较健康女性体内总雌激素水平平均高出15%～24%。前瞻性研究显示未用过激素替代治疗的绝经后妇女其血浆雌激素水平与乳腺癌的风险呈显著正相关；对于绝经前女性，也有大规模的研究证实了内源性雌激素与乳腺癌风险的相关性。虽然与子宫内膜癌的发生相比较其风险要小得多，但是补充外源性雌激素会增加乳腺癌的发病可能已被证实。

（二）其他激素

雄激素、催乳素、血清生长素样因子及其主要的结合蛋白 IGFBP-3 等，与乳腺癌的发生有着一定的关系，但是各激素在乳腺癌发生机制中的联系尚未完全明了。

四、营养和饮食

（一）脂肪与高热量饮食

大多数流行病学研究都证实体重增加与乳腺癌有关，尤其是在绝经后体重增加者。

（二）乙醇

有报道饮酒可能增加体内雌激素水平并导致妇女患乳腺癌的风险增加。

（三）纤维素和维生素

虽然对其机制尚不明了，但纤维素对乳腺癌和大肠癌都有抑制作用得到证实，也有研究认为维生素 A 有保护乳腺细胞的作用。

五、其他环境因素

（一）电离辐射

乳腺癌的发生与电离辐射有关，且暴露于放射线的年龄越小，其风险越大。因此，有些学者提出乳腺钼靶 X 线摄影普查可能增加乳腺癌的风险，但由于其可以早期发现乳腺癌而降低病死率，利大于弊，故被推荐为 40 岁以上女性乳腺检查项目。

（二）药物

化疗药物在治疗肿瘤同时，其本身也有致癌作用。关于口服避孕药是否增加乳腺癌的风险一直受到广泛的关注，因为口服避孕药含有与乳腺癌相关的性激素成分，但是到目前为止，至少有 50 项前瞻性研究证实口服避孕药不增加妇女患乳腺癌的风险。

（三）体育锻炼

适当的体育运动可以减少许多疾病的发生，包括降低乳腺癌的发病率。有研究显示，体育锻炼对于患有乳腺癌的患者具有延长生存率、降低病死率的作用。

【分子机制】★△

一些研究机构报道了与乳腺癌有关的数十种基因，这些基因受多种生物调节机制包括删除、扩增、突变、移位、LOH 和表型基因改变的调控影响。而 *BRCA*、*EGFR*、*PTEN*、*AKT2* 等数十种乳腺癌基因已被确定，它们的异常使细胞动态平衡失调并影响细胞的信号传导和调节途径。近 10 年来，人们在肿瘤异常基因的研究领域取得了显著的进步，帮助提高我们对肿瘤的防治能力，并给治疗肿瘤提供了更多的选择。其中尤其以针对 EGFR 及相关基因、信号传导的研究最受关注，目前在乳腺癌治疗中广泛应用的曲妥珠单抗，就是针对这一基因相关的信号网络的靶向治疗药物。

【病理】★★★△△

一、病理类型

乳腺癌有多种分型方法，NCCN 乳腺癌临床实践指南（中国版）（National Comprehensive Cancer Network，NCCN）推荐采用以下病理分型。

（一）非浸润性癌

非浸润性癌即原位癌是指癌细胞局限于导管、小叶内末梢导管或腺泡基底膜内的浸润前期癌，包括小叶原位癌和导管原位癌（又称导管内癌）。

1. **小叶原位癌** 由乳腺小叶上皮发生的，癌细胞局限生长于基底膜内，呈多灶性，常累及双侧乳房，多发生在绝经前。由于乳腺小叶原位癌在绝经期后可自行消失，且不转移，因此有学者认为它是一种癌前病变。但是癌细胞突破基底膜向间质浸润，则成为浸润性小叶癌，这种转变率为 15%～30%，临床上即可出现肿块。

2. **导管原位癌** 自小叶外的导管上皮发生的，常为单侧性，多发生在绝经后。非浸润性粉刺癌、非浸润性乳头状癌都属于此类。但如果癌细胞向外浸润，则为浸润性导管癌。

（二）浸润性癌非特殊型

浸润性癌非特殊型主要包括浸润性导管癌和浸润性小叶癌，此类型一般分化较低，预后较差。其中，浸润性导管癌约占乳腺癌的 80%，为最常见的乳腺癌类型。小叶原位癌的癌细胞突破基底膜向间质内浸润即为浸润性小叶癌，肿瘤常成多中心性生长，可累及双侧乳腺。

（三）浸润性癌特殊型

浸润性癌特殊型类型癌具有特殊的组织学形态特

点和较好的生物学行为，恶性度相对较低。依其形态可分为髓样癌、小管癌（又称高分化腺癌）、黏液腺癌、腺样囊性癌、乳头状癌、大汗腺样癌、鳞状细胞癌等。

除了以上类型外，还有一些罕见的特殊类型的乳腺癌，如湿疹样乳腺癌（又称乳头佩吉特病）、炎性乳腺癌、男性乳腺癌等。

二、组织学分级

除了髓样癌外，所有的浸润癌均应被分级，现推荐诺丁汉（Nottingham）联合病理分级法（Scarff-Bloom-Richardson分级法基础上的Elston-Ellis改良法）（表7-1）。肿瘤的分级是由其形态学特征决定的。

表7-1 Nottingham联合病理分级

A 管腔形成
1分 腺管形成占肿瘤的75%以上
2分 腺管形成占肿瘤的10%～75%
3分 腺管形成占肿瘤的10%以下
B 细胞异型性：主要表现为核的大小、核形及染色质的浓染程度
1分 细胞核呈一致性、小而规则
2分 细胞核大小及形状呈中度异型
3分 细胞核大小及形状不一致，有明显多形性
C 核分裂象
1分 每2mm^{2}核分裂在7个以内
2分 每2mm^{2}核分裂在9～14个之间
3分 每2mm^{2}核分裂在15个以上
取3个特征的评分值之和来表示肿瘤的分级，3～5分为1级，6～7分为2级，8～9分为3级
Gx 无法确定分级
G1 低度恶性（高分化）
G2 中度恶性（中分化）
G3 高度恶性（低分化）

【临床分期及分子分型】★★★△△△

一、乳腺癌临床分期

乳腺癌临床分期采用TNM分期，目前依据仍为AJCC第7版分期（表7-2，表7-3），预计2017年将更新为第8版。

表7-2 AJCC第7版乳腺癌TNM分期定义

原发肿瘤（T）
Tx 原发肿瘤无法确定（如已切除）
T0 原发肿瘤未查出
Tis 原位癌

（待续）

（续表）

Tis 导管原位癌（DCIS）
Tis 小叶原位癌（LCIS）
Tis （佩吉特病）乳头佩吉特病，经证实乳腺腺体内没有浸润性癌和（或）原位癌［导管原位癌和（或）小叶原位癌］对于乳腺癌伴有佩吉特病，对于肿瘤分期判定应该以浸润性癌为标准，但其中佩吉特病不应被忽略
T1 肿瘤最大直径≤20mm
T1mi 肿瘤最大直径≤1mm
T1a 1mm＜肿瘤最大直径≤5mm
T1b 5mm＜肿瘤最大直径≤10mm
T1c 10mm＜肿瘤最大直径≤20mm
T2 20mm＜肿瘤最大直径≤50mm
T3 肿瘤最大直径＞50mm
T4 肿瘤不论大小，直接侵犯胸壁和（或）皮肤（胸壁包括肋骨、肋间肌、前锯肌，但不包括胸肌）
T4a 肿瘤侵犯至胸壁但是不包括胸肌
T4b 乳腺皮肤出现溃疡和（或）卫星结节和（或）水肿（包括橘皮样组织），不包括炎性乳腺癌
T4c 肿瘤侵犯胸壁和皮肤
T4d 炎性乳腺癌
区域淋巴结（N）
临床分期
Nx 区域淋巴结无法分析（如既往已切除）
N0 区域淋巴结无转移
N1 同侧Ⅰ、Ⅱ级腋窝淋巴结转移，可活动
N2 同侧Ⅰ、Ⅱ级腋窝淋巴结转移，临床表现为固定或相互融合；或缺乏同侧腋窝淋巴结转移的临床证据，但临床上发现有同侧内乳淋巴结转移
N2a 同侧Ⅰ、Ⅱ级腋窝淋巴结转移，互相融合或与其他组织固定
N2b 仅临床上发现同侧内乳淋巴结转移，而无Ⅰ、Ⅱ级腋窝淋巴结转移的临床证据
N3 同侧锁骨下淋巴结（Ⅲ级腋窝淋巴结）转移伴或不伴Ⅰ、Ⅱ级腋窝淋巴结转移；临床上发现同侧内乳淋巴结转移伴Ⅰ、Ⅱ级腋窝淋巴结转移；同侧锁骨上淋巴结转移伴或不伴腋窝或内乳淋巴结转移
N3a 同侧锁骨下淋巴结转移
N3b 腋窝淋巴结转移及同侧内乳淋巴结转移
N3c 同侧锁骨上淋巴结转移
病理分期（pN）
pNx 区域淋巴结无法评估（如既往已切除，或切除后未进行病理学检查）
pN0 无组织学上区域淋巴结转移
pN0 （i－）无组织学上区域淋巴结转移，免疫组织化学阴性

（待续）

（续表）

pN0（i+）	区域淋巴结转移中的恶性细胞不超过0.2mm
pN0（mol−）	无组织学上区域淋巴结转移，分子学方法测定阴性（RT-PCR）
pN0（mol+）	分子学方法测定阳性（RT-PCR），无组织学或免疫组织化学方法测定的区域淋巴结转移
pN1	微转移为1～3个腋窝淋巴结转移；和（或）通过前哨淋巴结活检发现内乳淋巴结转移，但临床上未发现
pN1mi	微转移［>0.2mm和（或）>200个细胞，但均≤2.0mm］
pN1a	1～3个腋窝淋巴结转移，至少1个转移灶>2.0mm
pN1b	通过前哨淋巴结活检发现内乳淋巴结微转移或大体转移，但临床上未发现
pN1c	1～3个腋窝淋巴结转移及通过前哨淋巴结活检发现内乳淋巴结转移或大体转移，但临床上未发现
pN2	4～9个腋窝淋巴结转移，或临床上发现内乳淋巴结转移，但腋窝淋巴结无转移
pN2a	4～9个腋窝淋巴结转移（至少1个转移灶>2.0mm）
pN2b	临床上发现内乳淋巴结转移，但腋窝淋巴结无转移
pN3	≥10个腋窝淋巴结转移，或锁骨下（Ⅲ级腋窝）淋巴结转移；临床上发现同侧内乳淋巴结转移，同时有1个或更多Ⅰ、Ⅱ级腋窝淋巴结阳性；多于3个腋窝淋巴结转移同时前哨淋巴结活检发现内乳淋巴结微转移或大体转移，但临床上未发现；同侧锁骨上淋巴结转移
pN3a	≥10个腋窝淋巴结转移（至少1个转移灶>2.0mm），或锁骨下（Ⅲ级腋窝）淋巴结转移
pN3b	临床上发现同侧内乳淋巴结转移，同时有1个或更多腋窝淋巴结阳性；多于3个腋窝淋巴结转移，前哨淋巴结活检发现内乳淋巴结微转移或大体转移，但临床上未发现
pN3c	同侧锁骨上淋巴结转移
远处转移（M）	
M0	无临床或影像学证据表明存在远处转移（不存在pM0）
cM0（i+）	无远处转移的临床或影像学证据，但通过分子学方案或显微镜检查在循环血液、骨髓，或其他非区域淋巴结组织中发现不超过0.2mm的肿瘤细胞，患者没有转移的症状和体征
M1	通过传统临床和影像学方法发现的远处转移和（或）组织学证实超过0.2mm的转移灶

表7-3 AJCC第7版乳腺癌TNM解剖分期预后组别

0期	TisN0M0
ⅠA期	T1*N0M0&
ⅠB期	T0N1miM0、T1*N1miM0
ⅡA期	T0N1**M0、T1*N1**M0、T2N0M0
ⅡB期	T2N1M0、T3N0M0
ⅢA期	T0N2M0、T1*N2M0、T2N2M0，T3N1M0、T3N2M0
ⅢB期	T4N0M0、T4N1M0、T4N2M0
ⅢC期	任何T、N3M0
Ⅳ期	任何T、任何N、M1

注：& 不存在pM0，任何M0均指临床上的；*T1包括T1mi；**T0和T1伴有腋窝淋巴结微转移不属于ⅡA期，而作为ⅠB期

如果患者新辅助全身治疗前为M1，分期应为Ⅳ期，无论对新辅助治疗的反应如何，始终为Ⅳ期。

如果手术后影像检查发现有远处转移，这些检查是在诊断后4个月内且没有发生疾病进展的情况下进行的，并且患者也没有进行过新辅助治疗，那么分期可以发生改变。

新辅助治疗后的分期应加上“yc”或“yp”的前缀。应注意，新辅助治疗后达到完全病理学缓解时没有相应的期别，如ypT0ypN0cM0。

二、乳腺癌分子分型

随着对乳腺癌研究的进展，原有的依据病理类型和临床分期进行治疗和判断预后的模式已经不能完全反映乳腺癌疾病发展、治疗选择及治疗反应预测、复发转移风险判断的需要。2011年St Gallen共识提出了乳腺癌分子分型的概念，根据原发肿瘤免疫组织化学分子标志物ER、PR、HER2及Ki67的表达情况，将乳腺癌分为4型，具体见表7-4。

表7-4 St Gallen共识提出的乳腺癌分子分型

分型	分子标志物表达情况
Luminal A型	ER（+）和（或）PR（+），HER2阴性且Ki67 <14%
Luminal B型	ER（+）和（或）PR（+），HER2阳性和（或）HER2阴性且Ki67≥14%
HER2过表达型	ER（−）和PR（−）和HER2阳性
三阴型	ER（−）和PR（−）和HER2阴性

分子分型是乳腺癌新的分类方式，相对于原有的临床分期和临床病理因素更能从肿瘤本质上反映乳腺癌的特征，对指导临床治疗有重要意义。

【临床表现】★★★△△△

乳腺癌生长至临床检出前的病程有多长还不清楚，而且不同患者，其生长速度也各不相同，差异很大。一般来说，乳腺癌倍增时间为25～200天，因此，乳腺癌患者有长达数年的临床前期阶段，如能在此阶段检出乳腺癌，可明显提高治愈率。当肿瘤发展到一定阶段，就会出现一系列相应的临床表现，这些临床表现正是许多患者就医的主要原因。

乳腺癌在早期多为无痛的、单发的小肿块，质硬，表面不光滑，与周围组织分界不清，在乳房内不易被推动。患者一般在无意中发现。随着乳房自检和常规健康体检的普及，亦有相当一部分肿块在体检时发现。另

外，由于早期乳腺癌不引起任何自觉症状，有的患者又不知其严重性，以致部分患者治疗较晚。

乳腺癌逐渐增大，侵入乳房悬韧带，使之收缩，因此肿块处皮肤往往有凹陷，即所谓的“酒窝征”，是乳腺癌早期常有的征象。乳腺癌继续发展常使乳房缩小、变硬、乳头抬高，并可由于乳管的牵拉而扁平、回缩，甚至凹陷，也可在数月内显著增大，使患侧乳腺体积变大，隆起。乳腺癌侵入胸肌筋膜、胸肌，以致肿块固定于胸壁而不易推动。癌细胞阻塞皮下淋巴管，造成淋巴滞留从而出现真皮水肿，皮肤呈“橘皮样”改变。晚期出现皮肤破溃，形成溃疡，溃疡常有恶臭，伴有出血。乳腺癌也可以与皮肤发生广泛粘连，如癌细胞扩散至乳房和乳房周围皮肤，则可出现多数小结节，甚至彼此融合。

淋巴结转移最初多见于腋窝，早期为散在淋巴结增大、变硬，尚可被推动，进而逐渐增多，并连接成硬块，甚至与深部组织和皮肤发生粘连。锁骨上淋巴结亦可肿大、变硬，对侧腋窝也可有淋巴结转移。如癌细胞堵塞腋窝主要的淋巴管，引起该侧手臂淋巴回流障碍，则发生蜡白色的手臂水肿。如锁骨下或腋窝的硬变淋巴结压迫腋静脉，则引起该侧手臂青紫色水肿。

乳腺癌发生远处转移的常见部位为骨、肺、肝、脑，并有相应的症状。如侵入椎骨，则发生背痛；侵入股骨，可发生病理性骨折；肺和胸膜的转移，常引起咳嗽和呼吸困难；肝转移可引起肝大和黄疸。

【体格检查】★★★△△△

一、视诊

在明亮光线环境，患者坐位，脱去上衣，与医师面对检查。

（一）乳房外形

观察两侧乳房的外形、大小及高低位置有无异常，并了解其原因是先天性发育异常抑或疾病所致。正常健康人两侧乳房发育并非完全对称，两侧哺乳不均也可造成此种现象。乳房的局限性隆起，常是肿瘤的表现。副乳腺体积较大时，表现为乳房外上近腋窝处局限性隆起。乳腺癌侵犯周围组织可导致乳房收缩移位，或将表面组织向深面牵引而造成局部凹陷。

（二）皮肤

注意有无酒窝征、红肿、静脉扩张、橘皮样改变、卫星结节及溃破等。

（三）乳头

观察两侧乳头是否等高，有无回缩或固定，表皮有无脱屑、糜烂等。乳房上半部的肿瘤可造成乳头上移。乳晕区的癌瘤或炎症等病变可引起乳头回缩甚至固定。乳头表皮反复的脱屑或糜烂，应警惕是否因湿疹样癌所引起。

二、触诊

（一）体位

一般取坐位。乳房肥大下垂、肿物位置较深或下部肿瘤也可结合仰卧位检查。

（二）方法

触诊须轻柔，避免过力按压促使癌细胞向周围浸润。检查时用指腹按顺或逆时针方向循序进行全乳房触诊，以免遗漏主要病灶以外的其他病变。检查乳房不可抓捏，以免略呈结节感的腺体影响正确诊断，检查时须注意鉴别。对下垂型大乳房，也可一手托起，另一手触查。

三、肿物检查

发育正常的乳房腺体具有一定厚度，触诊有不同程度的小结节或局限性增厚，一般为片状，范围不定，无法清楚测量，软韧度与正常腺体相似，属正常结构。

（一）肿块

有可测量边界的结节，单发或多发。

（二）部位

乳腺分为外上、外下、内上、内下4个象限及中央区共5个区域。病灶按上述区域划分或绘图表示，跨占2个区以病灶中心所在部位为主。位于乳腺边缘、胸骨旁、锁骨下等处应加以说明。

（三）大小

测量病变的2个相垂直的最长径。

（四）形状

肿物形状有分片状、条索状、球状、不规则结节状和结节融合状等。

（五）边界

记录病灶边界是否清楚及表面是否光滑。

（六）个数

单个或多个。肿块数量为多个时，须明确数目、所在各个部位及大小，亦可绘图表示。

（七）质地

软、硬的界限有时难以界定并与检查者的临床经验有关。

（八）活动度

病灶活动度良好、差或固定。膨胀性生长的病变，一般活动度好；浸润性生长常与周围组织分界不清，活动度差；侵犯胸大肌时，患者叉腰用力，病变表现固定不可推动，如胸肌松弛时也固定，则病灶侵及胸壁。

（九）表面皮肤

在肿物部位皮肤表面用拇指和示指相对，可发现病灶是否与皮肤粘连。如皮肤受累，则与病灶紧密相粘连，不可分开。

四、乳头检查

（一）活动度

活动度应两侧对称检查。轻牵乳头，了解乳头是否与深处组织或病灶有粘连或固定。

（二）乳头溢液

自乳腺四周向乳头根部轻轻推压，如发现溢液，须查明溢液管口的部位，一般与相应方向的病灶所在象限相对应。同时应查明是单管还是多管口，以及溢液的性状（浆液性、褐色、血性、无色透明、乳汁样或脓性等），并行溢液涂片细胞学检测。

五、腋窝淋巴结检查

一般采取坐位，检查患者右侧腋窝时，医师用右手托持受检者右前臂，使胸大肌松弛，用左手从胸壁外侧逐步向腋顶部仔细全面触诊，如触到肿大淋巴结，应查明部位、大小、个数、硬度、活动度、淋巴结之间或与周围组织有无粘连融合，以及是否压痛等。

六、锁骨上淋巴结检查

可与患者对坐或站在患者背后检查，乳腺癌锁骨上淋巴结转移多发生在胸锁乳突肌锁骨头外侧缘处，检查时可沿锁骨上和胸锁乳突肌外缘向左右和上下触诊，如触之肿大淋巴结，也和检查腋淋巴结一样明确各项有关情况。

【辅助检查】★★★△△△

一、乳腺钼靶X线摄影

乳腺钼靶X线摄影是早期发现和诊断乳腺癌最有效的影像学检查方法之一。在西方国家，该项检查已广泛用于乳腺癌普查，其灵敏度为80%～90%，特异度为85%～95%，但是也应注意到，乳腺钼靶X线摄影检查对致密型乳腺及近胸壁的病灶容易漏诊。早在1997年，美国癌症协会（American Cancer Society，ACS）制定了乳腺癌普查的推广原则，明确检查对象和检查方法，包括18～39岁每月1次乳房自我检查，3年1次临床体检；40～49岁每年1次临床体检和乳腺钼靶X线摄影检查；50岁以上每年1次临床体检和乳腺钼靶X线摄影检查，每月1次乳房自我检查。

乳腺钼靶X线摄影检查与年龄、月经、妊娠、哺乳等生理因素有关，一般分为致密型、透明型、导管型、混合型。恶性疾病常表现为不规则的高密度影，边缘有毛刺或有小而密集的砂粒状钙化点。乳腺钼靶X线摄影还可显示部分腋窝淋巴结情况。美国放射学会规定并出版的乳腺影像报告与数字系统（Breast Imaging Reporting and Data System，BI-RADS）是其形态学描述的标准化语言。BI-RADS共7种分类：0级为“评估不完全”，需进一步证实；1级为“阴性结果”，结果不需要描述；2级为“良性发现”，应描述一个良性特征；3级为“可能良性发现”，极低恶性可能；4级为“可疑恶性”，建议活检；5级为“高度怀疑恶性”；6级为“明确恶性”，有病理证实的恶性。

乳腺癌在乳腺钼靶X线摄影上多表现为致密影，外形不规则分叶状，有毛刺，内部密度不均匀，部分可见小杆状、小叉状或泥沙样恶性钙化点。周围可见丰富血管影，表面皮肤可因淋巴回流障碍而增厚或受深部病灶牵拉而凹陷。BI-RADS分级多提示为4级以上。

二、乳腺B型超声

乳腺B型超声具有操作简便，安全易行，无损伤的特点，适用于各年龄段、不同乳腺疾病的诊断。高频（7.5～10.0MHz）B型超声是最实用有效的检查方法，适于致密型乳腺，引导肿物定位和穿刺活检，鉴别乳腺钼靶X线摄影所检出的病变为囊性或实性。与乳腺钼靶X线摄影结合成为乳腺检查的“黄金搭档”。但是B型超声检查对于临床阴性的乳腺病变敏感性较低，不易检出微小钙化，对较小的不典型病灶难以定性诊断。

三、乳腺磁共振成像

乳腺磁共振成像较乳腺钼靶X线摄影检查有更高的敏感性和特异性。近年来在临床上受到越来越多的重视。尤其动态增强显像在鉴别良恶性肿块方面具有更高的准确性。《2008版NCCN临床实践指南》推荐选择MRI作为乳腺癌新辅助治疗疗效的评价标准，但是作为乳腺癌的普查工具受到很多限制，尚不适于大规模的人群普查。

四、空芯针活检

立体定位空芯针活检（stereotactic core needle biopsy，SCNB）是将穿刺针直接刺入乳腺可疑病变区，取得组织标本进行组织病理学检查的一种方法。总体诊断准确率比细针穿刺细胞学检查高，灵敏度为90%～97%，特异度为100%。空芯针活检运用自动反弹切割式活检枪（14～16G）从病变部位切取少量组织，其因损伤小，对乳房外观无影响而成为最常用的穿刺活检方法。

五、真空辅助活检

1994年麦默通（Mammotone）病灶旋切系统问世，在切割的同时，真空抽吸目标组织于针槽内，行卷笔刀式切割，且一次进针可连续获得多点标本。对于乳腺外观损伤较小，较小的病变能完全切除，获取的标本量大，病理诊断准确率可达100%。活检同时有真空抽吸，不易形成血肿，并发症进一步减少，在欧洲各国成为手术活检的替代方法。

六、纤维乳腺导管镜检查

纤维乳腺导管镜检查将直径0.5mm的纤细内镜经乳头开口插入乳腺大导管直接观察，并可同时进行冲洗及细胞学检查，是诊断乳头溢液疾病的较好方法，可早期发现乳管内小病灶，明确病变的部位及范围。

七、病理检查

病理检查包括乳头溢液涂片和细针针吸细胞学检查，乳头或其他糜烂溃疡面刮取涂片，手术标本剖面印片及空芯针穿刺和麦默通病灶切除或切除病理组织学检查。

【诊断及鉴别诊断】★★★△△△

一、诊断

根据详细的病史询问、症状、体格检查及辅助检查，做出乳腺癌的诊断并不困难。但是，一个完整乳腺癌的诊断应具有指导治疗的作用，需要包括病理分型、组织学分级、TNM分期及免疫组织化学结果等。

二、鉴别诊断

（一）非哺乳期乳腺炎

非哺乳期乳腺炎曾称为乳腺导管扩张症、浆细胞性乳腺炎、肉芽肿性乳腺炎等。其临床表现与炎性乳腺癌难以分辨，表现为肿块质硬，有浸润感，与皮肤粘连并引起乳头内陷，有慢性脓肿形成，伴腋窝淋巴结肿大。空芯针组织学检查可以确诊。

（二）脂肪坏死

脂肪坏死表现为实性肿块，伴有疼痛，可有外伤史。病变边缘不整。可与皮肤粘连，甚至乳腺钼靶X线摄影也有细小钙化。空芯针组织学检查可以确诊。

（三）乳腺囊性增生病

乳腺囊性增生病有多个大小不一、质韧结节，分散在两侧乳腺。对局限在一侧乳房外上象限的病变，要注意与乳腺癌鉴别。

【治疗】★★★△△△

现代乳腺癌治疗的历史已经走过100多年，乳腺癌的治疗从以解剖学为基础的群体治疗时代到以肿瘤分子标志物为基础的分类治疗时代，正在进入以基因信息为基础的个体化治疗时代。乳腺癌治疗的方式也由单一的手术治疗，逐渐发展为手术、化学治疗、放射治疗、内分泌治疗、生物及免疫治疗相结合的综合治疗。20世纪早期，由于对乳腺癌的生长规律认识不清，致使采取的治疗手段和所获疗效均未能令人满意。20世纪后期，人们逐渐对乳腺癌生物特性有了深入了解，才使治疗措施渐趋合理和完善。进入21世纪，乳腺癌的诊断与治疗率先实现循证医学证据的指导与规范。依据翔实的临床、组织病理学及免疫组织化学检查，可以清晰地掌握患者的肿瘤分期、分级，并根据肿瘤对不同治疗方法的反应度设计选择个体化的多学科综合治疗方案。乳腺癌综合治疗中手术治疗及放射治疗属于局部治疗，化学治疗、内分泌治疗和生物及免疫治疗属于全身系统治疗。

一、手术治疗

（一）乳腺手术

1. 乳腺癌根治术 乳腺癌根治术的手术切除

范围包括患侧全部乳腺组织、超过肿瘤边缘2cm表面皮肤及胸大肌、胸小肌、腋窝和锁骨下脂肪及淋巴组织的整块切除。胸长神经和胸背神经在不影响手术清除的情况下，可予保留。1894年，William Stewart Halsted发表了他在约翰•霍普金斯医院(Johns Hopkins Hospital)进行乳腺癌根治术的总结，这一术式在当时使73%的乳腺癌患者获得了局部控制，没有手术死亡，并且在没有其他任何辅助治疗的情况下，5年生存率达到40%，患者5年生存率提高1倍，局部复发率仅有3%。这一术式直到20世纪70年代仍然是乳腺癌手术的标准术式。目前该术式已经被淘汰。

2. 乳腺癌扩大根治术 乳腺癌扩大根治术是在乳腺癌根治术的基础上，同时切除乳房内侧部的胸壁，即在胸膜外将2～4肋软骨、胸廓内动脉、静脉及内乳淋巴结切除。基于当时对于乳腺癌治疗的理念和缺少辅助治疗手段，20世纪60年代Jerome Urban和Everett Sugarbaker提出了这一术式，但随后被前瞻随机对照研究证实对于减少局部复发、改善患者的预后没有效果，同时由于这一术式创伤巨大，患者术后胸壁外形及上肢功能毁损严重，目前临床上很少应用。

3. 乳腺癌改良根治术 乳腺癌改良根治术包括保留胸大肌，切除胸小肌的乳腺癌改良根治术和胸大、小肌均保留的乳腺癌改良根治术，除了保留胸大肌或同时保留胸大、小肌外，切除范围基本同根治术。Patey及Dyson首先采用保留胸大肌、切除胸小肌的乳腺癌改良根治术治疗乳腺癌患者，并于1948年首先报道接受乳腺癌改良根治术的乳腺癌患者的无疾病生存和总生存与接受根治术的患者没有差异。这在当时引起学术争论，仍有不少医师主张对乳腺癌患者行更大范围乃至前述的扩大根治术。1970年Hugh Auchincloss进一步改进手术方式，手术中胸大、小肌均予以保留，获得了同样的无疾病生存和总生存。1977年美国乳腺与肠道外科辅助治疗研究组(National Surgical Adjuvant Breast and Bowel Project，NSABP)B-04研究证实乳腺癌改良根治术不论是否接受胸壁放疗，患者的总生存与根治术是相同的。保留胸大、小肌的乳腺癌改良根治术到目前为止仍然是局部进展期乳腺癌的常用手术方式。乳腺癌改良根治术的适应证包括：患者不接受保乳手术；局部复发风险高的患者(如BRCA阳性)；乳房多中心癌或乳房内弥漫恶性钙化灶；肿瘤体积较大、乳房相对较小，保乳外观差的患者；不能接受保乳术后放疗的患者。乳腺癌改良根治术后常见的并发症包括皮瓣坏死、伤口血肿及血清肿、淋巴漏等。随着术前腋窝淋巴结穿刺活检和前哨淋巴结活检的开展，前哨淋巴结阴性的患者可不进行腋窝淋巴结清扫，而仅行乳房单纯切除术。因此，目前乳腺癌改良根治术实际上包括两方面的手术：乳房单纯切除及腋窝淋巴结外科分期[前哨淋巴结活检和(或)腋窝淋巴结清扫]。随着乳房切除后Ⅰ期成形手术的开展，出现了相应的保留乳房皮肤的改良根治术(Skin-Sparing Mastectomy，SSM，Toth和Lampert，1991年)和保留乳头乳晕复合体的改良根治术(Nipple and Areola-Sparing Mastectomy)。如果患者没有乳房重建的要求，行乳腺癌改良根治术时通常根据肿瘤部位选择横向、斜向或纵向的梭形切口。如果接受乳房全切的患者有Ⅰ期乳房成形再造的愿望，应当在全乳切除前联合整形外科医师设计切口。切缘距肿瘤要求1～2cm，同时切除乳头乳晕及术前穿刺活检部位的皮肤。之后游离皮瓣到乳腺边缘，通常上至锁骨下方、下至乳房下皱襞、外至背阔肌前缘、内至胸骨旁。游离时沿皮下脂肪和乳房腺体脂肪间的间隙进行，皮瓣的厚度过薄易造成皮瓣缺血坏死，过厚容易遗留乳房腺体组织造成局部复发增加。皮瓣的厚度根据患者肥胖程度等个体情况需要调整，通常以6～8mm为宜，并需保留真皮下血管网。梭形切除皮肤的宽度应当使剩余的皮肤在缝合后外形平整、张力适中。张力过高会加重皮瓣缺血易致皮瓣坏死，而皮肤平整会使患者术后佩戴义乳时更加舒适。皮瓣游离后，将乳腺连同基底深方的胸大肌筋膜一并从胸大肌表面游离，然后清扫腋窝淋巴脂肪组织，连同乳房整块移除标本，过程中注意保护腋静脉、胸背动静脉、胸长神经、胸背神经等重要结构。游离乳房内侧至胸骨旁2、3、4肋间时需注意胸廓内动脉进入乳房的穿支动脉，应妥善电凝止血或结扎止血，一旦出血时应避免盲目、粗暴钳夹等操作，以免动脉断端回缩至胸腔引起难以控制的出血，甚至危及患者生命。关闭伤口前注意确切止血，留置腋窝和胸壁两根负压引流管。术后可使用弹力绷带或多头胸带进行加压包扎，但需注意局部不能包扎过紧以免造成皮瓣缺血。

4. 乳腺癌保乳手术 乳腺癌保乳手术(breast conserving therapy，BCT)是乳房肿瘤局部根治切除联合术后全乳房放疗的一种手术方式，目前已经成为早期乳腺癌的标准手术方式。乳腺影像学检查的进步使乳腺癌早期诊断的比例不断提高，而Fisher理论指出乳腺癌是全身系统性疾病而手术治疗只是局部治疗，使保乳手术的开展有了保证。NSABP B-06研究奠定了保乳手术在乳腺癌手术治疗中的地位，该研究比较保乳手术加或不加术后放疗与乳房单纯切除术加腋淋巴结清扫术的疗效。1985 年 Fisher 发表该研究的结果显示，乳房全切组、保乳手术组和保乳手术联合放疗组 3 组的无疾病生存和总生存都没有显著的差别。同时，保乳术后的放射治疗显著降低了局部复发率。2002 年 Fisher 报道了 NSABP B-06 随访 20 年的结果，再次证实了接受保乳手术联合放疗的乳腺癌患者与接受乳腺癌改良根治术患者的预后没有差异，保乳手术术后局部复发率要高于乳腺癌改良根治术。2002 年，Veronesi 发表另一项前瞻性研究随访 20 年的结果，得到相同的研究结论。手术方式从乳腺癌根治术到乳腺癌改良根治术再到保乳手术的转变，体现了乳腺癌治疗理念从最大的可耐受治疗（maximal tolerate therapy，MTT）转变为最小的有效治疗（minimum effective therapy，MET）的转变。①保乳手术的适应证和禁忌证：2015 版《中国抗癌协会乳腺癌诊治指南与规范》提出保乳手术主要针对具有保乳意愿且无保乳禁忌证的乳腺癌患者，其适应证包括患者具有保乳意愿；临床Ⅰ期、Ⅱ期的早期乳腺癌患者，尤其适合肿瘤最大径不超过 3cm，且肿瘤 / 乳房体积比例适当，术后能保持良好的乳房外形的早期乳腺癌患者；非炎性乳腺癌的Ⅲ期患者，经术前化疗或内分泌治疗降期后达到保乳标准时也可以慎重考虑。保乳治疗的绝对禁忌证包括妊娠期间放疗者；病变广泛或确认为多中心病灶，广泛或弥漫分布的可疑恶性微钙化灶，且难以达到切缘阴性或理想外形；肿瘤经局部广泛切除后切缘阳性，再次切除后仍不能保证病理切缘阴性者；患者拒绝行保留乳房手术；炎性乳腺癌。保乳治疗的相对禁忌证包括：活动性结缔组织病，尤其硬皮病和系统性红斑狼疮或胶原血管疾病者，对放疗耐受性差；同侧乳房既往接受过乳腺或胸壁放疗者，需获知放疗剂量及放疗野范围；肿瘤直径＞5cm 者；靠近或侵犯乳头（如乳头佩吉特病）；影像学提示多中心病灶；已知乳腺癌遗传易感性强（如 *BRCA1* 突变），保乳后同侧乳房复发风险增加的患者。②保乳手术的外科技术：保乳手术切口方向与大小可根据肿瘤部位及保证术后美容效果来选择，推荐上半象限的肿瘤采用沿 Langer 线的弧形切口，下半象限的肿瘤采用射状切口。同时，腋窝淋巴结评价建议另取一切口。如无受累，肿瘤表面皮肤可不做切除。需注意保乳手术切口的设计需兼顾保乳失败改行乳房全切的切口设计，有保乳意愿但需接受新辅助治疗的患者，建议在新辅助治疗开始前在体表用文身的方式标记肿瘤部位和范围，以免患者治疗有效后肿瘤无法触及甚至无法影像学定位而失去保乳手术的机会。乳房原发灶切除范围应包括肿瘤、肿瘤周围一定范围的乳腺组织及整块组织深面的胸大肌筋膜。③保乳手术的切缘评价：病理镜下切缘没有残余肿瘤是保乳手术肿瘤得到局部根治的标志，因此每例保乳手术的标本都必须进行切缘病理评价。国内多采用术中快速冷冻病理对切缘进行评价，保乳手术标本应当对切缘方位进行准确标记，以便病理医师评价切缘的状态。切缘标记的方法常用染料法，用颜色不同的染料将保乳手术标本的上、下、内、外侧及基底和表面切缘进行标记，并固定于标有钟表 3°、6°、9°、12° 位（12°、6° 分别对应标本的上、下缘；3° 对应右乳标本的内侧或左乳标本的外侧，6° 与之对应）的标本板上送病理科取材后进行病理检测。切缘阴性患者保乳即为成功，某个切缘阳性患者可再次将对应切缘扩大切除一次，如切缘仍为阳性则需改行全乳房切除。美国外科肿瘤学会（American Society of surgical oncology，SSO）和美国放射肿瘤学会（American Society for Therapeutic Radiology and Oncology，ASTRO）2014 年共同发布的保乳手术切缘指南共识将"No tumor on ink"即"切缘无肿瘤累及"定义为保乳手术切缘阴性，这一定义也被 NCCN 指南、St Gallen 共识等乳腺癌诊疗指南认可。按照该指南的推荐，在多学科综合治疗时代，常规临床实践中采用比无瘤切缘更广泛的切缘或不可取。阳性切缘被定义为墨水染色区有浸润性癌或 DCIS 侵犯，使同侧乳腺肿瘤复发（ipsilateral breast tumor recurrence，IBTR）风险至少增加 2 倍，且不能被加强放疗、全身治疗或有利生物学特征抵消。阴性切缘可减少 IBTR。但是，扩大切缘并不显著降低此风险。应用全身治疗可降低 IBTR 发生率。依据生物学亚型分析，没有证据显示需采用比无瘤切缘更广泛的手术切缘。全乳照射技术、分割和加强剂量的选择不应取决于切缘的宽度。年轻（≤40 岁）与保乳治疗后 IBTR、乳房切除术后胸壁局部复发风险增加相关，不良生物学和病理学特征更多见。没有任何证据表明，扩大切缘可抵消年轻患者 IBTR 风险增加。对于浸润性小叶癌，无需采取比无瘤切缘更广泛的切缘切除。切缘处经典小叶原位癌，并不是再切除术的指征。广泛导管内成分（extensive intraductal component，EIC）意味着 DCIS 行保乳手术后有较大肿瘤负荷残留的可能。没有证据显示，切缘阴性是 IBTR 风险增加与 EIC 相关。该指南提供了令人信服的证据，使得保乳手术切缘标准在临床上更易实施，并且可能在未来会减少保乳术后的再切除率。传统判断切缘切除是否充分的方法，多以肿瘤距切缘的最短距离和切缘的病理点状取材来判断，具有较大的随意性和不确定性。墨水染色技术使得该手术有了较客观的操作与评估方式。它是将切除肿瘤的表面分别用不同颜色的染料完整涂抹，再进行病理取材。其对切缘的“阴性”和“阳性”的描述如前文所示，较为直观可靠。对于指南未涉及的临床情况，包括Ⅲ期乳腺癌、新辅助化疗、单纯 DCIS 及不能接受乳腺放疗的患者，应根据患者的具体情况做相应的临床处理。2015 年《中国抗癌协会乳腺癌诊治指南与规范》针对保乳手术切缘状态的标本处理和取材的规范性作出规定。④保乳手术术后放疗：保乳手术后必须进行乳房的放疗，以减少局部复发。⑤保乳手术术后美容评价：在局部肿瘤得到根治切除的前提下，维持或恢复乳房的美容外观是保乳手术的重要原则。恰当的切口设计、尽可能减少乳腺组织缺失、适当的手术残腔修复技术及尽量避免放疗反应是保证保乳术后乳房美容效果的要点。保乳术后美容效果的评价方法包括主观评价和客观评价，根据相应的评价标准可以对保乳手术的美容效果进行评价。

保乳手术的开展不仅是局部手术的问题，还需要外科、病理科、放疗科、影像科和肿瘤内科等学科的多学科协作才能保证手术切缘安全，减少局部复发，改善预后，提高术后生活质量。目前我国受患者、医师治疗理念、早期病例检出率相对较低和各治疗中心水平不一、治疗费用等因素的影响，保乳手术占整个乳腺癌手术治疗方式的比例仍然较低。对于符合保乳手术适应证、具有保乳意愿的女性，保乳手术联合放疗是安全有效的手术方式已经毋庸置疑。

5. 乳房全切术后乳房重建 相当比例的乳腺癌患者在接受乳房全切后，会因为外形的改变而产生严重的心理和生理障碍，应用整形外科技术进行乳房全切术后乳房重建或再造，能够恢复乳房的外形，明显改善患者的心理状态，提高生活质量。对于不符合保乳手术适应证，又有强烈的保留乳房外形要求的乳腺癌患者，可以选择乳房全切术后接受乳房重建。诸多临床研究证实术后乳房重建不会影响患者接受术后辅助治疗及总生存，也被 NCCN 等多家指南所推荐。乳房重建的方式可以选择自体组织和人造假体，也可以两者相结合。与乳房全切手术同时进行的乳房重建称为Ⅰ期或即刻乳房重建，在手术后完成辅助治疗后再进行的乳房重建称为Ⅱ期或延期乳房重建。除了炎性乳腺癌和部分肿瘤局部范围过大的患者外，多数患者只要有接受乳房重建的意愿，都可以选择接受Ⅰ期乳房重建。相对于Ⅱ期重建，其优势在于进行乳房切除时能更好地为重建手术设计切口保留所需要的皮肤，同时没有手术瘢痕，乳房缺失期不会对患者造成心理影响，也不存在二次进入手术室的恐惧感。

乳房重建手术的术式选择受肿瘤治疗策略、患者需求及对外形的要求程度、手术区域是否影响患者的生活习惯、所选择的术式对于患者的风险高低等因素的影响。自体组织乳房重建手术常用的组织包括背阔肌皮瓣、腹直肌肌皮瓣、臀大肌肌皮瓣、髂腹股沟皮瓣、大网膜等。目前新的手术方式不断出现，部分术式可联合腔镜技术使手术创伤减小。

（二）腋窝淋巴结评价

Halsted 理论认为乳腺癌首先经淋巴引流转移到腋窝淋巴结后才会出现全身转移，因此从 Halsted 开创乳腺癌根治术开始，直到 20 世纪 90 年代初，腋窝淋巴结清扫（axillary lymph node dissection，ALND）一直是乳腺癌手术治疗的标准组成部分。常规的腋窝淋巴结清扫包括腋窝Ⅰ、Ⅱ组淋巴脂肪组织的整块切除，这一手术方式可以有效地控制乳腺癌引流区域淋巴结的转移，降低淋巴结复发转移发生率，改善患者预后。但是，腋窝淋巴结清扫也带来很多的不良反应，如腋窝外形改变、上肢运动障碍、局部持续的疼痛、上肢淋巴水肿、神经损伤、术后淋巴漏、伤口愈合时间延长及感染增加等。1972 年 Fisher 提出乳腺癌从早期即是全身性疾病的理论，在发生淋巴转移的同时就可以发生全身转移。乳房切除及腋窝淋巴结清扫作为局部治疗的手段，需要有效的全身治疗配合；改善患者预后。NSABP B-04 研究结果的公布，改变了以往腋窝淋巴结常规进行清扫的情况，前哨淋巴结活检（sentinel lymph node biopsy，SLNB）逐渐成为乳腺癌腋窝淋巴结分期的常规评价方式。随后数年间 NSABP-32、ACOSOG Z00011、ISBCG 23-01 等研究结果的发表，彻底改变腋窝淋巴结的评价理念，巩固前哨淋巴结活检的地位。

前哨淋巴结指肿瘤淋巴引流途径上第一站的淋巴结，其是否存在转移能够反映肿瘤整个淋巴引流区域是否存在转移。这一概念是 Morton 于 1992 年首先在Ⅰ期皮肤黑素瘤上提出的，目前在乳腺癌领域应用最为成熟。前哨淋巴结活检的指征包括：早期乳腺癌（T1、T2 期）；新辅助治疗前；临床腋窝淋巴结阴性；经过针吸细胞学或空芯针穿刺活检腋窝淋巴结未见转移的患者；确诊的 DCIS 可以不行腋窝淋巴结评价，但是不能除外或已经证实有微浸润时应行 SLNB；男性乳腺癌；年龄高低、是否肥胖不影响 SLNB。对于一些临床情况是否适宜行 SLNB 尚有争议，包括：妊娠期乳腺癌；临床能触及可疑的腋窝淋巴结；T3、T4 期乳腺癌；多中心性乳腺癌；近期通过切除活检诊断的乳腺癌；既往腋窝接受过手术的患者；新辅助治疗后的乳腺癌患者。对于这些有争议的情况，2014 年 ASCO 早期乳腺癌前哨淋巴结检测指南推荐：多中心肿瘤、计划全乳房切除的 DCIS 患者、进行过腋窝和乳房手术的患者、新辅助治疗后的乳腺癌患者都可以进行 SLNB，T3、T4 期乳腺癌患者、孕期乳腺癌患者不应该接受 SLNB，计划接受保乳手术的 DCIS 患者可不行 SLNB，而炎性乳腺癌、临床 N2 期的乳腺癌患者为 SLNB 的禁忌证。前哨淋巴结示踪方法包括染料法、核素示踪法，也可两者联合应用。染料法国外常用的是专利蓝和异硫蓝，国内常用亚甲蓝，三者的前哨淋巴结检出率和假阴性率相似；核素示踪剂推荐使用的是 ^{99m}Tc 标记的硫胶体。示踪剂注射的部位通常选择在乳晕周围做皮内或皮下注射，也可以选择肿瘤表面的皮肤做皮内或皮下注射，以及在肿瘤周围的乳腺实质内注射。目前也有使用荧光染料、纳米碳等方法进行前哨淋巴结示踪的方法。SLNB 检出前哨淋巴结的个数通常为 1～3 个，ALMANAC 研究发现，在检出的前 1～4 个前哨淋巴结中发现转移的患者占全部腋窝淋巴结阳性患者的 99.6%。仅检出 1 个前哨淋巴结的患者，SLNB 的假阴性率为 10%，而检出 3 个及以上前哨淋巴结时的假阴性率为 1%。前哨淋巴结检出的个数通常不超过 6 个，检出超过 6 个时 AJCC 规定不能再使用前哨淋巴结标注。影响 SLNB 检出个数的因素包括年龄＞50 岁；肥胖，高 BMI；肿瘤位于外上象限以外；SLN 染色未显色；放射性示踪剂注射超过 12 小时。术中前哨淋巴结状态的检测方法目前仍然以冷冻快速病理组织学和（或）印片细胞学作为推荐检测方法。术中冷冻病理和印片细胞学两者或任一诊断阳性，均认为前哨淋巴结阳性。2014 年 ASCO 早期乳腺癌前哨淋巴结检测指南更新推荐：前哨淋巴结没有转移的患者不必接受 ALND；前哨淋巴结转移 1～2 个的患者，如果计划接受保乳手术和术后放疗，则不需要接受 ALND，但如果计划接受全乳切除时，应当进行 ALND。后一点是基于美国外科肿瘤学会（American College of Surgeons Oncology Group，ACOSOG）Z0011 研究的结果，尽管该研究的结论仍有争议，但并不妨碍多个乳腺癌指南根据其结果做出治疗的推荐。SLNB 3 个以上阳性时，应常规行 ALND。对于有术前治疗（新辅助治疗）的乳腺癌患者，多数学者仍然主张在治疗开始前进行 SLNB，对腋窝淋巴结的评估较为准确，目前也有相关研究报道，如 ACOSOG 1701 研究和 SENTINA 研究，新辅助治疗后进行 SLNB 也是可行的，但是总的假阴性率仍然高于治疗前进行 SLNB 者。

（三）早期乳腺癌的其他局部治疗方式

在肿瘤治疗中，微创技术的使用使患者在获得肿瘤根治的同时减少手术造成的创伤和器官功能缺失，患者的生活质量也得到相应提高。对于早期乳腺癌小肿瘤的冷冻消融术，也是局部治疗的选择。该技术在超声引导下将能释放液氮的细针设备置入肿瘤，通过液氮的低温效应冷冻肿瘤，从而使肿瘤细胞坏死。2016 年 8 月美国乳腺外科医师学会（American Society for Radiation Oncology，ASTRO）和美国外科肿瘤学会（Society of Surgical Oncology，SSO）在杂志上发表了 ACOSOG Z1702 研究的结果，在这项Ⅱ期非随机多中心临床试验中，最终入组的 86 例单灶、直径≤2cm、导管内癌成分＜25%、肿瘤在 MRI 上有强化的乳腺癌患者中，66 例（75.9%）患者肿瘤成功的冷冻消融。该研究是首次多中心乳腺肿瘤冷冻消融术的临床报道，尽管显示出较高的成功率，但仍需进一步研究，大范围地应用于临床还应谨慎。此外，尚有使用激光、射频消融、超高频超声进行乳腺癌局部病灶治疗的报道，目前都远未达到替代手术治疗的水平。

二、放射治疗

放射治疗是乳腺癌术后重要的局部治疗手段，对于减少术后局部复发和增强某些不可切除病灶的局部控制都有明确的治疗效果。随着三维立体定位、适形调强放射治疗等技术和设备的发展，放疗的不良反应进一步得到控制。乳腺癌术后辅助放疗通常在全身辅助化疗结束后进行，可在内分泌治疗前或与内分泌治疗同时进行，一般情况下放疗与曲妥珠单抗的治疗可以同时进行，但需注意左乳术后放疗时的心脏损伤。

（一）乳房全切术后乳腺放疗

局部肿瘤 T 分期越晚，淋巴结转移数目越多，乳腺癌改良根治术后局部复发率越高。文献报道淋巴结转移数目≥4 个的患者局部复发率达 24%～46%，而放疗可使局部复发转移的风险降低 14.8%。乳房全切术后放疗的指征包括原发肿瘤 T3 期以上、腋窝淋巴结转移数目≥4 个的患者全乳切除术后应当接受放疗；腋窝淋巴结转移 1～3 个的患者建议接受术后放疗。尽管对于全乳切除术后 1～3 个腋窝淋巴结转移是否需要放疗仍有争议，但 DBCG 82b 和 82c 研究、EBCTCG 2005 年的荟萃分析均显示放疗能显著降低此类患者的局部复发率。2015 年

《中国抗癌协会乳腺癌诊治指南与规范》指出，淋巴结转移1～3枚的T1/T2期乳腺癌患者，包含下列至少1项因素的复发风险更高，术后放疗更有意义：年龄≤40岁，腋窝淋巴结清扫数目<10枚时转移比例>20%，激素受体阴性，HER2/neu过表达等。对于新辅助化疗后接受全乳房切除的患者，术后放疗的指征建议依据治疗前的初始分期。术后放疗的照射野包括锁骨上/下野、胸壁切线野、腋窝野、内乳野，放疗靶区的剂量通常为50Gy（分5周照射，25次）。制订放疗计划时应尽可能采用三维立体定位及适形调强放射治疗，以减少对周围正常组织和器官的照射。

（二）保乳术后乳腺放疗

如无特殊情况，保乳术后必须接受乳腺放疗。全乳放疗（whole breast irradiation，WBI）是目前保乳术后放疗的标准治疗方案，对保乳术后同侧乳房局部复发控制可靠。CALGB9343的研究结果显示，70岁及以上、病理Ⅰ期、激素受体阳性、切缘阴性的患者鉴于绝对复发率低，可以考虑单纯内分泌治疗而不行放疗。全乳放疗的范围为全乳腺双侧切线野加楔形板技术照射，剂量DT50Gy/5w，分25次照射，瘤床加量照射10～16Gy/2～3w，每次剂量DT 1.8～2.0Gy。根据腋窝淋巴结病理情况，照射野进行相应的调整。①腋窝淋巴结清扫或SLNB阴性的患者照射靶区只需包括患侧乳腺；②腋窝淋巴结清扫术后有转移的患者，照射靶区需除外患侧乳腺，原则上还需要锁骨上、下淋巴引流区；③前哨淋巴结仅有微转移或1～2枚宏转移而腋窝未做清扫的患者，可以考虑采用高位或常规乳房切线野；④前哨淋巴结宏转移>2枚而未做腋窝淋巴结清扫者，应在全乳照射基础上进行腋窝和锁骨上、下区域的照射。强烈建议外科医师在保乳手术中采用多枚钛夹标记在术腔周围以便放疗时准确的定位瘤床，此方法对于瘤床定位的准确性明显高于依靠体表切口瘢痕进行定位的方法。全乳放疗后乳房水肿、疼痛、皮肤反应程度轻重不一，放疗反应严重者可出现乳房纤维化并挛缩变形。此外放疗后尚有放射性肺炎、心脏损伤、骨髓抑制等并发症，腋窝放疗后可增加上肢淋巴水肿发生率。在全乳放疗的基础上，出现加速乳腺部分放疗（accelerated partial breast irradiation，APBI），在获得与全乳放疗相同的局部复发转移控制的前提下，疗程明显缩短、正常乳腺组织接受射线照射剂量减少。ASTRO的共识建议对于复发转移低危的保乳患者可以考虑APBI，严格符合“低危”标准的患者必须同时具备下列条件：年龄≥60岁，无*BRCA1/2*基因突变，T1N0的单灶肿块，未接受新辅助治疗，切缘阴性，无脉管受侵，无广泛导管内癌成分，激素受体阳性的浸润性导管癌或其他预后良好的浸润性癌。目前保乳手术术中放疗也在临床中有所应用，其远期治疗效果还有待进一步的研究。

（三）转移病灶的放疗

根据脑转移病灶的数目和部位、脑转移瘤回归分割分析分级，可以选择全脑放疗或立体定向放射治疗对乳腺癌脑转移进行治疗，NCCN有相应的脑转移瘤治疗指南可供参考。对于部分伴有严重骨痛而其他治疗方式不能很好控制的骨转移病灶，可采用放疗缓解症状。

三、化学治疗

乳腺癌是全身性疾病，早期即可发生转移，肿瘤细胞从原发肿瘤通过多种机制的作用解离后随血液循环种植在靶器官，形成微小转移灶。在目前仍未明确的机制下微小转移灶可形成临床转移灶并影响靶器官及全身功能，最终危及患者生命。化学治疗是预防或减灭全身微小转移灶，延长患者无病生存期和总生存期重要的全身治疗方法。

（一）辅助化疗

最早的乳腺癌术后辅助化疗研究是1958年NSABP进行的，研究的理论基础是认为手术操作能够促使肿瘤细胞从原发肿瘤脱落而影响患者预后，因此在手术前后的2天内给予患者塞替派（thiotepa）或安慰剂进行观察。Fisher于1968年发表了该研究10年的研究结果，结果显示，接受塞替派的绝经前腋窝淋巴结阳性的患者生存显著获益。此后，随着多种化疗药物的出现和应用，各种临床研究均证明乳腺癌辅助化疗能够明显降低术后复发转移，改善无疾病生存及总生存，并且联合化疗方案的疗效多优于单药化疗方案。

1. 乳腺癌辅助化疗的适应证 2007年St Gallen共识提出乳腺癌复发转移风险分组的临床标准。根据肿瘤大小、组织学分级、有无肿瘤周围广泛脉管浸润、ER和（或）PR表达情况、HER2是否有扩增、年龄是否<35岁等临床病理因素将乳腺癌患者分为复发转移低危、中危和高危组，并做出相应的临床治疗推荐。2011年St Gallen共识又提出乳腺癌分子分型的概念，根据原发肿瘤免疫组织化学分

子标志物ER、PR、HER2及Ki67的表达情况，将乳腺癌分为4型，即Luminal A、Luminal B、HER2过表达型和三阴型，并依据分子分型更新乳腺癌辅助治疗的方案。2015年《中国抗癌协会乳腺癌诊治指南与规范》提出的乳腺癌术后辅助化疗指征包括：①浸润性肿瘤＞2cm；②淋巴结阳性；③激素受体阴性；④HER2阳性（对T1a以下患者目前无明确证据推荐使用辅助化疗）；⑤组织学分级为3级。禁忌证包括：妊娠早中期的乳腺癌患者；不能耐受化疗的患者。随着乳腺癌相关研究的不断发展，如21基因检测等新的乳腺癌评估分类方法被指南接受并应用于临床，使更多的乳腺癌患者从辅助化疗中获益成为可能。

2. 乳腺癌辅助化疗常用方案 辅助化疗方案的制订应综合考虑上述肿瘤的临床病理学特征、患者生理条件和基础疾患、患者的意愿，以及化疗可能获益与由之带来的不良反应等。

2016年5月更新的NCCN乳腺癌临床实践指南2016年第2版推荐的辅助化疗方案。

（1）HER2表达阴性乳腺癌化疗方案如下。推荐方案：剂量密集AC序贯紫杉醇2周方案（AC×4→P×4，每2周1次）。多柔比星60mg/m^2，静脉滴注，第1天；环磷酰胺600mg/m^2，静脉滴注，第1天；紫杉醇175mg/m^2，静脉滴注，第1天，3小时滴完。AC方案每2周1次，共4周期，紫杉醇每2周1次，共4周期，每周期均使用G-CSF支持。

剂量密集AC序贯周疗紫杉醇方案（AC×4，每2周1次→P×12，每周1次）。多柔比星60mg/m^2，静脉滴注，第1天；环磷酰胺600mg/m^2，静脉滴注，第1天；紫杉醇80mg/m^2，静脉滴注，第1天；1小时滴完。AC方案每2周1次，共4周期，每周期均使用G-CSF支持，紫杉醇每1周1次，共12周。

TC方案（TC×4，每3周1次）。多西他赛75mg/m^2，静脉滴注，第1天；环磷酰胺600mg/m^2，静脉滴注，第1天。TC方案每3周1次，共4周期，每周期均使用G-CSF支持。

其他方案。剂量密集AC方案（AC×4，每2周1次）。多柔比星60mg/m^2，静脉滴注，第1天。环磷酰胺600mg/m^2，静脉滴注，第1天。AC方案每2周1次，共4周期，每周期均使用G-CSF支持。

AC方案（AC×4，每3周1次）。多柔比星60mg/m^2，静脉滴注，第1天。环磷酰胺600mg/m^2，静脉滴注，第1天。AC方案每3周1次，共4周期，

TAC方案（TAC×6，每3周1次）。多西他赛75mg/m^2，静脉滴注，第1天；多柔比星50mg/m^2，静脉滴注，第1天；环磷酰胺500mg/m^2，静脉滴注，第1天。TAC方案每3周1次，共6周期，每周期均使用G-CSF支持。

AC序贯多西他赛方案（AC×4→T×4，每3周1次）、多柔比星60mg/m^2，静脉滴注，第1天；环磷酰胺600mg/m^2，静脉滴注，第1天；多西他赛100mg/m^2，静脉滴注，第1天。AC每3周1次，共4周期，多西他赛每3周1次，共4周期。

AC序贯周疗紫杉醇方案（AC×4，每3周1次→P×12，每周1次）。多柔比星60mg/m^2，静脉滴注，第1天；环磷酰胺600mg/m^2，静脉滴注，第1天，紫杉醇80mg/m^2，静脉滴注，第1天，1小时滴完。AC每2周1次，共4周期，每周期均使用G-CSF支持，紫杉醇每1周1次，共12周。

其他辅助化疗方案还有CMF（环磷酰胺、甲氨蝶呤、氟尿嘧啶）、EC（表柔比星、环磷酰胺）、FEC（氟尿嘧啶、表柔比星、环磷酰胺）序贯多西他赛、FEC序贯周疗紫杉醇等方案。

（2）HER2表达阳性乳腺癌化疗方案如下。AC序贯紫杉醇联合曲妥珠单抗方案（AC×4，每3周1次→P＋H×12，每周1次，→H，每3周1次，1年）。多柔比星60mg/m^2，静脉滴注，第1天；环磷酰胺600mg/m^2，静脉滴注，第1天；紫杉醇80mg/m^2，静脉滴注，第1天，1小时滴完；曲妥珠单抗首次4mg/kg，之后每周2mg/kg，维持量。AC每3周1次，共4周期，紫杉醇每1周1次，联合曲妥珠单抗每1周1次，首次4mg/kg，维持量每周2mg/kg，共12周，化疗结束后曲妥珠单抗每周2mg/kg，每周1次或6mg/kg，每3周1次，用满1年。

剂量密集AC序贯紫杉醇联合曲妥珠单抗方案［AC×4，每2周1次→P（每2周1次）×4＋H×4→H，每3周1次，1年］。多柔比星60mg/m^2，静脉滴注，第1天；环磷酰胺600mg/m^2，静脉滴注，第1天；紫杉醇175mg/m^2，静脉滴注，第1天，3小时滴完；曲妥珠单抗首次4mg/kg，之后2mg/kg，每周1次，维持量。AC每2周1次，共4周期；紫杉醇每2周1次，共4周期，联合曲妥珠单抗每周1次，首次4mg/kg，维持量每周2mg/kg，用至化疗结束，化疗结束后曲妥珠单抗2mg/kg，每周1次或6mg/kg，每3周1次，用满1年。

TCH方案（TCH×6，每3周1次）。多西他赛75mg/m^2，静脉滴注，第1天；卡铂AUC＝6，静脉滴注，第1天；曲妥珠单抗首次8mg/kg，之后6mg/kg，

每3周1次，维持量。TC联合曲妥珠单抗每3周1次，共6周期。化疗结束后曲妥珠单抗6mg/kg，每3周1次，用满1年。

AC序贯多西他赛联合曲妥珠单抗方案（AC×4，每3周1次→T+H×4，每3周1次→H，每3周1次，1年）。多柔比星60mg/m^2，静脉滴注，第1天；环磷酰胺600mg/m^2，静脉滴注，第1天；多西他赛100mg/m^2，静脉滴注，第1天；曲妥珠单抗4mg/kg，首次，2mg/kg，每周1次。维持量AC每3周1次，共4周期，多西他赛每3周1次，共4周期，联合曲妥珠单抗每周1次，首次4mg/kg，维持量2mg/kg，共12周。化疗结束后曲妥珠单抗6mg/kg，每3周1次，用满1年

其他方案还有AC序贯T+曲妥珠单抗+帕妥珠单抗、TH方案（紫杉醇/多西他赛+曲妥珠单抗）等方案。

（二）术前（新辅助）化疗

乳腺癌术前化疗又称为新辅助化疗（neoadjuvant chemotherapy），成为乳腺癌综合治疗的重要组成部分。20世纪70年代术前化疗首先应用于局部呈进展期、不能直接手术获得根治的乳腺癌患者，相当多的患者治疗后肿瘤降期而转化为可手术切除，从而改善预后。部分原发肿瘤较大无法直接行保乳手术的患者通过术前化疗使肿瘤降期获得了保乳手术的机会。在辅助化疗极大地改善乳腺癌总生存的背景下，数个临床研究证实术前化疗的治疗效果等同于术后辅助化疗，而术前化疗获得病理完全缓解（pathological complete response，pCR）的患者在无疾病生存和总生存上明显获益。

1. 乳腺癌术前化疗的适应证 局部晚期不能直接手术切除的患者，以及除了肿瘤大小不能满足保乳术手术要求而有保乳意愿的患者是乳腺癌术前化疗最经典的适应证。2016年第2版NCCN指南提出的乳腺癌术前化疗的适应证包括无法手术根治切除的乳腺癌患者（炎性乳腺癌、腋窝淋巴结融合成团即N2期淋巴结、N3期淋巴结受累、局部T4期肿瘤）和肿瘤大小相对于乳房的比例不适合接受保乳手术而患者具有保乳意愿者。不适宜接受术前化疗的情况包括肿瘤具有广泛原位癌成分而使浸润癌浸润程度无法判断者；术前检查肿瘤边界无法准确描述者；原发肿瘤无法触及或进行临床评价者。乳腺癌是全身疾病，化疗等全身治疗对于延缓复发转移、延长生存期至关重要。对于术前治疗获得pCR的患者生存获益已经得到肯定，而未获pCR的患者尽管疗效与术后辅助化疗等同，但是，通过术前化疗疗效评价提前获知所选择的化疗方案是否有效。因此，目前对于临床分期较晚、具有复发转移高危临床病理及分子分型因素的乳腺癌患者同样可以考虑进行术前化疗。

2. 术前化疗的方案选择 术前化疗方案的制订需要临床、病理，甚至是基因检测信息的支持。术前肿瘤活检组织应充分进行规范的病理诊断，包括原发肿瘤和转移淋巴结均应进行病理评价，组织标本量不仅应足够对ER、PR和HER2表达状态进行准确的评估，能够进行附加的检测如FISH、基因检测等。应用于乳腺癌辅助化疗的方案，都可以应用于术前化疗。不同于术后辅助化疗的是，术前化疗需要尽可能在短时间内获得疗效且所选择的方案便于临床疗效评价。目前，蒽环类联合紫杉类化疗药物的方案常常作为术前治疗的一线化疗方案，HER2阳性的患者需联合使用曲妥珠单抗等进行抗HER2治疗。

3. 术前化疗疗效的评估 准确的疗效评估对于术前化疗进程至关重要，应及时判定化疗效果，保证有效方案足量、足疗程的完成；无效的方案尽早更换，避免患者因化疗方案无效而出现疾病进展。即所谓的“效不更方、无效必改”。术前化疗的临床评价：肿瘤治疗疗效评价体系的建立始于20世纪60年代，美国国家卫生研究院（National Institutes of Health，NIH）提出建议制定肿瘤治疗疗效评价依据标准，并就测量方式达成共识。1979年，世界卫生组织（World Health Organization，WHO）提出双径测量法评价肿瘤疗效的标准，即WHO标准。1994年起，欧洲癌症研究与治疗协会（European Organization for Research and Treatment of Cancer，EORTC）、美国国家癌症研究所（National Cancer Institute，NCI）和加拿大国立癌症研究所（National Cancer Institute of Canada Clinical Trials Group，NCIC）在回顾WHO标准基础上，进行修订和补充，2000年发表了实体肿瘤反应评价标准（response evaluation criteria in solid tumors，RECIST）1.0标准，采用肿瘤最大径线的单径线测量方法代替WHO双径线测量法进行疗效评价，2009年RECIST标准更新为1.1版（表7-5）。临床评价的手段主要采用临床及影像学评价的方法，其中众多文献证实MRI对于术前化疗后残余肿瘤的评估准确性要优于超声。笔者所在治疗中心也进行过相关的研究，得到同样的结论。

表 7-5 RECIST 1.1 标准

疗效	靶病灶	疗效	非靶病灶
CR	所有靶病灶消失，所有淋巴结短径＜10mm	CR	所有非靶病灶消失，肿瘤标志物水平正常，无病理性淋巴结（即淋巴结短径均＜10mm）
PR	基线病灶长径总和缩小 ≥ 30%	非 CR/ 非 PD	一个或多个非靶病灶持续存在和（或）肿瘤标志物异常
SD	基线病灶长径总和有缩小但未达 PR 或有增加但未达 PD（介于 PR 和 PD 之间）		
PD	基线病灶长径总和增加 ≥ 20%，并且绝对值增加≥5mm 或出现新病灶	PD	非靶病灶明确进展或出现新病灶

4. 术前化疗的病理评价 2003 年 Keith 提出新辅助化疗后肿瘤的组织病理学评价体系，即 Miller-Payne 标准。根据新辅助化疗后，显微镜下肿瘤细胞密度减小比例分为 1 级（G1）～5 级（G5）级，其中 G5 为病理完全反应（pCR）。Miller-Payne 标准是目前使用最广泛的病理疗效评价分级系统（表 7-6）。

表 7-6 Miller-Payne 组织学评价标准

分级	意义
G1	肿瘤细胞较前无变化或个别恶性细胞变化，总体细胞密度无减少
G2	肿瘤细胞密度减少＜30%
G3	肿瘤细胞密度减少 30%～90%
G4	肿瘤细胞大量消失仅剩簇状分布或广泛散在肿瘤细胞，细胞密度减少＞90%
G5	恶性肿瘤细胞消失，仅可见巨噬细胞浸润的血管弹力纤维基质，可存在 DCIS

Miller-Payne 标准的缺陷在于没有评价腋窝淋巴结的治疗反应性。尽管如此，相对于以治疗后肿瘤径线变化来进行评价的临床评价方式，以肿瘤细胞治疗后密度的变化来评价的病理评价方式更为准确。但是，临床实践中采用病理评价方法需要反复对患者进行有创的穿刺活检进行评价，且有造成肿瘤播散的风险，同时病理评价结果回报时间长，容易造成治疗延误。因此，病理评价通常在手术后针对手术切除标本进行评价。在术前化疗进行中主要采用无创的影像学评价方法，其准确性和与病理评价的符合性均得到相关研究的肯定。术前化疗疗效最终评价需结合临床评价及病理评价，获得综合的临床病理评价信息。

4. 术前化疗疗效评估的时间 术前化疗评估通常安排在初始方案治疗每 2 个周期后的 2 周左右进行，一般选择无创的影像学评价方式，评价有效时按照原方案继续化疗，评价无效时需综合分析是直接更换方案还是进行有创的病理评价后再更换方案。有效的方案可在术前完成全部周期的化疗，然后接受手术治疗，术后不再化疗。如果术前没有完成全部化疗周期，术后需补足。如果出现临床评价有效而病理评价无效的情况，有可能需要根据术后病理建议患者接受新方案的辅助化疗。初始方案化疗疗效评价无效、更换方案仍然无效的患者，应视为肿瘤对多种化疗药物原发耐药，需及时进行手术治疗，以免出现疾病进展。总之，在术前化疗实施过程中需密切监测原发肿瘤对治疗的反应，采用恰当的评价方式及时准确地评价疗效，以保证患者从术前治疗中获益，避免出现疾病进展而影响治疗效果。

四、内分泌治疗

60%～75% 的乳腺癌患者 ER 和（或）PR 阳性，其肿瘤的发生、发展受体内雌激素等激素环境的影响，即为激素依赖性肿瘤。乳腺癌内分泌治疗的机制是改变激素依赖性肿瘤生长所需要的内分泌微环境，使肿瘤细胞增殖停止于 G0/ G1 期，从而得到肿瘤的缓解。1896 年，Beatson 在 *Lancet* 杂志上发表了其对 3 例晚期及复发性乳腺癌采用卵巢切除术使肿瘤得到控制的报道，创立了乳腺癌内分泌治疗的理念。20 世纪 50 至 60 年代，晚期乳腺癌的内分泌治疗多应用外科手术切除内分泌器官（卵巢、肾上腺、垂体）或卵巢放射的方法，这些治疗方法创伤大、不良反应多，目前极少采用。20 世纪 70 年代枸橼酸他莫昔芬（三苯氧胺）上市后乳腺癌内分泌治疗进入了药物治疗的时代。目前乳腺癌内分泌治疗主要是指应用药物进行治疗的方式，其治疗作用是通过在不同途径中抑制、去除或干扰雌激素的作用，减少激素依赖性乳腺癌复发转移的发生。乳腺癌内分泌治疗的适应证为 ER 和（或）PR 阳性的患者，符合这一适应证的患者，不论是绝经前还是绝经后，均应接受相应的内分泌治疗。月经状态的判定对于选择内分泌治疗药物至关重要，绝经的定义在 2016 年第 2 版的 NCCN 指南中有明确的规定，不再赘述。

（一）绝经前乳腺癌患者辅助内分泌治疗

首选药物为他莫昔芬。作为选择性雌激素受体调节药（selective estrogen receptor modulators，SERM）的代表药物，他莫昔芬可与雌二醇竞争结合雌激素受体，从而抑制雌二醇与雌激素受体结合后促进肿瘤复发转移的作用。2011 年 EBCTCG 基于 20 项研究的荟萃分析显示，随访<45 岁的绝经前患者 15 年，发现他莫昔芬治疗组病死率降低 10.6%，同时局部复发率、对侧乳腺癌发生率及远处转移率均显著降低。他莫昔芬的推荐剂量是 10mg 每天 2 次，目前他莫昔芬标准疗程是 5 年。2013 年 ATLAS 研究和 aTTom 研究相继发表延长他莫昔芬治疗时间至 10 年的研究结果，均提示对于激素受体阳性的乳腺癌患者，延长辅助内分泌治疗可带来更多的获益。随后对 ATLAS 研究和 aTTom 研究的联合分析显示，对于入组的 17 477 例患者，10 年他莫昔芬治疗可显著降低乳腺癌相关病死率（RR=0.85，P=0.001），改善患者的总生存率（RR=0.91，P=0.008）。尽管 2 项研究均观察到他莫昔芬 10 年组子宫内膜癌的发生率较他莫昔芬 5 年组有所增高，但病死率仅增加 0.2%～0.5%，其他他莫昔芬治疗相关不良反应并无明显差异。因此，在他莫昔芬 5 年标准疗程的基础上，部分患者延长他莫昔芬治疗至 10 年，已经获得 NCCN 指南、ASCO 激素受体阳性乳腺癌辅助内分泌治疗指南等的支持，特别是对于存在术后复发危险因素而需要化疗（年龄<40 岁，淋巴结阳性，细胞学分级 3 级）、5 年他莫昔芬治疗后未绝经的患者，可以考虑将他莫昔芬治疗疗程延长至 10 年。

NSABPB-30 和 ZEBRA 研究回顾分析发现，化疗后发生闭经的年轻乳腺癌患者预后优于未闭经的患者，因此，通过卵巢功能抑制使绝经前患者体内雌激素进一步降低能否改善患者预后成为研究的热点。SOFT 和 TEXT 研究的结果及其联合数据分析显示，对于年轻或高危的绝经前患者接受卵巢功能抑制（ovarian function suppression，OFS）获益显著，即他莫昔芬联合 OFS 要优于单纯 TAM 治疗，同时在 OFS 的基础上联合芳香化酶抑制药（aromatase inhibitors，AIs）比联合他莫昔芬效果更好。2015 年 St Gallen 共识推荐的绝经前激素受体阳性乳腺癌患者接受 OFS 治疗的指征包括：年龄<35 岁；化疗后激素水平恢复为绝经前激素水平；淋巴结转移≥4 个的患者。对于多基因检测不良、细胞学 3 级的患者也可考虑 OFS。多数专家建议 OFS 的用药时间为 5 年，特别是联合使用 AIs 时。

他莫昔芬治疗的不良反应包括胃肠道反应、类绝经症状等妇科症状（月经紊乱、潮红、阴道出血、外阴瘙痒、白带异常、子宫内膜增生等）、体重增加、血脂异常、血栓形成、子宫内膜癌等，少数患者可出现视网膜和角膜病变。使用前需详细了解相关病史。在他莫昔芬治疗的过程中需密切监测相关的不良反应，包括建议患者在用药期间应 12 个月进行 1 次比较全面的妇科检查，并同时行超声检查了解子宫内膜的厚度。若患者子宫内膜厚度≥8mm 或连续观察呈不断增厚趋势，可考虑子宫内膜活检评估病变性质，并根据结果判断是否需换用其他药物继续行辅助内分泌治疗。对此，2014 年美国妇产科协会委员会意见 No.601 即他莫昔芬与子宫内膜恶性肿瘤有详细的指导意见可供参考，对于化疗后月经正常及暂时闭经的年轻患者如无其他高危因素，无须增加监测次数，常规进行内膜厚度监测，可能会造成医患困惑和不必要的诊断性刮宫等过度检查及创伤性操作。

（二）绝经后乳腺癌患者辅助内分泌治疗

他莫昔芬曾经是绝经后激素受体阳性乳腺癌患者的经典治疗药物，仍然可以用于临床治疗，但 ATAC、BIG1-98、TEAM 等临床研究奠定了 AIs 在此类患者内分泌治疗中的首选地位。并且对于绝经后患者，AIs 无论是初始用药还是序贯于他莫昔芬后用药，都优于单纯使用他莫昔芬，能使患者的无疾病生存及总生存获益更多。AIs 标准治疗疗程为 5 年。2003 年 MA17、2007 年 ABCSG 6a 及 2011 年 NSABP B-33 研究分别报道绝经后激素受体阳性乳腺癌患者能否从延长 AIs 治疗中获益的研究结果。结果显示，绝经后早期乳腺癌患者在他莫昔芬治疗 5 年后继续 AIs 治疗能够进一步降低复发风险。MA17R 研究是首个研究激素受体阳性早期乳腺癌患者在使用 AIs 辅助治疗 5 年以后，延长 AIs 治疗的疗效和安全性的研究，同时也是首个探索辅助内分泌治疗疗程超过 10 年的研究，在 2016 年的 ASCO 年会上其研究结果被报道。结果显示，与治疗 5 年相比，AIs 治疗 10 年能使疾病复发风险和对侧乳腺癌发生风险显著下降 34%，该获益不受淋巴结状态、既往化疗及前次内分泌治疗情况影响。同时该研究显示延长 AIs 治疗时间对预防对侧乳腺癌的发生有显著作用。但患者服药的依从性和长期用药后不良反应是 AIs 延长治疗必须重视的问题。

临床常用的 AIs 包括阿那曲唑、来曲唑及依西美坦，其不良反应相似，比较突出的不良反应包括骨丢失和骨质疏松、关节痛、潮热等类围绝经期症状。建议患者在接受 AIs 治疗前常规进行骨密度检查，以后每年复查骨密度，对继发的骨质疏松进行相应的处理。密切监测并及时处理 AIs 治疗的不良反应对于保证患者用药的依从性十分重要，应当引起临床医师的重视。

（三）术前（新辅助）内分泌治疗

术前内分泌治疗的理论和术前化疗相类似，最初是应用于不适宜接受化疗和手术治疗的激素受体阳性绝经后老年乳腺癌患者，以期肿瘤降期或患者一般情况改善后获得手术治疗的机会。P024 研究、PROACT 研究、IMPACT 研究和 ACOSOG Z1031 研究入组的患者均主要为绝经后激素受体阳性乳腺癌患者，结果显示新辅助内分泌治疗不良反应轻，患者耐受性好，同样可达到缩小肿瘤，减少手术范围，提高保乳率的目的。由于内分泌治疗起效相对较慢，因此，2015 年 St Gallen 共识指出，新辅助内分泌治疗是根据疗效、不良反应及并发症综合评估进行的个体化治疗。大多数专家建议应该持续 4～8 个月或至治疗反应最大化。

（四）乳腺癌内分泌治疗综合策略

乳腺癌辅助内分泌治疗目前的共识是绝经前患者首选他莫昔芬治疗，标准方案为 5 年，对于具有相关危险因素的患者他莫昔芬治疗可延长至 10 年。具有复发转移高危因素的绝经前患者，可以考虑 OFS 联合他莫昔芬或 AIs 治疗，联合 AIs 时 OFS 至少 5 年。对于治疗开始时为绝经后的患者，首选 AIs 治疗，标准疗程 5 年，根据 MA17R 的研究结果，可以考虑延长 AIs 治疗至 10 年。首诊Ⅳ期及复发转移患者无治愈的可能，其治疗应优先选择疗效肯定、不良反应较轻的治疗方式。对于此类患者中激素受体阳性、肿瘤进展缓慢、没有或仅有无症状内脏转移的晚期患者，NCCN 指南等均推荐内分泌治疗可以作为首选解救治疗。解救内分泌治疗药物的选择与既往接受过的内分泌治疗有关。对于绝经前接受过他莫昔芬治疗的绝经前患者，可以首选 OFS 联合 AIs 治疗；对于绝经后接受过 AIs 治疗的患者，更换另一种 AIs 或换用他莫昔芬是治疗选择之一。而 CONFIRM 研究显示对于绝经后晚期乳腺癌一线解救内分泌治疗氟维司群 500mg 相比于阿那曲唑可以显著延长无疾病进展时间（progression free survival，PFS），总生存也有获益。BOLERO-2 研究则显示对于之前来曲唑或阿那曲唑治疗后的绝经后晚期患者，与依西美坦单药组比较，依西美坦联合依维莫司可显著改善 PFS（$HR=0.45$），但未能延长总生存。

总之，内分泌治疗是激素受体阳性乳腺癌控制复发转移、改善预后的重要全身治疗方式。不论是绝经前还是绝经后患者，其治疗疗程均有延长的趋势。如何强化长期用药安全性的监测，提高患者的依从性，对于保证疗效和改善患者生活质量至关重要。

五、生物及免疫治疗

分子生物靶向治疗和免疫治疗是当今肿瘤治疗领域的热点，针对 HER2 受体进行的抗 HER2 靶向治疗成功地应用于乳腺癌治疗领域。

（一）针对 HER2 受体的靶向治疗

HER2（c-erbB-2）基因定位于人染色体 17q21，是表皮生长因子受体之一，是具有酪氨酸激酶活性的跨膜蛋白。在 20%～30% 的乳腺癌的癌组织中有 *HER2* 受体基因的过度表达。乳腺癌患者该基因过度表达与生存期短、肿瘤进展及转移有关，同时也是靶向治疗的适应证。对于原发肿瘤＞0.5cm 且 *HER2* 过表达的患者，即免疫组织化学检测 HER2（3＋）或 FISH/CISH 阳性者，是曲妥珠单抗治疗的临床适应证。推荐剂量为曲妥珠单抗 6mg/kg（首次剂量 8mg/kg）每 3 周方案或 2mg/kg（首次剂量 4mg/kg）每周方案。NSABP B-31 和 NCCTG N9831 试验表明，对于 HER2 过表达的乳腺癌患者，术后 AC-PTX 方案基础上加用曲妥珠单抗 1 年可明显延长无疾病生存和总生存。基于 HERA 研究和 FinHER 研究的结果，术后辅助曲妥珠单抗治疗的疗程为 1 年，用药期间每 3 个月需监测左心室射血分数的变化。曲妥珠单抗是一种生物靶向制剂，不良反应少，但需注意与蒽环类药物联合应用会增加充血性心力衰竭的风险，因此临床上二者多不联合使用。拉帕替尼已经在中国上市，目前可用于曲妥珠单抗治疗后复发转移的患者，与曲妥珠单抗无交叉耐药，其结构为小分子，能够透过血-脑脊液屏障，对于乳腺癌脑转移有一定的治疗作用。对于早期乳腺癌的辅助治疗，也可以拉帕替尼与曲妥珠单抗联合应用进行双靶向治疗，具体方案可参考 NCCN 指南 2016 年第 2 版。其他抗 HER2 治疗的靶向药物，如帕妥珠单抗、Pertuzumab 等目前未在国内上市。T-DM1 是新型抗体-药物偶联物，具有曲

妥珠单抗类似的生物活性，可特异性地将强效抗微管药物 DM1 释放至 HER2 过表达的肿瘤细胞内。该药是继曲妥珠单抗之后又一种全新的抗 HER2 药物。T-DM1 单药疗效优于拉帕替尼联合卡培他滨，美国 FDA 正式批准 T-DM1 作为治疗 HER2 阳性晚期乳腺癌患者的药物。

（二）其他靶向治疗

针对 VEGF 的贝伐珠单抗，针对 EGFR 的吉非替尼、厄洛替尼和西妥昔单抗，针对多靶点的舒尼替尼和达沙替尼在乳腺癌治疗领域均有研究，但目前都无法动摇曲妥珠单抗在乳腺癌靶向治疗中的地位。

特殊临床类型乳腺癌

一、湿疹样乳腺癌★★★△△△

湿疹样乳腺癌又称佩吉特病，较少见，是一种特殊类型的乳腺癌。起源于乳头内的大导管，癌细胞呈空泡样，在乳头、乳晕的表皮深层浸润发展。

临床表现像慢性湿疹，乳头和乳晕的皮肤发红、轻度糜烂，有浆液渗出因而潮湿，有时覆盖着黄褐色的鳞屑状痂皮。病变的皮肤甚硬，与周围分界清楚。多数患者感到奇痒或有轻微的灼痛。病程进展缓慢，往往在数年后才蔓延到乳晕四周的乳房皮肤，并在乳房内形成硬块；腋窝淋巴结在晚期开始肿大、变硬。

晚期在乳房内已形成硬块的湿疹样乳腺癌，诊断并不困难；初期的病变应与乳房皮肤的慢性湿疹鉴别。

早期仅局限于乳头的湿疹样乳腺癌，可行乳房单纯切除，并行 SLNB，预后好。

二、炎性乳腺癌★★★△△△

炎性乳腺癌是临床诊断，而非特殊的病理类型。炎性乳腺癌的临床表现是肿瘤栓子堵塞了真皮淋巴管，其特征为 1/3 或以上面积皮肤充血水肿（橘皮征），充血区有明显可触及的边界。AJCC 癌症分期手册第 7 版根据淋巴结受累情况和是否有远处转移将炎性乳腺癌的分期定为ⅢB、ⅢC 或Ⅳ期。根据定义，炎性乳腺癌的原发病灶被归为 T4d，即乳腺没有明显的包块。影像学检查可以发现皮肤增厚，多数病例可发现皮下包块。炎性乳腺癌的诊断是基于其临床表现，皮肤活检是否能够发现真皮淋巴病变并非诊断之必需，也不足以诊断该病。

需与之鉴别的疾病包括乳房蜂窝织炎和乳腺炎。

炎性乳腺癌预后非常差，不推荐以外科治疗为初始治疗。NCCN 指南建议以蒽环类药物为基础、联合或不联合紫杉类药物的术前化疗作为炎性乳腺癌患者的初始治疗。对 HER2 过表达的患者，建议在化疗方案中增加曲妥珠单抗。经临床 / 病理确诊的炎性乳腺癌在进行化疗前不应先行手术治疗。对术前化疗有反应的患者应接受全乳切除及腋窝淋巴结清扫，在完成全部计划的化疗后，推荐术后胸部和局部淋巴结放疗，激素受体阳性的患者随后继以内分泌治疗。

三、男性乳腺癌★★★△△△

男性乳腺癌占乳腺癌的 1%～2%，发病年龄多见于 50～60 岁。患前列腺癌的老年患者长期应用雌激素治疗后，亦见有乳腺癌发生。

由于男性乳房小，因此，肿块多位于乳头附近，且较早侵入胸肌，骨骼转移也较多见。男性乳腺癌早期常被忽视，治疗效果较差。

治疗与女性乳腺癌相似，根据临床及病理分期并符合相应的适应证时，患者需接受手术、化疗、内分泌、放疗、靶向治疗等综合治疗。

（叶京明　刘荫华）

第 6 节　男性乳腺发育症

男性乳腺发育症（gynecomastia）是男性乳腺腺体良性增生性疾病。本病可以发生于任何年龄的男性，其中生理性男性乳腺发育发生于新生儿期和青春期，60%～90% 新生儿有暂时性乳腺发育，这是由于体内具有从母体来源的雌激素，在出生后的第 1 年发育的乳腺会完全退缩。48%～64% 的 10～14 岁男孩会在青春期发生乳腺发育。病理性男性乳腺发育好发于老年男性并且发病原因不一。对于老年男性，本病增加男性乳腺癌的发生风险。

【病因及发病机制】★★△△

由于雌激素水平增加或雄激素水平相对不足造成的雌激素 / 雄激素比例失调是本病的病因。某些药物和慢性疾病能够使雌激素生成或利用增加，导致男性乳腺发育。男性雌激素/雄激素比例取决于睾酮和雄烯二酮经过芳香化酶转化为雌激素和雌酮的比例。这一转化过程主要部位是在性腺组织以外，如脂肪组织、肝、皮肤和骨骼。某些全身和遗传因素能够增加芳香化酶的产生，从而使雄激素转化为雌激素，导致男性乳腺发育。

从病因学将男性乳腺发育分为两类：一为原发性，是指既不伴有生殖器发育异常，也无其他器质性病变、体内激素水平正常，临床上未发现明显病因的病例；二为继发性，是指临床上有明显病因者。新生儿出现乳房稍肿大，并自乳头流出少量略呈黄色的乳样液体，属自母体获得雌激素所致；青春期乳腺发育症是由于该阶段性激素分泌旺盛，某些男孩雌激素水平相对增高，导致乳腺暂时性增殖发育；老年人男性乳房发育症多是由于肾上腺和睾丸雄激素向雌激素的过渡转化有关。引起男性乳腺发育症的继发性因素包括：①药物因素抑制睾酮合成而使雄激素水平降低的药物［甲硝唑、酮康唑、螺内酯（商品名安体舒通）、细胞毒类化疗药］，抑制睾酮活性而使雄激素水平降低的药物（雄激素受体阻滞药尼鲁米特、螺内酯、环丙孕酮；5α 还原酶抑制药非那雄胺、度他雄胺；H2 受体阻滞药和质离子泵抑制药甲氰米胍、雷尼替丁），增加雄激素水平从而使雌激素水平增加的药物（雄激素制剂、合成类固醇），增加雌激素水平或活性的药物［雌激素替代治疗、含有雌激素的化妆品；植物雌激素黄豆、啤酒、茶树油、薰衣草油；增加雌激素活性药物己烯雌酚、氯米芬（枸橼酸氯米芬胶囊）、洋地黄］，其他药物(血管紧张素转化酶抑制药、胺碘酮、钙离子拮抗药、三环抗抑郁药)。②肝炎、肝硬化病情严重时，肝对雌激素的灭活功能障碍，可导致雌激素水平升高。③引起男性乳腺组织异常发育的常见肿瘤有绒毛膜癌、胚胎性肿瘤、精原细胞瘤、肺癌的某些特殊类型及肾上腺肿瘤等。④睾丸本身疾病。先天性疾病如无睾、小睾丸、两性畸形等，以及病毒性睾丸炎、创伤性睾丸萎缩等，不能产生足量的睾酮，致使雌激素水平相对增高。⑤甲状腺功能亢进症、结核病、囊性肺纤维化及肾衰竭等均可引起男性乳腺组织的异常发育。

【临床表现】★★★△△△

男性乳腺发育症可以为单侧也可以为双侧，在乳晕下触及盘状，质地硬韧类似于女性的乳腺腺体组织，常常没有明显不适，而是无意或是在体检时发现。部分患者可有明显的自发疼痛或触痛。男性发育乳腺的大小不一，小者在乳晕下触及直径 1～2cm 的盘状硬结，大者体积可和成年女性相仿。青春期男性乳腺发育症一般为双侧对称性，乳晕区隆起，皮下可触及肿块，似圆盘状，质地韧，边界清，有触痛，可自行消退。老年男性乳腺发育症常为单侧，在乳晕下可扪及块状物，质韧、边界清，伴有压痛。有些则表现为类似青春发育期女性的乳房。此外，新生儿中，约有 1/3 新生儿在脐带脱落后乳房稍有肿大，质稍硬，并自乳头流出少量略呈黄色的乳汁样液体。如强行挤出此乳汁样液体，可引起急性炎症，甚至形成脓肿。

【辅助检查】★★★△△△

一、实验室检查

对于原因不明者，可检测血促性腺激素包括卵泡生成激素（follicle stimulating hormone，FSH）、黄体生成激素（luteinizing hormone，LH）及催乳素（prolactin，PRL）、雌二醇（estradiol，E2）、黄体酮（又称孕酮）、睾酮和甲状腺功能（促甲状腺素、游离甲状腺素、三碘甲状腺原氨酸）。

二、超声

超声检查可以明确发育乳腺的大小，帮助了解有无新生物及性质，初步判断是否存在恶性可能。

三、乳腺钼靶 X 线摄影

男性乳腺发育症的乳腺体积通常较小，不优先推荐此项检查。乳腺钼靶 X 线摄影通常有结节型、分枝型和弥散型。结节型在乳腺钼靶 X 线摄影上表现为乳头下形状规则的高密度灶，其边缘逐渐过渡到周围的脂肪组织中。分枝型表现为乳晕后方软组织密度病灶，边缘向外明显凸起进入深部脂肪组织。弥散型则表现为类似女性不同质地的乳腺在乳腺钼靶 X 线摄影上的表现。

四、病理学检查

对存在肿块性质不明确者可使用细针穿刺细胞病理学检查或空芯针穿刺组织病理学检查。

【诊断及鉴别诊断】★★★△△△

根据典型的症状和体征，男性乳腺发育症的诊断并不困难，但是确定本病的发病原因是疾病诊断的要点，详细询问既往疾病史和用药史、包括外生殖器和睾丸的仔细检查及联合全身辅助检查对于明确男性乳腺发育症的病因非常重要。询问病史时应包括以下几个方面：①起病的年龄及病程长短；②近期乳头形态改变、是否伴有疼痛及乳头溢液；③是否有腮腺炎、睾丸创伤及酒精、药物使用史；④是否有性功能障碍、生育功能障碍及性腺功能低下。

乳腺局部体检时应注意：①增生乳腺的体积、位置、表面皮肤有无改变及乳晕大小；②乳头是否存在溢液；③胸壁是否有畸形；④必须进行腋窝淋巴结体检，以确定是否存在有病理意义的淋巴结。

全身体检时应注意：①必要时应进行睾丸检查，注意睾丸大小、质地，有无结节，双侧睾丸是否对称；②注意患者有无女性化的体征；③注意患者有无慢性肝病、甲状腺疾病或肾病的体征。

本病需与以下疾病相鉴别：①假性男性乳腺发育症，乳头乳晕下隆起均为增生的脂肪组织，没有乳腺组织，在触诊时触不到明显肿块。乳房超声及乳腺钼靶X线摄影可帮助区分有无乳腺组织。②男性乳腺癌，老年男性单侧乳腺发育需要和男性乳腺癌相鉴别。男性乳腺癌肿块质地坚硬，形状不规则，边界不清，常无明显压痛，并可出现皮肤粘连、乳头内陷和腋窝淋巴结肿大。超声、乳腺钼靶X线摄影、肿物穿刺活检可确诊。

【治疗】★★★△△△

男性乳腺发育症是否需要治疗要考虑乳腺发育引起的症状和患者对于美容的要求。

生理性男性乳腺发育不需要治疗，多数可自行缓解，85%～90%的青春期男性乳腺发育会在6个月到2年内自行消退，17岁后仍然进展的患者罕见。如果能够明确导致男性乳腺发育症的原因，如药物、接受雌激素治疗、甲状腺功能亢进等，可根据具体情况采取针对病因的治疗。在原发疾病病情许可的情况下调整药物用量或停药，药物引起的男性乳腺发育症可以缓解症状、缩小乳腺体积，特别是用药时间不长的患者。对于性腺功能不全的患者使用雄激素替代治疗可起到较好的治疗效果，但是，对于病程时间较长、发育的腺体纤维化明显的患者效果有限，可用甲睾酮5mg，每天3次，连续服用1个月。枸橼酸他莫昔芬（三苯氧胺）能够缓解疼痛的症状并使乳腺体积缩小，可以用于因前列腺癌接受雄激素受体拮抗药治疗的男性患者。枸橼酸他莫昔芬的用法为10mg，每天2次，根据症状变化确定使用时间，可以连续服用3个月。需要注意的是，上述药物治疗男性乳腺发育症缺乏前瞻性、大样本的循证医学证据支持，缺乏复发率、最佳剂量、疗程和与用药相关的长期风险等相关研究。

对于症状严重且持续、药物治疗无效或无法耐受药物治疗、不能停用或减量导致男性乳腺发育药物的患者，以及对局部有美容外观要求的患者，可以考虑手术治疗。

一、皮下乳腺切除术

经典的手术方式为采用环乳晕切口，保留乳头乳晕的皮下乳腺切除术。切口一般选择在乳晕下半侧，弧度不超过1/2乳晕，否则容易引起乳头乳晕复合体缺血坏死。手术需切除全部发育的腺体组织及附属的脂肪组织，达乳腺边缘处时应注意切缘自然过渡到胸壁的脂肪以改善胸壁外形，并需注意在乳头基底处保留一定厚度的皮下组织，这样既可保证乳头的血供，又可防止乳腺切除后，乳头局部凹陷畸形，也可使用腔镜设备进行皮下乳腺切除术，视野要优于传统的手术方式。

二、吸脂术

除手术切除外，负压抽吸也可用于治疗男性乳腺发育症。但是，原发性男性乳腺发育症者，腺体组织致密，负压抽吸难以完全吸净，腺体组织不能完全去除。比较有效的方法是采取肿胀麻醉技术，注入大量稀释的利多卡因溶液，然后用3～4mm的抽吸管将周围的脂肪与腺体组织吸出，保留皮下1cm厚的皮下组织有利于保持男性胸肌的形态。抽吸完成后，乳晕底部仍有部分的腺体组织，做乳晕周围切口直视下切除，切除时乳晕部位保留1～2cm厚的皮下组织。

发育的乳房体积相对较大、腺体切除术后皮肤冗余较多的患者需要配合整形外科手术改善局部外形。根据美国整形外科学会的男性乳腺发育症分类方法做出以下分类。Ⅰ级，发育的腺体仅限于乳晕下盘状组织。Ⅱ级，腺体中度发育，范围超过乳晕区，边缘与胸壁无明显边界。Ⅲ级，腺体中度发育，范围超过乳晕区，边缘与胸壁分界明显，皮肤有冗余。Ⅳ级，乳腺明显发育，呈女性乳房外观，皮肤明显冗余。对于Ⅱ、Ⅲ、Ⅳ级的患者，针对发育乳腺的不同致密程度、体积及皮肤冗余的情况，可以采用多种整形外科手术方案设计。

（叶京明　刘荫华）

参考文献

[1] Chinyama CN. Benign Breast Diseases: Radiology, Pathology, Risk Assessment, 2nd. Springer-Verlag Berlin Heidelberg, 2014: 1-8

[2] Pluchinotta AM. The Outpatient Breast Clinic: Aiming at Best Practice. Springer International Publishing Switzerland, 2015.

[3] 吴孟超，吴在德．黄家驷外科学（中册）．7版．北京：人民卫生出版社，2008：1151-1166.

[4] 王翔，王杰．副乳腺外科治疗策略．中国实用外科杂志，2016，36（7）：810-811.

[5] Selvi R. Breast Diseases: Imaging and Clinical Management, Springer India, 2015: 189-191.

[6] Chinyama CN. Benign Breast Diseases: Radiology, Pathology, Risk Assessment, 2nd. Springer-Verlag Berlin Heidelberg, 2014: 61-66.

[7] Dirbas FM, Scott-Conner CE. Breast Surgical Techniques and Interdisciplinary Management. Springer New York Dordrecht Heidelberg London，2011: 74-76.

[8] Selvi R. Breast Diseases: Imaging and Clinical Management, Springer India, 2015: 151-171.

[9] Selvi R. Breast Diseases: Imaging and Clinical Management. Springer India, 2015: 171-188.

[10] 中华预防医学会妇女保健分会乳腺保健与乳腺疾病防治学组．乳腺纤维腺瘤诊治专家共识．中国实用外科杂志，2016，36（7）：752-754.

[11] 中华预防医学会妇女保健分会乳腺保健与乳腺疾病防治学组．乳腺导管内乳头状瘤诊治共识．中国实用外科杂志，2015，53（12）：910-913.

[12] Chen WQ, Zheng RS, Baade PD, et al. Cancer Statistics in China, 2015. CA Cancer J Clin, 2016, 66 (3): 115–132.

[13] Harris JK, Lippman ME, Morroworm, et al. Diseases of the Breast, 5th Wolters Kluwer Health, 2014: 488-870.

[14] Toi M, Winer E, Benson J, et al. Personalized Treatment of Breast Cancer. Springer Japan, 2016.

[15] Francescatti DS, Silverstein MJ. Breast Cancer: A New Era in Management. Springer New York Heidelberg Dordrecht London, 2014.

[16] 中国抗癌协会乳腺癌专业委员会．中国抗癌协会乳腺癌诊治指南与规范（2015版）．中国癌症杂志，2015，25（9）：692-754.

[17] NCCN clinical practice guidelines in breast cancer. Version 2. 2016. https: //www. nccn. org/professionals/ physician_gls/pdf/breast. pdf.

[18] Moran MS, Schnitt SJ, Giuliano AE, et al. Society of Surgical Oncology-American Society for Radiation Oncology Consensus Guideline on Margins for Breast-Conserving Surgery With Whole-Breast Irradiation in Stage Ⅰ and Ⅱ Invasive Breast Cancdr. Int J Radiation Oncol Biol Phys, 2014, 88 (3): 553-564.

[19] Edge SB, Byrd DR, Compton CC, et al. AJCC cancer staging manual. 7th ed. NewYork, NY: Springer, 2010. 347-376.

[20] Riker AI. Breast Disease: Comprehensive Management. Springer Science Business Media, New York, 2015: 187-198.

[21] Lyman GH, Temins, Edge SB, et al. Sentinel Lymph Node Biopsy for Patients With Early-Stage Breast Cancer: American Society of Clinical Oncology Clinical Practice Guideline Update. J Clin Oncol, 2014, 32 (13): 1365-1383.

[22] Simmons RM, Ballman KV, CoxC, et al. A Phase II Trial Exploring the Success of Cryoablation Therapyin the Treatment of Invasive Breast Carcinoma: Results from ACOSOG (Alliance) Z1072. Ann Surg Oncol, 2016, 23: 2438-2445.

[23] 叶京明，徐玲，刘茵华，等．MRI及B超对乳腺癌新辅助化疗疗效评价的前瞻性研究．中华外科杂志，2009，47（5）：349-352.

[24] The American College of Obstetrics and Gynecology Committee Opinion No. 601. Tamoxifen and Uterine Cancer. Obstetrics and Gynecology, 2014, 123 (6): 1394.

[25] Goss PE, Ingle JN, Pritchard KI, et al. Extending Aromatase-Inhibitor Adjuvant Therapy to 10 Years. N Engl J Med，2016，375: 209-219.

[26] Chinyama CN. Benign Breast Diseases: Radiology, Pathology, Risk Assessment, Second Edition. Springer-Verlag Berlin Heidelberg, 2014: 257-267.

[27] Pluchinotta AM. The Outpatient Breast Clinic: Aiming at Best Practice. Springer International Publishing Switzerland, 2015: 432-440.

第8章 疝 疾 病

第1节 概 述

体内某个器官或组织离开其正常解剖部位，通过先天或后天形成的薄弱点、孔隙或缺损进入另一部位，称为疝。"疝（Hernia）"一词是来源于希腊语"hernios"，意指花苞或芽苞。疝多发生于腹部，其中绝大多数是腹腔内脏或组织连同腹膜壁层，通过腹壁或盆腔薄弱点突出至体表形成的腹外疝。

【流行病学】★★★△△△

腹外疝是外科常见病，发病率尚无精确统计，约为人群的1.5%。

【解剖学】★★★△△△

疝囊、疝内容物和疝外被盖等组成腹外疝。壁腹膜憩室样突出部即疝囊，由疝囊颈和疝囊体两部分组成。疝囊与腹腔沟通处为疝囊颈，疝环在此部位，此处是腹壁薄弱区或缺损部位，又称疝门。腹外疝常以疝门作为解剖类型的命名依据，如腹股沟疝、股疝、脐疝、切口疝等。疝内容物以活动度大的内脏为主，其中占绝大多数的是小肠，其次是大网膜，较少见的有盲肠、阑尾、乙状结肠、横结肠、膀胱、Meckel憩室（Littre疝）、卵巢和输卵管等。疝外被盖为疝囊以外的各层组织。

【病因学】★★★△△△

腹外疝有腹壁强度降低和腹内压增高两个基本发病因素。

一、腹壁强度降低

除一些病理原因外，腹壁肌、筋膜等组织的结构组成在正常情况存在一些相对薄弱的区域。最常见的因素有被精索（或女性的子宫圆韧带）穿越的腹股沟管；被股动、静脉穿越的股管，胚胎脐血管闭塞后遗留的脐孔；被腹股沟韧带、腹直肌外缘、腹壁下动脉围绕形成的腹股沟三角（直疝三角），腹内斜肌－腹横肌下缘的腱弓（或联合肌腱）与腹股沟韧带之间的半月形区域；被腰部肌、肋骨或髂嵴围绕形成腰三角，引起骨盆的闭孔等。上述区域都是腹壁的相对薄弱区，导致腹壁强度降低，从而成为腹外疝的潜在发病部位。

从病理生理角度而言，腹外疝患者的腹直肌前鞘比正常人薄弱，羟脯氨酸含量偏低，腹直肌前鞘中的成纤维细胞增生异常，成纤维细胞培养时细胞增殖速度仅为正常人的50%，超微结构中含有不规则的微纤维，因而影响腹壁强度。Friedma（1993年）还提出腹外疝患者皮肤内Ⅰ、Ⅲ型胶原含量之比明显下降。此两型胶原在调解原纤维生成、决定纤维直径和纤维束结构方面具有重要作用。Ⅰ型胶原组成纤维束网，而Ⅲ型胶原则形成薄弱的孤立纤维。吸烟的直疝患者血浆中有较高的弹性蛋白的降解活性，且合并有α1抗胰蛋白酶水平的降低。这些研究结果提示整个腹壁的强度与胶原的合成代谢之间有密切关系。此外，腹部手术切口或引流口的愈合不良、腹壁外伤、腹壁神经损伤、肥胖者的脂肪浸润、腹肌缺乏锻炼、老年人肌萎缩、腹白线或半月线的发育不全等都有降低部分腹壁组织强度的不良作用。

二、腹内压增高

在腹壁强度存在不足的基础上，腹内压增高成为腹外疝的重要诱发因素。常见原因有慢性咳嗽（尤其是老年慢性支气管炎）、慢性便秘、排尿困难（如包茎、前列腺肥大、膀胱结石等）、妊娠晚期、重体力劳动、举重、婴儿经常啼哭、腹水和腹内巨大肿瘤等。正常人虽然常有腹内压增高情况，但是如腹壁强度正常，足以对抗增高的腹内压，不致发生疝。

【分型】★★★△△△

一、解剖类型

根据疝门解剖部位的不同，腹外疝有腹股沟疝、股疝、脐疝、切口疝、白线疝、半月线疝、闭孔疝、腰疝等类型。

二、临床类型

结合疝内容物的病理状态和临床特点，腹外疝有以下4种类型。

1. 易复性疝 疝内容物很容易回纳入腹的，称为易复性疝。

2. 难复性疝 疝块突出后，长时间滞留于体表而不能或只能部分回纳入腹腔者为难复性疝。滞留的原因通常有以下情况：①疝内容物频繁突出、回纳，反复与疝囊（尤其是囊颈）摩擦而致互相粘连。内容物为大网膜者最易发生此类情况。②内容物反复突出，不断使疝门扩张，并压迫疝门周围组织，使之逐渐萎缩无力，致突出的内容物日益增多，反过来又加重了这些组织的损害，使此处腹壁最终完全失去阻挡内容物突出、维持它们于腹内的作用。巨大疝块长期滞留体表，使腹腔容积相应变小，更难以容纳勉强回纳的内脏。③另有少数病程较长者，疝囊颈邻近腹腔侧借疏松结缔组织贴附于腹壁，而脏腹膜覆盖不全的内脏，因长期受疝内容物突出时的推挤，逐渐随部分疝囊向疝门外滑移而成为疝囊的一部分。这种疝称为滑动性疝（或滑疝，图8-1），也属难复性疝范畴，滑出的脏器有部分并无脏腹膜覆盖，而是贴附于邻近组织。滑疝多见于腹股沟，右侧多于左侧（发病数之比6：1）。滑疝的内脏以盲肠和膀胱为主，有时可为乙状结肠或降结肠。

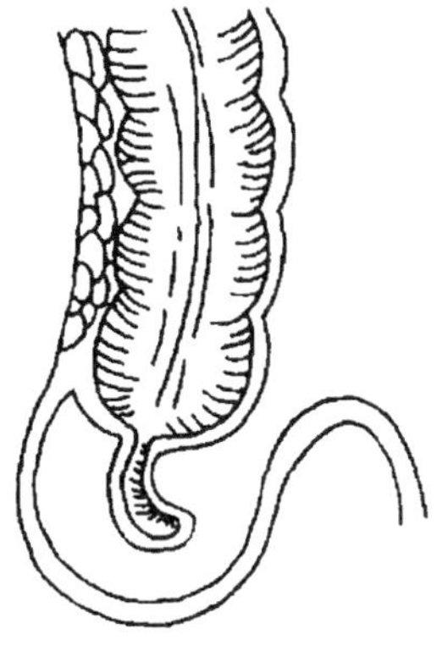

图8-1 滑疝

注：引自赵玉沛，吕毅. 消化系统疾病. 北京：人民卫生出版社，2016

难复性疝与易复性疝一样，内容物并无重要病理改变。

3. 嵌顿性疝 在疝门相对狭小而周围组织较坚韧时，如腹内压突然增高，被强行挤入疝囊的内脏因囊颈的弹性收缩在疝门处被卡住而不能回纳，这种情况称为嵌顿性疝。腹股沟斜疝、股疝和脐疝有此解剖特点而易发生嵌顿性疝。内容物被卡后，因其静脉回流受阻，可逐渐出现淤血和水肿而使组织增厚，颜色较深，并在疝囊中出现淡黄色渗液，使肠管受压情况加重而更难回纳。有些小肠被嵌顿者，疝囊中有多个肠袢，而位于各嵌顿肠袢之间的肠袢仍在腹腔内。中间肠袢虽位于腹腔内，却是嵌顿肠袢的一部分，同样有静脉回流受阻情况存在。这种嵌顿肠管呈W形的特殊形式的嵌顿性疝称为逆行性疝（Maydl疝，图8-2）。嵌顿性疝与难复性疝有本质的不同，后者疝内容物并未受卡，更无静脉回流障碍。

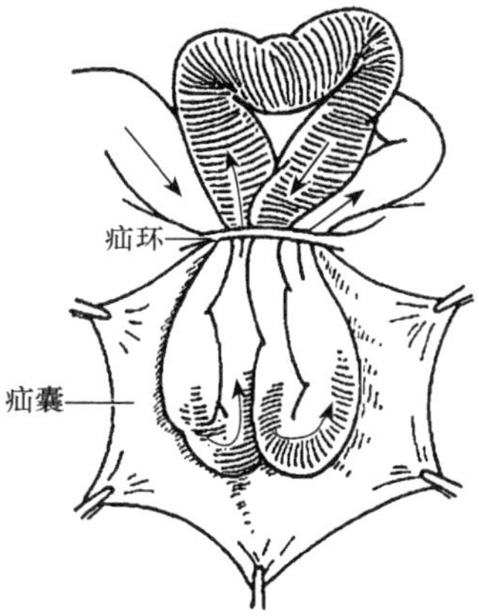

图8-2 Maydl疝

注：引自赵玉沛，吕毅. 消化系统疾病. 北京：人民卫生出版社，2016

疝的嵌顿如能及时解除，其病理变化可中止并逆转。若嵌顿未及时解除而嵌顿内容物为肠管时，绝大多数将伴发急性肠梗阻而严重干扰正常生理。偶有被嵌顿的只是肠管的一部分，系膜侧肠壁及系膜未进入疝囊，以致肠管并未完全被堵，可不出现肠梗阻。这种疝称为肠壁疝（Richter疝，图8-3）。嵌顿内容物为Meckel憩室（Littre疝），通常也无肠梗阻表现。

4. 绞窄性疝 随着时间的推移，未解除嵌顿的疝内容物在疝门处受压情况必然愈来愈重，最终将使其动脉血供受阻，导致缺血坏死。至此，嵌顿性疝转化为绞窄性疝，后者实际上是前者病理过程的延伸。此时，疝内容物供血动脉搏动消失，失去光泽、弹性和活力，颜色转为紫红或紫黑，有纤维蛋白附着，疝囊内积液转为血性，甚至脓性。部分患者（如逆行性疝）还可伴发化脓性腹膜炎或肠瘘。

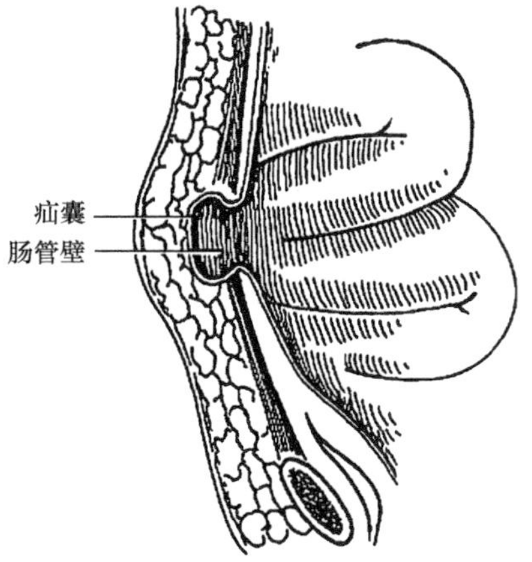

图 8-3 Richter 疝

注：引自赵玉沛，吕毅. 消化系统疾病. 北京：人民卫生出版社，2016

【辅助检查】★★★△△△

一、超声

超声常被用来检查在腹壁深层可触及肿块的患者，特别是肥胖患者；不明原因的腹壁或腹股沟区局限性疼痛患者。

二、计算机体层摄影

计算机体层摄影（computed tomography，CT）常被用来诊断肥胖患者、手术后或非常见部位的疝。CT 检查可以在横断方向上显示腹壁缺损、疝入的肠管和疝的严重程度。CT 可用来显示肠袢的缺血程度。CT 检查能够评价巨大疝囊内的成分和疝囊容积。CT 还被用来确定各种术后的问题，如血肿、修补手术后复发疝等。CT 能够了解那些除疝以外的引起患者症状的病变。

三、磁共振成像

与 CT 相比，磁共振成像（magnetic resonance imaging，MRI）优点是能很好地显示腹壁各层结构，可以直接比较健侧和患侧。

【诊断】★★★△△△

诊断腹外疝的顺序为临床病史、查体、超声检查、CT/MRI 检查。

【治疗】★★★△△△

腹外疝的手术治疗应遵循以下 3 个原则。

一、识别疝囊并解剖游离疝囊颈部

识别疝囊颈部很重要，它明确筋膜缺损边缘，是疝修补的基础。

二、疝内容物的回纳

择期腹股沟疝修补术中，斜疝的疝囊通常会回纳，此时无需打开疝囊。对于嵌顿性疝或绞窄性疝则需打开疝囊，并且在回纳前判断疝内容物的活性。当疝囊较大且有大量肠管或器官突出时，需要考虑回纳后腹腔压力过大的可能，可引起腹腔筋膜间室综合征。在大的切口疝术中，多余的疝囊应在修补前切除。

三、筋膜缺损的修复

在过去的 10 年，“无张力疝修补”的概念已经形成。筋膜缺损边缘张力过高是术后复发最常见的原因。合成材料的发展使得无张力疝修补成为可能。因此，修复的主要目的就变成用适当的合成材料加强肌筋膜层。应该注意的是，只有肌腱、腱膜或筋膜结构缝合在一起，手术才成功，但把肌肉和肌腱或筋膜缝合起来无法形成持久的愈合。随着合成材料的发展，产生包括腹腔镜手术在内的一系列新的疝修补术。

（储诚兵　陈　杰）

第 2 节　腹股沟疝

腹股沟区是前外下腹壁一个三角区域，其下界为腹股沟韧带，内界为腹直肌外缘，上界为髂前上棘至腹直肌外侧缘的一条水平线。发生于腹股沟区的腹外疝统称为腹股沟疝。腹股沟疝有斜疝、直疝 2 种。腹股沟斜疝从腹壁下动脉外侧的腹股沟管内环突出，向内、向下、向前斜行经过腹股沟管，出腹股沟管外环达体表。在男性，疝块还可继续向疝囊方向发展；在女性，则终止于大阴唇。腹股沟直疝系从腹壁下动脉内侧的腹股沟三角直接由后向前突出于体表疝，它不经过内环，很少进入阴囊。

2003 年，中华医学会外科分会疝和腹壁学组对成年人腹股沟疝进行分型。根据疝环缺损大小、疝环周围腹横筋膜的坚实程度和腹股沟管后壁的完整性，把其分为Ⅰ、Ⅱ、Ⅲ、Ⅳ型。Ⅰ型：疝环缺损直径

≤1.5cm（约 1 指尖），疝环周围筋膜有张力，腹股沟管后壁完整。Ⅱ型：疝环缺损最大直径 1.5～3.0cm（约 2 指尖），疝环周围腹横筋膜存在，但薄且张力降低，腹股沟管后壁已不完整。Ⅲ型：疝环缺损直径≥3.0cm（大于 2 指尖），疝环周围腹横筋膜薄而无张力或已萎缩，腹股沟管后壁缺损。Ⅳ型：复发疝。

【流行病学】★★★△△△

斜疝是最常见的腹外疝，发病率约占腹外疝总数的 90%，占腹股沟疝的 95%。腹股沟疝患者男性多于女性，男女发病率之比约为 15：1，右侧发病多于左侧。

【腹股沟区解剖】★★★△△△

一、腹股沟区解剖层次

腹股沟区解剖由浅而深，有以下各层。①皮肤、皮下组织和浅筋膜。②腹外斜肌：其在髂前上棘与脐之间连线以下移行为腱膜，即腹外斜肌腱膜。该腱膜下缘在髂前上棘至耻骨结节之间向后、向上返折并增厚形成腹股沟韧带（Pauport 韧带）。韧带内侧端一小部分纤维又向后、向下转折而形成腔隙韧带，又称陷窝韧带（Gimbernat 韧带），它填充着腹股沟韧带和耻骨梳之间的交角，其边缘呈弧形，为股环的内侧缘。腔隙韧带向外侧延续的部分附着于耻骨梳，为耻骨梳韧带。从耻骨结节开始，腹股沟韧带的部分纤维在精索后向上向内走行，并与对侧纤维在白线交错，形成股股沟反转韧带（Colles 韧带，图 8-4）。腹外斜肌腱膜纤维在耻骨结节上外方形成一个三角形的裂隙，即腹股沟管浅环（外环或皮下环）。腱膜深面与腹内斜肌之间有髂腹下神经及髂腹股沟神经通过，在手术时应避免其损伤。③腹内斜肌和腹横肌：腹内斜肌在此区起自腹股沟韧带外侧的 1/2。肌纤维向内下走行，其下缘呈弓状越过精索前方、上方，在精索内后侧止于耻骨结节。腹横肌在此区起自腹股沟韧带外侧 1/3，其下缘也呈弓状越过精索前上方，在精索内后侧与腹内斜肌融合形成腹股沟镰（或称联合腱），也止于耻骨结节。存在真正联合腱的比例有争议，但是大多数外科医师认为仅＜10% 的患者存在真正联合腱。④腹横筋膜：位于腹横肌深面。其下面部分的外侧 1/2 附着于腹股沟韧带，内侧 1/2 附着于耻骨梳韧带。腹横筋膜与包裹腹横肌膜和腹内斜肌的筋膜在弓状下缘融合，形成弓状腱膜结构，称为腹横肌腱膜弓。腹横筋膜至腹股沟韧带向后的游离缘处加厚形成髂耻束（Thomson 韧带），在腹腔镜疝修补术中特别重视腹横肌腱膜弓和髂耻束。在腹股沟韧带中点上方 2cm、腹壁下动脉外侧处，男性精索和女性子宫圆韧带穿过腹横筋膜而造成一个卵圆形裂隙，即为腹股沟管深环（内环或腹环）。腹横筋膜由此向下包绕精索，成为精索内筋膜。深环内侧的腹横筋膜组织增厚，称凹间韧带（interofoveolar 韧带，图 8-4）。在腹股沟韧带内侧 1/2，腹横筋膜还覆盖着股动、静脉，并在腹股沟韧带后方伴随这些血管下行至股部。⑤腹膜外脂肪和腹膜壁层：腹膜外脂肪位于腹横筋膜和壁腹膜之间，腹股沟区脂肪组织较多，向后与腹膜后间隙的疏松结缔组织相连续。腹膜外脂肪和壁腹膜较易剥离，这也成为经腹膜外入路的手术操作空间。

上述可见，在腹内斜肌和腹横肌的弓状下缘于腹股沟韧带之间有一定空隙存在，在腹股沟内侧 1/2 部分，腹壁强度较为薄弱，这就是腹外疝好发于腹股沟区的重要原因。

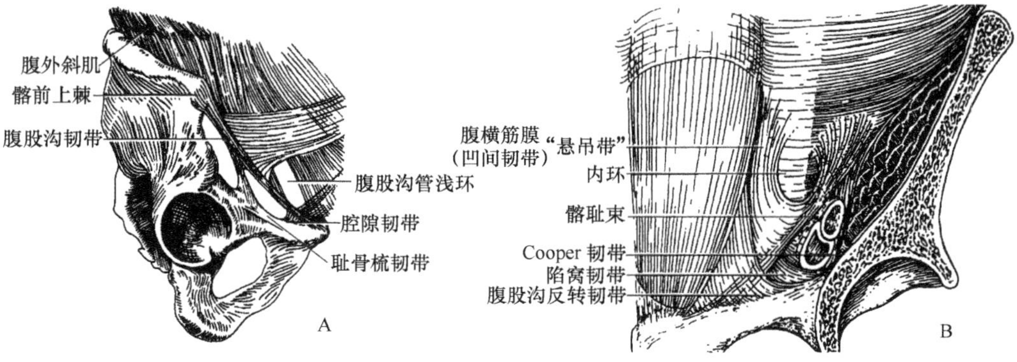

图 8-4　腹股沟区韧带

注：A. 前面观；B. 后面观；引自赵玉沛，吕毅．消化系统疾病．北京：人民卫生出版社，2016

二、腹股沟管解剖

腹股沟管位于腹前壁、腹沟韧带内上方，大体相当于腹内斜肌、腹横肌弓状下缘于腹股沟韧带之间的间隙。成年人腹股沟管的长度为4～5cm。腹股沟管的内口即深环，外口即浅环。它们的大小一般可容1指尖。以内环为起点，腹股沟管的走向由外向内、由上向下、由深向浅斜行。腹股沟管的前壁有皮肤、皮下组织和腹外斜肌腱膜，但外侧1/3部分尚有腹内斜肌覆盖；管的后壁为腹横筋膜和腹膜，其内侧1/3尚有腹股沟镰；上壁为腹内斜肌、腹横肌的弓状下缘；下壁为腹股沟韧带和腔隙韧带。女性腹股沟内有子宫圆韧带通过，男性则有精索通过。

三、直疝三角

直疝三角的外侧边是腹壁下动脉，内侧边为腹直肌外侧缘，底边为腹股沟韧带。此处腹壁缺乏完整的腹肌覆盖，且腹横筋膜较周围部分为薄，故易发生疝。腹股沟直疝在此由后向前突出，故称直疝三角（Hesselbach三角，海氏三角，图8-5）。直疝三角与腹股沟深环之间有腹壁下动脉和凹间韧带相隔。直疝三角的最初描述定义下壁为耻骨梳韧带，为了使采用传统前入路进行疝修补的外科医师更加容易分辨该区域，因而修改边界，用腹股沟韧带替换耻骨梳韧带。

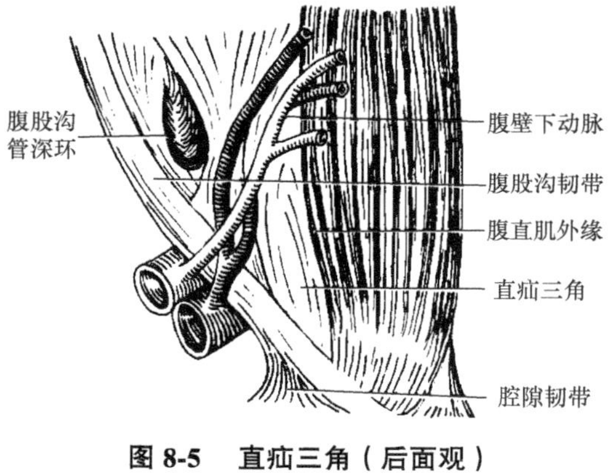

图8-5 直疝三角（后面观）

注：引自赵玉沛，吕毅. 消化系统疾病. 北京：人民卫生出版社，2016

四、耻骨肌孔

法国医师Fruchard将腹股沟区的薄弱区描述为耻骨肌孔（图8-6），各型腹股沟疝均发生在此区域。其边界如下：上界为腹横肌弓状下缘，外侧界为髂腰肌，内侧界是腹直肌外侧缘，下界是耻骨上支。熟悉耻骨肌孔的知识对于实施有效的腹腔镜腹股沟疝修补术具有重要的意义。

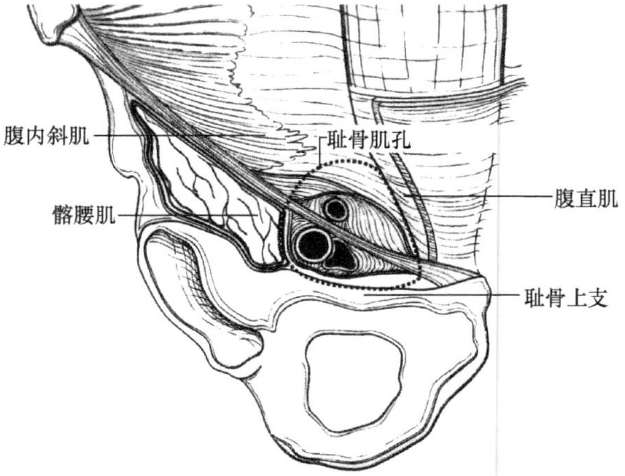

图8-6 耻骨肌孔（右侧前面观）

注：引自赵玉沛，吕毅. 消化系统疾病. 北京：人民卫生出版社，2016

五、腹股沟区神经

腹股沟区神经有髂腹下神经、髂腹股沟神经及生殖股神经。髂腹下神经来自第12肋神经及第1腰神经。髂腹股沟神经来自第1腰神经。这二支神经均在腹股沟管上方2.0～2.5cm处，穿过腹内斜肌，走行于腹外斜肌与腹内斜肌之间。髂腹下神经在外环上方2.5cm处穿过腹外斜肌腱膜，分布于耻骨上区域。髂腹股沟神经位于髂腹下神经的下方，在腹股沟管中沿精索的前外侧走行出外环，分布于阴囊（或大阴唇）前部、阴茎根部和大腿内侧的皮肤。生殖神经来自骶神经丛，其生殖支沿精索的内侧穿出，含有运动纤维及感觉纤维，分配于睾提肌、阴茎、阴囊肉膜及皮肤（图8-7）。

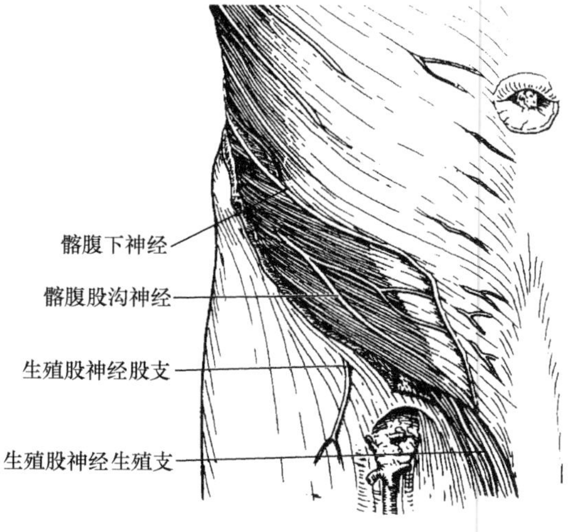

图8-7 腹股沟区神经

注：引自赵玉沛，吕毅. 消化系统疾病. 北京：人民卫生出版社，2016

【病因与病理】★★★△△△

腹股沟斜疝有先天性和后天性之分（图8-8）。

一、先天性解剖异常

胚胎早期，睾丸位于腹膜后第2～3腰椎旁，以后逐渐下降，同时在未来的腹股沟管深处带动腹膜、腹横筋膜及各肌经腹股沟管逐渐下移，并推动皮肤形成阴囊。随之下移的腹膜形成一鞘突，睾丸紧贴在其后壁。鞘突下段在婴儿出生后不久成为睾丸固有鞘膜，其余部分自行萎缩闭锁而遗留一纤维索带。例如，鞘突不闭锁或闭锁不完全成为先天性斜疝的疝囊。右侧睾丸下降比左侧略晚，鞘突闭锁也较迟，故右侧腹股沟疝较多。

二、后天性腹壁薄弱或缺损

任何腹外疝都存在腹横筋膜不同程度的薄弱或缺损。此外，腹横肌和腹内斜肌发育不全对发病也起着重要作用。腹横筋膜和腹横肌的收缩可把凹间韧带牵向上外方，而在腹内斜肌深面关闭腹股沟深环。腹横筋膜或腹横肌发育不全，这一保护作用就不能发挥，因而容易发生疝。腹肌松弛时弓状下缘与腹股沟韧带是分离的，但在腹内斜肌收缩时，弓状下缘被拉直向腹股沟韧带靠拢，有利于覆盖精索并加强腹股沟管前壁。因此，腹内斜肌弓状下缘发育不全或位置偏高易发生腹股沟疝（特别是直疝）。

三、生理因素

年老、体衰、肥胖、腹肌缺乏锻炼等情况常使腹壁肌力减退而诱发腹股沟疝。胶原代谢异常与腹外疝的关系如前所述。

【临床表现】★★★△△△

不同类型的腹股沟疝好发于不同年龄段。斜疝多发于青壮年，直疝多见于老年。先天性腹股沟斜疝多见于婴幼儿，但有时见于老年人。

易复性疝腹股沟区有肿块和偶有胀痛感。斜疝肿块通常在行走、咳嗽等腹压增高时出现，于休息、平卧或推送后消失。发病早期，肿块并不明显，只在患者咳嗽、憋气或擤鼻时，腹股沟管投影区腹壁略显膨隆；有明确肿块也仅局限于内环和腹股沟投影区。早期肿块外形多呈圆形或长轴平行于腹股沟管的椭圆形。当疝块突至外环之外时，呈现梨形。最终，疝块进入阴囊。

在疝块未显现时，用手置于内环处，瞩患者咳嗽，常可在此有膨胀性冲击感或疝内容物顶出且滑入疝囊感并出现肿块。内容物为肠管时，触按肿块柔软光滑，较大时还能叩出鼓音。如内容物为大网膜，则肿块多坚韧且叩之呈浊音。令患者平卧，用手回纳疝块过程中，可听到肠管回纳时的咕噜声。回纳后，用手指可探知外环扩大松弛，此时可感到咳嗽时疝块的冲击。如在疝块回纳后用手指压住内环投影区，嘱患者站立咳嗽，斜疝疝块不能突出；一旦手指移开，可见疝块随咳嗽突出。疝门明显扩大者，指压时疝块仍可突出。

腹股沟直疝常见于年老体弱者，主要临床表现是当患者直立时，在腹股沟内侧端、耻骨结节上外方出现一半球形肿块，并不伴有疼痛或其他症状。直疝患者平卧后疝块多能自行消失。疝块通常并不下坠至阴囊。直疝极少发生嵌顿。

腹股沟疝诊断不困难，但确定是腹股沟斜疝还是直疝，有时并不容易。近年有采用疝造影术进行诊断者，可提高术前的确诊率。

难复性斜疝在临床表现方面除胀痛稍重外，主要特点是疝块不能完全回纳。滑动性斜疝块除不能完全回纳外，尚有“消化不良”和便秘等症状。滑动性斜疝多见于右侧，左右发病率之比约为1∶6。滑动性斜疝虽不多见，但滑入疝囊的盲肠或乙状结肠可能在疝修补手术时被误认为疝囊的一部分而被切开，应

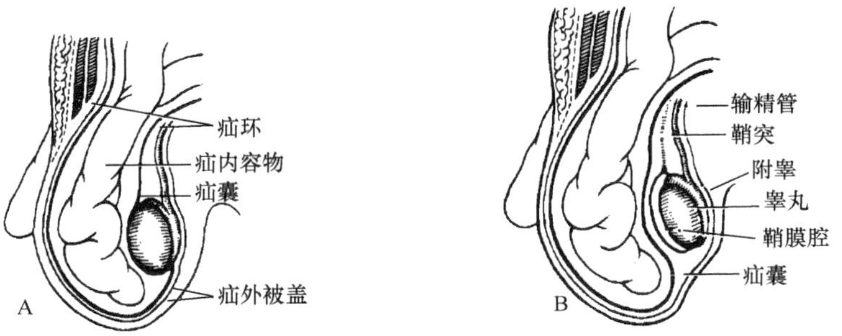

图8-8　腹股沟斜疝

注：A. 先天性腹股沟斜疝；B. 后天性腹股沟斜疝；引自赵玉沛，吕毅. 消化系统疾病. 北京：人民卫生出版社，2016

特别注意。

嵌顿性疝通常发生在斜疝，腹内压骤增，如强力劳动或排便等是其主要原因。嵌顿疝表现为疝块突然增大并伴有进行性加重的胀痛。平卧或用手推送不能使疝块回纳。肿块紧张发硬，且有明显触痛。嵌顿物如为肠袢，局部疼痛明显，可伴有腹部绞痛、恶心、呕吐、停止排便排气、腹胀等机械性肠梗阻的表现；如为大网膜，局部疼痛常较轻微。疝一旦嵌顿，自行回纳的概率较低，多数患者的症状逐步加重。如不及时处理，终将发展成为绞窄性疝。肠壁疝嵌顿时，由于局部肿块不明显，又不一定有肠梗阻表现，容易被忽略。

绞窄性疝的临床症状多较严重。但在肠袢坏死穿孔时，疼痛可因疝块压力骤降而暂时有所缓解。因此，疼痛减轻而肿块仍在者，不可认为是病情好转。绞窄时间较长者，由于疝内容物发生感染，侵及周围组织，引起疝外被盖组织的急性炎症。严重者可发生脓毒症。

腹股沟直疝主要临床表现是当患者直立时，在腹股沟内侧端、耻骨结节外上方出现一半球形肿物，并不伴有疼痛或其他症状。直疝囊颈宽大，疝内容物又直接从后向前顶出，故平卧后疝块多能自行缓解，不需用手推送复位。直疝通常不坠入阴囊，极少发生嵌顿。疝内容物常为小肠或大网膜。膀胱有时可进入疝囊，成为滑动性直疝。此时膀胱成为疝囊的一部分，手术时应予以注意。

【辅助检查】★★★△△△

一、B 型超声

在诊断腹股沟隐匿疝和股股沟区疼痛方面，B 型超声检查为首选方法，让患者取仰卧位或站立位做 Valsalva 动作或咳嗽时检查，可诊断隐匿疝、腹股沟疝和股疝。

二、CT

CT 检查可精确评估包括疝在内的腹壁疾病，腹股沟疝行 CT 检查可显示腹股沟团块样结构。多层螺旋 CT 扫描的重建技术能清晰显示腹壁下血管，可明确诊断直疝和斜疝。腹股沟韧带、股静脉及长收肌为标志，股管也能被显示，故可诊断股疝。

三、MRI

MRI 检查可用于评估腹股沟区疼痛和肿块，MRI 检查股股沟疝时可直观地显示股股沟管和股管内疝囊。

【诊断及鉴别诊断】★★★△△△

一、诊断

腹股沟疝诊断一般不困难，但临床确定是腹股沟斜疝还是直疝（表 8-1），有时并不容易。

表 8-1　斜疝和直疝的鉴别

鉴别要点	斜疝	直疝
发病年龄	多见于儿童及青壮年	多见于老年
突出途径	经腹股沟管突出，可进入阴囊	由直疝三角突出，不进入阴囊
疝块外形	椭圆或梨形，上部呈带蒂状	半球形，基底较宽
回纳疝块后压住内环	疝块不再突出	疝块仍可突出
精索与疝囊的关系	精索在疝囊后方	精索在疝囊前外方
疝囊颈与腹壁下动脉关系	疝囊颈在腹壁下动脉外侧	疝囊颈腹壁下动脉内侧
嵌顿概率	较高	极低

二、鉴别诊断

腹股沟疝的诊断虽然较容易，但是需与以下常见的疾病相鉴别。

（一）睾丸鞘膜积液

鞘膜积液呈现的肿块全局限在阴囊内，其上界可以清楚地摸到；用透光试验检查肿块，鞘膜积液多为透光（阳性），而疝块则不能透光。但幼儿的疝块，因组织菲薄，常能透光，勿与鞘膜积液混淆。腹股沟疝时，可在肿块后方扪及实质感的睾丸；鞘膜积液时，睾丸在积液中间，故肿块各方均呈囊性而不能扪及实质感的睾丸。

（二）交通性鞘膜积液

肿块外形与睾丸鞘膜积液相似。于每天起床后或站立活动时肿块缓慢地出现并增大。平卧或睡觉后肿块逐渐减小，挤压肿块，其体积可逐渐缩小。透光试验为阳性。

（三）精索鞘膜积液

肿块较小，在腹股沟管内，牵拉同侧睾丸可见肿块移动。

（四）隐睾

腹股沟管内下降不全的睾丸可被误诊为斜疝或精

索鞘膜积液。隐睾肿块较小，挤压时可出现特有的胀痛感觉，如患侧阴囊内睾丸缺如，则诊断更为明确。

（五）急性肠梗阻

肠管被嵌顿的疝可伴发急性肠梗阻，但不应仅满足于肠梗阻的诊断而忽略疝的存在，尤其是患者比较肥胖或疝块比较小时，更容易发生这类问题导致治疗上的失误。

【治疗】★★★△△△

腹股沟疝除少数特殊情况外，均应采取手术治疗。

一、非手术治疗

1 岁以内婴儿腹股沟疝可暂不手术。通常用棉织束带捆绑法堵住腹股沟管内环，阻挡疝块突出，使发育中的腹肌得以加强腹壁。年老体弱或因其他原因而禁忌手术者，可使用疝带。在确认疝内容物已完全回纳的前提下，将软垫压住疝门区，借以堵住疝块突出的门户。长期使用疝带可使疝囊颈逐渐肥厚，有促使疝内容物与疝囊发生粘连和增加嵌顿疝的发病率的可能，故应慎用。此外，使用不当有并发壁间疝的可能。

二、手术治疗

迄今治疗腹股沟疝最有效的方法是手术。择期腹股沟疝手术前，既要做一般术前准备，又要消除慢性咳嗽、排尿困难等各种可使腹压增高的因素。妊娠者可将手术推迟至分娩后。对巨大的难复疝，因腹腔无足够空间适应大块疝出已久的内脏器官返回，应在手术前一段时间内采取头低足高位，促使腹腔空间逐渐扩大，适应内脏完全回纳的需要。手术后应避免可增高腹压的各种因素再现。

手术治疗的目的是封堵腹腔内脏突出的途径和加强腹壁的强度。传统方法是疝囊高位结扎和疝修补术，腹壁损害严重者，则采用疝成形术。近年随着某些观念的变化，如假体材料的使用、无张力修补及手术路径的改进和腹腔镜的应用等，对于这些手术的传统方法进行革新，并在推广、积累经验中。

（一）疝囊高位结扎

疝囊高位结扎是腹股沟疝手术治疗重点要求的基本内容之一。该步骤要求在游离疝囊颈之后，平疝门水平结扎囊颈，阻断内脏离腹腔的出口。疝囊体可予以切除或留置原位。有学者主张把结扎疝囊颈的缝线穿过腹横肌和内斜肌，在后者的表面打结，使疝囊颈残蒂位置提高至腹横肌深面，以便能更好地遮盖残蒂，抵御内脏在腹内压增高时对它的冲击。也有学者认为这将阻碍腹肌而有碍凹间韧带向上外滑移遮蔽内环的作用。

疝囊结扎的要点是高位，若结扎水平低于疝门所在水平，实质上只是把一个较大的疝囊转化为一个较小的疝囊，通常被认为是手术后复发的重要原因之一。常用的囊颈荷包缝合法在结扎一道后应返绕一圈再扎，否则在荷包缝线周围将遗留多个空缺，增加手术后复发的概率。较小的疝囊颈用 8 字缝扎是可靠的。

婴幼儿在生长过程中腹壁强度多可逐渐提高，疝囊高位结扎通常已达到治愈目的。成年人应在结扎囊颈基础上，通过修补或成形术加强腹壁强度。择期手术或嵌顿疝行急症手术者，高位结扎和修补术或成形术可一次完成；疝内容物绞窄者因有并发感染的可能，修补术或成形术应择期施行。

（二）疝修补术

疝修补术是利用邻近组织加强腹壁强度的方法。无论哪种修补方法，均包括内环修补和腹股沟管管壁加强两个主要环节。

内环修补方法是把疝门旁腹横筋膜作缩窄缝合，使疝门缩小至恰能使精索通过而不致受压为度，一般相当于小指尖大小。

加强腹股沟管管壁的方法大体上可归纳为加强前壁和后壁两类。

1. 加强前壁方法 Ferguson 法是常用方法之一，它是将腹内斜肌 - 腹横肌腱膜弓（或联合肌腱）在精索前方向腹股沟韧带拉拢并与之缝合，此后腱弓与腹股沟韧带之间的空隙消失，腹股沟管建立了一个新的较强的前壁。此法一般适用于腹横筋膜无显著缺损、腹股沟管后壁组织尚健全的成年人或小儿小型斜疝，也适用于早期直疝。

2. 加强腹股沟管后壁常用方法 ① Bassini 法是游离并提起精索，在其后方缝合腱膜弓和腹股沟韧带，常用于腹股沟斜疝和小直疝的修补；② Halsted 法与 Bassini 法相仿，不同的是把切开的腹外斜肌腱膜在精索后缝合，即精索被移至皮下层；③ Mcvay 法是在精索后把腹内斜肌下缘和腱膜弓缝至耻骨梳韧带上，常常用于大的腹股沟斜疝、腹股沟直疝、复发性腹股沟疝及股疝的修补；④ Shouldice 法是把疝修补手术重点放在腹横筋膜这一层次上。将内环与耻骨结节之间薄弱的腹横筋膜切开，适当游离后，将其外下叶边缘缝至内上叶深面，并新建大小适当的内环，然后将内上叶边缘缝至腹股沟韧带。放回精索，把腱膜弓缝至贴近腹股沟韧带的外斜肌腱膜深面。以上这些加强腹股沟管后壁的手术方法通常适用于疝块较大、腹壁损害较明显的斜疝、直疝和复发性腹股沟疝。外环通常在修补术中显露疝囊前切开，缝合切口时可再塑，使其缩小。

（三）疝成形术

腹股沟管后壁缺损严重的腹股沟疝患者，因周围组织多纤弱而不宜作修补材料。为此，可采用自体组织或人造补片加固补薄弱部分。人造材料方面，近年多采用高分子材料制成的网片。

无张力疝修补术利用新型材料进行无张力疝修补成形术，以达到最大限度地减少手术后复发的目的。当前可供选用的假体材料主要有聚丙烯、聚酯网、聚丙二醇酯、聚四氟乙烯等编织成的补片。这些网片具有组织相容性好、强度高、可根据需要随意剪裁、容易消毒等优点。手术最大的优点是材料易于获得，应用方便，不需要在患者身上另作切口取自体组织作修补材料，节省手术时间，术后手术部位疼痛较轻，手术后疝复发率在 1% 以下。手术方法：处理疝囊后，将疝囊送入腹腔，无需按传统方法高位结扎疝囊。合成纤维网疝补片有多种，现在常用的补片为平片，可将网片置于腹股沟管后壁遮盖整个内环和腹股沟三角（精索通过处可剪孔），以修复缺损和腹壁薄弱区。置放后，网眼中可有纤维组织长入，使网片紧密黏附于组织之间。

理想的生物材料应具有以下特点：组织液不能改变其物理性能；化学上是惰性的；不引起炎症及异物反应；无致癌性；能对抗机械性应力；能够消毒使用；不引起变态或变态反应；可根据需要制作成不同形状。需注意的是，人工网片对人体而言，是异物，不能用于绞窄性疝的患者。

近年来腹腔镜疝修补手术的盛行，要求术者必须熟悉腹腔镜下下腹部的解剖结构（图 8-9）。腹腔镜的优点有损伤小、恢复快、近期复发率低、并发症数在可接受范围等。腹腔镜疝修补技术尚需进一步改进器材，完善技术并积累大量病例的长期随访资料。

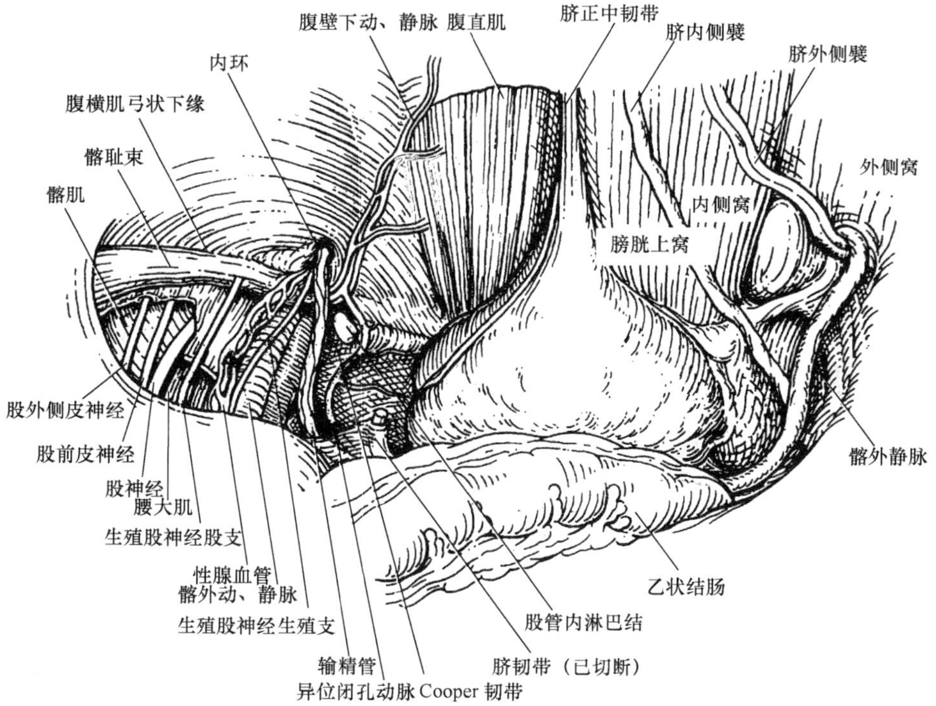

图 8-9 下腹部内面观（左侧腹膜已去除）

注：引自赵玉沛，吕毅．消化系统疾病．北京：人民卫生出版社，2016

现在腹腔镜疝手术治疗常用的方法有 4 种：①腹腔镜经腹膜前腹股沟疝修补法；②腹腔镜完全经腹膜外腹股沟疝修补法（total extraperitoneal herniorrhaphy, TEP）；③腹腔镜经腹腔内补片植入术（intraperitoneal onlay mesh，IPOM）；④腹腔镜单纯疝环缝合法。TAPP 是经腹腔镜在腹壁薄弱区形成一游离在腹壁缺损上方的腹膜瓣，向下翻开腹膜瓣，清理腹膜前结缔组织，直接清楚显露耻骨梳韧带、腹横肌腱弓和髂耻束。翻剥时可将疝囊翻入腹腔并切除或环切离断其囊颈而留置疝囊体于原位。将面积大于缺损区的人造网片覆盖于剥离面，可盖住内环、腹股沟三角和股环（股疝疝门）。固定网片边缘后，将腹膜瓣转回原位，用钛夹对合其缘。这样就使网片位置处于腹膜外。IPOM网片覆盖范围同前，但不形成腹膜瓣。此法比TEP的操作简单，但暴露于腹腔的网片易与内脏粘连。前3种方法的基本原理是从内部用合成纤维网片加强腹壁的缺损，最后1种方法用钉或缝线使内环缩小，只用于较小的、病情较轻的斜疝。

腹腔镜疝手术缝合或钉合网状物时要避开以下结构。①死亡三角（Triangle of Doom）：以输精管（女性为子宫圆韧带）和精索血管（女性为生殖血管）在腹股沟管入口处的交叉点为顶点，输精管和精索血管为两边的三角形裂隙。在此区有髂外动、静脉及股神经从其下方通过（图8-10）。②疼痛三角（Triangle of Pain）：位于死亡三角外侧面，即髂耻束与精索血管之间的间隙，内含生殖神经和股外侧皮神经（图8-11）。

（四）几种特殊情况的处理

1. 嵌顿性疝和绞窄性疝 嵌顿性疝具备下列情况者可先行手法复位：嵌顿时间短（成年人不超过3～4小时，婴儿不超过12小时），局部症状轻微且无可疑绞窄迹象，无腹部压痛、腹肌紧张等腹膜刺激征者，年老体弱或伴有其他较严重疾病且估计肠袢尚未绞窄坏死者可试行手法复位。手法复位前先注射哌替啶止痛、镇静，使腹肌松弛。待药效出现后，置患者于头低足高位，屈同侧髋关节（不外展）以使外环得以松弛。用一手握住疝块，将其缓缓向疝门方向挤压，另一手在疝门外按摩以协助推送。复位手法切忌粗暴，尤其不能强求其成功，否则有挤破肠管的危险。手法复位成功的患者，在内容物回纳后仍应严密观察病情，注意是否有腹膜炎、肠梗阻、粪便带血等迹象。警惕把未被察觉的已坏死的疝内容物送回腹腔的可能。有时疝块虽然消失，实际上还有小部分疝内容物并未纳回，甚至有整个疝囊连同其内容物被推挤入腹壁间导致嵌顿并未解除。疑有这些情况时，均须行紧急手术。

除上述情况外，嵌顿疝原则上需要紧急手术。绞窄性疝的内容物已坏死，更需手术。术前应做好必要的准备，如有脱水和电解质紊乱。应迅速补液加以纠正。术前准备与手术效果息息相关。手术的关键在于正确判断疝内容物的活力，继之根据病情确定处理方法。在扩张或切开疝环、解除疝环压迫的前提下，凡肠管呈黑色，失去光泽和弹性，刺激后无蠕动波和相应肠系膜内无动脉搏动者，可判定为肠坏死。如肠管尚未坏死，将其送回腹腔，按一般易复性疝处理。不能肯定是否坏死时，可在其系膜根部注射0.25%～0.5%普鲁卡因60～80ml，再用温热等渗盐水纱布覆盖该段肠管或将其暂时送回腹腔，10～20分钟后，再行观察。如果肠管确已坏死或经上述处理后病理情况无好转，或一时不能肯定肠管是否失去活力时，则应在患者全身情况允许的前提下，切除该段肠管并进行一期吻合。患者情况不允许肠切除吻合时，可将坏死或活力可疑的肠管外置于腹外，并在其近侧段切一小口，插入一肛管，以期解除梗阻；7～14天后，全身情况好转，再施行肠切除吻合术。绞窄的内容物如系大网膜，可予以切除。

手术处理中应注意：①如嵌顿的肠袢较多，应特别警惕逆行性嵌顿的可能。不仅要检查疝囊内肠袢的活力，还应检查位于腹腔内的中间肠袢是否坏死。②切勿把活力可疑的肠管送回腹腔，以图侥幸。③少数嵌顿性疝或绞窄性疝，临床手术时因麻醉的作用疝内容物自行回纳腹内，以致在术中切开疝囊时无肠袢可见。遇此情况，必须仔细探查肠管，以

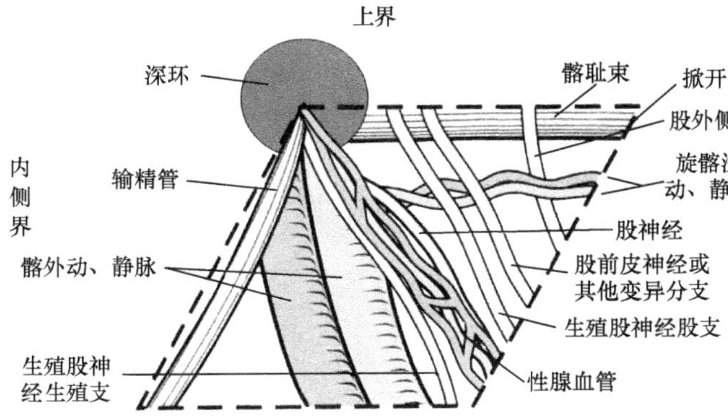

图8-10 死亡三角

注：引自赵玉沛，吕毅. 消化系统疾病. 北京：人民卫生出版社，2016.

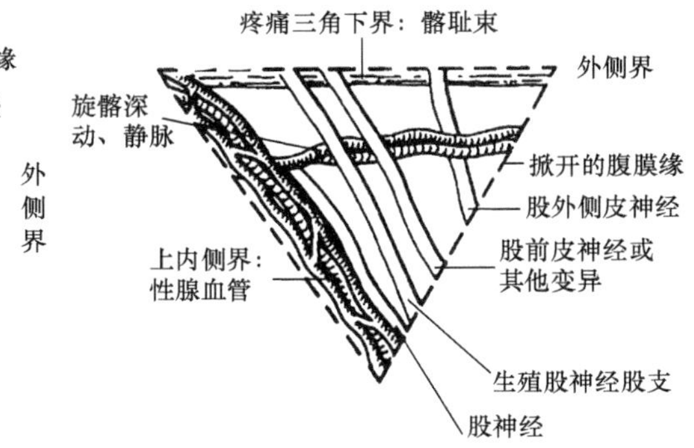

图8-11 疼痛三角

注：引自赵玉沛，吕毅. 消化系统疾病. 北京：人民卫生出版社，2016

免遗漏坏死肠袢于腹腔内。必要时另作腹腔切口探查。④凡施行肠切除吻合术的患者，因手术区污染，在高位结扎疝囊后，一般不宜作疝修补术，以免因感染而致修补失败。

2. 同侧斜疝和直疝并存 手术中处理疝囊时，可游离疝囊使其与腹壁下动、静脉和腹膜前脂肪、腹横筋膜分离，这样可把较小的直疝疝囊牵至腹壁下血管外侧，与斜疝疝囊融合成一体，然后按斜疝手术方法处理。直疝疝囊较大而不能将其牵至腹壁下血管外侧时，可横向切开腹横筋膜，切断结扎腹壁下动、静脉，充分显露两个疝囊，切除冗赘的疝囊，最后横向缝合腹膜和腹横筋膜。如被黏附于直疝疝囊内侧壁的膀胱所牵涉，可予以分离，使其自行整复至正常位置。

3. 滑动性腹股沟疝 该情况占腹股沟疝总数的3%～6%，随年龄增长有增多的趋势。滑动性斜疝多于直疝，右侧多于左侧。斜疝下滑内脏在右侧以盲肠为主（图 8-12），偶有部分升结肠下滑者，在左侧以乙状结肠为主。直疝下滑内脏通常是膀胱。本病在术前常未被诊断，最初应用疝带有效，以后逐渐出现疼痛不能忍受疝带压迫者，应考虑滑动性腹股沟疝的可能。腹股沟疝伴有排尿困难或膀胱刺激征可能是膀胱滑入疝囊所致。多数滑动性腹股沟疝是手术中意外发现的，甚至有在术中仍未被识破者，如按一般易复性疝的术式处理，不但可引起一些医源性损伤（如肠管供血血管损伤、肠管或膀胱被切开或剥破），而且达不到预期的手术效果，故对其应有充分认识。

4. 复发性腹股沟疝 采用传统的疝囊高位结扎加修补术治疗腹股沟疝，术后复发率为 2%～5%，甚至高达 10%。老、中年患者腹股沟疝复发通常多于青少年患者，术前病程长者多于病程短者，直疝多于斜疝。复发有以下因素。

（1）主观因素：多因不熟悉解剖、操作欠妥所致。常见的原因为未找到真正的疝囊或初次手术时，存在需要手术处理的疝以外的疝，如未发现斜疝和直疝并存情况，游离或缝合疝囊时不慎撕裂、疝囊颈结扎不在高位、疝囊颈荷包结扎线留有空隙、宽大的内环未予修补、修补方法选择不当、髂腹下或髂腹股沟神经受损伤、手术区并发感染或初次疝手术时，经彻底探查并排除伴发疝，疝修补手术也是成功的，手术后再发生疝，但解剖部位不同，出现新发疝等。此类复发多在手术后 1 年内发生。

（2）客观因素：包括代谢异常或高龄者组织老化所致腹壁薄弱或愈合不良、肥胖、腹内压增高未消除、先前手术因绞窄而未予修补、术后过早参加体力劳动等。

在疝手术的部位再次发生疝，称真性复发疝。遗留疝和新发疝又称假性复发疝。无论复发疝是何种类型，均应尽早再次手术。

疝再次修补手术的基本要求是：①由具有丰富经验的、能够作不同类型疝手术的医师施行；②所采用的手术步骤及修补方式只能根据每个病例术中所见决定，而辨别其复发类型并非必要。嵌顿性复发疝不宜行手法复位，因瘢痕组织缺乏弹性。手术操作要特别细致，解剖层次要清楚，务必要发现上次手术的缺陷并加以纠正。一般病例可采用 McVay 或 Bassini 法修补，腹壁损害较严重者可采用 Shouldice 法。更可靠的方法是采用成形术。对于老年患者，可考虑切除精索与睾丸，便于完全封闭腹股沟管内、外环。

（五）手术并发症

除与一般外科手术具有共性的并发症外，腹股沟疝手术可有以下主要并发症。

1. 血肿或残留疝囊积液 血肿多发生在疝囊大而游离时剥离面大的患者。如剥离限于囊颈区而原位留置疝囊体部，可减少其发生。部分囊体原位留置而

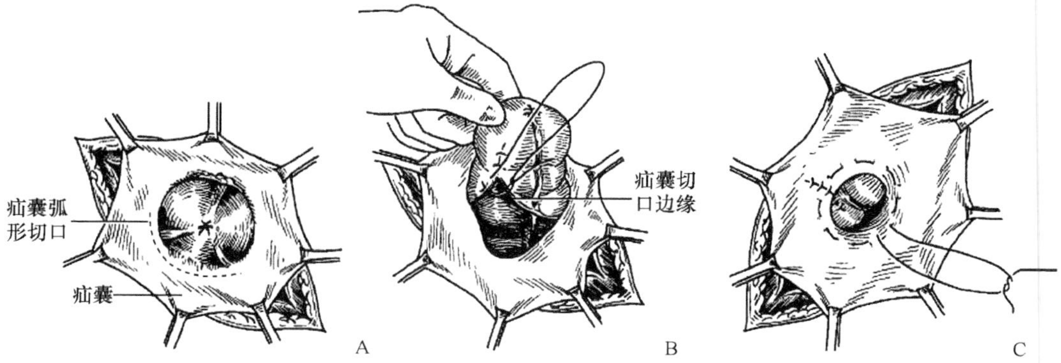

图 8-12 右侧滑动性斜疝的疝囊处理

注：A. 疝囊弧形切开；B. 游离盲肠后纵形缝合疝囊切口；C. 回纳盲肠后缝合疝囊颈部；引自赵玉沛，吕毅. 消化系统疾病. 北京：人民卫生出版社，2016

其断口过于狭小者可能导致囊内积液。血肿和囊内积液均可在手术后早期表现为手术区或阴囊肿块，有时能被误认为疝修补失误而复发，但肿块并不向腹内延伸而且上界是可以辨认的。血肿小者可自行吸收，大者则常需抽吸。残囊积液鲜有自行吸收者，可试行抽吸，无效时多需手术，敞开积液囊，便于液体被周围组织吸收。

2. 腹股沟区灼痛 灼痛部位可涉及阴茎根部、阴囊上部（女性阴阜、大阴唇）和大腿上端内侧皮肤。行走、弯腰和过伸髋部可使灼痛加重。灼痛的原因是髂腹股沟神经和生殖股神经生殖支受损（包括切断、缝扎、瘢痕牵扯或压迫等）。前者常发生于切开外斜肌腱膜和外环时，切开或缝合提睾肌筋膜或腱膜弓与腹股沟韧带或耻骨梳韧带时；后者常与提睾肌筋膜的切开和缝合有关。

3. 手术区腹肌无力 通常是髂腹下或髂腹股沟神经损伤的结果，并成为腹股沟疝手术后复发的原因之一。髂腹下神经损伤最常见于切开外斜肌腱膜后游离其内上叶时，也可发生于上提已结扎的囊颈残蒂固定于腹横肌深面时，固定用缝线扎住位于内斜肌表面的神经。

4. 精索损伤 剥离疝囊和为加强腹股沟管后壁而游离精索都可导致精索损伤。如果精索中所含的精索内动脉（睾丸动脉）受到损伤，将导致缺血性睾丸炎或睾丸萎缩，因为与它吻合的输精管动脉细小而不足以单独维持睾丸的血供需要。此外，疝修补术中在建的内环和外环如过于狭小而压迫精索血管及游离精索被扭曲等均可导致精索血流不畅。

5. 膀胱损伤 修补术中把联合肌腱缝至腹股沟韧带或耻骨梳韧带时，如进针太深，有刺入膀胱的可能。游离疝囊颈过高而超越疝门水平时，有可能损害隐于腹膜前脂肪中的膀胱。膀胱作为滑动疝的组成部分，如未被识别，也可能在游离疝囊时受到损伤。充盈的膀胱更容易损伤。

6. 血管损伤 腹股沟区有一些较大的血管通过，它们可因粗暴操作、缝针误穿、缝线撕伤而导致损伤，有粥样变的血管受损概率增多。内环区的操作（缓解嵌顿、内环整复、腹横筋膜整修等）可损伤腹壁下动脉，显露耻骨梳韧带和 McVay 法修补时可损伤股静脉，利用腹股沟韧带的修补缝合中进针过深可损伤髂外动脉或股动脉。这些血管损伤时，出血较多汹涌，压迫止血难以奏效，需充分显露后再行结扎或修补。

7. 腹腔镜插口疝 随着腹腔镜疝修补手术问世，近年来有一些腹腔镜进腹处发生腹壁疝的报道。这实际上是一种切口疝，常表现为壁间疝。因疝门不大，此疝可能嵌顿。为避免其发生，拔镜后，插口应缝合。

8. 使用生物材料的并发症 由于疝手术概念的改进，生物材料的应用日益广泛。主要并发症有：由于材料的空隙结构易残留细菌，而中性粒细胞和巨噬细胞不易进入而引起的感染；补片的移位、与腹内组织或器官的粘连，甚至断裂，并与消化道器官的机械摩擦及材料的侵蚀而发生消化道瘘等。关键在于手术材料革新及术中对网片的固定，并避免其与腹内器官接触。

（储诚兵　陈　杰）

第3节 股　疝

通过股环、股管、卵圆窝向大腿根部突出的腹外疝称为股疝。股疝比腹股沟疝更易发嵌顿、绞窄等并发症，病死率更高需急诊手术，甚至肠切除。

【流行病学】★★★△△△

股疝发病率居腹外疝第2位，它约占腹外疝发病总数的5%。股疝发生率女性多于男性，比例约为5∶1。在女性患者中，股疝的发病率和年龄增长成正比，约有42%的股疝发生于65岁以上的女性。男性股疝患者多数有腹股沟疝修补手术史。对老年人而言，所有急诊施行疝修补术的病例中有44%为股疝。儿童偶发生股疝。

【解剖学】★★★△△△

腹股沟韧带深面的空间被筋膜组织分成2个间隙，内侧间隙主要被股动脉和股静脉所占据。股静脉内侧有一长约1.5cm、上宽下窄而呈漏斗形的管状空隙，称为股管。股管内含有脂肪组织、疏松结缔组织和少数淋巴结。管的上口为股环，呈卵圆形，长径约1.25cm（女性略大于男性），其内界为腔隙韧带外缘，外界为股静脉内侧壁，前缘为腹股沟韧带，后缘为耻骨梳韧带。股管下段弯向体表，管口为覆有筛板的卵圆窝，其中心点的投影在耻骨结节下方4cm略偏外侧处。卵圆窝是大腿阔筋膜上的一个空缺，其上缘呈镰状，组织较为坚韧（图8-13）。

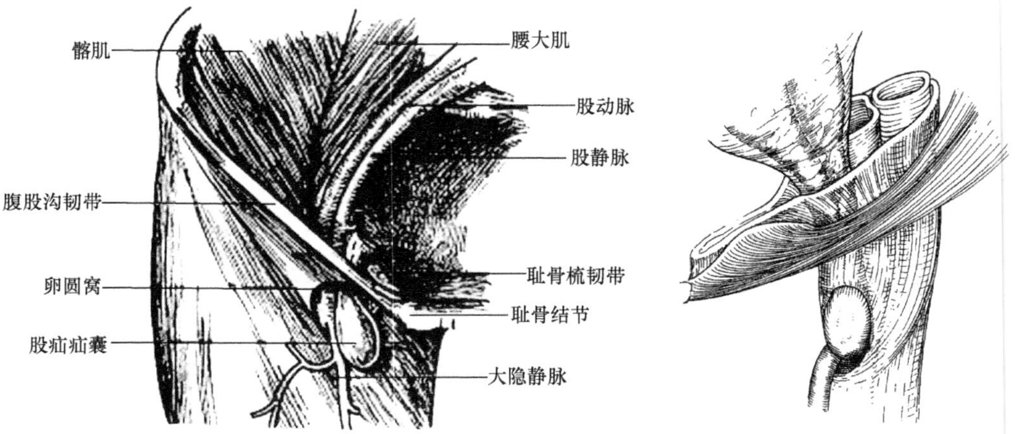

图 8-13 股疝疝囊的突出途径

注：引自赵玉沛，吕毅．消化系统疾病．北京：人民卫生出版社，2016

【病因】★★★△△△

在腹内压增高的情况下，对着股管上口的腹膜，被下坠的腹内脏器推向下方，经股环向股管突出而形成股疝。女性因骨盆较宽大而平坦，联合肌腱和陷凹韧带较薄弱，股环大于男性，致股管上口宽大松弛，加之妊娠时腹压增高及腹壁组织的过度拉伸，使得女性股疝发病者明显多于男性。由于股管几乎是垂直的，疝块在卵圆窝处向前转折时形成一锐角，且股环本身较小，周围又多坚韧的韧带，因此股疝最易嵌顿。在腹外疝中，股疝嵌顿者最多，高达60%。股疝一旦嵌顿，可迅速发展为绞窄性疝，应特别注意。

【临床表现】★★★△△△

股疝常在腹股沟韧带下方卵圆窝处表现为一半球形的突起。平卧回纳内容物后，疝块有时并不完全消失。由于囊颈较狭小，咳嗽冲击感也不明显。易复性股疝的症状较轻，常不为患者所注意，肥胖者更易疏忽。一部分患者可在久站或咳嗽时感到患处胀痛，并有可复性肿块。

股疝如发生嵌顿，除引起局部明显疼痛外，也常伴有较明显的机械性肠梗阻，严重者可以掩盖股疝的局部症状。

【诊断】★★★△△△

股疝典型的临床表现是以疼痛和（或）腹股沟肿块（可以是无症状的）为主诉，体格检查大腿前内侧，腹股沟韧带下方可触及肿块，伴或不伴有触痛。辅助检查包括B型超声、CT、MRI，这些检查可帮助明确诊断，但临床诊断主要还是依靠体格检查。

【鉴别诊断】★★★△△△

鉴别诊断包括腹股沟疝、脂肪瘤、肿大淋巴结、大隐静脉曲张结节样膨大和冷脓肿。

一、腹股沟疝

腹股沟疝位于腹股沟韧带的内上方，股环则位于腹股沟韧带的外下方。应注意的是，较大的股疝除疝块的一部分位于腹股沟韧带下方外，一部分有可能在皮下伸展至腹股沟韧带上方（表 8-2）。

表 8-2 腹股沟疝和股疝的鉴别

鉴别要点	腹股沟疝	股疝
与耻骨结节的关系	外上方	外下方
检查腹股沟韧带内侧时让患者咳嗽	疝出现腹股沟韧带上方	疝出现腹股沟韧带下方
按住长收肌的外侧，即股动脉内侧约1指宽处，让患者咳嗽	疝出现	疝保持回纳状态

二、脂肪瘤

股疝疝囊外常有一增厚的脂肪组织层，在疝内容物回纳后，局部肿块不一定完全消失。这种脂肪组织有被误诊为脂肪瘤的可能。两者的区别在于脂肪瘤的基底并不固定，活动度较大，股疝基底是固定且不能被推动的。

三、肿大淋巴结

淋巴结炎症多在同侧下肢、腹壁、外阴、会阴、臀部或肛部。找到原发感染灶或皮损，嵌顿性或绞窄性股疝则多有急性肠梗阻表现。

四、大隐静脉曲张结节样膨大

卵圆窝处结节样膨大的大隐静脉在站立或咳嗽时增大，平卧时消失，可能被误诊为易复性股疝。压迫股静脉近心端可以是结节样膨大增大。此外，下肢其他部分同时有静脉曲张对鉴别诊断有重要意义。

五、冷脓肿

最简单的鉴别方法是腹股沟韧带中点摸到股动脉的搏动，冷脓肿应在其外侧，偏髂窝处，且触之有波动感；而股疝则在其内侧。脊柱及髂窝区检查有助于进一步鉴别。

【治疗】★★★△△△

股疝容易嵌顿，一旦嵌顿可迅速发展为绞窄性疝。同时，由于股疝好发于老年女性，一旦合并绞窄，因疝内容物缺血引起患者死亡的概率极高。因此，股疝诊断确定后，应及时进行手术治疗。嵌顿性疝或绞窄性股疝应进行紧急手术。

股疝是腹股沟疝的一种，和腹股沟斜疝从腹横筋膜的内环经腹股沟管突出或直疝直接从腹横筋膜缺损的直疝三角凸出一样，股疝也是以腹膜为疝囊，从腹横筋膜缺损处经耻骨肌孔突出的疝。因此，股疝的修补术也不可避免需要遵循和腹股沟疝修补术一样的原则，游离并切除疝囊，修补腹横筋膜的缺损，并通过缝合腱膜加强对缺损的修补。最常用的手术是McVay法，将腹横肌的肌腱缝合至耻骨肌线，进行股鞘重建。另一方法是在处理疝囊之后，在腹股沟韧带下方把腹股沟韧带、腔隙韧带和耻骨肌筋膜缝合在一起，借以关闭股环。

进行嵌顿性或绞窄性股疝手术时，因疝环较小，回纳疝内容物有一定困难。遇有这种情况时，可切断腹股沟韧带以扩大内环。但在疝内容物回纳后，应仔细修复已被切断的内环。

治疗股疝的3种经典手术路径：经股部手术路径、经腹股沟手术路径、经腹膜前手术路径。经股部这种低位手术路径适用于简单易回纳的股疝，特别是比较瘦的患者，以及只能施行局部麻醉的虚弱患者。经腹股沟手术路径对于同时存在同侧腹股沟疝的股疝患者下最佳的手术路径，因为在修补股疝的同时可修补该侧腹股沟疝。腹膜前手术路径适用于存在股疝嵌顿或肠梗阻，已经施行过腹股沟手术，股疝合并腹股沟疝或双侧股疝的患者。目前更倾向应用生物材料行无张力股疝修补术或股疝的腹腔镜修补。

（储诚兵　陈　杰）

第4节　腹壁切口疝

腹内器官经手术切口所致缺损突出于体表者为切口疝。

【流行病学】★★★△△△

临床上比较常见，占腹外疝的第3位。腹部手术切口获得一期愈合者，切口疝的发病率通常在1%以下；如切口发生感染，则发病率可达10%；伤口哆开者高达30%。

【解剖学】★★★△△△

大多数腹壁疝出现在前腹壁，前腹壁中央的垂直线就是白线，半月线标志着腹直肌鞘的外缘。腹内斜肌在半月线处分成两层，在上2/3腹部腹内斜肌腱膜包绕腹直肌，而在下1/3腹部半月线所在区域被称为Spigelian筋膜，该处是疝好发部位之一。

由外向内构成前腹壁的各层结构依次为：皮肤、皮下组织层、肌腱膜层、腹横筋膜层。皮肤，前腹壁皮肤的天然弹力线或Kraissl线呈横向分布。在脐上这些线呈水平分布，在脐水平以下呈略向内下的斜向分布。沿着或平行于这些线做皮肤切口愈合后瘢痕形成少。皮下组织层在下腹部分为两层，浅层富含脂肪组织（又称Campers筋膜），深层则为一层致密的弹力纤维层（又称Scarpa筋膜）。肌腱膜层，由腹外斜肌、腹内斜肌及腹横肌组成，此三肌腱膜形成腹直肌鞘包绕腹直肌，位于腹中线两侧。在脐水平以下4～5cm，腹外斜肌、腹内斜肌、腹横肌腱膜共同走行于腹直肌前方，只有腹横筋膜构成腹直肌后壁，形成弓状线，又称Douglas半月皱襞（图8-14）。腹横筋膜层，腹横筋膜由两层结构构成，强韧的前层位腹横肌深面，并与腹横肌肌腱紧密融合，腹横筋膜后层较薄位于腹膜外脂肪前方，腹壁下血管走行于两层腹横筋膜双层间隙（Bogros间隙）之中。腹膜前无张力疝修补术的补片就应该置入此处。

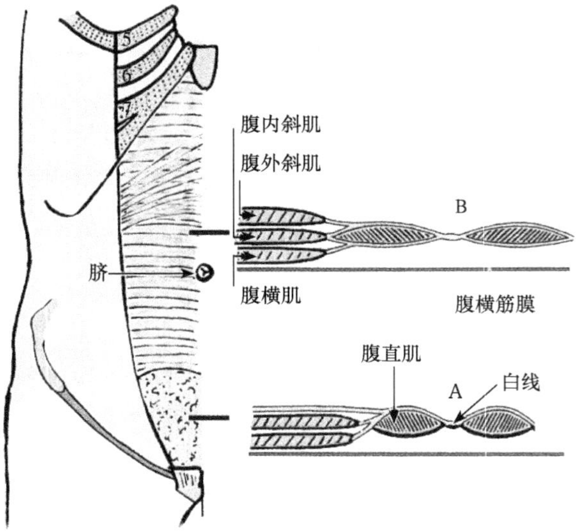

图 8-14 左侧腹直肌后鞘

注：A．弓状线上方；B．弓状线下方；引自赵玉沛，吕毅．消化系统疾病．北京：人民卫生出版社，2016

【病因】★★★△△△

一、切口感染

切口感染可使一些腹壁组织坏死形成薄弱区或缺损，这是切口疝发病率中最重要的原因。由感染引起的切口疝占总数的 50%。

二、引流物留置

留置引流物的腹部手术，多数有感染因素存在。当引流物选择或留置不当时，可使引流不畅而加重组织损害程度或延长引流物留置时间，另有一些引流管未及时拔除，这些都将影响引流空的愈合为切口疝提供发病概率。

三、切口选择

纵形切口的腹部手术后发生切口疝概率较高。做纵形切口时支配腹壁肌的肋间神经常常被切断（中线切口和旁正中切口可避免）。当切口长且 3 支以上神经被切断时，往往造成切口内侧腹肌萎缩无力而诱发切口疝。特别是下腹部直切口因腹直肌后鞘缺如而承受较大压力，更容易发生切口疝。前后两次手术用相隔一定距离而平行的纵行切口时，两切口之间的肌萎缩更明显。此外，除腹直肌外腹部各肌、腱膜、筋膜和腹直肌鞘的纤维基本都是横向走行的，被纵行切口切断的这些组织在缝合时很容易顺纤维方向被缝线割裂而出现裂口。即使当时已愈合，在尚未完全愈合前，仍可导致腹壁局部抗力下降。腹直肌虽然不受这一影响，但是腹壁肋间神经切断有损其强度。腹白线血供较差，且脐上段因两侧腹直肌内缘之间有一定距离而缺乏肌保护，故上腹部中线切口仍有并发切口疝者。

四、手术基本操作

粗糙而不规范的操作常是引起切口疝的原因。

五、麻醉配合和手术后护理

满意的肌肉松弛情况下腹部切口缝合效果最好。麻醉过浅使创缘难以拉拢，内脏不能静置腹内而干扰切口的缝合，此时也容易发生各种操作失误。气管内吸痰致强烈的咳嗽反应，造成缝合困难或缝合的内层裂开。手术后肠麻痹引起的腹胀、呼吸道感染和恶心呕吐时，腹肌的牵扯也是导致切口疝的诱因。

六、创口愈合不良

切口愈合不良的原因很多，如切口内血肿形成、肥胖、老龄、营养不良、腹内压过高、腹水、腹壁相对薄弱或某些药物（如皮质激素、免疫抑制药、抗凝药等）及疾病（糖尿病、器官功能不全与衰竭、黄疸）。创口愈合不良是腹壁切口疝发生的一个重要因素。

【临床表现和诊断】★★★△△△

腹壁切口疝的主要症状是腹壁切口处逐渐膨隆，有肿块出现。肿块通常在站立或用力时更为明显，平卧休息则缩小或消失。较大的切口疝有腹部牵拉感，伴食欲减退、恶心、便秘、腹部隐痛等表现。多数切口疝无完整疝囊，疝内容物常可与腹膜外腹壁组织粘连而成为难复性疝，有时还伴有不完全性肠梗阻。

体检时可见切口瘢痕处肿块。有时疝内容物可达皮下。若内容物为肠管时可见到肠型和蠕动波，扪之可闻及肠管的咕噜声。肿块复位后，多数可扪及腹肌裂开而形成的疝环边缘。腹壁肋间神经损伤后腹肌薄弱所致切口疝，虽有局部膨隆，但无边缘清楚的肿块，也无明确疝环可扪及。切口疝很少发生嵌顿。

【分型】★★★△△△

腹壁切口疝是一种临床表现多样化的疾病，由于腹部切口的多样性，目前尚无一种分型标准可以涵盖所有的情况。但腹壁切口疝分型有助于比较各种新的修补方法的效果。在分型时，必须要考虑一些重要的因素，包括切口的位置（耻骨上、剑突下）、切口形状（纵形的、横形的、斜形的、联合切口）、缺损的大小（水平和横向分为＜5cm、5～10cm、＞10cm）、疝复发的次数、可还纳性及临床症状。目前常用的切口疝分型标准如下。

一、国内分型

2003 年中华医学会外科学会疝和腹壁外科学组将切口疝分为：①小切口疝，疝环最大距离＜3cm；②中切口疝，疝环最大距离 3～5cm；③大切口疝，疝环最大距离 5～10cm；④巨大切口疝，疝环最大距离≥10cm。

二、国外分型

2001 年欧洲疝学会的分型标准为：①小型切口疝，横径或纵径＜3cm；②中型切口疝，横径或纵径 5～10cm；③大型切口疝，横径或纵径＞10cm。

【治疗】★★★△△△

腹壁切口疝不能自愈，原则上均应手术治疗。其目的为关闭腹膜缺损，聚拢向两侧咧开的腹壁肌筋膜层，重建腹壁解剖结构及生理功能。手术时应尽量切除原有瘢痕组织。显露疝环，沿其边缘清楚地解剖出腹壁各层组织，并在各层之间进行一定范围的游离。疝内容物回纳后，在无张力的条件下拉拢疝环边缘，逐层细致地缝合健康的腹壁组织。随着生物材料在疝和腹壁外科的应用和推广，对缺损较大的切口疝，可通过开放手术或经腹腔镜内置假体网片及自体肌膜组织进行修补，加强腹壁缺损。目前国内外主要使用人工合成材料修补腹壁切口疝。

一、肌前置网修补法

肌前置网修补法（又称 Onlay 术或 Chevrel 术，见图 8-15）于 1979 年由 Chevrel 首先提出。

手术方法：关闭疝囊后，缝合腹直肌前鞘及腹外斜肌腱膜，以合处为中心，将腹直肌前鞘及腹外斜肌腱膜与皮下组织游离。将补片置于腹直肌前鞘及腹外斜肌腱膜上方，补片边缘要覆盖肌筋膜缺损缘 4cm 以上，并用 PDS Ⅱ 线缝合固定。补片和组织之间要缝合固定两圈，补片外缘与组织间有张力的缝合一周，筋膜缺损缘及补片间再缝合一圈，组织和组织之间争取达到无张力关闭。为防止积液，手术后一定要放置闭式引流。

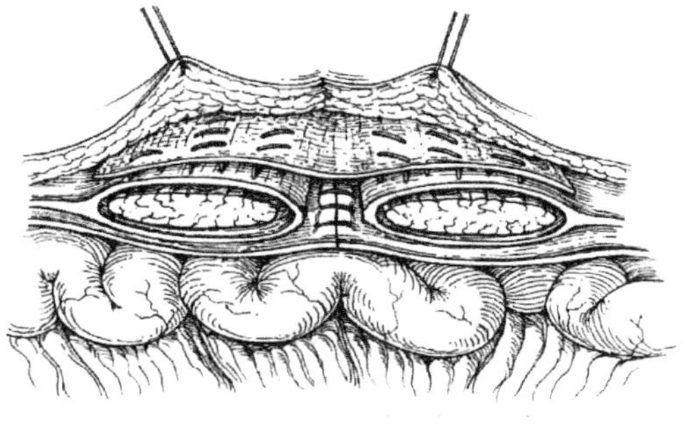

图 8-15 Onlay 术式示意图

注：引自赵玉沛，吕毅. 消化系统疾病. 北京：人民卫生出版社，2016

这种方法相对简单，尤其适用于肌筋膜后间隙难于分离的患者，并且最大限度地减少修补材料与腹腔脏器粘连。该手术优点是不进入腹腔，缺点是手术分离范围大、损伤大，术后易发生皮下积液各手术区不适感明显，补片易被腹压推起，会增加疝复发的可能性。

二、肌后筋膜前置网修补或腹膜前置补片修补法

Rives 在 30 多年前最先叙述了肌后筋膜前置网修补或腹膜前置补片修补法（又称 Sublay 或 Rives-Stoppa 术，见图 8-16），后来法国的 Stoppa 和美国 Wants 在手术方法上进行改进。

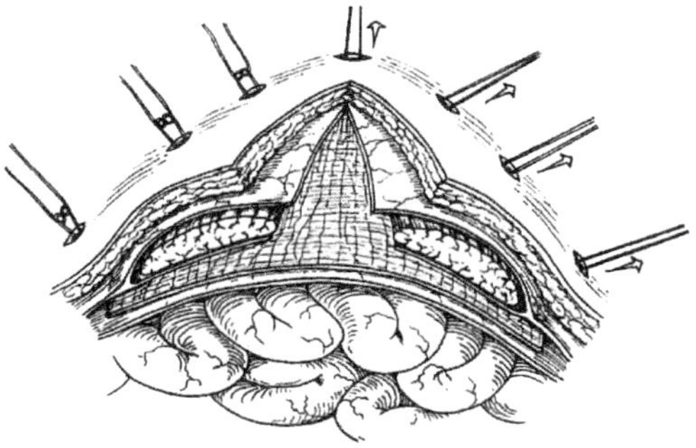

图 8-16 Sublay 术式示意图

注：引自赵玉沛，吕毅. 消化系统疾病. 北京：人民卫生出版社，2016

手术方法：在疝环处，于腹膜与腹直肌后鞘之间向周围分离，建立肌筋膜后方间隙。将补片置于此间隙中，各个方向超越缺损边缘 3～5cm。巨大切口疝无法关闭腹膜层时，需用大网膜作为脏器和补片之间的保护层，如果无大网膜覆则需要用复合材料做修补。

目前这种方法被认为是修补巨大切口疝的最理想方法。优点：补片紧贴腹肌后，便于结缔组织长入与其整合，使补片在腹壁内永久性固定而加固腹壁；补片边缘覆盖超过疝环边缘，腹内压对补片可产生压紧缝合效应，可有效防止疝复发；皮下浆液肿发生率

及远期复发率较低。缺点：手术操作有一定难度，手术时间长，游离筋膜后方间隙创伤较大，易伤及腹直肌的血供。

三、缺损处直接补片置入法

缺损处直接补片置入法（Inlay 术）又称补片与筋缘连续缝合修补术。手术方法：打开疝囊游离粘连，切除疝环边缘所有瘢痕组织，测定缺损的横径。根据缺损大小修剪补片，补片与腱膜缺损边缘做连续缝合。此种方法复发率高，现已较少采用。

四、腹膜内置管修补法

腹膜内置管修补法（intraperitioneal onlay mesh，IPOM）的手术方法：进入腹腔后将防粘连补片置入腹膜腔内，将补片边缘缝合或钉枪固定于腹壁上，缺损周围的完整筋膜接触补片达 5cm。腹腔镜修补腹壁切口疝广义上说也属于腹膜内置网修补法。腹腔镜修补术避免了再次做大切口，并发症少，患者恢复快，减少了术后疼痛和平均住院时间，见图 8-17。

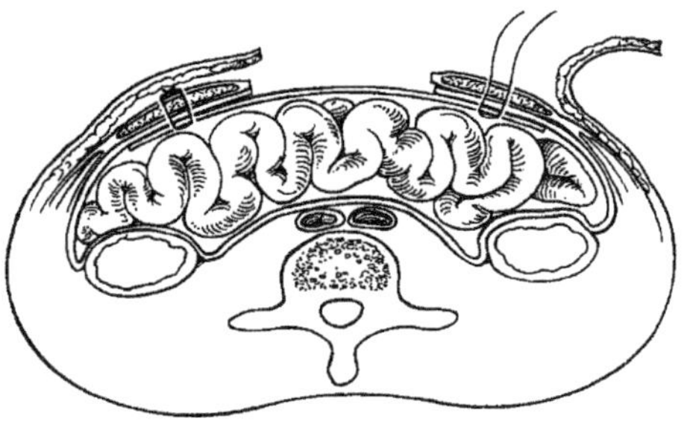

图 8-17 IPOM 术式示意图

注：引自赵玉沛，吕毅. 消化系统疾病. 北京：人民卫生出版社，2016

IPOM 的优点：手术操作较为简单，放置补片容易，不会形成血肿及浆液肿，感染率低。由于补片的一个面直接与腹腔脏器接触，需要使用防粘连或复合补片。

实质上，切口疝人工材料修补术不是真正的无张力疝修补术，它是一个减张手术，减的是组织与组织之间的张力，而组织和补片之间是存在张力的。手术后患者下地、咳嗽时，这种张力会使大多数患者感到切口周围疼痛明显，甚至持续一段时间，而切口疼痛并不明显。

预防感染和手术后腹胀对此类患者极为重要，修补成形后，应给予广谱抗菌药并用腹带捆缠腹部，直至创口愈合。

不能手术的患者可暂用腹带或弹性绷带捆绕腹部，并积极创造手术条件。

五、切口疝术后常见并发症

1. 伤口皮下血肿、积液 伤口皮下血肿、积液是严重的并发症，可以导致伤口裂开，造成补片外露和继发的补片感染。血肿往往是术中止血不严所引起的，而积液是由腹壁组织对补片的炎症反应和补片与组织间的无效腔造成的。因此，术中细致地止血、缝合皮下组织不留死腔可以减少这些并发症的发生率。绝大多数文献都认为在伤口皮下放置引流是必要的，术后最好用腹带加压包扎 2 周。

2. 伤口感染 伤口感染多继发于皮下血肿或由植入缝线和补片等造成。一旦发生感染，对于使用单丝或双丝聚丙烯材质补片的患者来说，可以不用取出补片，通过引流感染区和局部换药大部分伤口就可愈合。对于使用其他材质补片（包括多丝聚丙烯、膨化聚四氟乙烯或复合补片）的患者来说，需要完全取出补片。预防性使用抗生素、术中严格无菌操作、细致地止血、使用不可吸收的单丝合成线固定补片可以有效减少感染发生率。

3. 复发 传统的直接修补手术的复发率为 30%～50%。使用人工材料修补的切口疝复发率明显地降低，2004 年美国疝学会年会报道，腹膜内置网片修补和腹腔镜修补的复发率为 2%～3%，明显低于其他方法（约 5%）。大部分学者认为，腹壁切口疝的复发与否与疝的大小无明显相关。复发的原因包括术中遗留缺损、补片放置位置不合适、补片不够大或缝合固定不够导致从补片边缘再发。另外，合并有前列腺增生、慢性便秘、慢性阻塞性肺疾病、吸烟或长期从事搬运重物等患者有复发的风险。术后用腹带加压包扎对预防复发有一定作用，一般建议术后继续打腹带 3～6 个月。在术后 6 个月内属于结缔组织愈合期，在此期间应避免所有剧烈运动和重体力劳动。

4. 腹腔间室综合征 切口疝术后最为急骤且危险的并发症，常见于巨大切口疝患者。原因是在没有充分准备的条件，手术贸然回纳多量疝内容物，升高腹内压，限制横膈运动，减少回心血量，引起呼吸、肾衰竭。

5. 其他并发症 肠粘连、肠瘘偶有报道，原因与使用的聚丙烯或聚酯补片直接与肠管接触有关，术中应尽量避免发生或使用防粘连补片。

（储诚兵　陈　杰）

第5节 脐 疝

发生于脐部的腹外疝统称为脐疝，它是最常见的中线筋膜缺损。在所有的疝病中，脐疝的报道约占10%，虽然不如腹股沟疝发病率高，但是脐疝可引起较明显的并发症。脐疝是常见的儿童外科疾病，仅次于鞘膜积液和腹股沟疝。

【解剖学及病因】★★△△

腹壁的胚胎发育过程非常复杂。腹壁和肠道的发育始自妊娠第3周直至第12周。发育过程中，体腔囊消失后，脐管形成，脐疝通过腹壁脐孔闭合过程中的薄弱缺损而形成。脐缺损筋膜缘在胚胎期的第3周形成。闭塞的脐动静脉和脐尿管包含于脐下部以形成保护，而脐上部的薄腱膜存在潜在的弱点，易形成疝。

婴儿脐疝多属先天发病，是由于出生时脐环未闭，可表现为啼哭时脐疝脱出，安静时肿块消失，极少发生嵌顿和绞窄。成年人脐疝通常为后天性，以脐旁疝为主，发病率远低于婴儿脐疝。女性脐疝的发病率通常为男性的3～5倍。脐旁疝的发生是白线和脐筋膜缺损的结果，脐筋膜是腹横筋膜的直接延伸。脐旁疝的疝门并非脐环而是紧靠脐环上缘或下缘的白线上的裂隙或缺损处，最常发生的位置是在脐上白线处，但也可发生在脐下。它们可与脐疝同时发生，也可是多发，尤其是存在腹直肌分离时。

小儿腹压增高的常见原因多是啼哭，而成年人多为怀孕、恶性肿瘤、腹水和过度肥胖。儿童脐疝和成年人脐疝无明显关系，通常仅10%的成年人脐疝患者在儿时即有此病。

脐疝早期疝内容物多为大网膜，继而可有横结肠或小肠疝出。成年人脐疝内容物易与疝囊粘连而转为难复性疝。

【临床表现】★★★△△

婴儿脐疝可在脐带脱落后数天或数周脐部出现一半球状肿块，婴儿哭或用力时脐部表现为锥形突出，当压脐部时可能有腹部钝痛或疼痛，嵌顿者不多，并发症非常少见。肿块多位于脐环右上部，疝环直径大小常在1cm左右，很少超过2cm。

成年人脐疝通常表现为脐部可复性包块，包块两侧以腹直肌鞘内侧为缘，前界以白线为缘，后界以脐筋膜为缘构成脐管突出。因此，这类疝易于嵌顿和绞窄。如果疝病史较长，筋膜常有多处缺损。患者因受突出大网膜及疝本身重量的牵扯可有上腹不适或隐痛，并有咳嗽冲击感；由于对胃或横结肠牵拉，可能出现胃肠症状；有部分肠梗阻者可出现腹部绞痛；若疝囊巨大，可包含多个脏器，从而出现相关的一系列症状。病史长的病例，甚至可发现邻近皮肤表面糜烂和感染。

【诊断及鉴别诊断】★★★△△△

婴儿脐疝结合症状、体征多可做出诊断，如果诊断可疑，动态超声可用来确定诊断。需与其他发育异常相鉴别，其中最重要的是脐膨出。在后者，脐带是在薄化的无血管双层透明囊的顶端。囊本身不为皮肤所覆盖，但可见周边的皮肤向囊上行走一个短的距离。在完整的囊内小肠可移动而无粘连或炎症。另外，脐肉芽肿是一种脐部亚急性感染，可用硝酸银治疗。如果治疗2～3次不见效，应考虑脐息肉、脐肠系膜管、脐尿管等。脐肠系膜管和脐尿管残留物也可在脐内产生囊块。同时，也应排除转移瘤的可能。但在儿童中，这种情况罕见。

成年人脐疝诊断较易，较大的疝由于大网膜粘连于疝囊，常难于还纳。若疝病史较长，常有多处筋膜缺损。

【治疗】★★★△△△

婴儿脐疝大部分不治而愈，原则上不需要手术修补，早期修补先天性脐疝的指征包括疼痛、疝嵌顿和绞窄。脐环大小是脐疝自行闭合的一个重要决定因素，在小儿2岁之前可采取非手术疗法。若2岁后脐环直径仍>1.5cm，可手术治疗。原则上，5岁以上儿童脐疝均应采取手术治疗。为促进脐环闭合，可用胶布粘贴或硬物堵闭脐环等方法防止疝块突出至少半年。也有采用注射聚糖苷或透明质酸以闭合小儿脐疝的微创治疗方法，但是其远期疗效需要进一步的随访加以确认。

成年人脐疝无自愈可能，任何非手术治疗均无效。择期手术病例需要确定潜在的伴随疾病，并在手术前尽可能改善全身状况。由于成年人脐疝易转为难复性或发生嵌顿、绞窄，应在消除腹压增高因素的前提下，尽早进行手术治疗。

开放式疝修补术仍然是此类疝的主要治疗方法，由于传统修补方式有较高的复发率，目前脐疝的修补治疗已发展到无张力修补技术。传统脐疝手术修补较为简单，在游离疝囊、回纳内容物、结扎疝囊颈后，适当游离疝门周围组织，酌情分层进行横向或纵向缝合疝门及邻近各层组织（特别注意腹直肌前鞘的缝合），多能获得满意的效果。对于疝门较大的脐疝或偶然发生的手术后复发，可用假体网片植入或贴补以加强缺损区。随着腹腔镜技术在腹部外科的发展，腹腔镜脐疝修补术应用越来越广泛。大多数原发性腹壁疝修补术可用直径5mm的Trocar来完成，在腹壁一侧远离脐部放置一个10mm的Trocar作为视窗孔，在脐和视窗孔连线的两侧各放置一个直径5mm的Trocar作为操纵孔将疝内容物回纳。对于这些疝的处理，最关键的是切除腹膜和腹膜前脂肪，若留在原位，这些组织仍会被感觉到。一旦发现筋膜出现缺损，测量其大小，选择补片的大小通常需超过缺损边缘5cm。分别贯穿缝合固定补片上下方及两侧的筋膜层，随后使用内镜钉合器沿补片外缘一周固定，以防内疝发生。若疝缺损大，则加行贯穿筋膜层的缝合。

脐疝手术后也宜用弹性绷带或腹带加压包扎，以止血和减少血清肿形成，有利于手术创口的愈合。术后一般不限制患者活动。但由于术后不适，患者应避免瞬间剧烈活动。具体情况应根据患者的体质、年龄、修补方式及工作要求而定。

【并发症】★★△△

小血肿和瘀斑比较常见，经观察可逐渐消退。大的修补术可发生血清肿，通常经数周至数月可逐渐消退。尽量避免穿刺抽吸血清肿，以减少感染发生的概率。若患者发生切口感染，需相应的对症处理，合理的方法是敞开皮肤切口和皮下脂肪组织，并延期缝合。是否取出感染的补片有赖于医师的判断。通常根据使用补片的类型和感染是否波及补片，来决定是否取出补片。仔细止血和使用吸引引流可减少这些并发症的出现。单纯的蜂窝织炎经使用抗生素后可消退。

除了局部问题外，这些患者常有呼吸和心血管并发症，可能需要长期住院，围术期应积极预防处理。脐疝的准确复发率尚不清楚，如果在张力下缝合大的缺损或同时有一个脐旁疝被遗漏或伤口感染，都有可能发生疝复发，人工材料修补可明显降低脐疝的复发率。

（刘子文）

第6节 白 线 疝

白线疝是发生于腹壁中线的腹外疝，绝大多数为发生在剑突与脐之间的筋膜缺损，故也被称为上腹部疝。它仅次于脐疝，是第二常见的中线腱膜－筋膜层缺损。

【解剖学及病因】★★△△

白线由腹直肌鞘的腱膜组成，从剑突延至耻骨联合，是双侧腹直肌在中线的交汇部位，垂直贯穿腹壁。白线是前腹壁疝最好发部位。大多数开腹手术经正中切口进腹，故切口疝多位于该部位。同时，绝大多数原发性前腹壁疝经白线发生。脐上方白线较脐下方宽，白线区腹壁缺乏坚强的腹直肌的保护而强度较弱，因此，白线疝在脐上部发生率较高，下腹部两侧腹直肌靠得较紧密，白线部腹壁强度较高，故很少发生疝。在尸体解剖研究中发现，脐上白线的平均宽度约为1.7cm，脐下约为0.7cm。

白线在两侧腹直肌前、后鞘融合处的两侧肌鞘纤维交错成网状，这一结构可使白线做出形态和大小改变以适应在躯体活动或腹壁呼吸活动时的变化，如在伸长时白线变窄，缩短时变宽。但当腹胀时需同时伸长和展宽，较大的网眼成为白线上的薄弱点导致疝的发病。此种薄弱点可有多个同时存在，故白线疝可能多发。绝大多数白线疝为单发，体积小，偶尔体积较大。白线的浅表只有皮肤和皮下脂肪组织。在上腹区的白线深面是腹横筋膜、腹膜外脂肪、镰状韧带脂肪和腹膜。白线疝最初表现为腹膜前脂肪经白线凸出，随着病程进展，可形成中线皮下或腹直肌鞘裂隙处的疝囊。疝囊内通常为大网膜，肠管罕见。网膜突入疝囊可能发生粘连（约10%），但很少发生嵌顿。白线疝筋膜缺损直径从几毫米到几厘米不等，约20%的患者有多处筋膜缺损存在。白线疝的发生率尚不清楚，一般在儿童少见，好发于成年人，男女发病比约为3∶1。

遗传和吸烟对白线疝形成有一定影响，但腹腔压力增高是一个明确的因素，其与腹壁纤维抵抗力降低在疝发生的过程中共同起重要作用，故白线疝好发于体力活动多的青年男性和腹壁松弛的肥胖女性。

【临床表现】★★★△△△

白线疝的症状可与其体积大小不符。大部分（高达 75%）白线疝无症状。最常见的表现是包块，早期白线疝疝块小、无症状，但可在做腹部其他检查时摸到包块。有症状的疝主诉各不相同，而且许多似乎与疝无关。常见的症状包括：上腹钝痛、烧灼痛或痉挛性疼痛，有时放射到下腹部，背或胸部；恶心、进食后呕吐、腹胀、消化不良或偶尔便秘。典型疼痛是在用力时上腹痛，常于弯腰和站立时加重，仰卧位和俯卧位时减轻。白线疝的症状与腹腔内其他疾病的症状相似，如有症状的胆石症或消化性溃疡，故需行全面检查以排除其他原因导致的腹痛。

嵌顿多见于小疝，可发生在 50% 以上的病例中，但绞窄罕见。腹膜前脂肪嵌顿可导致脂肪绞窄，出现局部疼痛和水肿。由于疝内容物或神经血管束受压，患者通常在该部位有剧烈腹痛。腹内脏器的嵌顿和绞窄非常罕见，与器官嵌顿有关的症状也罕见。大多数白线疝较小，仅有腹膜前脂肪进入疝囊。然而疝的大小变化很大，大者可包含腹膜前脂肪、大网膜、胃、肝、结肠或小肠。

【诊断及鉴别诊断】★★★△△△

若白线疝的缺损足够大，可在中线上触及一个包块，则体格检查有助于明确诊断。对于难触摸到包块，尤其是肥胖患者，通常在白线有一个局部触痛区，甚至在疝被还纳后仍存在。当患者伸展，咳嗽或仰卧位抬头屈颈时肿块变的更明显，也可诊断白线疝。若需将白线疝与皮下肿瘤相鉴别，并查明上腹痛的真正病因，腹部超声和 CT 检查有助诊断。实时超声可显示疝囊内的肠管蠕动或 CT 检查显示肠袢内造影剂或空气构形。但最后的诊断仍需经外科探查确定。经以上方法，诊断应无困难，但实际上白线疝被漏诊或误诊为消化道疾病者不少见。这是因为白线疝发病率低、疝块小，故常被经验不足的医师所遗漏，尤其是在平卧位检查时，疝块已复位且疝门又小，以致不能发现问题。即使是平卧后疝块并未消失，因疝块小而且是腹膜前脂肪组织，容易与皮下脂肪相混淆可漏诊。因此，凡遇有上述症状的患者，应以一个手指顺白线自剑突至脐进行仔细触摸，才有可能触及其微小有压痛的肿块或白线上的缺损。对于肥胖患者更需仔细检查。如有疑问，应嘱患者坐起或站立进行检查，更易触及肿块。

【治疗】★★★△△△

小而无明显症状的白线疝可不必治疗，症状明显者则需手术修补，手术是永久性治愈白线疝的唯一手段。儿童白线疝并不常见，大部分疝能逐渐自愈，可对儿童白线疝进行观察。决定是否行外科治疗应根据儿童年龄、疝的类型及症状严重程度而定。手术修补时一般只需切除突出的脂肪组织，并缝合白线缺损和腹壁其他层次即可。如有疝囊可见，则结扎囊颈、切除囊体或将其推入疝门内，然后缝合缺损。白线缺损较大者，可用合成纤维网片修补，其放置位置同切口疝一样置于腹膜前腹肌后平面。大部分并发症同其他疝手术，常见伤口感染和浆液肿，但发生率低。

对于中线切口的大小仍存有争议。一种方法从剑突到脐整个的显露中线，避免遗漏多发性缺损。另一种方法是只显露缺损本身及周围约 2cm 的正常筋膜。一旦疝被还纳或切除，将一手指伸入缺损做上下方探查，以确定术前检查时可能不明显的其他缺损。如果摸到其他缺损，将皮肤切口延伸到这些缺损处，随后将白线切口延长，把所有缺损连成一体，用不可吸收线作一期缝闭缺损。白线疝也可采用腹腔镜人工材料修补，方法同脐疝，使用的补片需要略大，手术效果通常是满意的。

（刘子文）

第7节 闭 孔 疝

闭孔疝是指腹膜外脂肪或肠管由闭孔膨出而形成的盆腔深部疝，盆腔深部疝虽然可引起不适，但是易被医师忽视。

【解剖学及病因】★★△△

闭孔是人体最大的骨性孔隙，由坐骨支和耻骨支构成。它大致呈圆形，被闭孔膜封闭，但其前上部被闭孔神经和闭孔动、静脉穿越处则无筋膜覆盖，仅有腹膜和一些腹膜外组织遮蔽。闭膜管的内口直径约为 1.0cm，位于闭孔膜中央的上方。闭膜管本身是长 2～3cm 的纤维骨性管道，其顶部为耻骨闭孔沟，底部由内、外闭孔肌及其筋膜构成。闭孔疝时，疝块应出现于股三角上内角深层、闭孔管外口的前方，有时从闭孔外肌纤维束之间穿出。

闭孔疝多发生于老年人，以女性居多，发病年龄多在 70～90 岁，有慢性病、体重减轻、腹内压增高、闭孔膜变薄弱等病史或育龄女性。慢性便秘是老年患者罹患此病的高危因素。男性与女性发病比例约为 1∶6，这与女性骨盆宽大、承受更多腹内压力，闭孔上口略大于男性（一般可容纳一手指尖），妊娠使腹内压增高并与盆壁组织松弛等因素有关。疝内容物包含腹膜外组织凸出物、大肠或小肠、阑尾、大网膜、膀胱、子宫、输卵管及卵巢等。双侧闭孔疝的发生率约为 6%。

【临床表现】★★★△△△

沿闭孔神经的放射性疼痛是闭孔疝的特异性症状，又称为 Howship-Romberg 征。闭孔神经受压可引起腹股沟区、股内侧疼痛，并放射到膝部，有麻木感或感觉异常。屈曲、内收髋部时疼痛可减轻，疝嵌顿时则疼痛加剧如刀割样。此征是闭孔疝的特征性表现，可出现于 50% 的患者中，是闭孔疝 4 种主要症状之一，但此征也仅在手术探查发现闭孔疝后才回想起来。

除 Howship-Romberg 征外，肠梗阻最为常见，可见于 88% 的患者，通常表现为急性绞窄性肠梗阻，但肠梗阻的自然病程通常不明确。肠壁疝在嵌顿性闭孔疝中发生率高于其他腹外疝，因此有些患者并无肠梗阻表现。

患者既往还可有类似发作史，反复肠梗阻史，表现为一过性梗阻可自行缓解，约占 30%。

闭孔疝可触及包块，如进行直肠指诊或盆腔检查，可在阴道或直肠侧方触及具有压痛的肿块，压迫肿块可出现或加重 Howship-Romberg 征。然而由于在对腹部隐痛做鉴别诊断时很少考虑到闭孔疝，几乎不会想到去检查闭孔区的肿块。

【诊断及鉴别诊断】★★★△△△

闭孔疝的诊断极为困难，因为疝囊位置深，所有容易漏诊或误诊，术前诊断率不足 10%，无论是临床还是影像学检查均难以诊断。可行腹盆腔 CT 和 MRI 检查，常表现为腹部扩张的肠管。超声检查也可帮助诊断，但并不确切。鉴别诊断需考虑腹股沟淋巴结炎、会阴疝、股疝、髋关节疾病及其他原因引起的肠梗阻等。

【治疗】★★★△△

由于闭孔疝位于深部的耻骨肌和内收肌间，往往不易被观察和触摸到，因此，常常延误诊断，得不到及时治疗。

闭孔疝一经发现，应尽早手术，可经剖腹探查或用腹腔镜方式进行。无论采用何种手术入路，必须全面检查和评估盆腔。如果发现双侧闭孔部位均有缺陷，则必须做双侧疝修补术。一旦确诊闭孔疝，应先回纳疝内容物，打开腹膜前间隙以探查闭孔内口和闭膜管。

经腹手术在进腹后经疝囊颈夹住疝囊体底部，将疝囊至腹内并切开，可显露闭孔管上口，缝合其旁闭孔内肌和闭孔筋膜可封闭此口。如缝合时张力偏高，可采用永久的合成补片加固闭孔膜缺损，补片必须覆盖整个缺损，并超过缺损边缘 2.5～3.0cm，充分固定。最后可结扎疝囊颈并切除囊体。可纳嵌顿肠管有困难时，需切开股三角区，自下而上将疝内容推向腹腔。腹腔镜闭孔疝修补手术优于开放手术，在气腹压力下闭孔疝表现更为直观，修补方法同腹股沟疝 TAPP。

（刘子文）

第 8 节　其　他　疝

腰　　疝

腰疝分为先天性和后天性 2 种，分别占 20% 和 80%。腰疝还可按照解剖位置分为上、下腰疝。

【解剖学及病因】★★△△

上腰疝突出于腰上三角（Grynfeltt-Lesshaft 三角），它前至腹内斜肌后缘，后至骶棘肌前缘，上界为第

12肋和后下锯肌；下腰疝则突出于腰下三角（Petit三角），下界为髂嵴，外界为腹外斜肌，内界为背阔肌。两者都较少见，但前者略多于后者。腰疝一般发生于瘦弱、年迈、肌萎缩、腹内压增高、创伤或手术引起的或其他原因引起的腰肌薄弱或萎缩者。有时为先天性肌发育不良，也有因腰部外伤所致。腰疝的发生率很低。

【临床表现】★★★△△

患者的临床表现各异，主要取决于疝内容物的构成。表现为背部疼痛、腹部不适和侧腹部包块。还有很多腰疝没有特殊症状。腰疝的基底多较宽，嵌顿绞窄者不多，约10%。

【诊断及鉴别诊断】★★★△△

CT检查可显示腰疝缺损部位，由此可以明确诊断。鉴别诊断十分重要，主要与腹壁松弛（无缺损）、肌肉肿瘤、脂肪瘤、创伤后血肿、脓肿和肾肿瘤等疾病鉴别。

【治疗】★★★△△

腰疝需行手术修补，手术前需评估缺损大小和形状。疝门小者，把所属腰三角周边的肌拉拢缝合；疝门大者，不宜勉强拉拢，可行人工网片植入，以及腹腔镜经腹膜后间隙补片修补术。对于症状轻微或年老、体弱有手术禁忌者，可用弹性绷带捆束腰部。

半 月 线 疝

半月线疝（又称Spigelian疝）经腹直肌鞘外侧沿半月线的裂隙样缺损发生。

【解剖学及病因】★★△△

半月线是相当于腹直肌鞘外缘的、伸展于第9肋骨和耻骨结节之间的一条弧线，呈半凹形，也就是腹内斜肌腱膜分裂为两层分别融入腹直肌前、后鞘之处。理论上它虽可发生于此弧线的任何部分，但发生于脐水平以下者占多数，脐上方半月线疝极少见，因腹直肌后鞘终止于此水平而形成一薄弱区。

【临床表现】★★★△△

患者的自觉症状是患处疼痛，腹痛的类型和严重程度不一，通常与疝内容物有关，并随腹压增高而使疼痛加剧，放松后疼痛可减轻。体格检查可显示腹壁上有明显的可复性肿块，但此疝常以腹壁间疝形式出现，疝囊穿透腹横肌和腹内斜肌腱膜后在腹外斜肌深面伸展，由此疝块被遮盖，妨碍做出正确诊断。在嵌顿病例中，症状和体征都更加明显。

【诊断及鉴别诊断】★★★△△

半月线疝疝囊如同白线疝，突出时也常有腹膜外脂肪为其前导，触及的肿块（通常见于较瘦弱的患者）可被误诊为脂肪瘤，需与其他类型的腹壁疝、血管瘤、囊肿、肿瘤相鉴别。超声和CT检查有助于诊断，但这些检查存在假阴性率。对于该区域存在疼痛而相关检查为阴性的患者，诊断性腹腔镜检查可用于诊断。鉴于以上各情况，其诊断一般较困难。由于此疝易嵌顿，往往是在嵌顿后因肠梗阻进行手术时才被发现和确诊。

【治疗】★★★△△

半月线疝应行外科修补治疗，手术原则与其他腹外疝相同。疝缺损≤2cm并且无风险因素，通常可借单纯缝合消除缺损；疝缺损≥2cm或存在风险因素，可采用补片修补；若具备腹腔镜疝修补的足够经验，可采用腹腔镜手术修补。在胃肠道明显污染的情况下，不采用合成补片。

（刘子文）

参 考 文 献

[1] 陈杰. 实用疝外科手术技巧. 北京：北京科学技术出版社，2008.

[2] 吴阶平，裘法祖. 黄家驷外科学. 7版. 北京：人民卫生出版社，2008.

[3] 吴孟超，吴在德. 黄家驷外科学. 7版. 北京：人民卫生出版社，2008.

[4] 马颂章. 疝外科学. 5版. 北京：人民卫生出版社，2003.

[5] 唐健雄. 腹壁疝外科治疗学. 4版. 上海：上海科学技术出版社，2014.

[6] 唐健雄. 疝外科手册. 上海：上海科学技术出版社，2016.

第9章 腹部损伤

第1节 概 述

【流行病学】★★△

腹部损伤包括机械性损伤、化学性损伤和放射性损伤，是战时及意外伤中最常发生的事件之一，发病率平时占各种损伤的0.4%～1.8%，且多为多发伤，伤情复杂，部位隐匿，在诊断和治疗方面给医师带来极大挑战。近年来随着交通事故的日益增多，腹部损伤愈发多见，Foley报道因车祸丧生的270人中，47%死于钝性腹部伤。

腹部损伤包括机械性损伤、化学性损伤和放射性损伤。本章主要讨论机械性损伤。

【病因与病理】★★★△△△

一、腹部损伤分类

腹部损伤可分为开放性和闭合性两类。开放性损伤按腹膜是否破损又分为穿透伤（90%～95%伴内脏损伤）和非穿透伤（5%～10%因冲击效应致内脏损伤）。穿透伤中有入口、出口者为贯通伤，有入口无出口者为非贯通伤（又称盲管伤）。闭合性损伤可仅限于腹壁，也可同时兼有内脏损伤。开放性损伤即使涉及内脏，其诊断常较明确；但闭合性损伤体表无伤口，很难确定有无内脏损伤，常贻误手术时机，导致严重后果，故闭合性腹部损伤更应引起临床重视。医源性损伤主要由腹腔或相邻部位手术和某些侵入性诊疗操作造成。医源性损伤若能及时发现，处理大多不难且预后良好，但若延误诊断及治疗，可致严重后果。

二、常见病因及病理变化

开放性损伤常由刀刺、枪弹、弹片所致，闭合性损伤常系坠落、撞击、挤压等钝性暴力所致。无论开放或闭合，都可导致腹内脏器损伤。开放性损伤中最易累及的器官依次为肝、小肠、胃、结肠、大血管等；闭合性损伤中依次是脾、肾、小肠、肝、肠系膜等。胰、十二指肠、膈、直肠等由于解剖位置较深，损伤发生率较低。

腹部损伤的严重程度，是否涉及内脏、涉及什么内脏等情况在很大程度上取决于暴力的强度、速度、着力部位和作用方向等因素。同时也受到解剖特点、内脏原有病理情况和功能状态等内在因素的影响。如肝、脾组织结构脆弱、血供丰富、位置比较固定，受到暴力打击容易导致破裂，尤其是原来已有病理情况存在者；上腹受挤压时，胃窦、十二指肠第三部或胰腺可被压在脊柱上而断裂；肠道的固定部分（上段空肠、末端回肠、粘连的肠管等）比活动部分更易受损；充盈的空腔脏器（饱餐后的胃、未排空的膀胱等）比排空者更易破裂。

【临床表现】★★★△△△

由于病因及伤情的不同，腹部损伤后的临床表现可有很大差异，从无明显症状体征到出现重度休克，甚至处于濒死状态。主要病理变化是腹腔内出血和腹膜炎。

一般单纯腹壁损伤的临床症状和体征轻微，可仅表现为受伤部位疼痛、局限性腹壁肿胀压痛，或有时可见皮下瘀斑，很少伴恶心、呕吐等胃肠道症状。

肝、脾、胰、肾等实质器官或大血管损伤的主要临床表现为腹腔内或腹膜后出血，包括面色苍白、脉率加快，严重时脉搏微弱，血压不稳，甚至休克。腹痛呈持续性，一般不剧烈，腹肌紧张、压痛及反跳痛也不如空腔脏器破裂时严重。但肝破裂伴较大肝内胆管断裂时，胆汁溢出或胰腺损伤伴胰管断裂，胰液溢入腹腔，可出现明显的腹膜刺激征。体征最明显处一般为损伤所在。肩部放射痛提示肝或脾的损伤，此症状在头低位数分钟后尤为明显。肝、脾被膜下破裂或肠系膜、网膜内出血可表现为腹部包块。移动性浊音虽然是内出血的有力佐证，但是对早期诊断帮助不大。肾损伤时可出现血尿、肾区绞痛、排尿困难等。

胃肠道、胆道、膀胱等空腔脏器破裂的主要临床表现是弥漫性腹膜炎。腹膜刺激征程度因空腔器官内容物不同而异。胃液、胆汁、胰液刺激最强，肠液次之，血液最轻。上消化道损伤时，漏出的胃液或胆汁强烈刺激腹膜，可立即引起剧烈腹痛、腹肌紧张、压痛、反跳痛等典型腹膜炎表现。下消化道破裂时，漏出物化学刺激性较轻，腹膜炎体征出现较晚，程度较轻，呈渐进性，但造成的细菌性污染远较上消化道破裂时重。部分伤者出现气腹征，之后可因肠麻痹而出现腹胀，严重时可发生感染性休克。胃、十二指肠或结肠破裂后可有肝浊音界缩小或消失。腹膜后十二指肠破裂的患者有时可出现睾丸疼痛、阴囊血肿和阴茎异常勃起等症状体征。胃、十二指肠损伤可有呕血，直肠损伤常出现新鲜血便。

多发性损伤临床表现更为复杂。意识障碍的伤员往往不能提供腹部症状，腹部外的严重损伤如颅脑损伤、胸部损伤、脊柱骨折可掩盖腹部损伤，造成漏诊。

【辅助检查】★★★△△

一、X 线检查

凡腹内脏器损伤诊断已确定，尤其伴有休克者，应抓紧时间处理，不必再行 X 线检查以免加重病情，延误治疗。如伤情允许，有选择的 X 线检查还是有帮助的。

胸部 X 线片及平卧位腹部 X 线片最为常用，酌情可拍骨盆片。骨折的存在可能提示有关脏器的损伤。腹腔内游离气体为胃肠道（主要是胃、十二指肠和结肠，少见于小肠）破裂的确证，可表现为膈下新月形阴影，或侧卧位时的“苍穹征”（侧腹壁下积气）和“镰状韧带征”（韧带下积气）或仰卧位时的“双肠壁征”（在肠腔内外气体衬托下，肠管内外壁清晰可见）。维持所需体位 10 分钟后再行 X 线检查可提高阳性率。一般腹腔内游离气体超过 50ml 时，腹部 X 线片可呈阳性表现。腹膜后积气（可有典型的花斑状阴影）提示腹膜后十二指肠或结直肠穿孔。腹腔内有大量积血时，小肠多浮动到腹部中央（仰卧位），肠间隙增大，充气的左右结肠可与腹膜脂肪线分离。腹膜后血肿时，腰大肌影消失。胃右移、横结肠下移、胃大弯有锯齿形压迹（脾胃韧带内血肿）是脾破裂的征象。右膈升高、肝正常外形消失及右下胸肋骨骨折，提示有肝破裂的可能。左侧膈疝，多可见胃泡或肠管突入胸腔。右侧膈疝诊断较难，必要时可作人工气腹以此鉴别。

X 线检查可显示金属异物位置及数目，结合投射物入口部位，可有助于推测其在体内的轨迹及可能伤及的脏器。当怀疑胃或十二指肠破裂，可于胃管注入泛影葡胺并转动卧位后摄片，若造影剂从腔内溢出即可确诊。静脉或逆行肾盂造影，可有助于诊断泌尿系统损伤。当刺伤或枪伤不能确定是否穿透腹膜时，可行伤道造影。

二、诊断性腹腔穿刺术

诊断性腹腔穿刺适用于怀疑腹腔内出血或空腔脏器穿孔者，阳性率达 90% 以上。穿刺时患者一般取半卧位或平卧位，少量腹水者可嘱患者向拟穿刺侧侧卧位 5 分钟，可提高阳性率。穿刺点的选取应避开手术瘢痕、肿大的肝和脾、充盈的膀胱及腹直肌，以下腹部多见，最多选于脐和髂前上棘连线的中外 1/3 交界处或经脐水平线与腋前线相交处。有骨盆骨折者，应在脐平面以上穿刺以免刺入腹膜后血肿而误诊为腹腔内出血。穿刺针应选取针尖角度较钝且能穿过细塑料管的穿刺套管针。穿刺方法：皮肤消毒，局部麻醉成功后持穿刺针垂直刺入皮肤后以 45° 斜刺入腹肌，然后垂直刺入腹腔，当针头阻力消失时表示针尖已进入腹膜腔。拔出针芯，把有多个侧孔的针管送入腹腔，进行抽吸；如抽不到液体，可变换针头方向、塑料管深度或改变体位再抽吸；如仍一无所得，可经针头注入生理盐水 20～30ml，停留片刻后再次抽吸。观察抽出液体的性状（血液、胃肠内容物、胆汁、浑浊腹水等），推测何种脏器受损，必要时收集标本作细胞计数、细菌涂片及培养。疑有胰腺损伤可测淀粉酶含量。如抽出不凝血，则提示实质性器官破裂所致内出血，迅速凝固者多为针头刺破血管所致。若能抽出数毫升不凝血，即可诊断腹腔内出血。腹腔穿刺如能正确施行，很少出现假阳性。但有时大网膜可堵塞穿刺针管或腹腔内液体并未流到穿刺区而导致假阴性，因此阴性结果并不能完全排除内脏损伤的可能性，应严密观察，必要时可重复穿刺或进一步改行腹腔灌洗术。

禁忌证：严重腹腔胀气、妊娠中晚期、因既往手术或炎症造成腹腔内广泛粘连及躁动不能合作者，不宜行腹腔穿刺。

三、诊断性腹腔灌洗术

诊断性腹腔灌洗术是将上述腹腔穿刺置入的塑料管向腹内缓慢灌入500～1000ml生理盐水，借虹吸作用使腹内灌洗液流回输液瓶中。取瓶中液体进行肉眼或显微镜下检查，必要时涂片、培养或测定淀粉酶含量。此法对腹内少量出血者比一般诊断性腹腔穿刺术更为可靠，有利于早期诊断并提高确诊率。检查结果符合以下任何一项，即属阳性：①灌洗液含有肉眼可见的血液、胆汁、胃肠内容物或证明是尿液；②显微镜下红细胞计数超过100×10^9/L或白细胞计数超过0.5×10^9/L；③淀粉酶超过100 U；④灌洗液中发现细菌。

大量临床资料总结认为，腹腔灌洗术的诊断灵敏度为95%，特异度为98%～99%，并发症发生率<2%。此外，有10%以上的腹腔灌洗阳性患者经剖腹探查证实并不需手术。因此，不宜把灌洗阳性作为剖腹探查的绝对指征，而应全面检查，慎重考虑再做决定。

四、超声

本检查有安全、迅速、简便、无创伤、可重复进行等优点，在一定程度上可替代腹腔灌洗术。主要用于诊断肝、脾、胰、肾等实质脏器的损伤，可根据脏器的形状和大小提示损伤的部位和程度，以及周围积血、积液等情况。有报道称，通过检查肝肾隐窝内有无液体积聚来诊断内脏损伤，其灵敏度为82%～85%，特异度为94%～100%。超声还能对诊断尚未明确者和已确诊为实质脏器破裂正在接受非手术治疗的患者进行动态观察，但本检查受气体干扰较大，因此，对空腔脏器损伤的判断受限。此外，检查者经验对检查结果有一定影响。

五、计算机体层摄影

计算机体层摄影（computed tomography，CT）检查对判断实质脏器损伤及其范围程度有重要诊断价值，尤其是腹膜后损伤。CT比超声更为准确，假阳性率和假阴性率均较低。对空腔脏器损伤，CT检查意义不大，如口服或鼻胃管注入造影剂，则对十二指肠破裂的早期诊断很有帮助。但CT检查对设备要求较高，且价格较高，尤其是需要搬动患者且费时，因此仅适用于病情稳定又需进一步明确诊断者。

六、诊断性腹腔镜

诊断性腹腔镜检查主要用于一般状况良好，而临床难以判断有无腹内脏器损伤的患者。通过腹腔镜可清楚地观察到腹内脏器情况，如有损伤，有些可在腹腔镜直视下进行治疗；如无损伤，则避免较大腹部切口的阴性探查。有报道称，腹腔镜的诊断价值不亚于剖腹探查，且创伤比剖腹探查小得多。然而，CO_2气腹可引起高碳酸血症并影响呼吸，大静脉损伤时更易发生气体栓塞。虽然目前已开始使用无气腹腔镜，即置入吊扇式拉钩将腹壁提起，无需注入气体即可行探查和简单的修补术，但尚未得到广泛应用。

七、其他检查

可疑肝、脾、胰、肾、十二指肠等脏器损伤，而上述方法未能证实者，可行选择性血管造影。实质器官破裂时，可见动脉像的造影剂外漏、实质像的血管缺如及静脉像的早期充盈。但血管造影属侵入性检查，且要求的设备技术条件较高，费用昂贵，难以普及。磁共振成像（magnetic resonance imaging，MRI）对血管损伤和某些特殊部位的血肿，如十二指肠肠壁间血肿有较高的诊断价值。磁共振胰胆管造影（magnetic resonance cholangiopancreatography，MRCP）尤其适用于胆道损伤的诊断。放射性核素扫描对肝外胆管和脾损伤的定性诊断有一定帮助，但定位准确性远不如超声和CT。

【诊断及鉴别诊断】★★★△△△

详细询问病史和体格检查是诊断腹部创伤的主要手段。伤情紧急情况下，在了解受伤史和体格检查的同时应进行必要的针对性治疗，如维持呼吸道通畅、止血、补液、抗休克等。

一、开放性损伤

开放性损伤大多为穿透伤，而穿透伤多伴有腹内脏器损伤，根据创口脱出的组织（大网膜、肠袢）或创道流出的液体（血液、胆汁、肠液等）可初步判断是何种脏器损伤，此类患者需进行剖腹探查。穿透伤的诊断还应注意以下情况：①穿透伤的入口或出口可能在腹部以外的胸、肩、腰、臀、会阴等部位；②有些腹壁切线伤虽然未穿透腹膜，但是不能排除冲击效应导致内脏损伤的可能；③因受伤时的姿势与检查时可能不同，或投射物常在行进中改变方向，穿透伤的入口、出口与伤道不一定呈直线；④创口大小与伤情严重程度不一定成正比。

二、闭合性损伤

闭合性损伤的诊断关键在于确定有无内脏损伤，

且大多数内脏损伤者需早期手术治疗；如不能及时确诊，可能延误手术时导致严重后果。因此，腹部闭合性损伤的诊断应按以下思路进行。

1. 有无内脏损伤 部分患者伤后早期就诊时腹内脏器损伤的症状尚不明显或单纯腹壁伤伴有明显软组织挫伤，此类患者难以判断。此外，有些伤者在腹部以外合并有其他严重损伤（脑损伤、胸部损伤、长骨骨折等），掩盖腹部内脏损伤表现。因此，短时间内的严密观察十分必要，必须做到：①详细询问受伤史；②认真观察生命体征，注意有无休克征象；③全面而有重点的体格检查；④必要的实验室检查。

确认以下情况之一者，应考虑腹内脏器损伤：①早期出现休克征象者（尤其是出血性休克）；②有持续性，甚至进行性腹部剧痛伴恶心、呕吐等消化道症状者；③有明显的腹膜刺激征者；④有气腹表现者；⑤腹部出现移动性浊音者；⑥有便血、呕血或尿血者；⑦直肠指诊发现前壁有压痛或波动感或指套染血者。腹部损伤患者如发生顽固性休克，尽管可有多发性创伤，其原因一般都是腹内脏器损伤所致。

2. 何种器官受损 应先判断哪一类脏器受损，然后考虑具体脏器和损伤程度。单纯实质脏器损伤时，腹痛一般不重，压痛和肌紧张亦不明显。出血量多时可出现腹胀和移动性浊音。肝、脾破裂后，腹腔内积血可在局部凝固而出现固定性浊音。空腔脏器破裂所致腹膜炎，不一定在伤后很快出现，尤其是下消化道破裂，腹膜炎体征通常出现得较迟。肠壁破口很小的情况下，可因黏膜外翻或肠内容物残渣堵塞暂时闭合而不发展为弥漫性腹膜炎。

以下表现对于确定哪一类脏器破裂有一定价值：①有恶心、呕吐、便血、气腹者多为胃肠道损伤，再结合暴力打击部位、腹膜刺激征最明显的部位和程度确定损伤在胃、上段小肠、下段小肠或结肠；②有排尿困难、血尿、外阴或会阴部牵涉痛者，提示泌尿系脏器损伤；③有膈面腹膜刺激表现伴同侧肩部牵涉痛者，提示上腹脏器损伤，其中尤以肝、脾破裂多见；④有下位肋骨骨折者，提示有肝或脾破裂的可能；⑤有骨盆骨折者，提示有直肠、膀胱、尿道损伤的可能。

3. 是否有多发性损伤 由于现代交通运输工具的发展和工农业生产方式的改变，多发损伤的发病率日益增高。多发损伤可能有以下几种情况：①腹内某一脏器有多处破裂；②腹内 1 个以上脏器受到损伤；③除腹部损伤外，尚有腹部以外的合并损伤；④腹部以外损伤累及腹内脏器。无论哪种情况，在诊断和治疗中都应提高警惕，注意避免漏诊，否则必将导致严重后果。各种多发伤的处理应贯彻全局观点，在救治过程的不同阶段，抓住伤情的主要矛盾，以变化的眼光看问题。对血压偏低或不稳的颅脑损伤者，经一般处理后未能及时纠正休克，应考虑到腹腔内出血的可能；在没有脑干或呼吸抑制的情况下，应优先处理腹腔内出血。

【治疗】★★★△△△

一、非手术治疗

对于轻度的单纯实质性脏器损伤（生命体征稳定或仅有轻微变化）或一时难以确定有无内脏损伤的患者，可行非手术治疗。但在非手术治疗的同时均应密切观察病情变化，以决定下一步是否需进行手术治疗，并掌握手术的时机和适应证。观察的内容包括：①每 15～30 分钟测定 1 次脉率、血压和呼吸；②每 30 分钟检查一次腹部体征，注意腹膜刺激征的程度及范围的改变；③每 30～60 分钟测定一次红细胞计数、血红蛋白和血细胞比容，并复查白细胞计数是否增加；④必要时可重复进行诊断性腹腔穿刺术或灌洗术。

观察期间应做到：①不随意搬动患者，以免加重伤情；②禁用或慎用镇痛药，以免掩盖症状；③禁食水，疑有空腔脏器破裂穿孔者或有明显腹胀者应进行胃肠减压；④积极补液扩容，防治休克；⑤注射广谱抗生素以预防或治疗可能存在的腹内感染。

观察过程中如有以下情况出现，一般表示有内脏损伤，应考虑剖腹探查：①全身状况有恶化趋势，出现口渴、烦躁、脉率增快、体温增加、红细胞计数进行性下降或白细胞计数增加；②腹膜刺激征进行性加重或范围扩大；③肠鸣音减弱、消失或出现明显腹胀；④膈下游离气体表现；⑤出现移动性浊音；⑥腹腔穿刺抽出气体、不凝血、胆汁或胃内容物；⑦出现呕吐或血便；⑧积极救治休克而情况不见好转或继续恶化。

二、急救、抢救和术前准备

对于单纯腹壁的轻度损伤或未穿透腹膜的非贯通伤，处理原则与一般的软组织损伤相同，不再赘述。而腹部穿透性损伤或高度怀疑腹内脏器损伤的腹部闭合性损伤多需手术治疗，应采取必要的急救措施，积极做好术前准备，力争早期手术治疗。

1. 伤情复杂者优先处理对生命威胁最大的损伤 对于伤情严重者，应首先处理对生命威胁最大的损伤。首先解决呼吸道梗阻，纠正呼吸循环紊乱；其次要迅速控制明显的外出血，处理开放性气胸或张力性气胸，尽快恢复循环血容量，控制休克及进展迅速的脑外伤。对于腹内脏器损伤，实质性脏器损伤易造成大出血，故往往优先处理。

2. 积极抗休克治疗 腹部创伤患者易发生休克，伤情严重者应建立多条静脉通道进行快速补液，及时输入全血。监测中心静脉压，对输液量及输液速度有重要的指导价值。合理补充血容量，力争收缩压升至90mmHg以上进行手术，可增加手术安全性。如经积极抗休克治疗仍不能纠正休克，应考虑腹腔进行性出血可能，在抗休克的同时迅速剖腹探查，抢救生命。空腔脏器破裂者，多属感染性休克，发生较晚，一般应有效控制休克的情况下进行手术。感染较重者，虽然经大量抗生素治疗，仍不能控制病情，休克状态难以纠正，也可在抗休克的同时进行手术治疗。

3. 积极术前准备，尽早施行确定性手术 高度怀疑或已明确诊断的腹内脏器损伤者，应做好紧急手术准备，力争早期手术。疑有空腔脏器或明显腹胀时，应持续胃肠减压，观察胃内有无出血。意识不清、伤情严重者应留置尿管，记录尿量。对于诊断明确者，可给予镇静药或镇痛药。腹部创伤的病死率与伤后至确定性手术的时间间隔密切相关，伤后数小时内获得确定性手术者，大多可治愈。

三、剖腹探查

有无内脏损伤是决定剖腹探查的主要因素，患者的个体情况关系到手术时机的选择。剖腹探查时应当遵循“抢救生命第一，保全器官第二”的原则。探查应遵循系统、有序的原则，要求动作迅速、轻柔、细致，全面探查和重点探查相结合，既有重点，又要按一定顺序进行，以免遗漏。正确的剖腹探查可挽救患者的生命，而错误的剖腹探查或错误时机的探查则会给患者带来不必要的痛苦，甚至危及生命。

1. 手术适应证 根据腹部创伤的不同情况，剖腹探查指征包括以下几点。①早期穿透性损伤，一般指伤后6～12小时，特别是合并脏器脱出或有肠液、胆汁、粪便或尿液从创口流出者，均应手术治疗。②虽然为腹部穿透性损伤，但是无腹内脏器脱出或消化液流出，且伤后时间过久（24～48小时），如一般状况良好，未出现腹膜炎体征，可继续非手术治疗，同时严密观察。如病情变化，出现腹膜炎体征，则应进行剖腹探查。③闭合性腹部损伤，如腹膜刺激症状明显，同时有腹胀、肠鸣音减弱或消失，腹内积气或出现移动性浊音等症状，或伴消化道出血，都应尽快手术治疗，不宜过久等待。④曾有休克症状的腹部创伤患者，如经抗休克治疗得以缓解后腹部阳性体征出现，应立即进行剖腹探查，如患者经输血补液血压回升，但输血减慢或停止后血压明显下降，则说明腹内存在活动性出血，应在输血的同时尽快进行剖腹探查。⑤患者入院时受伤超过72小时，但存在腹膜炎症状且炎症无局限化倾向，应手术治疗。⑥临床症状虽不明显，但经影像学检查、腹腔穿刺或腹腔灌洗后证明确有内脏损伤者，或伤后24小时仍不能排除腹内脏器损伤者，也应行剖腹探查，不宜过久等待阳性体征出现而延误病情。

2. 麻醉选择 麻醉首选气管内麻醉，既能保证麻醉效果，又能根据需要供氧，并防止术中发生误吸。胸部有穿透伤者，无论是否有血胸或气胸，麻醉前均应先做患侧胸腔闭式引流，否则在正压通气时可发生张力性气胸。

3. 切口选择 切口既要满足彻底探查腹腔内所有部位的需要，还要保证能快速切开和缝合，且创伤较小。常用正中切口，进腹迅速，出血少，可根据需要向上下延长或向侧方添加切口，甚至进入胸腔。对于腹部开放伤原则上应在伤口附近做正中、旁正中或经腹直肌切口，不可通过扩大伤口去探查腹腔，以免伤口导致感染和愈合不良。但在手术结束后，经适当清创，可将原创口作为引流管出口。

4. 腹腔探查的顺序 探查应系统、全面、有序，做到既不遗漏伤情，也不做多余、重复的翻动。进腹后首先迅速吸尽积血或积液，清除凝血块，保持术野清晰。可根据腹腔内容物决定探查顺序，如切开腹膜时见大量鲜血自腹腔溢出，表明有实质性脏器或血管破裂。探查顺序为先探查脾、肝、肠系膜、肾、盆腔脏器等，后探查胃肠；如有气体或食物残渣表示胃肠道破裂，应先探查胃肠；如有粪样液体或粪块，则表示回肠下段或结肠损伤；如见到胆汁，应先探查肝外胆道及十二指肠。如经以上初步探查仍未找到明确损伤病灶时，应再对腹腔脏器进行有步骤的系统检查，探查顺序原则上应先探查肝、脾等实质性器官，同时探查膈肌、胆囊、肝外胆道有无损伤。接着从胃开始，逐段探查十二指肠球部、空肠、回肠、结肠及它们的系膜，然后探查盆腔器官。有怀疑时可切开胃结肠韧带显露网膜囊，检查胃后壁和胰腺。右上腹腹膜后见血肿或胆汁和气体时，可切开后腹膜探查十二指肠二、三、四段，以及肾、肾上腺、输尿管等。探查过程中发现出血性损伤，应随时进行止血；如发现肠管破裂或穿孔，应先用肠钳夹闭，防止肠内容物继续漏出，然后继续探查，最后进行修补。对于锐器穿通伤，一定要探查至伤道的最末端，以免遗漏。待探查结束，对伤情做出全面评估，然后按轻重缓急逐一处理。原则上先处理出血性损伤，后处理穿破性损伤；对于穿破性损伤，应先处理污染重的损伤，后处理污染轻的损伤。

5. 腹腔出血的处理 探查时可根据术前怀疑的受损脏器，并结合凝血块集中的部位（一般为出血灶），寻找出血部位，并迅速控制活动性出血。肝、脾、肠系膜和腹膜后的胰、肾是常见的出血来源。左侧腹腔血凝块较多者，应先探查脾有无破裂，再检查肝左叶和左肾，然后探查肝右叶。如右侧腹腔血凝块较多者，则应先从肝开始探查。如发现腹膜后血肿，无继续扩大或搏动者，则无须切开后腹膜，但疑有髂血管破裂或肾活动性出血、胰腺损伤时，应切开后腹膜探查处理。

查明出血来源后，应迅速进行止血。根据解剖关系先用手指压迫相应的供血动脉，然后做进一步处理。如肝破裂出血时，可以手指伸入小网膜，压迫肝十二指肠韧带，然后考虑将破裂的肝组织缝合修补或切除。脾破裂猛烈出血时，则可先捏住脾蒂暂时阻断血流，再根据脾损伤的具体情况考虑作全脾切除术、部分脾切除术或脾缝合修补术等。肠系膜血管损伤时可将肠管推向左侧，暴露肠系膜根部右缘，然后用拇指和示指捏住肠系膜上动静脉，暂时阻断血流，再进一步处理。若肠系膜中、小血管破裂时，必要时可行肠系膜血管结扎或肠袢切除；小肠系膜两层之间有较大血肿，应切开一侧浆膜，清除血块，处理破裂血管。较大的肠系膜血管破裂应考虑缝合修补或血管移植。若有猛烈出血，一时无法判明其来源而失血危及生命时，可用手指或大纱布压迫主动脉穿过膈肌处，暂时控制出血，争取时间补充血容量，再查明原因止血。找到出血部位后，对出血脏器进行适当处理，然后继续系统探查，不可发现一处出血后，固定在此作长时间的处理，而任由其他部位继续出血。

6. 空腔脏器破裂的探查 纤维蛋白沉着最多，炎性水肿最明显，脓苔最集中之处一般为穿孔的部位，可借助该特点及大网膜游走方向寻找损伤破裂部位。如发现破裂处，应以肠钳暂时控制消化道内容物外溢，然后由此分别向远、近侧进行探查。如一时无法确定损伤部位，应按一定顺序检查各个空腔脏器；一般先检查横结肠系膜以上的胃、十二指肠、胆道，再检查横结肠系膜以下的空肠、回肠、结肠及直肠，最后检查腹膜后的膀胱、输尿管等。检查空腔脏器损伤时需注意以下几点：①小肠系膜缘处的小穿孔常表现为肠壁和系膜交界处的血肿，需注意以防遗漏。小肠损伤有时穿孔可达十余处，因此，对小肠损伤绝不可满足于一处或两处穿孔的发现，而忽视其他肠段的检查，更不可发现一处就处理一处，应等到了解全部伤情后，根据具体情况决定处理方案。对于小段肠管的多处穿孔，有时行肠段切除效果要优于逐个缝合修补。②胃前壁有破裂时，可切开胃结肠韧带，探查胃后壁和胰腺，胰周或胰腺被膜下有血肿，可切开胰腺被膜探查胰腺有无损伤。③“间位肠管”，如十二指肠和升、降结肠，切勿因发现腹腔内部分的破损而忽视腹膜后破损。因此，凡十二指肠第二段外侧有腹膜后血肿、气肿或黄染时，需切开后腹膜探查十二指肠第二段；横结肠系膜根部有血肿时，需探查十二指肠第三段；如发现升、降结肠前壁或侧壁有破裂或血肿时，必须切开其侧方的腹膜，检查腹膜外部分；横结肠的部分肠壁为网膜所覆盖，有时需切开胃结肠韧带从小网膜腔内进行探查；发生在结肠肝曲和脾曲的损伤也因位置较深而易被忽视。

7. 关腹前腹腔的处理 脏器损伤处理完毕后，应彻底清除腹腔内的积血、消化液、组织碎块、食物残渣和粪便等异物，并用大量温生理盐水多次冲洗，然后吸净，恢复腹内脏器的正常解剖关系。应特别注意勿使膈下和盆腔积存液体，以免形成术后脓肿。抗生素冲洗不能预防腹腔感染，不予提倡。有以下情况者，应放置引流：①肝、胆、胰、十二指肠及结肠损伤者；②空腔脏器修补后有可能发生溢漏者；③局部已形成脓肿者；④有较大裸露创伤且继续渗出者。术后只需短暂（1～3天）引流者，可选用烟卷引流；需较长时间（4天以上）引流者，宜用乳胶或硅胶管引流；若估计可能出现胆、肠、胰瘘者，可放置双套管以备负压吸引和冲洗。

8. 切口缝合 腹壁切口污染不重者，可用丝线分层缝合。污染较重者，依次用生理盐水及甲硝唑注射液冲洗后放置乳胶片引流，仍可一期缝合；可暂不缝合皮肤和皮下组织，留作延期处理。对于贫血、低蛋白血症者和老年人，可加行减张缝合。

四、损伤控制外科理念的应用

腹部严重创伤、出血，尤其是多发性创伤，患者常出现严重酸中毒、低温、凝血障碍及高分解代谢等状态，此时如进行较复杂的确定性手术，往往会进一步加重机体内环境紊乱，易发生多器官功能不全综合征。这种情况下，“损伤控制外科（damage control surgery，DCS）”应运而生。腹部损伤时DCS主要分为3个阶段：①简洁复苏后快速止血和控制腹腔感染；②对患者进行重症监护和复苏，纠正生理功能紊乱；③实施确定性手术，包括探查和修复、细致止血、修复血管、恢复胃肠道连续性和闭合腹腔等。

【并发症】★★△△

腹部损伤特别是腹腔脏器损伤患者，由于伤情本身甚至手术处理过程，会发生一些特有的后期并发症，如腹壁疝、腹部创伤后肠梗阻、短肠综合征、肠瘘、胰腺假性囊肿和创伤性胰腺炎等。

【预后】★★△△

腹部损伤病情严重，常威胁患者生命。除全身合并伤的因素外，腹部创伤预后主要取决于以下几个方面：①损伤脏器的数目；②何种脏器受伤；③脏器损伤的严重程度。Moore 等综合考虑以上 3 方面因素，提出了"腹部穿透伤指数（penetrating abdominal trauma index，PATI）"的概念，把损伤的腹部脏器分别归入不同的危险系数组：胰腺与十二指肠的危险系数为 5；大血管、肝及结肠直肠危险系数为 4；脾、肾、肝外胆道危险系数为 3；胃、小肠、输尿管危险系数为 2；膀胱、骨及小血管危险系数为 1。每种损伤按严重程度从轻到重分别定为 1～5 分。受伤脏器的危险系数与其严重程度的乘积，即该脏器评分；受伤脏器评分相加，即是该患者 PATI。资料表明，PATI 超过 25 分者，病死率和并发症发生率远超 25 分以下者，说明 PATI 能比较正确地反映腹部损伤的严重程度，对评估预后有一定的指导意义。对于闭合性腹部创伤的评价，该方法也有一定的参考价值。美国创伤外科学会制定的器官损伤评分法（organ injury scale，OIS）进一步统一了腹部每个器官损伤的分级标准（详见后文各章节），被创伤外科界广泛应用。

当然，任何的评价方法只能侧面反映伤情，患者真正的预后与转归，在很大程度上取决于诊断和治疗的及时性和有效性。

（孙　备　赵忠杰）

第2节　脾　破　裂

【流行病学】★★★△△

脾质地脆弱，是腹部内脏最容易受损伤的器官之一。脾损伤的发生率在各种腹部创伤中可达 40%～50%。交通事故造成的脾破裂居首位（占 50%～60%），其次为坠落伤、打击伤、刀伤等。在腹部开放性损伤中，脾破裂约占 10%；在腹部闭合性损伤中，脾破裂占 20%～40%。单纯脾破裂病死率约为 10%，若合并多发伤，病死率可达 15%～25%。

【病因与病理】★★★△△△

根据损伤原因不同，脾破裂可分为外伤性、医源性和自发性破裂 3 类。外伤性脾损伤占 85% 以上，其中又可分为开放性和闭合性损伤 2 类。开放性脾损伤多由枪伤或锐器伤所致，多伴有邻近器官如胃、肠、横膈、胸膜等的损伤；闭合性脾损伤多由坠落、打击、挤压等直接或间接暴力造成。医源性损伤多因术中操作不当引起，如胃或左半结肠手术中过分牵拉胃脾韧带或脾结肠韧带、纤维结肠镜强行通过结肠脾曲、复苏时猛烈的胸外按压等。自发性脾破裂临床少见，多发生于病理性肿大的脾，如肝硬化、血吸虫病、疟疾、传染性单核细胞增多症和淋巴系统恶性疾病等。

按病理解剖不同，脾破裂可分为中央型破裂（破在脾实质深部）、被膜下破裂（破在脾实质周边部分）和真性破裂（破损累及被膜）3 种。前 2 种因被膜完整，出血量受到限制，可形成血肿而最终被吸收。但血肿（特别是被膜下血肿）在微弱外力影响下，可以突然转为真性破裂，导致诊治中措手不及。真性破裂最为多见，破裂部位较多见于脾上极及膈面，有时在裂口对应部位有下位肋骨骨折存在。破裂如发生在脏面，尤其是邻近脾门者，有撕裂脾蒂的可能，可迅速导致休克，甚至死亡。

【分级】★★★△△△

脾损伤分型分级目前尚未达成统一标准。国际上较常用的分级标准为 1994 年 AAST 制定的Ⅴ级标准（表 9-1）。

表 9-1 脾损伤的分级

级别	损伤类型	损伤描述
Ⅰ	血肿	被膜下，＜脾表面积 10%
	裂伤	被膜撕裂，实质裂伤深度＜1cm
Ⅱ	血肿	被膜下，占脾表面积的 10%～50%；或者实质内血肿直径＜5cm
	裂伤	被膜撕裂，实质裂伤深度 1～3cm，未累及脾小梁血管
Ⅲ	血肿	被膜下，＞脾表面积 50% 或仍继续扩大；被膜下或实质内血肿破裂；或者实质内血肿直径≥5cm 或继续扩大
	裂伤	实质裂伤深度＞3cm 或累及脾小梁血管
Ⅳ	血肿	实质内血肿破裂伴活动性出血
	裂伤	累及脾段或脾门血管，导致＞25% 脾组织失去血供
Ⅴ	裂伤	脾完全碎裂
	血管伤	脾门血管损伤，全脾失去血供

注：Ⅰ级和Ⅱ级脾损伤若为多发，则损伤程度增加 1 级

中华医学会外科学分会脾脏外科学组于 2000 年制定了我国脾损伤分级标准，具体如下：Ⅰ级，脾被膜下破裂或被膜及实质轻度损伤，手术所见脾破裂长度≤5.0cm，深度≤1.0cm。Ⅱ级，脾裂伤总长度＞5.0cm，深度＞1.0cm，但脾门未累及；或脾段血管受累。Ⅲ级，脾破裂伤及脾门部或脾部分离断；或脾叶血管受损。Ⅳ级，脾广泛破裂；或脾蒂、脾动静脉主干受损。

【临床表现】★★★△△△

脾破裂的主要临床表现为腹痛、腹膜刺激征、腹腔内出血和出血性休克。临床症状的轻重主要取决于脾损伤的性质和程度、出血的速度和多少及有无其他脏器的合并伤或多发伤等。

仅有被膜下破裂或中央型破裂的患者，主要表现为左上腹疼痛，呼吸时可加剧；同时脾多有肿大，且具有压痛，腹肌紧张一般不明显，多无恶心、呕吐等症状。完全性破裂一旦发生后首先将有腹膜刺激症状。如出血较多散及全腹，可引起弥漫性腹痛，但仍以左季肋部为著。反射性呕吐较常见，特别是在起病初期。有时因血液刺激左侧膈肌，可引起左肩部（第 4 颈神经分布区）的牵涉痛，称为 Kehr 征。随后患者短时间内出现明显的出血症状，如口渴、心悸、耳鸣、四肢无力、血压下降等；严重者短时间内因出血过多、循环衰竭而死亡。

开放性脾破裂查体可于左下胸部、腹部或邻近部位发现伤口；闭合性脾破裂常在左上腹或邻近部位发现皮肤瘀斑或挫裂伤。腹部有不同程度的腹肌紧张、压痛、反跳痛等腹膜刺激征，以左上腹显著。如腹内出血较多，还可有移动性浊音。脾破裂时膈下积血或脾周血凝块存在，左上腹听诊呈固定性浊音，称 Balance 征。

脾被膜下破裂形成的血肿和少数真性脾破裂后被网膜等周围组织包裹形成的局限性血肿，可在 36～48 小时冲破被膜或血凝块而出现典型的出血和腹膜刺激症状，称为延迟性脾破裂。再次破裂一般发生在 2 周内，也有少数病例延迟至数月后发生。

【辅助检查】★★△△

一、实验室检查

脾破裂出血时红细胞计数、血红蛋白、血细胞比容检测呈进行性下降，而白细胞计数可增至 $12 \times 10^9/L$，系急性出血的反应。

二、诊断性腹腔穿刺或腹腔灌洗

右侧腹腔穿刺所得阳性结果的可靠性较左侧腹腔穿刺大，因为左侧腹部有血块积存，易得阴性结果。腹腔穿刺阳性率可达 90% 以上，但阴性结果不能排除脾损伤，应进一步行诊断性腹腔灌洗。随着超声在临床上的广泛应用，诊断性腹腔灌洗的应用正逐渐减少，但仍是很准确的诊断方法。

三、X 线检查

X 线检查须在病情允许下进行。脾破裂时无论立位或平卧位腹部 X 线片，都可看到脾区阴影扩大，左侧膈肌抬高、活动受限，左侧肋膈角变钝等征象。如在 X 线钡餐后做胃肠道检查，可见胃被推向右前方、胃大弯呈锯齿状及结肠脾区推移向下等影像学改变。如腹内有积血，有时可见肠袢间隙增宽。

四、超声检查

超声操作简单、方便、经济，可动态监测脾损伤的发展与修复、愈合过程，是临床上对可疑脾损伤患者的首选方法。特别是对情况不稳定者，超声能对损伤部位和腹腔积血的多少做出快速判断，有助于临床快速决策。

五、CT 检查

CT 可对脾损伤进行量化分级，精确度高于超声检查，对临床表现不典型、胸腹部 X 线或腹部超声检查均未能明确诊断的闭合性腹部损伤病例，应进一步行

肝脾CT检查。此外，CT可以了解其他实质脏器如肝、胰腺的损伤情况，对诊断和治疗策略的选择有重要意义。增强CT扫描能更好地显示脾损伤的严重程度。

六、诊断性剖腹探查术

少数病例既不能排除脾破裂可能，又无条件进行特殊检查，且病情有逐渐恶化的趋势，为了明确诊断和及时治疗，必要时可采用上腹部正中切口或经腹直肌切口的剖腹探查术。

【诊断及鉴别诊断】★★★△△△

一、诊断

开放性损伤常伴其他脏器损伤，需早期进行剖腹探查。闭合性损伤根据外伤史及临床表现，一般诊断并不困难，特别是有移动性浊音者，诊断性腹腔穿刺抽出血液即可确诊。不完全性的或仅有轻度裂伤已被凝血块堵住的脾破裂，诊断实属不易；患者从休克早期中恢复而内出血现象尚不显著者，诊断也较困难。对此类患者，应提高警惕，严密观察，避免延误病情导致不良后果。临床医师需密切观察患者病情变化，包括腹痛范围是否扩大，腹膜刺激征是否加重，左肩是否疼痛，肠鸣音是否减弱，脉搏是否加快，红细胞计数、血红蛋白及血细胞比容是否持续性下降等情况，以及时发现有无内出血。自发性脾破裂诊断较困难，渐趋明显的内出血表现是主要线索。医源性脾损伤的诊断有赖于对患者情况的严密观察及医师的警觉性。

二、鉴别诊断

（一）肝损伤

肝损伤多发生在肝右叶，症状以右上腹部疼痛为主，可向右肩放射。诊断性腹腔穿刺抽出的血性液体常含有胆汁，超声和CT可排除。

（二）左肾损伤

左肾损伤主要表现为肉眼血尿、左腰部疼痛、腰肌紧张和左肾区叩击痛，偶尔可触及包块。轻者腹部X线片常无阳性发现，重者可见左肾阴影扩大、腰大肌阴影消失等改变。静脉肾盂造影可确定诊断。

（三）胰腺损伤

胰腺损伤多指胰腺体、尾部损伤。如腹腔穿刺所得血性液体及血、尿淀粉酶升高，应考虑胰腺损伤的可能。

（四）腹膜后巨大血肿

伤者左肋部疼痛、肿胀或皮下淤血、叩击痛，休克出现多缓慢，血红蛋白常在伤后2～3天降至最低，随后开始回升。腹部X线检查可见左侧腰大肌阴影模糊，健侧腹腔穿刺阴性。

（五）其他原因

肋骨骨折、腹腔内恶性肿瘤破裂或异位妊娠破裂出血等，也常需与脾破裂相鉴别。

需要强调的是，上述损伤有时可与脾损伤同时存在，因此证实有上述损伤时并不能除外脾损伤的可能。

【治疗】★★★△△△

多年来，全脾切除术一直被认为是治疗脾损伤的经典术式。近年来随着对脾功能认识的不断深入及超声、CT等影像学检查的提高和普及，诊疗观念也发生了相应变化。现代脾外科的观念不再是一味地切除脾，而是采用个体化的治疗原则。轻度损伤可以采用非手术治疗，而较重的损伤则需及时有效的手术治疗。

一、非手术治疗

目前关于非手术治疗的适应证国内学者基本达成以下共识：①暴力较轻的单纯性脾破裂。②无休克或轻度休克经快速输液1000ml后血流动力学稳定者。③脾损伤为Ⅰ级或Ⅱ级者；腹腔积血局限在脾周或估计出血量在500ml以内。④意识清楚，有利于观察病情变化及腹膜炎体征的检查。⑤没有腹腔内其他脏器的严重损伤。⑥具备中转手术与重症监护的条件。一般来说，病理性脾破裂及老年人不考虑非手术治疗。

非手术治疗的主要措施包括绝对卧床，禁食水，胃肠减压，输血补液，应用止血药与抗生素等。延迟性脾破裂一般发生在伤后2周，故治疗期间应严格卧床2周以上。非手术治疗期间应避免咳嗽、大力排便等增加腹压的因素，避免剧烈活动6～8周，避免肢体接触性体育运动至少6个月或直到CT显示陈旧性病灶完全吸收。

近年来，选择性血管栓塞技术已成为非手术治疗的重要手段。国外研究报道，血管造影经脾动脉栓塞作为脾损伤非手术治疗的辅助手段，保脾成功率达97%。

需要强调的是，虽然脾功能固然重要，但绝非生命必需器官，因此非手术治疗应始终在“抢救生命第一，保留脾脏第二”的原则下进行。非手术治疗期间，如出现血压下降、心率加快、血红蛋白及血细胞比容进行性下降的患者，应及时中转手术。

二、手术治疗

（一）脾切除术

1. 全脾切除术 在脾损伤中，采用全脾切除的手术适应证为：①全脾破裂或广泛性脾破裂，脾血供完全中断，无法修补或保留部分脾组织；②病情危重，血流动力学不稳定；③脾缝合修补术不能有效止血；④存在危及生命的合并伤。术中在控制出血后，尚需检查有无其他脏器损伤，以免遗漏而影响预后。如腹内无其他脏器损伤，则腹内积血经收集过滤后，仍可用作自身输血。

2. 经腹腔镜全脾切除术 随着腹腔镜技术设备的不断改进及术者经验的积累，特别是随着“手助腹腔镜手术”的出现及逐渐普及，腹腔镜脾切除手术得到了长足发展。该术式在脾损伤者中应用的适应证为：①患者入院时生命体征相对稳定，无严重低血压；②无其他器官和系统的严重并发症；③无严重的胸部外伤（多发肋骨骨折、血气胸），无膈肌损伤，无脊柱、骨盆及四肢骨折，不影响术者体位的选择及变换。

（二）脾保留手术

最新的前瞻性研究表明，对于脾钝性损伤采用保脾措施治疗的患者早期感染率要低于脾全切除的患者，为保脾手术的必要性提供有力证据。对脾损伤患者行保留脾手术应遵循的原则为：①抢救生命第一，保留脾第二；②年龄越小越优先选择脾保留手术；③根据脾损伤程度、类型选择最佳术式；④联合多种术式更为安全实际；⑤脾保留手术后注意严密观察和随访患者；⑥老年患者、重要器官功能障碍、腹部复杂多发伤、凝血酶原时间显著延长者，首先考虑脾切除。

应用于脾损伤的脾保留手术主要包括：①脾破裂黏合凝固止血术（生物胶黏合止血和物理凝固止血）；②脾破裂缝合修补术；③部分脾切除术；④全脾切除＋自体脾组织片网膜囊内移植术；⑤带血管蒂自体脾组织移植术；⑥脾动脉结扎术。

【并发症】★★★△△

一、非手术治疗并发症

①再出血：常发生在伤后2周内，成年人较儿童多见，应手术治疗。②脾囊肿：常见于脾被膜下破裂，血液液化形成假性囊肿，若囊肿较小有完全吸收可能，囊肿较大者需作脾部分或全脾切除术。③脾脓肿：血肿感染所致，应早期手术。

二、全脾切除术后并发症

①胸部并发症：常见肺炎、肺不张和胸腔积液，患者多同时存在胸腹联合伤。②膈下积脓：常见原因为胃肠道、胰尾损伤、膈下积血和引流管所致的逆行感染。③发热：常发生在切脾后数周之内的不明原因发热，病理性切脾较创伤性切脾术后多见。④脾切除术后凶险性感染：发生时间不定，常在术后2年内，临床表现特点是起病急、畏寒、高热、低血压、休克、谵妄和弥散性血管内凝血等。治疗原则同一般脓毒症。⑤腹腔大出血。⑥血小板增多症和血栓形成：脾切除术后多有反应性血小板升高，但多能在术后2周至数月恢复正常。脾切除术后应预防性应用低分子右旋糖酐、低分子肝素和其他抗凝药。⑦胰腺损伤及胰漏：常见原因于处理脾蒂时误伤胰腺，如术后形成胰瘘，只要保持引流管通畅，多能自愈。

【预后】★★△△

脾破裂的预后取决于破裂的程度、诊断的早晚及有无其他内脏损伤、术前准备是否恰当及手术方式与操作是否妥善。单纯脾破裂者，只要抢救及时，术式选择正确，操作细致，病死率可大大降低。

（孙　备　赵忠杰）

第3节 肝 损 伤

【流行病学】★★△△

肝损伤在各种腹部损伤中占15%～20%。在开放性损伤中，肝是最容易受伤的器官之一；在闭合性腹部外伤中，其受伤概率仅次于脾。单纯性肝外伤病死率约为9%，交通事故钝性伤病死率为30%，合并多个脏器损伤和复杂性肝破裂的病死率可达50%，而合并大血管（肝后下腔静脉、主肝静脉、门静脉等）

损伤者，病死率高达70%。可见，复杂肝外伤的处理对外科医师而言，仍十分棘手。

【分类和分级】★★★△△△

一、肝损伤的分类

根据肝损伤时腹壁的完整性可分为：①开放性损伤，为锐器刺伤或火器穿透伤，此类损伤伴有胸腔或腹壁的开放性伤口。火器伤往往贯穿整个肝并可造成广泛的组织损坏。②闭合性损伤，多为钝性暴力作用的结果。暴力作用方式可以是直接的，如拳打、脚踢或其他钝器打击右季肋部；也可是间接暴力，如高处坠落时肝受反冲力而破裂或右季肋部受挤压时肝在压力的垂直面上破裂。闭合性损伤常合并腹内多脏器损伤。

根据病理形态分类如下。①肝被膜下破裂：此类肝损伤较少见，表现为肝实质的表面破裂而被膜完整，较小的血肿可自行吸收，一般可保守治疗。②真性破裂（或完全性破裂）：肝实质和被膜均破裂，但程度上差异较大，裂伤可能是浅表的，也可能是深处的，甚至有部分肝组织的离断和毁损，常引起出血、胆汁性腹膜炎。③中央型破裂：肝实质深部的肝组织损伤，而表层组织仍完整，可伴有胆管、血管的损伤，易引起广泛肝组织坏死、胆道出血，远期可形成肝脓肿。

二、肝损伤分级

肝损伤的分级方法，目前尚无统一标准。1994年美国创伤外科协会（American Association for the Surgery of Trauma，AAST）提出如下肝外伤分级方法（表9-2）。

表9-2 肝损伤的分级

级别	损伤类型	损伤描述
Ⅰ	血肿	被膜下，<10%肝表面积
	裂伤	被膜撕裂，实质裂伤深度<1cm
Ⅱ	血肿	被膜下，占肝表面积10%～50%；或者实质内血肿直径<10cm
	裂伤	被膜撕裂，实质裂伤深度1～3cm，长度<10cm
Ⅲ	血肿	被膜下，>50%肝表面积或仍继续扩大；被膜下或实质内血肿破裂；或者实质内血肿直径>10cm或继续扩大
	裂伤	实质裂伤深度>3cm
Ⅳ	裂伤	实质破裂累及25%～75%肝叶；或者单一肝叶1～3个Couinaud肝段受累
Ⅴ	裂伤	实质破裂超过75%肝叶；或者单一肝叶超过3个Couinaud肝段受累
	血管伤	近肝静脉损伤，即肝后下腔静脉/肝静脉主支
Ⅵ	血管伤	肝撕脱

注：Ⅰ级和Ⅱ级肝损伤若为多发，则损伤程度增加1级

国内黄志强提出如下简洁、实用的肝外伤分级：Ⅰ级，裂伤深度不超过3cm；Ⅱ级，伤及肝动脉、门静脉、肝胆管的2～3级分支；Ⅲ级，中央区伤，伤及肝动脉、门静脉、胆总管或其一级分支合并伤。

【临床表现】★★★△△△

肝损伤的主要临床表现是腹腔内出血、休克和腹膜刺激征，症状随致伤原因、损伤程度及病理类型不同而异。真性破裂因大量出血而致休克；表现为面色苍白、出汗、口渴、脉快、血压下降、少尿，最后可因为循环衰竭而死亡。由于腹腔内出血及胆汁刺激腹膜，腹壁常伴剧烈疼痛，并可因刺激膈肌而引起右肩部牵涉性疼痛和呃逆现象。中央型破裂和被膜下破裂如损伤较轻，出血较少，且只局限在肝被膜内，无腹膜刺激症状，仅右季肋部有疼痛表现。如血肿张力较大可出现延迟性破裂（伤后数小时或数天），表现为急性腹痛和内出血。如伴肝内胆管裂伤时，血液可流入胆道和十二指肠，表现为阵发性胆绞痛和上消化道出血。严重肝碎裂或合并肝大血管破裂时，可因迅速大量出血而短期内出现严重休克，患者往往因失血过多来不及抢救死亡。

腹部体征因损伤严重程度不一而各异，一般开放伤的创口有活动性出血，检查时要注意伤道的位置、形状、大小和深度。闭合伤病情复杂，患者可有腹部膨隆、全腹压痛、反跳痛、腹肌紧张。肝区有叩痛，腹部移动性浊音阳性。直肠指诊可发现直肠膀胱凹陷处饱满、触痛。肠鸣音减弱或消失。如肝外伤合并胸部或脑部等其他脏器损伤，则腹部体征可能被掩盖。

【辅助检查】★★△△

一、实验室检查

动态监测红细胞、血红蛋白和血细胞比容，如有进行性下降表现，提示有内出血。

二、X线检查

肝被膜下血肿或肝内血肿时，X线片可见肝阴影扩大和右侧膈肌抬高。如同时发现膈下游离气体，提示合并空腔脏器损伤。

三、诊断性腹腔穿刺和腹腔灌洗

此法对肝等实质脏器裂伤诊断价值很大，实践

证明其对肝外伤的诊断准确率为70%～90%。出血量少时可能有阴性结果，必要时需多次穿刺或行腹腔灌洗。但此法存在特异性低、误伤可能、操作烦琐等缺点，有逐渐被超声和CT取代的趋势。

四、超声

超声检查因其快速、高效准确、无创、可重复性等优点，常作为闭合性腹部外伤患者的首选检查方法。超声检查可见到肝损伤时肝被膜的连续性中断，肝被膜下血肿、肝中央型血肿、肝裂伤的深度和腹腔内积血等。随着超声造影技术的发展和新一代造影剂的研制成功，超声造影在临床上的应用越来越广泛。超声造影能准确显示肝血流灌注情况，已有学者将其应用于肝外伤的诊断和分级上。

五、计算机体层摄影

CT检查（尤其是增强CT）在肝外伤的诊断中可发现早期肝实质损伤，能较准确地发现肝破裂的部位和范围、肝内血肿、肝实质损伤或缺血性改变、腹腔内出血并评估出血量，并可据此对肝损伤进行精确分级。根据动态CT检查结果，可评估肝病情变化和转归。此外，CT检查还可明确腹腔内其他实质性脏器及腹膜后的损伤情况，缺点是不适合血流动力学不稳定的患者，且不易发现空腔脏器损伤。

六、肝动脉造影

对一些诊断确实困难的闭合性损伤，如怀疑肝内血肿，病情允许者可考虑选择性肝动脉造影术。此项检查可以全面了解肝外伤本身的情况，如肝实质挫伤、肝动脉破裂出血、肝动－静脉短路、假性动脉瘤、损伤肝的组织血供等，对了解肝损伤后肝门部血管的改变和侧支循环的建立情况有一定意义。但该检查操作复杂，且为有创检查，目前更多应用于非手术治疗的止血方面，行选择性肝动脉造影明确出血部位后，注入栓塞剂以控制出血。

七、腹腔镜技术

对于诊断困难者，腹腔镜探查可明确诊断；腔镜下还可进行纱布填塞、压迫止血、引流等治疗措施；此外，还可以发现一些超声和CT检查易漏诊的空腔脏器损伤和膈肌损伤，且能进行直接修补。腹腔镜技术的应用减少了不必要的手术探查，但同时存在空气栓塞、高碳酸血症等并发症风险。

【诊断及鉴别诊断】★★★△△△

一、诊断

肝外伤的诊断首先要了解外伤史和受伤机制，再结合患者的症状、体征及影像学检查。而闭合性损伤的诊断则有一定难度，常需依赖超声、CT等影像学检查，同时结合临床症状和体征综合考虑方能确诊。此外，诊断肝损伤的同时需高度注意有无合并其他脏器损伤，有时其他脏器合并伤会掩盖肝损伤的症状和体征，对诊断造成干扰。

二、鉴别诊断

1. 脾损伤 脾损伤者常表现为左上腹疼痛，有时像左肩部放射，失血量大时患者可有恶心、呕吐及面色苍白、脉搏细速、血压下降等休克表现。脾区有叩击痛，左上腹或全腹压痛、反跳痛，腹穿有不凝血。需注意的是肝外伤有时合并脾损伤。

2. 胰腺损伤 轻度胰腺损伤症状轻微，仅有上腹部不适，症状不典型。严重的胰腺损伤患者常伴有剧烈腹痛，出血量大时可出现失血性休克。结合患者外伤史（上腹部直接撞击或典型的方向盘挤压）、症状、体征、腹穿淀粉酶检测、影像学检查等，一般不难诊断。

3. 肾损伤 腰部外伤后出现肾区疼痛、腰肌紧张、血尿、排尿困难等症状时需怀疑肾损伤可能。常用辅助检查包括尿常规、腹部X线片、静脉肾盂造影等。

4. 空腔脏器损伤 空腔脏器损伤后消化液流入腹腔可引起腹膜刺激征，患者全腹压痛、反跳痛，腹肌紧张可呈板状腹，肠鸣音减弱或消失。X线检查可见膈下游离气体，腹腔穿刺可见消化液，一般无不凝血。

【治疗】★★★△△△

肝损伤的关键在于正确评估病情给出正确治疗。对于血流动力学不稳定者，要迅速扩容并紧急手术探查。对血流动力学稳定者，可行超声等辅助检查以进一步明确肝损伤的部位和严重程度及是否合并其他脏器损伤，并进行下一步治疗。

一、非手术治疗

近年来，由于影像学诊断技术的飞速发展，以及对肝外伤本质地深入理解，非手术治疗在肝外伤治疗中的地位日益提高。对血流动力学稳定的闭合性肝损伤采用非手术治疗是肝外伤治疗的重要进展之一。非战时的肝损伤约有 30% 可通过非手术方法治愈。

非手术治疗应具备如下要求：①入院时患者意识清楚，能正确回答医师的问题和配合体格检查；②血流动力学稳定，收缩压>90mmHg，脉率<100 次 / 分；③无腹膜炎体征；④超声或 CT 检查确定肝损伤程度为Ⅰ～Ⅲ级，Ⅳ级和Ⅴ级的严重肝损伤经重复 CT 检查确定创伤已稳定或好转，腹腔积血量未增加；⑤无其他内脏合并伤。以上这些的先决条件是有良好的监护条件及随时开腹探查、手术治疗为前提做保障。

一般的保守治疗方法包括：①绝对卧床休息 2 周以上；②禁食水，必要时胃肠减压；③快速补液，抗休克治疗；④适量应用止血药物，促凝药与抗纤溶药物联用；⑤预防感染、护肝治疗；⑥静脉营养支持。此外，肝动脉造影栓塞术也是治疗肝外伤的一种有效方法。

二、手术治疗

生命体征经液体复苏仍不稳定或需大量输血（>2000ml）才能维持血压者，应尽早行手术治疗。严重肝损伤者应立即手术，急诊室补液后急送手术室，避免一切不必要的检查。手术治疗的基本要求是彻底清创、确切止血、消除胆汁溢漏、清除失活的肝组织和建立通畅的引流。

1. 切口选择 明确仅有肝损伤者，可采用右肋缘下切口，以便显露和处理肝各部位的损伤；不能明确者，应经正中切口开腹，必要时切口可向各个方向延长。

2. 控制出血 手术止血主要针对伤后继续出血、血流动力学不稳定的严重肝外伤患者。初步控制肝出血的方法有肝门阻断（Pringle 法）、双手压迫肝和纱布填塞法。常温下每次阻断肝血流的时间不宜超过 30 分钟，肝硬化等病理情况下，肝血流阻断时间每次不宜超过 15 分钟，若需控制更长时间，应分次进行。如肝门阻断后肝出血无明显减少，需考虑下腔静脉损伤或血管变异。

3. 清创缝合 缝合是治疗肝裂伤的最常用方法。边缘整齐的裂伤可做间断普通缝合或褥式缝合，并常规放置引流以防胆汁渗漏和感染。损伤严重者，应在缝合处和膈下分别放置引流。深在的裂伤不可仅作创缘的表浅缝合，否则肝实质内将形成一个充满血液、胆汁和坏死组织的死腔，最终导致脓肿形成继发出血或胆道出血。此种创口必须认真探查，缝合损伤的血管和胆管，必要时可将胶管置入创口深处，再疏松缝合。创缘有失活组织者，需先行清除，再止血、缝合，但不必常规切除血运正常的创缘组织，以免伤及肝内重要管道。如缝合前将大网膜、吸收性明胶海绵或氧化纤维填入裂口，可提高止血效果并增强缝合的稳固性。此外，不整齐和创面大的挫裂伤，清除失活组织和缝扎创面上破裂的血管和胆管后，有时不可能对拢缝合，可用网膜覆盖创面并加以固定，放置双套管负压引流。

4. 纱布填塞法 对于裂口较深或肝组织有大块缺损而止血不满意、又无条件进行较大手术的患者，有时可在用大网膜、吸收性明胶海绵或止血粉填入裂口后，用长纱条按顺序填入裂口或肝周边达到压迫止血的目的。纱条尾端通过腹壁切口引出体外，术后 3～5 天开始分次轻柔地撤出。此法有引起脓毒症、胆瘘和继发性出血等并发症的可能，但可作为一种损伤控制措施，简单有效，能挽救一些濒危患者的生命。此外，在纱布和肝创面之间放置一层塑料薄膜或橡皮片可减少撤出纱布后的继发性出血。

5. 肝动脉结扎术 深在而复杂的肝裂伤经缝扎创面后仍不能控制出血时，宜行肝动脉结扎术。选择性结扎肝左或肝右动脉效果更好。如行选择性肝动脉结扎术仍有出血时，应怀疑存在变异的副肝右动脉、副肝左动脉。如行选择性肝右动脉结扎时，尽可能保留胆囊动脉，否则应切除胆囊，以免发生胆囊坏死。禁忌证包括起源于门静脉或肝后静脉的出血。

6. 肝切除术 严重碎裂性肝损伤的出血常难以控制，可行肝切除术清除无活力的肝组织以彻底止血。本法主要适用于：①肝组织严重碎裂；②伤及肝内主要血管和（或）胆管；③创伤造成大片肝组织失活；④无法控制的出血。外伤肝组织切除的原则应是在充分考虑肝解剖特点的基础上，彻底切除失活、坏死组织，结扎切面及损伤的血管和胆管，尽量保留正常的肝组织。因此，应在充分考虑肝解剖特点的基础上，施行清创式不规则性肝切除术。规则性肝叶切除因创伤大，不宜施行。

7. 肝损伤合并肝静脉或肝后段下腔静脉破裂的处理 此类损伤极为凶险，处理最为棘手，病死率高达 80%。难以控制的大出血和空气栓塞是死亡的主要原因。需行全肝血流阻断，在直视下修补肝静脉和肝后下腔静脉；肝周纱布填塞也是处理近肝静脉损伤的有效方法。研究表明，周围组织对腔静脉有压迫止血作用，损伤血管可自行愈合。

8. 肝移植 肝移植是肝损伤的最后选择。少数严重肝损伤的患者因无法修复可考虑肝移植，但供肝来源限制肝移植在肝损伤中的作用。

【并发症】★★△△

一、感染

感染最为常见，约占并发症的半数。异物、清除不彻底的血凝块和失活组织、创面胆管缝扎不完善，人工材料填塞、引流不充分或过早拔除引流管是发生肝脓肿、膈下或肝下脓肿和胆汁性腹膜炎的主要原因。治疗基本措施包括：建立通畅引流、加强抗生素治疗和全身支持治疗等，必要时可在超声或CT引导下经皮穿刺置管引流。

二、出血

非手术治疗者多为肝被膜下血肿迟发破裂引起，如出现血流动力学不稳定，应立即手术。术后再出血常见于填塞纱布拔除时、肝内血肿感染引起继发性出血或凝血功能障碍引起出血。如为后者，应立即输入新鲜冰冻血浆和血小板予以纠正。

三、胆瘘

主要原因为术中遗漏结扎肝创面上较大的胆管，失活肝组织液化、坏死或胆管结扎线脱落。治疗的关键是加强引流；长期不愈的外胆瘘，可行瘘管空肠Roux-en-Y吻合术或肝部分切除术。

四、胆道出血

胆道出血发生在伤后数天至数周，出血多源于损伤处动脉局部坏死、液化或感染并破溃至胆道，引起周期性上腹痛、黄疸、呕血及黑粪。选择性动脉栓塞效果确切，创伤小，是目前的首选方案。

（孙　备　赵忠杰）

第4节　肝外胆管损伤

【流行病学】★★★△△

由创伤引起的肝外胆道损伤较少见，占腹内脏器损伤的3%～5%，多由穿透伤引起（占85%）。临床上，大多数胆道损伤为手术所致，最多见于胆囊切除术，尤其是腹腔镜胆囊切除术（laparoscopic cholecystectomy，LC）。自LC实施以来，胆道损伤的发生率有所增加，文献报道，胆道损伤在传统开腹胆囊切除术中的发生率为0.1%～0.2%，LC中的发生率为0.6%～1.0%。

【病因与病理】★★★△△△

胆道损伤原因可分为2类。一类是创伤性胆道损伤，由外伤如刀刺伤、火器伤、交通事故等引起，常合并上腹部多发伤。另一类为医源性胆道损伤，据报道，手术所致的胆道损伤90%来自于胆囊切除术，其中34%是胆囊切除术中因出血而盲目钳夹所致；22%是由于局部粘连或先天性畸形等解剖因素引起，21%是由于胆管被结扎或缝扎，其他原因还包括牵拉不当、电灼伤等。

胆道损伤的基本病理改变：胆道梗阻、胆汁漏及胆汁性腹膜。损伤处远侧胆管炎性狭窄，近侧胆管增厚及扩张并向肝门回缩。胆道阻塞及反复胆管炎可导致严重肝实质损害、肝衰竭，甚至死亡。部分晚期损伤性胆管狭窄患者可形成继发性胆汁性肝硬化及门静脉高压症。

【分型】★★△△

目前国内外胆道外科专家已提出10余种胆管损伤的分级系统。Bismuth分型是依据损伤位置的高低和胆管汇合部的完整性将损伤性胆管狭窄分为5型，具体的分型方法如下。Ⅰ型，狭窄距肝总管起始部向远端2cm以上；Ⅱ型，狭窄距肝总管起始部向远端2cm以内；Ⅲ型，左右肝管汇合部狭窄；Ⅳ型，左或右肝管狭窄；Ⅴ型，左右肝管分支处狭窄并左右肝管分离。但该分型主要针对损伤性胆管狭窄，不包括常见的腹腔镜损伤。

中华医学会最新修订的《胆管损伤的诊断和治疗指南（2013版）》基于胆管损伤的解剖部位、致伤因素和病变特征等因素将胆道损伤分为3型4类。其中Ⅱ型损伤即肝外胆管损伤，根据损伤解剖平面分为4个亚型：Ⅱ1型，汇合部以下至十二指肠上缘的肝外胆管损伤；Ⅱ2型，左右肝管汇合部损伤；Ⅱ3型，一级肝管［左和（或）右肝管］损伤；Ⅱ4型，二级肝管损伤。

【临床表现】★★★△△△

由于外伤的情况不同，胆道损伤后出现的临床表现也不一样。一般情况下，外伤引起的胆道损伤，患者常表现为腹痛及不同程度的休克，如病情加重，可出现高热、黄疸、腹水等症状。医源性胆管损伤主要表现为术后的梗阻性黄疸、引流管引出胆汁或胆汁性腹膜炎表现。发生胆管狭窄的时间往往出现于术后3个月至1年，主要表现为梗阻性黄疸、反复发作的胆道感染、胆汁性肝硬化、胆管结石等。

【辅助检查及诊断】★★△△

根据患者受伤或手术史，症状体征等，诊断一般不难。磁共振胰胆管造影（magnetic resonance cholangio-pancreatograhy，MRCP）可显示胆管狭窄部位、胆管扩张程度及是否合并结石，且操作简便、无创，是诊断胆道损伤的首选检查。此外，经内镜逆行胰胆管造影（endoscopic retrograde cholangiopancreatography，ERCP）、经皮经肝胆道穿刺造影等检查均有助于明确诊断和确定损伤部位。

【治疗】★★★△△△

腹部创伤所致肝外胆管损伤的处理，主要取决于伤情，如合并脏器损伤、失血量、腹腔污染及医疗技术条件等。对损伤重、失血多的患者应积极抗休克，同时迅速控制出血，修复或切除损伤脏器。

胆囊或胆囊管损伤，宜行胆囊切除术。胆总管破裂，应在裂口上方或下方另做切口置入T管，将短臂放过裂口作为支撑，进行修补。裂口处切忌放入T管，以免日后瘢痕狭窄。此情况下，T管应留置6个月左右。胆总管完全断裂，远端缩至十二指肠后方，可游离切开十二指肠第二段，经壶腹部伸入探子作为引导。胆管两端对拢无张力者，可以T管为支架行端端吻合术，留置T管9～12个月；若对合困难，可进一步游离十二指肠第一、二段，上提胆总管；若仍有张力，不宜强行吻合。高位断裂者，宜行胆总管空肠Roux-en-Y吻合术；低位断裂者，行胆（肝）总管十二指肠吻合，远端结扎。复杂的胆道损伤可先放置T管引流3～4个月，伤情稳定后再择期行胆道修复手术。

医源性胆管损伤，如术中发现，应仔细分离，认清损伤部位的解剖关系，参照上述胆管创伤处理方法进行修补。腹腔镜手术中损伤胆管，若为轻微胆管损伤造成的胆汁漏，可首选内镜下放置鼻胆管引流术（endoscopic nasobiliary drainage，ENBD）管；损伤处缺损过大，不能原位修复，需行胆肠吻合。如术中未发现，术后当日或次日出现大量胆汁漏，应重新开腹探查处理。术后数日至更长时间才明确者，处理更为困难，且病死率和并发症发生率也高得多。只表现为阻塞性黄疸者，宜行ERCP或MRCP检查明确情况，若证实胆总管只被结扎，并无缺损，宜早期手术探查，争取行胆管端端吻合术或胆肠吻合术。以持续胆汁漏、胆汁性腹膜炎、肝下或膈下脓肿为主要表现者，确定已无法早期修复，只能加强引流，积极抗感染，胆瘘、胆管狭窄等问题留待后期解决。后期多需行胆管空肠Roux-en-Y吻合术。有成段胆管狭窄或缺损者，有时需剖开左右肝管汇合处，行肝门空肠吻合术。

胆管损伤后果严重，因此重在预防。实际上，医源性胆管损伤绝大多数是可以预防的。这要求手术时术者应集中注意力，操作要认真细致，并遵从规范的操作步骤。

【并发症】★★△△

术后可发生胆道狭窄、胆汁漏、胆道出血、腹腔脓肿等并发症。其中胆道狭窄最常见，多在数月或数年后发生，表现为腹痛、黄疸、胆管结石及反复发作的胆管炎，晚期甚至出现胆汁性肝硬化。

【预后】★★△△

由于胆管损伤的修复和愈合是以广泛的瘢痕形成和纤维化为特征，故肝外胆管损伤经适当的修补或吻合处理，术后也容易导致胆管狭窄，甚至完全闭塞，引发反复发作的胆管炎和阻塞性黄疸。

（孙　备　赵忠杰）

第5节　胰腺损伤

【流行病学】★★△△

胰腺损伤发生率较低，占腹部损伤的1%～2%。据国外资料，穿透伤约占2/3，国内则以钝性伤为主，占3/4以上，主要为交通事故所致。近年来胰腺损伤的发生率有逐渐增加的趋势。胰腺外伤术后的并发症发生率可高达25%，病死率约为20%。延误诊断或治疗不及时，会显著增加并发症发生率及病死率，如能早期确诊，合理治疗，可明显改善预后。

【病因与病理】★★★△△△

胰腺损伤的因素有3种。①闭合性损伤：此种损伤平时较多见，是因钝性暴力突然作用于上腹部所致，如车祸、高处坠落、挤压、牲畜踢伤等。暴力偏向脊柱右侧时，多伤及胰头及邻近的十二指肠、肝外胆管和肝；暴力正对脊柱时，多造成胰体或胰体和十二指肠裂伤或断裂；暴力偏向左侧时，可引起胰尾和脾破裂。②开放性损伤：多为腹部或腰部的火器伤或锐器伤，且常伴有其他内脏如胃、肝、脾等损伤。③医源性损伤：常见于胃和十二指肠手术、胆道手术、脾切除术、胰腺诊断性活检等。

根据胰腺损伤的病理程度，分类如下。①轻度挫裂伤：仅引起胰腺组织水肿和少量出血，或形成胰腺被膜下血肿，临床上多表现为创伤性胰腺炎。②严重挫裂伤：部分胰腺组织失去活力，同时有比较广泛或比较粗的胰管破裂导致大量胰液外溢。③部分或完全断裂伤：超过胰腺周径1/3的裂伤属部分断裂伤，超过2/3周径的裂伤属完全断裂伤，此种损伤多累及主胰管。

【分级】★★★△△△

目前，国际上较常用的是1990年AAST制定的胰腺损伤分级标准（表9-3）。

表9-3 胰腺损伤分级

级别	损伤类型	损伤描述
Ⅰ	血肿	轻度挫伤，不伴主胰管损伤
	裂伤	浅表裂伤，不伴主胰管损伤
Ⅱ	血肿	重度挫伤，不伴主胰管损伤及组织缺损
	裂伤	较深裂伤，不伴主胰管损伤及组织缺损
Ⅲ	裂伤	远侧（肠系膜上静脉左侧）胰腺断裂或实质损伤，伴主胰管损伤
Ⅳ	裂伤	近侧（肠系膜上静脉右侧）胰腺断裂或实质损伤
Ⅴ	裂伤	胰头碎裂

注：胰腺多处损伤时，损伤程度增加1级

【临床表现】★★★△△△

胰腺损伤无特异临床表现，且症状容易被其他脏器损伤的症状掩盖。腹痛往往是胰腺损伤后早期最主要的症状，典型的胰腺损伤经8～12小时后可出现上腹部局限性疼痛。若胰腺损伤较轻，外溢的胰液仅局限于腹膜后间隙或小网膜囊内，可出现肩背部疼痛，但腹痛症状不明显；当胰液经小网膜孔流入腹腔时，可出现剧烈腹痛。严重胰腺损伤时，还可出现恶心、呕吐、肠鸣音减弱或消失等症状。若同时合并有颅脑外伤或大血管损伤，则主要表现为昏迷、失血性休克。

【辅助检查】★★△△

一、淀粉酶测定

血清、尿液、腹腔灌洗液淀粉酶测定对确定有无胰腺损伤具有重要意义。但血清及腹腔灌洗液淀粉酶升高并非胰腺损伤所特有，上消化道穿孔时也可有类似表现，其升高幅度也与胰腺伤情不成比例，且约30%胰腺损伤无淀粉酶升高。重复测定，血清淀粉酶呈上升趋势，比单次测定更有助于胰腺损伤的诊断。

二、腹部X线片

腹部X线片可除外脊柱损伤及空腔脏器破裂；有异物存留腹内者，可根据异物位置推测有无胰腺损伤。

三、超声

胰腺损伤时，超声可见胰腺肿大、裂伤、回声不均、周围积血积液及伴发的其他脏器损伤等。但超声检查易受空腔脏器内气体的干扰，对胰腺损伤及其范围难以确定。术中超声可更好地显示胰管损伤情况。

四、CT

CT检查是当前公认的最有价值的诊断胰腺外伤的无创性检查，CT（尤其是增强CT）可准确判断有无胰腺的裂伤、胰腺血肿、胰腺周围积液、胰腺及周围组织水肿等。

五、ERCP和MRCP

ERCP是判断胰管损伤最有效的方法。对于血流动力学稳定的患者可行急诊ERCP检查，但3%～5%的患者在ERCP后出现胰腺炎等并发症。MRCP可避免ERCP可能导致的并发症，尤其适用于胰腺外伤的慢性阶段的诊断，但急性期的诊断价值有待进一步评估。

六、剖腹探查

剖腹探查是判断胰腺损伤最可靠的方法。高度怀疑腹内脏器损伤时，原则上应行剖腹探查。术中如发现大网膜有皂化斑，腹膜后、小网膜囊、十二指肠、横结肠根部积液、血肿，应高度怀疑胰腺损伤可能。

【诊断及鉴别诊断】★★★△△△

一、诊断

穿透伤有明确的探查指征，胰腺损伤较容易发现。闭合性腹部外伤造成的胰腺损伤早期诊断比较困难。由于胰腺位于腹膜后，损伤后临床症状及体征隐匿，且常合并多脏器损伤，掩盖胰腺损伤的症状，使得诊断更加困难。单纯胰腺损伤，症状体征可较轻微，易漏诊，甚至形成假性囊肿时方被发现。胰腺破损或断裂后，胰液可积聚于小网膜囊内而出现上腹压痛、肌紧张及肩部放射痛；外渗胰液经网膜孔进入腹腔后，可出现弥漫性腹膜炎。血清及腹腔灌洗液中淀粉酶测定、超声、CT 等辅助检查可为诊断胰腺损伤提供重要的参考价值。

多数胰腺损伤是在剖腹探查术中发现的，凡在术中探查发现胰腺周围有血肿时，应切开血肿，检查出血来源。此外，胰腺损伤可合并邻近大血管损伤，不能因发现血管损伤而忽视对胰腺的探查。

二、鉴别诊断

1. 空腔脏器损伤 空腔脏器损伤后消化液流入腹腔可引起腹膜刺激征，患者全腹压痛、反跳痛，腹肌紧张可呈板状腹，肠鸣音减弱或消失。X 线检查可见膈下游离气体，腹腔穿刺可见消化液，一般无不凝血。

2. 肾损伤 肾损伤主要表现为肉眼血尿、腰部疼痛、腰肌紧张和肾区叩击痛，偶尔可触及包块。轻者腹部 X 线片常无阳性发现，重者可见肾阴影扩大、腰大肌阴影消失等改变。静脉肾盂造影可确定诊断。

3. 腹膜后血肿 腹膜后血肿最常见的原因是骨盆及脊柱骨折，严重骨盆骨折所致的血肿，积血可达 3000～4000ml，可导致重度低血容量性休克，甚至死亡。一般无典型症状，可有轻微腹痛、腰背痛、腹胀、肠鸣音稀少和腹部 X 线片上腰大肌影模糊。

【治疗】★★★△△△

胰腺损伤的治疗方式取决于胰腺损伤的部位、程度、主胰管损伤情况及是否合并其他脏器损伤。主胰管是否损伤是胰腺外伤处理中的关键。对于无腹膜刺激征的伤情较轻的患者可行保守治疗，凡存在明显腹膜刺激征者，应立即剖腹探查。

怀疑有胰腺损伤可能者，应全面探查胰腺，包括切断胃结肠韧带探查胰腺的腹侧，按 Kocher 方法掀起十二指肠探查胰头背面和十二指肠。胰腺严重挫裂伤或断裂者，较易确诊；但损伤范围不大者容易漏诊，因此，胰腺表面和胰腺周围血肿必须切开探查。

手术以止血、清创、控制胰腺外分泌及处理合并伤为目的。被膜完整的胰腺挫伤，仅做局部引流即可。胰体部分破裂而主胰管未断者，可用丝线行褥式修补。胰颈、体、尾部的严重挫裂伤或横断伤，宜行胰腺近端缝合、远端切除术。胰头严重挫裂或断裂，为保全胰腺功能，此时宜行主胰管吻合术或结扎近端主胰管、缝闭近端腺体并行远端胰腺空肠 Roux-en-Y 吻合术。胰头损伤合并十二指肠破裂者，若胰头部胆总管断裂而胰管完好，可缝闭胆总管断裂的两端，修补十二指肠及胰腺裂口，另作胆总管空肠 Roux-en-Y 吻合。如胆总管与胰管同时断裂而胰腺后壁完整，可以将空肠 Roux-en-Y 肠袢覆盖其上与胰腺和十二指肠裂口吻合，以上两种情况都应加做缝闭幽门的十二指肠旷置术。只有胰头严重毁损无法修复时，才施行胰头十二指肠切除。对于主胰管破裂者，可施行盖板式（onlay）空肠吻合术，即将空肠袢的端或侧于胰腺裂口边缘缝合。此外，胰管部分损伤或完全断裂者可在 ERCP 下置入胰管支架引流。

各类胰腺手术之后，均应建立充分有效的腹腔引流，最好同时使用烟卷和双套管负压吸引。

【并发症】★★★△△

一、胰瘘

胰瘘是胰腺损伤术后最常见的并发症，只要患者引流液中淀粉酶水平为血清水平 3 倍以上即可诊断为胰瘘。最基本也是最重要的处理措施是保证通畅引流，必要时建立持续负压冲洗，同时应用生长抑素减少胰液分泌，通过鼻肠管行肠内营养以避免刺激胰液分泌，大多数胰瘘可愈合。

二、腹腔感染

腹腔感染的发生多与合并胆道、胃肠道损伤、腹腔引流不畅及胰瘘有关。如发生感染，可在应用抗生素的同时通过引流管进行腹腔冲洗引流。

三、出血

早期出血多来自胰腺创面，晚期出血多由腹腔内大血管被胰液腐蚀破裂所致。如存在胰瘘的同时伴有腹腔感染发生出血，则患者预后较差，病死率极高。

四、创伤性胰腺炎

胰腺创伤后患者出现上腹痛，伴麻痹性肠梗阻，血清淀粉酶增高，应考虑创伤性胰腺炎。

五、胰腺假性囊肿

胰腺假性囊肿发生率约为 20%，大多由于术中未发现胰管损伤或胰液积聚于裂伤的实质中未得到充分引流所致。可行囊肿空肠或胃吻合，也可在超声内镜引导下经胃行支架置入治疗创伤后胰腺假性囊肿。

（孙　备　赵忠杰）

第6节　胃　损　伤

胃受肋弓保护且活动度较大，柔韧性较好，胃壁较厚，因此，一般钝性创伤时胃很少受累，只有在胃膨胀时偶可发生。上腹或下腹部的穿透伤常导致胃损伤。

【流行病学】★★△

单纯胃损伤的发生率占腹内脏器损伤的1%～5%，但在穿透性腹部伤中，胃损伤率占10%～13%。胃损伤多伴有肝、脾、横膈及胰腺等损伤，尤以腹部穿透伤为著。穿透性腹部损伤合并肝损伤约占34%，脾损伤占30%，胰腺损伤占11%。单纯胃损伤病死率为7.3%，合并伤者病死率高达40%。

【病因】★★△△

胃损伤主要有以下几种原因。

一、外来的暴力

1．闭合性损伤　钝性暴力如拳打、脚踢、车祸等所致损伤。

2．穿透性损伤　锐性暴力如刀伤、枪伤等所致损伤。

3．手术损伤　手术操作不慎所致损伤。

二、内在的暴力

1．机械性损伤　胃镜检查或插入胃管，吞入异物等引起的损伤。

2．化学性损伤　服用腐蚀性化学制剂所致损伤。

3．自发性破裂　胃内过多的积液积气导致胃壁胀破。

【分级】★△

1994年AAST提出如下胃损伤分级方法（表9-4）。

表9-4　胃损伤的分级

损伤分级	损伤描述
Ⅰ	挫伤或血肿；胃壁部分撕裂
Ⅱ	食管胃结合处或幽门处破裂＜2cm；近端1/3胃破裂＜5cm；远端2/3胃破裂＜10cm

（待续）

（续表）

损伤分级	损伤描述
Ⅲ	食管胃结合处或幽门处破裂＞2cm；近端1/3胃破裂＞5cm；远端2/3胃破裂＞10cm
Ⅳ	组织缺损或失血供面积＜2/3胃
Ⅴ	组织缺损或失血供面积＞2/3胃

注：胃多处损伤时，损伤程度增加1级

【临床表现】★★★△△△

胃损伤的主要临床表现取决于损伤的原因、范围、程度及有无其他脏器损伤等。单纯的胃挫伤仅有轻微的腹部不适。若为穿透性胃损伤，胃内容物进入腹腔后，可引起剧烈腹痛和腹膜刺激征表现，可呕吐血性物、肝浊音界消失、膈下游离气体等。化学性胃损伤，轻者可仅表现为胃黏膜充血、水肿、糜烂和溃疡形成，重者可发生黏膜坏死、脱落或穿孔（1～2天后），甚至造成胃十二指肠广泛坏死。胃损伤时常合并肝、脾等其他内脏损伤，而且胃血供丰富，发生损伤时常引起大出血，导致失血性休克。此外，严重胃破裂时胃液对腹膜的化学刺激及严重的腹腔污染也是休克发生的重要因素。

【辅助检查】★★△△△

一、鼻胃管

对腹部外伤后怀疑胃损伤的患者均应放置鼻胃管。既可以减轻胃内压力缓解症状，又可以观察引流液的性质和引流量，从而帮助判断胃损伤的程度。鼻胃管内有血性胃液引出应考虑有胃破裂。

二、诊断性腹腔穿刺和腹腔灌洗术

腹腔穿刺抽出血性液体并有食物残渣应考虑存在胃破裂。此外，可根据抽出液体的性状是否含有胆汁、气体和消化道内容物来判断是否存在其他脏器合并伤。诊断性腹腔穿刺和腹腔灌洗术主要用于钝性腹部闭合伤，是判断腹内出血或脏器破裂的可靠方法，准确率为93%。

三、腹部X线检查

腹部X线检查可以发现70%～90%的胃破裂患者有膈下游离气体。必要时可经鼻胃管注入空气30ml，左侧卧位数分钟后检查，如存在胃破裂时常可见膈下游离气体。此外，腹部X线检查同时还可以明确患者有无骨折、气胸、肺挫伤及膈肌破裂等。

【诊断及鉴别诊断】★★★△△△

一、诊断

患者存在钝性打击或穿透性损伤等外伤史，或误服化学制剂的病史。临床表现主要为腹痛、腹膜刺激征、休克等表现，症状轻重因受伤的原因、程度等不同而异。体格检查时患者多表现为拒绝翻动、四肢厥冷、呼吸浅快、腹式呼吸减弱或消失等。若叩诊有移动性浊音，应考虑有大量胃内容物溢入腹腔或胃壁破裂出血，或伴有其他脏器损伤导致的大出血。如为穿透性损伤，腹壁伤口有时可有胃内容物流出。

二、鉴别诊断

1. 小肠穿孔 患者临床表现和腹部体征与胃穿透性损伤相似，但胃管无血性液体引出。CT可见肠壁增厚。多伴有肠系膜脂肪异常影，肠系膜血肿等表现。

2. 胰腺损伤 严重的胰腺损伤患者常伴有剧烈腹痛，出血量大时可出现失血性休克。结合患者外伤史（上腹部直接撞击或典型的方向盘挤压）、症状、体征、腹腔穿刺淀粉酶检测、影像学检查等，一般不难诊断。

【治疗】★★★△△△

一、非手术治疗

仅有胃壁挫伤，且能够排除其他脏器合并伤的患者，可行保守治疗。应予半卧位，禁食水，胃肠减压，补液，维持水、电解质、酸碱平衡，抗生素应用等支持疗法。化学性胃损伤，急性期治疗还包括止痛、镇静并口服有中和作用的解毒剂等。非手术治疗期间，要严密观察病情变化，如治疗过程中，病情未见缓解甚至逐渐加重，腹膜炎加重等应立即进行手术探查。

二、手术治疗

无论何种原因造成的胃损伤，一旦确诊胃壁穿孔应立即行手术治疗。进腹后清除腹腔内的积血、积液，首先找到出血点，并予以处理；然后依次探查腹内脏器的损伤情况。探查必须彻底，包括切开胃结肠韧带探查后壁，1/3的患者胃前后壁都有穿孔，特别应注意检查大小网膜附着处以防遗漏小的破损。边缘整齐的裂口，止血后直接缝合；边缘有挫伤或失活组织者，需修整后缝合；广泛损伤者，宜行部分切除术。胃缝补后还应缝补小肠或结肠的损伤。此外，还应注意患者有无腹部以外脏器的合并损伤。如有胸部合并伤者，一般应先处理胸部创伤。有膈肌、肝、脾等合并伤者，以胸腹联合切口进行手术最佳。

化学性损伤手术治疗根据病变范围程度酌情处理。患者后期往往发生幽门瘢痕狭窄，此时可行狭窄部分切除、胃十二指肠吻合术。

（孙　备　赵忠杰）

第7节　十二指肠损伤

【流行病学】★★★△△

十二指肠的大部分位于腹膜后，损伤发病率很低，占整个腹部创伤的3.7%～5.0%，其损伤多见于十二指肠二、三部（3/4以上）。国内报道的549例十二指肠损伤中，开放性损伤占12%，闭合性损伤占88%；而西方国家以开放性创伤为主（80%）。开放性十二指肠损伤中，90%以上为枪伤和刀刺伤。闭合性十二指肠损伤多由车祸（49%）、坠落伤（18%）、打击和挤压伤（19%）引起，常合并胰腺损伤。十二指肠与肝、胆、胰及大血管毗邻，解剖关系复杂，故十二指肠损伤时，70%～90%合并其他脏器损伤。十二指肠内消化活性成分多、刺激性强，一旦损伤病情十分危重，且其诊断和处理困难，并发症率和病死率极高，战伤的病死率约为40%，平时伤的病死率为12%～30%。

【病因】★★△△

十二指肠损伤绝大部分由创伤引起，也包括少见的医源性损伤、异物损伤、化学性损伤和放射性损伤。

一、创伤性十二指肠损伤

创伤性十二指肠损伤可分为开放性损伤和闭合性损伤。开放性损伤多由枪伤、锐器等所致；闭合性损伤多见于交通、生产事故等，近年来方向盘撞击上腹所致的十二指肠损伤占较大比例，且该比例逐年上升。

二、非创伤性十二指肠损伤

①医源性损伤：多于ERCP、经十二指肠奥迪括约肌（Oddi括约肌）切开、幽门扩张术、胆道手术中发生。②异物损伤：吞入的尖锐异物如钢针、鱼刺等造成十二指肠穿孔；静脉血栓形成时为防止肺动脉栓塞而置入下腔静脉的伞状金属网可造成下腔静脉十二指肠瘘。③放射性损伤：胃癌、胰腺癌和肾癌术中放射治疗或术后较大剂量放射治疗所致，严重者可形成狭窄梗阻或破溃成瘘。④化学性损伤：多由吞入腐蚀性化学液体所致。

【分级】★★★△△△

AAST将十二指肠损伤分为5级（表9-5）。

表9-5　十二指肠损伤的分级

级别	损伤类型	损伤描述
Ⅰ	血肿	局限于十二指肠某一段
	裂伤	非全层，未穿破
Ⅱ	血肿	累及范围超过一段
	裂伤	<50%周径
Ⅲ	破裂	十二指肠第二段：50%～75%周径
		十二指肠第一、三、四段：50%～100%周径
Ⅳ	裂伤	十二指肠第二段：>75%周径
		累及壶腹或胆总管远端
Ⅴ	裂伤	十二指肠胰腺结合部毁损
	血管伤	十二指肠无血供

【临床表现】★★★△△△

十二指肠损伤有腹腔内破裂及腹膜后破裂两种。腹腔内十二指肠破裂，可有胰液和胆汁流入腹腔而早期引起腹膜炎，其临床表现和体征与胃溃疡穿孔大致相同，有腹部剧烈疼痛、呕吐、休克等症状。十二指肠的腹膜后破裂早期症状多不典型，可有右上腹疼痛，可向右腰部髂窝、会阴及肩部放射，肠内容物刺激胸12神经可引起睾丸痛。如病情进展，患者一般状态转差，呕吐频繁，因十二指肠液对腹膜腔及腹膜后间隙的刺激及大量液体渗出，患者可出现低血容量休克和多脏器功能衰竭。此外，腹胀为十二指肠损伤的突出特点，如外伤后出现明显的上腹部膨隆，必须警惕十二指肠损伤的可能性。直肠指诊有时可在骶前扪及捻发音，提示气体已达盆腔腹膜后间隙。

【辅助检查】★★△△△

十二指肠损伤时可有血清淀粉酶升高；腹部X线片可见右膈下或右肾周气体积聚、腰大肌轮廓模糊、脊柱侧凸，有时可见腹膜后呈花斑状改变并逐渐扩展；口服造影剂后行X线检查，如见造影剂外渗可确诊。CT可显示腹膜后及右肾前间隙有气泡等表现。

【诊断】★★★△△△

上腹部开放性损伤，均应考虑十二指肠损伤的可能，但闭合性十二指肠损伤术前诊断比较困难。原因在于十二指肠损伤临床少见，症状不典型，且常合并其他脏器损伤，症状容易被掩盖。凡有腹部严重钝挫伤，特别是暴力作用挤压伤，伤后出现明显腹胀者，应警惕十二指肠闭合性损伤可能。

【鉴别诊断】★★★△△△

一、小肠穿孔

患者临床表现和腹部体征与胃和十二指肠腹腔内部分穿孔相似，不同之处在于胃肠减压无血性液体引出。CT可见肠壁增厚，多伴有肠系膜脂肪异常影，肠系膜血肿等表现。

二、胰腺损伤

十二指肠损伤多合并胰腺损伤，血清和腹腔穿刺液淀粉酶升高，但非特异性。约30%的胰腺损伤并无淀粉酶升高。超声可见胰腺回声不均，周围积血积液；CT可见胰腺轮廓不整，周围积血积液。

三、腹膜后血肿

腹膜后血肿多为骨盆及脊柱骨折引起，一般无典型症状，可有轻微腹痛、腰背痛、腹胀和腹部X线检查腰大肌影模糊；严重者可致失血性休克。

【治疗】★★★△△△

抗休克和及时的手术处理是治疗十二指肠损伤的两大关键。手术探查时，如发现十二指肠附近腹膜后有血肿，组织被胆汁染黄或横结肠系膜根部有捻发音，应高度怀疑十二指肠腹膜后破裂可能。此时应切开十二指肠外侧后腹膜或横结肠系膜根部后腹膜，以便探查十二指肠降部与横部。

十二指肠损伤应根据损伤的部位、程度、范围、局部及全身状况，以及损伤时间等进行综合分析，选择合适的术式，预防十二指肠瘘和腹腔感染的发生。手术方法主要如下。

一、单纯修补术

单纯修补术适用于裂口不大，边缘整齐，血运良好且无张力者；70%～80%的十二指肠损伤可用此法治疗。

二、带蒂肠片修补术

对于裂口较大、不能直接缝合者，可游离一小段带蒂空肠管剖开修剪后镶嵌缝合于缺损处。

三、损伤肠段切除吻合术

十二指肠第三、四段严重损伤不宜缝合修补时，可切除该肠段行端端吻合，若张力过大，则将远端关闭，利用近端与空肠行端侧吻合；或缝闭两断端，行十二指肠空肠侧侧吻合。

四、十二指肠憩室化

十二指肠憩室化适用于十二指肠第一、二段严重损伤或同时伴有胰腺损伤者。手术包括胃窦切除、迷走神经切断、胃空肠吻合、十二指肠残端和胆总管造瘘。

五、胰头十二指肠切除术

胰头十二指肠切除术适用于十二指肠第二段严重碎裂累及胰头，无法修复者。

六、浆膜切开血肿清除术

若十二指肠壁内血肿以高位肠梗阻为主要表现，非手术治疗2周梗阻仍不能解除者，可手术切开血肿清除血凝块，修补肠壁或行胃空肠吻合术。

【并发症】★★△△

十二指肠损伤最严重并发症是十二指肠瘘，其发生率约为6.6%，其他常见的并发症包括腹腔内脓肿、胰腺炎、十二指肠狭窄胆管瘘等。

（孙 备 赵忠杰）

第8节 小肠与系膜损伤

【流行病学】★★△

小肠及其系膜在腹腔中分布广，容积大，且相对表浅，缺少骨骼保护，易受损伤。在开放性损伤中小肠损伤占25%～30%，闭合性损伤中占15%～20%。

【病因与病理】★★△△

小肠及其系膜损伤一般分为闭合性损伤、开放性损伤和医源性损伤。闭合性损伤主要见于腹部钝器伤、高处坠落等造成的空回肠破裂，一般破裂好发部位在近段空肠距Treitz韧带50cm以内和末端回肠距回盲部50cm以内。当暴力突然施加于充满液体的小肠或暴震引起腔内压力聚升时，这些部位也容易发生破裂甚至断裂。开放性损伤可发生于任何部位且常为多发性。医源性损伤见于对已有肠粘连患者行腹腔手术或腹壁窦道扩创、腹腔镜手术腹壁戳孔或手术及内镜操作过程中。

【临床表现】★★★△△△

小肠损伤以腹膜炎为主要表现，若存在肠系膜损伤如系膜血管断裂，则主要表现为腹腔内出血。小肠横断合并附近系膜血管断裂者，多伴有休克症状。具体表现为外伤后剧烈腹痛，伴恶心、呕吐；体检可有全腹压痛、反跳痛、肌紧张、移动性浊音、肠鸣音消失等，且随受伤时间推移感染中毒症状加重。但远端小肠破裂时，由于肠内容物化学刺激性较小，症状体征发展较慢，可能造成诊断延迟。

【辅助检查】★★△△

诊断性腹腔穿刺可抽出血性浑浊液体，但穿刺阴性不能完全排除诊断。超声可见腹腔内游离液体。X线可见膈下游离气体，但结果阴性并不能完全排除诊断。

【诊断及鉴别诊断】★★★△△△

一、诊断

开放性小肠及其系膜损伤，诊断较容易。但对于闭合性损伤，早期诊断相对困难。特别是部分患者小肠裂口不大或穿孔后被食物残渣、纤维蛋白，甚至突出的黏膜所堵塞，可能无明显腹膜炎表现，此类患者诊断尤为困难。因此，对有腹部外伤史而诊断难以确定的患者，应严密观察，期间如出现持续性腹痛、腹部压痛、腹部肌紧张进行性加重、高度怀疑肠破裂者，应尽早剖腹探查。

二、鉴别诊断

1. 胃或十二指肠损伤 患者呈明显腹膜炎表现，但胃肠减压多可见血性液体引出。

2. 结肠损伤 结肠损伤多见于开放性损伤，且结肠内容物液体成分少而细菌成分多，故腹膜炎出现较晚，但污染重。诊断性腹腔穿刺可抽出粪样或浑浊液体。

【治疗】★★★△△△

一般治疗包括禁食水，胃肠减压，补充液体，输血，积极预防并治疗休克，尽早使用抗生素等。

小肠破裂一旦确诊，应立即行手术治疗。术中首先应控制肠系膜血管大出血和其他威胁生命的脏器出血。然后对整个小肠和系膜进行系统细致地探查，系膜血肿即使不大也应切开检查以免遗漏小的穿孔。手术方式以简单修补为主，边缘整齐的裂伤，可用丝线做横向两层内翻缝合。边缘组织碾挫及血运障碍者，应行清创，证实创缘血运良好后，再行缝合修补。存在以下情况时，应做部分小肠切除吻合术：①裂口较大或裂口边缘部肠壁组织挫伤严重；②小段肠管多处破裂；③肠管大部分或完全断裂；④肠管严重挫伤、血运障碍；⑤肠壁内或系膜缘有大血肿；⑥肠系膜损伤影响肠壁血液循环。

（孙 备 赵忠杰）

第9节 结肠、直肠和肛管损伤

结肠损伤

【流行病学】★★△△

结肠损伤(colon injury)是较常见的腹内脏器损伤，平时占腹部外伤的10%～20%，战时占11%～38%，仅次于小肠损伤发生率。开放性损伤所致结肠损伤占结肠损伤的90%，闭合性结肠损伤常由于遭受较大暴力，故常合并其他脏器损伤，单独损伤少见。

【病因与病理】★★★△△△

结肠损伤的常见病因如下。①闭合性损伤：多为钝性暴力对腹部的猛烈打击、碾压所致。②开放性损伤：多为锐器所致。③医源性损伤：主要包括结肠镜检查及结肠息肉等切除所致、钡剂灌肠损伤、手术损伤和化学性损伤。④继发于血管损伤的结肠延迟性穿孔。

结肠损伤按病理类型如下。①结肠壁挫伤：多由闭合性损伤引起，肠壁局部肿胀、淤血，但肠壁完整。②系膜损伤血肿：常合并有系膜血管损伤，形成系膜血肿。③结肠壁不全破裂：通常为浆膜层或浆肌层破裂，而黏膜及黏膜下层保持完整。④全层破裂：小的破裂可见黏膜外翻呈唇状，较大的破裂或完全断裂者，可因大量粪便进入腹腔而引起弥漫性腹膜炎。

【临床表现】★★★△△△

穿透性结肠损伤主要表现为伤后腹痛，有腹膜炎表现或从伤口流出粪样肠内容物。非穿透性结肠损伤临床表现复杂，最常见症状为腹痛，但少数结肠损伤者可无腹痛症状，多见于左半结肠损伤（左半结肠内容物干涸，破裂后肠内容物不易进入腹腔，对腹膜刺激小）。合并其他脏器损伤者，早期即有休克表现。腹膜外结肠损伤早期，腹痛和腹膜炎症状均不明显。腹膜后间隙感染明显时，侧腹壁或后腰部有压痛，有时可触及皮下气肿。低位结肠损伤可有便血或果酱样便。腹膜炎晚期还可表现为体温升高。

【辅助检查】★★△△

一、腹部X线片

部分患者可见腹腔游离气体，对诊断结肠损伤有帮助；对有异物存留的患者可帮助定位。

二、诊断性腹腔穿刺

如穿刺物为粪便样物质则为结肠损伤，阳性率一般在90%以上。根据穿刺物性质可判断是否有空腔脏器破裂，但对结肠损伤的诊断无特异性，且穿刺结果阴性时亦不可排除腹腔内脏器损伤。

三、诊断性腹腔灌洗

对于闭合性腹外伤有较高的诊断价值，诊断率高达95%，但同样对判断结肠损伤无特异性。

【诊断及鉴别诊断】★★★△△△

一、诊断

根据患者临床表现并结合外伤史，诊断多可确立。开放性损伤患者根据伤口的部位，弹道或刀刺伤的方向及腹膜炎表现可很快做出诊断。医源性结肠损伤诊断也较容易，在结肠镜检查过程中，患者出现腹痛及腹膜炎表现，可做出诊断。

二、鉴别诊断

1. 小肠损伤 肠液对腹膜刺激大，腹膜炎症状重且出现较早，但细菌含量相对较少，所造成的污染轻。CT可见肠系膜脂肪异常影，肠系膜血肿等表现。

2. 直肠损伤 多有骨盆及会阴部外伤史，有血液自肛门排出，直肠指诊可见指套有新鲜血迹。

【治疗】★★★△△△

由于结肠壁薄、血液供应差、含菌量大，一旦破裂所造成的腹腔污染严重，感染率高，因此，结肠破裂的治疗不同于小肠破裂。既往除少数裂口小、腹腔污染轻、全身情况良好的患者可考虑一期修补或一期切除吻合（限于右半结肠）外，大部分患者应先采用肠造口术或肠外置术处理，3～4个月后患者情况好转后，再行关闭瘘口。近年来随着急救措施、感染控制等条件的进步，施行一期修补或切除吻合的病例日见增多。对较严重的损伤一期修复后，可加做近端结肠转流性造口，确保肠内容物不再进入远端。

一期修复手术的主要禁忌为：①腹腔严重污染；②全身严重多发伤或腹腔内其他脏器合并伤，须尽快结束手术；③有重要基础疾病，如肝硬化、糖尿病等。失血性休克需大量输血（>2000ml）者，高龄患者、高速火器伤、手术时间有延误者，虽非一期修复绝对禁忌证，但须格外慎重。

术中应彻底清除漏出的结肠内容物，并用大量盐水冲洗。盆腔及修补吻合口附近放置引流管。

直肠和肛管损伤

【流行病学】★★△△

直肠肛管由于受骨盆保护，平时损伤较为少见，其发生率占腹部外伤的0.5%～5.5%。但如延误诊治，可发生严重的感染并发症。直肠损伤的病死率为0～10%，并发症发生率达10%～45%。

【病因】★★△

直肠肛管损伤最常见的病因是火器伤，创口可在腹部，也可在臀部、会阴部，甚至大腿等处，且常伴小肠、结肠、膀胱等损伤。钝性伤少见，多由骨盆骨折严重移位刺破或撕裂肠壁引起。此外，高处坠落于直立物上，可引起插入性损伤。同性恋者经直肠性交或精神异常者自行插入异物，也可造成直肠或肛管破裂。

【病理】★★★△△△

病理改变随损伤的程度、部位、范围及有无脏器合并伤而异。轻者只有黏膜撕裂和肌层裂开，重者可出现肌层全层破裂和广泛括约肌损伤，若伴有大血管和骶前静脉丛损伤，可引起大出血、休克，甚至死亡。Robertson按解剖位置将直肠肛管损伤分为3类：①腹膜反折以上，即腹腔内损伤（占1/3）；②腹膜反折以下、肛提肌以上损伤；③肛提肌以下，即肛管损伤。

【诊断及辅助检查】★★★△△△

腹膜反折以上直肠损伤的病理生理变化和临床表现与结肠损伤基本相同，诊断不难。肛管损伤位置表浅，诊断更容易。腹膜反折以下直肠损伤，腹痛常不明显，又无腹膜炎表现，常易延误诊断。有下列情况之一者需考虑直肠肛管损伤：①有外伤史且有血液自肛门排出；②会阴部、骶尾部、臀部、大腿部及下腹部的开放性创口内有粪便溢出；③尿液中有粪便残渣；④尿液自肛门流出；⑤骨盆会阴部外伤史，出现腹膜刺激症状或腹腔穿刺抽出粪便样、浑浊或血性液体。

直肠指诊有重要的诊断价值，指套有新鲜血迹提示直肠损伤，有时可直接摸到低位的破裂口。怀疑直肠损伤而指诊阴性者，可行直肠镜检查。此外，直肠损伤时，禁忌钡剂灌肠检查，但可使用水溶性液体进行造影；一旦发现血尿，应进一步行尿道膀胱X线检查以排除尿路损伤。

【治疗】★★★△△△

绝大多数直肠肛管损伤都应尽早手术，根据损伤部位的不同，选用不同的治疗方法。直肠肛管损伤的基本处理原则为早期彻底清创，修补直肠肛管损伤，行转流性结肠造瘘和直肠周围间隙彻底引流。

腹膜反折以上直肠损伤，破口修剪后予以缝补，若全身和局部情况良好，可不做近端造瘘。如为毁损性损伤，可切除后行端端吻合，此种情况与腹腔盆腔污染严重者，都应加做乙状结肠转流性造瘘，2～3个月后闭合造瘘。

腹膜反折以下直肠损伤，应先行剖腹探查，探明伤情并行乙状结肠转流性造瘘术。损伤部位较高者，可打开腹膜反折显露、修补。若伴有膀胱、尿道或阴道损伤者，应同时予以修补。另经会阴部骶尾骨旁入路，打开直肠后间隙，显露、修补较低的损伤。难以显露的损伤，不强求直接修补。必须彻底清除溢出到直肠旁间隙的粪便，同时大量冲洗肠腔，彻底清除直肠内粪便，再冲洗盆腔和会阴部创口，确保腔隙中不遗漏污物，术后也无粪便从修补不完善或未修补处溢出。直肠后间隙应放置适当引流，术后保持引流通畅，加强抗感染治疗，如使用针对厌氧菌的药物甲硝唑等。只要转流完全、清创彻底、感染得到控制，未经修补的直肠损伤（除毁损伤外）一般都能自行愈合，且较少发生狭窄。

肛管损伤，浅小的外伤可单纯清创缝合。损伤大而深、累及括约肌和直肠者，应行乙状结肠转流性造瘘，仔细清创，注意保留未累及的括约肌，并修复已损伤的直肠和括约肌，以期保留肛管的功能。伤口愈合后，应定期扩张肛管和直肠，防止狭窄。若括约肌功能已经丧失且无法修复时，需考虑做结肠造瘘——永久性人工肛门。

带有乙状结肠造瘘的患者如恢复顺利，应适时关闭瘘。既往多在术后3个月行造瘘关闭手术。近年来观察发现，大多数病例可将造瘘还纳时间提前到2周左右，因为损伤的直肠一般7～10天可愈合。但早期还纳的先决条件是创口愈合、感染消除，因此，术前应对患者行直肠指诊及直肠造影（仅限腹膜外直肠损伤者），确认创伤已愈合，且无感染灶存在。

【并发症】★★△△

直肠和肛管损伤常见的术后并发症有直肠膀胱（或尿道）瘘、直肠阴道瘘、直肠外瘘、直肠或肛门狭窄、肛门失禁等，大多需再次手术解决。

（孙　备　赵忠杰）

第10节　腹膜后血肿

【流行病学】★★△△

外伤性腹膜后血肿是腹部损伤的常见并发症，多系高处坠落、挤压、车祸等引起的腹膜后脏器损伤、骨盆或下段脊柱骨折和腹膜后血管损伤所致。因合并严重复合伤、出血性休克，病死率达35%～42%。随着工业迅速发展，交通、工伤等事故频发，其发病率也日益增多。

【病因】★★△

腹膜后血肿最常见的原因是骨盆及脊柱骨折，占50%～60%，严重骨盆骨折所致的血肿，积血可达3000～4000ml，可导致重度低血容量性休克，甚至死亡；其次是腹膜后器官（胰腺、十二指肠、膀胱、肾等）的外伤；其他原因包括腹膜后血管（腹主动脉、下腔静脉、门静脉和髂血管等）的损伤。

【临床表现】★★★△△△

腹膜后血肿因出血原因、程度与范围各异，临床表现亦不相同，且常因合并其他损伤而被掩盖症状。部分伤者除有腰肋部瘀斑（Grey-Turner征）外，一般表现为内出血征象、腰背痛和肠麻痹。伴尿路损伤者常有血尿；血肿进入腹腔者可有里急后重感，并可借直肠指诊触及骶前区伴有波动感的隆起；如有后腹膜破裂，血流可流入腹腔，引起腹膜刺激征。腹膜后血管损伤最主要的临床表现是休克。

【诊断】★★★△△△

腹膜后血肿一般难以诊断，多为术中探查发现。这是因为腹膜后血肿无典型症状，Grey-Turner 征虽然有诊断意义，但是出现太晚，实际意义不大。腹部摸到包块或直肠指诊可以摸到盆腔触痛性包块的概率也很低。临床中应根据外伤史、致伤原因、损伤部位等做出初步判断。诊断性腹腔穿刺、超声和 CT 对腹膜后血肿的诊断有一定价值。剖腹探查时应注意后腹壁有无血肿，有无胆汁或胰液渗出，以及有无气体和捻发音存在，必要时切开后腹膜探查，以免漏诊。

【治疗】★★★△△△

治疗方面，除积极防治休克和感染外，多需行剖腹探查。手术探查如后腹膜未破损，可先估计血肿范围和大小，在全面探查腹腔内脏器并对其损伤作相应处理后，再对血肿的范围和大小进行一次评估。如血肿无扩展，可不予切开，因完整的后腹膜对血肿可起压迫作用，使出血得以自控，特别是盆腔内腹膜后血肿，出血多来自压力较低的盆腔静脉丛，出血自控的可能性较大；如血肿有所扩展，则应切开后腹膜，寻找破损血管，予以结扎或修补。如血肿位置主要在两侧腰大肌外缘、膈脚和髂岬之间，血肿可来自腹主动脉、腹腔动脉、下腔静脉、肝静脉及肝的裸区部分、胰腺或腹膜后十二指肠损伤，此范围内的腹膜后血肿，不论是否扩展，原则上均应切开后腹膜予以探查，对受损血管或脏器作必要的处理。对不断扩大且生命体征不稳定或后腹膜已有裂口持续出血者，则应切开探查止血，寻找破损血管，予以结扎或修补。探查时，应尽力寻找并控制出血点；无法控制时，可用纱条填塞，静脉出血常可因此停止。填塞的纱条应在术后 4～7 天逐渐取出，以免引起感染。

（孙　备　赵忠杰）

参考文献

[1] 赵玉沛，陈孝平. 外科学. 3 版. 北京：人民卫生出版社，2015.
[2] 吴孟超，吴在德. 黄家驷外科学. 7 版. 北京：人民卫生出版社，2008.
[3] 张启瑜. 钱礼腹部外科学. 北京：人民卫生出版社，2006.
[4] 赵玉沛. 胰腺外科手术学. 北京：人民军医出版社，2013.
[5] 姜洪池. 腹部创伤学. 北京：人民卫生出版社，2010.
[6] 戴朝六. 腹部急症学. 2 版. 北京：人民卫生出版社，2015.
[7] 陈辉树，姜洪池. 中国脾脏学. 北京：人民军医出版社，2012.
[8] 中华医学会外科学分会胆道外科学组. 胆管损伤的诊断和治疗指南（2013 版）. 中华消化外科杂志，2013，12（2）：81-90.
[9] 黄晓强，黄志强. 医源性胆管损伤的处理. 中国实用外科杂志，2001，21：413-414.
[10] Moor EE, Cogbill TH, Malangoni MA, et al. Organ injury scaling Ⅱ: pancreas, duodenum, small bowel, colon and rectum. J Trauma, 1990, 30 (11): 1427-1429.

第 10 章　腹膜和腹腔感染

腹膜炎是腹腔脏腹膜和壁腹膜的炎症，可因细菌感染或化学损伤、物理损伤、异物等因素刺激而引起。腹膜炎分类方法多样，按累及范围可分为弥漫性腹膜炎和局限性腹膜炎，按临床经过可分为急性腹膜炎和慢性腹膜炎。急性腹膜炎按发病机制又可分为原发性腹膜炎和继发性腹膜炎两种。

第 1 节　原发性腹膜炎

原发性腹膜炎是指腹腔内无感染灶、没有与外界相通的损伤时所发生的腹膜炎，通常在无菌性腹水的基础上发生，无明显的腹腔内感染来源可循，故又称自发性细菌性腹膜炎（spontaneous bacterial peritonitis，SBP）。临床常见于患有失代偿性肝硬化、重型肝炎肝衰竭、肾病综合征、系统性红斑狼疮等严重慢性疾病而免疫功能低下患者，其中多数为 3～9 岁儿童，成年人较少见。

【病因及病原学特点】★★★△△△

原发性腹膜炎常见于体质虚弱、营养不良和免疫功能低下患者。原发性腹膜炎的致病菌大多具有肠源性特征，常为革兰阴性菌，以大肠埃希菌多见，其次为肺炎克雷伯菌、肺炎双球菌等。感染途径多为血行播散，亦可来自肠道、胆道、泌尿道、生殖道的细菌易位，腹腔透析也是感染原因之一。

【临床表现】★★★△△△

一、体温

体温 37～40℃，常为高热，热型不规则，以弛张热多见，少数为持续性低热。

二、消化道症状

恶心、呕吐、腹胀等消化道症状常见。

三、腹部体征

患者可出现急性腹痛，腹痛部位初期不固定，但很快会波及全腹，来源于女性生殖道的感染可局限于下腹部。肠鸣音减弱或消失，叩诊移动性浊音阳性。腹部压痛和反跳痛，但远不及急性弥漫性腹膜炎三联征（腹部压痛、反跳痛、肌紧张）的程度。

四、全身症状

患者可因全身感染中毒出现高热、心率加快、呼吸过速等症状。

【辅助检查】★★★△△△

一、血常规

血常规检查通常可见白细胞、中性粒细胞比例升高。

二、腹部 B 型超声

腹部 B 型超声检查腹水阳性率高。

三、腹水常规及生化

腹腔穿刺是诊断原发性腹膜炎的重要手段。腹腔穿刺液呈渗出液，浆液黏蛋白定性试验李凡他反应，阳性，外观混浊，无臭味，镜检白细胞计数＞500×10^6/L，中性粒细胞比例＞0.5 或绝对数＞250×10^6/L 有诊断意义。

【诊断及鉴别诊断】★★★△△△

本病诊断不难，肝硬化腹水、慢性肾病等免疫力低下患者，突发高热、腹痛、腹腔穿刺液符合急性炎性表现，即高度怀疑原发性腹膜炎，鉴别诊断主要与继发性腹膜炎、结核性腹膜炎相鉴别。

继发性腹膜炎：①起病急骤，常伴有明显的感染中毒性休克症状，腹膜炎三联征突出；②腹腔穿刺液为脓性，伴臭味，腹部穿孔患者可见消化液；③空腔脏器穿孔时，腹部X线片可见膈下游离气体。

结核性腹膜炎：①患者多有结核病史；②有低热、盗汗等结核中毒症状；③腹部查体呈揉面感；④腹水淋巴细胞增多、抗酸染色阳性，红细胞沉降率增快，血清结核抗体阳性；⑤试验性抗结核治疗有效。

【治疗】★★★△△△

原发性腹膜炎可通过非手术治疗达到理想效果。治疗原则包括敏感抗生素应用、腹腔局部处理、对症支持治疗等。如非手术治疗无效，腹膜炎加重或诊断上不能排除继发性腹膜炎，应及时剖腹探查，术中取腹水做细菌培养或药敏试验，以便指导术后抗生素使用。术中若未寻及明确原发灶而腹腔广泛粘连者，应行腹腔冲洗及充分引流。

（张忠涛）

第2节　继发性腹膜炎

继发性腹膜炎是腹腔内脏器的炎症、穿孔、外伤性血运障碍，以及医源性创伤等所导致的腹膜急性化脓性炎症，是严重的腹膜腔感染，如不早期诊断和正确的治疗，其病死率极高。

【病因及致病菌】★★★△△△

引起腹膜炎的细菌多系消化道的常驻细菌，最常见为大肠埃希菌，其次为粪链球菌、肠球菌、变形杆菌、铜绿假单胞菌及厌氧菌等，故多为混合感染。葡萄球菌是手术污染引起腹膜炎的主要病原菌。

腹腔脏器的急慢性病变均可能引起继发性腹膜炎，比较常见的发病原因如下。①炎症性腹膜炎最常见的为急性阑尾炎，急性胰腺炎、急性胆囊炎，绞窄性肠梗阻等也是较常见的原因。其他原因还有女性生殖器炎症引起的盆腔腹膜炎、肠憩室炎、坏死性肠炎、克罗恩病等。②脏器穿孔性腹膜炎，急性阑尾炎坏疽穿孔、胃十二指肠溃疡穿孔、胃肠道肿瘤穿孔、肝脓肿破裂、伤寒溃疡穿孔及绞窄性肠梗阻继发的肠坏死破裂等。③手术后腹膜炎，如吻合口瘘及结肠镜检查所致的结肠穿孔等医源性损伤。④腹部钝性或穿透性损伤所致脏器出血、穿孔或破裂等。

【临床表现】★★★△△△

继发性腹膜炎是原发疾病的继续和发展，因此，临床表现不一，综合起来，常有高热、腹痛、腹部压痛、反跳痛、肌紧张、感染中毒性休克等表现。

一、腹痛

腹痛是最主要的临床表现。腹痛往往很剧烈，难以忍受，呈持续性。深呼吸、咳嗽、体位变动时疼痛加剧，因此患者多不愿变换体位。病因不同，腹痛的程度也不一，化学性腹膜炎腹痛最为剧烈，腹腔出血所致腹痛最轻。腹痛的范围可局限于一处或弥漫至全腹，但以原发病灶处腹痛最为剧烈。

二、消化道其他症状

消化道其他症状如恶心、呕吐，呕吐物多为胃内容物，肠梗阻病程进展可吐出黄绿色胆汁，甚至棕褐色粪样内容物。

三、感染中毒症状

患者可出现高热、脉速、呼吸浅快、口干、面色苍白、四肢发凉等休克表现。若体温骤升或骤降、血压明显下降、意识恍惚，则表示存在重度缺水、代谢性酸中毒等病理生理改变。

四、腹部体征

腹部压痛、反跳痛、肌紧张是腹膜炎的标志性体征，尤以原发病灶所在部位最为明显。腹肌紧张程度随病因与患者全身情况不同而不等。如胃肠或胆囊穿孔引起的肌紧张最为明显，幼儿、老年人或极度虚弱患者腹肌紧张程度则不明显。腹胀加重是病情恶化的一项重要标志。叩诊可因胃肠胀气而呈鼓音；消化道穿孔时，肝浊音界可缩小或消失。腹腔内渗液较多时，可叩出移动性浊音。肠鸣音消失提示已发生肠麻痹。盆腔腹膜炎常伴有直肠和阴道的触痛。直肠前窝饱满及触痛，提示盆腔已有感染或形成盆腔脓肿。当腹腔内炎症局限，形成脓肿或炎性肿块时可扪及边缘不清的肿块。

【辅助检查】★★★△△△

一、血常规

白细胞及中性粒细胞比例增高。白细胞计数及中性粒细胞数目异常低于正常值者则应警惕病情加重可能。

二、立位腹部 X 线片

胃肠道穿孔可见膈下游离气体。小肠、结肠广泛充气扩张，提示有麻痹性肠梗阻。孤立扩张肠管提示可能有肠扭转或闭袢性肠梗阻。

三、B 型超声及腹腔穿刺

B 型超声可见腹水，腹腔穿刺是判断原发病因的重要依据。结核性腹膜炎为草绿色透明腹水；胃十二指肠空腹穿孔抽出液呈黄色，浑浊，含胆汁，无明显臭味，进食后穿孔可含食物残渣；急性重症胰腺炎抽出液为血性，淀粉酶升高；急性阑尾炎穿孔抽出液为稀脓性略带臭味；绞窄性肠梗阻肠坏死为血性、臭味明显；实质脏器破裂或腹腔脏器新鲜出血则腹腔穿刺可抽出不凝血。

四、计算机体层摄影

腹部计算机体层摄影（computed tomography，CT）除能显示腹膜炎时增厚的腹膜、系膜、网膜及腹水外，也能显示部分脏器的炎症、破裂及穿孔，应用较普遍。

【诊断要点】★★★△△△

根据病史及典型体征、白细胞计数、腹部立位 X 线片、CT 等检查，腹膜炎的诊断一般是比较容易的。但对于继发性腹膜炎来说，应进一步诊断原发病因或原发病灶。

一、急性阑尾炎穿孔

急性阑尾炎穿孔多有转移性右下腹痛，阑尾炎穿孔前腹痛仅限于脐周及右下腹部，一般穿孔均在发病数小时或更长时间以后。穿孔后表现为全腹压痛、反跳痛及肌紧张，但压痛仍以右下腹部最为明显。近年有使用加压 B 型超声或 CT 帮助诊断的。

二、胃、十二指肠溃疡穿孔

胃、十二指肠溃疡穿孔多有溃疡病史。突发上腹剧痛，呈刀割样，并迅速延及全腹，伴有早期休克表现。全腹压痛、反跳痛、板样强直，上腹部为甚。腹部 X 线检查可见膈下有游离气体。

三、急性重症胰腺炎

急性重症胰腺炎多有胆道疾病史，通常先为上腹部突发持续疼痛，向肩背部放射、迅速扩及全腹。早期可有休克及急性呼吸窘迫综合征（acute respiratory distress syndrome，ARDS）。脐上部压痛明显。肠麻痹及肠胀气较明显。腹腔穿刺液常呈血性或深啤酒色，且淀粉酶升高。CT 可显示胰腺病变的部位、范围及性质。

四、胆囊炎穿孔

发病前多有饱餐或进食油腻食物史，常发生于右上腹痛数小时或数天以后。可有轻度黄疸，多为局限性腹膜炎，少数为弥漫性腹膜炎。肝区可有叩痛。尿胆红素可呈阳性。B 型超声及 CT 常显示胆囊增大、胆囊结石及胆囊周围有渗出。

五、盆腔腹膜炎

先发热，体温多在 38℃以上，后有腹痛，腹痛位于下腹部。恶心、呕吐不明显。一般情况好，整个下腹均有压痛，肌紧张常不明显，有脓性白带，子宫有举痛，阴道后穹隆穿刺可抽出脓液，涂片可帮助诊断。盆腔 B 型超声也有助于诊断。

六、手术后腹膜炎

手术后腹膜炎常由吻合口瘘及残端漏引起，发生于术后 3～7 天。表现为发热、腹痛、腹胀及肠麻痹。B 型超声或 CT 检查可显示有无脓肿的形成。

七、腹外伤后腹膜炎

有腹部外伤史。实质脏器损伤常伴内出血及休克，空腔脏器破裂膈下常有游离气体。腹膜刺激征以病灶处明显。腹腔诊断性穿刺常能确诊，但如有严重腹胀、肠管明显扩张时应慎重，最好在 B 型超声引导下进行。也可根据病情，行 B 型超声、CT、选择性动脉造影、腹腔镜等检查以确定损伤部位。

【治疗】★★★△△△

继发性腹膜炎的治疗原则是积极清除引起腹膜炎的原发病因，并彻底清洗吸净腹腔脓液和渗出液，或促使渗出液尽快吸收、局限或通过引流等手段使之消失。为了达到上述目的，根据不同病因、不同病变阶段或不同患者的体质，应采取不同的治疗措施。总体来说，急性腹膜炎的治疗可分为非手术治疗和手术治疗。

一、非手术治疗

（一）静脉输液

继发性腹膜炎因禁食、呕吐、腹腔渗出，患者往往有严重的脱水，需静脉补液治疗，并纠正水、电解质紊乱和酸碱失衡。必要时输血、血浆，积极抗休克治疗。

（二）禁食、胃肠减压

禁食、胃肠减压可减轻腹胀、呕吐症状，减少消化液经消化道穿孔处溢出。

（三）应用抗生素

根据原发病灶情况和感染程度的轻重，选用适当的抗生素，病情较轻者，可选择单一药物治疗，对严重的感染可联合用药。

（四）预防、治疗各种并发症

预防、治疗各种并发症如肾功能不全、呼吸衰竭及腹腔脓肿等。

二、手术治疗

（一）手术原则

继发性腹膜炎绝大多数情况下需手术治疗，手术原则为治疗原发病因及清除腹腔感染，对于诊断不明但感染严重、不除外内脏坏死的情况，探查手术亦可起到明确病因及治疗的目的。

（二）手术时机选择

继发性腹膜炎是急诊手术还是加强非手术治疗，应根据患者情况而定。大多数情况下，应积极手术治疗，感染休克患者经抗休克治疗后不一定要求患者情况完全平稳，即应急诊手术。但对诊断明确、腹膜炎局限、病情有减轻趋势者，亦可不急诊手术。

（三）手术方法

1. **除去原发病灶** 如切除穿孔的阑尾、胆囊或坏死肠管，修补穿孔，去除坏死组织及异物；对一时难于切除病灶或全身情况很差不能耐受彻底手术的患者，可先做引流、肠外置等手术。

2. **清除脓液** 吸净脓液，弥漫性腹膜炎患者情况许可时可用大量生理盐水冲洗腹腔，一般不需用含有抗生素的冲洗液。

3. **充分引流** 病灶已清除、腹腔清洗干净者，原则上不放置引流，但对下列情况应放置引流：①病灶处仍有感染坏死组织及较多脓液；②腹腔内继续渗血；③腹腔内可能发生胆汁或胰液泄漏；④胃肠道缝合后有泄漏可能。一般多选用双套管引流，术后也可经此管行腹腔连续灌洗。另外，对术后可能需长时间胃肠减压或营养支持者，可行胃造瘘或空肠造瘘。

对部分严重继发性腹膜炎患者也可有计划地实施反复剖腹术及腹腔开放治疗。

（张忠涛）

第3节　结核性腹膜炎

结核性腹膜炎是由结核分枝杆菌引起的腹膜慢性、弥漫性炎症，在肺外结核中并不少见。本病以中青年多见，多见于20～40岁。女性略多于男性，可能是盆腔结核逆行感染所致。

【病因】★★★△△△

结核菌属于放线菌目，分枝杆菌科的分枝杆菌属，为有致病力的耐酸菌，主要分为人、牛、鸟、鼠等型。对人有致病性者主要是人型菌，牛型菌少有感染。感染途径可由腹腔内结核直接蔓延或远处的结核病灶传播，主要是肺结核，经血行播散而来。前者更为常见，如肠结核、肠系膜淋巴结核、输卵管结核等，均可为本病的直接原发病灶。

【病理分型】★★★△△△

结核性腹膜炎病理变化可表现为腹水型、粘连型和包裹型。

一、腹水型

腹水型又称湿性腹膜结核，以腹膜的炎性渗出为主要病理表现。腹膜充血、水肿、满布黄白色或灰白色粟粒样结核结节，腹腔内有浆液性纤维蛋白渗出性腹水，腹水呈草黄色，偶尔稍呈血性。临床表现以腹水、低热为主。

二、粘连型

粘连型又称干性腹膜结核，为慢性或亚急性病理过程。腹水吸收后，大量纤维蛋白沉着，与网膜、肠系膜、肠管等形成粘连，可引起肠梗阻。少数病例腹腔内广泛粘连以致腹腔闭塞呈“冷冻腹腔”。

三、包裹型

腹腔内有局限性或多房性积液，并可形成结核性脓肿。脓肿可侵蚀肠管、腹壁等形成内瘘或外瘘。临床上 3 种类型可同时存在。

【临床表现】★★★△△△

本病多数起病较缓，但急性发病者亦数见不鲜。主要症状为倦怠、发热、腹胀和腹痛，亦有畏寒、高热，骤然起病者。轻型病例起病隐匿。

一、全身表现

发热与盗汗最为常见，热型以低热和中等热居多，部分患者呈弛张热。渗出型、干酪型病例或合并有严重的腹外结核患者可呈稽留热，盗汗严重，重者有贫血、消瘦、水肿、口角炎及维生素 A 缺乏症等营养不良的表现。在育龄妇女中，停经不育者较常见。

二、腹痛

多数患者可出现不同程度的腹痛，多为持续性隐痛或钝痛，疼痛多位于脐周、下腹，有时在全腹部。当患者出现急腹症时，应考虑腹腔结核病灶溃破后引起的急性腹膜炎，结核性腹膜炎少有穿孔。

三、腹胀与腹水

多数患者有腹胀感，可由结核中毒症状或腹膜炎伴有的肠功能紊乱引起。患者可出现腹水，以小量、中等量多见。腹水量较多时可出现移动性浊音。

四、腹壁柔韧感

柔韧感是粘连型结核性腹膜炎的临床特征。绝大多数患者均有不同程度的压痛，一般较轻微，少数压痛明显并有反跳痛，后者多见于干酪型。

五、腹部包块

粘连型及干酪型患者的腹部常可触及包块，多位于中下腹部。包块大小不一，边缘不齐，有时呈横形块状物或有结节感，多有轻微触痛。

六、其他

部分患者可出现腹泻，粘连型患者便秘较为常见，有时腹泻与便秘交替出现。肝大可由营养不良所致脂肪肝或肝结核引起。如并发肠梗阻，可见蠕动波，肠鸣音亢进。

【辅助检查】★★★△△△

一、血常规和红细胞沉降率

部分患者有不同程度的贫血，腹腔结核病灶急性扩散者、干酪型及继发感染者的白细胞计数可增高，红细胞沉降率多数增快。红细胞沉降率也可作为病变活动的简易指标。

二、结核菌素试验

结核菌素试验呈强阳性者对诊断本病有帮助，但粟粒型结核或重症患者反而可呈阴性。

三、腹腔穿刺

有腹水者可行腹腔穿刺，B 型超声引导下穿刺可提高检查的安全性，适用于大量腹水或包裹性积液患者。但腹水找结核分枝杆菌阳性率低，不足 5%。结核分枝杆菌培养阳性率仅为 40%。

四、消化道造影检查

钡餐检查如发现肠粘连、肠结核、肠瘘、肠腔外肿块等现象，对本病诊断有辅助价值。腹部 X 线片有时可见到钙化影，多为肠系膜淋巴结钙化。

五、腹腔镜检查

有腹膜广泛粘连者禁忌此检查。该检查适用于有游离腹水的患者，腹腔镜可见腹膜、网膜、内脏表面有散在或集聚的灰白色结节，活组织检查可确诊。

【诊断】★★★△△△

以下为结核性腹膜炎的诊断要点：①原因不明的发热，持续 2 周以上，伴有盗汗，经一般抗生素治疗无效；②有结核密切接触史或本人有其他肠外结核者；③腹壁柔韧感，有腹水或可触及包块者；④红细胞沉降率增速，腹水为渗出液者；⑤ X 线胃肠钡餐检查发现肠粘连等征象者。

【鉴别诊断】★★★△△△

一、与存在腹水的疾病相鉴别

1. 肝硬化失代偿 患者有肝功能异常、门静脉高压、脾功能亢进、肝病面容及蜘蛛痣等表现。

2. 癌性腹水 多为血性腹水，反复腹水检查可找到瘤细胞。

3. 缩窄性心包炎、肝静脉阻塞综合征 均可产生腹水，但两者均有相应的心包和肝病体征。

二、与以腹痛为主要症状的疾病相鉴别

应注意与克罗恩病等鉴别，合并有肠梗阻、肠瘘及腹膜炎时，应与其他原因引起的急腹症鉴别。

三、与腹块为主要体征的疾病鉴别

本病有时与结肠癌、卵巢癌等恶性肿瘤相混淆，应注意鉴别。

【治疗】★★★△△△

一、抗结核药物治疗

①以足量、联合为治疗原则。疗程至少 18 个月。②对腹水型患者，在放腹水后，于腹腔内注入醋酸地塞米松等药物，可以加速腹水吸收并减少粘连。③对血行播散或结核毒血症严重的患者，在应用有效抗结核药物治疗的基础上，可加用糖皮质激素，但不宜长期应用。④多数患者可能已接受过抗结核药物治疗。因此，这类患者应选择以往未用或少用的药物，制订联合用药方案。

二、手术治疗

无并发症的结核性腹膜炎属于内科治疗范畴，但在并发肠梗阻、肠瘘、化脓性腹膜炎时可行手术治疗。与腹内肿瘤鉴别确有困难时，可行剖腹探查。手术方案根据腹腔内粘连情况而定，疏松而局限的粘连可进行游离松解，紧密而广泛的粘连分离时易损伤肠壁造成穿孔或术后肠瘘，可行肠段切除，甚至可行侧侧吻合肠道短路术以解除梗阻。对情况危急或局部切除困难者，也可暂行梗阻近端造瘘，术后继续抗结核治疗。

（张忠涛）

第 4 节　第三型腹膜炎

腹膜炎按其病因分类可分为原发性腹膜炎和继发性腹膜炎。正常情况下，这两种腹膜炎经适当的抗生素和及时的手术治疗，大多数炎症可逐渐局限，并且治愈。尚有一部分病例经积极支持治疗和多次手术治疗，腹膜炎症仍持续存在，并可进一步发展为多器官衰竭，造成患者死亡。为了区别前两类腹腔感染，1990 年 Rotstein 等提出“第三型腹膜炎”这一新的概念，认为腹膜炎患者在治疗期间，腹腔感染持续存在或反复发作，伴有发热和心血管参数呈动力亢进，而检查或剖腹探查仅见散在或未局限的血清脓性液积聚，这类腹膜炎特称为第三型腹膜炎。

【发病机制及病原菌】★△

第三型腹膜炎的发病机制尚不清楚，可能与患者的腹膜缺乏清除腹腔残留污染物能力且不能使之局限有密切关系。而营养不良，低蛋白血症、高 APACHE Ⅱ 评分、病原菌耐药、器官功能衰竭等情况是其发生的主要危险因素。

第三型腹膜炎的病原学特点与其他类型腹膜炎不同，其腹腔内液体的培养阳性率很低，甚至无菌生长。即使培养出来也不同于继发性腹膜炎时常见的大肠埃希菌和脆弱杆菌，而多是表皮葡萄球菌、假单胞菌属、念珠球菌等条件致病菌和抗生素耐受的革兰阴性菌。

感染菌的来源尚不清楚，但肠道细菌易位应是主要来源。多种因素如肠麻痹、内毒素血症、休克及免疫力低下等因素可导致肠道内细菌量增加，肠黏膜机械屏障受损、破坏，从而促使肠道细菌易位。

【临床表现及诊断】★△

第三型腹膜炎具有腹膜炎的共性，但其病理生理表现较其他腹膜炎特殊，主要表现为以下几点。①伴有明显的免疫功能低下，甚至免疫无应答；②临床表现不典型，常伴有发热、白细胞增多、低灌注、高代谢、感染性休克；③常伴有多器官功能衰竭；④影像学检查无法明确感染源。剖腹探查腹腔无局限性感染，常见为腹膜面散在的纤维蛋白样物质，以及稀薄的血性液。

【治疗和预防】★△

第三型腹膜炎发生于全身免疫力低下、肠源性感染的基础上，手术引流难以奏效，治疗非常棘手，病死率高、预后差。因此，重点在于预防，主要措施如营养支持、维持足够的组织血液灌注、保护胃肠黏膜功能、保持肠道菌群的生态平衡等。

（张忠涛）

第 5 节 腹腔脓肿

腹腔脓肿指腹腔内某一间隙或部位因组织坏死液化，被肠曲、内脏、腹壁、网膜或肠系膜等包裹，形成的局限性脓液积聚。腹腔脓肿常是腹膜炎或腹部手术后的并发症，是炎症局限化的结果，但严重者又可破溃至腹腔或胸腔，引起腹膜炎或脓胸，也可并发脓毒症休克和多器官衰竭。腹腔脓肿多位于原发病灶处，也可远离原发病灶；可单发或多发。常见的腹腔脓肿有膈下脓肿、盆腔脓肿及肠间脓肿。

膈下脓肿

膈下脓肿是指脓肿位于膈肌以下、横结肠及其系膜以上的间隙内，按部位可分为右膈下脓肿（又称肝上间隙脓肿）、左膈下脓肿、右肝下间隙脓肿和网膜囊脓肿。右侧多见，双侧少见。

【病因及致病菌】★★★△△△

脓肿发生的部位和原发病有密切关系。病因主要为弥漫性腹膜炎的腹腔渗出混杂细菌流向并积于膈下各部位形成脓肿或因上腹部手术如胆囊手术、胃肠道手术、胰腺和肝手术形成的创面渗液或出血继发感染形成。膈下脓肿的病原菌一般与原发病的致病菌一致，主要为大肠埃希菌、链球菌和厌氧菌等，且常为多种细菌的混合感染。

【临床表现】★★★△△△

膈下脓肿多有急性弥漫性腹膜炎、腹部大手术或外伤史。由上腹部疾病或手术引起的腹腔脓肿多见。

一、发热

开始多为弛张热，病程进展可转为持续高热，伴脉快、出汗，一般情况差。

二、腹胀、腹痛

患者可感到上腹胀或钝痛，可向肩背部放射，深呼吸或咳嗽时加重，有时因膈肌刺激或胸膜反应，引起呃逆、胸痛、气短等症状。

三、查体

一般情况差，虚弱，脉快，局部腹壁及肋间隙可见水肿，有压痛及叩击痛，肝浊音界可扩大，下肺呼吸音减弱，肠鸣音弱或消失。

【辅助检查和诊断】★★★△△△

一、实验室检查

白细胞计数及中性粒细胞明显增加，血培养偶见阳性。

二、影像学检查

B 型超声有助于脓肿的诊断及定位，B 型超声可引导脓肿穿刺并观察脓肿消退情况，脓液应送细菌及药敏试验。胸部 X 线片可见患侧横膈抬高，肋膈角模糊或有胸部积液，左肝下脓肿可见胃泡易位。CT 能确定脓肿的部位、范围及与周围脏器的关系，尤其适用于 B 型超声难以诊断及定位者。

【治疗】★★★△△△

治疗包括脓肿的引流、原发病的控制、抗生素的应用及一般支持治疗。非引流治疗仅适应于部分小脓肿或脓肿形成早期，待其自行吸收；对诊断明确的腹腔脓肿，原则上应及早引流。引流方法包括经皮穿刺置管引流和切开引流。

一、全身治疗

静脉营养支持，维持水、电解质平衡。宜选用广谱抗生素，并给予抗厌氧菌药物，如甲硝唑，根据脓肿穿刺引流液细菌培养及药敏试验结果调整抗生素应用。

二、经皮穿刺引流

经皮穿刺引流适用于脓肿未形成多房分隔、有安全的经皮途径，不需经过肠管等脏器的膈下脓肿。

三、切开引流

根据脓肿位置不同选择手术入路，如腹前壁入路适用于右肝上、右肝下及左膈下位置较靠前的脓肿；后腰入路适用于右肝下、右膈下位置靠后的脓肿；胸壁入路适合于右肝上的高位脓肿。无论何种入路，手术应做到充分引流，并留置一至多根引流管以利术后持续引流或定时冲洗。

盆腔脓肿

腹腔内炎性渗出物、脓液易积聚在盆腔形成盆腔脓肿。

【病因及致病菌】★★★△△△

常见的原因是下腹部及盆腔脏器的化脓性感染，如急性阑尾炎穿孔、急性输卵管炎、急性弥漫性腹膜炎或腹部手术后渗出因体位原因易下流于盆腔各间隙，形成盆腔脓肿，病原体以厌氧菌为主，70%～80% 的盆腔脓肿可培养出厌氧菌。常见病因为下生殖道感染、子宫腔内手术操作后感染、性卫生不良及邻近器官炎症蔓延。

【临床表现】★★★△△△

一、发热

腹膜炎或腹部手术后，体温持续不降或下降后又复升高。但其他全身中毒症状较轻。

二、疼痛

下腹部不适或胀痛。

三、膀胱、直肠刺激征

尿频、尿急、尿痛，腹泻、排黏液便及里急后重。

四、直肠指诊

肛门括约肌松弛，直肠前壁饱满或可及肿块，有触痛，有时有波动感。

【辅助检查和诊断】★★★△△△

白细胞计数增多。B 型超声或 CT 可了解脓肿的部位及大小。经直肠或阴道后穹隆穿刺抽到脓液可确诊。

【治疗】★★★△△△

一、非手术治疗

应行积极抗生素治疗，同时辅以灌肠、理疗等手段，促进脓肿吸收。

二、手术治疗

1. 经直肠或阴道后穹隆切开引流 脓肿已局限者可采用此法，患者取截石位，扩肛显露直肠腔，指诊明确脓肿位置后，长针穿出脓液，必要时可扩大切口放置引流管。

2. 经前腹壁切口进行引流 腹腔、盆腔有多发性脓肿或合并粘连性肠梗阻时，可用此法。

肠间脓肿

肠间脓肿指被包围在肠管、肠系膜与网膜之间的脓肿，可以为单发，也可以为大小不等的多发脓肿。患者出现发热、腹痛、腹胀等症状，脓肿周围粘连形成程度不等的肠梗阻，查体可见局部压痛、反跳痛、肌紧张等表现，肠鸣音弱或因粘连性肠梗阻可闻及肠鸣音亢进。血白细胞升高，B 型超声、CT 有助于肠间脓肿的诊断，立位腹部 X 线片可见肠管积气表现。脓肿若与肠腔、膀胱相通形成内瘘，脓液可随大小便排出。

多发小脓肿经抗生素治疗、理疗、经皮穿刺置管术等多可自行吸收。阑尾脓肿非手术治疗也常能吸收。如非手术治疗无效或发生肠梗阻时，可考虑剖腹探查，将多房脓肿逐个分离沟通，吸尽脓液，清除脓苔及坏死组织，并用大量生理盐水冲洗。手术治疗易分破肠管形成肠瘘，操作时应小心、仔细。

（张忠涛）

参考文献

[1] 吴孟超，吴在德. 黄家驷外科学. 7 版. 北京：人民卫生出版社，2008.

第 11 章　胃十二指肠疾病

第 1 节　胃十二指肠溃疡的外科治疗

胃十二指肠黏膜的局限性圆形或椭圆形的全层黏膜缺损，称为胃十二指肠溃疡（gastroduodenal ulcers），十二指肠溃疡和胃溃疡虽然有很多的共同特征，如酸在溃疡形成的作用，基本的临床表现，抗溃疡药物（H_2 受体拮抗药、质子泵抑制药）和迷走神经切断术对溃疡的愈合均有效。但两者在发病情况、年龄、性别、胃酸分泌、发病机制和治疗方法均有明显不同，胃十二指肠溃疡的治疗近 20 年来已发生根本性改变。由于强力胃酸分泌抑制药——质子泵抑制药的出现，对幽门螺杆菌（Helicobacter pylori，Hp）在胃十二指肠溃疡致病机制中的作用的认识，以及内镜技术的发展等原因，内科治疗的效果大为改观，需要手术处理者减少。外科手术仅限于并发症的处理，即溃疡穿孔、出血及幽门梗阻；一些特殊情况如胰源性溃疡、胃溃疡发生恶变等。以往所谓的“难治性”溃疡、巨大溃疡（≥2cm）等作为外科适应证的病例越来越少。胃大部切除、各种形式的迷走神经切断术治疗胃十二指肠溃疡也很少采用，而代之以更加微创、保守而合理的手术方式。

【病因与病理】★★★△△△

一、胃酸

胃酸分泌异常与胃十二指肠溃疡发病关系密切。1910 年 Shmart 提出“无酸无溃疡”的观点，十二指肠溃疡患者的基础和餐后胃酸分泌均高于正常人，十二指肠溃疡不发生于胃酸分泌很低、最大胃酸分泌（maximal acid output，MAO）<10mmol/h 者。虽然正常人和十二指肠溃疡患者的能力相互重叠的，但十二指肠溃疡患者作为整体能分泌更大量的胃酸。进餐刺激后胃酸分泌的增加，是十二指肠溃疡发生的重要因素。胃液酸度过高、激活胃蛋白酶原、黏膜产生自家消化是胃十二指肠溃疡的主要发病机制。

胃酸分泌受迷走神经和胃泌素的调控，即所谓的神经性胃酸分泌和体液性胃酸分泌。①神经性胃酸分泌：迷走神经兴奋时通过两种机制刺激胃酸分泌。一是通过释放乙酰胆碱直接刺激胃壁细胞；二是作用于胃窦部黏膜促其释放胃泌素。因此，切除胃窦部不仅可以消除体液性胃酸分泌，也可以降低部分神经性胃酸分泌。对视觉、嗅觉和味觉的刺激、胃的膨胀及血糖降低到 2.8mmol/L 等都可刺激迷走神经中枢兴奋，引起胃酸分泌的增加。②体液性胃酸分泌：进食后胃窦部黏膜受食物刺激产生胃泌素，胃泌素经血液循环作用于胃壁细胞并促进其分泌胃酸。胃泌素的分泌和释放受胃液酸度的调节 pH 降低到 3.5 以下时，胃泌素分泌释放减少；pH 降到 1.5 以下时，胃泌素完全不释放。食物进入空肠上段后也可促其释放肠胃泌素刺激胃酸分泌，但这种作用较小。

胃蛋白酶是胃液中的主要作用酶。当胃液 pH>4.5 时，胃蛋白酶处于非激活状态，而当胃液 pH 达到 1.5～2.5 时胃蛋白酶消化蛋白质作用最强。

二、胃十二指肠黏膜屏障

由胃黏液和黏膜柱状上皮细胞的紧密连接构成。胃黏液除具有润滑作用外，还有中和、缓冲胃酸的作用。胃的黏膜上皮细胞能够阻止钠离子从黏膜细胞内扩散入胃腔及胃腔内的氢离子逆流入黏膜细胞内。非甾体消炎药、肾上腺皮质类固醇激素、胆汁酸盐、酒精等均可破坏胃黏膜屏障，造成氢离子逆流入黏膜细胞，引起胃黏膜水肿、出血、糜烂，甚至溃疡。机械性损伤、缺血性病变、营养不良等因素都可减弱胃黏膜的屏障功能。十二指肠通过特异性 pH 敏感的受体，酸化反应反馈性延迟胃的排空，保持十二指肠内 pH 接近中性，且十二指肠黏膜能吸收腔内氢离子和不受胆盐的损伤；十二指肠溃疡患者中，这种反馈延缓胃排空和抑制胃酸的作用减弱，而胃排空加速，使十二指肠球部腔内酸负荷量加大，造成黏膜损害可形成溃疡。前列腺素 E 不仅有抑制胃酸的作用，而且有直接保护黏膜和促进溃疡愈合的作用。十二指肠溃疡患者的十二指肠黏膜前列腺素 E 的含量较正常对照组明显减低，降低十二指肠黏膜的保护作用。

三、幽门螺杆菌

Hp 与胃十二指肠溃疡形成之间的关系已得到公认。在我国胃、十二指肠溃疡患者的检出率分别为 70% 和 90%。Hp 感染也是胃窦炎的主要病因。Hp 是一种微需氧革兰阴性杆菌，呈螺旋形。人的胃黏膜上皮细胞是它的自然定植（colonization）部位。Hp 能在酸性胃液中存活是由于它具有高活性的尿素酶，能分解尿素产生氨，在菌体周围形成保护层。Hp 菌株还能产生细胞空泡毒素和毒素相关蛋白，可能参与损伤胃十二指肠黏膜和黏膜屏障，导致氢离子内渗，影响碳酸氢盐、胃泌素及胃酸分泌，改变胃血流等有关。胃酸分泌增多时，十二指肠球部被过度酸化，使十二指肠球部内出现胃上皮化生灶，为 Hp 从胃窦黏膜移植十二指肠球部创造条件，Hp 在球部生存繁殖而发生急性十二指肠炎，在其他致溃疡因素的诱导下发生溃疡。Hp 被清除后，胃炎和胃十二指肠溃疡易被治愈且复发率低，也能降低胃十二指肠溃疡大出血患者的再出血率。

十二指肠溃疡的外科治疗

【发病机制】★★★△△△

迷走神经张力过高引起胃酸分泌增多是十二指肠溃疡形成的主要原因。十二指肠溃疡患者基础与 MAO 分别是正常人的 2.2 倍和 1.6 倍，造成胃酸分泌过多的主要原因有：迷走神经过度兴奋、壁细胞较正常人多及胃排空过快致酸性胃液损伤十二指肠球部黏膜。临床治疗消化性溃疡的手术均以减少胃酸分泌为主要目的。

Hp 感染与十二指肠溃疡的形成相关。

【临床表现】★★★△△△

十二指肠溃疡为我国常见病，可见于任何年龄，但多见于中青年男性。

临床表现为上腹部或剑突下烧灼样或钝性痛，疼痛多在进食后 3～4 小时发作。饥饿痛和夜间痛与基础胃酸分泌量过高有关。服用抗酸药物或进食能使疼痛停止或缓解。体检可有右上腹压痛。

十二指肠溃疡为慢性过程反复发作，病史可达几年甚至十几年。腹痛有周期性发作的特点，好发季节为秋冬季，可因不良精神情绪或服用解热镇痛药及消炎药物诱发。

【辅助检查】★★★△△△

X 线钡餐和纤维胃镜检查可帮助确诊。

一、龛影

龛影为诊断十二指肠球部溃疡的直接征象，多见于球部偏基底部。正位，龛影呈圆形或椭圆形，加压时周围有整齐的环状透亮带称“日晕征”。切线位，龛影为突出球内壁轮廓外的乳头状影。

二、“激惹征”

钡剂于球部不能停留，迅速排空，称为“激惹征”。

三、十二指肠球部畸形

十二指肠球部畸形为十二指肠球部溃疡常见的重要征象。表现为球一侧出现指状切迹，后者不恒定，随蠕动变浅、消失，球部外形呈山字形、花瓣形及小球状等畸形。

四、假性憩室

形态大小可改变，可见黏膜皱襞进入憩室内，而龛影形态不变。

五、黏膜皱襞改变

黏膜皱襞增粗、平坦或模糊，可呈放射状纠集到龛影边缘。

六、伴发症

十二指肠溃疡常伴胃窦炎。

七、球后溃疡

球后溃疡较常见，大小不一，多位于肠腔内侧，外侧壁常有痉挛收缩或瘢痕形成，使管腔狭窄，多呈偏心性。凡十二指肠降段上部发现痉挛收缩，应考虑球后溃疡的可能。

【治疗】★★★△△△

随着消化性溃疡与Hp感染有关的发现，消化性溃疡的外科治疗在过去的15年发生很大变化。绝大多数十二指肠溃疡患者得到有效的内科治疗。目前适于外科治疗的十二指肠溃疡仅限于以下情况。①非单纯性十二指肠溃疡：并存各种严重并发症的十二指肠溃疡，包括急性穿孔、急性大出血和瘢痕性幽门梗阻。②经内科治疗无效的十二指肠溃疡：即所谓顽固性溃疡。内科治疗无效一般指应用包括抑酸药和抗Hp药在内的正规治疗3个疗程后，胃镜复查溃疡仍未愈合的患者。③对于溃疡病史长，症状渐趋加重，发作频繁，每次发作持续时间长，疼痛剧烈，影响身体营养及正常生活与工作者；经胃镜或X线钡餐检查发现溃疡深大、十二指肠球部严重变形或溃疡位于十二指肠球后及有穿透肠壁者；有过十二指肠溃疡穿孔或反复大出血的病史，而溃疡仍在活动，有可能再发急性并发症的患者也应考虑手术治疗。手术方式多首选胃大部切除术，高选择性迷走神经切断术现已较少应用。

胃溃疡的外科治疗

【发病机制】★★★△△△

胃溃疡的患者胃酸常正常或低于正常，胃黏膜屏障功能减弱、氢离子逆向扩散或胃潴留则是胃溃疡形成的主要原因。①胃潴留：胃内容物的滞留刺激胃黏膜分泌胃泌素或胃内的低酸环境减弱了对胃窦黏膜分泌胃泌素的抑制作用，使胃溃疡患者血胃泌素水平较正常人增高，刺激了胃酸的分泌。临床上复合性溃疡患者约95%是先有十二指肠溃疡，幽门痉挛或球部狭窄致胃潴留时，胃溃疡就易于发生。②十二指肠液反流：反流液中的胆汁、胰液等既能直接损伤胃黏膜细胞，又能破坏胃黏膜屏障功能，促进氢离子的逆向扩散，导致黏膜出血、糜烂与溃疡形成。临床上发现胃溃疡多合并胃窦炎，且越靠近幽门，炎症越重，也说明胃溃疡的发生与十二指肠液反流有关。③壁细胞功能异常：分泌的胃酸直接排入黏膜内，造成了胃黏膜的损伤。

Hp感染与胃溃疡的形成有一定的关系。

【分型】★★★△△△

胃溃疡按其部位、临床表现和胃酸分泌情况通常分为4型，大部分发生在小弯切迹处。约60%的胃溃疡为Ⅰ型溃疡，与过多的胃酸分泌无关，相反可能是低胃酸状态。Ⅰ型溃疡大部分位于胃体与胃窦黏膜过渡区的1.5cm之内，与十二指肠、幽门等黏膜异常无关。Ⅱ型胃溃疡（15%）是指溃疡位于胃体和十二指肠溃疡，与高胃酸有关。Ⅲ型溃疡位于幽门前，占20%，与高胃酸有关。Ⅳ型溃疡是高位近贲门溃疡，<10%，与高胃酸无关。另外，有一些大弯溃疡，但是发生率<5%。

【临床表现】★★★△△△

胃溃疡发病年龄一般较十二指肠溃疡高，约50岁，以男性多见。

胃溃疡腹痛没有十二指肠溃疡腹痛那样有规律。腹痛多发生在进食后0.5～1.0小时，持续1～2小时。进食不能缓解疼痛，甚至加剧疼痛。

压痛点多在剑突与脐之间的正中线或略偏左。

抑酸药疗效欠佳，不如十二指肠溃疡好，治疗后易复发，原因可能与发病机制不同有关。

胃溃疡常易引起大出血、急性穿孔等合并症。胃溃疡约有5%的癌变，因此，对于年龄较大，典型症状消失，呈不规则持续腹痛或症状日益加重，伴体重减轻、消瘦乏力、贫血等表现的患者，应引起注意。

【辅助检查】★★★△△△

X线钡餐和纤维胃镜检查确诊。胃溃疡可见于胃的任何部位，但以胃窦部最为多见，约占90%，大多数胃溃疡位于胃体与胃窦交界处胃窦一侧的小弯侧和近幽门前方。较少见的有高位溃疡、后壁溃疡和复合性溃疡。

龛影为溃疡病的直接征象。切线位，龛影凸出于胃内壁轮廓处，呈乳头状或半圆形；正位，龛影为圆形或椭圆形，其边缘光滑整齐。

龛影周围黏膜纹切线位，龛影与胃交界处显示1～2mm的透明细线影，见于龛影的上缘或下缘，或者龛影的整个边缘。

"狭颈征"切线位，龛影口部与胃腔交界处有0.5～1.0cm一段狭于龛影的口径，称为"狭颈征"。

"项圈征"在龛影口部有一边缘光滑细线状密度减低区，如颈部戴的项圈。

龛影周围的"日晕征"正位，龛影周围有宽窄不一致的透亮带，边缘光滑。

以龛影为中心的黏膜皱襞纠集；呈放射状分布，其外围逐渐变细消失，为慢性溃疡的另一征象。

溃疡病的其他X线征象：①胃大弯侧指状切迹；②胃小弯侧缩短；③胃角切迹增宽；④幽门管狭窄性梗阻，胃内滞留液。

【治疗】★★★△△△

胃溃疡的手术适应证如下。①并发急性穿孔，形成弥漫性腹膜炎；急性大出血；瘢痕性幽门梗阻，严重影响进食及营养者或溃疡已穿透至胃壁外者。②经内科系统治疗 3 个月以上仍不愈合或愈合后短期内又复发者，胃溃疡愈合速度一般较十二指肠溃疡慢一些，故观察时间也需要长一些，届时仍不愈合应采取手术治疗。③经 X 线钡餐或胃镜检查证实溃疡直径较大，超过 2.5cm、不能除外或已经癌变者。④高位溃疡或胃十二指肠复合溃疡。

胃溃疡常用的手术方式是远端胃大部切除术，胃肠道重建以胃十二指肠吻合［毕（Billroth）Ⅰ式］为宜。Ⅰ型胃溃疡通常采用远端胃大部切除术，胃的切除范围在 50% 左右，行胃十二指肠吻合；Ⅱ、Ⅲ型胃溃疡宜采用远端胃大部切除加迷走神经干切断术，毕Ⅰ式吻合，如十二指肠炎症明显或有严重瘢痕形成，则可行毕Ⅱ式胃空肠吻合；Ⅳ型，即高位小弯溃疡处理困难。根据溃疡所在部位的不同可采用切除溃疡的远端胃大部切除术，可行毕Ⅱ式胃空肠吻合，为防止反流性食管炎也可行 Roux-en-Y 胃空肠吻合。溃疡位置过高可以采用旷置溃疡的远端胃大部切除术或近端胃大部切除术治疗。术前或术中应对溃疡作多处活检以排除恶性溃疡的可能。对溃疡恶变病例，应行胃癌根治术。

胃十二指肠溃疡急性穿孔

胃十二指肠溃疡急性穿孔是溃疡病的严重并发症之一。起病急、病情重、变化快是其特点，常需紧急处理，若诊治不当，可危及患者生命。

【流行病学】★★★△△△

近 30 年来胃十二指肠溃疡的发生率下降，住院治疗的十二指肠溃疡和胃溃疡患者明显减少，特别是胃十二指肠溃疡的选择性手术尤为减少，但溃疡的急性并发症（穿孔、出血和梗阻）的发生率和需要手术率近 15～20 年无明显改变。

溃疡穿孔的发生率为每年 7～10 例 /10 万；穿孔占溃疡病住院患者的 7%；穿孔多发生在 30～60 岁患者中，占 75%。约 2% 的十二指肠溃疡患者中穿孔作为首发症状。估计在诊断十二指肠溃疡后，在第 1 个 10 年中每年约 0.3% 的患者发生穿孔。急性十二指肠溃疡穿孔多见于十二指肠球部前壁偏小弯侧，“前壁溃疡穿孔，后壁溃疡出血”，即使现在也是适用的。急性胃溃疡穿孔多发生在近幽门的胃前壁，多偏小弯侧。溃疡穿孔直径一般在 0.5cm，其中胃溃疡穿孔一般较十二指肠穿孔溃疡孔直径略大。位于胃和十二指肠后壁的溃疡在向深部发展时，多逐渐与周围组织形成粘连，表现为慢性穿透性溃疡，故一般不易发生急性穿孔。

【病因及发病机制】★★★△△△

胃十二指肠溃疡穿孔发生在慢性溃疡的基础上，患者有长期溃疡病史，但在少数情况下，急性溃疡也可以发生穿孔，下列因素可促进穿孔的发生。①精神过度紧张或劳累，增加迷走神经兴奋，溃疡加重进而穿孔。②饮食过量，胃内压力增加，使溃疡穿孔。③应用非甾体消炎药（nonsteroidal anti-inflammatory drugs，NSAIDs）和十二指肠溃疡、胃溃疡的穿孔密切相关，这类药物是目前接受治疗的患者发生穿孔的主要促进因素。④免疫抑制，尤其在器官移植患者中应用激素治疗。⑤其他因素，包括患者年龄增加、慢性阻塞性肺疾病、创伤、大面积烧伤和多器官功能障碍。

【病理生理】★★★△△△

急性穿孔后，有强烈刺激性的胃酸、胆汁、胰液等消化液和食物溢入腹腔，引起化学性腹膜炎，导致剧烈的腹痛和大量腹腔渗出液，甚至可致血容量下降，低血容量性休克，6～8 小时后细菌开始生长并逐渐转为细菌性腹膜炎。病原菌多为大肠埃希菌和链球菌。在强烈的化学刺激、细胞外液丢失的基础上，大量毒素吸收可导致感染中毒性休克的发生。

【临床表现】★★★△△△

一、症状

患者多有溃疡病症状或肯定溃疡病史，而且近期常有溃疡病活动的症状。可在饮食不当后或在清晨空腹时发作。典型的溃疡急性穿孔表现为骤发腹痛，十分剧烈，如刀割或烧灼样，为持续性，但也可有阵发加重。由于腹痛发作突然而猛烈，患者甚至有一过性昏厥。疼痛初起部位多在上腹或心窝部，迅即延及全腹，以上腹为重。由于腹后壁及膈肌腹膜受到刺激，有时可引起肩部或肩胛部牵涉性疼痛，可有恶心感及反射性呕吐，但一般不重。

二、体征

患者仰卧拒动，急性痛苦病容，可由于腹痛严重而面色苍白、四肢凉、出冷汗、脉率快、呼吸浅。腹式呼吸因腹肌紧张而消失。在发病初期，血压仍正常，腹部有明显腹膜炎体征，全腹压痛明显，上腹更重，腹肌高度强直，即所谓板样强直。肠鸣音消失。如腹腔内有较多游离气体，叩诊时肝浊音界不清楚或消失。随着腹腔内细菌感染的发展，患者的体温、脉搏、血压、血常规等周身感染中毒症状及肠麻痹、腹胀、腹水等腹膜炎症也越来越重。

溃疡穿孔后，临床表现的轻重与漏出至游离腹腔内的胃肠内容物的量有直接关系，亦与穿孔的大小，穿孔时（空腹或饱餐后）胃内容物的多少，以及孔洞是否很快被邻近器官或组织粘连、堵塞等因素有关。穿孔小或漏出的胃肠内容物少或孔洞很快被堵塞，则漏出的胃肠液可限于上腹或顺小肠系膜根部及升结肠旁沟流至右下腹，腹痛程度可以较轻，腹膜刺激征也限于上腹及右侧腹部。

【辅助检查】★★★△△△

考虑为穿孔应作必要的实验室检查以评估患者，包括血常规、血清电解质和淀粉酶，穿孔时间较长需检查肾功能、血肌酐和肺功能、动脉血气分析，监测酸碱平衡。血常规常有白细胞计数升高及核左移，但免疫抑制和老年患者可没有。血清淀粉酶一般正常，但可升高通常小于正常3倍。肝功能检查一般是正常的。除非就诊延迟，血清电解质和肾功能是正常的。

胸部X线片和立位及卧位腹部X线片是必需的。约70%的患者可有腹腔游离气体，因此无游离气体的不能排除穿孔。当疑为穿孔但无气腹者，可作水溶性造影剂上消化道造影检查，确立诊断腹膜炎体征者，这种X线造影是不需要的。

在部分患者中，诊断性腹腔穿刺是有意义的，若抽出液中含有胆汁或食物残渣常提示有消化道穿孔。

【诊断及鉴别诊断】★★★△△△

一、诊断标准

胃、十二指肠溃疡急性穿孔是急腹症的重要病因之一，多数患者有溃疡症状或溃疡病史，而且近期内有溃疡病活动症状，穿孔后表现为急剧上腹痛并迅速扩展为全腹痛伴有显著的腹膜刺激征，结合腹部X线检查发现腹部膈下游离气体，诊断性腹腔穿刺抽出液含有胆汁或食物残渣等特点，正确诊断一般不困难。在既往无典型溃疡病者，位于十二指肠及幽门后壁的溃疡小穿孔，胃后壁溃疡向小网膜腔内穿孔，老年体弱反应性差者的溃疡穿孔及空腹时发生的小穿孔等情况下，症状、体征不太典型，较难诊断。另需注意的是，腹部X线检查未发现膈下游离气体并不能排除溃疡穿孔的可能，因约有20%的患者穿孔后可以无气腹表现。

二、鉴别诊断

1. 急性胰腺炎 溃疡急性穿孔和急性胰腺炎都是上腹部突然受到强烈化学性刺激而引起的急腹症，因而在临床表现上有很多相似之处，在鉴别诊断上可以造成困难。急性胰腺炎的腹痛发作虽然也较突然，但多不如溃疡穿孔者急骤，腹痛开始时有由轻而重的过程，疼痛部位趋向于上腹偏左及背部，腹肌紧张程度也略轻。血清及腹腔渗液的淀粉酶含量在溃疡穿孔时可以有所增高，但其增高的数值尚不足以诊断。急性胰腺炎腹部X线检查无膈下游离气体，B型超声及CT提示胰腺肿胀。

2. 胆石症、急性胆囊炎 胆绞痛发作以阵发性为主，压痛较局限于右上腹而且压痛程度也较轻，腹肌紧张远不如溃疡穿孔者显著。腹膜炎体征多局限在右上腹，有时可触及肿大的胆囊，Murphy征阳性，X线检查无膈下游离气体，B型超声提示有胆囊结石，胆囊炎，如血清胆红素有增高，则可明确诊断。

3. 急性阑尾炎 溃疡穿孔后胃十二指肠内容物可顺升结肠旁沟或小肠系膜根部流至右下腹，引起下腹腹膜炎症状和体征，易被误诊为急性阑尾炎穿孔。仔细询问病史当能发现急性阑尾炎开始发病时的上腹痛一般不十分剧烈，阑尾穿孔时腹痛的加重也不以上腹为主，腹膜炎体征则右下腹较上腹明显。

4. 胃癌穿孔 胃癌急性穿孔所引起的腹内病理变化与溃疡穿孔相同，因而症状和体征也相似，术前难以鉴别。老年患者，特别是无溃疡病既往史而近期内有胃部不适或消化不良或消瘦、体力差等症状者，当出现溃疡急性穿孔的症状和体征时，应考虑到胃癌穿孔的可能。

【治疗】★★★△△△

对胃十二指肠溃疡急性穿孔的治疗原则首先是终止胃肠内容物继续漏入腹腔，使急性腹膜炎好转以挽救患者生命。经常述及的3个高危因素是：①术前存在休克；②穿孔时间超过 24 小时；③伴随有严重内科疾病。这 3 类患者病死率高，可达 5%～20%，而无上述高危因素者病死率<1%。因此，对这 3 类患者的处理要更积极慎重。具体治疗方法有 3 种，即非手术治疗、手术修补穿孔及急症胃部分切除或迷走神经切断术，现在认为后者（胃部分切除术和迷走神经切断术）不是溃疡病的合理手术方式，已很少采用。术式选择主要依赖于患者一般状况、术中所见、局部解剖和穿孔损伤的严重程度。

一、非手术治疗

近年来，特别是在我国，对溃疡急性穿孔采用非手术治疗累积了丰富经验。大量临床实践表明，连续胃肠吸引减压，可以防止胃肠内容物继续漏向腹腔，有利于穿孔自行闭合及急性腹膜炎好转，而使患者免遭手术痛苦。病死率与手术缝合穿孔者无显著差别。为了能够得到满意的吸引减压，鼻胃管在胃内的位置要恰当，应处于最低位。非手术疗法的缺点是不能去除已入腹腔内的污染物，因此，适用于腹腔污染较轻的患者。适应证是：①患者无明显中毒症状，急性腹膜炎体征较轻或范围较局限或已趋向好转，表明漏出的胃肠内容物较少，穿孔已趋于自行闭合。②穿孔是在空腹情况下发生，估计漏至腹腔内的胃肠内容物有限。③溃疡病本身无根治性治疗的适应证。④有较重的心肺等重要脏器并存病，致使麻醉及手术有较大风险。但在 70 岁以上、诊断不能肯定、应用类固醇激素和正在进行溃疡治疗的患者，不能采取保守治疗方法。因为手术治疗的效果确切，保守治疗的风险并不低（腹内感染、脓毒症等），一般认为保守治疗要极慎重。在保守治疗期间，需动态观察患者的全身情况和腹部体征，若病情无好转或有所加重，需及时改用手术治疗。

二、手术治疗

手术治疗包括单纯穿孔缝合术和确定性溃疡手术。

1. 单纯穿孔缝合术 单纯穿孔修补是目前治疗溃疡病穿孔主要的手术方式，简便易行、手术时间短、创伤轻、安全性高。以往无溃疡病史或有溃疡病史未经正规内科治疗，无出血、梗阻并发症，特别是十二指肠溃疡患者；有其他系统器质性疾病不能耐受彻底性溃疡手术，均为单纯穿孔缝合术的适应证。一般认为：穿孔时间超过 8 小时，腹腔内感染及炎症水肿较重，有大量脓性渗出液，缝闭穿孔、中止胃肠内容物继续外漏后，一定要吸净腹腔内渗液，特别是膈下及盆腔内，并用温生理盐水行腹腔冲洗。吸除干净后腹腔引流并非必须。穿孔修补通常采用开腹手术，在穿孔处以丝线间断横向缝合，再用大网膜覆盖或以网膜补片修补；目前也开展腹腔镜行穿孔缝合大网膜覆盖修补。无论哪种手术方式，术中对所有的胃溃疡穿孔患者，需作活检或术中快速病理学检查，若为恶性，应行根治性手术。因为穿孔修复术未将溃疡灶切除，故手术后仍需行内科抗溃疡病治疗。Hp 感染者需根除 Hp，以减少复发。此外，部分患者可因溃疡未愈反复发作及合并出血、幽门梗阻等情况需要再次手术治疗。

利用腹腔镜技术缝合十二指肠溃疡穿孔于 1990 年由 Nathanson 等首先报道。后来 Mouret 等描述一种无缝合穿孔修补技术：以大网膜片和纤维蛋白胶封闭穿孔。以后相继报道吸收性明胶海绵填塞、胃镜引导下肝圆韧带填塞等技术。无缝合技术效果不确切，其术后再漏的概率很大（约 10%），尤其在穿孔>5mm 者，因此应用要慎重。缝合技术有穿孔单纯缝合、缝合加大网膜补片加强和以大网膜补片缝合修补等。虽然腔镜手术具有微创特点，而且据报道术后切口的感染发生率较开腹手术低，但未被广大外科医师普遍接受，原因是手术效果与开腹手术比较仍有争议，术后再发生漏需要手术处理者不少见，手术时间较长和花费高。以下情况不宜选择腹腔镜手术：①存在前述高危因素（术前存在休克、穿孔时间>24 小时和伴随内科疾病）；②合并有其他溃疡并发症如出血和梗阻；③较大的穿孔（>10mm）；④腹腔镜实施技术上有困难（上腹部手术史等）。

2. 部分胃切除和迷走神经切断术 随着对溃疡病病因学的深入理解和内科治疗的良好效果，以往所谓的“确定”性手术方法——部分胃切除或迷走神经切断手术已经很少采用。尤其在急性穿孔有腹膜炎的情况下进行手术，其风险显然较穿孔修补术为大，因此需要严格掌握适应证。仅在以下情况时考虑所谓“确定性”手术：①需切除溃疡本身以治愈疾病。如急性穿孔并发出血，已有幽门瘢痕性狭窄等，在切除溃疡时可根据情况考虑做胃部分切除手术；②较大的胃溃疡穿孔，有癌可能，做胃部分切除手术；③ Hp 感染阴性、联合药物治疗无效或为溃疡复发时，仍有做迷走神经切断术的报道。

胃十二指肠溃疡大出血

胃十二指肠溃疡患者有大量呕血、柏油样便，红细胞、血红蛋白和血细胞比容明显下降，脉率加快，血压下降，出现为休克前期症状或休克状态，称为溃疡大出血，不包括小量出血或仅有大便隐血阳性的患者。胃十二指肠溃疡出血，是上消化道大出血中最常见的原因，占 50% 以上。

【流行病学】★★★△△△

十二指肠溃疡并发症住院患者中，出血多于穿孔 4 倍。约 20% 的十二指肠溃疡患者在其病程中会发生出血，十二指肠溃疡患者出血较胃溃疡出血多见。估计消化性溃疡患者约占全部上消化道出血住院患者的 50%。虽然 H_2 受体拮抗药和奥美拉唑治疗减少难治性溃疡择期手术的病例数，但合并出血手术的患者未减少。

【病因及发病机制】★★★△△△

一、非甾体消炎药

应用 NSAIDs 是溃疡出血的一个重要因素，具有这部分危险因素的患者在增加。在西方国家多于 50% 上消化道出血患者有新近应用 NSAIDs 史。在老年人群中，以前有胃肠道症状，并有短期 NSAIDs 治疗，出血风险增加。使用大剂量的阿司匹林（300mg/d）预防短暂性脑缺血发作的患者其相对上消化道出血的风险比用安慰剂治疗者高 7.7 倍，其他 NSAIDs 亦增加上消化道溃疡出血的风险。

二、甾体类皮质类固醇

皮质类固醇在是否引起消化性溃疡合并出血中的作用仍有争议。最近回顾性研究提示二者独立有原因的联系是不存在的，而同时应用 NSAIDs 是更重要的危险因素。合并应用皮质类固醇和 NSAIDs，上消化道出血的风险增加 10 倍。

三、危重疾病

危重患者是消化性溃疡大出血的危险人群，尤其是需要在重症监护病房治疗者。例如心脏手术后，这种合并症的发生率为 0.4%，这些患者大多数被证实为十二指肠溃疡，且这些溃疡常是大的或多发性的。加拿大 1 项大样本的多个医院联合研究发现，ICU 患者上消化道出血的发生率为 1.5%，病死率达 48%，这些患者常需用抗溃疡药预防。

四、幽门螺杆菌

出血性溃疡患者的 Hp 感染为 15%～20%，低于非出血溃疡患者，因此 Hp 根治对于减少溃疡复发和再出血的长期风险是十分重要的。

【病理生理】★★★△△△

溃疡基底的血管壁被侵蚀而导致破裂出血，大多数为动脉出血。引起大出血的溃疡一般位于胃小弯或十二指肠球部后壁，前者出血常源自胃右、左动脉的分支或肝胃韧带内较大的血管；后者多来自胰十二指肠上动脉或胃十二指肠动脉及其分支。十二指肠前壁附近无大血管，故此处的溃疡常无大出血。溃疡基底部的血管侧壁破裂出血不易自行停止，可引发致命的动脉性出血。大出血后血容量减少、血压降低血流变缓，可在血管破裂处形成血凝块而暂时止血。由于胃肠的蠕动和胃十二指肠内容物与溃疡病灶的接触，暂时停止的出血有可能再次活动出血，应予高度重视。

溃疡大出血引起的病理生理变化与其他原因造成的失血相同，与失血量的多少及失血的速度有密切的关系。研究证明，出血 50～80ml 可引起柏油样便，如此少量失血不致发生其他显著症状，但持续性大量失血可以导致血容量减低、贫血、组织缺氧、循环衰竭和死亡。

大量血液在胃肠道内可以引起血液化学上的变化，最显著的变化为血非蛋白氮增高，主要原因是血红蛋白在胃肠内被消化吸收。在有休克症状的患者中，由于肾血液供应不足，肾功能受损，造成血非蛋白氮增高。胃肠道大出血所致的血非蛋白氮增高在出血后 24～48 小时出现，如肾功能未受损害，增高的程度与失血量成正比，出血停止后 3～4 天内恢复正常。

【临床表现】★★★△△△

胃十二指肠溃疡大出血的临床表现主要取决于出血量及出血速度。

一、症状

呕血和解柏油样便是胃十二指肠溃疡大出血的常见症状，多数患者只有黑便而无呕血，迅猛的出血则为大量呕血与紫黑血便。呕血前常有恶心，便血前后可有心悸、眼前发黑、乏力、全身疲软，甚至出现晕厥。患者多有典型溃疡病史，近期可有服用阿司匹林或 NSAIDs 等情况。

二、体征

一般失血量在 400ml 以上时，有循环系统代偿的现象，如苍白、脉搏增速但仍强有力，血压正常或稍增高。继续失血达 800ml 后可出现明显休克的体征，如出汗、皮肤凉湿、脉搏快弱、血压降低、呼吸急促等。患者意识清醒，表情焦虑或恐惧。腹部检查常无阳性体征，也可能有腹胀、上腹压痛、肠鸣音亢进等。有约 50% 的患者，体温增高。

【辅助检查】★★★△△△

大量出血早期，由于血液浓缩，血常规变化不大，以后红细胞计数、血红蛋白值、血细胞比容均呈进行性下降。依据症状和体检不能准确确定出血的原因。约 75% 的患者过去有消化性溃疡病史以证明溃疡是其出血的病因；干呕或呕吐发作后突然发生出血提示食管下端黏膜撕裂症（Mallory-Weiss Tear）；病史及体检有肝硬化证据提示可能食管曲张静脉出血。为了正确诊断出血的来源，必须行上消化道内镜检查。

内镜检查在上消化道出血患者中有各种作用。除可明确出血的来源，如来源于弥漫性出血性胃炎、静脉曲张、贲门黏膜撕裂症或胃、十二指肠溃疡出血外，内镜所见的胃、十二指肠溃疡的外貌有评估预后的意义，在有小出血的患者，见到清洁的溃疡基底或着色的斑点预示复发出血率低，约为 2%，这些患者适合早期进食和出院治疗。相反，溃疡基底发现血管或新鲜凝血块预示有较高的再出血率。大的溃疡（直径＞1cm）同样有高的复发再出血率。由于内镜下治疗技术的发展，非手术治疗的成功率明显提高，手术的需要和病死率显著下降。

内镜下胃十二指肠溃疡出血病灶特征现多采用 Forrest 分级，可分为 3 级：Ⅰ级为镜下活动性出血病灶；Ⅱ级为镜下近期出血性病灶；Ⅲ级镜下基底洁净，而无上述活动性出血征象。其中Ⅰa 级，可见溃疡病灶处喷血；Ⅰb 级，可见病灶处活动性渗血；Ⅱa 级，病灶处可见裸露血管；Ⅱb 级，病灶处有血凝块附着；Ⅱc 级，病灶处为黑色基底。研究显示，Ⅰ级患者再出血的概率高达 55%，根据上述内镜表现除Ⅲ级外，只要有其中一种表现均可确定为此次出血的病因及出血部位。

选择性腹腔动脉或肠系膜上动脉造影也可用于血流动力学稳定的活动性出血患者，可明确病因与出血部位，指导治疗，并可采取栓塞治疗或动脉内注射垂体加压素等介入性止血措施。

【诊断及鉴别诊断】★★★△△△

一、诊断

有溃疡病史者，发生呕血与黑便，诊断并不困难。10%～15% 的出血无溃疡病史，鉴别出血的来源较为困难。大出血时不宜行上消化道 X 线钡餐检查，如果根据病史、体格检查、实验室检查等仍不能做出正确诊断，可考虑行急诊胃十二指肠纤维内镜或经腹腔动脉、肠系膜上动脉造影等项检查。出血 24 小时内胃镜检查阳性率可达 70%～80%，超过 48 小时则阳性率下降。上述检查不仅可以明确病因和出血的部位、指导选择手术方式，而且部分患者也可同时获止血治疗。

二、鉴别诊断

胃十二指肠溃疡出血需要与应激性溃疡出血、胃癌出血、食管曲张静脉破裂出血、贲门黏膜撕裂综合征、胃黏膜下恒径动脉破裂出血及肝胆疾病相鉴别。上述疾病，除内镜下表现与胃十二指肠溃疡出血不同外，应结合其他临床表现相鉴别。如应激性溃疡出血多出现在重大手术或创伤后；食管曲张静脉破裂出血体检可发现蜘蛛痣、肝掌、腹壁静脉曲张、肝大、腹水、巩膜黄染等肝硬化的表现；贲门黏膜撕裂综合征多发生在剧烈呕吐或干呕之后；胃黏膜下恒径动脉破裂出血一般无胃十二指肠溃疡的病史，患者出血迅猛，容易导致休克，急诊内镜下可明确诊断，内镜下止血是目前首选的治疗方法；胆道大量出血常由肝内疾病（化脓性感染、胆石、肿瘤）所致，典型表现为胆绞痛、便血或呕血、黄疸之三联征。

【治疗】★★★△△△

治疗原则是补充血容量防治失血性休克，尽快明确出血部位并采取有效止血措施，防止再出血。总体上，治疗方式包括非手术及手术治疗。

一、非手术治疗

针对休克的治疗是非手术治疗的关键，主要措施如下。①补充血容量，建立可靠畅通的静脉通道，快速滴注平衡盐溶液，做输血配型试验。同时严密观察血压、脉搏、尿量和周围循环状况，并判断失血量指导补液。失血量达全身总血量的 20% 时，应输注羟乙基淀粉、右旋糖酐或其他血浆代用品，用量约 1000ml。出血量较大时可输注浓缩红细胞，也可输全血，并维持血细胞比容不低于 30%。输入液体中晶体与胶体之比以 3：1 为宜。监测生命体征，测定中心静脉压、尿量，维持循环功能稳定和良好呼吸、肾功能十分重要。②留置鼻胃管，用生理盐水冲洗胃腔，清除血凝块，直至胃液变清，持续低负压吸引，动态观察出血情况。可经胃管注入 200ml 含 8mg 去甲肾上腺素的生理盐水溶液，每 4～6 小时 1 次。③急诊纤维胃镜检查可明确出血病灶，同时施行内镜下注射疗法、电凝止血、激光凝血和套扎止血等方法，可以单用或组合使用。检查前必须纠正患者的低血容量状态。④止血、制酸、生长抑素等药物的应用经静脉或肌内注射；静脉给予 H_2 受体拮抗药（西咪替丁等）或质子泵抑制药（奥美拉唑等）；静脉应用生长抑素等。

二、手术治疗

内镜止血的成功率可达 90%，使急诊手术大为减少，且具有创伤小、极少并发穿孔、可重复实施的优点，适用于绝大多数溃疡病出血，特别是高危老年患者。在不能止血的病例中，内镜检查也明确出血部位、原因，使后续的手术更有的放矢，成功率增加；内镜处理后发生再出血时仍建议首选内镜治疗。当患者存在下列情况时，出血不止的可能性大，可考虑急诊手术治疗：①出血后短时间内出现休克，说明出血来自较大的动脉，非手术治疗难以止血。②在 6～8 小时内输入 600～800ml 血液后，血压、脉搏及全身状况不见好转或一度好转后又迅速恶化，说明出血仍在继续且速度较快。③近期曾发生过大出血，这种患者多难以止血且止血后再出血的可能性大。④内科治疗期间发生的大出血，说明溃疡侵蚀性强，非手术治疗效果不佳。⑤年龄在 60 岁以上，伴有动脉硬化症、心血管疾病、十二指肠球后溃疡及有过相应并发症者，出血多不易停止。⑥并存瘢痕性幽门溃疡或急性穿孔的患者。⑦曾查明溃疡位于胃小弯或十二指肠后壁、基底部瘢痕较多，其出血来自较大动脉的可能性大，出血不易停止。⑧纤维胃镜检查发现动脉搏动性出血或溃疡底部血管显露再出血风险很大。

手术治疗的目的在于止血抢救患者生命，而不在于治疗溃疡本身和术后的溃疡复发问题。手术介入的方式，经常采用的有：①单纯止血手术，即胃十二指肠切开＋单纯溃疡底部贯穿缝扎，加或不加腔外血管结扎，多用于重症难以耐受大手术的患者。结合术前胃镜和术中扪摸检查，一般可快速确定出血溃疡部位，在溃疡对应的前壁切开，显露溃疡后稳妥缝扎止血。如在幽门部切开，止血后要做幽门成形术（Heineke-Mikulicz 法）。②部分胃切除术，一般应做包括溃疡在内的胃部分切除术；十二指肠溃疡患者切除溃疡有困难时，应在溃疡底部贯穿缝扎后再行旷置术。高位溃疡可先行局部切除，缝合后再行胃大部切除术。③（选择性）迷走神经切断＋胃窦切除或幽门成形术。④介入血管栓塞术。胃部分切除术是前一段时间国内较常采用的一种手术，目前认为切除出血灶本身、止血可靠，同时切除了溃疡，也避免术后溃疡的复发。但手术创伤大，在发生大出血的患者中施行，病死率及并发症发生率均高。由于内科治疗的进步和考虑到胃切除后可能的并发症和病死率，近年来更多地采用仅以止血为目的的较保守的第一类手术，通过结扎溃疡出血点和（或）阻断局部血管达到止血目的，术后再辅以正规的内科治疗。因创伤较小尤其适合老年和高危患者。血管栓塞术止血成功率也较高，但要求特殊设备和娴熟的血管介入技术。

胃十二指肠溃疡瘢痕性幽门梗阻

胃十二指肠溃疡瘢痕性幽门梗阻指幽门附近的溃疡瘢痕愈合后，造成胃收缩时胃内容物不能通过并因此引发呕吐、营养障碍、水与电解质紊乱和酸碱失衡等一系列改变的情况。

【流行病学】★★★△△△

瘢痕性幽门梗阻较胃十二指肠溃疡的其他并发症少见，占手术治疗的溃疡病患者的 5%～20%。在引起瘢痕性幽门梗阻的溃疡中，十二指肠溃疡远多于胃溃疡，十二指肠溃疡尤其是十二指肠球后溃疡较胃溃疡更容易引起瘢痕性幽门梗阻。

【病因及发病机制】★★★△△△

溃疡引起幽门梗阻的原因如下。①痉挛性：由幽门括约肌反射性痉挛引起。②水肿性：幽门附近溃疡炎症水肿所致，炎症水肿消退或减轻后，梗阻缓解。③瘢痕性：溃疡在愈合过程中，过多瘢痕组织形成，使幽门狭窄，梗阻为持续性。前两种情况属于间歇性的，不构成外科手术适应证。而瘢痕性幽门梗阻则需手术方能解除梗阻。以上 3 种情况可以同时存在，但各自程度不同。

【病理生理】★★★△△△

幽门梗阻由不完全性发展到完全性的过程中主要有以下两方面的改变。①胃局部：早期属于不完全性梗阻，为克服幽门狭窄，胃蠕动增强、胃壁肌层肥厚、胃腔轻度扩张。晚期发展成完全性幽门梗阻，此时胃蠕动减弱、胃腔高度扩张，大量胃内容物潴留于胃内。食物在胃窦部滞留使促胃液素释放，刺激更多的胃酸分泌，可以导致胃黏膜溃疡的形成。再久之，这种代偿功能渐渐衰退，胃呈高度扩张，蠕动减弱，致使胃内容物滞留愈趋严重，因而引起胃黏膜慢性炎症和萎缩，胃酸分泌减退。②全身改变：在幽门高度梗阻时，由于呕吐和肾小管内因缺乏氢离子而增加钾离子的排出，导致大量的氢离子、氯离子和钾离子的丢失，使血液中碳酸氢根离子增加，氯离子和钾离子减少，引起低氯低钾性碱中毒。同时，患者为了减轻症状而自动限制饮食，食物和水分的摄入量也减少，而水分仍然每日从皮肤、呼吸和肾丧失。水和盐的丢失使细胞外液容量减少，有效血浆容量缩小。碱中毒时，游离钙离子减少，长时期呕吐和禁食后会出现镁离子缺乏，可以导致手足抽搐。同时由于不能进食，体内脂肪分解加速，且因碳水化合物摄入不足，体脂肪不能完全氧化，酮体增多，可出现酮症。此外，由于脱水和尿量减少，组织蛋白分解的酸性产物不能完全排出而潴留体内，血液内氮质增多，因此，也合并存在代谢性酸中毒，引起复杂的酸碱平衡紊乱。

【临床表现】★★★△△△

一、症状

多数患者有长时期溃疡症状多次发作的病史。在幽门梗阻发生后，症状的性质和节律逐渐改变。原有的空腹疼痛为上腹部膨胀或沉重感代替，后又可出现阵发性胃收缩痛，进食后反而加重。患者常自己诱发呕吐以缓解症状。经过一时期后，主要为呕吐，且量很大，一次可达 1000～2000ml，呕吐物多为隔夜食物，甚至有前 1～2 天所进的食物，呕吐物内含有大量的黏液，但不含有胆汁并有酸臭味，也不含血液。呕吐后患者自感腹胀明显缓解，因此患者常自行诱吐以缓解症状。在此时期腹痛消失，但全身情况变坏，出现消瘦、便秘、尿少、无力、食欲不振等症状。

二、体征

体检时所见为营养不良，上腹隆起，有时可见自左肋下至右上腹的胃蠕动波，手拍上腹部时有振水音。少数患者胃可以极度扩大，其下极可达下腹中部，使整个腹部隆起，易误认为是肠梗阻。有碱中毒低血钙时，耳前叩指试验（Chvostek 征）和上臂压迫试验（Trousseau 征）可呈阳性。

【辅助检查】★★★△△△

清晨空腹置入胃管，可抽出大量有酸臭味的液体和食物残渣。胃液分析一般有胃酸过多，但在已有长时期幽门梗阻的患者中，胃酸常减低。

血液实验室检查可发现血清钾、氯化物和血浆蛋白低于正常，非蛋白氮增高，血气分析有代谢性碱中毒。

X 线钡餐检查不仅证明有幽门梗阻存在，并可确定梗阻是否为机械性，以及原发病变的性质。在溃疡瘢痕性幽门梗阻，胃呈高度扩张，在代偿期可见胃蠕动增强，但随后可见胃张力减低，长时间无蠕动波出现。胃内有明显潴留，在清晨空腹时透视，可见有液平，钡入胃后有钡剂下沉现象，因此，常须先将滞留的胃内容物吸尽后方能进行详细检查。在正常情况下，胃内钡剂 4 小时后即可排空，胃潴留者 6 小时后仍存留 1/4 以上，瘢痕性幽门梗阻者 24 小时后仍有钡剂潴留。如钡剂尚能通过幽门区，可见该处变细，形状不规则，且不位于中心位置，十二指肠球部变形。有高度幽门梗阻时，检查后应插管将钡剂吸出。

【诊断及鉴别诊断】★★★△△△

一、诊断

依据长期溃疡病史、典型的胃潴留表现、胃肠减压时引出大量酸臭液体和食物残渣及 X 线钡餐检查发现胃排空障碍等一般不难做出正确诊断。

二、鉴别诊断

1. 痉挛水肿性幽门梗阻　由溃疡活动引起，故溃疡性疼痛仍然存在。幽门梗阻为间歇性，呕吐剧烈但无胃扩张，少有隔夜食物。经非手术治疗后梗阻和疼痛可缓解。

2. 胃窦部与幽门的癌肿　胃癌也可引起幽门梗阻，与瘢痕性幽门梗阻相比，胃癌导致的梗阻病史较短，胃扩张程度轻，胃蠕动波少见。X 线钡餐检查可见幽门部充盈缺损或典型胃癌表现，胃镜检查及活检为诊断的金标准。由于胃癌预后较差，高度怀疑者必须完善胃镜检查，以免延误病情。

3. 十二指肠球部以下的梗阻性病变　十二指肠良恶性肿瘤、肠系膜上动脉压迫综合征、胰腺肿瘤压迫十二指肠等均可引起十二指肠梗阻，表现为呕吐、胃扩张和胃潴留等，但其呕吐物内多含有胆汁。X 线钡餐和胃镜检查可明确诊断。

4. 成年人幽门肌肥厚症　为罕见的疾病，在部分患者，幼年即有幽门梗阻症状，可能为先天性。另一部分患者病期较短，除幽门环状括约肌肥厚外，无其他病变，在临床上难与溃疡瘢痕性幽门梗阻或幽门部癌肿鉴别。由于肥厚的幽门括约肌并不均匀一致，甚至在手术时也不易除外胃癌的可能。如在 X 线钡餐检查时发现幽门管细小而外形光滑，十二指肠球底部有凹形阴影，可考虑幽门肌肥厚症的诊断。

【治疗】★★★△△△

瘢痕性幽门梗阻必须经过手术治疗方能解除梗阻。手术治疗的目的在于解除梗阻、祛除病因。使食物和胃液能进入小肠，从而矫正水、电解质及酸碱失衡，改善营养。与此同时，减少胃酸以祛除胃溃疡的成因。由于幽门梗阻，导致患者一般状态不佳。术前必须给患者以必要的准备，全身准备主要为纠正脱水、低氯、低钠、低血钾、碱中毒。这类患者常有重度营养不良，因此在术前应争取给予短时期静脉营养补充，同时可给予抑酸药物以减少胃酸分泌。对胃的局部准备为持续性胃肠减压和温生理盐水洗胃以减轻胃组织水肿，有利于术后愈合，预防吻合口漏等并发症的发生。手术方式如下。①胃大部切除术：国内多以此术式为主。②迷走神经切断加胃窦部切除术。③胃空肠吻合术：适用于胃酸低、全身状况差的老年患者。

手术原则与手术方式

胃十二指肠溃疡最常用的手术方式包括胃大部切除术及迷走神经切断术 2 种。

【胃大部切除术】★★★△△△

胃大部切除术，在我国是治疗胃十二指肠溃疡的首选术式，包括切除远侧胃的 2/3～3/4 和部分十二指肠球部，同时行消化道重建。其治愈溃疡的理论基础在于：①切除了胃窦部，消除了由 G 细胞分泌胃泌素引起的体液性胃酸分泌；②切除了大部分胃体部，因壁细胞数量减少使神经性胃酸分泌也有所降低；③切除溃疡的好发部位，即十二指肠球部和胃窦部；④切除溃疡。其中前 3 点较为重要，最后 1 点并非绝对必需。

施行安全的胃切除需要有以下各方面的知识：①迷走神经的支配和胃排空的生理；②胃表面和血管的解剖；③胃切除后重建的主要原则，尤其是毕（Billroth）Ⅰ式胃十二指肠吻合、毕（Billroth）Ⅱ式胃空肠吻合和 Roux-en-Y 胃空肠吻合；④吻合器和手法缝合的原则；⑤各型切除和重建手术所特有的早期和后期手术后并发症。

一、切除原则

1. 胃切除的范围 胃切除范围越大，其降低胃酸的效果越好，溃疡的复发率也低，但切除过多会造成胃容积过小，术后并发症率高，也不利于患者的术后营养。一般认为切除胃的 60% 并根据患者的具体情况适当调整是适宜的。具体来说，高泌酸的十二指肠溃疡应比胃溃疡切除的范围要大一些，Ⅱ、Ⅲ型胃溃疡切除范围应不少于胃的 60%，低泌酸的Ⅰ型胃溃疡则可略小（约 50%）。60% 的胃切除范围的标志是胃小弯胃左动脉第一分支的右侧至胃大弯胃网膜左动脉第一个垂直分支左侧的连线。

2. 溃疡病灶的处理 胃溃疡病灶应尽量予以切除，十二指肠溃疡如估计溃疡病灶切除很困难时则不应勉强，可改用溃疡旷置术（Bancroft 术式）。毕Ⅱ式胃切除后，酸性胃内容物不再接触溃疡病灶，旷置的溃疡可自行愈合。

3. 吻合口的大小 食物通过吻合口的速度主要取决于空肠肠腔的口径，因此，吻合口口径相当于空肠肠径的口径（3～4cm，约 2 横指）为宜。吻合口过大易引起倾倒综合征，过小则可能导致胃排空障碍。

4. 吻合口和横结肠的关系 结肠前或结肠后吻合对治疗效果无明显影响，如操作正确并发症均很少发生，术者可根据习惯选择。

5. 输入袢长短 靠近十二指肠的空肠抗酸力强，术后不易发生吻合口溃疡。输入袢过长易扭曲引发输入袢综合征，所以在保证吻合口无张力和不成锐角的前提下，近端空肠段宜短不宜长。吻合口至 Treitz 韧带距离结肠后术式以 6～8cm 为宜，结肠前术式以 8～10cm 为宜。

6. 空肠输入袢与胃大弯、胃小弯的关系 肠输入袢吻合于胃大弯或胃小弯侧对胃空肠蠕动排空的影响不大，重要的是空肠输入、输出袢不要形成交叉，以免发生输入袢梗阻。要求近端空肠位置应高于远端空肠，以利排空。

二、消化道重建方式

胃大部切除后胃肠道重建基本方式是胃十二指肠吻合或胃空肠吻合。

1. 毕（Billroth）Ⅰ式吻合术 即残胃与十二指肠直接吻合，多用于胃溃疡患者。优点如下。①方法简单，符合生理；②能减少或避免胆汁、胰液反流入残胃，从而减少残胃炎、残胃癌的发生；③胆囊收缩素分泌细胞主要位于十二指肠内，毕Ⅰ式吻合术后食物经过十二指肠，能有效地刺激胆囊收缩素细胞分泌胆囊收缩素，降低术后胆囊炎、胆囊结石的发病率。毕Ⅰ式吻合术的不足在于常因溃疡粘连、吻合口张力大等原因难以完成，此时若为了吻合而切除不足，则易引起溃疡复发。

2. 毕（Billroth）Ⅱ式吻合术　将残胃与近端空肠相吻合，十二指肠残端关闭。其优点如下。①可以切除足够大小的胃而不必担心吻合口的张力问题，术后吻合口溃疡发生率低；②对难以切除的十二指肠溃疡可行 Bancroft 溃疡旷置术。该术式最大的缺点是各种术后后遗症较多，胆汁、胰液必经胃空肠吻合口，致碱性反流性胃炎。

3. 胃空肠 Roux-en-Y 吻合　即远端胃大部切除后，缝合关闭十二指肠残端，在距 Treitz 韧带 10～15cm 处切断空肠，将远端空肠经结肠前或后与残胃吻合，据此吻合口下 50～60cm 行近、远端空肠端侧吻合或侧侧吻合。该法的优点在于能较好地预防胆汁和胰液反流进入残胃，减少反流性胃炎的发生。空肠间的吻合夹角越小，抗反流效果越佳；两个吻合口之间的距离应约 50cm，过短则抗反流作用不佳。但手术操作较复杂，此外，胃切除术后的后遗症也并未减少，因此适应证很重要。

【胃迷走神经切断术】★★★△△△

迷走神经切断术治疗十二指肠溃疡在国外应用广泛，国内现在应用较少。通过阻断迷走神经对壁细胞的刺激，消除神经性胃酸分泌。消除迷走神经引起的胃泌素分泌，减少体液性胃酸分泌。按迷走神经切断部位的不同分为以下 4 类。

一、迷走神经干切断术

在食管膈肌裂孔附近切除迷走神经前、后干各约 2cm。术后因腹腔失去全部迷走神经支配，故也称全腹腔迷走神经切断术，术后抑酸效果好但易发生胃潴留等严重并发症，需同时加做幽门成形等手术。

二、选择性迷走神经切断术

选择性迷走神经切断术又称为全胃迷走神经切断术，是在迷走神经左干分出肝支、右干分出腹腔支以后再将迷走神经予以切断，切断了到胃的所有迷走神经支配，减少胃酸的分泌。该术式抑酸效果显著且因保留了肝、胆、胰、小肠的迷走神经支配，避免其他内脏功能紊乱。但仍有术后胃潴留的问题。需同时加做幽门成形术、胃空肠吻合术、胃窦切除等胃引流手术。

三、高选择性迷走神经切断术

高选择性迷走神经切断术又称近端胃迷走神经切断术或壁细胞迷走神经切断术。手术切断支配胃近端、胃底、胃体壁细胞的迷走神经，消除胃酸分泌，保留支配胃窦部与远端肠道的迷走神经。由于幽门括约肌的功能得以保留，不需附加引流术，减少碱性胆汁反流发生概率，而且保留胃的正常容量，是治疗十二指肠溃疡较为理想的手术。方法是自幽门上 7cm 起紧贴胃壁小弯切断迷走神经前、后支分布至胃底、胃体的分支，向上延伸至胃食管连接部。保留迷走神经前后干、肝支、腹腔支及分布到胃窦的“鸦爪”神经支。为减少术后溃疡复发，确保迷走神经切断的彻底性，应注意在食管下段切断迷走神经后干于较高处分出的胃支（Grassi 神经）。

高选择性迷走神经切断术主要适用于难治性十二指肠溃疡、病情稳定的十二指肠溃疡出血和十二指肠溃疡急性穿孔在控制出血与穿孔后亦可施行。手术后倾倒综合征与腹泻发生率很低，胃排空在术后 6 个月内可恢复正常，同时基础胃酸分泌明显减少。高选择性迷走神经切断术后溃疡复发率各家报道相差甚大，有研究显示高达 30%。复发率高与迷走神经解剖变异，手术操作困难，切断不彻底及迷走神经再生等因素有关。高选择性迷走神经切断术不适用于幽门前区溃疡、胃溃疡、有胃输出道梗阻及术后仍需长期服用可诱发溃疡药物的患者，此类患者手术后溃疡极易复发。

四、保留交感神经的壁细胞迷走神经切断术

该术式有针对性地切断壁细胞区域的迷走神经，而保留胃的血管和交感神经，减少对机体的损伤，抑酸效果更佳。

【手术疗效评定】★★★△△△

手术疗效评定可参照 Visick 分级。Ⅰ级，术后恢复良好，无明显症状。Ⅱ级，偶有不适及上腹饱胀、腹泻等轻微症状，饮食调整可控制，不影响日常生活。Ⅲ级，有轻到中度倾倒综合征，反流性胃炎症状，虽然需药物治疗，但是可维持正常的工作与生活。Ⅳ级，中、重度症状，有明显并发症或溃疡复发，无法正常工作与生活。胃大部切除术后患者大多数可达到Ⅰ～Ⅱ级标准。

通过长期随访溃疡复发的情况对不同手术的效果进行评定。胃大部切除术后溃疡复发率为 2%～5%，与手术切除范围是否恰当有关；迷走神经切断术加胃窦切除术后复发率最低，为 0～2%；迷走神经切断术加以幽门成形为主的引流手术，复发率为 10%～15%，

而高选择性迷走神经切断术后的复发率平均为10%~17%，后者的治疗效果在相当程度上与手术者的经验有关。

术后并发症

各类胃十二指肠溃疡手术后早期出现的并发症有些与手术操作不当有关；术后远期发生的一些并发症则常与手术自身带来解剖、生理、代谢和消化功能改变有关。

【术后出血】★★★△△△

术后出血如下。①腹腔内出血：原因是血管结扎不够确切或腹腔内有感染或吻合口瘘，使裸露的血管受腐蚀而出血。如果术后发现患者有失血的临床表现，腹腔引流管又有较多的新鲜血引出可确诊。非手术治疗多难奏效，故一旦明确诊断应立即再手术止血。②胃出血：正常情况下术后经胃管可有少量出血，多为少许暗红色或咖啡色胃液，一般24小时不超过300ml，并逐渐减少、颜色变淡至自行停止。若术后胃管不断吸出新鲜血液，24小时后仍未停止，则为术后出血。发生在术后24小时以内的胃出血，多属术中止血不确切；术后4~6天发生出血，常为吻合口黏膜坏死脱落而致；术后10~20天发生出血，与吻合口缝线处感染，黏膜下脓肿腐蚀血管所致。部分病例也可能是旷置的溃疡或遗留的胃黏膜病变出血。多数病例经非手术治疗，如禁食、输血、止血药物及胃镜下止血等措施可使出血停止。术后胃出血多可采用非手术疗法止血，必要时可作纤维胃镜检查或行选择性血管造影，明确出血部位和原因，还可局部应用血管收缩药或栓塞相关的动脉止血。少数患者非手术治疗无效、病情逐渐加重需手术止血。

【十二指肠残端破裂】★★★△△△

十二指肠残端破裂多发生在术后24~48小时，如不及时处理，有生命危险。主要症状是突然发生右上腹剧烈疼痛、发热、腹膜炎体征及血白细胞升高，腹腔穿刺可有胆汁样液体。原因如下。①十二指肠残端处理不当：多因术中强行切除低位、较大且与周围粘连较重、胼胝坚硬的十二指肠溃疡，此时常因局部水肿和瘢痕的影响致十二指肠残端游离不够长、十二指肠残端血运与肠壁受损、缝合与包埋不满意等。②空肠输入袢梗阻：积聚在输入袢内的胆汁、胰液和肠液等使输入袢内张力过大，导致十二指肠残端破裂。预防方面应注意：①对溃疡切除困难患者应行Bancroft溃疡旷置术。②术中残端处理不满意的应加行十二指肠内置管造瘘术并在十二指肠残端附近放置引流管。③在行胃空肠吻合时注意空肠输入袢长短适宜，不要翻入过多；吻合不满意时可将胃管导入输入袢内，以减轻其内的张力。一旦确诊十二指肠残端破裂，应立即手术。残端破裂如发生在术后48小时内，应急诊行破裂口缝合修补、十二指肠造瘘术及腹腔引流术。如伴有输入袢的不全梗阻，应行输入－输出袢的侧侧吻合。残端破裂发生在48小时后的患者，因局部炎症水肿重，修补很难奏效，应放弃，此时仅宜行经十二指肠裂口置管引流和腹腔引流。术后应注意纠正水、电解质紊乱和酸碱失衡，给予营养支持，全身应用广谱抗生素。

【吻合口破裂或吻合口瘘】★★★△△△

吻合口破裂或吻合口瘘是胃切除术后早期严重并发症之一，多发生在术后1周左右。包括毕Ⅰ式的胃十二指肠吻合口瘘，毕Ⅱ式与胃空肠Roux-en-Y的胃空肠吻合口瘘。主要原因为缝合或吻合技术不良、吻合口有张力、低蛋白血症、组织血供不足有关及组织水肿等。主要表现为高热、脉速、全身中毒症状、急性弥漫性腹膜炎及腹腔引流管引出混浊含肠内容物的液体。口服或经胃管注入亚甲蓝稀释液后经引流管引出蓝色液或腹腔穿刺抽出蓝色液可确诊。处理方式包括：①因吻合口破裂而发生弥漫性腹膜炎者须立即手术修补。②无弥漫性腹膜炎患者可禁食、胃肠减压、充分引流。若尚未拔除腹腔引流管应设法保证其通畅；若已拔除应开腹重新放置。③肠外营养支持，纠正水、电解质紊乱和维持酸碱平衡。④全身应用广谱抗生素。经上述处理后，多数患者在4~6周可痊愈。此外，生长激素联合静脉营养支持能加速瘘口的愈合。⑤非手术治疗期间注意观察，一旦恶化，手术治疗。

【术后梗阻】★★★△△△

术后梗阻包括吻合口梗阻和输入袢、输出袢梗阻，后两者见于毕Ⅱ式胃大部切除术后。

一、输入袢梗阻

输入袢梗阻是毕Ⅱ式胃大部切除术后较为常见的并发症，可分为2类。

1. 慢性不完全性输入袢梗阻 较为多见。发生在毕Ⅱ式输入袢对胃小弯的术式。导致慢性不完全性部分梗阻的原因有：吻合时胃肠组织翻入过多，输入袢过短牵拉成锐角或过长致扭曲、粘连。进食间期胆汁、胰液和十二指肠液潴留在输入袢内，进食后这些消化液分泌明显增多，使输入袢内压突然增高并刺激肠管加强收缩，暂时克服梗阻，于是大量的含胆汁液快速倾入胃内并引发喷射性呕吐。临床上表现为进食后 30 分钟左右，感上腹部胀痛或绞痛，并可放射至肩胛部，随即突然喷射性呕吐出大量不含食物的胆汁样液，呕吐后症状立即消失。预防措施为吻合时切勿翻入过多胃肠组织，避免输入袢过短或过长。治疗时可先行非手术疗法，如若无好转则多需手术治疗。术式可选择输入袢、输出袢之间的侧侧吻合或改行 Roux-en-Y 胃空肠吻合术。

2. 急性完全性输入袢梗阻 多发生于毕Ⅱ式结肠前输入袢对胃小弯的吻合术式。原因有二：①输入袢、输出袢空肠呈交叉状，输出袢在前，若其系膜牵拉过紧形成索带压迫输入袢肠管，可造成急性完全性输入袢梗阻；②输入袢过长，穿过输出袢和横结肠系膜之间的间隙形成内疝，因为其为闭袢性梗阻，所以易致绞窄而引起肠管坏死与穿孔。临床表现为突发性上腹部剧烈疼痛，呕吐频繁但量不大，也不含胆汁，呕吐后症状不缓解。上腹部有压痛，甚至可触及可疑包块。急性完全性输入袢梗阻属闭袢性肠梗阻，易发生肠绞窄，病情进展快，不久可出现烦躁、脉快、血压下降等休克表现。急性完全性输入袢梗阻可见于术后任何时期，因此，凡曾接受过毕Ⅱ式胃大部切除术的患者突然出现上述症状时，都应想到有此并发症的可能。预防在于避免输入袢、输出袢形成交叉，注意输入袢长短适宜。诊断明确时应立即手术治疗，方法包括：解除梗阻，复位内疝；缝合关闭输出袢和横结肠系膜之间的间隙或行输入袢、输出袢之间的侧侧吻合；若输入袢空肠已坏死，可切除之并行 Roux-en-Y 吻合术。

二、吻合口梗阻

吻合口梗阻多在术后由流食改为半流食时出现。主要临床表现为上腹部膨胀感和溢出性呕吐，呕吐物含或不含有胆汁。查体时有时可触到压痛性包块。胃肠减压可引出大量液体，减压后症状也随之缓解，但进食后可再次发作。一般持续 10～20 天开始缓解且一旦缓解症状很快消失，2～3 天即可进食。吻合口梗阻常见原因包括胃肠吻合口开口过小、吻合时胃肠壁翻入过多、逆行套叠堵塞吻合口等。预防主要是术中避免吻合口开口过小、吻合时胃肠组织不要翻入过多、止血可靠、尽量减少对黏膜的损伤、注意无菌操作、纠正低蛋白血症等。治疗方法包括禁食、胃肠减压，纠正水、电解质紊乱与酸碱失衡，营养代谢支持，适量输入血浆，胃内局部应用高渗盐水及肌内注射多巴胺受体拮抗药甲氧氯普胺或静脉滴注胃动力促进药红霉素等。若为吻合口过小需再次手术扩大吻合口，可手术解除梗阻。

三、输出袢梗阻

毕Ⅱ式术后吻合口下方的输出段肠管因为粘连或大网膜炎性肿块压迫，结肠后胃空肠吻合横结肠系膜孔未固定于胃壁上或滑脱而形成瘢痕压迫空肠输入袢和输出袢，结肠前吻合输出袢空肠疝入横结肠系膜和空肠系膜间形成嵌顿性疝或绞窄性疝、空肠套叠等。临床表现为上腹部饱胀感，呕吐含胆汁胃内容物。消化道造影可以明确梗阻部位。若非手术治疗无效，应手术解除病因。

【胃壁缺血坏死、穿孔】★★★△△△

胃穿孔是发生在高选择性胃迷走神经切断术后的严重并发症。由于术中切断胃小弯侧的血供，可引起小弯胃壁缺血坏死。缺血坏死多局限于小弯黏膜层，局部形成坏死性溃疡的发生率约为 20%，溃疡＞3cm 时可引起出血，导致胃壁全层坏死穿孔者少见。术中缝合胃小弯前后缘浆肌层，可预防此并发症。术后若发现胃小弯有缺血坏死应禁食、严密观察，有穿孔腹膜炎时应再次手术，修补穿孔和引流腹腔。

【胃排空障碍】★★★△△△

胃排空障碍也称胃瘫。胃切除术后排空障碍属动力性胃通过障碍，发病机制尚不清楚，可能与术后抑制性交感神经激活、迷走神经切断等有关，在迷走神经干切断术与选择性迷走神经切断术中常见。多见于术后 4～10 天，拔除胃管后，患者出现上腹持续性饱胀、钝痛，并呕吐带有食物和胆汁的胃液。X 线上消化道造影检查，见残胃扩张、无张力，胃潴留，蠕动波少而弱，胃肠吻合口通过欠佳。治疗方法主要包括禁食、胃肠减压、3% 温盐水洗胃、补钾、应用胃动力促进药（如甲氧氯普胺、红霉素、多潘立酮）等，可使多数患者在 2 周左右恢复，个别患者恢复时间较长。

【碱性反流性胃炎】★★★△△△

术后碱性肠液、胰液和胆汁反流入残胃，胆盐、卵磷脂破坏胃黏膜屏障，导致胃黏膜充血、水肿、糜烂等改变，H^+逆向扩散而引起的化学性炎症。多在毕Ⅱ式术后数月至数年发生。临床表现为上腹部及胸骨后烧灼样疼痛，进食后加重，呕吐胆汁样液，抑酸剂治疗无效，胃液中无游离酸；体重减轻或贫血，胃镜检查见黏膜充血、水肿、糜烂，活检为慢性萎缩性胃炎等。放射性核素 ^{99m}Tc 静脉注射后在体外检查放射性也有助于诊断。治疗上可采取少食多餐、餐后勿平卧。口服胃黏膜保护药、胃动力促进药、胆汁酸结合药物考来烯胺等。重者可采取手术治疗，改毕Ⅱ式吻合为 Roux-en-Y 吻合，以减少胆汁反流入胃的概率。

【倾倒综合征】★★★△△△

倾倒综合征（dumping syndrome）系由于胃大部切除术后，原有的控制胃排空的幽门窦、幽门括约肌及十二指肠球部解剖结构不复存在，加上部分患者胃肠吻合口过大（特别是毕Ⅱ式），导致胃排空过速所产生的一系列综合征。根据进食后出现症状的时间可分为早期与晚期两种类型，部分患者也可同时出现。①早期倾倒综合征：发生在进食后半小时内，与餐后高渗性食物快速进入肠道引起肠道内分泌细胞大量分泌肠源性血管活性物质有关，加上渗透作用使细胞外液大量移入肠腔，患者可出现心悸、心动过速、出汗、无力、面色苍白等一过性血容量不足表现，并有恶心、呕吐、腹部绞痛、腹泻等消化道症状。治疗主要采用饮食调整疗法，即少量多餐，避免过甜食物、减少液体摄入量并降低渗透浓度常可明显改善。饮食调整后症状不能缓解者，以生长抑素治疗，常可奏效。手术治疗应慎重，可改作毕Ⅰ式或 Roux-en-Y 胃肠吻合。②晚期倾倒综合征：在餐后 2～4 小时出现症状，主要表现为头晕、苍白、出冷汗、脉细弱甚至晕厥等。由于胃排空过快，含糖食物快速进入小肠，刺激胰岛素大量分泌，继而出现反应性低血糖综合征，故曾称为低血糖综合征。采取饮食调整、食物中添加果胶延缓碳水化合物吸收等措施可缓解症状。严重病例可用生长抑素奥曲肽 0.1mg 皮下注射，每天 3 次，以改善症状。

【吻合口溃疡】★★★△△△

约 2/3 的吻合口溃疡患者发生在术后 2 年内，其部位多为吻合口附近的空肠侧。吻合口溃疡的主要原因是胃切除范围不够、输入袢空肠过长、胃窦部黏膜残留、胃迷走神经切断不完全等，使术后胃液仍处于高酸状态，从而易引发溃疡。因为距 Treitz 韧带越远，空肠的抗酸能力越差，所以有学者认为空肠间的 Braun 吻合和胃空肠 Roux-en-Y 吻合也是吻合口溃疡发生的原因之一。此外绝大多数吻合口溃疡见于十二指肠溃疡术后患者，提示吻合口溃疡与原患疾病有关。处理上可先行内科治疗，如无效可考虑再次扩大胃切除范围或迷走神经切断术。二次手术有一定难度，应当做好术前评估与准备。诊断时要警惕胃泌素瘤或胃泌素增多症引起的溃疡复发，为了排除胃泌素瘤引起胰源性溃疡的可能，应测血胃泌素水平。

【急性胆囊炎】★★★△△△

急性胆囊炎主要原因是术中切断了迷走神经肝支及术后禁食水使胆囊收缩素分泌减少致胆汁潴留和腹腔感染。术后急性胆囊炎多在 1～2 周发病，临床表现与一般的急性胆囊炎无异，但体征受腹部手术的影响，可能不典型。轻者可采用非手术治疗，重者可根据病情行胆囊切除等手术。

【术后急性重症胰腺炎】★★★△△△

急性重症胰腺炎多在术后数日内发生，发病率约为 1%。病因不清，可能与手术创伤、术后奥迪括约肌痉挛使输入袢胆汁逆流入胰管有关。诊断和治疗与其他原因引起的急性胰腺炎相同。

【营养性并发症】★★★△△△

一、体重减轻

体重减轻指术后不能恢复原体重或无法维持正常体重。体重减轻与胃切除范围有关。术后长期能量摄入不足是主要原因，治疗上主要依靠饮食调节，少食多餐，多食富含维生素、高蛋白质、低脂肪的饮食。此外，口服胰酶、胆盐、多潘立酮等均有一定的治疗作用。

二、贫血

缺铁性贫血的发生率为 10%～20%，与食物中缺铁、低酸、铁吸收障碍有关，治疗上应注意口服或注射铁制剂。胃大部切除术后也可发生巨幼红细胞性贫血，原因为维生素 B_{12} 吸收不良，少数患者并有叶酸缺乏。肌内注射维生素 B_{12} 100～500μg，每月 10 天即可纠正。叶酸缺乏时可服用维生素 C 及叶酸制剂。术后饮食调节十分重要，多食含铁食物，如大豆、蛋类、肉类等，通过食物构成的调整结合药物治疗，情况可获改善。

三、腹泻与脂肪泻

腹泻是迷走神经切断术后的常见并发症，发生率为 5%～40%。以迷走神经干切断术后最为严重多见，高选择性迷走神经切断术后较少发生。脂肪泻多见于毕Ⅱ式吻合，因食物不再经过十二指肠，过快地排出，致使胰、胆的分泌与食糜的流动不同步，混合不佳，脂肪因未得到充分的分解与乳化而影响其吸收。饮食上应注意食用少渣易消化的高蛋白食物。治疗可用考来烯胺、洛哌丁胺等。

四、骨病

约 30% 的术后患者晚期发生代谢性骨病，包括骨软化和骨质疏松。原因为钙在十二指肠内吸收，毕Ⅱ式吻合后，食物不再经过十二指肠，使钙吸收减少。临床表现为持续性、周身性骨痛，下肢无力及血清碱性磷酸酶升高，血钙、血磷偏低。预防方面应注意多食用富含钙、维生素及蛋白质的食物，治疗主要是补充钙剂与维生素 D 制剂。

【残胃癌】★★★△△△

胃良性病变行胃大部切除术 5 年以后，残余胃发生的原发癌称之为残胃癌。癌变率一般在 2% 左右。残胃在术后 10 年内发生胃癌的很少，多在 20～25 年间发生。残胃癌的发生率与原发病为胃溃疡或十二指肠溃疡无关，与胃切除术后胃肠道重建方式有关，即毕Ⅱ式高于毕Ⅰ式。癌变的原因一般认为与术后低酸、胆汁反流及肠道细菌逆流入残胃有关。上述原因可引起吻合口炎症，胃黏膜发生萎缩性胃炎与酸分泌能力下降，胃黏膜屏障功能遭到破坏，使致癌物直接作用于受损部位而发生癌变。患者有上腹疼痛不适、进食后饱胀、消瘦、贫血等症状，胃镜及活检可以确诊。一旦确诊应采用手术治疗。

【与吻合器械有关的并发症】★★★△△△

与吻合器械有关的并发症主要有出血、吻合口瘘和狭窄。原因为吻合部位张力过大致血运不良、吻合时调节间距过紧使黏膜断裂出血、吻合的胃肠组织过厚或有炎症、吻合后再加浆肌层缝合使翻入组织过多、术后腹腔感染等。处理的方法同手工缝合后的并发症。

（李　非　王晓辉）

第 2 节　胃　肿　瘤

胃　　癌

根据世界卫生组织的报道，胃癌的发病率居于恶性肿瘤全球发病率的第 5 位，病死率更是高居第 3 位，仅次于肺癌与肝癌。全球胃癌每年新发病例约 100 万，而中国则占据其中的 40% 以上。纵观世界的胃癌分布，相较于北美、大洋洲、北欧及非洲等低发地区，东亚、拉丁美洲、部分中欧及东欧地区的胃癌相对高发。第二次世界大战之后，全球胃癌的发病率逐渐下降。在北美洲，胃癌是最少见的癌症之一，2015 年，美国胃癌的新发病例估计为 24 590 例，因胃癌死亡的人数约 10 720 例。而在东亚，中、日、韩 3 国的胃癌发病患者数占世界的 58%。

国内胃癌分期普遍偏晚，疗效不满意。近十余年来，经济水平提高和肿瘤普查工作的推广，使早期胃癌比例增加；通过综合治疗进展期胃癌的疗效得以提高。目前我国胃癌的疗效已经明显改善，5 年生存率达 40%～50%。早期诊断、外科手术进步和综合治疗是提高疗效的重要因素。

【流行病学】★★△△

据流行病学统计，东方国家和欧美国家相比，胃癌发病率明显偏高，而这其中的原因仍然不得而知。胃癌经常到晚期才得以诊断，这是因为世界上大多数国家并没有开展胃癌筛查，只有日本和韩国经常进行胃癌的早期检测。中国和日本、韩国等国家相比，胃癌发病率接近，但是，在我国尚未就胃癌开展成规模的有效筛查及预防措施，内镜检查难以做到常态化、普及化，因此，中国的早期胃癌诊断率低于日、韩两国，超过 80% 的中国胃癌患者一经诊断已处于进展期。文献报道，早期胃癌通过合理的治疗，5 年生存率达 90% 以上，而进展期胃癌的 5 年生存率为 10%～49%，得益于早期筛查的广

泛应用及 D_2 手术的规范性，日本早期胃癌比例达65%，其胃癌总体5年生存率达60%以上，而同为局部进展期胃癌，我国患者的分期也往往更晚，因此中国胃癌患者的疾病死亡率明显偏高。

有关胃癌发生的部位亦存在一定的流行病学聚集趋势。在发达国家，贲门癌的发病率紧随食管癌之后。近年来，美国上消化道肿瘤的发病部位发生显著变化，欧洲部分地区也观察到上消化道肿瘤组织学和发病部位的改变。西方国家胃癌的发病部位逐渐向近端偏移，最常见于近端胃小弯一侧，如贲门和食管胃结合部。在未来的数十年，南美洲和亚洲可能也会出现这种变化趋势，而在我国，大多数胃癌集中于胃中下部。非贲门部位的胃癌也显示出明显的地理差异：日本、韩国、中国、哥斯达黎加、秘鲁、巴西和智利等国家此类癌的发病率很高。与西方国家近端胃癌发病率升高不同，非近端胃癌仍然是中国，以及世界其他地区胃癌的主要形式。这种变化的原因目前仍不明确，可能有多种因素参与其中。

胃癌在我国长期以来危害民众健康，根据卫生部门1973—1975年及1990—1992年的恶性肿瘤死亡抽样回顾调查显示，胃癌在各恶性肿瘤中病死率居首，分别为19.54/10万及25.16/10万，呈上升态势。随着国家经济发展及医疗水平的提高，尽管多数疾病的发病率与病死率呈现下降趋势，但是根据WHO预测，在未来20年，中国的胃癌发病/死亡人数将继续以年均3%的速度递增。2012年全国有32.5万人死于胃癌，到2035年死亡人数将翻倍，达到66.7万人。根据国家癌症中心及全国肿瘤防治研究办公室最新公布的数据显示，2015年我国胃癌的发病率及病死率持续上升，其中总体发病率为679.1/10万，男性患者发病率明显高于女性（男女发病率比例为2.7：1.0），病死率为498.0/10万，男女死亡比例为2.1：1.0，就地区而言，农村居民胃癌年龄标准化发病率与病死率明显高于城市居民。在我国，胃癌的发病率与病死率已双双跃居到第2位，仅次于肺癌。

【危险因素】★★△△

胃癌是慢性疾病，发病过程长且复杂。目前没有任何单一因素被证明是人类胃癌的直接病因。胃癌发生与多种因素有关。一般习惯将那些使胃癌发病率增高相关的因子称为危险因素。

一、饮食因素

（一）亚硝基化合物

亚硝基化合物是一大类化学致癌物，天然存在的亚硝基化合物是极微量的。在食品加工过程中产生的亚硝基化合物也并非人类暴露于亚硝基化合物的主要来源。人类可以在体内内源性合成亚硝基化合物，而胃则是主要合成场所。经食物摄入胃内的前体物能够进一步内源性合成亚硝基化合物。流行病学研究表明，人群硝酸根和亚硝酸根的暴露水平与胃癌流行呈正相关。胃是亚硝基化合物的致癌器官之一。

（二）多环芳烃化合物

多环芳烃类化合物被认为是重要致癌物，可污染食品或在加工过程中形成。熏、烤、炸等加工过程，可使蛋白变性，产生大量致癌性多环芳烃化合物，其主要代表是3，4-苯并芘。有学者举例认为，冰岛居民食用新鲜食品增加，熏制食品减少，使胃癌发病率下降。

（三）高盐饮食

已有比较充足的证据说明胃癌与高盐饮食及盐渍食品摄入量多有关。摄入高浓度食盐可使胃黏膜屏障损伤，造成黏膜细胞水肿，腺体丢失。在给予致癌性亚硝基化合物同时给予高盐可增加胃癌诱发率，诱发时间也较短，有促进胃癌发生的作用。食盐本身无致癌作用，由食盐造成胃黏膜损伤使其易感性增加或协同致癌可能为增加胃癌危险性的原因。

（四）吸烟、饮酒

有研究表明，吸烟、饮酒增加胃癌的发病风险。世界各地的流行病学研究一致表明，新鲜蔬菜、水果具有预防胃癌的保护性作用并显示剂量效应关系。经常食用新鲜蔬菜的人患胃癌的相对风险降低30%～70%。含有巯基类的新鲜蔬菜，如大蒜、大葱、韭菜、洋葱和蒜苗等也具有降低胃癌风险的作用。

二、幽门螺杆菌

幽门螺杆菌（Helicobacter pylori，Hp）感染是胃癌发病极为重要的因素。据统计，Hp感染者罹患胃癌的风险是无感染者的6倍以上。在我国，胃癌高发地区成年人Hp感染率超过60%。1994年，世界卫生组织宣布Hp是人类胃癌的Ⅰ类致病原。Hp感染引起胃癌的可能机制包括：Hp 诱发同种生物毒性炎症反应促进胃黏膜上皮细胞过度增殖和增加自由基形成致癌；Hp 的代谢产物直接诱导胃黏膜细胞凋亡；Hp 的 DNA 转换到胃黏膜细胞中致癌等。综上所述，Hp 感染的防治在胃癌预防、治疗中起到极为重要的作用，应受到临床的高度重视。

三、胃慢性疾病

胃癌，特别是肠型胃癌的发病模式为多因素作用下的多阶段过程。一些胃慢性疾病，如慢性萎缩性胃炎、胃黏膜肠上皮化生和异型性增生与胃癌发病相关。

（一）慢性萎缩性胃炎

以胃黏膜腺体萎缩、减少为主要特征，常伴有不同程度的胃黏膜肠上皮化生。慢性萎缩性胃炎患者胃癌发病风险增加，对此类患者应该密切随访。

（二）胃溃疡

根据长期随访研究及动物实验研究结果，目前多数学者认为慢性胃溃疡会发生癌变，其发生率为 0.5%～5.0%。

（三）残胃

残胃作为一种癌前状态，它与胃癌的关系也一直受到重视。一般主张，因良性病变行胃大部切除术后 10 年以上在残胃发生的癌。

四、遗传因素

根据 2016 年最新版本的 NCCN 胃癌指南显示，5%～10% 的胃癌有家族聚集倾向，有 3%～5% 的胃癌来自遗传性胃癌易感综合征，包括家族性腺瘤息肉病、幼年性息肉综合征、遗传性弥漫型胃癌、Peutz-Jeghers 综合征、林奇综合征等。其中，遗传性弥漫型胃癌是一种具有高外显率的常染色体显性遗传疾病，很难通过组织学和内镜检查在早期诊断该病。根据国际胃癌协会建议，以下家族成员推荐进行 CDH1 分子检测，确认后可进行预防性全胃切除：家族中 2 名成员患胃癌，其中一确诊为弥漫型胃癌且诊断时年龄＜50 岁，或有 3 名一级 / 二级亲属中患病，发病时任何年龄，或诊断时年龄＜40 岁且具有家族史，或具有遗传性弥漫型胃癌和乳腺小叶癌的个人或家族史，其中之一诊断时年龄＜50 岁。该类型患者在整个生命过程中，至 80 岁发生胃癌的概率男性预计为 67%，女性为 83%，胃癌平均发病年龄为 37 岁，女性具有 CDH1 突变者，其患乳腺小叶癌风险明显增高。

林奇综合征的患者有 1%～13% 的概率发生胃癌，且亚洲人群风险高于西方人群。胃癌是这类人群结肠外第 2 常见伴发肿瘤部位，仅次于子宫内膜癌。林奇综合征的个体同样伴有高发其他肿瘤的风险。幼年型息肉病综合征患者波及上消化道时，整个生命过程中有约 21% 的概率发生胃癌，他们通常是 *SMAD4* 基因突变携带者。Peutz-Jeghers 综合征患者有约 29% 的概率发生胃癌。家族性腺瘤样息肉病患者，加上轻表型家族性腺瘤样息肉病患者，整个生命过程中有 1%～2% 的概率发生胃癌。

【病理】★★★△△

一、组织学类型

在组织病理学上，胃癌主要是腺癌（90% 以上），其中又可以细分为乳头状腺癌、管状腺癌、低分化腺癌、黏液腺癌、印戒细胞癌。少见类型包括腺鳞癌、类癌、小细胞癌、未分化癌等。

二、大体分型

（一）早期胃癌

1962 年日本内镜学会提出早期胃癌的概念，定义为癌组织浸润深度仅限于黏膜层或黏膜下层，而不论有无淋巴结转移，也不论癌灶面积大小。癌灶直径在 10mm 以下称为小胃癌，5mm 以下为微小胃癌；癌灶更小仅在胃镜黏膜活检时诊断为癌，但切除后的胃标本经全面取材而未见癌组织，称“一点癌”。根据内镜分型与所见可以将早期胃癌分为以下 3 型。

1. Ⅰ型 隆起型（protruded type），明显突入腔内呈息肉状，高出黏膜相当黏膜厚度 2 倍以上，约超过 5mm。表面凸凹不平呈颗粒或结节状，有灰白色物覆盖，色泽鲜红或苍白，有出血斑及糜烂。肿物多＞1cm，基底为广基或亚蒂。

2. Ⅱ型 浅表型（superficial type），又分为 3 个亚型。Ⅱa 型：浅表隆起型，隆起高度小于 2 倍黏膜厚度，呈平台状隆起。形态呈圆形、椭圆形、葫芦形，马蹄形或菊花样不等。表面不规则，凹凸不平，伴有出血、糜烂、附有白苔、色泽红或苍白。周边黏膜可有出血。Ⅱb 型：浅表平坦型，病灶不隆起亦不凹陷，仅见黏膜发红或苍白，失去光泽，粗糙不平，境界不明显。有时与局灶性萎缩或溃疡瘢痕鉴别困难，应活检予以鉴别。Ⅱc 型：浅表凹陷型，最常见的早期胃癌类型，黏膜凹陷糜烂，底部有细小颗粒，附白苔或发红，可有岛状黏膜残存，边缘不规则，如虫咬或齿状，常伴有出血，周围黏膜皱襞失去正常光泽，异常发红，皱襞向中心集聚，呈现突然中断，或变细，或变钝如杵状，或融合成阶梯状凹陷。

3. Ⅲ型 凹陷型，癌灶有明显凹陷或溃疡，底部为坏死组织，形成白苔或污秽苔，易出血，边缘不规则呈锯齿或虫咬样，周围黏膜隆起，不规则结节，边缘黏膜改变如Ⅱc型。

4. 混合型 有以上2种形态共存于1个癌灶中者称混合型，其中以深浅凹陷型多见，其次是隆起伴浅凹陷者，其中以主要改变列在前面，如Ⅲ＋Ⅱc型、Ⅱc＋Ⅲ型、Ⅱa＋Ⅱc等。

以上各型中，以Ⅱa、Ⅲ及Ⅱc＋Ⅲ型最多，占早期胃癌2/3以上，年龄越轻，凹陷型越多，年龄增长则隆起型增多。隆起型面积多比凹陷型大，微小癌灶多为Ⅱc型。

（二）进展期胃癌

进展期胃癌分型主要基于Borrmann分类，此分类与预后及组织学类型的联系较为密切，应用比较广泛。进展期胃癌分为以下4个类型。

1. Ⅰ型 息肉样型，肿瘤主要向胃腔内生长，隆起明显，呈息肉状，基底较宽，境界较清楚，溃疡少见，但可有小的糜烂。在进展期胃癌中，这是最为少见的类型，占3%～5%。

2. Ⅱ型 局限溃疡型，肿瘤有较大溃疡形成，边缘隆起明显，境界较清楚，向周围浸润不明显。该型占30%～40%。

3. Ⅲ型 浸润溃疡型，肿瘤有较大溃疡形成，其边缘部分隆起，部分被浸润破坏，境界不清，向周围浸润较明显，癌组织在黏膜下的浸润范围超过肉眼所见肿瘤边界。这是最为多见的一个类型，约占50%。

4. Ⅳ型 弥漫浸润型，呈弥漫性浸润生长，触摸时难以确定肿瘤边界。由于癌细胞的弥漫浸润及纤维组织增生，可导致胃壁增厚、僵硬，即所谓“革袋胃”，若肿瘤局限于胃窦部，则形成极度的环形狭窄。该型约占10%。

多发性胃癌系指同一胃内有2个以上癌灶，它们之间在肉眼和组织学上均无联系，间隔以正常黏膜。多发性胃癌在胃癌中约占3%，发生于隆起型者比溃疡型多见。

三、Lauren分型

根据组织结构、生物学行为及流行病学等方面的特征，Lauren将胃癌分为肠型及弥漫性。该分型目前在世界上广泛应用。

（一）肠型胃癌

此型相对常见，分化程度高，有腺管形成，与癌前病变、胃黏膜萎缩和肠上皮化生有关。肠型胃癌在远端胃癌中占多数，发病率稳定或下降。一部分此型胃癌与Hp感染有关。在这种癌变模式中，环境因素的影响造成腺体萎缩继而胃酸缺乏，胃内pH值升高。进而细菌过度增长（如Hp），亚硝酸盐和亚硝基等细菌产物的增多将加剧胃黏膜萎缩和肠上皮化生，增加癌变风险。

（二）弥漫型胃癌

此型相对少见，年轻患者中多一些，组织学表现为未分化的印戒细胞，易发生黏膜下播散。通常无明显的癌前病变，也可能与Hp感染有关。A型血人具有易感性。发生在近端的弥漫型胃癌发病率在世界范围内有所升高；相同分期情况下，预后较远端胃癌差。

四、食管胃结合部癌

食管胃结合部癌的生物学特性、淋巴引流及治疗方式均与胃中下部癌有所不同，因此在组织病理学上应当进行较为细致的区分。根据国际胃癌协会及美国癌症联合委员会第7版TNM分期，将食管胃结合部癌划分为3个类型。Siewert Ⅰ型：肿瘤中心点位于食管胃结合部解剖学界限以上1～5cm的低位食管腺癌（通常伴有Barrett食管）。Siewert Ⅱ型：食管胃结合部贲门癌，肿瘤中心点位于胃食管结合部（esophagogastric junction，EGJ）以上1cm至EGJ以下2cm。Siewert Ⅲ型：贲门下癌，肿瘤中心点位于EGJ以下2～5cm，包括从下部向上侵袭浸润至EGJ或低位食管的肿瘤。根据2016年NCCN胃癌指南，Siewert Ⅰ型及Ⅱ型的外科治疗方式应当参照食管癌及EGT癌指南，而Siewert Ⅲ型病灶归于胃癌，应当按照胃癌来进行治疗。

五、胃癌的扩散与转移

（一）直接浸润

胃癌组织可沿胃壁浸润生长。侵及黏膜下层后，可沿组织间隙与淋巴网蔓延，扩展距离可达癌灶外5cm。向近端可以侵及食管下端，远端可以浸润十二指肠。胃癌突破浆膜后，易扩散至网膜、横结肠及其系膜、脾、胰腺等邻近脏器。

（二）血行转移

癌细胞浸润血液循环可向身体其他部位播散，形成转移灶。常见转移器官有肝、肺、骨骼等处。

（三）腹膜种植转移

胃癌组织浸润至浆膜外，癌细胞脱落并种植于腹膜和腹腔脏器浆膜，形成种植转移结节。腹膜广泛转移时，可出现大量癌性腹水。直肠前凹的种植较大，种植转移灶可以经肛门触及。女性患者的卵巢转移性肿瘤称为 Krukenberg 瘤。

（四）淋巴转移

淋巴转移是胃癌转移的主要途径。胃癌淋巴结转移通常循序进行，但也可发生跳跃转移，即第 1 站淋巴结无转移而第 2 站有转移。肿瘤部位不同，需根治性清除的淋巴结分组不同。对胃癌转移相关淋巴结准确的解剖定位意义重大，国内基本沿用日本胃癌研究会《胃癌处理规约》中的淋巴结编号和分站。

【临床分期】★★★△△△

目前胃癌常用的分期方法有 2 种，即日本胃癌学会（Japan Gastric Cancer Association，JGCA）和国际抗癌联盟（International Union Against Cancer，UICC）以 TNM 标准进行分期（表 11-1，表 11-2）。日本分期方法根据肿瘤浸润的精细解剖学，特别是淋巴结分站制定。UICC 分期方法在国际上更为通用，分期主要依据原发肿瘤浸润深度（T）、淋巴结状态（N）和远处转移情况（M）。特别注意，肿瘤可以穿透固有肌层达胃结肠韧带或肝胃韧带或大小网膜，但没有穿透这些结构的脏腹膜。在这种情况下，原发肿瘤的分期为 T3。如果穿透覆盖胃周围韧带或网膜的脏腹膜，则应当被分为 T4 期。胃的邻近结构包括脾、横结肠、肝、横膈、胰腺、腹壁、肾上腺、肾、小肠及后腹膜。胃癌如向内扩散至食管或十二指肠，其分期取决于包括胃在内的组织肿瘤最大浸润深度。pN0 指所有被送检的淋巴结均为阴性，而不论被切除和送检的淋巴结数目有多少。

从分期所依据的资料上分类，胃癌分期分为临床分期和病理分期 2 种方式。①临床分期指以查体、影像学检查信息为基础进行分期的方式；②病理分期，以手术标本为基础进行评价分期的方式。

按照不同的医疗体系分类，胃癌的分期系统主

表 11-1　AJCC 第 7 版胃癌 TNM 分期定义

原发肿瘤（T）	
Tx	原发肿瘤无法评估
T0	无原发肿瘤的证据
Tis	原位癌：上皮内肿瘤，未侵及固有层
T1	肿瘤浸润固有层、黏膜肌层或黏膜下层
T1a	肿瘤浸润固有层或黏膜肌层
T1b	肿瘤浸润黏膜下层
T2	肿瘤浸润固有肌层
T3	肿瘤穿透浆膜下结缔组织，而尚未浸润脏腹膜或邻近结构
T4	肿瘤浸润浆膜（脏腹膜）或邻近结构
T4a	肿瘤浸润浆膜（脏腹膜）
T4b	肿瘤浸润邻近结构
区域淋巴结（N）	
Nx	区域淋巴结无法评估
N0	区域淋巴结无转移
N1	1～2 个区域淋巴结有转移
N2	3～6 个区域淋巴结有转移
N3	7 个或 7 个以上区域淋巴结有转移
N3a	7～15 个区域淋巴结有转移
N3b	16 个或 16 个以上区域淋巴结有转移
远处转移（M）	
M0	无远处转移
M1	有远处转移
组织学分级（G）	
Gx	分级无法评估
G1	高分化
G2	中分化
G3	低分化
G4	未分化

表 11-2　AJCC 第 7 版胃癌 TNM 分期系统

0 期	Tis	N0	M0
ⅠA 期	T1	N0	M0
ⅠB 期	T2	N0	M0
	T1	N1	M0
ⅡA 期	T3	N0	M0
	T2	N1	M0
	T1	N2	M0
ⅡB 期	T4a	N0	M0
	T3	N1	M0
	T2	N2	M0
	T1	N3	M0
ⅢA 期	T4a	N1	M0
	T3	N2	M0
	T2	N3	M0
ⅢB 期	T4b	N0	M0
	T4b	N1	M0
	T4a	N2	M0
	T3	N3	M0
ⅢC 期	T4b	N2	M0
	T4b	N3	M0
	T4a	N3	M0
Ⅳ期	任何 T	任何 N	M1

要有两个体系。①日本分期系统：主要基于肿瘤的解剖侵犯范围，尤其是淋巴结分站，更加细化。②由AJCC和UICC联合制定的分期系统，在西方国家应用更为广泛，我国主要使用该分期。近年来，这两个体系也有逐渐融合的趋势。淋巴结清扫后的检出率对于精确分期有重要影响，目前认为最少需要检出15个淋巴结。目前AJCC第7版分期系统有2个特点值得注意：①并未纳入近端5cm的胃部肿瘤；②该分期系统的数据主要基于手术标本，在基线时的临床分期或经术前治疗后的患者中，其准确性并不可靠。

【临床表现】★★△△

一、胃癌的症状

胃癌早期常无特异症状，甚至毫无症状。随着肿瘤的发展，影响胃功能时才出现较明显的症状，但此种症状亦非胃癌所特有，常与胃炎、溃疡病等胃慢性疾患相似，因此早期胃癌诊断率低。主要症状为上腹痛或不适。疼痛和体重减轻是进展期胃癌最常见的症状。随着病情进展，出现食欲下降、乏力、消瘦，部分患者可有恶心、呕吐。根据肿瘤的部位不同，也有其特殊表现。胃底贲门癌可有胸骨后疼痛和进行性吞咽困难；幽门附近的胃癌则有幽门梗阻表现；肿瘤破溃可有呕血、黑便等消化道出血症状。

二、体征

早期胃癌患者常无明显体征，查体难以发现。当疾病发展至进展期，可出现腹部压痛、上腹部包块、锁骨上肿大淋巴结及腹水等。上腹部深压痛常常是查体唯一可以发现的重要体征，当存在明显压痛、反跳痛及肌紧张等腹膜炎体征时提示疾病进展较晚，存在溃疡穿孔。进展期胃癌有时可以在查体时扪及上腹部包块，当存在盆腔转移时或可在直肠指诊时触及直肠前凹包块或结节，女性患者下腹部扪及活动性良好肿块时应考虑Krukenberg瘤可能。当疾病进展较晚时，可能于锁骨上触及肿大的转移淋巴结，若移动性浊音阳性或腹腔穿刺发现血性腹水，常提示存在腹膜转移可能。若患者存在幽门梗阻或可及胃型、震水音及液波震颤等。

胃癌病例可出现副癌综合征。①皮肤症状：黑棘皮症、皮肌炎、环状红斑、类天疱疮、脂溢性角化病。②中枢神经系统症状：痴呆、小脑共济失调。③其他症状：血栓性静脉炎、微血管病性溶血性贫血、膜性肾病等。

【辅助检查】★★△△

一、内镜检查

（一）内镜

在胃癌的诊断中是必不可少的。只有内镜检查可以获得组织进行病理学诊断。内镜检查可以对肿瘤的部位进行定位，对确定手术方式提供重要参考。活检是确诊胃癌的必要手段，依靠活检明确病理类型，早期胃癌胃镜结合活检确诊率可达95%。进展期胃癌可达90%。对发生于胃任何部位的肿瘤，如贲门、胃底、胃体、胃窦、幽门和累及胃食管结合部等使用标准内镜活检钳进行多点取材（至少6～8个点），为组织学诊断提供足够的材料，尤其在溃疡病灶部位。内镜下黏膜切除术（endoscopic mucosal resection，EMR）或内镜黏膜下剥离术（endoscopic submucosal dissection，ESD）可直接评估小病灶，并进行切取活检。EMR或ESD可安全地切除≤2cm的局灶结节，提供足够的组织标本，更好地评估组织分化程度、脉管浸润情况及浸润深度等，准确地确定T分期。这种切取活检也是一种潜在治疗的方法。

（二）染色法内镜

常规内镜结合活检诊断胃癌有困难不能确诊时可采用黏膜染色法，可提高胃癌的确诊率，有报道显示可达98%，还可用于估计胃癌浸润深度与范围。对比染色，喷入的染料积集于黏膜襞间，显示出胃小凹的高低不平改变；吸收染色，染料被黏膜吸收而着色者用于良恶性病变的鉴别；还有以染料为指示剂的功能染色，以了解胃酸分泌功能，胃癌鉴别诊断多采用吸收染色。

二、内镜超声

在内镜前端装有超声波探头。内镜超声是判断胃癌浸润深度的重要方法，在胃癌分期和新辅助治疗效果评判方面有重要意义。有条件的单位建议作为常规检查项目。超声内镜不仅可以显示胃壁各层的结构，还可了解胃与邻近脏器的病变，判断胃癌浸润深度、侵犯周围脏器如胰腺、肝情况，估计淋巴结转移范围，对临床判断分型估计手术切除都有重要帮助。此外，对胃黏膜下隆起占位肿物的定位与定性也有作用。治疗前的内镜超声（endoscopic ultrasonography，EUS）检查对于胃癌的临床分期十分重要。EVS图像可为肿瘤浸润深度（T分期）的诊断提供证据，可判断是否存在异常或肿大淋巴结（N评估），有时还可发现远处转移或播散征象，如周围器官转移病灶（M 分期）或存在腹水等。这对于拟行 EMR 或 ESD 者尤为重要。

三、计算机体层摄影

胃癌 CT 检查的重要作用在于进行肿瘤分期判断，包括淋巴结状态、腹腔种植和肝等腹腔脏器。这也是新辅助治疗疗效的重要手段。

胃癌进行 CT 检查，应该常规进行增强扫描，同时口服对比剂扩张胃腔，有利于消除管壁增厚的假象，更好地显示病变的范围和观察管腔形态及管壁伸展性的变化，同时有助于判断胃肠道走行和显示与周围脏器关系。

正常胃壁厚度在 5mm 以下，胃窦部较胃体部稍厚。增强扫描，胃壁常表现为 3 层结构，内层与外层表现为明显的高密度，中间为低密度带。内层大致相当于黏膜层，中间层相当于黏膜下层，外层为肌层和浆膜。胃癌在 CT 扫描可以表现为：①胃壁增厚，主要是癌肿沿胃壁深层浸润所致。②腔内肿块，癌肿向胃腔内生长，形成突向胃腔内的肿块。肿块表面不光滑，可呈分叶、结节或菜花状，表面可伴有溃疡。③溃疡，胃癌形成腔内溃疡，周边表现为环绕癌性溃疡周围的堤状隆起。④胃腔狭窄，狭窄胃腔边缘较为僵硬且不规则，多呈非对称性向心狭窄，伴环周非对称性胃壁增厚等

四、X 线检查

X 线检查是胃癌的基本诊断方法之一。随着胃镜和 CT 技术的普及，此方法的重要性有所降低。但是对于胃癌病变范围的判断，特别是近端胃癌，观察食管下端受侵的范围，确定手术方式有重要作用。最基本的是充盈法，钡剂充盈的程度以立位充盈时钡剂能使胃体中部适度伸展为宜，通常所需钡量为 200～300ml。充盈像主要用于观察胃腔在钡剂充盈下的自然伸展状态、胃的大体形态与位置的变化、胃壁的柔软度等，对于显示靠近胃边缘部位如大、小弯侧的病变有很重要的价值。目前最为常用的双对比法，把作为阳性造影剂的钡剂和作为阴性造影剂的气体共同引入胃内，利用黏膜表面附着的薄层钡剂与气体所产生的良好对比，可以清晰地显示胃内微细的隆起或凹陷。气体可作为胃腔的扩张剂，用于观察胃壁的伸展性。在钡剂附着良好的条件下，调整胃内充气量对于显示病变的细微结构和胃壁伸展度的变化有重要意义。

胃癌的基本 X 线表现包括充盈缺损、龛影、环堤等，可伴有胃壁的变形，如胃腔狭窄、胃角变形、边缘异常和小弯缩短。黏膜形态异常可表现为黏膜皱襞的粗大、僵硬、中断、破坏消失及不规则的沟槽影。

五、磁共振成像

胃癌的磁共振成像（magnetic resonance imaging，MRI）表现除胃壁增厚外，可发现病变部位的信号强度异常，在 T1 加权成像（T1 weighted imaging，T1WI）呈等或稍低信号，T2 加权成像（T2 weighted imaging，T2WI）呈高或稍高信号；可见向腔内或腔外生长的软组织肿块，肿块的信号强度与上述增厚的胃壁相同，如出现溃疡则呈不规则低信号或呈裂隙状凹陷，胃腔对比剂充填“龛影”及胃壁的破坏，表现正常胃壁组织信号中断破坏。

近年来，通过弥散加权成像（diffusion weighted imaging，DWI）等许多新的技术手段能够更好地观察胃壁黏膜的细微变化。DWI 是从分子水平探测显示水分子随意运动及水分子运动受限状态的 MRI 序列，是目前唯一能够在活体探测水分子扩散运动的影像学技术，能较早的提供组织空间组成信息和病理生理状态下各组织成分之间水分子交换的功能状态，从而反应黏膜早期的细微改变。

六、肿瘤标志物

胃癌缺乏特异的肿瘤标志物，癌胚抗原（carcinoembryonic antigen，CEA）在 40%～50% 的病例中升高，甲胎蛋白（alpha fetal protein，AFP）和 CA19-9 在 30% 的胃癌患者中增高。这些肿瘤标志物的主要意义在于随访而不是诊断或普查。

七、放射性核素

PET/CT 检查能够获得全身代谢图像，可以扫描其他检查手段无法涉及或准确检查的部位，尤其是针对晚期胃癌患者，能够通过无创的方式判断是否存在全身骨骼、内外分泌腺体、软组织等部位癌转移，对临床治疗决策有重要的参考价值。其缺点是费用高昂，并且存在一定的假阳性结果，需要结合其他临床检查综合考虑。

八、基因检测

对于不能手术的局部进展、复发或转移的胃及胃食管结合部腺癌，考虑使用曲妥珠单抗治疗的患者应进行 HER2-neu 过表达评估，可以使用免疫组织化学（immunohisto-chemistry staining，IHC）和荧光原位杂交（fluorescence in situ hybridization，FISH）或其他原位杂交方法检测 HER2-neu 表达。根据最新版本 NCCN 胃癌指南，对于 IHC 检测 HER2-neu 结果

（2+）表达的病例应当再使用 FISH 或其他原位杂交方法检测。IHC 结果为（3+）或 FISH 检测 HER2-neu 表达（HER2：CEP17 比例≥2）的病例考虑为阳性，可以使用曲妥珠单抗进行治疗。

九、诊断性腹腔镜

转移早期无特异变化，即便是通过 PET/CT 也难以明确诊断。但一旦发生腹膜转移，将完全改变胃癌的临床分期及治疗计划。腹腔镜探查可发现常规影像学技术难以发现的微小腹膜和大网膜转移灶，腹腔镜下超声可检测到肝的微转移灶及肿瘤浸润胰腺的程度，避免无益的开腹探查和姑息手术。但在淋巴结转移与否及融合淋巴结能否切除等的判断上，腹腔镜较之影像学手段无明显优势。现有循证医学依据不支持对所有初诊患者均进行腹腔镜下探查分期，因此目前 NCCN 指南中推荐意见为，当考虑化疗、放疗或手术时，行腹腔镜检查评价腹膜播散情况；如考虑姑息性切除术，则无需腹腔镜检查。

【治疗】★★★△△△

一、早期胃癌

早期胃癌是指局限于胃黏膜内与黏膜下的胃癌，而不考虑是否存在淋巴结转移，根据浸润的深度可分为胃黏膜内癌与黏膜下癌。

由于早期胃癌治疗效果好、生存期长，患者生活质量的提高近年来越来越受到重视。随着对早期胃癌淋巴结转移规律及生物学行为的认识。早期胃癌的治疗观念发生很大的变化，提出胃癌缩小手术包括缩小胃切除和淋巴结清扫范围，在根治基础上，保存良好的生活质量。缩小手术技术包括：EMR 和 ESD、胃局部切除术、缩小淋巴结清扫范围。缩小手术要求术前对癌肿浸润深度、大体类型、分化程度、大小有准确地判断，对切除标本进行详尽病理学检查，加强术后随诊。

在采用内镜下切除或局部胃切除（楔形切除）时，选择合适的患者尤为重要。早期胃癌发生淋巴结转移的可能性与肿瘤因素相关，并随肿瘤体积增大、侵犯黏膜下层、肿瘤分化不良和淋巴管及血管浸润而增加。EMR 和 ESD 已用于治疗早期胃癌包括原位癌（Tis）或局限于黏膜层的 T1a 没有溃疡、淋巴结转移和脉管浸润的、≤2cm 且侧切缘及底切缘干净的高分化或中分化腺癌。

日本胃癌指南推荐 EMR 用于直径 2cm 且无溃疡形成的早期胃癌。如果早期胃癌经 EMR 或 ESD 治疗后，病理证实为低分化、有脉管浸润、侵犯胃壁黏膜下深层、淋巴结转移或切缘阳性，则认为切除不完全，应该考虑继续行胃切除及周围淋巴结清扫术。

二、进展期胃癌

近年来研究显示，“新辅助化疗+手术”的治疗模式可能优于当前治疗模式“手术+辅助化疗”。

在胃癌的综合治疗方案中，手术一直占据着主导地位，关于扩大手术范围能否给患者带来更好的预后一直存在争议。对于病期较晚（如淋巴结转移已超出第 3 站）患者，肿瘤不再是一个局部问题，仅仅通过局部治疗，即使扩大淋巴结清扫、多脏器联合切除等已证明无法给患者带来益处。单纯外科手术无法达到生物学意义上的根治，即便扩大切除和淋巴结清扫范围仍然如此。经过东、西方学者的反复论证，目前统一的认识是将 D2（淋巴结清除至第 2 站）手术作为标准术式。

（一）根治性手术

整块切除胃原发病灶并按临床分期标准清扫周围淋巴结，重建消化道。胃壁切缘要求距离肿瘤边缘 5cm 以上；食管或十二指肠侧切缘应距离肿瘤边缘 3～4cm。清除大、小网膜，按照规范清除胃周围淋巴结。切除标本至少检出 15 枚淋巴结。T4 肿瘤要求整块切除肿瘤侵犯的结构。D2 根治术即胃周围淋巴结清除第 2 站的根治手术，是胃癌的标准手术方式。以远端胃癌（L 区）为例，根治性远端胃大部切除应切除远端胃 3/4～4/5，清除第 1、2 站淋巴结，切除大小网膜、横结肠系膜前叶和胰腺被膜；消化道重建可选择毕Ⅰ式或Ⅱ式吻合。手术前应使用（胸部、腹部和盆腔）CT 进行临床分期以评估病变范围，可联合或不联合 EUS。手术的主要目的是达到切缘阴性的完全切除（R0 切除），然而只有 50% 的患者能够在首次手术时获得 R0 切除。R1 指显微镜下肿瘤残留（切缘阳性）；R2 是指有肉眼肿瘤残留（切缘阳性）但无远处病灶。远端胃癌首选胃次全切除。这种手术治疗预后与全胃切除术相似，但并发症显著减少。近端胃切除术和全胃切除术均适用于近端胃癌，但术后通常发生营养障碍。

（二）淋巴结清扫范围

淋巴结清扫的范围是胃癌外科手术最具争议的问题。由于各种因素的影响，东西方及欧美各国对于胃癌淋巴结的清扫范围一直存在争议。但大家唯一认同的是胃癌淋巴结转移与否，是影响胃癌预后的独立因素。

对淋巴结清扫的范围仍存在争议。日本胃癌研究学会制订了胃周淋巴结分站的病理学检查和评估指南。小弯侧胃周淋巴结（1、3、5 组）和大弯侧胃周淋巴结（2、4、6 组）统一归为 N1 站淋巴结。胃左动脉旁淋巴结（7 组），肝总动脉旁淋巴结（8 组），腹腔动脉旁淋巴结（9 组）和脾动脉旁淋巴结（10、11 组）统一归为 N2 站淋巴结。更远处的淋巴结，包括腹主动脉旁淋巴结（N3、N4 站）被认为是远处转移。

根据胃切除术时淋巴结清扫范围，可以分为 D0、D1 和 D2。D0 切除指 N1 淋巴结没有得到完全清扫。D1 切除是指将受累的近端胃、远端胃或全胃切除（远端或全胃切除），并包括大、小网膜淋巴结（包含贲门右、贲门左淋巴结，胃小弯、胃大弯，幽门上、幽门下淋巴结）。D2 切除则是在 D1 切除的基础上，还要求切除胃左血管旁淋巴结、肝总动脉旁、腹腔干、脾门和脾动脉旁淋巴结清扫。D2 切除需要手术者接受过相当程度的训练并拥有相应的专业技能。

在东亚，胃切除术联合 D2 淋巴结清扫术是可根治性胃癌的标准治疗方法。在西方国家，远处淋巴结广泛清扫可以提供更准确的分期但是对于生存时间是否延长仍不明确。在西方国家，D2 切除仅作为推荐而并非治疗规范。对于清扫足够的淋巴结（15 枚或更多）有利于分期已经达成共识。根据解剖学及组织病理学检查 D2 手术平均淋巴结数至少应在 25～27 枚之间。D3 手术淋巴结数可增至 43 枚。这些都是淋巴结清扫术质量控制的依据，一般情况下淋巴结数目变化不大。TNM 分期中要求淋巴结最少的数目不能少于 15 枚。目前普遍认为胃癌根治术切除的淋巴结平均数在 16～55 枚之间为宜。

目前国内统一的认识是将 D2（淋巴结清除至第 2 站）手术作为标准术式。远端胃癌的 D2 淋巴结清除除了传统的第 1、2 站淋巴结外，还应该包括 14v（肠系膜上静脉旁淋巴结）、12a（肝十二指肠韧带动脉旁淋巴结）。也就是以往所说的 D2＋手术的清扫范围。

（三）全胃切除与胃大部切除

目前大多数学者更倾向于对于远端胃癌，胃大部切除的效果与全胃相当，并发症明显减少，而且生活质量更高。对于近端胃癌，行全胃切除还是胃大部切除存在争议，两者手术方式都会带来生活质量显著下降和营养问题。如何选择近端胃癌的手术方式存在争论。早期近端胃癌可以考虑行近端胃部分切除，其余者建议行全胃切除。

术中冷冻切片检查切缘是近端胃癌手术重要的原则，有时需开胸手术以确保切缘阴性。

（四）胰尾脾切除

目前仍没有确实令人信服的结果证明进展期胃癌切除脾与保留脾可使患者受益，但以下几点因素需临床医师加以考虑：①如保留脾是否可增加脾门转移淋巴结的残留；②脾切除可能增加患者术后并发症及死亡的发生率；③脾切除后对长期生存的影响。脾门淋巴结是否出现转移与肿瘤的部位及浸润深度相关。从日本的资料来看远端胃、中 1/3 及近端胃淋巴结转移率分别为 0～2% 和 15%，皮革胃为 21%。研究证明，胃癌的淋巴结转移不存在于胰腺的实质内，存在于脾动脉周围的结缔组织中，如包括该动脉在内的淋巴结清除，可达到清除第 10、11 组淋巴结的目的。因此，对于胃中上部癌直接侵入胰体尾或第 10、11 组淋巴结转移明确者，应行全胃联合脾及胰体尾切除术。癌未侵入胰腺，疑有第 10、11 组淋巴结转移者，主张保留胰腺的脾及脾动脉干切除术。预防第 10、11 组淋巴结转移而行脾及胰体联合切除术应予以否定。

脾切除增加术后并发症和病死率。荷兰的研究提示，切除脾的患者比保留脾的患者容易出现局部复发。除非肿瘤侵及脾门或探查到脾门有肿大淋巴结，绝大多数胃癌手术应保留脾。

（五）新辅助治疗

术前辅助治疗亦称新辅助治疗，其理论依据为：①肿瘤周围组织在术后血供改变影响化疗药浓度及放疗效果，新辅助治疗有可能提高疗效；②新辅助化疗、放疗的组织病理学反应与预后正相关；③可减少术中播散的可能性，降低肿瘤细胞活性；④消除潜在的微转移灶，降低术后转移复发的可能。术前通过可测量病灶及术后标本准确判定临床缓解率和病理学有效率。新辅助治疗可剔除不宜手术治疗的患者。部分生物学行为差的胃癌，辅助治疗期间如果出现局部广泛浸润和远处转移，这类患者即便行手术切除也很快复发，因此这类患者不适合进行手术治疗。通过术前辅助治疗了解肿瘤对治疗的反应如何，来确定患者术后是否需要继续治疗。

目前证据证明，新辅助化疗能够使局部进展期胃癌患者降期，提高切除率和改善预后，毒副反应可耐受，并不增加围术期死亡和并发症。北京肿瘤医院的研究证实，联合放化疗可降低肿瘤分期，切除率提高至 70%（一般为 30%～50%）。多数进展期胃癌可由此方法获益。目前新辅助治疗已经被推荐为进展期胃癌的标准治疗方法。手术前分期评估为T2以上或淋巴结有转移病例。国际推荐方案为ECF（表柔比星、顺铂、氟尿嘧啶）及其改良方案。但总体说来，SOX（奥沙利铂、替吉奥）方案或XELOX（奥沙利铂、卡培他滨）方案效果更好，而且毒性小。新辅助治疗应该尽可能选择毒性小的方案，减少对手术的影响。时间不宜过长，一般推荐2～4个周期。

新辅助放化疗是目前正在处于研究阶段的另外一种治疗模式。德国POET研究和荷兰CROSS研究显示，部分患者能够通过术前放化疗提高局部控制率，但是相关生存获益仍然没有明确结论。目前研究的热点主要集中在食管胃结合部癌，北京肿瘤医院开展的多中心随机对照临床研究显示，食管胃结合部癌患者有通过术前放化疗获益的可能。

（六）腹腔镜技术

腹腔镜切除术是新近出现的一种外科手术方法，除了作为常规检查手段的有效补充、进行准确诊断和分期外，腹腔镜在治疗中也逐渐为大家所认可。对于胃癌患者，它比其他开腹手术有更多重要的优势（术中出血少、术后疼痛轻、恢复快、肠道功能恢复早及患者住院时间缩短）。目前认为，腹腔镜技术适于早期胃癌胃部分切除、D1胃切除病例。对于进展期胃癌的腹腔镜下D2根治术，由于报道资料有限、随访时间短，难以对该手术疗效和安全性得出任何结论。Huscher等进行1项前瞻性随机研究，比较59例远端胃癌患者进行腹腔镜切除术或胃次全切除术的早期和5年临床结果。2种方式的手术病死率分别为3.3%和6.7%，5年总生存率分别为58.9%和55.7%，无病生存率分别为57.3%和54.8%。以上结果显示，尽管并未达到显著性，腹腔镜切除术还是优于开腹手术。但是，要进一步确定腹腔镜切除术在胃癌治疗中的地位还需要更大规模的随机临床研究来评估。

（七）辅助化疗

胃癌术后辅助化疗的争议已久，从欧美到亚洲国家进行了许多相关研究，包括随机对照研究和荟萃分析，早年研究对辅助化疗多趋向于否定，但在近年来的系统综述中，总体分析可见胃癌术后辅助化疗与单纯手术相比可延长生存期减少复发，如针对某些亚组进行具体分析意义更大。

胃癌辅助化疗的适应人群根据分期决定。由于Ⅰ期胃癌患者术后即便不接受辅助化疗，术后5年生存率也达90%～95%，因此不推荐术后进行辅助化疗。Ⅰa期患者不推荐化疗，对于Ⅰb期患者，特别是伴有病理类型差、脉管神经受侵等，术后是否进行辅助化疗在临床中尚有争议，但目前无循证医学依据支持在Ⅰb期患者中进行辅助化疗。而对于Ⅱ期或Ⅲ期胃癌患者，原则上均应给予术后辅助化疗。

关于辅助化疗采用方案和化疗期限，不同国家和地区在多年来一直存在较大争议，目前基于ACTS-GC和CLASSIC研究结果，根据现有循证医学依据，可选择替吉奥胶囊口服至术后1年，或者术后6个月内完成8周期卡培他滨联合奥沙利铂（XELOX）；基于卡培他滨、氟尿嘧啶及替吉奥胶囊、顺铂在晚期胃癌中的疗效和安全性，中国《胃癌诊疗规范（2011版）》中推荐我国临床实践中可考虑氟尿嘧啶类药物单药或联合铂类进行辅助化疗。随着精准术前分期的进步及放射治疗技术的提高，围术期化疗及放疗也是提高局部进展期胃癌治疗疗效的重要策略。

（八）靶向治疗

继结直肠癌和乳腺癌等肿瘤后，作用于血管生成或细胞增殖途径的靶向治疗药物近年来也成为胃癌研究的热点，如曲妥珠单抗、贝伐珠单抗、西妥昔单抗、雷莫芦单抗、PARP抑制药和CLDN18.2单抗等。近年来，晚期胃癌的姑息化疗发生了巨大的进步，尤其是新型分子靶向药物的出现及一些治疗模式的转变为胃癌的治疗提供了新的希望。但由于诸多尚未解决的诊治难题，以及药物疗效的局限性，我们期待新化疗药物的临床研究结果，包括放化疗的结合、抗受体药物、疫苗、基因治疗和抗血管生成药物等。在目前情况下，如果患者一般状况良好，应鼓励患者参加临床试验，可能从治疗中获得更大利益，同时为胃癌的治疗发展做出贡献。

（九）腹腔热灌注化疗

腹腔热灌注治疗是将大容量灌注液或含有化疗药物的灌注液加热到一定温度，持续循环恒温灌注入患者腹腔内，维持一定的时间，通过热化疗的协同增敏作用和大容量灌注液循环灌注冲刷作用有效地杀灭和清除体腔内残留癌细胞及微小病灶的一种新的肿瘤辅助治疗方法，对预防和治疗腹腔种植转移尤其是并发的恶性腹水治疗疗效显著。腹膜转移是胃癌常见的转移模式，肿瘤细胞于腹膜表面播散种植使腹膜增厚，腹腔静脉或淋巴管阻塞，回吸收障碍，形成癌性腹水。腹腔内给药可使药物浓度升高达血浆浓度的20～500倍，并且经腹膜吸收缓慢而能够长时间与腹腔内肿瘤直接接触，提高了局部细胞毒作用。

三、晚期胃癌

晚期胃癌治疗困难，效果不佳。治疗原则以改善症状、提高生活质量为主。可适当选择姑息性手术、化疗、对症支持治疗。原发病灶无法根治性切除，为了减轻由于梗阻、穿孔、出血等并发症引起的症状，可行姑息性切除、胃空肠吻合、穿孔修补、空肠造瘘等。晚期胃癌化疗应根据患者身体状况进行选择，一般情况良好，重要脏器功能正常者，可选择紫杉类、顺铂、氟尿嘧啶的联合方案。反之应选择毒性相对较小的奥沙利铂、卡培他滨类方案。存在梗阻的病例，可行支架置入以缓解症状。

胃 间 质 瘤

胃肠道间质瘤（gastrointestinal stromal tumor，GIST）是消化道最常见的间叶源性肿瘤，其中 60%～70% 发生在胃，20%～30% 发生在小肠。GIST 曾被认为是平滑肌（肉）瘤。其免疫表型上表达 KIT 蛋白（CD117）、遗传学上存在频发性 *c-kit* 基因突变、组织学上主要以梭形细胞和上皮样细胞呈束状交叉或弥漫性排列为特征。GIST 约占胃肿瘤的 3%，可发生于各年龄段，高峰年龄 50～70 岁，男女发病率相近。

【病理】★★△△

GIST 不同于胃肠道的其他间叶源性肿瘤（gastrointestinal mesenchymal tumor，GIMT）。GIMT 除包括 GIST 外，还包括平滑肌瘤和肉瘤、施万细胞瘤、神经纤维瘤、颗粒细胞瘤、脂肪瘤、卡波西肉瘤和血管肉瘤等。GIST 呈膨胀性生长，可向黏膜下或浆膜下浸润形成球形或分叶状肿块。肿瘤可单发或多发，直径从 1～20cm，质地坚韧，境界清楚，表面呈结节状。瘤体生长较大可造成瘤体出血、坏死及囊性变，并在黏膜表面形成溃疡导致消化道出血。

GIST 的生物学行为从形态学良性、潜在恶性到低、中和高度恶性形成一个连续谱。按 WHO（2002）软组织肿瘤分类的肿瘤生物学行为分为良性、中间性（局部侵袭性）、中间性（偶有转移性）和恶性 4 类的标准来看，文献中报道的 GIST 体积＜2cm、核分裂数仅 1～2 个 /50HPF，亦偶可发生转移。至今尚无可靠的指标预测其生物学行为，目前使用“良性”GIST 这一术语是不明智的，许多学者推荐依据肿瘤大小和核分裂数来估计转移风险，但仍值得商榷。

【临床表现】★★△△

瘤体小时，通常无症状。常在体检、X 线、胃镜检查、CT 检查或在其他手术时偶尔发现。肿瘤大，可出现非特异性症状，与部位有关。患者可有不适、上消化道溃疡和出血，有腹痛、腹块、梗阻、便血或穿孔等。恶性肿瘤可有体重减轻、发热，腹腔播散和肝转移时也可出现相应症状。

【诊断】★★△△

X 线钡餐造影胃局部黏膜隆起，呈凸向腔内的类圆形充盈缺损，胃镜下可见黏膜下肿块，顶端可有溃疡。黏膜活检检出率低，EUS 可以发现直径＜2cm 的胃壁肿瘤。CT、MRI 有助于发现胃腔外生长的结节状肿块及有无肿瘤转移。组织标本的 IHC 检测显示 CD117 和 CD34 过度表达，有助于病理学最终确诊。

【治疗】★★△△

首选手术切除。术后切缘阳性或高度恶性者应予辅助治疗。复发或转移者，甲磺酸伊马替尼是首选，根据具体情况采取结合手术治疗。

一、手术治疗

切缘阴性的完整切除为外科治疗标准。不同于胃癌或肠癌，间质瘤的生长方式是膨胀式生长。切缘不需要达到 5cm，切缘 2～3cm 已经足够。转移方式与上皮来源的癌不同，以腹腔种植和血行转移为主，淋巴结转移的发生率低于 10%，故不主张进行淋巴结清扫。

术前穿刺可能造成肿瘤破裂和出血，增加肿瘤播散风险。对临床怀疑为 GIST 者，手术前不作穿刺活检。对于高危患者：肿瘤直径＞10cm、腹腔内肿瘤破裂者建议服用伊马替尼至少 1 年。

二、转移病例的治疗

单纯手术治疗复发或转移性肿瘤，绝大多数将复发。伊马替尼结合手术，可使患者获得更长生存期。对伊马替尼治疗已经达到最大受益或治疗无效时，建议采用手术治疗。手术可以显著改善肝转移患者的预后。不适于外科手术切除的转移灶，可行射频消融或动脉栓塞治疗。

胃良性肿瘤★★△△

胃良性肿瘤少见。按照组织来源可分为上皮细胞和间叶组织来源 2 种。前者主要有胃腺瘤和腺瘤性息肉，后者有脂肪瘤、平滑肌瘤、血管瘤、纤维瘤等。胃良性肿瘤一般体积小，发展缓慢，胃窦和胃体为好发部位。缺乏特异性临床表现，可有上腹部不适，消化道出血等，较大良性肿瘤上腹部可触及肿块。位于贲门或幽门的肿瘤可引起梗阻症状。胃镜、X 线钡餐检查、超声或 CT 检查有助于诊断。纤维胃镜检查在胃良性肿瘤的诊断和治疗中有重要作用。黏膜下的间叶组织肿瘤应结合 EUS 检查。

手术切除是胃良性肿瘤的主要治疗方法。应根据肿瘤的大小、部位、有无恶变倾向选择手术方式。小的腺瘤或腺瘤性息肉可内镜下切除，较大肿瘤可采用胃部分切除或胃大部切除术。

（季加孚）

第 3 节　十二指肠憩室

十二指肠憩室（duodenal diverticulum）是部分肠壁向腔外凸出形成的袋状突起。直径从数毫米至数厘米，多数发生于十二指肠降部，可单发也可多发。75% 的憩室位于十二指肠乳头周围 2cm 范围之内，故有乳头旁憩室之称。

【流行病学】★★★△△△

因为十二指肠憩室患者绝大多数无症状，所以其患病率难以精确估计，十二指肠憩室为相对多发病，国外报道发生率为 1%～2%，尸检中十二指肠憩室的发生率可高达 22%，上消化道钡餐检查发现率为 6%，ERCP 检出率为 9%～23%。其发生率仅次于结肠憩室，男女发病率无差异，本病可发生于任何年龄，其发生率随年龄的增长而增高，多见于年龄 50～60 岁患者。张克俭等报道不同年龄组的憩室发生率存在差别，82 例患者中 40 岁以下者仅占 11%，而 60 岁以上者高达 50%，可见年龄因素的确与憩室的发生关系密切。

【病因与病理】★★★△△△

临床上所见多为原发性或假性憩室。憩室壁主要由黏膜、黏膜下层及浆膜构成，肌纤维很少。原发性十二指肠憩室多见于 50 岁以上人群，青年人少见。由于十二指肠乳头附近是血管、胆管、胰管穿透肠壁的部位，肌层薄弱，肠腔内压力增高，因此憩室多发于十二指肠降部，解剖上与胰腺关系密切，多数在胰腺的后方，部分可深入胰腺内。黏膜可通过薄弱处向外突出形成憩室，而高压的产生与憩室远端的肠管运动过激或不协调蠕动有关，近来的研究发现，这一现象可能是由迷走神经退化造成的。2/3 的憩室位于壶腹周围，发生于球部的十二指肠憩室很少；临床上少见的为继发性或真性憩室，是因为周围组织炎症粘连，瘢痕牵拉十二指肠壁而形成的憩室，其憩室壁由肠壁全层构成。十二指肠憩室好发于十二指肠降部乳头旁还可能与下列因素有关：①从胚胎发生学来看，乳头部是前肠和后肠的结合部，为先天性薄弱区；②奥迪（Oddi）括约肌收缩牵拉十二指肠壁对乳头旁憩室的形成有一定的作用。90% 的憩室为单发，余者可同时患有 2 个以上的憩室。憩室多为圆形或呈分叶状，颈部窄、底部宽。大多数憩室并无临床症状，一些较大的憩室因憩室颈窄小，进入其内的肠内容物因排空不畅而细菌繁殖，继发憩室炎、溃疡、结石形成，甚至出血、穿孔等并发症。憩室膨胀时可因压迫周围组织十二指肠、胆总管和胰腺，引起相应的临床表现。壶腹周围憩室患者胆道结石发生率高，可致胆管炎或胰腺炎的发作。

【分型】★★★△△△

十二指肠憩室按其囊袋膨出方向可分为腔内憩室和腔外憩室，按病变形成可分为先天型和后天型，按病理检查肠内有无肌层可分为真性和假性憩室，按腹部 X 线表现又可分为内压性和牵引性憩室。

关于十二指肠憩室的分型和命名，临床报道尚未统一，龚建平等将其分为乳头外型（Ⅰ型）、乳头内型（Ⅱ型），包家林等（1996 年）则将其分为乳头上型（Ⅰ型）、乳头下型（Ⅱ型，最少见）、憩室内乳头型（Ⅲ型）。而钟大昌等（1998 年）将十二指肠憩室称为壶腹部周围憩室，并根据其与壶腹的关系分为壶腹旁、壶腹内和壶腹膨大等。卢生等（1996 年）将这类憩室根据其开口位置分为4型：乳头旁型（Ⅰ型）、壶腹型（Ⅱ型）、异位型（Ⅲ型，乳头开口于憩室内）、混合型（Ⅳ型）。

【临床表现】★★★△△△

十二指肠憩室大多数无临床症状，临床上仅10%的患者出现症状，有无症状与憩室大小、开口大小、发生部位及憩室与周围脏器的关系有关。憩室直径超过1.5cm的患者80%以上有不同程度的胆胰疾病的临床表现。症状包括憩室本身的症状和并发症引起的症状。憩室本身的症状是由于食物在憩室腔内潴留，导致憩室膨胀、炎症或并发出血、穿孔等临床症状；并发症引起的症状是由于憩室压迫胆道及胰管，导致的胆道及胰腺疾病的症状。表现为上腹饱胀不适或疼痛，偶有恶心，饱食后加重；若憩室并发炎症、溃疡及结石，则症状较重而持续，疼痛可向背部放射；憩室内潴留食物残渣的腐败与感染可致腹泻；乳头旁憩室合并胆道结石，临床则会出现腹部绞痛、黄疸及发热等胆道结石的症状。临床观察发现，在乳头旁憩室同时有胆道症状的患者中，有不少患者的胆道和胰管正常，这种暂时性胆道症状和肝功能的改变可能是由于乳头旁憩室引发的奥迪括约肌功能障碍、轻度的胆管炎及食物进入憩室所致。十二指肠憩室阻塞性黄疸综合征（Lemmel syndrome）是指患有十二指肠憩室并压迫胆总管，影响胆汁和胰液的排泄而发生阻塞性黄疸或胰腺炎病征。1934年Lemmel首先提出本征，并将本征中有明显胆总管和胰管阻塞的病例称为乳头综合征（Pepiller syndrome）。十二指肠憩室的好发部位是在十二指肠的内侧，一般无症状，因而易被忽视，一旦憩室压迫了胆总管的十二指肠开口处，可影响胆汁和胰液的排泄，发生胆汁和胰液淤滞，使管腔内压力升高，诱发胰腺的炎症或阻塞性黄疸，个别患者胆总管向憩室内开口，或向憩室呈部分开口，易导致Lemmel综合征发生，尤其合并憩室炎，甚至癌变，更易发生本征，且易导致上行感染。本病容易误诊，对于临床反复发作的发热、腹痛、胆管炎、胆囊炎、胰腺炎，尤其B型超声或CT未发现胆系结石或肿瘤者，应考虑此诊断。

【诊断】★★★△△△

X线钡餐检查特别是低张性十二指肠造影，可见圆形或椭圆形腔外光滑的充盈区，立位可见憩室内呈气体、液体及钡剂三层影。纤维十二指肠镜检查可对憩室的部位、大小、形态等做出较为准确的判断，通过胰胆管造影可明确与胰胆管的关系。螺旋CT对十二指肠憩室的发现率较低，有报道65例患者80个十二指肠憩室中螺旋CT共检出15个，检出率为18.75%。胰头后方半圆形气体影是十二指肠憩室的典型表现。当十二指肠肠腔内出现局限性偏心性或肠外出现局限性气体影需考虑十二指肠憩室可能。对比剂进入囊袋状结构时诊断可明确。十二指肠憩室需与腹膜后腔局限性积气相鉴别，后者发生于十二指肠球部溃疡后壁穿孔或外伤性十二指肠腹膜后段破裂。位于胰腺实质内的十二指肠憩室，因憩室内常含气体、液体与食物碎屑，有时会误诊为胰腺假性囊肿或脓肿。在十二指肠憩室的诊断工作中，以下几点尤应引起注意，能为合理治疗提供帮助：①无法用溃疡病解释的消化道症状和黑便史；②胆囊切除术后症状仍存在，反复发作的胆管炎而无残留结石复发者；③反复发作的慢性胰腺炎；④无原因的胆道感染。

【并发症】★★★△△△

当胆总管直接开口于憩室，可引起十二指肠乳头水肿和逆行性胆管炎，憩室压迫胆总管会造成胆汁淤积和胆石症，同时憩室亦可压迫胰管使之排空不畅和使奥迪括约肌功能失调，造成急、慢性胰腺炎。若合并憩室炎症，炎症反应波及周围组织，更易加重上述损害，长期炎性刺激还可引起慢性缩窄性乳头炎，加重胰、胆系的损害。降部憩室与原发性胆总管结石或胆道术后胆总管结石复发相关，但与胆囊结石无关，降部憩室患者单纯胆囊切除术后的胆道疾病仍有较高的发生率。

【治疗】★★★△△△

无症状者不需治疗。有憩室炎症状可行抗炎制酸、解痉等治疗。由于憩室壁薄、周围粘连致密，剥离时易撕裂，尤其是嵌入胰头部时，并发症发生率高且严重，病死率高达5%～10%，故指征应严格控制。手术适应证为：内科治疗无效的憩室炎；有穿孔、出血或憩室内肠石形成；因憩室引发胆管炎、胰腺炎；憩室内有异物或憩室巨大造成十二指肠完全或不完全梗阻者；症状明显，憩室颈部狭小，引流不畅，钡剂进入6小时以上仍未排空者等。手术治疗的术式主要分为憩室切除和转流手术两大类。

憩室切除术，仅适用于十二指肠降部、球部外侧及横、升部容易显露及游离的憩室，对位于降部、球部内侧及伸入胰腺实质内或切除难度大的憩室，应谨慎从事。术前必须观正位和左、右、前斜位X线钡餐片或行内镜对憩室准确定位，以明确其部位及与乳头的关系。理论上憩室切除术在纠正憩室异常病理解剖的同时，保留了消化道正常的解剖生理功能，避免了转流手术后胃排空障碍、反流性胃炎、吻合口溃疡及残胃癌等远期并发症的发生。但在实践中常遇到困难，十二指肠降部憩室可能伸向胰腺的背侧、腹侧或深埋于胰腺实质内，术中寻找困难；反复的炎症还可能与周围发生粘连，切除亦十分困难，强行分离易导致胆道、胰管损伤出现严重并发症。憩室内翻缝合术是憩室切除的一个补充应变措施，直径<1.0cm，或远离十二指肠乳头和胰腺实质，或切除憩室有损伤胆总管、胰管开口时，或当憩室完全位于胰实质内，勉强剥离时易致严重出血或胰瘘可采用该术式。术式较为简单，但不能去除可能存在于憩室腔内的异位胃黏膜或胰腺组织，可能导致日后的出血或穿孔；同时大的憩室内翻缝合势必影响肠道通畅，存在引起十二指肠梗阻的风险。

转流术式目的是旷置十二指肠，使食物不经过十二指肠，可防止食物进入憩室内滞留，有利于憩室炎的治疗和防止逆行胆道感染。此种术式的适应证包括憩室切除困难、手术本身可能损伤胆道和胰管者，多发性憩室，胆、胰管直接开口于憩室者等。憩室旷置、胃部分切除、毕Ⅱ式吻合术，适用于切除困难、多发性、胰腺组织内憩室和（或）并发胰腺炎、乳头直接开口于憩室内及憩室穿孔伴腹膜后严重感染者，也特别适用于无胆、胰、十二指肠手术经验者。胃－空肠、十二指肠－空肠 Roux-en-Y 吻合术，前者仅适用于发作频繁的胆管炎或合并复发性胰腺炎，胆、胰管直接开口于憩室者或憩室距乳头近难以切除或内翻包埋及十二指肠多发憩室者。后者仅适用于十二指肠憩室伴有胰腺、胆道并发症或手术本身可能损伤胆道或胰腺者。转流术治疗较大的憩室存在一个明显的不足，即对憩室本身未行处理，对胆管、胰管的压迫并未根本解除。

其他术式，如胆总管－空肠 Roux-en-Y 吻合术仅适用于憩室并发胆总管结石并有奥迪括约肌狭窄、胆管扩张者。奥迪括约肌切开成形术，适用于反复发作的憩室炎导致奥迪括约肌出口狭窄或伴有胆总管出口狭窄，使胆汁、胰液排出受限或有结石不能排出者。胰十二指肠切除术，仅适用于憩室癌变或并发壶腹周围癌或憩室并发严重出血，而又无法切除时，或在切除憩室中见其突入胰腺实质较深，造成胰腺损伤、出血又难控制者。

近年来，有报道通过十二指肠镜用医用胶填塞粘闭治疗十二指肠憩室的新方法，将医用胶填塞于憩室内，达到封闭憩室和黏合憩室的目的。该方法不需要全身麻醉及开腹手术，不改变十二指肠正常的生理结构，风险小，但远期疗效有待观察。

（李　非　王晓辉）

第4节　良性十二指肠淤滞症

良性十二指肠淤滞症是十二指肠水平部或升部受肠系膜上动脉或其分支（结肠中动脉）压迫导致的肠腔梗阻，也称为肠系膜上动脉综合征（superior mesenteric artery syndrome），亦称十二指肠血管压迫综合征、Wilke综合征、石膏背心综合征、慢性间歇性肠系膜动脉性十二指肠闭塞征、肠系膜动脉性十二指肠梗阻和慢性十二指肠凝滞征等。本综合征首先由 Von Rokifansky 于1842年报道，但迄今尚无确切的发病率统计。本病发病年龄平均在30岁左右，男女比例大致相等，此征并非临床罕见疾病，如不给予恰当治疗可导致营养不良，影响发育，且可出现一些因十二指肠高压而引起的急性胃扩张、急性胰腺炎等并发症。

【病因与病理】★★★△△

十二指肠水平部在第3腰椎水平横行跨越脊柱和腹主动脉。肠系膜上动脉恰在胰腺颈下缘从腹主动脉发出，自十二指肠第三部前面越过。在正常人，腹主动脉与肠系膜上动脉的夹角平均为40°～60°，当两动脉之间形成夹角变小，肠系膜上动脉将十二指肠水平部压向椎体或腹主动脉造成肠腔狭窄和梗阻。临床上有梗阻症状的患者，这个角度为15°～20°。发生淤滞症的原因与肠系膜上动脉起始点位置过低，十二指肠悬韧带过短、牵拉，脊柱过伸，体重减轻或高分解状态致腹主动脉与肠系膜上动脉间的脂肪垫消失等有关。瘦长无力体型或精神、神经不稳定者，容易发生此综合征。此外，腹腔内粘连，内脏下垂牵拉肠系膜及环状胰腺也可引发该病。

【临床表现】★★★△△

良性十二指肠淤滞症常呈间歇性发作，表现为十二指肠通过障碍。症状多在 30 岁以后出现。呕吐是主要症状，常发生在餐后数小时，呕吐物为含胆汁的胃内容物，伴上腹饱胀不适。取俯卧位、胸膝位或呕吐后可使症状缓解。体检见上腹饱满，可有胃型，无明显腹部压痛。缓解期有非特异性上消化道症状，如食欲不振、饱胀等。长期反复发作者可出现消瘦、营养不良、贫血和水、电解质代谢紊乱。肠系膜上动脉压迫引起的急性梗阻，可在脊柱过伸位的躯干石膏固定后突然发生。在烧伤、大手术后体重明显减轻又需长期仰卧的患者中亦可出现。

【诊断及鉴别诊断】★★★△△

有反复发作呕吐胆汁与胃内容物的患者，特别是体位改变症状减轻的患者，应考虑本病的可能。X 线钡餐的特征性表现如下。①钡剂在十二指肠水平部脊柱中线处中断，有整齐的类似笔杆压迫的斜行切迹（"笔杆征"），钡剂在此处通过受阻。②近端十二指肠及胃扩张，有明显的十二指肠逆蠕动。③切迹远端肠腔瘪陷，钡剂在 2～4 小时内不能排空。④侧卧或俯卧时钡剂可迅速通过十二指肠水平部进入空肠。超声检查所见为：肠系膜上动脉与腹主动脉之间夹角＜13°，变胸膝位时夹角可＞20°；夹角内的肠系膜上动脉压迫处十二指肠水平部最大宽度＜10mm；十二指肠降部及近端水平扩张呈漏斗状或葫芦状。近端十二指肠腔前后径＞30mm；夹角内左肾静脉受压，血流呈高速湍流状态，而正常人绝大多数为低速层流。⑤部分患者合并胃等脏器下垂。CT 结合动脉造影或螺旋 CT 三维图形构建可以显露肠系膜上动脉与十二指肠之间的关系及在这一水平上的梗阻。

鉴别诊断包括引起十二指肠水平部或升部排空障碍的其他病变。①肿瘤：十二指肠良、恶性肿瘤；腹膜后肿瘤如肾肿瘤、胰腺癌、淋巴瘤；十二指肠的转移癌，邻近肿大的淋巴结（癌转移）、肠系膜囊肿或腹主动脉瘤压迫十二指肠。②十二指肠远端或近端空肠浸润性疾病和炎症：如进行性系统性硬化症、克罗恩病及憩室炎性粘连或压迫引起缩窄等。③胆囊和胃手术后发生粘连牵拉十二指肠；胃空肠吻合术后粘连、溃疡、狭窄或输入袢综合征。④其他先天性畸形：十二指肠倒位、胆囊十二指肠结肠索带所致十二指肠梗阻；十二指肠前门静脉；肝胰壶腹位置异常（胆总管开口于十二指肠第三部）。但这些病变的 X 线钡餐检查所见与肠系膜上动脉压迫的 X 线特征明显不同。

【治疗】★★★△△

一、非手术治疗

治疗取决于病因与梗阻程度。梗阻发作时禁食、胃肠减压、纠正水及电解质平衡和肠外营养支持。针对病因治疗，如因石膏固定后脊柱过伸引起的，可去除石膏。也可留置鼻空肠管在透视下推送过梗阻点，行肠内营养支持。缓解期宜少量多餐，以易消化食物为主，餐后左侧卧、胸膝位或俯卧位可预防发作，下床活动时，可用围腰或腹带防止内脏下垂，并改善营养，加强腰肌锻炼，校正脊柱前凸。

二、手术治疗

手术虽可使部分患者解除梗阻，获得良好疗效，但有一部分效果不理想，术后症状不能解除。因此手术治疗必须谨慎。严格掌握手术适应证。术前行胃肠造影、胃十二指肠镜和心理学检查，证实诊断并除外其他疾病，尤其是心理障碍，这样才能提高本病疗效。手术适应证：①男性患者，梗阻症状明显，有典型 X 线血管压迫征象者，特别是 45 岁以上的中老年人，宜采用手术治疗。②出现十二指肠高压引起的并发症者，宜在并发症缓解后，择期行手术治疗。③对症状反复发作，影响营养发育者，宜手术解除机械性梗阻，术后仍有症状者，再配合其他综合性非手术疗法。④年轻女性患者，病史短或合并有其他神经官能症者；或虽然反复发作，但对营养发育影响不大，均宜先采用非手术综合治疗。术中应详细探查，确定下述几点。①梗阻是否由于肠系膜上动脉压迫所致及压迫程度，为此要仔细探查肠系膜根部、十二指肠空肠曲附近的腹膜后，以除外肿瘤或肿大淋巴结压迫十二指肠。术中可经胃管注气，当十二指肠扩张到 3～4cm 时可明确显露十二指肠受压情况。②是否合并胃十二指肠溃疡、胆石症或慢性胰腺炎。③十二指肠悬韧带是否过短。④十二指肠周围是否易于显露和操作。手术治疗目的在于彻底解除机械性梗阻因素，因此凡能达此目的而又无其他弊端的术式均可采用。十二指肠悬韧带切断术适用于悬韧带过短、十二指肠空肠曲悬吊拉置过高，呈锐角者。手术方法简单，仅切断十二指肠悬韧带和切开该处部分后腹膜，游离十二指肠升部和十二指肠空肠曲，使之下移 3～4cm，肠系膜上动脉与十二指肠间无张力，肠系膜上动脉起始点与十二指肠上缘间能从容通过两横指时，压迫即可解除。胃空肠吻合术不能有效解决十二指肠滞留，胆汁、胰液和十二指肠液经十二指肠逆蠕动进入胃后，再经吻合口排入空肠，因此术后仍常有上腹胀，呕吐胆汁等症状，目前已不被采用。十二指肠空肠侧侧吻合术是1908年由Stavely首先报道。目前仍是较常用的方式，方法简单，能较好转流十二指肠内容物。十二指肠复位术具体为手术游离右半结肠至横结肠，再游离十二指肠自降部直至升部的外侧腹膜，切断十二指肠悬韧带，将十二指肠、小肠在肠系膜上动脉后方移至右侧腹腔，将盲肠、升结肠移至左侧腹腔。据报道此术式症状缓解率达89%，但由于游离肠管范围广，腹腔内剖面大，术后易发生粘连性肠梗阻。且肠管位置处于非正常解剖位置，国内尤其是成年人较少采用此术式。十二指肠血管前移位术可用于症状较轻，胃肠造影显示十二指肠扩张不重，无强烈频繁性逆蠕动，术中十二指肠内注气后近侧十二指肠直径在7.5cm以下者。游离十二指肠水平部和升部。在肠系膜上动脉侧方切断十二指肠，在动脉前方重新行十二指肠端端吻合术。本法优点是从解剖上解除了血管对十二指肠的压迫，肠道的延续性无改变，不出现转流手术，亦不影响十二指肠蠕动功能。缺点是十二指肠水平部与胰腺关系密切，血管分支多，游离十二指肠时易损伤肠壁营养血管和胰腺，导致术后十二指肠瘘和胰瘘发生，十二指肠切断后再吻合的手术操作困难。因此，尽管手术设计合理，亦不宜作为首选术式或常规术式。肠系膜上动脉综合征的术式颇多，疗效均不完全令人满意，且术中、术后可能出现较严重的并发症。因此，应针对引起梗阻的解剖原因和病理变化，选择恰当术式。目前国内较普遍认为，除适宜于行十二指肠悬韧带切断的病例外，首选术式应是较简单的十二指肠空肠侧侧吻合术。

（李 非 王晓辉）

第5节 十二指肠肿瘤

十二指肠肿瘤较少见，以十二指肠癌相对多见，十二指肠腺癌由Hamburger在1746年首先描述，其发病率很低，约占消化道恶性肿瘤的0.35%。按发生部位分类，在全部十二指肠恶性肿瘤中，降部肿瘤所占比例最大，为60%～89%，而水平部占4%～8%。十二指肠良性肿瘤虽属良性，但部分肿瘤有较高的恶变倾向，有肿瘤介于良、恶性之间，甚至在镜下均难于鉴别。肿瘤生长的位置常与胆、胰引流系统有密切关系，位置固定，十二指肠的肠腔又相对较窄，因此，常常引起各种临床表现，甚至发生严重并发症而危及生命。

【病因与病理】★★★△△

原发性十二指肠腺癌确切病因尚不清楚，推测可能与胆汁中的胆酸在肠液和细菌的作用下形成具有致癌特性的胆蒽和甲基胆蒽等产物有关。色素沉着息肉综合征（Peutz-Jeghers综合征）、肠息肉病合并多发性骨瘤和多发性软组织瘤（Gardner综合征）、家族性腺瘤性息肉病（familial adenomatous polyposis，FAP）等其他疾病与十二指肠腺癌的发生也有一定联系。十二指肠腺癌在家族性腺瘤性息肉病患者中的发病率随年龄增长而逐渐增加，1.6%～5.0%的FAP患者最终会发生十二指肠腺癌，即使切除病变的结肠，仍可能发生十二指肠癌，已成为FAP患者最主要的死因。

十二指肠癌的大体病理可分为4型：息肉型、溃疡型、环状溃疡型和弥漫浸润型。其中多为息肉型和溃疡型，息肉型约占60%。十二指肠腺癌起源于十二指肠黏膜上皮，多为单发，镜下主要为乳头状腺癌和管状腺癌。十二指肠乳头附近以息肉型乳头状腺癌居多，其他部位多为管状腺癌，呈溃疡型或环状溃疡型，溃疡病灶横向扩展可致十二指肠腔环形狭窄。十二指肠良性肿瘤病理类型有以下几种：管状腺瘤、乳头状腺瘤、绒毛状腺瘤、间质瘤、平滑肌瘤、Brunner瘤、神经内分泌肿瘤、错构瘤、血管瘤和脂肪瘤等。十二指肠腺癌可由腺瘤恶变而来，镜下可见腺瘤－腺癌转化及腺癌中的残存腺瘤组织。绒毛状腺瘤最易于癌变，腺瘤表面呈绒毛状隆起，基底部宽，无蒂或短蒂，镜下可见此种腺瘤表面由一层或多层柱状上皮覆盖，间质富含血管，柱状上皮细胞内含有大量黏液细胞，可有不同程度的异形性。约45%的该腺瘤发现时已存在侵袭性癌。胃泌素瘤在胰腺内分泌瘤中的发病率仅次于胰岛素瘤。部分肿瘤位于胰腺外，十二指肠为其好发部位。

【临床表现】★★★△△

十二指肠肿瘤临床上早期无症状或症状轻微，

随着病情的进展，可出现上腹部不适，食欲减退，反酸等类似慢性胃炎、胃十二指肠溃疡的症状。因此，易与这些消化道疾病相混淆。根据肿瘤发生部位和生长方式的不同可出现相应症状。

一、腹痛

腹痛为原发性十二指肠癌的主要症状，常与十二指肠溃疡相似，但进食或抑酸药不能使之缓解，如恶性肿瘤侵及胰腺或后腹膜时可出现腰背部放射痛。肿物如引起肠管梗阻也可造成相应的腹痛和腹胀。带蒂的十二指肠息肉位于降部以下时可引起十二指肠空肠套叠，而球部巨大腺瘤可逆行滑入幽门，导致急性幽门梗阻，称球状活瓣综合征。位于十二指肠的平滑肌瘤由于肿瘤的牵拉，肠管蠕动失调及瘤体中心坏死而继发的炎症反应、溃疡、穿孔等都可以引起腹痛。另外，带蒂的十二指肠息肉位于降部以下时可引起腹痛。

二、黄疸

十二指肠乳头癌常以阻塞性黄疸为首发症状，为肿瘤阻塞壶腹部所致。由于胆道梗阻不完全，黄疸出现较晚，黄疸不深，进展较慢。因肿瘤常有坏死后脱落，故黄疸程度可有波动，但总体上逐渐加深，可伴有皮肤瘙痒及发热。生长在十二指肠降部乳头附近的良性肿瘤，如压迫胆道下端及乳头开口部位，也可出现不同程度的黄疸。

三、恶心、呕吐

1/3～1/2 的患者有恶心、呕吐，餐后明显。其原因为肿瘤的生长导致十二指肠腔的堵塞或狭窄。根据呕吐物是否含有胆汁可初步判定肿瘤与十二指肠乳头的关系。

四、消化道出血与贫血

消化道出血与贫血较为常见，这主要是由于肿瘤表面缺血、坏死，溃疡形成所致。主要表现为慢性失血，可导致缺铁性贫血。如大便隐血试验阳性，偶有呕血。也可有部分患者伴有急性出血，以呕血、黑便为主。也有报道十二指肠巨大错构瘤等引起消化道大出血，甚至休克。

五、腹部包块

巨大的十二指肠良性肿瘤可以腹部包块为主要表现，查体时可在腹部扪及包块，一般较为固定，界限较清楚，质地因病理性质而异，可柔软而光滑，或坚韧而不平。位于十二指肠部位的神经内分泌肿瘤可根据其肿瘤细胞构成情况引起相应的临床表现，如胃泌素瘤导致的佐林格－埃利森综合征，出现消化性溃疡的症状和腹泻。

【诊断及鉴别诊断】★★★△△

十二指肠良性肿瘤和原发十二指肠癌起病隐匿，早期可无任何症状，即使出现上述临床表现，亦非本病所特有，常不引起患者注意，故早期诊断困难，容易漏诊。关键在于应想到本病的可能性，及时合理地选择内镜活检、X 线钡餐等检查，多可明确诊断，少数诊断困难且具有手术指征者，可行手术探查。

一、十二指肠镜

纤维十二指肠镜可以直接观察十二指肠肿瘤病变形态并取材活检做出组织学诊断，十二指肠降段及乳头周围区肿瘤，常因阻塞乳头开口而造成梗阻性黄疸，体征明显，行常规内镜检查时，可见降段乳头区占位，相对容易发现。十二指肠乳头癌的内镜下表现多为息肉型和溃疡型。息肉型内镜下表现为乳头部呈息肉样隆起，表面有糜烂，部分似菜花样，质脆，触之易出血。溃疡型为乳头部有溃疡形成，边缘堤坝样隆起底部覆污秽苔，质脆易出血。组织学类型中腺癌占绝大多数，镜下多有绒毛样结构，若活检取材太浅易被误诊为绒毛状腺瘤。而十二指肠水平部肿瘤的临床症状多无特异性，早期因不影响食物排空，仅有餐后腹痛、腹胀，而没有呕吐等肠梗阻症状，和消化不良难以鉴别，同时因常规内镜对第 3、4 段的检查操作较困难，故早期诊断较难。因此，有学者主张以小肠镜来检查十二指肠乳头开口以下部分的十二指肠病变，而内镜与气钡低张造影相结合可以有效地提高检出率，降低误诊率。ERCP 不仅可于内镜下直接发现乳头周围区的病变，还能显示胆胰管下端梗阻、扩张及充盈缺损等改变，还可以在术前在胆管内行鼻胆管引流，解除胆道梗阻，减轻黄疸和肝损伤，改善凝血功能，提高患者的手术耐受力。但此种检查可能引起急性胰腺炎或胆道感染，应予注意。

二、X 线十二指肠气钡低张造影

X 线上消化道造影特别是低张十二指肠气钡对比造影，简便易行，无创，患者容易接受，是十二指肠肿瘤术前首选的诊断方法。十二指肠癌的 X 线征象为肠腔内不规则的充盈缺损，轮廓粗糙；肠道黏膜紊乱，不规则龛影，十二指肠肠壁僵硬，蠕动减弱或消失；肠腔狭窄，近端肠管不同程度的扩张。十二指肠腺瘤的X线征象为肠腔内圆形充盈缺损或透亮区，边缘光滑，黏膜正常，如有蒂者则可有一定活动度。平滑肌瘤多表现为十二指肠有圆形或椭圆形缺损，边缘光滑。低张十二指肠气钡对比造影还能更清晰地显示肠道黏膜面的微小病变、鉴别功能性和器质性狭窄。如果在低张造影时，加用使十二指肠松弛的药物，则成像效果更好。十二指肠的钡剂造影可以弥补内镜对十二指肠第3、4段观察欠佳的不足。但并非所有病变均有阳性发现，且消化性溃疡与溃疡型十二指肠癌在X线下有时不易鉴别，极易漏诊和误诊，需同时结合其他检查。

三、超声和内镜超声

由于十二指肠腔内的气体可以干扰超声影像的观察，因此，普通超声对十二指肠肿瘤诊断有一定的局限性，但如十二指肠肿瘤生长在壶腹周围，引起胆囊胀大，胆管扩张或胰管扩张；较大的十二指肠球部肿物引起幽门梗阻导致胃扩张等，超声检查可能提供间接影像诊断。内镜超声是确定十二指肠肿瘤浸润深度有效的方法，能对消化道管壁准确分层，显示病灶与十二指肠壁各层次的关系，从而判断肿瘤的起源、大小、边界、有无肌层和周围血管的浸润，尤其是十二指肠间质瘤，对指导行内镜下黏膜切除术和肿瘤局部切除手术有重要意义。

四、CT和MRI

CT和MRI作为不受肠道气体影响的无创性检查方法，成为较多大型医院的术前常规检查项目。尤其是对于出现浸润转移的十二指肠癌及较大的间质瘤、平滑肌瘤和神经内分泌肿瘤等，均有一定帮助。对由于十二指肠肿瘤引起的其他改变，如胆道扩张、胰管扩张等，也有一定的影像学参考意义。此类影像学检查除可发现十二指肠局部肠壁增厚和巨大肿块外，尚可见胀大的胆囊，胆管、胰管梗阻扩张等间接征象，有助于诊断。还可较好地显示十二指肠病变与周围重要脏器的关系，提示肿瘤浸润深度、区域淋巴结及肝等脏器转移情况，弥补X线胃肠造影和纤维内镜检查的不足，对鉴别诊断、临床分期、指导治疗及预后判断均有较好的参考价值。多层螺旋CT重建后能较好显示十二指肠肿瘤与周围胰腺、腹主动脉分支及肠系膜血管等的关系，一定程度上可以代替传统介入腹腔动脉造影。MRCP能准确显示梗阻部位，如能显示胆管或胰管同时扩张即可明确乳头部梗阻，管道扩张程度，具有重要的诊断价值，且有无创性，多角度成像，定位准确，无并发症等优点。但缺点是对于肿瘤直径<1cm，胆管下段未完全梗阻的患者难以找到直接证据。

五、选择性动脉造影

选择性腹腔动脉造影对十二指肠肿瘤有一定诊断意义，可显示十二指肠肿瘤的血供及附近血管侵犯情况，常用于术前评估可切除性及在血管侵犯时准确显示受侵部位。另外，对于内分泌肿瘤，如胃泌素瘤，通过选择性动脉造影，腹腔动脉分支内注射促胰液素后行肝静脉血胃泌素的测定，以达到区域定位的目的。缺点是有创。

六、实验室检查

部分患者可出现血清直接胆红素、总胆红素、氨基转移酶、碱性磷酸酶及肿瘤标志物糖类抗原19-9（carbohydrate antigen 19-9，CA19-9）等的升高，但无特异性。

鉴别诊断包括引起阻塞性黄疸的其他病变，如胰头癌、胆管癌、胆管结石、十二指肠降部憩室等；也需和引起腹痛及消化道出血的疾病鉴别，如胃、结肠、胆胰肿瘤等；还要和引起呕吐和十二指肠梗阻的疾病鉴别，如肠系膜上动脉综合征。溃疡病幽门梗阻、十二指肠结核等。若十二指肠肿瘤引起狭窄的部位正好位于肠系膜上动脉下方，则可能因X线钡餐检查显示“刀切征”，并且合并呕吐、消瘦等症状而误诊为肠系膜上动脉综合征。但肠系膜上动脉综合征多见于体形瘦长的年轻人，而十二指肠癌患者以中老年人为主，年龄是重要的鉴别点，并且恶性占位性病变患者症状通常逐渐加重。因此，即使X线钡餐检查存在肠系膜上动脉综合征的表现，但是对于临床症状不符合的中老年患者，不能轻易下功能性诊断，必要时需进一步行内镜检查，尤其是合理使用相对较易到达十二指肠水平部的小肠镜，将大大减少误诊概率。此外，临床上对于有反复间歇性呕吐症状、难以解释的单纯腹痛、抑酸药治疗效果不佳，并有消耗、贫血等表现的“顽固性”消化性溃疡，也应警惕十二指肠水平部占位的可能。

【治疗】★★★△△

十二指肠肿瘤的主要治疗手段为外科手术。对于早期患者，手术切除仍然是患者可能获得根治的唯一方法。对于十二指肠良性肿瘤，尽量避免胰十二指肠切除术，可以选择内镜下十二指肠肿瘤局部切除术，开腹或腹腔镜下的十二指肠肿瘤局部切除术。为防止术后十二指肠肠腔狭窄，在切除部分肠壁后要斜行缝合或纵行切开横行缝合。在切除十二指肠乳头附近的肿瘤、切除及缝合肠黏膜时，避免损伤乳头及壶腹。处理无蒂的肿瘤时，一般距肿瘤周围 0.5cm 切除，以保证切除的彻底性。对于十二指肠恶性肿瘤，需要根据肿瘤的部位、大小、分期及患者一般情况来选择恰当的术式。十二指肠恶性肿瘤中，位于降部者最多，且多数已有胰腺浸润或淋巴结转移，胰十二指肠切除术是治疗的标准术式。对于病变范围较小、界限清楚、尚未侵及浆膜的早期病变，也可考虑选用节段性十二指肠切除术，尤其是十二指肠水平部及升部的恶性肿瘤。如果患者全身状况差、高龄、器官功能不全，难以耐受根治性手术，也可考虑采用此术式。此外，还可以根据患者的实际情况选择肿瘤局部扩大切除术、乳头部局部切除术、内镜下黏膜切除术等。晚期不能根治的患者可行姑息性手术，目的在于解决因肿瘤引起的肠道和胆道梗阻，提高生存质量。方法主要有：胆管空肠吻合术、胃空肠吻合术、内镜下置入胆管或十二指肠支架、鼻胆管引流术、经皮经肝胆管引流术等。

（李　非　王晓辉）

参考文献

[1] 秦新裕. 胃十二指肠溃疡的外科治疗 // 陈孝平，汪建平. 外科学. 8 版. 北京：人民卫生出版社，2013：355-360.

[2] 张在兴. 消化性溃疡的外科治疗 // 李非. 普通外科临床常见疑难问题及对策. 北京：清华大学出版社，2008.

[3] Courtney M, Townsend JR. Sabiston Textbook of Surgery. 19th ed. America: W. B. Saunders Company, 2012: 1182-1226.

[4] Lunevicius R, Morkevicius M. Systematic review comparing laparoscopic and open repair for perforated pepticulcer. Br J Surg, 2005, 92 (10): 1195-1207.

[5] Dooley CP, Cohen H, Fitzgibbons PL, et al. Prevalence of Helicobacter pylori infection and histologic gastritis in asymptomatic persons. N Engl J Med, 1989, 321 (23): 1562-1566.

[6] Laine L. Approaches to nonsteroidal anti-inflammatory drug use in the high-risk patient. Gastroenterology, 2001, 120 (3): 594-606.

[7] Kurata JH, Elashoff JD, Haile BM, et al. A reappraisal of time trends in ulcer disease: factors related to changes in ulcer hospitalization and mortality rates. Am J Public Health, 1983, 73 (9): 1066-1072.

[8] Silverstein FE, Gilbert DA, Tedesco FJ, et al. The national ASGE survey on upper gastrointestinal bleeding. I. Study design and baseline data. Gastrointest Endosc, 1981, 27 (2): 73-79.

[9] Stabile BE. Redefining the role of surgery for perforated duodenal ulcer in the Helicobacter pylori era. Ann Surg, 2000, 231 (2): 159-160.

[10] Dubois F. New surgical strategy for gastroduodenal ulcer: laparoscopic approach. World J Surg, 2000, 24 (3): 270-276.

[11] Harbison SP, Dempsey DT. Peptic ulcer disease. Curr Probl Surg, 2005, 42 (6): 346-454.

[12] Laine L, Peterson WL. Bleeding peptic ulcer. N Engl J Med, 1994, 331 (11): 717-727.

[13] Ng EK, Lam YH, Sung JJ, et al. Eradication of Helicobacter pylori prevents recurrence of ulcer after simple closure of duodenal ulcer perforation: randomized controlled trial. Ann Surg, 2000, 231 (2): 153-158.

[14] Crofts TJ, Park KG, Steele RJ, et al. A randomized trial of nonoperative treatment for perforated peptic ulcer. N Engl J Med, 1989, 320 (15): 970-973.

[15] Aoki T. Current status of and problems in the treatment of gastric and duodenal ulcer disease: introduction. World J Surg, 2000, 24 (3): 249-327.

[16] Cook DJ, Fuller HD, Guyatt GH, et al. Risk factors for gastrointestinal bleeding in critically ill patients. N Engl J Med, 1994, 330 (6): 377-381.

[17] NCCN Clinical Practice Guidelines in Oncology: Gastric Cancer. http: // www. nccn. org.

[18] Bozzetti F, Marubini E, Bonfanti G, et al. Subtotal versus total gastrectomy for gastric cancer: five-year survival rates in a multicenter randomized Italian trial. Italian Gastrointestinal Tumor Study Group. Ann Surg, 1999, 230: 170-178.

[19] Bonenkamp JJ, Hermans J, Sasako M, et al. Extended lymphnode dissection for gastric cancer. Dutch Gastric Cancer Group. N Engl J Med, 1999, 340: 908-914.

[20] Hartgrink HH, van de Velde CJ, Putter H, et al. Extended lymph node dissection for gastric cancer: who may benefit? Final results of the randomized Dutch gastric cancer group trial. J Clin Oncol, 2004, 22: 2069-2077.

[21] Cuschieri A, Weeden S, Fielding J, et al. Patient survival after D1 and D2 resections for gastric cancer: long-term results of the MRC randomized surgical trial. Surgical Co-operative Group. Br J Cancer,

1999, 79: 1522-1530.

[22] McCulloch P, Nita ME, Kazi H, et al. Extended versus limited lymph nodes dissection technique for adenocarcinoma of the stomach. Cochrane Database Syst Rev, 2004 (4): CD001964.

[23] Mansfield PF. Lymphadenectomy for gastric cancer. J Clin Oncol, 2004, 22: 2759-2761.

[24] Degiuli M, Sasako M, Ponti A, et al. Survival results of a multicentre phase II study to evaluate D2 gastrectomy for gastric cancer. Br J Cancer, 2004, 90: 1727-1732.

[25] Sano T, Sasako M, Yamamoto S, et al. Gastric cancer surgery: morbidity and mortality results from a prospective randomized controlled trial comparing D2 and extended para-aortic lymphadenectomy-Japan Clinical Oncology Group study 9501. J Clin Oncol, 2004, 22: 2767-2773.

[26] Jansen EP, Boot H, Verheij M, et al. Optimal locoregional treatment in gastric cancer. J Clin Oncol, 2005, 23: 4509-4517.

[27] van de Velde CJ, Peeters KC. The gastric cancer treatment controversy. J Clin Oncol, 2003, 21: 2234-2236.

[28] Hyung WJ, Cheong JH, Kim J, et al. Application of minimally invasive treatment for early gastric cancer. J Surg Oncol, 2004, 85: 181-185.

[29] Ono H, Kondo H, Gotoda T, et al. Endoscopic mucosal resection for treatment of early gastric cancer. Gut, 2001, 48: 225-229.

[30] Matsumoto Y, Yanai H, Tokiyama H, et al. Endoscopic ultrasonography for diagnosis of submucosal invasion in early gastric cancer. J Gastroenterol, 2000, 35: 326-331.

[31] Ajani JA, Mansfield PF, Crane CH, et al. Paclitaxel-based chemoradiotherapy in localized gastric carcinoma: degree of pathologic response and not clinical parameters dictated patient outcome. J Clin Oncol, 2005, 23: 1237-1244.

[32] Ajani JA, Mansfield PF, Janjan N, et al. Multi-institutional trial of preoperative chemoradiotherapy in patients with potentially resectable gastric carcinoma. J Clin Oncol, 2004, 22: 2774-2780.

[33] Baeza MR, Giannini O, Rivera R, et al. Adjuvant radiochemotherapy in the treatment of completely resected, locally advanced gastric cancer. Int J Radiat Oncol Biol Phys, 2001, 50: 645-650.

[34] Chen J, Cheong JH, Yun MJ, et al. Improvement in preoperative staging of gastric adenocarcinoma with positron emission tomography. Cancer, 2005, 103: 2383-2390.

[35] Ott K, Fink U, Becker K, et al. Prediction of response to preoperative chemotherapy in gastric carcinoma by metabolic imaging: results of a prospective trial. J Clin Oncol, 2003, 21: 4604-4610.

[36] Marchet A, Mocellin S, Ambrosi A, et al. Italian Research Group for Gastric Cancer (IRGGCThe ratio between metastatic and examined lymph nodes (N ratio) is an independent prognostic factor in gastric cancer regardless of the type of lymphadenectomy: results from an Italian multicentric study in 1853 patients. Ann Surg, 2007, 245 (4): 543-552.

[37] Kitano S, Shiraishi N, Uyama I, et al. Japanese Laparoscopic Surgery Study Group. A multicenter study on oncologic outcome of laparoscopic gastrectomy for early cancer in Japan. Ann Surg, 2007, 245 (1): 68-72.

[38] Kulig J, Popiela T, Kolodziejczyk P, et al. Polish Gastric Cancer Study Group. Standard D2 versus extended D2 (D2+) lymphadenectomy for gastric cancer: an interim safety analysis of a multicenter, randomized, clinical trial. Am J Surg, 2007, 193 (1): 10-15.

[39] Cunningham D, Allum WH, Stenning SP, et al. Perioperative chemotherapy versus surgery alone for resectable gastroesophageal cancer. N Engl J Med, 2006, 355 (1): 11-20.

[40] Chen W, Zheng R, Baade PD, et al. Cancer statistics in China, 2015. CA Cancer J Clin, 2016, 66 (2): 115-132.

[41] 季加孚. 我国胃癌防治研究三十年回顾. 中国肿瘤临床, 2013, 40（22）: 1346-1351.

[42] Kurokawa Y, Sasako M, Doki Y. Treatment approaches to esophagogastric junction tumors . Dig Surg, 2013, 30 (2): 169-173.

[43] Siewert JR, Feith M, Stein HJ. Biologic and clinical variations of adenocarcinoma at the esophago-gastric junction: relevance of a topographic-anatomic subclassification. J Surg Oncol, 2005, 90 (3): 139-146.

[44] van Hagen P, Hulshof MC, van Lanschot JJ, et al. Preoperative chemoradiotherapy for esophageal or junctional cancer. N Engl J Med, 2015, 366: 2074-2084.

[45] Stahl M, Walz MK, Stuschke M, et al. Phase III comparison of preoperative chemotherapy compared with chemoradiotherapy in patients with locally advanced adenocarcinoma of the esophagogastric junction. J Clin Oncol, 2009, 27: 851-856.

[46] Sano T, Yamamoto S, Sasako M. Randomized controlled trial to evaluate splenectomy in total gastrectomy for proximal gastric carcinoma: Japan clinical oncology group study JCOG 0110-MF. Jpn J Clin Oncol, 2002, 32 (9): 363-364.

[47] International Agency for Research on Cancer. GLOBOCAN 2012: Estimated Cancer Incidence, Mortality and Prevalence Worldwide in 2012.

Available: http: //globocan. iarc. fr/ Pages/fact_sheets_cancer. aspx.
[48] Kim HH, Han SU, Kim MC, et al. Prospective randomized controlled trial (phase III) to comparing laparoscopic distal gastrectomy with open distal gastrectomy for gastric adenocarcinoma (KLASS 01) . J Korean Surg Soc, 2013, 84: 123–130.
[49] Kitagawa Y, Takeuchi H, Takagi Y, et al. Sentinel node mapping for gastric cancer: a prospective multicenter trial in Japan. J Clin Oncol, 2013, 31: 3704–3710.
[50] UICC TNM Gastric Cancer Classification 7th. http: // www. uicc. org/resources/tnm/ publications-resources.
[51] Hartgrink HH, van de Velde CJ, Putter H, et al. Extended lymph node dissection for gastric cancer: who may benefit? Final results of the randomized Dutch gastric cancer group trial. J Clin Oncol, 2004, 22: 2069-2077.
[52] Hyung WJ, Cheong JH, Kim J, et al. Application of minimally invasive treatment for early gastric cancer . J Surg Oncol, 2004, 85: 181-185.
[53] Chen J, Cheong JH, Yun MJ, et al. Improvement in preoperative staging of gastric adenocarcinoma with positron emission tomography. Cancer, 2005, 103: 2383-2390.
[54] Ono H, Kondo H, Gotoda T, et al. Endoscopic mucosal resection for treatment of early gastric cancer. Gut, 2001, 48: 225-229.
[55] Park SH, Sohn TS, Lee J, et al. Phase III Trial to Compare Adjuvant Chemotherapy With Capecitabine and Cisplatin Versus Concurrent Chemoradiotherapy in Gastric Cancer: Final Report of the Adjuvant Chemoradiotherapy in Stomach Tumors Trial, Including Survival and Subset Analyses. J Clin Oncol, 2015, 33: 3130-3136.
[56] 刘玉村．十二指肠憩室 // 陈孝平，汪建平．外科学．8 版．北京：人民卫生出版社，2013：368.
[57] 张克俭，董恩钰，戴希真．老年十二指肠乳头旁憩室特殊性分析．中国误诊学杂志，2002，2（5）：661.
[58] Yun AJ，Bazar KA，Lee PY．A new mechanism for diverticular diseases：aging-related vagal withdrawal. Med Hypot heses, 2005, 64(2): 252-255.
[59] Eggert A, Teichmann W, Wittmann DH. The pathologic implication of duodenal diverticula．Surg Gynecol Obstet, 1982, 154(1) : 62-64.
[60] 孙益红，秦新裕，王承．十二指肠乳头旁憩室切除 32 例分析．中华胃肠外科杂志，2002，5（3）：201-203.
[61] 韩志刚，程红岩，裘美娟，等．十二指肠憩室的多层螺旋 CT 诊断价值．医学影像学杂志，2005，15（4）：286-287.
[62] 孙贤久，王连源．十二指肠憩室的研究进展．新医学，2006，37（9）：622-624.
[63] 刘玉村．良性十二指肠淤滞症 // 陈孝平，汪建平．外科学．8 版．北京：人民卫生出版社，2013：368-369.
[64] Akin JT Jr, Gray SW, Skandalakis JE.Vascular compression of the duodenum：presentation of ten cases and review of the literature. Surgery, 1979, 79 (5): 515-522.
[65] Akin JT Jr, Milsap JH, Gray SW, et al. Pictorial presentation of the vascular compression of the duodenum. III. Contemp Surg, 1977, 10: 52-56.
[66] 秦新裕．十二指肠肿瘤 // 赵玉沛，陈孝平．外科学．3 版．北京：人民卫生出版社，2015，482-483.

第12章 小肠疾病

第1节 小肠炎性疾病

克罗恩病

克罗恩病（Crohn disease，CD）于1907年首次描述，最早在1932年由Crohn、Ginzburg和Oppenheimer共同报道。克罗恩病是一种慢性非特异性肉芽肿性肠道炎症，属于非特异性炎症性肠病（inflammatory bowel disease，IBD）的一种，可以发生于消化道的任何部位，好发于末端回肠和右半结肠。特征是病变呈跳跃式分布、肠壁全层受累。我国的CD患者中累及小肠的比例为62.53%。

【流行病学】★△

克罗恩病散见于世界各地，北美和欧洲为高发区，其年度新发病例为3～5例/10万人口，欧美等国可高达10例/10万人口以上，且近年来有发病率增高的趋势。本病好发于年轻人，第一个发病高峰在30岁前，第二个发病高峰在50岁以后，女性略多于男性。2007年的调查显示我国克罗恩病发病率为2.29例/10万人口，主要分布在东部沿海经济发达地区。

【病因与病理】★★△△

一、病因

IBD至今病因不明，目前仍被认为是一种在易感人群中发生的复杂的多基因与环境相互作用引发的异常免疫应答性疾病。其他物种当中也发现IBD病变，但至今尚不能构建合适的动物模型以供研究。尽管有多种学说讨论其发病的原因（包括易感基因、环境因素、肠道微生态、肠道黏膜免疫等），但各种因素的确切致病机制还不能得到证实。

二、病理

病变可以累及胃肠道从口腔到肛门的任何部位，呈节段性分布，可以是大范围的跳跃病变，也可以是局限于肠管某一部分，也可能是点样狭窄。

1. 内镜下活检标本 内镜下活检CD的病理形态特征包括斑片状或局灶性炎症细胞浸润、肉芽肿、隐窝形态不规则、溃疡、神经组织增生等。炎症细胞浸润不均一性是CD最常见的形态学改变，指黏膜固有层浸润的炎症细胞密度不均一，且不局限于表浅固有层；浸润的炎症细胞主要为淋巴细胞和浆细胞等慢性炎症细胞，浸润细胞密度下重上轻，以黏膜层底部和黏膜下层为重，伴或不伴中性粒细胞浸润。肉芽肿是形态学上诊断CD的重要条件，指5个以上上皮样组织细胞聚集形成的结节，一般边界不清，中央多无坏死灶或核碎片，肉芽肿可位于黏膜层与黏膜下层，以前者多见。隐窝形态不规则指隐窝扭曲变形，隐窝分支和隐窝缩短。溃疡包括阿弗他溃疡和裂隙状溃疡，阿弗他溃疡又称为口疮样溃疡，部位表浅，贴近集合淋巴小结，是CD早期特点；典型的裂隙状溃疡只有在手术标本中才能全面观察，内镜活检标本显示不清。CD常伴有自主神经丛增生，内镜下活检标本常见黏膜下层神经组织增生，神经束体积增大，有时呈丛状神经瘤样增生，增生的神经束内可见神经节细胞数量增多。目前大部分学者认可肉芽肿加上至少另外一种形态学特征可诊断CD。

2. 肉眼观察 浆膜面螺旋状血管、“脂衣”、鹅卵石样黏膜改变是小肠CD的特征性病变。克罗恩病常造成病变肠段的狭窄，狭窄近端肠管扩张，其浆膜血管随着延长，当狭窄解除肠管回缩，延长的血管也收缩呈螺旋形；小肠浆膜表面脂肪延伸包绕肠管称为“脂衣”，同时小肠浆膜表现为颗粒状，术中接触易出血，说明“脂衣”形成与全肠壁炎症有关；肠黏膜面病变溃疡不规则形，散在于大面积未受侵犯的黏膜间，肉眼下可见肠壁增厚，浸透全层的溃疡沿黏膜分布呈鹅卵石改变。

3. 组织学观察 全肠壁炎症纤维化、窄而深的裂隙状溃疡、肉芽肿形成是CD的3项主要病理特征。CD的黏膜炎症不同于溃疡性结肠炎，有更少的隐窝脓肿，较少充血，杯状细胞保存完好，病变肠段炎症细胞浸润全层，早期可出现基底浆细胞增多，晚期呈现纤维化背景；肉芽肿可见于肠壁的任何部位，约2/3的患者会出现肉芽肿，但是手术切除标本一般是病程长、治疗后的病例，肉芽肿数量少，或者仅见散在多核巨细胞，甚至不见肉芽肿，而感染性疾病也可发生显微镜下的肉芽肿，诊断时应予以鉴别；裂隙状溃疡深而狭长，边界清楚，呈现刀切状，与肠管长轴呈一定角度伸入肠壁深层。溃疡可以穿透内层环肌，甚至穿透肠壁以至于到达邻近肠壁脂肪层形成窦道，窦道可以进一步侵犯其他器官形成瘘。

【临床表现】★★★△△△

CD的临床症状很少，主诉也不多，偶有暴发性表现。因其发生部位、病变范围、起病缓急、严重程度的不同，以及是否合并并发症而呈现多样化的特点，依靠临床表现诊断极具挑战性。CD一般起病较缓慢、病史较长，有长短不等的活动期和缓解期；部分病例的病程中可伴有急性发作期，部分病例可以长期无显著症状或症状轻微而被忽略。

一、肠道表现

腹痛是CD常见的症状之一，典型的腹痛可以是脐周、上腹部或右下腹部的间歇性疼痛，可以伴有腹鸣。腹痛的发生可能与肠内容物通过炎症或狭窄肠段引起局部肠痉挛有关，如果存在肠梗阻时，可出现腹胀伴阵发性痉挛性腹痛，重者可出现严重的绞痛。当存在炎症并累及壁腹膜时产生腹部持续性疼痛，腹部出现可以触及伴有压痛的包块时往往提示脓肿或内瘘的存在。如突发腹膜刺激征则提示穿孔出现。

腹泻亦是本病的常见症状，主要由病变肠段炎症渗出、蠕动增加及继发性吸收不良导致。当合并肠瘘时还可因消化及吸收不良加重腹泻。疾病早期腹泻呈间歇性，不易引起重视，后期可转为持续性。粪便多为糊状，一般无肉眼脓血，病变还累及远端结肠或肛管时，可有黏液脓血便及里急后重。便血不常见，但偶有以大量出血为首发症状的患者见诸报道。

10%～20%的CD患者会出现腹部包块，多位于右下腹或脐周，常见于肠粘连、肠壁增厚、肠系膜淋巴结肿大、内瘘或局部脓肿形成所致。如查体发现肿块固定，则提示已有肠外瘘或腹腔脓肿形成。病程较长的腹部包块还可能穿破腹壁皮肤形成瘘管。

二、全身表现

CD发病时可伴有体温升高，与炎症活动及继发感染有关。炎症活动所导致的发热多为间歇性低热；继发感染常导致中重度发热或弛张热；如伴有腹腔脓肿，可出现高热及毒血症状。发热可以是部分患者的首发症状，甚至不明原因发热一段时间后才逐渐出现肠道症状。

85%的患者出现不同程度的营养不良症状。需要外科处理的患者几乎都存在营养不良。营养不良可引起贫血、低蛋白血症等症状会进一步导致抵抗力下降、并发症增加等其他严重后果。

三、肠外症状

约35%的CD患者会伴有肠外症状，包括皮肤病变、关节及骨骼病变、内脏病变、血液系统改变等。部分病变与CD的活动性相关，如非轴性关节炎、结节性红斑、口腔阿弗他溃疡、巩膜外层炎。另外一些肠外表现与CD活动性无关，如葡萄膜炎、轴性关节炎和原发性硬化性胆管炎（primary sclerosing cholangitis，PSC）等。少数病例因肠外症状较原发病症状的表现更加明显，而容易造成误诊或漏诊。

【辅助检查】★★★△△

一、实验室检查

CD患者血常规可出现贫血、血小板升高等异常。粪便常规可见红细胞、白细胞、隐血阳性。部分患者粪便培养可见艰难梭菌生长。血液生化提示白蛋白降低、球蛋白升高，电解质下降。降钙素、C反应蛋白、红细胞沉降率等指标可能增高，并与病情活动程度相关。降钙素和C反应蛋白的敏感性和特异性均较好。部分血清抗体，如中性粒细胞胞浆抗体（antineutrophil cytoplasmic antibody，ANCA）、抗胰外分泌腺抗体（pancreatic antibody，PAB）、抗酿酒酵母菌抗体（anti-saccharomyce cerevisia antibody，ASCA）等在CD患者中均可能有异常。但目前尚未发现具有理想敏感性和特异性的CD实验室诊断方法。

二、影像学检查

X线造影检查是CD的重要检查手段之一，特别是小肠气钡双重造影，可发现早期病变。当临床出现肠梗阻时，建议使用静脉造影剂代替钡剂，以免钡剂在消化道留存。CD早期在X线下表现为黏膜面粗糙，可见肠黏膜上口疮样改变。疾病进展后，典型的X线表现包括：肠黏膜存在黏膜皱襞粗乱、纵向溃疡和裂隙产生条纹状钡影、鹅卵石征、息肉、多发性狭窄或肠壁僵硬、瘘管形成等。由于肠壁增厚，可见填充钡剂的肠袢呈跳跃式。腹部超声、CT和MRI等检查可显示肠壁增厚、肠腔狭窄、窦道、瘘管、脓肿和包块等。

三、内镜检查

对于累及小肠的CD，可以使用胶囊内镜观察传统胃肠镜无法探测到的小肠病变。内镜检查主要用于疑诊CD，但结肠镜和影像学检查阴性，而且不耐受或不愿行小肠镜检查时。胶囊内镜阴性时，倾向于排除CD。如需要活检等进一步确诊小肠CD，则需要小肠镜检查。小肠镜可直视观察病变、取活检和进行内镜下治疗。主要用于小肠病变上述检查阴性而临床高度怀疑需要进行鉴别者，或者已经确诊CD需要小肠镜检查以指导治疗。小肠镜检查典型镜下所见为结肠跳跃式节段性病变、病变肠段间存在正常黏膜，发现黏膜线性溃疡、鹅卵石样改变、肠管狭窄、瘘管存在等均提示CD。

【诊断及鉴别诊断】★★★△△△

一、诊断

目前尚无CD诊断金标准，需要结合病史、临床表现、内镜及组织病理学、影像学和实验室检查综合分析。2010年世界卫生组织（World health organization，WHO）和世界胃肠病学组织（world Gastroenterology Organisation，WGO）共同推荐的CD诊断要点见表12-1。

表12-1 WHO和WGO共同推荐的克罗恩病诊断要点

项目	临床	X线	内镜	活检	切除标本
①非连续性或节段性改变		+	+		+
②鹅卵石样表现或纵行溃疡		+	+		+
③肠壁全层性炎症反应改变	+（包块）	+（狭窄）	+（狭窄）		+
④肉芽肿				+	+
⑤裂沟、瘘管	+	+			+
⑥肛门部病变	+			+	+

注：存在上述情况中的①、②、③项为可疑病例，再加上④、⑤、⑥中任意1项即可确诊。存在上述情况中的④，同时存在①、②、③中的任意2项也可诊断

应用CT、MRI检查多可以清楚显示全壁炎症而不必局限于发现狭窄。

二、鉴别诊断

CD应与阑尾炎、肠结核、溃疡性结肠炎和结直肠肿瘤等相鉴别，尤其是肠结核和肠道淋巴瘤与CD在临床表现和内镜所见非常相似，不易鉴别有时需要进行诊断性治疗及较长时间的评估来进行鉴别诊断。

【治疗】★★△△

CD无确切的治愈方法，以内科治疗控制临床症状为主，总的趋势是病情会反复发作，并逐渐破坏消化道正常的结构和功能，最终不得不手术治疗。但是随着新一代药物的出现，治疗CD的临床经验逐渐积累，目前对CD的治疗效果明显提高，可较长时间维持在缓解期。

一、一般治疗

一般治疗包括戒烟，适度休息，避免饮酒，合理饮食，对症处理腹胀、腹泻，改善肠道微生态环境，纠正贫血等。

二、内科治疗

1. 营养支持 营养治疗对CD患者恢复至关重要，营养支持不但能够增强CD患者免疫力，改善患者营养状况，提高生活质量，同时也能减少手术并发症，并能够诱导和维持CD缓解，促进黏膜愈合，改善自然病程。无论是营养支持方案或是一线治疗方案，均推荐肠内营养作为诱导缓解的首选治疗方案。肠外营养作为肠内营养的补充手段，还应注意给CD患者补充微量元素和维生素。

2. 药物治疗 水杨酸柳氮磺胺吡啶广泛应用于IBD治疗中，但是对小肠型CD效果不佳，也不宜用作

维持治疗用药。肾上腺皮质激素能够增加抗炎细胞因子转录，抑制致炎因子转录，从而起到抗炎作用，但长期应用激素会导致一系列并发症，不适宜长期维持治疗。嘌呤类药物是抗代谢制剂，主要机制是抑制淋巴细胞增殖、促进凋亡而发挥抗炎作用，这类药物起效较慢，一般用于激素诱导缓解后的维持治疗。甲氨蝶呤可以影响一系列细胞因子从而起到抗炎作用，可以用于上述药物不耐受的患者诱导和维持治疗。近年来以 TNF-α 为靶点的生物制剂在 CD 的治疗上取得空前的成功，多种同类产品正在研发和试验，在未来有望提供更多可选择的药物。此外，部分类型抗生素、肠道益生菌、沙利度胺等也可不同程度的缓解症状，维持缓解。还有造血或干细胞或骨髓移植用于难治性 CD 的治疗报道。

三、外科治疗

手术切除不能根治 CD，绝大多数患者随着手术后时间延长，无论是否使用药物，都不可避免出现复发。因此，手术的目的是缓解症状，解除梗阻，控制感染，消除肠瘘，改善生活质量。手术方式应当尽可能简单，能够解除临床症状即可。CD 外科治疗手术风险高，术前应做好充分的术前准备，对于急诊手术，要遵循损伤控制外科的原则，以最小的风险换取最大的收益。国外学者曾提出 CD 外科治疗的 5 条金标准：① CD 不能通过外科手段治愈，因此外科医师只能解决并发症；②外科手段治疗 CD 的关键是尽可能保证安全；③ CD 患者术后不可避免地复发和再次手术，因此要尽可能地保留肠管；④只有出现并发症的肠管才要切除；⑤在治疗狭窄型病变时，可考虑狭窄成形术或内镜下扩张术。

1. 适应证 CD 的手术适应证包括急性并发症、慢性并发症、药物治疗失败。急性并发症包括急性肠穿孔、肠梗阻、大出血，慢性并发症包括腹腔脓肿、肠内瘘或肠外瘘，肠外表现和癌变。药物治疗失败包括连续正规治疗无效的重度 CD 或药物严重不良反应。

2. 手术方式 小肠 CD 的手术方式主要有肠管切除手术和非切除手术。

小肠切除术是相对简单的手术，由于 CD 的病变肠管浆膜层都有明显的肉眼可见的改变，因此确定病变范围并不难。小肠切除的切缘距病变部位最少要有 5cm，如果有多处跳跃性病变，应努力仅把有可能引起症状的最狭窄的部位切除或行短路手术。如果两段受累的肠管之间距离比较接近，将两段病变肠管连同它们之间的正常肠管整块切除可能比做 2 个吻合口更安全。手术过程中不必勉强切除系膜肿大淋巴结。

病程长、病变多的患者如果全部切除将造成短肠综合征，此时建议行狭窄成形术取代切除术。手术采用处理短狭窄的 Heineke-Mikulicz 术式或处理长狭窄的 Finney 术式，对于复杂的狭窄，有时需要结合两种术式进行处理。当肠管狭窄长度超过 20cm 时，最好采用顺蠕动侧侧吻合狭窄成形术。

急性出血性肠炎

急性出血性肠炎（AHE）又称为急性坏死性肠炎，是一种主要累及小肠的以广泛出血为特征的急性炎性病变。偶见全小肠受累甚至波及胃或结肠；该病起病急骤、病情凶险，病死率 20%～27%，但早期没有特异性表现，常被误诊。

【流行病学】★△

AHE 可发生在任何年龄组，最多见于儿童和青少年，男女性别比为（2～3）：1。国内研究显示，其发病具有地域性和季节性的特点，贵州、辽宁、广东、四川等省报道病例较多，夏季和秋季为高发季节，占所有患者比例约 72%。

【病因与病理】★△

一、病因

AHE 的病因至今不明确，感染和过敏被认为发挥作用的可能性最大。该病有季节性发病和好发于经济社会条件落后地区的特点，因此感染和饮食因素可能是病因。近年有观点认为是由产生 β 毒素的 C 型 Welchii 杆菌或肠道内缺乏足够破坏 β 毒素的胰蛋白酶引起的。国内也有链球菌、葡萄球菌、大肠埃希菌等细菌侵入黏膜下层发病的报道。有研究者用免疫球蛋白免疫组织化学法发现免疫球蛋白 100% 产生阳性反应，故认为本病与免疫功能有关。

二、病理

AHE 主要累及小肠，空肠或回肠受累。呈节段性分布的炎症、出血、坏死病变是本病的特征，病变肠段与正常肠段间分界明显；严重时炎症病变融合成片，甚至累及全部小肠

主要的病理改变是肠壁小动脉内类纤维蛋白沉着、栓塞所致小肠出血和坏死。病变起始于肠管的黏膜层，水肿明显，伴有广泛出血，皱襞顶端可见绿色假膜，病变与正常黏膜分界清楚，可延伸至肌层甚至

浆膜层。可见炎症细胞和嗜酸性粒细胞浸润，存在黏膜脱落形成的散在的溃疡灶；黏膜下层亦常表现为显著水肿、血管扩张充血、炎症细胞浸润；肌层除肿胀和出血外，还可见肌纤维断裂，肠壁肌层神经丛细胞有营养不良性改变；浆膜层附有纤维素样或脓性渗出物。黏膜及黏膜下层病变范围往往超过浆膜层病变范围。受累肠段的系膜通常水肿、充血，伴有多发淋巴结肿大、坏死。

【临床表现】★★△

AHE 起病急，常有不洁饮食史。首发症状最常见的是腹痛，腹痛发生后可出现腹泻，12～72 小时后出现血便。血便是本病特征之一，发生率可高达 80%。起病后可出现乏力、发热等全身不适，半数患者合并有恶心呕吐，重症患者可出现中毒性休克等病症，有肠管坏死患者还会表现为急性弥漫性腹膜炎。根据患者的临床特点和病程演进不同，可归纳为胃肠炎型、中毒性休克型、腹膜炎型、肠梗阻型、血便型等五种临床类型。

腹部查体的发现相对较少，可有腹胀、腹部压痛，有时可见到肠型。脐周和上腹部，甚至全腹，可有明显压痛，有时还可以触及包块。腹膜炎时腹肌明显紧张，有反跳痛。早期肠鸣音可亢进，而后可减弱或消失。

【诊断及鉴别诊断】★★△

一、诊断

诊断主要根据临床症状。有不洁饮食、暴饮暴食史，突发腹痛、腹泻、便血及呕吐，伴有中度发热或突发腹痛后出现休克症状或出现麻痹性肠梗阻，应考虑本病的可能。特别是呈洗肉水样便而无明显里急后重者，应考虑该病的可能。主要依靠临床综合分析确诊并进行临床分型。实验室检查常有血白细胞计数升高，粪便隐血试验阳性。腹部 X 线片具有一定的诊断价值，早期病例可见到小肠积气扩张、肠间隙增宽和气液平面存在，病程进展后可见到肠壁内气体，腹部 X 线片出现不规则的致密阴影团提示发生肠段坏死，出现膈下游离气体时则表明并发肠穿孔。肠镜可见肠管内大量新鲜血液但未见病灶。

二、鉴别诊断

AHE 应与中毒性痢疾、过敏性紫癜、急性克罗恩病、溃疡型结肠炎、绞窄性肠梗阻、肠套叠、阿米巴肠病及肠息肉病等相鉴别。

【治疗】★★△

AHE 的治疗以内科治疗为主，配合病因治疗及全身支持治疗。早期联合使用抗生素，纠正水、电解质平衡紊乱，解除中毒症状，积极防治中毒性休克及其他并发症。约 3/4 的病例经非手术治疗后可以治愈。无论何种类型患者，治疗开始应当完全卧床休息和禁食，禁食时间视病情而定；禁食期间辅以静脉补液和全胃肠外营养；少量输血可以改善症状，缩短病程；糖皮质激素能够缓解肠道中毒症状；胰蛋白酶可以水解 β 毒素，同时水解肠道坏死组织。

AHE 由于病情严重、发展迅速、内科治疗无效而持续加重或出现严重并发症时需考虑实施手术治疗，其指征为：①肠穿孔；②肠坏死，导致明显腹膜炎；③经非手术治疗无法控制的消化道大出血；④经非手术治疗肠梗阻不能缓解、逐渐严重；⑤腹部局部体征逐渐加重；⑥全身中毒症状经内科治疗仍继续恶化，出现休克倾向者；⑦诊断不明确，无法排除需手术处理的其他急腹症。

剖腹探查明确为 AHE 的病例，应根据病变的范围和程度选择不同的手术方式。对于病变肠段尚未发生坏死、穿孔或大量出血的病例，可应用普鲁卡因做肠系膜根部封闭以改善肠段血液供应，不做其他外科处理，术后继续内科治疗。对于发生坏死、穿孔或大量出血的病例，则应切除病变肠段；如病变较局限，可行肠管的切除吻合手术；病变广泛者可行肠管切除，近侧和远侧肠管外置造口，以后再行二期吻合。由于 AHE 的黏膜病变通常超过浆膜病变范围，手术切除的范围应达出现正常肠黏膜的部位才可行一期吻合。

肠　结　核

肠结核是结核分枝杆菌侵犯肠道引起的慢性特异性感染，绝大多数继发于肺结核，特别是开放性肺结核，好发部位为回肠末端和回盲部。近年来西方国家 HIV 感染率升高，患者免疫力低下，肠结核发病率提高。我国发病患者群以青壮年为主，40 岁以下患者超过 90%。

【病因与病理】★△

一、病因

肠结核多数继发于肺结核，90% 以上的继发性肠结核最常见的感染方式为肺结核患者吞咽自己的痰液，未被消化而进入肠道，少量患者因饮用未消毒的牛奶而感染牛型结核分枝杆菌。因结核分枝杆菌耐酸，可顺利通过胃肠道到达回盲部，由于有回盲瓣的阻挡，在此处停留时间较长，增加了和肠黏膜作用的时间，回盲部有丰富的淋巴组织，是结核菌最易侵犯的组织。此外，结核菌经血循环、淋巴途径等感染肠道则是比较少见的感染途径。

二、病理

肠结核病变可以分布于消化道自十二指肠到直肠的各处，其中回盲部受累的比例为 80%。

肠结核在病理形态上的表现依据患者的免疫状况分为两类：当患者变态反应强的时候表现为渗出型，当感染病菌量大，毒力强时表现为干酪样坏死；如果机体免疫状况良好，则表现为肉芽组织增生，进一步可纤维化，称为增生型肠结核。

1. 溃疡型肠结核 溃疡型肠结核较为多见，继发性肠结核多属此型；其受累部位多在回肠，特别是末端回肠。早期病变见于肠壁的集合淋巴结和孤立淋巴滤泡，出现含有上皮样组织和淋巴组织的结核结节；继而发生干酪样坏死，肠黏膜因坏死脱落而形成小溃疡，并逐渐融合增大。溃疡深浅不一，可能累及浆膜和周围组织，形成局限性结核性腹膜炎或肠系膜淋巴结结核。因病变发展较慢，常与周围组织发生粘连，故急性穿孔少见。病变常沿肠壁淋巴管方向、依肠管的横轴发展，容易造成肠管的环形瘢痕狭窄，但肠梗阻少见。由于病变肠管动脉内膜炎使管壁增厚，故溃疡型肠结核引起消化道大出血的概率较小。

2. 增生型肠结核 增生型肠结核在继发性肠结核中相对少见，而原发性肠结核中约 70% 的病例为这一类型。增殖型肠结核常见于回盲部。其特点是肠壁明显增厚变硬，仅有回盲部黏膜充血水肿、糜烂、有霜样白斑，其实质是黏膜内结核。随着病情进展，病变向黏膜下层和肌层侵犯。

肠结核的病理类型划分不是绝对的，溃疡型和增殖型可以是肠结核不同病理阶段的表现，可同时存在于同一患者的不同病变肠段。

【临床表现】★★★△△

肠结核起病缓慢，患者常伴有肠外结核，故肠结核的症状多被掩盖，早期肠结核缺少特异性的体征和症状。当肠外结核发生消化道症状时，要警惕肠结核的存在。

腹痛和腹泻为溃疡型肠结核的主要症状。腹部疼痛的性质为慢性隐痛或痉挛性绞痛，进食可诱发，在排气或排便后减轻，以右下腹、脐周围或中上腹为著。增生型肠结核可表现为持续性腹痛。腹泻多为稀便或水泻，腹泻和便秘交替出现也很多见，少数增生型结核患者的症状以便秘为主；肉眼血便或脓血便少见。

肠结核也会发生全身毒性症状，尤以溃疡型多见，增生型患者病程长，全身情况好，可无毒血症状。

除了肠穿孔、肠梗阻，伴有腹膜结核或增生型肠结核的病例，大部分患者除了在右下腹部或脐周有压痛外，并没有其他特殊体征。

【辅助检查】★★△

一、实验室检查

实验室检查可有中度贫血、血细胞沉降率增快。粪便多为糊状，浓缩找结核分枝杆菌及结核分枝杆菌培养，尽管阳性率不高，但对痰找结核分枝杆菌阴性的患者具有诊断意义。结核菌素试验阳性有助于诊断，但阴性不能排除。

二、影像学检查

消化道钡剂造影有助于肠结核的诊断，溃疡型肠结核的典型表现为肠管运动加快、痉挛收缩甚至持续性痉挛产生激惹现象，造成肠管无法被钡剂充盈，而病变的上下肠段均充盈良好，出现所谓的跳跃征。增殖型肠结核的典型表现为肠腔狭窄、僵硬、黏膜紊乱、结肠袋正常形态消失，代之以息肉样充盈缺损，回盲部受累时回肠和结肠都有病变，这有助于和其他疾病鉴别，结肠系膜受累时可出现盲肠上移。CT 对肠结核的敏感性明显不及 X 线造影，只有怀疑合并腹腔内结核脓肿或淋巴结核时才使用。

【诊断及鉴别诊断】★★△

依据下述特点应考虑肠结核诊断：①青壮年患

者，原有肠外结核；②有腹痛、腹泻、便秘等消化道症状；③右下腹部压痛、肿块；④胃肠造影或肠镜活检对诊断有重要意义。最终确诊依靠下述症状之一：①肠壁或肠系膜淋巴结找到干酪样坏死肉芽肿；②病理切片找到结核分枝杆菌；③组织结核培养阳性。④病变处取材被动接种有结核改变。肠结核应与CD、溃疡性结肠炎、阿米巴血吸虫病性肉芽肿、肠道恶性肿瘤（包括结肠癌和淋巴瘤等）相鉴别。

【治疗】★△

肠结核的治疗主要是消除症状，改善全身情况，促使病灶愈合，防止并发症。如合并有肠外症状更应彻底治疗。主要采用全身支持治疗和标准抗结核药物治疗。肠结核的手术指征为：①病变穿孔形成局限性脓肿或肠瘘；②溃疡型病变伴有瘢痕形成或增生型病变导致肠梗阻；③病变游离穿孔合并急性腹膜炎；④伴发消化道大出血、经保守治疗无法控制。

手术原则是尽可能切除病变肠段。对小肠结核应行病变肠段切除和吻合术；回盲部结核应行右半结肠切除及回肠横结肠吻合术。如果由于患者全身因素或局部因素不允许行肠切除吻合术时，可先行捷径手术以解除肠梗阻；选择病变肠段的近端切断肠管，远侧断端闭合，近侧断端与病变远端的正常肠管吻合，避免实施病变远近端肠管的单纯袢式侧侧吻合的短路手术，其疗效较差。手术患者如果术后疾病活动性未能得到控制，会出现愈合不良形成腹膜炎和瘘。

肠伤寒穿孔

伤寒病由沙门菌属伤寒杆菌引起，细菌经口进入肠道，主要病变位于回肠末段。肠穿孔是伤寒病的最严重并发症之一，多见于伤寒流行季节与地区，发生率为1.4%～4.0%，病死率较高。随着疫苗注射和药物治疗的广泛应用，伤寒病的流行趋势得到有效控制，肠伤寒穿孔的发生率显著下降，目前临床上仅见散发病例。

【病理】★△

在病程的第2～3周，肠壁上的淋巴集结开始发生坏死，坏死组织脱落形成溃疡，并发的肠穿孔也多发生在回肠末端，但也有结肠等其他肠段发生的报道。溃疡多位于肠管的肠系膜对侧，其长径与肠管长轴平行，一般达黏膜下层，部分病例可以深达肌层甚至浆膜层，当肠腔内压力增高时可引起急性穿孔；多数为单发穿孔，多发穿孔占10%～20%。

【临床表现】★△

因肠伤寒极少引起腹膜反应和周围组织的粘连，因此穿孔发生后常迅速出现急性弥漫性腹膜炎。典型的临床症状为突发右下腹疼痛，随后遍及全腹，伴有恶心、呕吐和出冷汗、脉搏细速、呼吸急促、意识模糊、体温与血压下降（休克期）。1～2小时后腹痛及其他症状逐渐减轻（平静期）。此后体温迅速升高并出现腹膜炎表现（腹膜炎期）。体格检查可见急性腹膜炎的表现，包括腹部压痛和肌紧张，以右下腹为明显，并可出现肝浊音界缩小等气腹征象，肠鸣音多数消失或减弱。

【诊断及鉴别诊断】★△

当明确诊断为肠伤寒的患者出现突发右下腹痛蔓及全腹，并伴有急性弥漫性腹膜炎的症状和体征时，诊断肠伤寒穿孔多不困难。部分伤寒患者因体弱和长期合并腹胀的症状，造成发生穿孔后腹肌紧张和肝浊音界缩小的体征不明显，或者因病情严重意识不清，难以获得正确的主诉，容易造成肠伤寒穿孔漏诊；少数伤寒患者症状不明显，发生穿孔时易被误诊为急性阑尾炎穿孔。在诊断时，应加强对患者整体病史的询问。部分患者存在明确的肠伤寒症状，但外科医师接诊时主要精力放在腹部体征上，忽略患者的体温和相对缓脉等典型肠伤寒体征，可能导致误诊、漏诊。

【治疗】★△

肠伤寒穿孔的诊断确立后，应立即完善术前准备并实施手术治疗。肠伤寒穿孔的预后与治疗时机的把握和外科治疗的方式关系密切，在24小时内接受手术治疗者，病死率可以控制在10%左右。术中重点探查盲肠和末段回肠，发现穿孔后首先考虑进行穿孔修补手术。若穿孔较大或考虑单纯修补后愈合可能不满意时，可加行病变近侧肠段置管造口；肠伤寒穿孔的患者一般体质虚弱，手术宜简单、快速、有效，一般不应实施肠切除吻合手术。术中应广泛探查肠管，避免遗漏可能存在的多发性穿孔。手术结束前应清洗腹腔、放置引流，以减少残留脓肿的发生概率；术后应加强伤寒病的药物治疗和营养支持，以控制病变进展、降低穿孔再发概率。

（叶颖江　申占龙　刘　凡）

第2节 肠梗阻

肠梗阻是外科常见的急腹症之一，发病率仅次于急性阑尾炎，胆道系统疾病，居于第3位。肠梗阻是指任何原因引起的肠内容物通过障碍，临床主要表现为腹痛、腹胀、呕吐、停止排气排便等，常可导致一系列肠管组织损伤及全身病理生理的改变。肠梗阻患者病情多变，且进展较快，常伴有水、电解质及酸碱平衡失调，如得不到及时有效治疗，甚至会出现腹膜炎、肠坏死等严重结果。

【病因与分类】★★★△△△

一、肠梗阻病因分类

肠梗阻按照其病因可以分为4类。

1. 机械性肠梗阻 最常见，指由于不同原因引起的肠腔狭窄，肠内容物无法通过而导致的肠梗阻。根据梗阻的原因又可分为3类：①肠腔外病变引起的肠梗阻，粘连及疝是导致肠梗阻的常见肠腔外病变。其余包括先天性环状胰腺、腹膜包裹、小肠扭转、肠壁外的肿瘤、腹腔炎性肿块、肠系膜上动脉压迫综合征，均可引起肠梗阻。②肠壁病变引起的肠梗阻，肿瘤是引起肠梗阻的重要肠壁病变，其余包括一些先天性、炎症或创伤性疾病，如先天性肠扭转不良、憩室病、炎症性肠病、结核、创伤后肠壁内血肿。③肠腔内病变引起的肠梗阻，此类较为少见，如胆石、粪石、寄生虫、异物等可在肠腔内堵塞从而导致肠梗阻。20世纪初期，疝是机械性肠梗阻的主要原因，但是随着生活水平的提高及生活方式的变化，因手术后引起的肠粘连已成为机械性肠梗阻的首要原因，其次为肿瘤、疝和炎症性肠病。

2. 动力性肠梗阻 神经抑制或毒素刺激导致肠壁肌肉运动紊乱，致使肠内容物不能顺利通过。它分为麻痹性肠梗阻和痉挛性肠梗阻2类，其中以麻痹性肠梗阻多见。麻痹性肠梗阻是指由于严重的神经、体液及代谢改变引起的肠麻痹从而导致肠管失去蠕动功能，常见于腹部手术后、急性弥漫性腹膜炎、腹膜后血肿及腹部创伤。痉挛性肠梗阻主要因交感神经麻痹或迷走神经兴奋，致肠管肌肉强烈痉挛收缩而肠腔变细，可在慢性铅中毒、急性肠炎或肠道功能紊乱的患者中发生。

3. 血运性肠梗阻 可归于动力性肠梗阻，指肠系膜血管发生血栓或栓塞，引起肠管血运循环障碍，导致肠管失去蠕动功能而出现的肠麻痹，因其可迅速发生肠坏死，进展快，病死率高应予以重视，积极处理。

4. 原因不明的假性肠梗阻 与麻痹性肠梗阻不同，其无明显病因，属于慢性疾病，也可能是一种遗传性疾病，但不明确是肠平滑肌还是肠壁内神经丛有异常。表现有反复发作的肠梗阻症状，但十二指肠或结肠蠕动可能正常，患者有肠蠕动障碍、腹痛、呕吐、腹胀、腹泻甚至脂肪泻，肠鸣音减弱或正常，腹部X线片不显示有机械性肠梗阻时出现的肠胀气与气液面。假性肠梗阻的治疗主要是非手术方法，仅在并发穿孔、坏死等情况下才进行手术处理。近年来，有报道认为肠外营养是治疗这类患者的一种方法。

二、其他分类

肠梗阻根据肠壁血运有无障碍、梗阻程度及梗阻部位分类如下。

1. 单纯性肠梗阻和绞窄性肠梗阻 不论发病原因，只根据肠壁血液循环有无障碍分类。无血液循环障碍者为单纯性肠梗阻，有血液循环障碍者为绞窄性肠梗阻。绞窄性肠梗阻发病急，进展快，可短时间引起肠壁坏死、穿孔，最终导致继发性腹膜炎或严重的脓毒症，如处理不及时，患者预后较差，死亡率高。因此，当诊断或治疗肠梗阻时，应及早鉴别肠道有无血液循环障碍。

2. 完全性肠梗阻和不完全性肠梗阻 肠腔完全阻塞，患者停止排气排便称为完全性肠梗阻；肠腔部分阻塞，患者仍有少量排气排便称为不完全性肠梗阻。相对于不完全性肠梗阻而言，完全性肠梗阻病理生理改变较为明显，需及时、积极的处理。如果一段肠袢的两端均有梗阻，则称闭袢性肠梗阻。闭袢性肠梗阻是完全性肠梗阻的一种严重类型，其局部肠袢高度膨胀，易发生肠壁血液循环障碍，导致肠壁坏死、穿孔。结肠梗阻常因回盲瓣的抗逆流作用而导致闭袢。

3. 高位肠梗阻和低位肠梗阻 高位肠梗阻常为小肠梗阻，患者以呕吐为主要症状，呕吐量每次较少，次数较多，早期可不出现停止排气排便；低位肠梗阻常为结肠梗阻，患者以停止排气排便、腹胀为主要症状，可没有呕吐症状。

上述分类在不断变化的病理生理过程中是可以互相转化的。例如单纯性肠梗阻如治疗不及时可发展为绞窄性肠梗阻；机械性肠梗阻如时间过久，梗阻以上肠管过度扩张，可以出现麻痹性肠梗阻的临床表现；不完全性肠梗阻可因肠管炎性水肿而发展为完全性肠梗阻。任何一个肠梗阻在诊断后不是不变的，而是在一定的条件下可以转化，因此，对于肠梗阻的每一个治疗环节均要重视。

【病理生理】★★★△△△

肠梗阻可引起全身和局部性的病理和生理变化，概括起来有下列几方面。

一、全身性病理生理改变

1. 水、电解质和酸碱失衡 肠梗阻时，肠道吸收功能发生障碍，胃肠道分泌的液体不能被吸收返回全身循环系统而积存在肠腔内。同时，肠壁继续有液体向肠腔内渗出，导致了体液在第三间隙的丢失。如高位小肠梗阻，出现大量呕吐，出现脱水，同时丧失电解质而出现电解质紊乱与酸碱失衡。胆汁及肠液均为碱性，含有的 Na^+、K^+较 Cl^-多，加之组织灌注不良，易导致代谢性酸中毒。但在高位小肠梗阻时，胃液丧失多于小肠液，则有可能出现代谢性碱中毒。K^+的丢失可引起肠壁肌张力减退，引起肠腔膨胀。

2. 休克 肠梗阻如未得到及时适当的治疗，因大量失水、电解质可引起低血容量性休克。在术前由于体内代偿性调节，血压与脉搏的改变不明显，但在麻醉后，机体失去调节功能，休克症状可以迅速表现出来。另外，由于肠梗阻引起了肠黏膜屏障功能障碍，肠道内细菌、内毒素易移位至门静脉和淋巴系统，继发腹腔内感染或全身性感染，也可因肠壁坏死、穿孔而出现腹膜炎或感染中毒性休克。在绞窄性肠梗阻时，常因静脉回流障碍先于动脉阻断，导致动脉血仍不断流向肠壁、肠腔，从而出现感染和低血容量休克。

3. 脓毒症 肠梗阻时，肠内容物淤积，细菌繁殖，从而产生大量毒素，可直接透过肠壁进入腹腔，致使肠内细菌易位引起腹腔内感染与脓毒症，在低位肠梗阻或结肠梗阻时更明显。因肠腔内有大量细菌，在梗阻未解除时，因静脉回流障碍，肠内毒素被吸收较少，一旦梗阻被解除、血液循环恢复后则肠腔内毒素被大量吸收而出现感染中毒性休克。因此，在解除梗阻前，应先清除肠内积存的感染性肠液。

4. 呼吸和心功能障碍 肠腔膨胀时腹压增高，导致膈肌上升和腹式呼吸减弱，从而影响肺内气体交换。同时，血容量不足、下腔静脉被压迫而导致回心血量减少，均可使心排血量减少。当腹腔内压力>20mmHg 时，产生腹腔间室综合征，可导致心、肺、肾与循环障碍。

二、局部病理生理改变

1. 肠腔积气、积液 肠梗阻时，梗阻以上的肠腔内有明显的积气积液，造成肠管膨胀。一般梗阻性质越急者肠内积气较多，梗阻时间越长者则肠内之积液较多。梗阻部位以上肠腔积气来自：①吞咽的空气；②重碳酸根中和后产生的 CO_2；③细菌发酵后产生的有机气体。吞咽的空气是肠梗阻时很重要的气体来源，它的含氮量高达 70%，而氮又是一种不被肠黏膜吸收的气体。CO_2 的量虽然大，但是它易被吸收，不是产生肠胀气的主要成分。在小肠梗阻早期，由于吸收功能降低，水、电解质寄存在肠腔内，24 小时后不但是吸收减少而且有分泌增加。

2. 肠蠕动增加 正常时肠管蠕动受到自主神经系统、肠管本身的肌电活动和多肽类激素的调节来控制。在发生肠梗阻时，各种刺激增强而使肠管活动增加。在高位肠梗阻频率较快，每 3～5 分钟可有 1 次，低位肠梗阻间隔时间较长，可 10～15 分钟 1 次，但如梗阻长时间不解除，肠蠕动又可逐渐变弱甚至消失，出现肠麻痹。

3. 肠壁充血水肿、通透性增加 正常小肠腔内压力为 2～4mmHg，发生完全性肠梗阻时，梗阻近端压力可增至 10～14mmHg，强烈蠕动时可达 30mmHg 以上，在肠内压增加时，肠壁静脉回流受阻，毛细血管及淋巴管淤积，引起肠壁充血水肿，液体外渗。同时由于缺氧，细胞能量代谢障碍，致使肠壁通透性增加，液体可自肠腔渗透至腹腔，在闭袢性肠梗阻中，肠内压可增加至更高点，使小动脉血流受阻，引起点状坏死和穿孔。

总之，高位小肠梗阻易有水、电解质与酸碱失衡。低位肠梗阻容易出现肠腔膨胀、感染及中毒。绞窄性肠梗阻易引起休克。结肠梗阻或闭袢性肠梗阻则易出现肠穿孔和腹膜炎。如治疗不及时或处理不当，任何类型肠梗阻都可以出现上述的各种生理病理改变。

【临床表现】★★★△△△

不同原因引起肠梗阻的临床表现虽然不同，但是肠内容物不能顺利通过肠腔则是一致的，因此，有不同程度的腹痛、腹胀、呕吐和停止排气排便等症状。

一、症状

1. 腹痛 腹痛是机械性肠梗阻最先出现的症状，是由于梗阻以上肠内容物不能向下进行，肠管强烈蠕动所致。呈阵发性剧烈绞痛，且在腹痛发作时，患者有自觉肠蠕动感，且有肠鸣，有时还可出现移动性包块。腹痛可呈全腹性或仅局限在腹部的一侧。在高位肠梗阻时，腹痛发作的同时可伴有呕吐，单纯性肠梗阻时，腹痛有逐渐加重再逐渐减轻的过程。减轻可以是梗阻有所缓解，肠内容物可以通向远段肠管，但也有可能是梗阻完全，肠管高度膨胀，腹腔内有炎性渗出或腹膜炎，肠管进入麻痹状态。这时腹痛虽减轻，但全身症状加重，特别是感染中毒性症状明显。绞窄性肠梗阻由于有肠管缺血和肠系膜嵌闭，腹痛往往是持续性腹痛伴有阵发性加重，疼痛也较剧烈。绞窄性肠梗阻也常伴有休克及腹膜炎症状。麻痹性肠梗阻的腹胀明显，腹痛不明显，阵发性绞痛尤为少见。

2. 腹胀 腹胀的发生在腹痛之后，低位梗阻的腹胀较高位梗阻明显。在腹壁较为薄弱的患者，常可显示梗阻部位上部肠管膨胀出肠型。高位小肠梗阻常表现为上腹尤其是上腹中部有饱胀，低位小肠梗阻为全腹性胀气，以中腹部明显，低位结肠梗阻时，呈全腹性广范围的胀气。闭袢性肠梗阻时临床上常表现为不对称的腹胀，有时并能扪到该高度膨胀的肠袢，在确定诊断方面有重要价值。

3. 呕吐 呕吐是机械性肠梗阻的主要症状之一，高位梗阻的呕吐出现较早，在梗阻后短期即发生，呕吐较频繁。在早期为反射性，呕吐物为食物或胃液，其后为胃液、十二指肠液和胆汁。低位小肠梗阻的呕吐出现较晚，初为胃内容物，后期的呕吐物为积蓄在肠腔并经发酵、腐败呈粪样带臭味的肠内容物。如肠系膜血管有绞窄，呕吐物为有血液的咖啡色、棕色，偶有新鲜血液，在结肠梗阻时，少有呕吐的现象。

4. 停止排气排便 完全性肠梗阻时，停止排气排便是肠梗阻的主要症状，在梗阻发生早期，由于肠蠕动增加，梗阻部位以下肠内积存的气体或粪便可以排出，当早期开始腹痛时即可出现排气排便现象，易误认为肠道仍通畅，故在询问病史时，应了解在腹痛再次发作时是否仍有排气排便。在肠套叠、肠系膜血管栓塞或血栓形成时，可自肛门排出血性黏液或果酱样粪便。

二、体征

单纯性肠梗阻的早期，患者除在发作时出现腹痛外，生命体征等无明显变化，待发作时间较长，呕吐频繁，腹胀明显后，患者可出现脱水，甚至休克。当有绞窄性梗阻时可较早出现休克、感染性中毒症状。

腹部查体可观察到有不同程度的腹胀，腹壁较薄患者尚可见到肠型及肠蠕动波，肠型及肠蠕动波多随腹痛的发作而出现，肠型是梗阻近端肠袢胀气后形成，有助于判断梗阻的部位。触诊时，单纯性肠梗阻的腹部虽然胀气，但是腹壁柔软，按之有如充气的球囊，有时在梗阻的部位可有轻度压痛，特别是腹壁切口部粘连引起的梗阻，压痛点较为明显。当梗阻上部肠管内积存的气体与液体较多时，稍加振动可听到振水声。腹部叩诊多呈鼓音。肠鸣音亢进，有时不用听诊器亦可听到，肠鸣音的量和强度均有增加，且可有气过水声及高调的金属音。腹痛、肠型、肠鸣音亢进都是由于肠蠕动增强引起，常可同时出现。

当有绞窄性肠梗阻或单纯性肠梗阻的晚期，肠壁已有坏死、穿孔，腹腔内已有感染、炎症时，则体征表现为腹膜炎的体征，腹部膨胀，有压痛、反跳痛及腹肌紧张，肠鸣音微弱或消失。

【辅助检查】★★★△△△

一、实验室检查

单纯性肠梗阻早期变化不明显。晚期由于失水和血液浓缩，白细胞、血红蛋白、血细胞比容都可增高，血 K^+、Na^+、Cl^-与酸碱平衡都可发生变化。高位梗阻，呕吐频繁，大量胃液丢失可出现低血钾、低氯与代谢性碱中毒。在低位梗阻时，则可有电解质普遍降低与代谢性酸中毒。腹胀明显，膈肌上升影响呼吸时，亦可出现低氧血症与呼吸性酸或碱中毒。因此，动脉血气分析应是一项重要的常规检查。当有绞窄肠梗阻或腹膜炎时，血常规、血液生化指标等改变明显。尿量在肠梗阻早期可无明显变化，但在晚期，如无适当治疗，可出现尿量减少、尿比重增加，甚至出现急性肾障碍。

二、影像学检查

1. 腹部X线检查 一般在肠梗阻发生4～6小时，腹部立位X线片可以显示肠管胀气或气液平面。空肠黏膜的环状皱襞在肠腔充气时呈鱼骨刺样；回肠扩张的肠管多，可见阶梯状气液平面；结肠胀气位于腹部周边，可显示结肠袋。小肠完全梗阻时，结肠可不显示，左侧结肠梗阻，右侧结肠将有充气，低位梗阻时，左半结肠都有充气。钡剂灌肠可用于疑有结肠梗阻的患者，它可显示结肠梗阻的部位与性质。但在小肠梗阻时忌用胃肠造影的方法，以免加重病情。

2. CT 立位腹部X线片因密度和空间分辨率欠佳，只有46%～80%的肠梗阻患者能初步明确有无梗阻及梗阻的大致位置，且对梗阻原因及有无绞窄判断较为困难。CT具有早期诊断、准确性高、敏感性高等特点，对于肠梗阻的定位和定性诊断均有价值。肠梗阻CT特征性表现包括梗阻部位肠壁水肿增厚，边界因有渗出而不清，梗阻部位以上肠管扩张，肠腔内积气、积液等。当有绞窄性肠梗阻致使肠壁缺血时，增强CT扫描可观察到肠壁环形增厚、肠壁强化异常、肠系膜积液及其血管增粗模糊、腹水等表现。若肠壁旁出现小的气泡，常常提示肠壁坏死、穿孔可能。

【诊断】★★★△△△

首先根据肠梗阻临床表现的特点，确定是否为肠梗阻，然后进一步确定梗阻的类型和性质，最后明确梗阻的部位和原因。这是诊断肠梗阻不可缺少的步骤。

一、是否肠梗阻

根据腹痛、腹胀、呕吐、停止排气排便四大症状和腹部可见肠型或蠕动波、肠鸣音亢进等，一般可做出诊断。但有时患者可不完全具备这些典型表现，特别是某些绞窄性肠梗阻早期，可能与急性胃肠炎、急性胰腺炎、输尿管结石等混淆。除病史与详细的腹部检查外，实验室检查与腹部X线检查可有助于诊断。

二、机械性还是动力性梗阻

机械性梗阻具有上述典型临床表现，早期腹胀可不显著。麻痹性肠梗阻无腹部阵发性绞痛等肠蠕动亢进的表现，相反是肠蠕动减弱或消失，腹胀显著，肠鸣音微弱或消失。立位腹部X线片对鉴别诊断较有价值，麻痹性肠梗阻显示大、小肠全部充气扩张；而机械性肠梗阻限于梗阻以上的部分肠管，即使晚期并发肠绞窄和麻痹，结肠也不会全部胀气。

三、单纯性还是绞窄性梗阻

该点极为重要，关系治疗方法的选择及患者的预后。有以下表现者应考虑绞窄性肠梗阻的可能。①腹痛发作急骤，初始为持续性剧烈疼痛或阵发性加重之间仍有持续性疼痛。有时出现腰背痛。②发展迅速，早期出现休克，抗休克治疗后改善不明显。③有腹膜炎的表现，体温上升，脉率增快，白细胞增高。④腹胀不对称，腹部有局部隆起或触及有压痛的肿块。⑤呕吐出现早而频繁，呕吐物、胃肠减压抽出液、肛门排出物为血性。腹腔穿刺出血性液体。⑥腹部X线检查见孤立胀大的肠管，CT扫描有绞窄性表现。⑦经积极的非手术治疗症状体征无明显改善。

四、高位还是低位梗阻

高位小肠梗阻呕吐发生早而频繁，腹胀不明显。低位小肠梗阻腹胀不明显，呕吐出现晚而次数少，并可吐粪样物。结肠梗阻与低位小肠梗阻的临床表现类似，且因回盲瓣的单向通过作用而形成闭袢性肠梗阻。腹部X线检查有助于鉴别，低位小肠梗阻扩张的肠管在腹中部，呈阶梯状排列，结肠梗阻时扩大的肠管分布在腹部周围，可见结肠袋，胀气的结肠阴影在梗阻部位突然中断。腹部CT可以观察到肠腔由粗变细的部位从而明确梗阻部位。

五、完全性还是不完全性肠梗阻

完全性肠梗阻呕吐频繁，如为低位肠梗阻则有明显腹胀，完全停止排气排便。腹部X线检查可见梗阻以上肠管明显充气扩张，梗阻以下结肠内无气体。不完全性肠梗阻呕吐与腹胀均较轻，腹部X线所见肠管充气扩张都较不明显，结肠内可见气体存在。

六、什么原因引起的梗阻

根据肠梗阻不同类型的临床表现，参考年龄、病史、体征、影像学检查。临床上粘连性肠梗阻最为常见，多发生于以往有过腹部手术、损伤或炎症史的患者。过去嵌顿性或绞窄性腹外疝是常见的肠梗阻的原因，现在40岁以上的患者一定要警惕肿瘤的可能。病因的诊断可根据以下方面进行判断。

1. 病史 详细的病史可有助于病因的诊断，腹部手术史提示有粘连性肠梗阻的可能。腹股沟疝可引起绞窄性肠梗阻。腹部外伤可致麻痹性肠梗阻。慢性腹痛伴有低热并突发肠梗阻可能是腹内慢性炎症如结核所致。近期有大便习惯改变，继而出现结肠梗阻症状的老年患者应考虑肿瘤。饱餐后运动或体力劳动出现梗阻应考虑肠扭转。心血管疾病如心房颤动、瓣膜置换后应考虑肠系膜血管栓塞等。

2. 体征 腹部检查提示有腹膜刺激症状者，应考虑为腹腔内炎症改变或绞窄性肠梗阻引起。腹部有手术或外伤瘢痕应考虑腹腔内有粘连性肠梗阻。直肠指诊触及肠腔内肿块，指套上是否有血液，应考虑是否为肿瘤。腹部触及肿块，在老年人应考虑是否为肿瘤、肠扭转。在幼儿右侧腹部有肿块应考虑是否为肠套叠。具有明显压痛的肿块多提示为炎性病变或绞窄的肠袢。

3. 影像学诊断 腹部X线检查较为便捷经济，可作为初诊筛查。腹部CT准确性高，对于肠梗阻的定位和定性诊断均有价值。

【治疗】★★★/△△△

肠梗阻的治疗原则是纠正因肠梗阻引起的全身生理紊乱和解除梗阻。治疗方法的选择要根据肠梗阻的原因、性质、部位、全身情况及病情严重程度而定。不论采用何种治疗均应首先纠正梗阻带来的水、电解质与酸碱紊乱，改善患者的全身情况。

一、基础治疗

不论采取非手术或手术治疗，均需应用的基本处理。

1. 禁食、胃肠减压 治疗肠梗阻的主要措施之一，胃肠减压的目的是减轻胃肠道积留的气体、液体，减轻肠腔膨胀，有利于肠壁血液循环的恢复，减少肠壁水肿，使某些原有部分梗阻的肠袢因肠壁肿胀而致的完全性梗阻得以缓解，也可使某些扭曲不重的肠袢得以复位，症状缓解。胃肠减压还可减轻腹内压，改善因膈肌抬高而导致的呼吸与循环障碍。有效的胃肠减压在机械性或麻痹性肠梗阻病例可能恢复肠腔的通畅，即使需要手术的病例用减压的方法使腹胀减轻后也可以大大减少手术时的困难，增加手术的安全性。

2. 纠正水、电解质紊乱和酸碱失衡 这是肠梗阻最突出的生理紊乱，应及早给予纠正。当血液生化结果尚未获得前，要先给予平衡盐溶液。待有测定结果后再添加电解质与纠正酸碱紊乱。在无心、肺、肾功能障碍的情况下，最初输入液体的速度可稍快一些，但需进行尿量监测，必要时行中心静脉压测定，以防液体过多或不足。在单纯性肠梗阻的晚期或绞窄性肠梗阻，常有大量血浆或血液渗出肠腔或腹腔，需要输血治疗。

3. 抗感染 肠梗阻后，肠壁血液循环有障碍，肠黏膜屏障功能受损而有肠道细菌移位，或是肠腔内细菌直接穿透肠壁至腹腔内产生感染。肠腔内细菌亦可迅速繁殖。同时膈肌升高影响肺部气体交换与分泌物排出，易发生肺部感染。常用的有以杀灭肠道细菌与肺部细菌的广谱头孢菌素或氨基糖苷类抗生素，以及抗厌氧菌的甲硝唑等。

4. 生长抑素 生长抑素是一种由14个氨基酸组成的环状肽类激素。它用于治疗炎性肠梗阻的药理基础是抑制肠管分泌腺分泌肠液，减少肠腔炎症水肿，降低肠腔内压力，从而减轻肠腔内消化液大量积聚导致的肠管扩张和缺血性改变，维护肠黏膜屏障的完整性，从而达到治疗的目的。奥曲肽是一种8肽的生长抑素类似物，与体内14肽的生长抑素一样，在治疗肠梗阻中有重要地位，其作用为：抑制胃酸分泌；抑制多种胃、肠、胰腺激素如胃泌素、血管活性肠肽、促胰液素、胰岛素和胰高血糖素分泌；减少胰液中碳酸氢盐和酶的分泌；抑制肠道蠕动；减少内脏和门静脉血流。奥曲肽可全面抑制胃肠、胰腺及胆汁分泌，增加肠管吸收，减少肠腔内液体潴留，减轻肠管扩张、炎症、坏死，促进肠管再通。

二、内镜治疗

1. 小肠梗阻 胃镜引导下放置经鼻长导管法对术后粘连性小肠梗阻有着独特的疗效。长导管到达小肠梗阻近端后，大大增加肠内容引流的效率，可以有效减压，减轻梗阻肠管的扩张和水肿，利于肠梗阻的缓解，因而避免开腹手术，减轻患者痛苦，避免反复手术造成粘连，降低复发率，目前在日本已成为急性小肠梗阻非手术治疗的主要方法，其临床应用改变了单纯性小肠梗阻手术率较高的现状，增加了采用非手术治疗得到缓解和治愈率。该方法有一定的并发症，常见于置管过程中，导丝前端有可能造成食管、十二指肠穿孔和损伤，出血和穿孔可造成的腹腔内感染、压迫肠管发生溃疡。减压时由于吸引压力的作用，肠管有可能被吸入导管的侧孔，造成肠管坏死。另外，长时间放置可能导致鼻黏膜损伤、喉头水肿、吸入性肺炎等。

2. 大肠梗阻 内镜在治疗急性大肠梗阻中的应用主要分为2类：一是对肿瘤可以根治性切除者，暂时解除梗阻症状，恢复肠道通畅，替代结肠造瘘术，在此基础上进行充分的术前准备，择期行肿瘤根治性切除加肠吻合术，避免二次手术创伤，改善患者的生存质量；二是作为姑息性治疗的一种措施，适于肿瘤晚期、局部病灶不能切除的原发性、复发性大肠恶性肿瘤或盆腔恶性肿瘤浸润大肠致梗阻者，以及存在严重并发症不能耐受手术和拒绝手术治疗的患者。

采用非手术方法治疗肠梗阻时，应严密观察病情的变化，绞窄性肠梗阻或已出现腹膜炎症状的肠梗阻，经过2～3小时的非手术治疗，实际上是术前准备，纠正患者的生理失衡状况后即进行手术治疗。单纯性肠梗阻经过非手术治疗24～48小时，梗阻的症状未能缓解或在观察治疗过程中症状加重或出现腹膜炎症状或有腹腔间室综合征出现时，应及时改为手术治疗解除梗阻与减压。

三、手术治疗

手术是治疗肠梗阻的一个重要措施，手术目的是解除梗阻、祛除病因，手术的方式可根据患者的情况与梗阻的部位、病因加以选择。手术大体可归纳为下述4种。

1. 单纯解决梗阻的手术 这类手术包括粘连性肠梗阻的粘连松解术、肠切开取除异物、肠套叠或肠扭转复位术等。

2. 肠切除吻合术 肠梗阻由于肠道肿瘤所致，切除肿瘤是解除梗阻的首选方法。在其他非肿瘤性病变，因梗阻时间较长，或有绞窄引起肠坏死，或是分离肠粘连时造成较大范围的肠损伤，则需考虑将有病变的肠段切除吻合。对于绞窄性肠梗阻，应争取在肠坏死以前解除梗阻，恢复肠管血液循环，正确判断肠管的生机十分重要，如在解除梗阻原因后有下列表现，则说明肠管无生机：①肠壁呈黑色并塌陷；②肠壁失去张力和蠕动能力，肠管呈麻痹、扩大，对刺激无收缩反应；③相应的肠系膜终末小动脉无搏动。如果判断肠管是否坏死较为困难，可用等渗盐水纱布热敷肠管或用0.5%普鲁卡因在肠系膜血管根部注射以缓解血管痉挛。倘若观察10～30分钟，仍无好转，说明肠已坏死，应做肠切除术。若肠管生机一时难以确定，切除后会导致短肠综合征的风险，则可将其回纳入腹腔，缝合腹壁，并于24小时后再次行剖腹探查术。但在此期间内必须严密观察，一旦病情恶化，即应随时再行剖腹探查术。

3. 肠短路吻合 当梗阻部位切除有困难，如肿瘤向周围组织广泛侵犯，或是粘连广泛难以剥离，但肠管无坏死征象，为解除梗阻，可分离梗阻部远、近端肠管作短路吻合，旷置梗阻部，但应注意旷置的肠管尤其是梗阻部近端的肠管不宜过长，以免引起盲袢综合征。

4. 肠造瘘术或肠外置术 肠梗阻部位的病变复杂或患者的情况差，不允许行复杂的手术，可在膨胀的肠管上或梗阻部的近端肠管作肠造瘘术以减压，解除肠管因高度膨胀带来的生理紊乱。小肠可用插管造瘘的方法，可先在膨胀的肠管上切一小口，放入吸引管进行减压，但应注意避免肠内容物污染腹腔及腹壁切口，肠插管造瘘宜选用较粗一些的导管以防阻塞，也应行隧道式包埋造瘘，以防有水肿的膨胀肠管愈合不良而发生瘘。当病变位于高位小肠，特别是完全性梗阻时，因造瘘后肠液丧失极为严重，不宜行肠造瘘术；小肠上部已发生坏死时，也不宜将肠袢外置，最好行一期切除吻合术。结肠宜选择外置造瘘，因远端有梗阻，结肠造瘘宜选用双瘘术式。当有梗阻病变的肠管已游离或已有坏死，但患者状况差不能接受肠切除吻合术，可将该段肠管外置后关腹。待患者一般状况好转后再在腹腔外切除坏死或病变的肠管，远、近端固定在腹壁上，近端插管减压、引流，以后再行二期手术，重建肠管的连续性。

粘连性肠梗阻

粘连性肠梗阻是肠梗阻最常见的一种类型，占肠梗阻的40%～60%。

【病因病理】★△

肠粘连或腹腔内粘连带可分为先天性和后天性2种。先天性多由发育异常或胎粪性腹膜炎所致，前者多为粘连带，常位于回肠与脐或回肠与盲肠之间；而后者为胎粪所致无菌性腹膜炎的结果，常为部位不定的广泛粘连。后天性多因腹部接受手术、炎症、创伤、出血、异物、肿瘤刺激而产生，可以为广泛的粘连，也可以呈索带状。临床上所见的粘连性肠梗阻绝大多数是后天性的，且多数是继手术后发生的，尤其是在阑尾切除术后或妇科手术后，并发粘连性肠梗阻的概率最多。

粘连形成是机体的一种纤维增生的炎症反应，粘连起到血管桥的作用。腹膜含有大量的吞噬细胞，当腹腔内有任何损害，将释放大量细胞因子、炎性介质进出现炎症反应，局部将有水肿、充血，释放组胺、多种激肽与其他血管活性物质，大量纤维素渗出并沉积在浆膜面上形成一网络状物，其中含有许多多核白细胞及其他炎性细胞。纤维网络使邻近的浆膜面粘合在一起，其后成纤维细胞出现在其中。局部的炎症反应是否形成纤维性粘连的决定因素之一是局部纤维分解的速度，如纤维素性网络能被迅速吸收，纤维增生将停止而无粘连形成，反之，成纤维细胞将产生胶原束，成为纤维粘连的基础。同时，许多毛细血管伸入其中，成纤维细胞在胶原网中增殖，数周或数月后粘连为之形成。

粘连的产生是机体对创伤、缺血、感染、异物所做出的炎症反应。因此，在许多情况下，腹腔内均可发生粘连，但粘连的存在却不等于必然会发生梗阻现象。粘连性肠梗阻除粘连这一存在的因素外，还有其他因素：①肠腔已变窄，在有腹泻炎症时，肠壁、肠黏膜水肿，使变窄的肠腔完全阻塞不通；②肠腔内容物过多过重，致肠膨胀，肠下垂加剧黏着部的锐角而使肠管不通；③肠蠕动增加或肠腔内食物过多，体位的剧烈变动，产生扭转。因此，有些患者粘连性肠梗阻的症状可反复发作，经非手术治疗后又多可以缓解。而另一些患者以往并无症状，初次发作即为绞窄性肠梗阻。

粘连性肠梗阻多发生于小肠，引起结肠梗阻者少见，常见类型如下。①肠管的一部分与腹壁粘连、固定，多见于腹部手术切口部或腹壁曾有严重炎症，损伤部分肠管呈锐角折叠；②粘连带压迫或缠绕肠管形成梗阻；③粘连带的两端固定形成环孔，肠管从环中通过形成内疝；④较长的一段肠管粘连成团，致使部分肠管变窄或影响肠管正常蠕动，出现梗阻；⑤肠管以粘连部为支点发生扭转；⑥肠管粘连腹壁或远处其他组织，受肠系膜长度的限制或肠管另一端较固定，肠管呈牵拉性扭折而有梗阻。

【临床表现和诊断】★★△△

粘连性肠梗阻可以表现为完全性或不完全性肠梗阻，可以是单纯性也可以是绞窄性，与粘连的分类及产生梗阻的机制有关。多数患者在术后肠管与切口或腹腔内剥离面呈片状粘连有肠扭转或绞窄。开始时，多先有部分肠梗阻症状，当肠内容物淤积或肠壁水肿后则出现完全性肠梗阻，经非手术治疗后多能缓解，但常有反复发作。粘连带、内疝或扭折引起的肠梗阻多是初次发作即呈完全性梗阻或绞窄性梗阻。有手术史的患者，因为肠管与切口粘连引起的梗阻，常在切口的某一部位出现膨胀的肠型且有压痛。

手术后并发的粘连性肠梗阻可能在手术后任何时间发生，但临床上基本可分2种类型：一种是术后早期（5～7天）发生，其除粘连外，还与术后炎症反应相关，需与术后麻痹性肠梗阻鉴别。另一种粘连性肠梗阻是发生在手术后的晚期，多数在手术后2年左右，一般诊断并不困难：患者过去有手术或腹膜炎史，术后曾有多次轻度发作，表现为轻度的腹绞痛或腹胀，短期的呕吐或便秘，服轻泻剂或灌肠排便后缓解；以后发作的次数愈加频繁、症状渐趋严重，终至形成完全性梗阻。

【预防】★★△△

手术后粘连是产生肠梗阻的重要原因，主要的预防措施有：防止纤维素的沉积，应用各种抗凝药如肝素、右旋糖酐、枸橼酸钠等，但带来严重出血等并发症，临床应用不多；清除纤维素沉积及炎性介质，应用机械或药物的方法加速清除纤维素，加速纤维蛋白原分解。如以等渗盐水冲洗腹腔清除纤维素，腹腔内注射胰蛋白酶等加速清除细胞外蛋白基质；机械性分离器官接触面，应用腹腔内充气，各种物质的薄膜如腹膜、大网膜、硅膜等覆盖肠管表面；抑制纤维增生，使用肾上腺皮质激素与其他抗炎药物，但伴有组织不愈合的不良反应。

除以上一些不可避免的因素外，尚有一些可避免的因素：清除手套上的淀粉、滑石粉，不遗留丝线头、纱布、棉花纤维、切除的组织等异物于腹腔内，减少肉芽组织的产生；减少缺血的组织，不作大块组织的结扎，有缺血可疑的部分，以大网膜覆盖，即使有粘连产生，已有大网膜相隔；注意无菌操作技术，减少炎性渗出；保护肠浆膜面，防止损伤与干燥；腹膜缺损部分任其敞开，不作有张力的缝合；清除腹腔内的积液、积血，必要时放置引流；关腹前将大网膜铺置在切口下；及时治疗腹膜内炎性病变，防止炎症的扩散。

【治疗】★★★△△△

肠梗阻的一般治疗原则适用于粘连性肠梗阻，单纯性肠梗阻可先行非手术治疗，无效时应行手术探查。反复发作者可根据病情行即时或择期手术治疗。以往认为粘连性肠梗阻不宜手术，因为术后仍有可能造成粘连，但目前认为手术仍是一种有效方法。手术方法应视粘连的具体情况采用以下方法：①粘连带和小片粘连可施行简单的切断和分离。②一段肠管紧密粘连成团难以分离，可切除此段肠管作一期吻合。在特殊的情况下，如放射性肠炎引起的粘连性肠梗阻，可将梗阻远、近端肠侧侧吻合作短路手术。③为了防止粘连性肠梗阻在手术治疗后再发或预防腹腔内大面积创伤后虽然有粘连产生但是不致有肠梗阻发生，可采取肠排列的方法，使肠袢呈有序的排列、黏着，而不致有肠梗阻。

手术后早期发生的肠梗阻，多由炎症、纤维素性粘连引起，在明确无绞窄的情况下，经非手术治疗后可望缓解。如有肠外营养支持，可维持患者的营养与水、电解质平衡，生长抑素可减少胃肠液的分泌，减少肠腔内液体的积蓄，有利于症状的减轻与消除。

肠扭转

肠扭转是一段肠管甚至几乎全部小肠及其系膜

沿系膜轴顺时针或逆时针扭转360°～720°，因此，既有肠管的梗阻，更有肠系膜血液循环受阻，是肠梗阻中病情凶险，发展迅速的一类。

【病因】★★△△

引起肠扭转的主要原因有以下3种。①解剖因素。如手术后粘连、乙状结肠冗长、先天性中肠旋转不全等。②物理因素。在上述的解剖因素基础上，肠管本身需要有一定的重量，如饱餐后肠腔内有较多不宜消化的食物；肠管肿瘤；乙状结肠内存积干结的粪便等，都是造成肠扭转的潜在因素。③动力因素。强烈的蠕动或体位的突然改变，使肠管产生了不同步的运动，使已有轴心固定位置，且有一定重量的肠袢发生扭转。

【临床表现和诊断】★★★△△△

肠扭转是闭袢型肠梗阻加绞窄性肠梗阻，发病急且迅速。起病时腹痛剧烈，腹胀明显，早期可出现休克，肠扭转的好发部位是小肠、乙状结肠和盲肠。临床表现各有特点。

小肠扭转患者常突发持续性腹部剧痛，并有阵发性加重，先有脐周疼痛，可放射至腰背部，这是肠系膜根部受牵拉的缘故。患者呕吐频繁，腹胀明显，早期可有压痛，但无肌紧张，肠鸣音弱，可闻及气过水声。立位腹部X线可因小肠扭转的部位不同而有不同显示。全小肠扭转时，可仅有胃、十二指肠充气扩张，但也可显示小肠普遍充气并有多个气液平面。部分小肠扭转时，可在腹部某一部位出现巨大胀气、扩大的肠管，且有气液平面。有时可扪出稍有压痛的肿块，叩诊呈鼓音，但有时可叩得移动性浊音。腹膜刺激症状时常存在，至晚期常出现休克状态。

乙状结肠扭转最多见于乙状结肠冗长、有便秘的老年患者。患者有腹部持续胀痛，逐渐隆起，下腹坠痛感但无排气排便。左腹部明显膨胀，可见肠型，叩诊呈鼓音，压痛及肌紧张均不明显。立位腹部X线片可见巨大双腔充气的肠管，且有气液平面。

盲肠扭转较少见，多发生在盲肠可移动的患者。盲肠扭转可分为急性与亚急性两型。急性盲肠扭转不常见，起病急，有剧痛及呕吐，右下腹有肿块可触及，有压痛，可产生盲肠坏死、穿孔。亚急性盲肠扭转起病稍缓，患者主诉右下腹部绞痛，腹部很快隆起，不对称，上腹部可触及一弹性包块。立位腹部X线片可见巨大的充气肠管，伴有多个气液平面。

当疑有乙状结肠或盲肠扭转，而尚无腹膜炎症状时，可考虑应用钡剂灌肠以明确诊断。结肠出现阻塞，尖端呈鸟嘴样或锥形，可明确为乙状结肠扭转。盲肠扭转则显示钡剂在横结肠或肝区处受阻。

【治疗】★★★△△△

肠扭转是一种较严重的机械性肠梗阻，常在短时期内发生肠绞窄、坏死，若不及时处理，病死率较高，及时的手术治疗，将扭转的肠管回转复位可降低病死率，更可减少小肠扭转坏死大量切除后的短肠综合征。复位后应细致观察血液循环恢复的情况，明确有坏死的肠段应切除。对怀疑有坏死的长段肠管应设法解除血管痉挛，观察生机，争取保留较多的肠管。坏死的乙状结肠或盲肠可行切除，断端明确有良好生机，可行一期吻合，否则应行外置造瘘，待二期手术吻合。

早期乙状结肠扭转可在结肠镜直视下，将肛管通过扭转部进行减压，并将肛管保留2～3天。但这些非手术疗法，必须在严密的观察下进行，一旦怀疑有肠绞窄，必须及时改行手术治疗。

肠 套 叠

肠的一段套入其相连的肠管腔内称为肠套叠，以小儿最多见，其中以2岁以下者居多。

【病因与分型】★△

肠套叠的产生可为原发性或继发性，前者多见于儿童，主要与肠蠕动节律紊乱或强烈收缩有关。继发性肠套叠多见于成年人，肠腔内或肠壁上有一器质性病变，使肠蠕动节律失调，近端肠管强有力的蠕动将病变连同肠管同时送入远段肠管中。因此，成年人肠套叠多继发于息肉、肿瘤、憩室、粘连及异物等。套入部的肠系膜也随肠管进入，因此，不仅发生肠腔梗阻，还会由于肠系膜血管受压，肠管可以发生绞窄而坏死。

根据套入肠与被套肠部位，肠套叠分为小肠-小肠型、小肠-结肠型、结肠-结肠型。尚偶有胃空肠吻合后的胃-空肠套叠、阑尾-盲肠套叠。小儿多为回结肠套叠。

【临床表现和诊断】★★△△

小儿肠套叠的三大典型症状是腹痛、血便和腹部肿块。表现为突然发作剧烈的阵发性腹痛，伴有呕吐和果酱样血便。腹部触诊常可在腹部扪及腊肠形、表面光滑、稍可活动、具有压痛的肿块。常位于脐右上方，而右下腹扪诊有空虚感。随着病程的进展逐步出现腹胀等肠梗阻症状。由于成年人肠套叠多继发于肠管病变，可有反复发作的病史，亦可发生套叠后自行复位，也有套叠后未复位但并不产生不完全性肠梗阻或肠血管绞窄的现象，而出现慢性腹痛的表现，因此成年人肠套叠症状常不典型。

胃肠道钡剂造影对诊断肠套叠有较高的准确率，小肠套叠X线钡餐可显示肠腔呈线状狭窄而至远端肠腔扩张，并出现“弹簧状”影像。结肠套叠呈“杯口”状充盈缺损。腹部CT、肠系造影、结肠镜等检查对肠套叠的诊断与治疗均有帮助。

【治疗】★★★△△△

应用空气、氧气或钡剂灌肠，不仅是诊断方法，也是一种有效的治疗方法，适用于回肠－盲肠型或结肠－结肠型早期。一般空气压力先用60mmHg，经肛管注入结肠内，在X线透视下明确诊断后，继续加压至80mmHg左右，直至套叠复位。如果套叠不能复位，或者病期已超过48小时，或者怀疑有肠坏死，或者灌肠复位后出现腹膜刺激征及全身情况恶化，都应行手术治疗。术中若肠管无坏死，可轻柔挤压复位，若肠壁损伤严重或已有肠坏死者，可行肠切除吻合术。如果全身情况严重，可将坏死肠管切除后两断端外置造瘘，以后再行二期肠吻合术。

成年人肠套叠多属继发，一般都应手术治疗，即使已经缓解，也应继续进行检查以明确有无原发病变，行择期手术。也正由于套叠部位的肠管有病变，不论是否坏死都可能要行肠切除及肠吻合手术。

肠 堵 塞

肠堵塞指由于肠腔内容物堵塞肠腔而引起肠梗阻，是一种单纯性机械性肠梗阻，常见的原因是粪石、吞食的异物、寄生虫、胆石、药物等。

一、粪石梗阻

粪石梗阻常见于瘫痪、重病等身体虚弱无力排便的患者，也可见于习惯性便秘的患者，积存的粪便变干成团块状堵塞在结肠造成肠梗阻。患者出现腹胀，伴阵发性腹痛。体检时可沿左侧结肠摸到粪块，直肠指诊可触及填满直肠肠腔的干硬粪块，症状可反复出现，因此，应及时清除直肠内积存的粪便，以防粪便堵塞。如有症状可采用通便药物及反复灌肠以助导泄，必要时可用器械或手指将干硬的粪块取出。值得警惕的是下端结肠肿瘤也可产生粪便梗阻。

二、肠蛔虫堵塞

由于肠蛔虫团引起肠堵塞在我国并不少见，特别是儿童，蛔虫感染率高，蛔虫在肠道大量繁殖，当蛔虫受到某些因素影响产生强烈的活动致扭结成团堵塞肠管，加之肠管受刺激后出现痉挛加重了梗阻。患者有阵发性剧烈腹部绞痛，伴有呕吐，可呕吐出蛔虫。这类患者多消瘦、腹壁薄，故体检时常可触及包块并随触揉而变形，也可在触诊时感到肠管有痉挛收缩。由于蛔虫梗阻多为部分性，因此腹部一般无明显膨胀，肠鸣音虽有增高但不高亢。临床症状与体征常可明确诊断。腹部X线片偶可见小肠充气及液平面，有时还可显示肠腔内有蛔虫团块阴影。

诊断明确患者可先行非手术治疗，禁食、减压、给予解痉药、温盐水灌肠、经胃管灌入植物油等。待症状缓解后再行驱虫。如经非手术治疗症状不缓解或出现腹膜刺激征时，应施行手术治疗，术后应继续驱虫治疗。

三、胆石堵塞

胆石堵塞多是先有胆囊结石，梗阻的部位多在回肠，其次是空肠，十二指肠与结肠为胆结石堵塞者较少。胆石肠堵塞的症状是强烈的肠绞痛，胆结石得以下行时，疼痛可有缓解，当有引起强烈肠蠕动时又可引起腹痛，临床症状表现为单纯的机械性肠梗阻。立位腹部X线片除见小肠胀气外，还可能看到肠腔内有胆石阴影，如发现胆道内有气体充盈，而既往接受过胆道与肠道吻合或奥迪括约肌成形术的患者，对这一诊断的可能性给予有力的佐证。胆石堵塞的肠梗阻一般是在做好术前准备后行手术治疗，术中可以试行将结石挤入结肠，但不易成功。也可行肠切开取石，如有肠坏死则需行肠切除吻合，并且要注意探查有无第二处堵塞部分。

四、其他

进食过多含有鞣酸的食物如柿子、黑枣，遇胃酸后成为胶状物，与其他高植物纤维物如竹笋等凝聚成块状物，经常服用氢氧化铝凝胶、考来烯胺（阴离子交换树脂）、胃肠道检查吞服过量的钡剂，有精神障碍的女患者吞食长发等，均可产生不能消化的团状物，出现肠堵塞的症状。一般表现为单纯性肠梗阻，可先用非手术治疗，必要时可剖腹切开肠管取出异物。

慢性假性肠梗阻

慢性假性肠梗阻是由于肠道神经病变和（或）肌病引起的肠道运动功能障碍性疾病，临床上表现为反复发作或持续存在的肠梗阻，但缺乏机械性肠梗阻的证据。

【病因和分类】★△

慢性假性肠梗阻可分为原发性和继发性两类。原发性假性肠梗阻是由肠道平滑肌异常（肌病型）或肠神经系统异常（神经元病型）造成。成年人慢性假性肠梗阻常继发于系统性疾病，如结缔组织病、内分泌疾病、神经系统疾病、肿瘤和病毒感染等。无明确病因的成为慢性特发性假性肠梗阻。尽管有报道发现一些患者为家族性发病，患者存在染色体异常，但多数为散发性假性肠梗阻。

【临床表现和诊断】★★△△

慢性假性肠梗阻可表现各种症状，取决于受影响的消化道部位，症状随受累的自然史而变化。多数在发病早期，已有数年的间断呕吐、腹胀、腹痛及腹泻史，有甚者为便秘与腹泻交替发生。通常小肠慢性假性肠梗阻表现恶心、呕吐、腹胀、腹痛和肠蠕动改变，细菌过度生长继发于小肠动力性疾病，这些患者可有腹泻。当食管主要受累时发生吞咽困难或胃食管反流，胃部受累时则出现和胃轻瘫相符的餐后早饱、腹痛、恶心、呕吐。十二指肠受累，表现为十二指肠扩张和动力紊乱。结肠慢性假性肠梗阻时，结肠扩张明显、便秘严重，可形成粪石嵌顿，肠鸣音低下。病程缓慢且常反复发作，严重时出现电解质紊乱、酸中毒、继发性贫血、吸收不良、营养不良和体重下降等。某些基础疾病过程的肠外表现，可作为诊断假性肠梗阻的一个线索。

本病无特征，诊断较为困难。当临床有怀疑时，应设法排除他种肠梗阻的可能性来确诊，并进一步接受腹部X线片、肠道传输功能、肠道动力检查和营养状况评估。剖腹手术或腹腔镜取的小肠或结肠全层组织活检尚有争议。

【治疗】★★△△

慢性假性肠梗阻主要采用非手术治疗，如胃肠减压、营养支持等。特别是全肠外营养支持对解除症状甚为有效，然而为防止全肠外营养带来的一些不良后果如肠黏膜萎缩、肠道细菌易位等，仍应给予适量的肠内营养。部分药物，如促动力药甲氧氯普胺和红霉素、奥曲肽、抗生素可在部分情况下运用。电起搏理论上是可行的，并可能成为难以控制的慢性假性肠梗阻的治疗手段之一。目前电起搏研究的焦点是改善胃轻瘫，小肠电起搏仍不能用于临床。如诊断明确，原则上应避免外科手术治疗，仅当非手术治疗无效，病变局限、肠管缺血、坏死或穿孔者可考虑手术治疗。

肠系膜血管缺血性疾病

肠系膜血管缺血性疾病是一类肠系膜血管血栓形成或栓塞引起的肠系膜血管闭塞，导致肠管缺血坏死、腹膜炎等，随着人口老龄化，此病发病率增加。该病的特点是起病隐匿、进展迅速，短时间内出现小肠坏死或休克。

【病因与分类】★★△△

根据病因，肠系膜缺血分类如下。①动脉栓塞是急性肠系膜缺血最常见的诱因。此类患者既往常有心脏疾病，如心房颤动、附壁血栓形成、心肌梗死、左心房黏液瘤及人工瓣膜等；大动脉疾病如动脉瘤或动脉粥样硬化，医源性操作如动脉造影术等，肠系膜上动脉最易受累及。②动脉血栓形成。此类患者既往常有肠系膜动脉粥样硬化，常因肠系膜上动脉起始段的动脉粥样硬化引起栓塞，故急性动脉血栓形成缺血比栓子栓塞缺血更严重。③非闭塞性肠系膜缺血。此类患者既往常有低灌注情况，如休克、药物（洋地黄类、血管升压药等），当诱因祛除后血管痉挛仍会继续存在，使该类缺血患者预后极差。④静脉血栓形成。此类患者既往常有遗传性凝血功能亢进，如补体蛋白C和抗凝血酶Ⅲ缺乏、获得性凝血功能亢进、恶性肿瘤、口服避孕药、门静脉高压、腹腔感染和腹部大手术后等。

肠系膜血管缺血性疾病中还有一类非肠系膜血管阻塞性缺血，其肠系膜动、静脉并无阻塞。临床诱因如充血性心力衰竭、急性心肌梗死、感染性休克和心脏等大手术后，以及应用大量利尿药或洋地黄中毒等，也可能与低血容量、低心排血量或肠系膜血管收缩所致血流动力学改变有关，易发生于肠系膜上动脉硬化性狭窄的患者。

【临床表现和诊断】★★★△△△

根据肠系膜血管阻塞的性质、部位、范围和发生的缓急，临床表现各有差异。一般阻塞发生越急，范围越广，表现越严重，动脉阻塞又较静脉阻塞急而严重。

肠系膜上动脉栓塞和血栓形成临床表现大致相仿。一般发病急骤，早期表现突然发生剧烈的腹部疼痛，难以用一般药物缓解，可以是全腹性或局限性。恶心呕吐频繁，呕吐物多为血性。部分患者有腹泻，并排出暗红色血便。患者腹部平坦、柔软，可有轻度压痛，肠鸣音活跃或正常，特点是严重的症状与轻微的体征不相符。全身改变也不明显，如有广泛的血管闭塞，也可较早出现休克。随着肠坏死与腹膜炎的发展，腹胀渐渐明显，肠鸣音消失，出现腹部压痛、腹肌紧张等腹膜刺激征。呕出暗红色血性液体或出现血便，腹腔穿刺抽出液也为血性。血常规多表现为血液浓缩，白细胞升高明显。

肠系膜上动脉血栓形成的患者，常先有慢性肠系膜上动脉缺血的征象。表现为饱餐后腹痛，以致患者不敢进食而日渐消瘦，伴有慢性腹泻等肠道吸收不良等表现。当血栓形成突然引起急性完全性血管阻塞时，表现与肠系膜上动脉栓塞相似。

肠系膜上静脉血栓形成的症状发展缓慢，多有腹部不适、便秘或腹泻等症状。数日至数周后可突然剧烈腹痛、持续性呕吐，但呕血和便血更为多见，腹胀、腹部压痛、肠鸣音变弱。腹腔穿刺抽出液也为血性。血常规多表现为血液浓缩，白细胞升高明显。

该病的诊断主要依靠病史和临床表现，腹部X线片显示受累小肠、结肠轻度扩张或中度扩张胀气，晚期由于肠腔或腹腔内大量积液，立位腹部X线片显示腹部普遍密度增高。血管造影检查对诊断有重要意义。

【治疗】★★★△△△

应早诊断、早治疗，包括支持疗法和手术治疗。血管造影明确病变的部位和性质后，动脉导管可置于原位给予血管扩张药，并维持至手术后或栓塞病变治疗后，有利于提高缺血肠管的存活率。肠系膜上动脉栓塞可行取栓术。血栓形成则可行血栓内膜切除或肠系膜上动脉腹主动脉旁路移植手术。如果已有肠坏死，应做肠切除术。肠系膜上静脉血栓形成需施行肠切除术，切除范围应包括全部有静脉血栓形成的肠系膜，否则术后静脉血栓有继续发展的可能，术后并应继续行抗凝治疗。

（叶颖江　申占龙　王　超）

第3节　短肠综合征

短肠综合征（short bowel syndrome，SBS）是指由于肠系膜血管梗死，肠扭转、创伤、恶性肿瘤、克罗恩病而切除了大量小肠导致的以消化吸收功能障碍和营养不良为主的临床综合征。手术造成小肠面积大量减少，致使肠吸收面积减少而出现严重腹泻，吸收不良，失水、电解质及代谢障碍与进行性营养不良。

【病理生理】★★★△△

正常小肠黏膜的吸收面积远超过维持正常营养所必需的面积，有较大的储备能力。如术中回盲部和结肠完整，保留100cm的小肠可避免出现短肠综合征；如术中回盲部与部分结肠被切除，则保留小肠的长度应达150cm。短肠综合征的发生还与切除的小肠部位有关，十二指肠、近端空肠、远端回肠是小肠消化吸收的主要场所，蛋白质和脂肪在回肠内吸收更充分，铁、钙和叶酸盐主要在十二指肠和上段空肠吸收，胆盐、胆固醇、维生素B_{12}等只在回肠吸收。因此，这些重要肠段的切除将会增加短肠综合征发生的概率。此外，剩余小肠是否存在潜在病变，其余器官功能状况也都会影响到短肠综合征的严重程度。

小肠广泛切除后肠腔过短、吸收面积减少，导致大量液体无法被重吸收，出现严重的腹泻症状，进而导致水、电解质、酸碱平衡的紊乱。回肠切除后还会导致胆盐吸收障碍，引起胆汁中胆盐浓度不足使胆石症的发生率升高；此外，维生素B_{12}、铁、叶酸的缺乏造成贫血，维生素C缺乏使毛细血管壁脆性增加，导致出血倾向加重，其余如钙、镁、锌的缺乏均会造成相应的症状。

小肠被大量切除后，残留的肠段将逐步进行代偿。表现为肠管增粗、延长，肠壁增厚；肠黏膜绒毛变长、皱襞增多，肠腺凹加深。这些代偿改变可增加小肠的吸收面积和吸收功能。然而代偿改变需要食物与肠黏膜接触及刺激，如长期接受全胃肠外营养支持，肠黏膜将出现萎缩。

【临床表现】★★★△△△

短肠综合征最初与最主要的症状是腹泻，重者每天可达5～10L，若处理不及时，可引发一系列水、电解质、酸碱平衡紊乱。由于营养不良，患者可出现体重下降、肌肉萎缩、贫血、低蛋白血症、钙及镁不足可引起肌肉兴奋性增强和手足抽搐，长期缺乏可引起骨质疏松。此外，发生短肠综合征后脂肪吸收不良，脂肪酸与钙的沉淀竞争性抑制草酸盐与钙的沉淀，导致草酸盐从肠道的吸收和从尿中的排出均增多，引起泌尿系草酸钙结石。

【辅助检查】★★★△△△

通过辅助检查可排除其他并发症，当患者持续发热应及时行B型超声或CT检查，以早期发现腹部脓肿并有效处理。

【诊断及鉴别诊断】★★★△△△

短肠综合征一般在手术后出现，故在有明确手术史的情况下不难诊断。需鉴别是否有其他原因引起腹泻及营养不良，如急性胃肠炎、假膜性肠炎及其他感染性肠道疾病等。

【治疗】★★★△△△

短肠综合征的治疗甚至开始于小肠切除手术前，旨在最大限度降低可预测的并发症，提高远期生存及质量。

一、术前处理

术前需充分告知患者及家属有关短肠综合征的表现及对于将来生活的影响，对于老年合并多种疾病或先前做过小肠切除的患者而言，再次行小肠切除的长度需要外科医师仔细斟酌及讨论以决定。对于先前做过小肠切除的患者，外科医师应在术前充分了解患者先前小肠解剖及疾病情况。此外，术前应对患者营养状况进行评估，以制订围术期的营养治疗方案。

对于急性小肠疾病需要大范围切除的患者，术前处理包括：稳定患者的血流动力学指标，纠正水、电解质紊乱，预防抗生素使用，胃肠减压，肠道准备，此外如果术后需要造瘘，则术前应与造瘘护理师确定最佳造瘘部位。

二、术中处理

术中最需要注意的是尽量减少不必要的肠段切除，其他手法如狭窄肠段成型、浆膜修补等可以用来处理特殊病变，以避免肠段切除。在处理缺血肠段时，任何由于肠系膜狭窄形成的梗阻均需要松解，且肠段应给予温、湿纱布覆盖，并观察肠管活性，后者可以借助触诊肠管搏动、多普勒超声或静脉注射荧光造影剂的方法评估肠壁血供，在必要情况下给予血管再通处理。

对于状况不稳定，肠管活性待确定及残留小肠过短（＜90cm）的患者，推荐进行造瘘处理。此外，在某些情况下，胃肠减压比造瘘处理更加有意义。总之，当远端肠段有活性时，保持肠管活性的连续性尤为重要。

由于短肠综合征患者术后胆石症及急性胆道合并症的发生率会增加，因此可以考虑在术中进行预防性胆囊切除。然而胆囊切除更适用于择期手术、病情稳定的患者。对于急诊手术，需要切除大范围肠段的患者，预防性胆囊切除需斟酌。

三、术后处理

术后早期患者可出现严重腹泻症状，病情危重，治疗主要在于控制脓毒症、保持水及电解质平衡，以及营养治疗。初期需要全肠外营养（total parenteral nutrition，TPN），需4～8周。多数患者每天需要能量35kcal/（kg·d）及蛋白1～1.5g/（kg·d）。对于高胃酸者可给予碳酸钙以中和胃酸或应用H_2受体拮抗药、质子泵抑制药（proton pump inhibitor，PPI）；口服考来烯胺散（商品名消胆胺）可消除胆盐对结肠的刺激，也能减轻腹泻。总的来说，术后残余180cm以上小肠的患者一般不需要长期肠外营养支持；剩余90cm以上小肠的患者，尤其保留了回盲瓣的患者，需要＜1年的肠内营养治疗；然而对于＜60cm小肠的患者，很可能需要永久肠外营养。

当患者水、电解质平衡和酸碱代谢平衡初步稳定、腹泻量显著下降后可开始混合营养治疗阶段。由肠外营养过渡到肠内营养需根据残留小肠与结肠的长度、部位与活力情况加以调整使之个体化，并且注重缓慢进行、逐步递增、严密监测的原则。目标是保持体重稳定，避免体液过大波动。

肠内营养增加小肠对于切除后状态的适应与代偿能力很重要。在肠道切除术后6～12个月，剩余肠段的表面积会增大，其吸收能力也会有提高，在这期间，脂肪及膳食纤维的供给尤为重要。生长因子也会刺激剩余肠道的功能恢复并提高液体吸收能力。胰高血糖素样肽-2正处于临床试验阶段。

随着患者剩余小肠吸收消化功能的逐步代偿和改善，腹泻已基本控制，机体营养状况日益改善，逐步调整到依靠口服摄入营养。理想状态下，多数患者能从肠道获得足够的营养，不需要静脉营养的补充。需要注意的是由于储备耗尽可出现维生素B_{12}缺乏引起的贫血，可通过肌内注射途径长期补充。对于无法摆脱长期肠外营养以维持生命的患者，此类患者一方面需要密切注意预防和治疗长期肠外营养支持治疗可能存在的并发症，另一方面可以考虑实施外科手术治疗。

四、短肠综合征的手术治疗

手术治疗短肠综合征有以下目的。首先，改善剩余肠道的功能。如果存在梗阻则需给予缓解；对于扩张的无功能节段（其存在会加重吸收不良及致使细菌滋生）应给予处理，如肠道缩窄成形术等。其次，剩余肠段延长处理可应用于某些患者，横向肠管成形术（STEP术）与纵向肠管成形术（Bianchi术）有效并有长期效果。最后，降低肠内容物移行速度以改善吸收。有多种方式来达成这一目的，包括人工瓣及括约肌成形术、肠管倒置术等。这些手术的效果无法估计，应仔细遴选合适患者。

治疗短肠综合征的最终手段是延长剩余肠管。随着近来免疫抑制治疗的进步，小肠移植的效果越来越值得期待，对于适合的患者，小肠移植成为临床较为接受的治疗手段。对于合并不可逆肝衰竭及短肠综合征的患者，可考虑同时行肝移植及小肠移植手术。

对于患者是否适合手术治疗有几个参考因素，最重要的是患者处于何种营养支持状态。对于可以耐受单独肠内营养支持的患者，唯有以下情况考虑手术治疗：进行性加重的吸收不良，存在转换为肠外营养的风险，由于吸收不良有严重症状。对于接受肠外营养，但可以耐受较大量肠内营养的患者，有希望通过手术来摆脱肠外营养治疗。对于接受肠外营养并有严重并发症的患者则有明确手术指征，这一情况的大多患者（尤其儿童）常需要移植手术。此外，患者年龄、潜在疾病等因素也需要考虑以决定患者是否适合手术治疗。

【预后】★★★△△

短肠综合征患者2年生存率约85%，5年约75%，空肠末端造瘘、剩余肠管短于50cm，肠系膜血管病变均降低生存率。TPN导致的肝病在不进行肝移植手术的情况下，平均生存期约为1年。小肠移植术后1年生存率为85%，但5年生存率降低到50%。

（叶颖江　申占龙　安勇博）

第4节 小肠肿瘤

小肠肿瘤是指从十二指肠到回盲瓣止的小肠肠管所发生的肿瘤。小肠占胃肠道全长的70%～80%，但小肠肿瘤的发病率较胃肠道其他部位为低，占全部胃肠道肿瘤的3%～7%，小肠恶性肿瘤则更为少见，占胃肠道恶性肿瘤的1%～2%。小肠肿瘤发生率低，与小肠内容物通过快，小肠黏膜细胞更新快，小肠内容物为碱性液状，肠壁内含有更高的IgA，小肠内细菌含量较低等因素有关。小肠肿瘤可来自小肠各类组织，包括上皮、结缔组织、血管组织、淋巴组织、平滑肌、神经组织、脂肪组织等，肿瘤类型多样。良性肿瘤中平缓肌瘤、腺瘤较多见，恶性肿瘤中腺癌和淋巴肉瘤较多见。小肠肿瘤的发生部位，以回肠肿瘤较空肠肿瘤发病率高，而空肠肿瘤以胃肠道间质瘤（gastrointestinal stromal tumor，GIST）为多见。

【临床表现】★★△△

小肠肿瘤可发生于任何年龄，但多发病于50～60岁，男性稍多于女性。小肠肿瘤临床表现很不典型，近1/3患者无症状，仅在体检或因某些手术行剖腹探查时被发现。临床表现一般与肿瘤的类型、部位、大小、性质及是否有梗阻、出血和转移相关。常表现为以下一种或几种症状。

一、腹痛

腹痛为常见的症状。部分是由于肠梗阻引起，另肿瘤的牵拉及其引起的肠管蠕动失调、瘤体中心坏死引起的炎症反应、溃疡、穿孔等，都可以导致腹痛发生。腹痛可为隐痛、胀痛乃至剧烈绞痛，当并发肠梗阻时，疼痛尤为剧烈，并可伴有腹泻、食欲缺乏等。

二、消化道出血和贫血

消化道出血和贫血为常见的首发症状。出血一般是肿瘤在发生溃疡和表面糜烂后出现的症状。约1/3的小肠肿瘤有出血症状，表现为反复黑便、大量柏油样便或血便或仅有粪便隐血试验阳性。部分因长期反复少量出血未被察觉，而表现为慢性贫血。

三、腹部包块

部分患者腹部可触及肿块，以向肠腔外生长的肿瘤多见。肿块的硬度可以从柔软到坚硬不等。良性肿瘤多光滑、活动度大，恶性肿瘤活动度较小。良性或恶性肿瘤的早期较少能触及肿块。

四、肠梗阻

肠梗阻为小肠肿瘤常见并发症，大多数为慢性复发性，可为完全或不全性肠梗阻。肠梗阻为多因肿瘤引起的肠套叠及肠管挛缩、狭窄或扭转等所致。

五、穿孔

小肠良恶性肿瘤均可能发生穿孔，但在晚期恶性肿瘤中更多见。急性穿孔引起弥漫性腹膜炎，慢性穿孔导致局限性脓肿和肠瘘形成。

六、类癌综合征

小肠类癌患者可出现类癌综合征，主要表现为阵发性面颈部和上部躯体皮肤潮红（毛细血管扩张）、腹泻、哮喘和因纤维组织增生而发生心瓣膜病。常因进食、饮酒、情绪激动、按压肿瘤而激发。类癌综合征多见于类癌伴肝转移患者。

七、全身症状

小肠肿瘤患者可伴有食欲不振、消化不良、消瘦乏力、低热、体重减轻等非特异性全身症状。

八、其他症状

十二指肠肿瘤若压迫胆总管则产生梗阻性黄疸。

【辅助检查】★★△△

一、X线检查

1. 腹部X线片 小肠肿瘤导致肠梗阻患者，腹部X线片可见肠腔内液气平。该类患者不适宜进行钡餐检查，避免发生并发症。

2. 小肠钡剂造影 小肠肿瘤的首选检查方法。病变在空肠者较易查出，而远侧病变由于肠袢迂回重叠、内容物通过快，有些肿瘤不易发生而出现遗漏。因此，分次口服少量钡剂逐段连续仔细观察有可能提高检出率。

3. 胃肠钡剂双重对比造影 本法对十二指肠癌诊断准确率达40%～75%，X线的主要征象有持久的十二指肠黏膜皱襞变形、破坏或消失，肠壁僵硬、充盈缺损、龛影或狭窄。

4. 十二指肠低张气钡造影 检查过程中肠壁松弛，黏膜舒展，在钡剂和空气对比下，易发现十二指肠黏膜早期病变。

5. 钡剂灌肠 如钡剂能进入末段回肠，有时可显示末段回肠肿瘤的部位，但发现率低。

二、内镜检查

内镜检查有助于提高部分小肠肿瘤的诊断率。小肠镜可做经口、经肛的进镜方式，能发现大多数的小肠肿瘤，但无法取活检，且无法用于可疑肠梗阻患者。十二指肠镜可以直接观察病变部位、大小、形态，并可以做活组织检查，对诊断十二指肠部肿瘤的正确率甚高。行结肠镜检查过程中少数患者可以进入末端回肠，可能发现局部病灶并可取活检。

三、选择性肠系膜血管造影

对血管丰富或存在出血的病变，或肠壁上具有巨大的占位性病变可较好的定位显示，尤其是对平滑肌瘤和血管瘤尤为适用。当有消化道出血量超过每分钟3～5ml时，选择性肠系膜上动脉造影检出率高且能确定病变部位。

四、CT检查

CT检查可发现小肠肠壁弥漫性增厚、肠壁外压迫和肠腔内肿块，通过CT及三位重建技术，提高小肠肿瘤的定性、定位诊断准确率。但当肿瘤直径<1.5cm时则难以被发现。

五、实验室检查

慢性出血患者可出现红细胞及血红蛋白降低，便隐血试验阳性。肿瘤标志物在小肠肿瘤患者中无特异性变化。十二指肠癌导致梗阻性黄疸时，血中胆红素、碱性磷酸酶升高。对存在类癌综合征表现或怀疑类癌的病例，可以测定患者尿中的5-羟色胺降解物5-羟吲哚乙酸的水平，有助于确定肿瘤的性质。

【诊断及鉴别诊断】★★★△△△

小肠肿瘤发生率较低、缺少特异性的临床表现，术前诊断率较低。当患者以反复发作的黑便和不明原因的腹痛或肠梗阻就诊时，经初步排查常见的病因后仍未能做出明确诊断，应考虑到小肠肿瘤的可能并安排进一步检查。但很多小肠肿瘤经过以上各种辅助检查后仍难以明确诊断，必要时可考虑行剖腹探查或腹腔镜探查，诊断同时行手术治疗。

需要注意的是妇科卵巢肿瘤多局限于盆腔，而小肠发生肿瘤往往与盆腔脏器相重叠，在术前造成两者临床鉴别的困难。在临床症状与体征较难区分的情况下，依据必要的B型超声、CT、MRI及肠镜活检以鉴别诊断。多方检查不能明确的患者，亦应积极手术探查。

【治疗】★★★△△△

一、小肠良性肿瘤

良性肿瘤也可以引起消化道出血、肠套叠、肠梗阻及肠穿孔等一系列严重并发症，并且有恶变可能，因此，无论是在诊疗过程中发现还是在手术探查中偶然发现均应实施手术切除。

二、小肠恶性肿瘤

高度怀疑或已证实的小肠恶性肿瘤，则应实施小肠恶性肿瘤根治性切除术，将肿瘤连同近肠管系膜及区域淋巴结一并整块切除，为清除区域淋巴结，小肠可进行较广泛切除，一般两端距肿瘤不少于10cm为宜。十二指肠恶性肿瘤多数需行胰头十二指肠切除。如肿瘤已与周围组织浸润固定无法切除，则可行短路手术缓解梗阻症状。根据术后病理诊断和分期结果进行化疗或放射治疗。

（叶颖江　申占龙　王　畅）

第5节　小肠及肠系膜损伤

自古以来就有肠损伤的描述。亚里士多德曾描述“没有皮肤损伤的轻微的击打可造成肠破裂”，希波克拉底首次描述刀刺造成的肠损伤。1275年，De Salicet首次报道横向缝合修复肠损伤。1686年，Bonet首次描述钝性肠损伤。小肠及其系膜在腹腔中分布广，容积大，相对表浅，又无骨骼保护，因此腹部穿透伤或闭合伤时都容易受累。

【发病率和病死率】★△

大多数情况下枪弹伤累及小肠或小肠系膜的发生率为90%或更高，刺伤的小肠损伤发生率为25%～30%。钝器伤中，虽然小肠是排在第3位最容易受伤的器官，仅次于肝和脾，但是近年来的观点认为其发生率比以往认为的要低。有报道称小肠钝性伤后的病死率高达25%或更高，但通常认为的病死率接近10%。2000年Fakhry等的多中心研究称单独的小肠损伤和小肠损伤合并其他多处损伤的死亡风险没有差异。而延迟诊断则与近50%的死亡发生直接相关。事实上，诊断延迟超过8小时后并发症发生率和病死率增高。穿透伤后死亡与腹腔内其他损伤和腹膜后损伤相关。

【损伤机制】★★△△

开放伤可发生于任何部位且常为多发性。据统计，枪弹伤引起的小肠穿孔，每例平均在5处以上。腹部火器伤，外科意义上的损伤可能性超过80%，所以手术推荐腹腔镜探查。即使没有穿透进入腹腔，但冲击波效应可能导致脏器穿孔，尤其是当冲击力处于高速状态时（>610m/s）。火器伤的损伤性质与射击量和射击距离有关，射击量大、距离近则损伤大。刀刺伤极少致命，但由于多数是选择性治疗，因此那些被忽视的损伤相对于需要手术的损伤风险性增高。

闭合伤的好发部位则按其机制的不同而异。高速交通方式和安全带的普遍使用增加小肠钝性损伤的风险。过去交通事故常常造成现场死亡或快速致命的中枢神经系统损伤，大量交通安全措施的实施减少了死亡事故，然而增加了不同类型的损伤，安全带综合征就是其中一种类型，包括小肠损伤。事实上，Fakhry等在2003年多中心研究报道中指出，安全带的使用增加了小肠穿孔的风险。

钝性力造成小肠破裂的发病机制仍待确认，但不同程度的归因于压迫、剪切或爆炸力。暴力直接作用于腹部可挤压位于外力和脊柱之间的肠管。这种机制常伴随其他器官的损伤。由突然减速造成的剪切力损伤常发生于相对固定位置，如 Treitz 韧带和末端回肠或有附着点的部位。当暴力突然施加于充满液体的小肠或肠管末端暂时关闭造成部分肠管膨胀，若此时外力作用于此段肠管可使小肠破裂。这就解释了小肠在相对小的外力情况下可能破裂的原因，而且在动物犬模型中得到证明。总之，小肠多处破裂伴随肠系膜损伤和广泛小肠挫伤是挤压伤的发病机制。有腹壁疝的患者，钝性伤时发生小肠破裂的概率比正常人大。

对有肠粘连的患者施行腹腔手术或腹壁窦道扩创，腹腔镜手术在腹壁戳孔过程中或手术操作中，都有可能伤及小肠。肠腔内外的异物及术中或术后大剂量放射治疗，也有损伤小肠的可能。

【损伤分级】★★★△△△

小肠损伤程度的分级较简单，但结局复杂。因为有些病例初次诊断时常漏诊。许多病例从损伤到愈合没有症状，有些发生肠坏死则腹腔症状严重，有些症状延迟，常需要后期手术治疗。美国创伤外科学会（American Association for the Surgery of Trauma，AAST）器官损伤模式见表 12-2。注意Ⅱ～Ⅳ级损伤，相当于穿孔且很可能损伤后立即出现症状。Ⅴ级损伤，即肠管断裂伴有部分组织缺失或血供阻断，症状可以明显也可隐匿，但都引起肠管完整性丧失并需要行小肠切除。在某些无法分类的缺血损伤中，即部分缺血损伤不伴有肠壁全层坏死，愈合后出现狭窄而引发延迟性肠梗阻症状。出现上述问题多数需要手术干预。

表 12-2 小肠损伤分级

分级	损伤类型	损伤描述	AIS 评分
Ⅰ	血肿	挫伤或血肿，没有血运障碍	2
	撕裂伤	局部增厚，无穿孔	2
Ⅱ	撕裂伤	裂伤＜50% 环周	3
Ⅲ	撕裂伤	裂伤达 50% 环周没有横断	3
Ⅳ	撕裂伤	小肠断裂	4
Ⅴ	撕裂伤	小肠断裂伴节段组织缺失	4
	血管	节段小肠血运受阻	4

注：AIS，简明损伤定级，多发伤分级为Ⅲ级

【诊断】★★★△△

诊断多无困难。细致的体格检查、CT、腹腔穿刺或诊断性腹腔灌洗（diagnostic peritoneal lavage，DPL）有助于明确诊断。小肠钝性损伤的诊断并不是那么容易。小肠钝性损伤包括挫伤伴或不伴浆膜撕裂，肠壁内血肿，肠壁完整性被破坏。后一种情况常在直接损伤后立即发生，但仍有很多延迟穿孔的案例，可能是外伤后缺血导致肠壁坏死引起。肠系膜的损伤可引起类似的结果，或者仅仅引起创伤后狭窄和肠梗阻的延迟症状。受伤的患者伴有穿孔，其症状常表现为腹痛和腹膜刺激征，包括腹部叩痛、深触痛和直接间接反跳痛。这种情况没有额外的诊断也具有手术适应证。在很多损伤的患者中，以下情况体格检查可能阴性，如合并头外伤，醉酒或服用其他药物，或其他损伤转移了患者的注意力。在这些情况下，CT、超声、DPL 或腹腔镜探查等诊断方法可能会有效。小肠损伤的诊断需注意以下几点。①特殊警惕的患者需要可靠的体格检查；②没有单个的诊断方法能确诊小肠损伤，除了腹腔镜探查；③小肠和肠系膜损伤哪怕没有引起穿孔，也需要手术探查。

【治疗】★★★△△△

大多数情况下，外科治疗指手术治疗。然而，外科评价在决定是否行肠切除、切除范围及修复和切除方法上有重要的作用。小肠损伤常是单纯的损伤，但在腹部穿透伤或钝性伤情况下也常常合并其他腹内脏器损伤。外科评价对于相关损伤的治疗和损伤控制极为重要。2000 年，Hackam 等将小肠损伤患者与伴有其他腹腔内损伤和不伴有腹腔内损伤的患者作比较。虽然伴有其他损伤的患者能够更早的得到诊断和实施剖腹探查，但合并其他损伤患者病死率高，住院时间长，腹部并发症多。

小肠损伤需要手术治疗的情况包括小肠穿孔，肠壁内血肿，挤压伤使肠管丧失活力，肠管撕裂，肠系膜损伤致肠系膜撕裂，出血，血肿增大和小肠缺血。小肠损伤是行修补、切除还是损伤控制要基于患者的临床条件，损伤解剖和损伤分布。

手术时要对整个小肠和系膜进行系统探查，系膜缘血肿即使不大，也应打开探查，以免遗漏小的穿孔。边缘整齐的裂伤，可用丝线做横向两层内翻缝合。边缘组织有碾挫及血运障碍者，应进行清创，证实创缘有良好血运后再缝合。遇有下列情况应做肠切除术：①缺损过大或长的纵行裂伤，直接缝合预计会造成肠腔狭窄；②多处破裂集中在一小段肠管上；③肠管严重碾挫，血运障碍；④肠壁内或系膜缘有大血肿；⑤系膜严重挫伤或断裂，或系膜与肠管间撕脱导致血运障碍。

肠系膜损伤不同于小血肿和危及生命的撕裂伤。大范围的或逐渐增大的肠系膜血肿及紧邻肠壁的血肿需要探查和缝扎血管。必要时应修补保证肠壁完

整性。肠系膜撕裂可能造成累及的肠段缺血，这时行肠切除很有必要。处理系膜损伤应十分细致，既要妥善止血，又要避免缝扎尚未受累的血管。系膜大血管损伤，动脉能修补者尽量修补，少数需吻合重建，避免广泛切除小肠造成短肠综合征。静脉的侧支循环比较丰富，结扎后发生缺血坏死的概率较小，但也应谨慎施行。所有的系膜撕裂需缝合关闭系膜，防止发生内疝。

手术中误伤小肠，应及时修补，多无不良后果。腹腔镜手术中伤及肠管，一般可在腹腔镜下进行修补。

（叶颖江　申占龙　王　摶）

参考文献

[1] 肠外肠内营养学分会指南与规范编委会. 炎症性肠病. 中华临床营养杂志，2008，16 (2)：67-69.

[2] 黎介寿. 克罗恩病外科治疗的特点. 中国实用外科杂志，2007，27 (3)：1-191.

[3] Baumgart DC, Sandborn WJ. Crohn's disease. Lancet, 2012, 380 (9853): 1590-1605.

[4] Podolsky DK. Inflammatory bowel disease. New England Journal of Medicine, 2002, 347 (6): 417-429.

[5] 吴孟超，吴在德. 黄家驷外科学. 7版. 北京：人民卫生出版社，2008.

[6] 陈孝平，汪建平. 外科学. 8版. 北京：人民卫生出版社，2013.

[7] 王杉. 外科与普通外科诊疗常规. 北京：中国医药科技出版社，2013.

[8] 陈孝平. 外科学. 2版. 北京：人民卫生出版社，2013.

[9] Bland KI, Büchler MW, Csendes A, et al. General Surgery. 2nd edition. Springer, 2009.

[10] Townsend CM, Beauchamp RD, Evers BM et al. Sabiston Textbook of Surgery Elsevier Saunders, 2012.19th edition.

[11] 吴在德，吴肇汉. 外科学. 7版. 北京：人民卫生出版社，2008.

[12] Pourmand K, Itzkowitz SH. Small Bowel Neooplasms and Polyps. Curr Gastroenterol Rep, 2016, 18 (5): 23.

[13] Fakhry SM, Brownstein M, Watts DD, et al. Relatively short diagnostic delays (<8 hours) produce morbidity and mortality in blunt small bowel injury: an analysis of time of operative intervention in 198 patients from a multicenter experience. J Trauma, 2000, 48: 408-415.

[14] Maull KI. Stomach, small bowel and mesentery injury. In Champion HR, Robbs JV, Trunkey DD, editors: Rob and Smith's operative surgery: trauma surgery, 4th ed, London, 1989: 401-413.

第13章 阑尾疾病

第1节 阑尾的胚胎、解剖和生理

阑尾起源于胚胎第11周内胚层构成的盲肠突，至胚胎第21周左右形成具有黏膜、黏膜下层、肌层、浆膜四层结构的阑尾。盲肠突位于中肠袢的尾端，由于中肠袢在消化管形成过程中逆时针旋转270°，阑尾的位置由右季肋区逐步下降至右髂窝，盲肠和阑尾多位于右髂窝内。但是由于肠旋转不良等情况，盲肠和阑尾可能出现多种异位，出现在右季肋区与右髂窝之间的任何位置，也可以落入盆腔。除了位置差异，还有双阑尾、阑尾发育不全、双盲肠双阑尾、壁内阑尾、阑尾缺如等变异，因此在进行阑尾切除手术时需要特别注意。

阑尾为一段细长肠管，常附着于盲肠的后内侧壁，内腔与盲肠相通，开口于回盲瓣尾侧1.5～2.5cm处。阑尾末端游离，常蜷曲在回盲后隐窝内。阑尾管腔狭小，长度一般为6～9cm，直径为0.5～1.0cm。阑尾长短粗细个体变异较大，婴儿阑尾基底部较宽，儿童阑尾较长，成年人阑尾相对较短，老年人逐渐萎缩。

盲肠3条结肠带向下会聚并延续为阑尾的纵肌，因此沿结肠带向回盲部追溯常可找到阑尾基底部。阑尾基底部与盲肠的位置关系比较固定，但阑尾尖端活动，个体差异大，可指向不同方向，根据指向不同，可区分为以下几个位置。①盲肠下位。盲肠下位的阑尾根部在盲肠后内侧壁，游离段指向内下方。②盲肠或结肠后位。阑尾位于盲肠后壁和后腹膜之间，间断指向上方，可达升结肠后方。有2%的阑尾为腹膜外位器官，完全位于腹膜外结缔组织，通常无系膜，邻近髂腰肌、髂腹股沟神经和生殖股神经。③回肠前位。尖端指向内上方，跨过回盲部前方。④回肠后位。尖端指向内上方，钻过回盲部后方，此型阑尾系膜较短。⑤盆位。尖端指向内下方，跨过髂总血管，落入盆腔内，邻近输尿管盆段，膀胱和直肠侧壁，女性卵巢和输卵管，此型阑尾炎常引起膀胱和直肠刺激征。

国内数据统计显示，阑尾不同位置占比分别为回肠前位28%，盆位26%，盲肠后位24%，回肠后位8%，盲肠下位6%，盲肠外位4%，高位4%。

阑尾动脉为回结肠动脉的一个终末分支，主干沿阑尾系膜游离缘行至阑尾末端，分支后供应阑尾壁。阑尾动脉栓塞时，容易发生坏死和穿孔。阑尾静脉回流注入回结肠静脉，其血流经肠系膜上静脉、门静脉进入肝内，当阑尾有化脓性炎症时，细菌、栓子可沿静脉上行，引起化脓性门静脉炎和肝脓肿。阑尾神经来自肠系膜上动脉周围的交感神经丛，与脊髓第10胸节相接，因此阑尾炎早期引起的内脏牵涉性疼痛常表现为第10胸神经支配的脐周范围。阑尾的淋巴管首先注入阑尾系膜内的淋巴结，阑尾淋巴结的输出管伴阑尾血管注入回结肠淋巴结，向上注入肠系膜上淋巴结。

阑尾能吸收水和电解质，并可蠕动，阑尾蠕动可将进入其腔内的粪便和食物碎屑排出。阑尾可能分泌激素和消化酶。阑尾还具有一定的免疫功能，阑尾壁固有层和黏膜下层有丰富的淋巴滤泡，被认为与回肠末端Peyer淋巴滤泡一起可产生淋巴细胞和抗体，参与机体的免疫功能，是消化系统的防御器官。一般认为儿童时期阑尾具有发达的淋巴组织，能发挥一定免疫功能，而成年人阑尾为失用器官。目前研究进展认为，阑尾有益于人类肠道微生物中有益细菌的重新生长，因此，预防性阑尾切除术或在腹部行其他手术时随意将无病变的阑尾切除目前看是不可取的。

（陈　凛　崔建新）

第2节 急性阑尾炎

急性阑尾炎是“外科急腹症”最常见的疾病之一，其发病率约为1‰。各年龄段及妊娠期妇女均可发病，但以青年最为多见，男性多于女性。急性阑尾炎临床表现变化较多，尽管近半数病例有典型的临床表现，但是也有许多患者症状、体征不典型，几乎所有的急腹症均需要与急性阑尾炎相鉴别。早期明确诊断，及时治疗，可使患者在短期内恢复健康。若延误诊治，则可能出现严重并发症。因此对本病的诊断和处理须高度重视。

【病因】★★★△△△

阑尾管腔狭窄，走行扭曲，远端封闭，这些解剖因素决定了阑尾容易高发急性炎症。一般认为急性阑尾炎是由下列几种因素综合作用而发生。

一、梗阻

梗阻为急性阑尾炎发病最常见的基本因素，常见的梗阻原因有：①粪石和粪块等；②寄生虫，如蛔虫堵塞；③阑尾系膜过短，造成阑尾扭曲，引起部分梗阻；④阑尾壁的改变，以往发生过急性阑尾炎后，肠壁可以纤维化，使阑尾腔变小，亦可减弱阑尾的蠕动功能；⑤阑尾开口病变。

二、黏膜下淋巴组织水肿

阑尾黏膜下淋巴组织水肿，造成阑尾腔狭窄，可能与感染有关。

三、细菌感染

阑尾炎的发生也可能是细菌直接感染的结果。细菌可通过直接侵入、经由血运或邻接感染等方式侵入阑尾壁，从而造成阑尾的感染和炎症。

四、其他

与急性阑尾炎发病有关的因素还有饮食习惯、遗传因素和胃肠道功能障碍等。阑尾先天性畸形，如阑尾过长、过度扭曲、管腔细小、血运不佳等都是易于发生急性炎症的条件。胃肠道功能障碍（如腹泻、便秘等）引起内脏神经反射，导致阑尾肌肉和血管痉挛，当超过正常强度时，可致阑尾管腔狭窄、血运障碍、黏膜受损，细菌因之入侵而致急性炎症。

【病理】★★★△△△

根据急性阑尾炎的临床过程和病理解剖学变化，可将其分为4种病理类型，这些不同类型可以是急性阑尾炎在其病变发展过程中不同阶段的表现，也可能是不同的病因和发病机制所产生的直接结果。

一、急性单纯性阑尾炎

阑尾轻度肿胀，浆膜表面充血。阑尾壁各层组织间均有炎性细胞浸润，以黏膜和黏膜下层最为显著；黏膜上可能出现小的溃疡和出血点，阑尾腔内可能有少量渗出液，临床症状和全身反应也较轻，如能及时处理，其感染可以消退、炎症完全吸收，阑尾也可恢复正常。

二、急性化脓性阑尾炎

阑尾明显肿胀，壁内有大量炎性细胞浸润，可形成大量大小不一的微小脓肿；腔内有脓性分泌物，有明显的大肠埃希菌和厌氧菌感染征象；浆膜高度充血并有较多脓性渗出物，作为机体炎症防御、局限化的一种表现，常有大网膜下移、包绕部分或全部阑尾。此类阑尾炎的阑尾已有不同程度的组织破坏；即使经保守治疗恢复，阑尾壁仍可留有瘢痕挛缩，致阑尾腔狭窄，日后炎症可反复发作。

三、坏疽性及穿孔性阑尾炎

该型阑尾炎可发生于阑尾短时血运阻断，也可由化脓性阑尾炎发展而来。根据阑尾血运阻断的部位，坏死范围可仅限于阑尾的一部分或累及整个阑尾。阑尾管壁坏死或部分坏死，呈暗紫色或黑色。阑尾腔内积脓，且压力升高，阑尾壁血液循环障碍。穿孔部位多存在于阑尾根部和尖端。穿孔如未被包裹，感染继续扩散，则可引起急性弥漫性腹膜炎，可进展为感染性休克，甚至致死。

四、阑尾周围脓肿

急性阑尾炎化脓坏疽或穿孔，如果此过程进展较慢，大网膜可移至右下腹部将阑尾包裹并形成粘连，形成炎性肿块或阑尾周围脓肿。

阑尾穿孔并发弥漫性腹膜炎最为严重，常见于坏疽穿孔性阑尾炎，婴幼儿大网膜过短、妊娠期的子宫妨碍大网膜下移，故易于在阑尾穿孔后出现弥漫性腹膜炎。由于阑尾炎症严重，进展迅速，局部大网膜或肠袢粘连尚不足以局限之，因此一旦穿孔，感染很快蔓及全腹腔。患者有全身性感染、中毒和脱水等现象，有全腹性的腹壁强直和触痛，并有肠麻痹的腹胀、呕吐等症状。如不经适当治疗，病死率很高；即使经过积极治疗后全身性感染获得控制，也常因发生盆腔脓肿、膈下脓肿或多发性腹腔脓肿等并发症而需多次手术引流，甚至遗下腹腔窦道、肠瘘、粘连性肠梗阻等并发症而使病情复杂、病期迁延。

【临床表现】★★★△△△

急性阑尾炎不论其病因如何，亦不论其病理变化为单纯性、化脓性或坏疽性，在阑尾未穿孔、坏死或合并有局部脓肿以前，临床表现大致相似。多数急性阑尾炎都有较典型的症状和体征，即转移性腹痛、右下腹压痛、反跳痛。

一、症状

急性阑尾炎一般表现在3个方面。

1. 腹痛不适 腹痛不适是急性阑尾炎最常见的症状，约有98%的急性阑尾炎患者以此为首发症状。典型的急性阑尾炎腹痛开始时多在上腹部或脐周围，有时为阵发性，并常有轻度恶心或呕吐；一般持续6～36小时（通常约12小时）。当阑尾炎症涉及壁腹膜时，腹痛变为持续性并转移至右下腹部，疼痛加剧，不少患者伴有呕吐、发热等全身症状。此种转移性右下腹痛是急性阑尾炎的典型症状，70%以上的患者具有此症状。该症状在临床诊断上有重要意义。但也应该指出：不少患者其腹痛可能开始时在右下腹，不一定有转移性腹痛，这可能与阑尾炎病理过程不同有关。没有明显管腔梗阻而直接发生的阑尾感染，腹痛一开始就是右下腹炎性持续性疼痛。异位阑尾炎在临床上虽然也可有初期梗阻性、后期炎症性腹痛，但是其最后腹痛所在部位因阑尾部位不同而异。

腹痛的轻重程度与阑尾炎的严重性之间并无直接关系。虽然腹痛的突然减轻一般显示阑尾腔的梗阻已解除或炎症在消退，但因阑尾腔内压过大或组织缺血坏死，神经末梢失去感受和传导能力，腹痛也可减轻；阑尾穿孔以后，由于腔内压随之减低，自觉的腹痛也可突然消失；故腹痛减轻，必须伴有体征消失，方可视为是病情好转的证据。

2. 胃肠道症状 恶心、呕吐、便秘、腹泻等胃肠道症状是急性阑尾炎患者常见症状。呕吐是急性阑尾炎常见的症状，当阑尾管腔梗阻及炎症程度较重时更为突出。呕吐与发病前有无进食有关。阑尾炎发生于空腹时，往往仅有恶心；饱食后发生者多有呕吐；偶然于病程晚期亦见有恶心、呕吐者，则多由腹膜炎所致。有学者认为，恶心通常出现在疼痛前，而呕吐通常发生在疼痛出现几小时后。食欲减退、畏食是患者更为常见的表现。

当阑尾感染扩散至全腹时，恶心、呕吐症状可加重。其他胃肠道症状如食欲减退、便秘、腹泻等也偶有出现，腹泻多由于阑尾炎症扩散至盆腔内形成脓肿，刺激直肠而引起，此时患者常有排便不畅、便次增多、里急后重及便中带黏液等症状。

3. 全身反应 急性阑尾炎患者的全身症状一般并不显著。当阑尾化脓坏疽并有扩散性腹腔内感染时，可以出现明显的全身症状如寒战、高热、反应迟钝或烦躁不安；当弥漫性腹膜炎严重时，可同时出现血容量不足与脓毒症表现，甚至有心、肺、肝、肾等生命器官功能障碍。

二、体征

急性阑尾炎的体征在诊断上较之自觉症状更具重要性。它的表现决定于阑尾的部位、位置的深浅和炎症的程度，常见的体征有下列几类。

1. 患者体位 不少患者来诊时常见弯腰行走，且往往以双手按在右下腹部。在床上平卧时其右髋关节常呈屈曲位。

2. 压痛和反跳痛 最主要和典型的是右下腹压痛，其存在是诊断阑尾炎的重要依据，典型的压痛较局限，位于麦氏点（阑尾点）或其附近。无并发症的阑尾炎其压痛点比较局限，可以用一个手指在腹壁找到最明显压痛点；待出现腹膜炎时，压痛范围可变大，甚至全腹压痛，但压痛最剧点在阑尾部位。压痛点具有重大诊断价值，即使患者自觉腹痛尚在上腹部或脐周围，体检时往往已能发现在右下腹有明显的压痛点，常以此获得早期诊断。

年老体弱、反应差的患者有时其炎症即使很重，但压痛表现比较轻微或必须深压才痛。压痛表明阑尾炎症的存在和其所在的部位，较之转移性腹痛更具诊断意义。

反跳痛具有重要的诊断意义，体检时将压在局部的手突然松开，患者感到剧烈疼痛，更重于压痛。这是腹膜受到刺激的反应，可以更肯定局部炎症的存在。阑尾部位压痛与反跳痛的同时存在对诊断阑尾炎比单个存在更有价值。

3. 右下腹肌紧张和强直 肌紧张是腹壁对炎症刺激的反应性痉挛，强直则是一种持续性不由自主的保护性腹肌收缩，多见于阑尾炎症已超出浆膜并侵及周围脏器或组织时。检查腹肌有无紧张和强直要求动作轻柔，患者情绪平静，以避免引起腹肌过度反应或痉挛，导致不正确结论。

4. 疼痛试验 有些急性阑尾炎以下几种疼痛试验可能阳性，其主要原理是处于深部但有炎症的阑尾黏附于腰大肌或闭孔肌，在行以下各种试验时，局部受到明显刺激而出现疼痛。①结肠充气试验（Rovsing征）：深压患者左下腹部降结肠处，患者感到阑尾部位疼痛。②腰大肌试验：患者左侧卧，右下肢伸直并过度后伸时阑尾部位出现疼痛。③闭孔内肌试验：患者屈右髋右膝并内旋时感到阑尾部位疼痛。④直肠内触痛：直肠指诊时按压右前壁有疼痛。

【辅助检查】★★★△△△

一、实验室检查

血、尿常规检查有一定重要性。90%的患者常有白细胞计数增多，是临床诊断的重要依据，一般在（10～15）×10^9/L。随着炎症加重，白细胞可以增加，甚至可达到20×10^9/L以上。但年老体弱或免疫功能受抑制的患者，白细胞不一定增多，甚至反而下降。白细胞计数增多常伴有核左移。C反应蛋白在阑尾炎晚期（穿孔、周围脓肿）时明显升高，此时其诊断价值优于白细胞。急性阑尾炎患者的尿液检查一般无特殊改变，但为排除类似阑尾炎症状的泌尿系统疾病，如输尿管结石，常规检查尿液仍属必要。阑尾远端炎症偶可与输尿管、膀胱粘连，尿中亦可以出现少量红细胞和白细胞。

二、影像学检查

1. 超声 正常阑尾由内向外分黏膜层（低回声）、黏膜下层（高回声）、环肌层及纵肌层（低回声）、浆膜层（高回声），从外到内回声就是高低高低。正常阑尾一般不容易显示，偶尔可见，一般阑尾的超声正常直径是5～7mm，不超过7mm。最大壁厚（2.0±0.5）mm，通常认为<3mm为正常。以下为典型的超声表现。①急性单纯性阑尾炎：阑尾轻度肿胀，腔内积液不多，并见其周围肠腔积气增加。表现为纵切呈双边征，横切呈同心圆征或靶环征，内部低回声盲管样结构。②急性化脓性阑尾炎：阑尾蚯蚓状中度肿大，管腔扩张，腔内可见积脓暗区，内有散在强光点，伴粪石者可见强光团，周围可伴少量渗出液无回声暗区。③急性坏疽性阑尾炎：阑尾管壁连续性中断，边界模糊呈不规则实块状，可见粪石，内见散在光点，周边可见较多渗出性无回声区与腔内相同。④阑尾周围脓肿：阑尾结构不清，阑尾区呈形态不规则的低回声和无回声混合性包块。部分患者可在暗区中央发现已坏死的阑尾，呈不均匀的条索状强回声，部分见粪石影。

超声诊断与检查者经验、患者体型、肠管积气情况等关系密切，诊断的准确性约为82%，因此尚不能完全依赖超声检查。

2. CT 阑尾与盲肠的关系是永恒的，其起始点通常位于距回肠末端1.5cm的盲肠内后方，通过CT术前明确病变阑尾解剖位置，为术中寻找阑尾提供重要线索。正常阑尾CT表现为一盲管状结构，直径一般不超过0.7cm，阑尾壁较薄，甚至没有肌层，呈环状或薄壁管状，腔内可有少量液体或气体存在。

急性阑尾炎共同直接CT征象为阑尾增粗，宽径>0.7cm，管壁增厚>3mm，浆膜面模糊，腔内常较多积液、可有不连续积气，伴或不伴阑尾粪石，粪石可位于腔内任何部位，但以阑尾根部多见。阑尾化脓穿孔时，阑尾腔外局限性积液、积气，阑尾粪石外露，阑尾腔外粪石的出现是阑尾穿孔征象。不同位置的阑尾炎伴随着特征性的阑尾周围炎CT间接征象，可以帮助寻找病变阑尾，对急性阑尾炎的诊断有重要意义。

3. 磁共振成像 MRI偶尔用于小儿阑尾炎，因应用较少，没有明确的数据说明其诊断的准确性，而且在诊断阑尾穿孔时，效能不及超声。

4. 腹腔镜 针对难以确诊的疑似病例可以进行腹腔镜探查，直观地明确阑尾情况及腹腔其他脏器情况。

【诊断及鉴别诊断】★★★△△△

多数急性阑尾炎的诊断以转移性右下腹痛或右下腹痛、阑尾部位压痛和白细胞升高三者为决定性依据。典型的急性阑尾炎（约占80%）均有上述症状体征，易于据此做出诊断。对于临床表现不典型的患者，尚需考虑超声及腹部CT等一些辅助检查手段，以进一步肯定。

典型的急性阑尾炎一般诊断并不困难，但另一部分病例，由于临床症状并不典型，诊断相当困难，有时甚至诊断错误，以致采用错误的治疗方法或延误治疗，产生严重并发症，甚至死亡。要与急性阑尾炎相鉴别的疾病很多，常见的分类如下。

一、内科疾病

临床上，不少内科疾病具有急腹症的临床表现，常误诊为急性阑尾炎而施行不必要的手术探查，将无病变的阑尾切除，甚至危及患者生命，故诊断时必须慎重。常见的需要与急性阑尾炎鉴别的内科疾病有如下几种。

1. 急性胃肠炎 一般急性胃肠炎发病前常有饮食不慎或食物不洁史。症状虽然以腹痛、呕吐、腹泻三者为主，但是通常以呕吐或腹泻较为突出，有时在腹痛之前已有吐泻；而急性阑尾炎患者即使有吐泻，一般也不严重，且多发生在腹痛以后。急性胃肠炎的腹痛有时虽然很剧烈，但是其范围较广，部位较不固定，更无转移至右下腹的特点。

2. 急性肠系膜淋巴结炎 多见于儿童，往往发生于上呼吸道感染之后。患者过去大多有同样腹痛史，且常在上呼吸道感染后发作。起病初期于腹痛开始前后往往有高热，此与一般急性阑尾炎不同；腹痛初起时位于右下腹，而无急性阑尾炎的典型腹痛转移史。其腹部触痛的范围亦较急性阑尾炎广，部位亦较阑尾的位置高，并较靠近内侧。腹壁强直不甚明显，反跳痛亦不显著。Rovsing 征和肛门指诊都是阴性。

3. Meckel 憩室炎 憩室炎往往无转移性腹痛，局部压痛点也在阑尾点内侧，多见于儿童，由于 1/3 Meckel 憩室中有胃黏膜存在，患者可有黑便史。Meckel 憩室炎穿孔时成为外科疾病。临床上如诊断为急性阑尾炎而手术中发现阑尾正常者，应即检查末段回肠至少约 100cm，以视有无 Meckel 憩室炎，以免遗漏而造成严重后果。

4. 乙状结肠憩室炎 与急性阑尾的症状非常相似，有学者称为“左侧阑尾炎”。乙状结肠憩室炎早期内脏性疼痛多发生在下腹部，而阑尾炎多发生在上腹部，前者疼痛多在左侧的耻骨弓上区域，有时也能因为乙状结肠冗长而粘连在右髂窝而表现为阑尾炎表现。

5. 局限性回肠炎 典型者不难与急性阑尾炎相区别。但不典型急性发作时，右下腹痛、压痛及白细胞升高与急性阑尾炎相似，必须通过细致临床观察，发现局限性回肠炎所致的部分肠梗阻的症状与体征（如阵发绞痛和可触及条状肿胀肠袢），方能鉴别。

6. 结肠肠脂垂炎 肠脂垂梗死时引起疼痛，与急性阑尾炎表现极为相似，疼痛位置相对明确，但是体征没有阑尾炎明确，通过 CT 可能提示诊断，通常不需要手术治疗。

7. 大网膜病变 大网膜梗死是罕见病变，小儿多见，多表现为急性右下腹痛，多为大网膜扭转和绞窄所致。

8. 心胸疾病 如右侧胸膜炎、右下肺炎和心包炎等均可有反射性右侧腹痛，甚至右侧腹肌反射性紧张等，但这些疾病以呼吸循环系统功能改变为主，一般没有典型急性阑尾炎的转移性右下腹痛和压痛。

9. 其他 如过敏性紫癜、铅中毒等。均可有腹痛，但腹软无压痛，详细的病史、体检和辅助检查可予以鉴别。

二、外科疾病

1. 胃十二指肠溃疡急性穿孔 为常见急腹症，发病突然，临床表现可与急性阑尾炎相似。溃疡病穿孔患者多数有慢性溃疡史，穿孔大多发生在溃疡病的急性发作期。溃疡穿孔引起的腹痛，虽然起于上腹部并可累及右下腹，但是一般均迅速累及全腹，不像急性阑尾炎有局限于右下腹的趋势。腹痛发作极为突然，程度也颇剧烈，常可导致患者休克。体检时右下腹虽然也有明显压痛，但是上腹部溃疡穿孔部位一般仍为压痛最显著地方；腹肌的强直现象也特别显著，常呈“板样”强直。腹内因有游离气体存在，肝浊音界多有缩小或消失现象；X 线透视如能确定膈下有积气，有助于诊断。

2. 急性胆囊炎 总体上急性胆囊炎的症状与体征均以右上腹为主，常可扪及肿大和有压痛的胆囊，Murphy 征阳性，辅以 B 型超声不难鉴别。

3. 右侧输尿管结石 有时表现与阑尾炎相似。但输尿管结石以腰部酸痛或绞痛为主，可有向会阴部放射痛，右肾区叩击痛（+），肉眼或显微镜检查尿液有大量红细胞，B 型超声检查和肾、输尿管、膀胱 X 线片可确诊。

三、妇科疾病

1. 右侧宫外孕破裂 这是育龄妇女最易与急性阑尾炎相混淆的疾病，尤其是未婚怀孕女性，诊断时更要细致。宫外孕患者常有月经过期或近期不规则史，在腹痛发生以前，可有阴道不规则的流血史。其腹痛之发作极为突然，开始在下腹部，并常伴有会阴部垂痛感觉。全身无炎症反应，但有不同程度的出血性休克症状。妇科检查常能发现阴道内有血液，子宫颈柔软但有明显触痛，一侧附件有肿大且具有压痛；如阴道后穹隆或腹腔穿刺抽出新鲜不凝血，同时妊娠试验阳性可以确诊。

2. 右侧卵巢囊肿扭转 可突然出现右下腹痛，囊肿绞窄坏死可刺激腹膜而致局部压痛，与急性阑尾炎相似。但急性扭转时疼痛剧烈而突然，坏死囊肿引起的局部压痛位置偏低，有时可扪到肿大的囊肿，都与阑尾炎不同，妇科双合诊或B型超声检查等可明确诊断。

3. 其他 如急性盆腔炎、右侧附件炎、右侧卵巢滤泡或黄体破裂等，可通过病史、月经史、妇科检查、B型超声检查、后穹隆或腹腔穿刺等做出正确诊断。

【治疗】★★★△△△

手术切除是治疗急性阑尾炎的主要方法，但阑尾炎症的病理变化比较复杂，非手术治疗仍有其价值。芬兰的APPAC随机临床试验显示，对于CT证实的非复杂性阑尾炎患者，抗生素治疗可以作为安全的一线治疗方案。

一、非手术治疗

1. 适应证 ①患者一般情况差或因客观条件不允许，如合并严重心、肺功能障碍。此时也可先行非手术治疗，但应密切观察病情变化。②急性单纯性阑尾炎早期，经CT确诊的非复杂性阑尾炎，抗生素治疗多有效，其炎症可吸收消退，阑尾能恢复正常，也可不再复发。③当急性阑尾炎已被延误诊断超过48小时，病变局限，已形成炎性肿块，也应采用非手术治疗，待炎症消退，肿块吸收后，再考虑择期切除阑尾。当炎性肿块转成脓肿时，应先行脓肿切开引流，以后再进行择期阑尾切除术。④急性阑尾炎诊断尚未明确，临床动态观察期间，可采用非手术治疗。

2. 方法 非手术治疗的内容和方法有卧床、禁食和静脉补充水、电解质及热量，同时应用第二代或第三代头孢联合替硝唑、奥硝唑，以及对症处理（如镇静、止痛、止吐）等。

3. 后期随访 阑尾脓肿保守治疗后约1.2%的患者可以发生恶性肿瘤，因此，推荐对40岁以上的患者或实验室检验和影像检查提示存在恶性可能的患者每年进行CT和结肠镜检查。

二、手术治疗

绝大多数急性阑尾炎诊断明确后均应采用手术治疗，以祛除病灶、促进患者迅速恢复。急性阑尾炎病情变化较快，研究认为适当的延长术前观察时间，尤其是针对症状不典型的患者，能够提高诊断准确性，完善术前准备，而不增加阑尾穿孔的风险。急性阑尾炎的病理变化和患者条件常有不同，因此也要根据具体情况，对不同时期、不同阶段的患者采用不同的手术方式分别处理。手术方式方面目前可以选择传统开腹阑尾切除术、三孔腹腔镜阑尾切除术、单孔腹腔镜阑尾切除术。最近研究证实，腹腔镜阑尾炎已成为各种类型阑尾炎首选的治疗方式。另外，阑尾周围脓肿形成诊断明确后，可以进行超声引导下穿刺置管引流，待术后3～6个月再行阑尾切除术。

（陈 凛 崔建新）

第3节 慢性阑尾炎

【病因病理】★★★△△△

一、病因

慢性阑尾炎包括下列2种情况：①反复发作的轻度或亚急性阑尾炎是因过去的急性炎症而遗留的慢性病变，由此而产生的临床表现颇为常见；②慢性阑尾炎多没有急性阑尾炎发病史，症状不确切。慢性阑尾炎主要病因是阑尾腔梗阻、机体抵抗力下降等，现也有学者认为其发生可能与先天阑尾开口异常导致结肠内容物经常进入阑尾，引起炎症反应有关，也可能与阑尾本身收缩和排泄功能减退相关。

二、病理

慢性阑尾炎之阑尾壁一般有纤维化增生肥厚，阑尾粗短坚韧，表面灰白色，可以自行蜷曲，四周可有大量纤维粘连，管腔内存有粪石或其他异物；阑尾系膜也可增厚、缩短和变硬；有时由于阑尾壁纤维化而致管腔狭窄，甚至闭塞，压迫阑尾壁内神经而有疼痛表现。远端管腔内可充盈黏液，形成黏液囊肿。主要是由于不同程度的慢性炎症细胞浸润和相应的纤维化增生引起。以淋巴细胞和嗜酸性粒细胞浸润为主，黏膜表面糜烂、表浅溃疡，少数炎症性增生合并充血。

【临床表现】★★★△△△

一、反复发作的亚急性阑尾炎

患者大多有过一次较典型的急性阑尾炎发作史，亚急性阑尾炎平时多无明显症状，常有间歇性的发作，剧烈活动或饮食不当可诱发，但以后的发作往往不如初次剧烈，多表现为一种亚急性阑尾炎的症状。患者在亚急性发作时最主要的症状是右下腹疼痛，而腹痛转移的情况往往不明显。亚急性阑尾炎常有胃部不适，腹泻、便秘或腹泻与便秘交替，症状缺乏特异性。体检常可发现右下腹有较明显的压痛。多次发作后，右下腹偶可扪及索状的阑尾，质硬伴压痛。

二、经常发作的慢性阑尾绞痛

这类患者过去多无典型急性发作史，右下腹有经常性或反复发作的疼痛，涉及范围较广，但仍然以阑尾为中心。疼痛的程度轻重不等，可以是较轻但是明显的绞痛，也可以是持续性的隐痛或不适，多数为隐痛。此种慢性阑尾绞痛，多因阑尾腔内有粪石、异物等所致的慢性梗阻所产生，偶尔亦可能是过去的急性发作或其他病变引起了阑尾腔慢性狭窄的结果。

【诊断及鉴别诊断】★★★△△△

反复发作性阑尾炎有急性阑尾炎发作史，以后症状、体征也比较明显，诊断并不困难。无急性阑尾炎发作史的慢性阑尾炎，不易确诊。钡剂灌肠透视检查，最典型的发现是阑尾狭窄变细、不规则，或者扭曲、间断充盈，甚至固定，显影的阑尾处可有明显压痛。有时阑尾不充盈或仅部分充盈。72 小时后透视复查阑尾腔内仍有钡剂残留，即可诊断慢性阑尾炎。全消化道胃肠造影表现和钡剂灌肠类似。腹部 CT 检查发现阑尾增粗变形、阑尾腔闭塞，阑尾钙化或腔内结石表现也可作为重要参考。

总之，慢性阑尾炎的临床表现如右下腹疼痛和压痛，以及胃肠道功能紊乱等，并不具有诊断上的特征，钡剂检查也不易得出肯定结论，故慢性阑尾炎的诊断在很大程度上需借助于除阑尾外的疾患。必须对患者进行详细的病史询问、全面的体格检查和必要的实验室检查，如疑有其他脏器病变时尚应作进一步的特种检查，方能避免误诊。

【治疗】★★★△△△

慢性阑尾炎诊断明确者，仍以手术切除阑尾为宜。手术既作为治疗手段，也可作为最后明确诊断的措施。

如手术发现阑尾增生变厚、系膜缩短变硬，阑尾扭曲，四周严重粘连，则可证实术前慢性阑尾炎的诊断。若阑尾外观正常，应尽可能检查附近器官（盲肠、末段回肠、小肠系膜、右侧输卵管等），必要时还可以另作一右旁正中切口，以探查胃、十二指肠和胆囊、胆道等有无其他疾患，并作相应的处理。因此，对术前诊断不明确者、阑尾粘连严重或有较长病程的患者，以右侧旁正中切口为佳，以便发现异常时作进一步探查。腹腔镜手术处理慢性阑尾炎有一定难度。

慢性阑尾炎的非手术治疗，除了应用抗生素外，还可采用内镜下治疗。在肠镜下进行阑尾冲洗后注入甲硝唑和硫糖铝混悬液，也有一定的治疗效果，但远期疗效还没有进一步证据。

（陈　凛　崔建新）

第 4 节　阑尾切除术

阑尾切除术目前仍是腹部外科中经常施行的一种手术。手术一般并不复杂，但有时也可很困难，特别是当阑尾的位置有异常，阑尾周围有过多的粘连或阑尾组织已因急性炎症、穿孔、坏死而致组织十分脆弱时，阑尾的寻找、分离和切除均可能有一定困难，因此，负责进行阑尾切除术的医师，必须全面了解和熟悉各种不同情况下阑尾处理的方法，不可轻视阑尾切除术，切记阑尾炎手术不是小手术。

随着微创技术的发展，腹腔镜阑尾切除术应用日益广泛，尤其是对疑似阑尾炎患者进行腹腔探查时较开腹手术具有很大的优势。与开腹阑尾手术相比，腹腔镜阑尾切除术具有以下优点：视野清晰、广泛，腹腔、盆腔暴露充分，便于腹腔积脓的处理；创伤小、恢复快；手术切口小、美容效果好；术后并发症，尤其是切口感染率低。

目前有多个系统综述、meta 分析及 RCT 研究证实，腹腔镜阑尾切除术能够安全有效的治疗儿童阑尾炎、肥胖患者阑尾炎、孕期阑尾炎及各类阑尾脓肿，术后并发症发生率低。因此，在有条件的单位，推荐优先选择腹腔镜阑尾切除术。单孔腹腔镜阑尾切除术作为一项新技术能够减少切口手术瘢痕，达到美容效果，与三孔腹腔镜阑尾切除术治疗阑尾炎无明显差异。针对基层医院，应该结合自身腹腔镜器械条件、技术水平及患者经济水平，选择合适的手术方式。

【开腹阑尾切除术】★★★△△△

一、术前准备

一般可适当于术前静脉补液、应用抗生素，重要生命脏器功能不全而又必须手术者应尽快于短期内纠正，使患者在尽可能良好的情况下接受手术，取得最佳的手术效果。

二、切口选择

1. 麦氏切口 标准麦氏点是在右髂前上棘与脐部连线的外1/3与中1/3交接点上，麦氏切口是做与连线相垂直的4～6cm长的切口。因此，切口多为斜行，也可为横行，与皮纹一致，以减少瘢痕。麦氏斜行切口一般暴露良好；切口偏于一侧，即使阑尾周围已有积脓，术时也不致污染腹腔其他部分；各层组织仅按腹膜和肌肉纤维方向分开，很少伤及腹壁的神经血管，因此切口愈合比较牢固。但在应用时应在压痛最明显处做切口比较切合实际。当阑尾异位时，偏离可很大。斜行麦氏切口的缺点为暴露范围不大，如遇意外，麦氏切口无法完成，因此在决定行麦氏点斜切口前诊断必须肯定。

2. 麦氏点横行切口 开始时应用于儿童，目前也用于成年人，是为了保持美观。方法是沿皮纹方向切开皮肤，切口与皮肤皱折相吻合，余同斜行切口。

3. 右下腹旁正中（或经腹直肌）探查切口 当急性阑尾炎诊断不肯定而又必须手术时，应选右下腹旁正中（或经腹直肌）探查切口，尤其是弥漫性腹膜炎疑为阑尾穿孔所致时，以便可以上下延伸，以获得较大的暴露范围。

三、手术步骤

1. 选择适当切口进入腹腔后，先在右髂窝内找到盲肠，再进一步找到阑尾。阑尾切除术的关键在于进腹后找出阑尾，阑尾位于盲肠的3条结肠带汇合处，回肠末端后方，一般可从盲肠、回肠末端或回肠末端系膜来追寻至找到阑尾。

通常有几个方法可以帮助寻找阑尾根部：①沿盲肠壁上的结肠带追寻，3条结肠带汇合于盲肠顶端之点即为阑尾根部。②沿末段回肠追踪到盲肠，在回肠与盲肠交界处的下方，即阑尾基底部位。③沿末段回肠盲肠系膜追寻，该系膜在末段回肠的后侧延伸成为阑尾系膜，找到阑尾系膜即可找到阑尾。

2. 找到阑尾并确定其病变后，尽量将其置于切口中部或提出切口以外，四周用纱布隔开，以便于操作和减少污染。手术动作要轻柔，勿挤破阑尾使炎症扩散，尽量不要用手接触已感染的阑尾。

3. 一般可按下述步骤顺行切除阑尾。①提起阑尾远端，显露系膜根部，于根部钳夹、切断、缝扎阑尾动脉，使阑尾根部完全游离。②在距阑尾根部0.5～1.0cm的盲肠壁上做一荷包缝合（也有用横跨根部的Z字形或间断缝合替代荷包）。③轻轻钳夹阑尾根部后松开，并在此处结扎阑尾。结扎不宜过紧，以防肿胀阑尾被勒断。在其远端钳夹、切断阑尾，剩余阑尾根部一般应＜0.5cm。④残端断面消毒后，用荷包缝合将残端埋入盲肠。盲肠袋口缝合后形成的腔大小应适中，以刚好将阑尾残端包裹而不留腔隙为宜，残腔过大，易致感染。⑤阑尾切除后，可用湿纱布拭尽周围或局部脓性渗液；当腹腔内也有大量渗液或脓液时，应彻底吸净，并冲洗腹腔、放置引流。

对盲肠后位阑尾或阑尾粘连较多，一时不易暴露整条阑尾者，则一般可用逆行法切除之，即先在阑尾根部切断阑尾，然后钳住其根部逐步逆行切断其系膜，直至阑尾末端。

当阑尾根部病变严重或坏死以致处理困难时，可紧贴盲肠切除全部阑尾，盲肠创口应两层缝合，术后应适当营养支持，延长禁食时间，以防肠瘘形成。

在急性阑尾炎手术时若发现阑尾炎症很轻，与临床表现不相符合时，或者阑尾仅浆膜层轻度水肿发红，而四周已有较多脓液，说明阑尾炎症可能是继发的。此时，应首先探查发现原发病灶，并给予正确处理。至于阑尾是否切除可视具体情况而定。

四、关于引流和切口缝合

一般来说，阑尾炎症较轻而且局限，可不必放置引流。

但下列情况下，应考虑放置引流：①阑尾周围组织的炎症、充血、粘连严重，手术时操作极为困难，且阑尾切除后手术野继续有少量渗血出现者。②阑尾根部和盲肠壁炎症坏死较为严重，阑尾根部结扎处理不可靠。③位置较深或靠近盲肠后的阑尾，其渗液不易自行引流局限者。④阑尾因坏疽严重或粘连过多，导致可能切除不完全而有部分坏死组织遗留腹内者；或者阑尾周围的纤维脓性沉积很多，且已呈绿黑色坏死状态者。⑤伴有明显腹膜炎者，腹腔内可放置负压引流。

阑尾手术切口一般较小，张力也不大，可用2-0铬制肠线或其他可吸收线间断或连续缝合腹膜、肌层组织和腹外斜肌筋膜，用细丝线缝合皮肤。如切口在手术中受到污染，可在腹膜缝合完成后用生理盐水或抗生素液（如甲硝唑液、庆大霉素液）冲洗，预防术后切口感染。

【腹腔镜阑尾切除术】★★★△△△

一、术前准备

腹腔镜阑尾切除术同开腹阑尾切除术。

二、器械准备

1. 仪器设备 腹腔镜及配套的光源、视频系统、CO_2气腹机、超声刀主机及超声刀头、冲洗器。

2. 腔镜器械 Trocar（5mm、10mm、12mm）、气腹针、无创钳、分离钳、组织剪、HEMLOCK夹、吸引器、持针器、镜下切割闭合器和取物袋。

三、手术步骤

1. 平卧位，消毒铺巾，连接腔镜用装置。

2. 于脐上/下缘做1.5cm弧形小切口，以气腹针穿刺入腹腔，建立气腹，调整气腹压力12mmHg。拔出气腹针，刺入10mm Trocar，使用预热好的镜头探查腹腔及阑尾区域情况。

3. 腹腔镜直视下，在左下腹（反麦氏点）刺入12mm Trocar，在耻骨联合上方5cm处刺入5mm Trocar，分别置入超声刀和分离钳。这两个Trocar的位置设计多样，如5mm Trocar孔也可以选择在麦氏点内侧。

4. 调整体位头低足高、右高左低，吸引器尽量吸净腹腔脓液，无创钳分离阑尾周围粘连的网膜和肠管，抓钳提起阑尾，超声刀分离解剖阑尾系膜，游离阑尾动脉后使用超声刀电凝切断。

5. 仔细辨认阑尾根部，并沿阑尾向根部充分游离，距回盲部0.5cm处用Hemlock血管夹夹闭阑尾，切断阑尾。若发现阑尾根部肿胀、穿孔，建议使用镜下切割闭合器贴近盲肠壁夹闭切断阑尾，之后用腹腔镜取物袋将阑尾完全包裹后，将其按无菌操作取出。腹腔镜下阑尾残端的处理有几种方式。肽夹夹闭、血管夹夹闭、镜下切割闭合器、圈套器套扎、丝线结扎。残端结扎后再行荷包缝合及残端结扎后加8字缝合包埋。应该根据术中阑尾肿胀程度、医院手术室条件及患者的经济状况，综合选择残端处理方法。

6. 取出阑尾后腹腔冲洗，检查腹腔内无出血，缝合切口，冲洗腹腔，配合小方纱蘸擦。用4-0可吸收缝合线各切口皮内，敷贴覆盖切口，标本送检。

在腹腔镜阑尾炎切除术中，详细的术前准备有利于手术的顺利开展，体位和Trocar的布局非常重要。头低、右高，能将无关小肠推开而充分暴露术野，Trocar的合理布局能避免手术器械间的相互干扰，操作更顺畅。另外，单孔腹腔镜是腹腔镜手术的另一种形式，在建立气腹时需要采用开放直视的方法，准备单孔Trocar或充气手套等自制单孔Trocar。其余操作与腹腔镜阑尾切除术基本无明显差异。

【术后并发症】★★★△△△

常见的术后并发症有如下几种。

一、切口感染

切口感染是阑尾切除术后最常见的并发症，切口感染的原因主要是手术中创缘遭到污染或止血不善在腹壁内形成血肿。

切口感染重在预防，如及早手术，术前预防性应用抗生素，术中注意保护切口，缝合前抗生素液冲洗，缝合严密不留残腔等。

二、腹膜炎或腹内脓肿

前述应该引流的情况如不引流，则术后多并发腹膜炎和腹腔内脓肿。患者术后体温持续不退且继续升高，有腹痛、腹胀和中毒症状，腹部检查可以发现腹壁有压痛和肌紧张，并在腹腔穿刺时可抽出脓液以证实诊断。此类并发症出现时应考虑作腹内脓肿的切开引流，并按腹膜炎的处理原则行一般的支持疗法。

三、肠瘘

肠瘘的形成多是由于以下原因：①阑尾水肿时所行的结扎可因术后炎症减轻、阑尾残端回缩导致结扎线脱落而形成粪瘘；②严重阑尾炎引起肠壁水肿，手术时误伤附近肠管而未发现，术后残余炎症而溃破，形成肠瘘或粪瘘；③阑尾周围脓肿与粪瘘相通，脓肿切开引流后直接出现粪瘘。阑尾炎手术所致的粪瘘一般位置较低，对机体干扰相对较小，保持引流通畅、创面清洁，加强营养支持，粪瘘多可自愈。

四、出血

阑尾切除术后有时也可并发腹内出血。因急性炎症和广泛粘连而引起的手术时较多渗血，多可自行停止；因阑尾残株结扎不牢而致断端出血者较为罕见，未曾结扎阑尾残端、将残端埋藏在盲肠壁上的荷包缝线内引起肠道出血者亦不多见。这类出血一般不很严重，多数可在非手术疗法下自行停止。阑尾系膜血管结扎不紧或结扎线脱落引起的出血，有时可达大量，多需二次手术止血。

五、其他

其他并发症包括阑尾残株炎、盲肠壁脓肿、门静脉炎、肝脓肿、粘连性肠梗阻、切口出血或裂开、术后局部炎性包块等。①阑尾残株炎多由于阑尾切除时残端保留过长。②盲肠壁脓肿与荷包缝合过宽、残留腔隙较大有关，二者表现与阑尾炎相似，常被延误，B型超声和X线钡剂灌肠检查对诊断有一定的价值，症状轻者可行抗感染治疗，症状严重或反复发作者需再次手术处理。③并发门静脉炎或肝脓肿的患者多有高热、黄疸、肝区疼痛和白细胞升高等，应加强抗感染治疗。④肝脓肿一般需根据不同病情行非手术治或手术引流。

（陈　凛　崔建新）

第5节　特殊情况的急性阑尾炎

小儿急性阑尾炎★★★△△△

小儿急性阑尾炎是小儿外科常见的急腹症。小儿阑尾腔相对较大且壁较薄，肌层组织和大网膜均未发育成熟，一旦感染，发展速度很快，穿孔率高，不易局限，弥漫性腹膜炎发生的可能性很大；儿童的腹膜吸收力较强，一旦形成腹膜炎，中毒现象较为严重，而机体抵抗力较弱，易因水、电解质和酸碱平衡失调而有严重的生理紊乱，故病死率甚高。一般发生率为2%～3%，是成年人的10倍。

【诊断】

小儿急性阑尾炎发展快，穿孔率高，需要及早诊断。腹痛、呕吐、发热是小儿阑尾炎的三大症状。腹痛仍然是主要症状，但小儿不会表达，不能理解和准确回答询问的问题，家长和医师均易疏忽。婴幼儿发病开始时常有哭闹不安，有时仅有面色苍白和身体蜷缩，极易漏诊。胃肠道症状如恶心、呕吐、腹胀、腹泻等也易被误诊为胃肠炎。高热可以较早出现，可达39℃以上，同时可有精神萎靡、寒战、惊厥及中毒性休克等表现。体格检查时应该注意技巧，避免小儿反感而拒绝检查，腹部触痛和腹肌紧张仍是最重要体征。临床上如疑有急性阑尾炎可能，而屡次体检均发现右下腹有明显触痛，应视为急性阑尾炎。小儿急性阑尾炎时，白细胞和C反应蛋白往往明显升高，平均在15×10^9/L以上，甚至更高，对诊断和鉴别诊断均有参考价值。

【治疗】

资料显示，10岁以下儿童阑尾炎穿孔率高达40%，而5岁以下小儿疼痛48小时后阑尾穿孔率为98%。未穿孔者可无手术死亡，即使穿孔合并腹膜炎，早期手术的病死率也明显低于延迟手术的病死率。因此，小儿急性阑尾炎易早期手术，由于儿童的病情发展较快，一般不主张用保守疗法。治疗的重点在于及时手术，以免延误时机而致阑尾穿孔，引发腹膜炎和休克而危及生命。腹腔镜阑尾切除术是小儿阑尾炎的标准术式，而有条件的单位可以开展单孔腹腔镜阑尾切除术。

妊娠期急性阑尾炎

孕妇急性阑尾炎的发病率约为0.1%，中期妊娠的发病率有所提高，可能与胎儿生长速度快有关。妊娠期阑尾的位置差异较大，大网膜不易覆盖，炎症易于扩散，容易发生流产、早产，危及胎儿、孕妇生命。

妊娠早期急性阑尾炎与一般阑尾炎相似。随着妊娠的发展，子宫逐渐增大，阑尾逐渐向外上移位，此时如发生急性阑尾炎，其腹痛与局部压痛的位置也有所改变，开始时向上偏移，以后逐渐向右侧或外侧偏移。至妊娠8个月时，阑尾可位于髂嵴上2cm，盲肠和阑尾逐渐为子宫遮盖，胀大的子宫将腹前壁向前推移而与炎症阑尾分开，故局部可无明显阳性体征，右腰部疼痛可能重于腹痛，压痛点也由右下腹转至右腰部或右侧腹部，局部反跳痛和腹肌紧张可能消失。但阑尾炎症严重时可刺激引起子宫收缩增加。

【诊断】

妊娠早期急性阑尾炎具有较典型的临床表现而易于诊断。中期以后，随着子宫的增大，临床表现逐渐变得不典型，此时，应根据妊娠期阑尾位置改变的规律，初步确定阑尾的位置，然后与腹痛和压痛点对照，从而做出是否为妊娠期合并急性阑尾炎的诊断。妊娠后期急性阑尾炎的压痛点转移至右腰部或右侧腹部，患者左侧卧位时子宫偏后部可扪到较明显的压痛，对诊断有重要意义。患者一般难以接受CT检查，可行超声检查，孕早期阑尾炎应仔细与宫外孕进行鉴别诊断。

【治疗】

治疗以早期阑尾切除术为主。妊娠后期的腹腔感染难以控制，更应早期手术。围术期应加用黄体酮。手术切口须偏高，操作要轻柔，以减少对子宫的刺激。尽量不用腹腔引流。为防胎儿畸形，妊娠早期急性阑尾炎应用抗生素应有所选择，炎症轻者可不用，确实需要使用的也应选择对胎儿无害的抗生素。临产期的急性阑尾炎如合并发阑尾穿孔或全身感染症状严重时，可考虑经腹剖宫产术，同时切除病变阑尾。既往认为妊娠期为腹腔镜阑尾切除术禁忌，目前腹腔镜阑尾切除术对早期、中期妊娠的阑尾炎孕妇和胎儿是安全的。妊娠早期、中期阑尾炎容易造成流产，而妊娠中期、晚期阑尾炎容易造成早产，另外还有药物致畸风险，需要详细向患者家属交代此类风险。

老年急性阑尾炎

老年急性阑尾炎发病率不高，但并发症较多，病死率较大。老年急性阑尾炎的情况比较严重，主要因为老年人阑尾壁常萎缩变薄，淋巴滤泡逐渐退化消失，阑尾腔变细，阑尾血管多有硬化，再因炎症而栓塞，故阑尾如有感染发展很快，坏疽穿孔均较早，穿孔率也较高；老年人大网膜多有萎缩，防御功能反应较弱，致急性炎症扩散较易而局限化的概率较小。另外，老年人常合并有明显的循环、呼吸、内分泌和肝、肾障碍，故病死率较高。有学者总结老年阑尾炎特征为“三少四多”，即症状少、体征少、全身反应少、误诊多、穿孔多、伴发疾病多、并发症多。

【诊断】

老年患者的临床表现与青年患者大致相似，然而又常有下列特殊情况：老年人反应弱，症状和体征多较轻，往往与阑尾实际的病变程度不相符合；老年人腹痛症状多逐渐出现，也缺乏典型的转移性右下腹痛，且不很重。老年人阑尾点压痛和腹肌紧张也不如年轻人明显。有时即使急性阑尾炎病理发展已很严重，如发生穿孔和腹膜炎，但因老年人反应能力差，临床表现可能并不严重，病情常被忽视，这一点应值得注意。老年阑尾炎患者应该警惕阑尾肿瘤可能，推荐进行术中冷冻病理，尤其是反复慢性发作的患者。

【治疗】

急性阑尾炎的一般治疗原则也适用于老年患者。必须手术时，年龄本身并非手术治疗的禁忌证。由于老年人阑尾病变的程度常较临床表现重，而且老年阑尾炎患者常在就诊时已处于“延误期”，加之基础病多，术前准备相对紧张，故凡症状已较明显者，及时手术切除阑尾更为必要。重要的是注意围术期管理，控制并存疾病产生的影响，使老年人安全度过围术期，身体状况允许时建议进行腹腔镜阑尾切除术。

（陈　凛　崔建新）

第6节　阑尾肿瘤

阑尾肿瘤比较罕见，近年报道逐渐增多，约占阑尾切除标本的5%，其中大多数为良性，仅有17%属恶性。阑尾肿瘤诊断困难，多为术中或术后偶然发现，术前诊断困难，故治疗上时有延误。以下情况下应高度怀疑阑尾肿瘤：①阑尾炎不典型，反复出现右下腹痛及腹部包块，经治疗后症状不消失或消失后复发；② X线钡剂灌肠表现为不显影或者明显充盈缺损，回盲部有明显压迹或移位；③ B型超声及CT发现右下腹囊性或实质性肿块，阑尾内壁不规则隆起；④术中发现阑尾壁厚变形，有实质感及结节状，周围淋巴结肿大。对于可疑病例，术中进行冷冻切片检查，明确性质，进一步选择手术方案。

一、阑尾腺瘤★★★△△

阑尾腺瘤与结肠腺瘤相似，多为管状腺瘤、绒毛状腺瘤或管状绒毛状腺瘤。如果可以浸润则考虑为低度恶性阑尾黏液性肿瘤。如果出现阑尾外黏液，特别是无细胞性黏液，不能诊断为腺瘤。阑尾腺瘤在生长过程中囊性变，黏液积聚，可形成阑尾黏液性囊腺瘤，但该词已不推荐使用，阑尾腺瘤可通过完整切除而治愈，术中尽量避免将黏液性囊腺瘤弄破。

二、阑尾黏液囊肿★★★△△

阑尾黏液囊肿可为阑尾腔末端因慢性炎症、粪石阻塞致其黏膜分泌黏液逐渐在腔内累积而成，也可为阑尾黏液性囊腺瘤或黏液性囊腺癌引起。黏液囊肿为描述性词汇，可能是潴留性病变、增生性病变，甚至是恶性肿瘤，因此病理诊断中已很少使用这一名称。囊肿破裂、黏液外溢入腹腔可引起腹腔假黏液瘤。

阑尾黏液囊肿如较小而又无并发症，一般并无症状，多数是为其他情况手术时偶然发现，也可表现为右下腹不适。偶尔囊肿较大者可在右下腹表现为一肿块，其特点是急慢性阑尾炎或阑尾脓肿病史后右下腹出现肿块，肿块表面光滑有弹性，边界清可活动。需要手术探查以明真相。膨胀性生长可引起阑尾炎、肠梗阻、肠扭转、囊内出血或感染等多种并发症，已经产生各种并发症的阑尾黏液囊肿，术前诊断也很难明确，术中方能明确。B型超声和CT检查可显示囊性肿块。钡剂灌肠后，盲肠内下方半月形压迹，规则整齐，阑尾不显影，盲肠黏膜正常。这些可以有重要的参考价值。

阑尾黏液囊肿要完整手术切除，按照阑尾切除术进行，完整切除包括囊肿在内的阑尾及其系膜。手术时必须尽最大努力防止囊肿破裂和黏液溢出，以免术后有并发腹膜假黏液瘤的风险；如囊肿已与其他小肠袢粘连或已引起套叠、扭转等并发症，往往需将受累的肠袢一并切除。

三、阑尾腺癌★★★△△

阑尾腺癌十分罕见，是阑尾的恶性上皮性肿瘤，约占阑尾切除标本的0.08%，可发生于阑尾的任何部位。其中位发病年龄为60～70岁，这一特点在临床上有一定的诊断意义。阑尾腺癌病因不明，与结肠其他部位肿瘤有一定关系。

阑尾腺癌术前诊断困难，没有特征性临床表现。多因为侵犯到黏膜下层，至黏膜下淋巴组织肿大，造成阑尾狭窄甚至梗阻，引发炎症，而表现出急、慢性阑尾炎的症状，临床上常误诊为阑尾炎。也有部分病例因肿瘤由根部浸润至回盲部和结肠时，表现为腹部或盆腔包块，临床常误诊为右半结肠癌。当扩散至腹腔产生大量黏液，形成腹膜假黏液瘤时可出现腹部膨胀。50%以上的患者是在阑尾炎手术中或术后发现的，术中常见阑尾被癌替代，或者发现实性包块浸润性生长，呈灰白色。应该切片确诊后选择手术方案。多数患者在发现时已属晚期，不但局部浸润明显，并可能有远处转移。术前X线钡剂灌肠常显示盲肠内后壁不规则充盈缺损，基底部狭窄与盲肠壁形成锐角。晚期阑尾腺癌有时局部可以扪到包块，B型超声和CT检查可发现占位病变，回盲部有不规则占位病变。常需术中病理确诊。

阑尾腺癌病理分型如下。黏液腺癌，黏液超过肿瘤50%；低度恶性阑尾黏液性肿瘤，形态学上类似腺瘤，但肿瘤细胞呈浸润性生长，可穿透阑尾壁形成腹膜假黏液瘤，可出现远处转移；印戒细胞癌，印戒细胞比例占肿瘤50%以上；未分化癌，较少见。低级别阑尾黏液性肿瘤引起的腹膜假性黏液瘤也为低级别病变，而高级别阑尾黏液性肿瘤引起高级别腹膜假性黏液瘤。

进展期、高度恶性及非黏液性阑尾腺癌预后较差。阑尾腺癌治疗原则与结肠癌相同，以根治性右半结肠切除术为主要术式。同时术后积极化疗和放疗，可降低复发率及延长生存期。化疗可采用奥沙利铂（商品名乐沙定）加甲酰四氢叶酸钙方案。预后与盲肠癌相近。黏液性腺癌的治疗同结肠型腺癌，其预后优于结肠型腺癌。当腹腔黏液癌发生时，根据患者整体状况和腹膜癌指数，选择性进行细胞减灭术加腹腔热灌注化疗。在尽可能清除腹腔和脏器表面胶冻样物，反复冲洗的基础上，术中或术后可用腹腔热灌注化疗，仍有相当高的复发率。

四、阑尾神经内分泌肿瘤★★★△△

阑尾神经内分泌肿瘤指发生于阑尾、源自神经内分泌细胞的肿瘤，包括神经内分泌瘤和神经内分泌癌，是阑尾最常见的肿瘤，占所有肿瘤的50%～77%，出现症状的平均年龄为32～43岁，女性多于男性。大部分病例缺乏特征性临床表现，常在阑尾切除时发现。小部分病例，肿瘤导致阑尾腔阻塞而引起阑尾炎表现。阑尾处的神经内分泌癌较少引起类癌综合征表现，一旦出现综合征表现常伴有肝、腹膜后等部位的广泛转移。约有75%的阑尾神经内分泌肿瘤位于阑尾尖端，少数表现为体、根部增厚，阻塞阑尾腔引起急性阑尾炎。多数呈灰白色局限性结节，直径常＜1cm。在阑尾炎术中发现阑尾尖端小球状肿胀、膨大，则一定要考虑到阑尾神经内分泌肿瘤的存在，及时送检快速病理检查，避免误诊。

病理上，神经内分泌肿瘤包括神经内分泌瘤（neuroendocrine tumor，NET）、神经内分泌癌、混合性腺神经内分泌癌、EC细胞5-羟色胺生成性NET、杯状细胞类癌、L细胞NET、管状类癌。最常见的是5-羟色胺生成性肠嗜铬细胞NET。

绝大多数阑尾NET预后好，局限性阑尾NET患者5年生存率为88%～94%，区域性阑尾NET患者5年生存率为78%～83%，而转移性NET患者5年生存率仅为25%～31%。阑尾NET治疗的关键在于术中诊断，探明病变大小和范围，以选择手术方式。阑尾类癌直径<1cm；或临床无功能、局限于阑尾壁、无远处浸润、直径<2cm的肿瘤，行阑尾切除术。在下列情况下，需行根治性右半结肠切除术及区域淋巴结清扫：直径>2cm的类癌；累及阑尾系膜、回盲部肠壁的类癌；血管浸润；区域淋巴结肿大、快速活检证实有转移。有时术中并未发现，术后病理意外发现阑尾神经内分泌癌时，年轻患者可考虑再次手术；年老体弱患者可进行观察而不必再次手术，因该类肿瘤可随患者年龄增长而发生退化。类癌合并有肝转移时，应根据原发病灶及肝转移的情况，决定是一期切除还是分期切除。

五、阑尾其他肿瘤★★★△△

阑尾的其他肿瘤还包括：神经瘤、间质瘤、卡波西肉瘤、平滑肌肉瘤、恶性淋巴瘤和转移性肿瘤。阑尾的其他肿瘤往往与胃肠道系统的其他部分同时发生，治疗原则同胃肠肿瘤。

（陈　凛　崔建新）

参考文献

[1] 吴孟超，吴在德. 黄家驷外科学. 7版. 北京：人民卫生出版社，2008.

[2] 吴在德，吴肇汉. 外科学. 8版. 北京：人民卫生出版社，2013.

[3] Bhangu A, Søreide K, Di Saverio S, et al. Acute appendicitis: modern understanding of pathogenesis, diagnosis, and management. Lancet, 2015, 386 (10000): 1278-1287.

[4] Salminen P, Paajanen H, Rautio T, et al. Antibiotic Therapy vs Appendectomy for Treatment of Uncomplicated Acute Appendicitis: The APPAC Randomized Clinical Trial. JAMA: the journal of the American Medical Association, 2015, 313 (23): 2340-2348.

[5] Dasari BV, Baker J, Markar S,et al. Laparoscopic appendicectomy in obese is associated with improvements in clinical outcome: systematic review. International journal of surgery (London, England), 2015, 13: 250-256.

[6] Jaschinski T, Mosch C, Eikermann M, et al. Laparoscopic versus open appendectomy in patients with suspected appendicitis: a systematic review of meta-analyses of randomised controlled trials. BMC gastroenterology, 2015, 15: 48.

[7] Mentula P, Sammalkorpi H, Leppaniemi A. Laparoscopic Surgery or Conservative Treatment for Appendiceal Abscess in Adults? A Randomized Controlled Trial. Annals of surgery, 2015, 262 (2): 237-242.

[8] Horvath P, Lange J, Bachmann R, et al. Comparison of clinical outcome of laparoscopic versus open appendectomy for complicated appendicitis. Surgical endoscopy, 2017, 31(1): 199-205.

[9] Laustsen JF, Bjerring OS, Johannessen O, et al. Laparoscopic appendectomy during pregnancy is safe for both the mother and the fetus. Danish medical journal, 2016, 63 (8).

[10] Taguchi Y, Komatsu S, Sakamoto E, et al. Laparoscopic versus open surgery for complicated appendicitis in adults: a randomized controlled trial. Surgical endoscopy, 2016, 30 (5): 1705-1712.

第 14 章　结肠、直肠与肛管疾病

第 1 节　乙状结肠扭转

乙状结肠扭转是乙状结肠以其系膜为中轴发生扭转，导致肠管部分或完全梗阻，系膜血管也可因扭转而被拧闭，导致肠壁血运受阻而坏死。乙状结肠是结肠扭转最常见的发生部位，约占 90%，其次为盲肠和横结肠。

【病因与病理】★★★△△△

乙状结肠易发生扭转的基础为：①乙状结肠冗长，肠管有较大的活动度。②肠系膜较长，但系膜根部较窄，对造成扭转起支点作用。③肠腔内常有粪便积存，由于重力作用，体位突然改变或强烈的肠蠕动可诱发扭转。因此乙状结肠扭转多见于有慢性便秘的老年人。

扭转可呈顺时针或逆时针方向，以后者多见，扭转超过 180° 可造成肠梗阻；超过 360° 则肠壁血供可能受到影响，扭转形成的肠梗阻为闭袢性肠梗阻。

【临床表现】★★★△△△

临床表现为中下腹急性腹痛，为阵发性绞痛，无排气、排便。发病后不久即有明显腹胀。腹部体征有明显气胀，叩诊为鼓音，可有左下腹轻压痛及高调肠鸣音。如腹痛不断加重并转为持续性，并有体温升高，脉搏加快或出现明显腹膜刺激征时，表明肠壁开始有血运障碍。

【辅助检查】★★△△△

一、腹部 X 线检查

腹部 X 线检查于左中下腹见充气的巨大乙状结肠肠袢，常可见 2 个处于不同平面的液气平面，左、右半结肠可有不同程度积气。

二、X 线钡剂灌肠

X 线钡剂灌肠可见钡剂在直肠与乙状结肠交界处受阻，尖端呈锥形或喙突状。有腹膜刺激症状时禁行此项检查。

三、腹部 CT

腹部 CT 有时可以看到扭转的乙状结肠系膜而做出诊断。

四、纤维电子结肠镜

纤维电子结肠镜对疑为乙状结肠扭转者可明确诊断，并可同时对肠扭转进行复位，而且可排除诱发乙状结肠扭转的肠道病变。

【诊断及鉴别诊断】★★★△△△

一、诊断

根据临床症状、体征及影像学表现，乙状结肠扭转主要见于老年男性，有长期便秘或既往有类似腹痛史，查体左下腹压痛，部分患者可触及左中下腹囊性肿物。结合腹部 X 线和 CT 检查，可以明确诊断。

二、鉴别诊断

乙状结肠扭转在症状和体征上有时与远段结肠癌造成的梗阻及结肠其他部位的扭转不易区分，应加以重视。

【治疗】★★★△△△

一、非手术治疗

在无绞窄性肠梗阻表现时，可采取非手术治疗。

1. 温盐水低压灌肠 复位率不高，为5%～10%。

2. 乙状结肠插管法 在乙状结肠镜下插入粗导尿管或肛管，有气体液体排出后可固定保留，复位率可达80%～90%。

3. 纤维电子结肠镜复位 直视下边充气边缓慢插入纤维电子结肠镜，通过扭转部位促使其复位。此法盲目性小，比较安全，成功率亦高。

二、手术治疗

如果非手术疗法失败或怀疑已有肠坏死时，应及时手术。手术时如肠壁无坏死，可将扭转复位。对于过长的乙状结肠最好不行一期乙状结肠切除和吻合术，以后择期行乙状结肠部分切除术。如果手术时发现肠壁已有坏死或穿孔，则在切除坏死肠段后，多不主张一期吻合，可将近侧端外置造瘘，远端造瘘或缝闭，以后再行二期吻合手术。

（肖　毅）

第2节　结肠、直肠息肉与息肉病

结肠、直肠息肉泛指结、直肠黏膜上所有向腔内突出和隆起的病变。在未确定其病理性质前统称为息肉，明确病理性质后则按部位直接冠以病理诊断学名称，如结肠管状腺瘤、直肠炎性息肉等。多发肠息肉并且有特殊临床表现及遗传因素者称为息肉病。

结肠、直肠息肉

息肉通常分为非新生物性息肉和新生物性息肉，前者又可分为黏膜性息肉、炎性假息肉、黏膜下息肉、错构瘤性息肉。其中黏膜下息肉包括各种黏膜下病变，如淋巴增生、脂肪瘤、平滑肌瘤、气囊肿、血管瘤、纤维瘤及类癌等，需要注意脂肪瘤、平滑肌瘤属于新生物性息肉。而新生物性息肉包括锯齿状息肉和腺瘤性息肉，其中锯齿状息肉是一组异质性较强，恶性倾向各异的息肉，包括增生性息肉、传统的锯齿状腺瘤和无蒂锯齿状息肉，而腺瘤性息肉是最常见的新生物性息肉，具有恶变潜能，也是本节讨论的重点。

【流行病学】

约2/3的结直肠息肉是腺瘤性息肉。高龄是发生腺瘤性息肉的主要危险因素。无症状人群中肠镜筛查显示，50岁时腺瘤的患病率为25%～30%，而尸检研究显示，70岁时腺瘤的发病率高达50%。体质量指数（body mass index，BMI）增加也与腺瘤发生风险增高相关。一项荟萃分析表明，BMI每增加5个单位，腺瘤风险就增高19%。腺瘤性息肉在男性更常见。

【形态学分类】★△△

根据内镜下息肉形态可分为无蒂型、有蒂型、扁平型或凹陷型。无蒂息肉指基底部附着于结肠壁的息肉。有蒂息肉指息肉和肠壁之间有黏膜蒂连接的息肉。扁平息肉为高度小于病变直径1/2的息肉。凹陷型息肉可能包含重度不典型增生或癌变。后两种腺瘤主要见于亚洲人群。浅表性肿瘤的巴黎分类将胃肠道息肉分为有蒂（Ⅰp）、无蒂（Ⅰs）、轻微隆起（Ⅱa）、扁平（Ⅱb）、轻微凹陷（Ⅱc）和凹陷（Ⅲ）。

【病理分类】★★★△△△

根据腺体结构不同，腺瘤可分为管状、绒毛状或两者的混合。管状腺瘤占结肠、直肠腺瘤性息肉的80%以上，以网状分支的腺上皮为特征。绒毛状腺瘤占腺瘤的5%～15%，其腺体较长，从息肉表面一直向下延伸至息肉中心。绒毛管状腺瘤中，绒毛的成分占26%～75%。腺瘤根据不典型增生的程度，可以分为轻度、中度或重度不典型增生。重度不典型增生的息肉不包括侵入黏膜肌层的病变，不会发生转移，但进展为癌的风险较高。此外，重度不典型增生是发生异时性结肠、直肠恶性肿瘤的危险因素，应密切随诊。

【临床表现】★★★△△

腺瘤通常是无症状的，在结肠癌筛查中被发现。但其表面可能形成溃疡，导致少量的消化道失血。如果腺瘤位于直肠可有里急后重的症状，巨大腺瘤可导致肠梗阻。腺瘤性息肉的生长速度各自有异，大部分小型息肉生长极为缓慢，平均每年0.5mm。

【恶变的危险因素】★★★△△

腺瘤发生癌变的危险因素包括组织学检查以绒毛状成分为主、息肉持续增大及存在重度不典型增生。异时性腺瘤和异时性癌的危险因素包括腺瘤的数量和大小。存在直径＞1cm 的腺瘤性息肉是结直肠癌的危险因素，也是发生异时性癌的危险因素，这些患者在随访期间发生结直肠癌的风险增加 4 倍，最大腺瘤直径＞20mm 的患者发生异时性高危性腺瘤的绝对风险接近 20%。存在重度不典型增生的腺瘤可能同时存在灶性浸润性癌变，这类腺瘤也是发生异时性癌的危险因素。结肠镜筛查时发现的腺瘤数目及终生腺瘤累积数目，特别是高危性腺瘤的数目，是异时性结直肠癌最重要的危险因素。第 1 次结肠镜筛查时有 1、2、3、4 个和≥5 个腺瘤的患者发生异时性高危性腺瘤的风险分别为 9%、13%、15%、20% 和 24%。

【辅助检查】★★△△△

结肠镜能在诊断腺瘤性息肉的同时进行治疗，因此，结肠镜是首选检查，其敏感性优于钡剂灌肠及 CT 结肠重建。但结肠镜检查仍有一定的漏诊率，研究显示＜5mm 腺瘤的漏诊率约为 27%，6～9mm 腺瘤的漏诊率约为 13%，＞1cm 腺瘤的漏诊率为 6%。可能导致漏诊的因素包括肠道准备质量、内镜医师的经验、退镜时间，甚至包括内镜医师的疲劳程度。

【治疗】★★★△△△

切除大肠腺瘤性息肉可以降低结直肠癌发病率。在长期随访的研究中，切除腺瘤的患者因结直肠癌导致的死亡例数与一般人群预计死亡数相比减少约 50%。结肠镜下切除腺瘤性息肉有多种技术可以选择，如冷活检钳、热活检钳、冷圈套切除，标准圈套切除（单极电切）、单纯电灼除（包括氩等离子凝固术）、分块切除、生理盐水辅助内镜下黏膜切除（endoscopic mucosal resection，EMR）、内镜下黏膜剥离术（endoscopic submucosal dissection，ESD）等。

直径＜5mm 的小息肉使用活检钳或圈套切除术（图 14-1）即可，当这些息肉位于盲肠或升结肠时，使用冷活检钳或冷圈套切除可以降低并发症发生率。

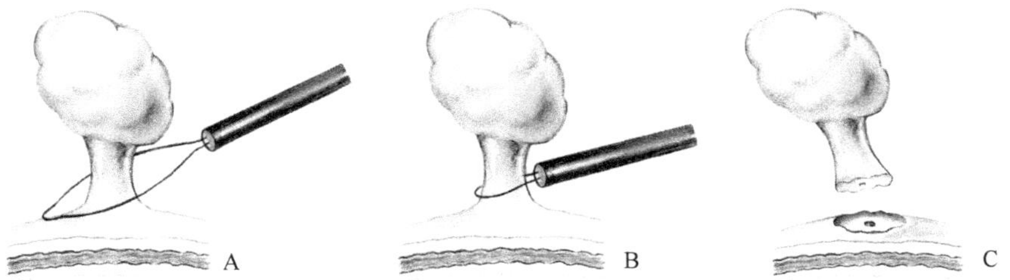

图 14-1　圈套切除示意

注：A. 圈套器经内镜活检通道伸出；B. 圈套器在息肉根部收紧；C. 息肉被切断并回收

＞5mm 且≤10mm 的息肉，采用圈套切除术能最完整地切除腺瘤组织。研究显示，息肉的不完全切除是间期结直肠癌的重要危险因素。

＞10mm 的息肉根据其形态不同，结肠镜下最佳切除方法也不同。有蒂息肉易于圈套切除，无蒂息肉采用生理盐水黏膜下注射抬举技术（图 14-2），可以更完整和安全地切除。直径＞2cm 或 3cm 的无蒂息肉通常需要分块切除，或者进行 ESD（图 14-3）。ESD 对医师和设备的要求更高，可选择的切开、止血配件也日益增多。若大息肉位于直肠，且可疑浸润者，应考虑行经肛门内镜微创手术（transanal endoscopic microsurgery，TEM），将标本完整切除的可能性更大，可以指导后续治疗。

切除的息肉标本病理提示重度不典型增生，如果切缘没有肿瘤组织，则不需要进一步治疗。

存在早期浸润性癌变的腺瘤发生淋巴转移的风

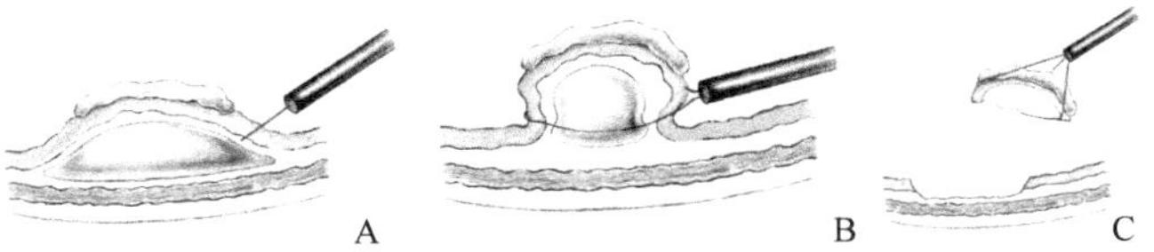

图 14-2　内镜下黏膜切除示意

注：A. 黏膜下注射液体使息肉充分抬举；B. 圈套器切除息肉；C. 回收息肉

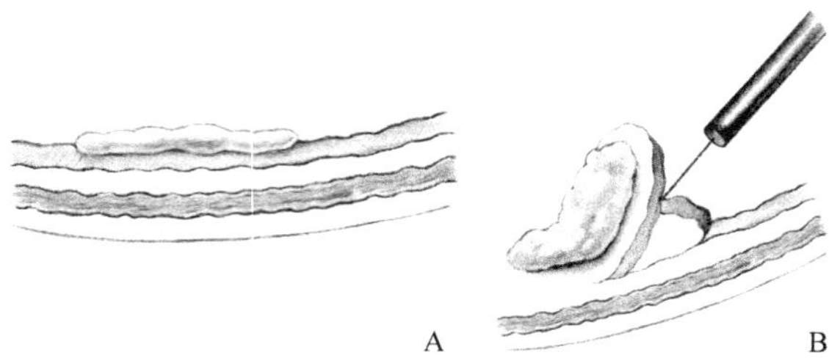

图 14-3　内镜下黏膜剥离示意

注：A. 黏膜下注射液体使息肉充分抬举；B. 选用适合的黏膜剥离刀将息肉完整切除

险较低，如果符合下述病理标准，则不需进一步治疗：息肉完整切除且被全部送交病理检查，可以对浸润深度、分化程度进行准确评估；非低分化癌；无脉管受累；切缘阴性。如果上述标准不能完全符合，则进行手术切除的选择应个体化，要考虑到患者的年龄和基础病情况。如果患者一般情况好，无蒂腺瘤中存在浸润性癌通常推荐手术切除。

【监测与预防】★★△△

根据腺瘤癌变的风险可分为高危和低危，符合下述标准之一为高危腺瘤：直径≥10mm、绒毛状腺瘤或重度不典型增生。如果第 1 次结肠镜检查中发现 1 个高危腺瘤或 3～10 个腺瘤，则复查结肠镜的间隔应为 1～3 年。目前，低脂高纤的饮食对于预防腺瘤性息肉可能有益，COX-2 抑制药或阿司匹林能降低高危性或异时性腺瘤的发生率。

结肠、直肠息肉病

结肠、直肠息肉病包括多种异质性较强的疾病，从发病机制可分为遗传性和非遗传性，从病理类型可分为腺瘤性和错构瘤性，从预后来看，有些癌变风险明显高于一般人群，有些发生结直肠癌的风险并不明确。下面介绍几种相对常见的、癌变风险较高的结直肠息肉病。

一、家族性腺瘤性息肉病

家族性腺瘤性息肉病（familial adenomatous polyposis，FAP）是一种常染色体显性遗传疾病，由位于染色体 5q21-q22 的 *APC*（结肠腺瘤性息肉病基因）突变所致。当患者一生中累计腺瘤数目超过 100 枚，应考虑临床确诊 FAP。Gardner 综合征是 FAP 的一种临床变异型，存在明显的肠外病变，包括硬纤维瘤、皮脂腺囊肿或表皮样囊肿、脂肪瘤、骨瘤、多生牙及青年性鼻咽纤维血管瘤。Turcot 综合征是一种罕见的 FAP 变异型，与髓母细胞瘤相关。

有下述情况的个体应评估是否存在腺瘤性息肉病综合征：结直肠腺瘤累计超过 10 枚；有腺瘤性息肉病综合征家族史；有腺瘤史和 FAP 型结肠外表现。FAP 的结肠外表现包括十二指肠或壶腹腺瘤、乳头状甲状腺癌、硬纤维瘤、先天性视网膜色素上皮增生、表皮样囊肿和骨瘤。对腺瘤性息肉病综合征的遗传学检测应包括 *APC* 和 *MUTYH* 基因分析。对于基因携带者或有风险的家族成员，应从其 10～12 岁开始每年进行结肠镜检查。2015 年，美国胃肠病学会推荐对于 FAP 患者，应在 25～30 岁时开始进行上消化道内镜（使用前视型内镜与侧视型内镜两者）检查，监测的间隔时间取决于患者十二指肠息肉病的 Spigelman 分期。

对于息肉密度较高、确诊或疑似结直肠癌的患者及出现结肠肿瘤相关临床症状的患者，应尽快行结肠切除术。对于腺瘤＞1cm 或有重度不典型增生的患者，以及那些在两次结肠镜监测之间腺瘤数量显著增加的患者，或者由于各种原因无法内镜下减轻息肉负担的患者，也应考虑手术。最彻底的手术方式是结肠、直肠中上段切除，下段黏膜剥除，回肠贮袋肛管吻合术（ileal pouch anal anastomosis，IPAA）。结肠切除后，患者应每年复查内镜评估残余直肠和回肠造瘘处。对直肠病变较重者应行全大肠切除，末端回肠造瘘术。

二、MUTYH 相关息肉病

MUTYH 相关息肉病（MUTYH-associated polyposis，MAP）是常染色体隐性遗传的息肉病综合征，由 *MUTYH* 基因中双等位基因突变引起。MAP 是目前唯一已知的隐性遗传性结肠癌综合征。MAP 的临床表现多种多样，多数患者临床特征与经典型 FAP 重叠，也有部分患者早发（＜50 岁）癌症而无息肉病。

三、Peutz-Jeghers 综合征

Peutz-Jeghers 综合征（Peutz-Jeghers syndrome，PJS）是一种常染色体显性遗传病，致病基因定位在染色体 19p13.3 上，为编码 *STK11*（丝氨酸苏氨酸激

酶）的基因突变。该病的临床特点是唇颊黏膜出现大量色素斑及胃肠道多发性错构瘤性息肉。错构瘤最常发生于小肠（65%～95%），也可发生在结肠（60%）和胃（50%）。患者易反复发生小肠套叠、梗阻和出血，常需要反复行肠切除术。符合下列任何 1 种情况时，可做出 PJS 的临床诊断：组织学上证实的 Peutz-Jeghers 息肉≥2 个；有近亲患 PJS 家族史的个体被检测到存在 Peutz-Jeghers 息肉；有近亲患 PJS 家族史的个体出现特征性的黏膜皮肤色素沉着；有特征性黏膜皮肤色素沉着的个体检测到存在 Peutz-Jeghers 息肉。PJS 患者的胃肠道和胃肠道以外部位发生癌症的总体风险均显著增加。据估计，发生任何癌症的相对风险都比一般人群高 15 倍。PJS 患者的监测方案包括：常规检查，即每年行全血细胞计数、肝功能检查；内镜监测，成年开始每 3 年复查胃肠镜，50 岁以后每年复查胃肠镜。直径＞1cm 的息肉应行内镜下息肉切除。

四、家族性幼年性息肉病

家族性幼年性息肉病（familial juvenile polyposis, FJP）患者存在 10 个或以上的幼年性息肉，同时有至少 1 位一级亲属存在类似病变史。FJP 是一种罕见的高外显率的常染色体显性遗传病。该病的基因突变与转化生长因子（transforming growth factor，TGF）-β 信号通路相关。患儿通常在 4～14 岁出现症状，通常表现为直肠出血和（或）贫血，不常见的症状包括直肠息肉脱垂、腹痛或肠梗阻。FJP 患者发生结直肠癌的风险增加，癌是由于错构瘤内的异型增生而继发的。FJP 患者无症状的一级亲属存在幼年性息肉病和结直肠癌的风险，合理的筛查策略为：12～40 岁每年做粪便隐血试验，每 3～5 年进行结肠镜检查。对于有症状的患者不论年龄大小均应进行评估。已证实的基因携带者或受累患者应进行监测直到 70 岁。下列情况可考虑预防性外科手术治疗：息肉数目较多；具有腺瘤样改变和重度不典型增生的多发性息肉；不能在内镜下切除的息肉；出现不易控制的并发症（如出血）；有结直肠癌家族史者。

（冯云路　肖　毅）

第3节　结直肠癌

【流行病学】★★△△

结直肠癌是一种常见的恶性肿瘤，欧美国家较中国常见。近二三十年来，随着诊疗技术的提高，诊疗理念的改进，肿瘤预防和筛查的普及，结直肠癌的发病率和病死率有下降趋势。美国的一组数据显示，结直肠癌的发病率从 1976 年的 60.5/10 万下降至 2011 年的 40.0/10 万，近年来以每年 4% 的速度递减。2012 年中国肿瘤资料显示，男性结直肠癌的发病率为 27.24/10 万，居第 5 位；女性发病率为 21.55/10 万，居第 3 位。在肿瘤病死率中，结直肠癌居第 5 位。

我国国人结直肠癌与西方人比较有 3 个特点：①直肠癌比结肠癌发病率高，（1.5～2.0）：1；②低位直肠癌在直肠癌中所占比例高，约占 70%，大多数直肠癌可在直肠指诊时触及；③青年人（＜30 岁）比例较高，约占 15%。但近几十年来，随着人民生活水平的提高及饮食结构的改变，结肠癌比例亦逐渐增多。直肠癌的发病率比较稳定，而结肠癌的发病率上升较快。

结肠癌根治性切除术后 5 年生存一般为 60%～80%，直肠癌为 50%～70%。TNM 分期Ⅰ期的患者根治性切除术后的 5 年生存率可达 90% 以上，而Ⅳ期患者约为 10%。

【病因病理】★★★△△△

一、病因

结直肠癌的发病原因尚不清楚，可能与下列因素有关。

（一）遗传因素

目前认为约 20% 的结直肠癌与家族性的基因相关，如 Lynch 综合征［也称为遗传性非息肉性结直肠癌（hereditary non-polyposis colorectal cancer, HNPCC）］、家族性腺瘤样息肉病（familial adenomatous polyposis，FAP）。

Lynch 综合征是明确的具有基因遗传倾向的结肠癌，在结直肠癌中占 2%～4%。由错配修复基因（mismatch repair，MMR）的 DNA 突变所致，包括 MLH1、MSH2、MSH6 和 PMS2。可以通过免疫组织化学方法分析 MMR 蛋白的表达，以及分析微卫星不稳定性（microsatellite instability，MSI）来明确诊断。

（二）饮食与致癌物质

奶制品与结直肠癌的发生目前还不能明确存在必

然联系。研究认为，奶制品可以降低结直肠癌的发生风险，发酵的奶制品也可能增加结直肠癌的发生风险。

阿司匹林、非甾体消炎药（nonsteroidal anti-inflammatory drugs，NSAIDs）可能会降低结直肠癌发生风险。糖尿病和胰岛素的使用可能会增加肠癌发生风险。

（三）结、直肠的慢性炎症

炎性肠病，如溃疡性结肠炎、克罗恩病、血吸虫病，可以使肠黏膜反复破坏和修复而发生癌变。

（四）癌前病变

结直肠腺瘤分为腺管状腺瘤、绒毛状腺瘤和混合型，均可能在不同的时间内演变为恶性，尤其是绒毛状腺瘤更为重要。人们已逐渐接受了结直肠癌并非是在结、直肠黏膜上突然发生病变的观点，而是通过“正常黏膜－腺瘤－癌变”这样一种顺序发展的规律。

二、病理

在手术前可以通过结肠镜、肛门镜等方式，通过活检取得病理诊断。

手术后的病理分期是疾病分期、制订辅助治疗方案、判定预后的重要依据，规范的病理报告中应该包含以下内容：原发病灶的浸润深度（T 分期），淋巴结状况（N 分期），肿瘤周围腹膜或脏器是否存在转移（M 分期）；肿瘤所在肠管的远切缘、近切缘和侧切缘；淋巴、血管、神经浸润状况；淋巴结外是否存在癌结节；免疫组织化学应该检测错配修复基因相关的蛋白表达情况。

（一）大体分型

大肠癌的大体形态随病期不同。

1. 早期结直肠癌 早期结直肠癌指癌组织局限于结直肠黏膜层及黏膜下层者，大体形态分为息肉隆起型、扁平隆起型及扁平隆起伴浅表溃疡型。临床不易发现。

2. 进展期结直肠癌 肿瘤侵犯肌层及其以上的分期称为进展期肠癌，如 T2～4N0 或 TanyN＋。根据大体外观可分为 3 型。

（1）隆起型：肿瘤向肠腔内生长，瘤体一般较大，呈息肉状或菜花状，可表现为球形、半球形或盘状，向周围浸润少，转移较晚，预后较好。

（2）溃疡型：最常见，占直肠癌的 50% 以上。肿瘤向肠壁深层生长并向周围浸润，多为圆形或卵圆形，早期可有溃疡形成，表现为中央凹陷，边缘凸起，易发生出血、感染或穿孔，转移较早，预后较差。

（3）浸润型：又称狭窄型，肿瘤沿肠壁内浸润性生长，表现为肠壁弥漫性增厚，肠腔狭窄，转移早，浸润广，预后差。

隆起型肿瘤常见于肿瘤的早期，随着病程的进展，肿瘤体积增大，中央坏死、溃烂，形成大小、深浅不一的溃疡。右半结肠的肿瘤以隆起型及局限溃疡型为多见，而左半结肠癌则以浸润型多见，且常可导致肠管的环形狭窄。

（二）组织学分类

1. 腺癌 结、直肠腺癌细胞主要是柱状细胞、黏液分泌细胞和未分化细胞，进一步分类主要为管状腺癌和乳头状腺癌，占 75%～85%，其次为黏液腺癌，占 10%～20%。

（1）管状腺癌：最为常见的组织学类型，癌细胞排列呈腺管或腺泡状排列。根据其分化程度可分为高分化腺癌、中分化腺癌和低分化腺癌。

（2）乳头状腺癌：癌细胞排列组成粗细不等的乳头状结构，乳头中心索为少量血管间质。

（3）黏液腺癌：由分泌黏液的癌细胞构成，癌组织内有大量黏液为其特征，恶性程度较高。

（4）印戒细胞癌：肿瘤由弥漫成片的印戒细胞构成，胞核深染，偏于胞质一侧，似戒指样，恶性程度高，预后差。

（5）未分化癌：癌细胞弥漫呈片或呈团状，不形成腺管状结构，细胞排列无规律，癌细胞较小，形态较一致，预后差。

2. 腺鳞癌 腺鳞癌亦称腺棘细胞癌，肿瘤由腺癌细胞和鳞状细胞癌细胞构成。其分化多为中度至低度。腺鳞癌和鳞癌主要见于直肠下段和肛管，较少见。

结直肠癌可以 1 个肿瘤中出现 2 种或 2 种以上的组织类型，且分化程度并非完全一致，这是结直肠癌的组织学特征。

（三）组织学分级（Broders 分级）

按癌细胞分化程度分为 4 级。Ⅰ级，75% 以上癌细胞分化良好，属高分化癌，呈低度恶性。Ⅱ级，25%～75% 的癌细胞分化良好，属中度分化癌，呈中度恶性。Ⅲ级，分化良好的癌细胞不到 25%，属低分化癌，高度恶性；Ⅳ级，为未分化癌。

三、扩散和转移

（一）直接浸润

结直肠癌可向 3 个方向浸润扩散，即肠壁深层、环状浸润和沿纵轴浸润。结肠癌向纵轴浸润一般局限在 5～8cm 内，直肠癌沿纵轴向下浸润发生较少。多组大样本临床资料表明，直肠癌标本向远侧肠壁浸润超过 2cm 的在 1%～3% 之间，下切缘无癌细胞浸润的前提下，切缘的长短与 5 年生存率、局部复发无明显相关，说明直肠癌向下的纵向浸润很少，这是目前保肛术的手术适应证适当放宽的病理学依据。估计癌肿浸润肠壁一圈需 1.5～2.0 年。直接浸润可穿透浆膜层侵入邻近脏器如肝、肾、子宫、膀胱等，下段直肠癌由于缺乏浆膜层的屏障作用，易向四周浸润，侵入附近脏器如前列腺、精囊、阴道、输尿管等。

（二）淋巴转移

淋巴转移是结直肠癌的主要转移途径。

引流结肠的淋巴结分为 4 组：①结肠上淋巴结；②结肠旁淋巴结；③中间淋巴结；④中央淋巴结。淋巴转移通常呈逐级扩散。

直肠癌的淋巴转移分 3 个方向：①向上沿直肠上动脉、腹主动脉周围的淋巴结转移；②向侧方经直肠下动脉旁淋巴结引流到盆腔侧壁的髂内淋巴结；③向下沿肛管动脉、阴部内动脉旁淋巴结到达髂内淋巴结。

近年研究发现，无论直肠癌肿瘤位置高低，其淋巴转移的规律是：①肿瘤位于腹膜返折以上，其淋巴转移方向只有向上。②肿瘤位于腹膜返折以下，其淋巴转移方向仍是向上，可有向侧方的淋巴转移。但当向上的淋巴管被阻塞时，才有可能逆行向下转移。③只有肛管癌才有向上方、侧方和下方 3 个方向淋巴转移。

（三）血行转移

癌肿侵入静脉后沿门静脉转移至肝，也可转移至肺、骨和脑等。结直肠癌手术时有 10%～20% 的病例已发生肝转移。结直肠癌致结肠梗阻和手术时的挤压，易造成血行转移。

（四）种植转移

腹腔内播散，最常见为大网膜的结节和肿瘤周围壁腹膜的散在砂粒状结节，亦可融合成团块，继而全腹腔播散。在卵巢种植生长的继发性肿瘤，称 Krukenberg 肿瘤。腹腔内种植播散后产生腹水。结直肠癌如出现血性腹水多为腹腔内播散转移。

（五）前哨淋巴结

1977 年 Cabana 用淋巴管造影证实引流原发肿瘤的第 1 个淋巴结是最可能发生肿瘤转移的淋巴结，称为前哨淋巴结（sentinel lymph node，SLN）。结直肠癌 SLN 的测定可采用术中或术后切除标本，30 分钟内在结直肠癌标本的 4 个象限的黏膜下注射亚甲蓝，然后在肠系膜内辨认蓝色淋巴管并追踪至蓝染的 SLN。术后尚可依此行病理的免疫组织化学分析证实肿瘤转移情况。有学者认为该淋巴结对判断预后有帮助。

【临床分期】★★★△△△

一、Dukes 分期

1932 年提出结直肠癌 Dukes 分期的基本原则为国际所公认，称为 Dukes 分期，之后出现了不少改良 Dukes 分期法。A 期癌肿浸润深度限于直肠壁内，未穿出深肌层，且无淋巴结转移。B 期癌肿侵犯浆膜层，亦可侵入浆膜外或肠外周围组织，但尚能整块切除，无淋巴结转移。C 期癌肿侵犯肠壁全层或未侵犯全层，但伴有淋巴结转移。C1 期癌肿伴有癌灶附近肠旁及系膜淋巴结转移。C2 期癌肿伴有系膜根部淋巴结转移，尚能根治切除。D 期癌肿伴有远处器官转移、局部广泛浸润或淋巴结广泛转移不能根治性切除。

二、TNM 分期

1978 年美国癌症分期和疗效总结联合委员会（AJCC）建议的 TNM 分期方法在国际抗癌联盟（UICC）得到认可和推荐。现多采用 AJCC/UICC 结直肠癌 TNM 分期系统（2010 年第 7 版）（表 14-1 和表 4-2）。

表 14-1　AJCC/UICC 第 7 版结直肠癌 TNM 分期定义

T	原发肿瘤
Tx	原发肿瘤无法评价
T0	无原发肿瘤证据
Tis	原位癌：上皮内或侵犯黏膜固有层 [a]
T1	肿瘤侵犯黏膜下层
T2	肿瘤侵犯固有肌层
T3	肿瘤侵透固有肌层到达浆膜下层，或者侵及无腹膜的结肠或直肠周组织
T4a	肿瘤侵透肠壁全层达到脏腹膜表面 [b]
T4b	肿瘤直接侵犯其他脏器、结构，或者与之粘连 [bc]
N	区域淋巴结
Nx	区域淋巴结无法评价
N0	无区域淋巴结转移
N1	有 1～3 枚区域淋巴结转移
N1a	有 1 枚区域淋巴结转移

（待续）

（续表）

N1b	有 2～3 枚区域淋巴结转移
N1c	浆膜下、肠系膜、无腹膜覆盖结肠 / 直肠周围组织内有肿瘤种植（tumor deposit，TD），无区域淋巴结转移
N2	有 4 枚以上区域淋巴结转移
N2a	有 4～6 枚区域淋巴结转移
N2b	有 7 枚及更多区域淋巴结转移
M	远处转移
M0	无远处转移
M1	有远处转移
M1a	转移局限于 1 个器官或部位（如肝、肺、卵巢，非区域淋巴结）
M1b	转移多于 1 个器官 / 部位，或者腹膜转移

（待续）

（续表）

注：[a]Tis 包括肿瘤局限于腺体基底膜内（上皮内）组织或黏膜固有层（黏膜内）组织，浸润深度不超过黏膜肌层达黏膜下层。[b]T4 期的直接侵犯包括侵犯其他器官或结直肠肠管，导致直接穿透浆膜，并能在镜检下发现（如盲肠癌侵犯乙状结肠）；对于腹膜后方或腹膜下方的肿瘤，肿瘤穿透固有肌层侵犯其他器官或结构（如降结肠后壁肿瘤侵犯左肾或侧腹壁；中、远段直肠癌侵犯前列腺、精囊腺或子宫颈、阴道）。[c]肿瘤与其他器官或结构粘连，粗略分为 cT4b 期。但是，如果镜下没有发现粘连部分有肿瘤存在，这时的分期应该根据肿瘤浸润肠壁的深度判定为 pT1-4a。V 和 L 的分期用于判定是否存在血管和淋巴管的浸润，PN 部位特异性因素应该用于神经周围浸润的判定

表 14-2　AJCC/UICC 第 7 版结直肠癌 TNM 分期系统

分期	T	N	M	Dukes	MAC
0	Tis	N0	M0	—	—
Ⅰ	T1	N0	M0	A	A
	T2	N0	M0	A	B1
ⅡA	T3	N0	M0	B	B2
ⅡB	T4a	N0	M0	B	B2
ⅡC	T4b	N0	M0	B	B3
ⅢA	T1～T2	N1/N1c	M0	C	C1
	T1	N2a	M0	C	C1
ⅢB	T3～T4a	N1/N1c	M0	C	C2
	T2～T3	N2a	M0	C	C1/C2
	T1～T2	N2b	M0	C	C1
ⅢC	T4a	N2a	M0	C	C2
	T3～T4a	N2b	M0	C	C2
	T4b	N1～N2	M0	C	C3
ⅣA	Any T	Any N	M1a	—	—
ⅣB	Any T	Any N	M1b	—	—

注：cTNM 指临床分期；pTNM 指病理分期；前缀 y 用于新辅助治疗之后的肿瘤分期（如 ypTNM）；完全病理缓解的患者标记为 ypT0N0cM0，类似于 0 期或Ⅰ期；前缀 r 表示无病间隔之后出现复发的病例，如 rTNM；Dukes B 期包含了预后较好、较差的 2 组患者，T3N0M0 和 T4N0M0；Dukes C 期亦如此，TAnyN1M0 和 TAnyN2M0。MAC 是改良 Astler-Coller 分期

【临床表现】★★★△△△

结直肠癌早期无明显症状，肿瘤生长到一定程度，依其生长部位不同而有不同的临床表现。

一、右半结肠癌的临床表现

（一）腹痛

右半结肠癌有 70%～80% 的患者有腹痛，多为隐痛。

（二）贫血

因癌灶的坏死、脱落、慢性失血引起，50%～60% 的患者血红蛋白＜100g/L。

（三）腹部肿块

腹部肿块亦是右半结肠癌的常见症状。腹部肿块同时伴梗阻的病例临床上并不少见。

二、左半结肠癌的临床表现

（一）便血、黏液血便

70% 以上的患者可出现便血或黏液血便。

（二）腹痛

约 60% 的患者出现腹痛，腹痛可为隐痛，当出现梗阻表现时，亦可表现为腹部绞痛。

（三）腹部肿块

约 40% 的患者可触及左下腹肿块。

三、直肠癌的临床表现

（一）直肠刺激症状

便意频繁，排便习惯改变，便前有肛门下坠感，伴里急后重，排便不尽感，晚期有下腹痛。

（二）肠腔狭窄症状

癌肿侵犯致肠管狭窄，初时大便变形、变细，严重时出现肠梗阻表现。

（三）癌肿破溃感染症状

大便表面带血及黏液，甚至脓血便。

此外，癌肿侵犯前列腺、膀胱时，可出现尿频、尿痛、血尿等表现。侵犯骶前神经可出现骶尾部持续性剧烈疼痛。

【辅助检查】★★★△△△

辅助检查应遵循由简到繁的步骤进行。常用方法有以下几项。

一、粪便隐血

粪便隐血检查作为大规模普查时或对高危人群结直肠癌的初筛手段，阳性者需作进一步检查。

二、肿瘤标志物

对结直肠癌诊断和术后监测较有意义的肿瘤标志物是癌胚抗原（carcino-embryonic antigen，CEA）。大量统计资料表明，大肠癌患者的血清 CEA 水平与 Dukes 分期成正相关，与大肠癌预后有一定关系，作为早期直肠癌的诊断则缺乏价值。CEA 主要用于术后监测复发，但作为对术前不伴有 CEA 升高的结直肠癌患者术后监测复发的指标仍存在争议。

三、直肠指诊

直肠指诊是诊断直肠癌最简便而又最重要的方法，80% 的直肠癌可经直肠指诊发现。直肠指诊可以触及质地坚硬、表面不平的肿块或溃疡，或者肠壁增厚狭窄，指套可血染。触及肿块时应注意肿块离肛门的距离、位置、质地、活动度，与前列腺、阴道、子宫及骶骨的关系。女性患者应同时行直肠、阴道指诊。直肠指诊阴性时，应作进一步检查。直肠指诊是诊断直肠癌最重要的方法。我国直肠癌中约 75% 为低位直肠癌，大多能在直肠指诊中触及。因此，凡遇患者有便血、大便习惯改变、大便变形等症状均应行直肠指诊。

四、内镜检查

内镜检查包括直肠镜、乙状结肠镜和结肠镜检查。了解肿瘤的外观和形态，同时可以提供肿瘤部位等参考信息，其重要价值在于它是目前唯一可以进行活检及病理的检查方法。一般主张行纤维全结肠镜检，可避免遗漏同时性多源发癌和其他腺瘤的存在。该检查可以提供直观的检查画面，纤维结肠镜的定位诊断价值在于肿瘤距离肛门的距离，距离越远，其定位的准确性越差。如果肿瘤不大或未累及浆膜，腹腔镜下可能无法准确判定肿瘤的位置，此时可以通过术中肠镜帮助定位。直肠指诊与纤维全结肠镜检是结直肠癌最基本的检查手段。

五、影像学检查

（一）X 线钡剂灌肠

X 线钡剂灌肠检查是传统的结直肠检查方法，对肿瘤的位置可以提供直接而且客观的信息，定位诊断准确率高，同时病变肠段的形态改变亦可协助诊断肿瘤的性质。缺点是对于较小的肿瘤或位置很低的直肠肿瘤，其诊断的准确性较差。

（二）超声诊断

腹部超声可以了解肝是否存在转移病灶。用腔内超声探头可探测癌肿浸润肠壁的深度及有无侵犯邻近脏器，可以探测直肠癌周围淋巴结情况，是直肠癌术前 TNM 分期的常用方法。

（三）计算机体层成像

肝、肺是结直肠肿瘤常见的远处转移脏器，胸腹盆 CT 可以了解胸部、腹腔和盆腔内转移、扩散情况，局部淋巴结有无转移及有无侵犯膀胱、子宫及盆壁，是术前常用的检查方法。胸腹盆 CT 也可判断肝、腹主动脉旁淋巴结是否有转移。增强 CT 能够提高诊断准确率。

（四）结肠 CT 重建

结肠 CT 重建及虚拟结肠镜是一种新兴的结直肠检查方法。通过对充气后结肠的 CT 扫描层面进行虚拟重建，可以构建出结直肠的全貌，包括肠腔内外的视野情况。该检查能与X线钡剂灌肠一样，准确地判断肿瘤或病变肠段的位置，其优势还在于能了解肿瘤周围的浸润情况、淋巴结转移等，为手术方案的制订提供更多的信息。另外，该项检查前需要清洁肠道，检查时只需向结肠充气，其后无需再次肠道准备即可接受手术。

（五）磁共振成像

MRI对肝等实体脏器中病变诊断的准确率高于超声和CT，对直肠癌术后盆腔、会阴部复发的诊断较CT优越。直肠MRI可以较为准确地判断肿瘤浸润层次及周围淋巴结转移状况，也是直肠癌术前TNM分期的常用方法。

【诊断及鉴别诊断】★★★△△△

一、诊断

结直肠肿瘤的术前定性和定位检查甚为重要，明确肿瘤的性质可以帮助制订定手术方式和手术范围，明确肿瘤的位置对手术切口的选择和手术野显露至关重要。

（一）定性检查

定性检查包括纤维结肠镜检查和活检、肿瘤标志物检查和PET扫描等。

结肠镜是目前唯一可以进行活检的检查方法。血清生物标志物有CEA、CA50、CA242等，总体而言，准确率不高，定性诊断不能依赖于此。

理论上讲PET扫描检查对恶性肿瘤有较高的诊断价值，而且与CT扫描结合后可以明显提高诊断准确率，但在炎性疾病的鉴别诊断方面仍存在不足。

（二）定位检查

临床常用的定位检查有X线钡剂灌肠检查、纤维结肠镜等，另结肠CT重建及虚拟结肠镜正逐渐在临床广泛使用。

X线钡剂灌肠检查是传统的结直肠检查方法，定位诊断准确率高。

纤维结肠镜的定位诊断价值在于肿瘤距离肛门的距离，距离越远，其定位的准确性越差。但如果定位困难，可以在术中开腹前和开腹后使用帮助定位。

结肠CT重建的定位作用类似于X线钡剂灌肠，准确、客观。

二、鉴别诊断

（一）炎症性肠病

本病可以出现腹泻、黏液便、脓血便、大便次数增多、腹胀、腹痛、消瘦和贫血等症状，伴有感染者尚可有发热等中毒症状，与结肠癌的症状相似，结肠镜检查及活检是有效的鉴别方法。

（二）结直肠息肉

结、直肠息肉主要症状可以是便血，有些患者还可有脓血样便，与结直肠癌相似，钡剂灌肠检查可表现为充盈缺损，行结肠镜检查并取活组织送病理检查是有效的鉴别方法。腺瘤性息肉是癌前病变，需要积极处理。

（三）肠结核

肠结核好发部位在回肠末端、盲肠及升结肠。常见症状有腹痛、腹泻、便秘交替出现，部分患者可有低热、贫血、消瘦、乏力、腹部肿块，与结肠癌症状相似。但肠结核患者全身症状更加明显，如午后低热或不规则发热、盗汗、消瘦乏力，需注意鉴别，本病在我国较常见。

（四）痔

痔一般多为无痛性便血，血色鲜红不与大便相混合，直肠癌便血常伴有黏液而出现黏液血便和直肠刺激症状。对便血患者必须常规行直肠指诊。

【治疗】★★★△△△

结直肠在胚胎学、组织学、解剖学方面存在共同之处，没有截然的分界。发生在结直肠的恶性肿瘤在病理学、肿瘤转移途径方面也存在相似之处，因此，内科、外科治疗原则大同小异。但是结肠癌和直肠癌在解剖部位、肿瘤生物学行为、基因特征等方面也确实存在诸多区别，因此在治疗方面差异较大，在某些治疗方式上宜分别叙述。

不同分期的结直肠癌，治疗选择存在较大的区别。早期结直肠癌可以通过局部切除达到较高的生存预后；进展期直肠癌可以通过新辅助治疗再手术治疗模式，可以获得较好的局部控制率；远处脏器转移的Ⅳ期病例可以经过转化治疗后，仍有手术切除可能，并获得远期存活的机会。因此，准确的术前分期评估，可以选择适合的治疗模式，提高患者的生活质量和生存时间。

一、早期结直肠癌的治疗

早期结直肠癌是指未累及固有肌层的黏膜上皮来源肿瘤，T 分期判断为 T1 期。局限于黏膜内的肿瘤由于未累及黏膜下的淋巴网，极少出现转移情况。T1 期肿瘤的淋巴转移概率约 6%，因此对于早期结直肠癌患者可以实施局部切除术。根据美国的 SEER 数据显示，T1N0 期结肠癌患者，接受根治性手术和局部切除术的 5 年肿瘤相关存活率分别为 96.2% 和 94.9%，差异不显著；总存活率分别为 77.8% 和 67.8%，差异非常显著。T2N0 期结肠癌患者，接受根治性手术和局部切除术的 5 年肿瘤相关存活率分别为 93.9% 和 82.5%，差异非常显著；总存活率分别为 71.2% 和 45.9%，差异非常显著。T1N0 期直肠癌患者，接受根治性手术和局部切除术的 5 年肿瘤相关存活率分别为 94.4% 和 92.3%，没有差异；总存活率分别为 80.6% 和 71.8%，差异非常显著。T2N0 期直肠癌患者，接受根治性手术和局部切除术的 5 年肿瘤相关存活率分别为 91.5% 和 85.2%，差异非常显著；总存活率分别为 75.6% 和 63.1%，差异非常显著。

现认为符合以下条件的早期直肠癌患者可以选择局部切除：①肿瘤距肛缘 10cm 以内；②肿瘤直径＜3cm；③占肠壁周径＜30%；④ T1 期肿瘤；⑤组织学类型为高、中分化腺癌；⑥无血管淋巴管浸润或神经浸润；⑦治疗前无淋巴结肿大的影像学证据。

以下按不同手术路径分述早期结直肠癌的手术方式。

（一）经消化内镜手术

1. 电切　适用于直径＜5mm 的黏膜内癌，切除的组织可送病理检查。

2. 套圈切除　适用于有蒂、亚蒂或无蒂的早期结直肠癌。

3. 黏膜切除术或黏膜下剥离术　适用于表面型病变，特别是平坦、凹陷型病变。

（二）经肛门入路手术

1. 经肛门切除术　可以实施全层切除原发病灶，缺点是操作困难，适用于距离肛门 5cm 以内的肿瘤。大多数的低位直肠癌的局部切除手术都可以经肛门的入路来完成。传统经肛门切除术（transanal excision，TAE）对局部解剖结构的损伤最小，但因显露、视野、操作精确度的局限性，该手术方式仅适合于远端直肠癌。

2. 经肛内镜显微外科手术　经肛门途径采用腹腔镜设备实施原发病灶的切除，适用于距肛门 4～12cm 的早期直肠癌。优点是可以全层切除肠壁，并可在切除后进行肠壁的缝合，减少术后出血、吻合口漏等并发症。该术式提供良好的术野显露，能使手术切除更精细，伤口愈合更好。缺点是需要制备相应的腹腔镜设备和特殊的手术器械，达到熟练操作需要一定的学习曲线。

（三）经骶尾部入路

Kraske 最早提出经骶尾部入路的直肠手术。麻醉后，患者俯卧位，经尾骨至肛门联系纵向切开骶尾部，经过盆底肌达直肠后间隙，可以将直肠纵向剖开，显露较好，外科手术操作由于经肛门手术，手术部位可达距肛缘 8cm 的位置。如果需要切除尾骨时，手术创伤较大，且直肠皮肤瘘发生率较高。York-Mason 手术或经括约肌的手术，是在 Kraske 手术基础之上纵向切开肛门外括约肌肌群，可以完整显露末段直肠。术野显露较经肛门入路的好，但如其名，术中需要离断肛门括约肌，术后肛门功能障碍的发生率较高。

二、进展期结肠癌的手术治疗

（一）结肠癌根治性切除术的总体原则

1. 肠管切除长度和淋巴结清扫范围　肠管切除的长度取决于系膜血管的断离范围和淋巴清扫的范围，于肿瘤两端 5～10cm 处切断正常肠管，才能最大限度地保证肠周淋巴结的清扫，降低吻合口或局部复发率。区域淋巴结的切除应该清扫至滋养血管的根部，如果肿瘤位于 2 支滋养血管的中间，则需于根部切断 2 支滋养血管。

2. 遵循外科无瘤技术原则　优先处理饲养血管根部，尽量不接触肿瘤的原则。对于肿瘤已经侵至浆膜的病例，首先用纱布包裹瘤体，两端通过穿透系膜的布带结扎固定于肠管。目的在于防止瘤细胞的脱落、种植腹腔，防止术者在操作过程中反复触摸瘤体，形成整个手术创面肿瘤细胞播散；或者防止反复挤压瘤体后，肿瘤细胞通过血管向近心端转移。

3. 完整系膜切除的原则　21 世纪提出的结肠完整系膜切除（complete mesocolic excision，CME）术，为一种手术原则和理念，它主张沿胚胎时期形成的自然间隙进行解剖，完整切除结肠系膜的前叶和后叶，以及其中所包含的系膜脂肪、饲养血管、淋巴结等，并且强调清扫中央区淋巴结。这样能够最大范围地切除病变肠管及其完整的系膜，提高了淋巴结获取数目。一些回顾性研究显示，患者的远期生存得到提高。因此，目前这一手术原则正在成为结肠癌根治术的规范。值得注意的是，欧美国家的 NCCN 指南、ESMO 指南并未明确界定淋巴结清扫的范围，只是要求淋巴结获检数目应该超过 12 枚；在日本的大肠癌规范和中国的结直肠癌诊治规范中，要求对进展期的肿瘤实施中央区域淋巴结清扫的 D3 根治术。

4. 其余部位结肠探查的必要性 虽然多原发性大肠癌的发生率不超过 3%，如果一旦出现漏诊、漏治，对患者而言将是一次灾难。术前全程肠镜检查、术中全大肠探查及术后定期纤维结肠镜随诊是提高多原发性大肠癌诊断和预后的关键。

5. 腹腔镜技术在结肠癌中的应用 自 Jacobs 于 1991 年将腹腔镜技术应用于结肠手术以来，该技术在全球范围内得到了迅速的推广，而且随着腹腔镜设备和器械的不断改进，近 30 年来腹腔镜技术已经覆盖了结直肠外科所有领域。在这期间，几项多中心的临床研究显示，腹腔镜技术无论在近期疗效（创伤小、恢复快、美观）方面优于传统开腹手术；远期疗效（生存时间）不劣于开腹手术。这些研究结果的公布，以及与医师实际工作经验相结合，为推动腹腔镜技术的普及提供了坚实的理论支持。

（二）右半结肠癌的手术

右半结肠癌包括盲肠、升结肠、结肠肝曲部癌及右侧 1/2 的横结肠癌，都应行右半结肠切除术。无法切除时可行回－横结肠侧侧吻合，解除梗阻。右半结肠癌的切除范围包括末端回肠 10～20cm、盲肠、升结肠、横结肠右半部和大网膜。

在剥离结肠系膜时应该沿着右结肠系膜与肾周筋膜之间的 Toldt 间隙进行分离，以充分保证结肠系膜前后叶及其所包裹的脂肪、淋巴、血管组织的完整性。传统 D2 手术在根部结扎回结肠动脉、右结肠动脉和中结肠动脉右支。淋巴结的清扫范围包括结扎血管根部的淋巴结及其切除区域系膜的淋巴结。如果按照 CME 手术原则，结肠系膜的切除范围应该延伸至根部，包括升结肠系膜根部和右 1/2 横结肠系膜根部，此时连同中央淋巴结的清扫。清扫区域包括肠系膜上静脉、动脉表面的淋巴脂肪组织，并于根部结扎右结肠区域的饲养血管。

（三）横结肠癌的手术

由于横结肠肝曲、脾曲癌在治疗上分别采取右半结肠切除术和左半结肠切除术，因此多数情况下，横结肠癌切除术主要用于横结肠中部癌。手术切除范围包括肿瘤两端 10cm 的肠管和相应的横结肠系膜、大网膜，根据横结肠长度的个体差异，决定是否游离并切除肝曲结肠或脾曲结肠。淋巴结清扫范围应至结肠中动脉起始部。

结肠中动脉是肠系膜上动脉的分支血管，于胰腺钩突部的下缘进入横结肠系膜，位于横结肠系膜的前叶和后叶之间，部分人群中该动脉可能缺如。沿横结肠系膜前叶向系膜根部解剖，可达胰腺被膜，于此处剪开系膜前叶的腹膜组织，沿胰腺体部和尾部的下缘解剖，在转向钩突部时可以找到结肠中动脉和伴行的静脉。

（四）左半结肠癌的手术

左半结肠癌包括结肠脾曲、降结肠和乙状结肠癌。切除范围包括远端 1/3 的横结肠、脾曲结肠和降结肠。淋巴结清扫范围上至结肠中动脉的左侧支，下至肠系膜下动脉的起始部。切除结肠相应的系膜。

（五）乙状结肠癌的手术

乙状结肠癌切除范围包括肿瘤两端 10cm 的肠管和相应的乙状结肠系膜，淋巴结清扫范围应至肠系膜下动脉或乙状结肠动脉起始部。

三、进展期直肠癌的手术

（一）直肠癌根治性切除术的总体原则

1. 肠系膜下血管的解剖 直肠总长 12～15cm，由肠系膜下血管供血。肠系膜下动脉于十二指肠水平段的下方从主动脉发出，并于主动脉前方下行。肠系膜下动脉根部附近的淋巴结在直肠癌手术中属于第 3 站淋巴结，是否有必要进行此站淋巴结的清扫，目前还没有定论。可以剔除肠系膜下血管周围的淋巴脂肪组织，并将其主干骨骼化，在其发出第一分支（左结肠血管）之后，或者在直肠上动脉根部水平，切断血管主干。这样既可以保留剩余结肠的血运，又可以达到肿瘤根治、细化肿瘤分期的目的。

2. 全直肠系膜切除原则 该原则将直肠及其全系膜视为由直肠深筋膜包绕的统一整体，直肠系膜中可能存在肿瘤的散在病灶，手术中如果直肠深筋膜破损或直肠系膜切除不完全，即可能存在肿瘤细胞的残留，这是造成直肠癌术后局部复发的重要因素。全直肠系膜切除（total mesorectum excision，TME）原则有 2 个基本概念：第一，在游离直肠及其全系膜时，前方应该沿 Denonvillier 筋膜解剖，即直肠与阴道或精囊腺 / 前列腺之间的结缔组织间隙；后方应该沿直肠深筋膜与骶前筋膜之间的直肠后间隙进行解剖。前方的 Denonvillier 筋膜较为致密，后方的直肠后间隙较为疏松，在进行这些筋膜的解剖时，均应采用剪刀或电刀进行锐性游离。第二，关于直肠及其系膜的远切缘，肠管的断离可在肿瘤下缘远端的 2cm 处，而直肠系膜的断离应该在肿瘤下缘远端的 5cm 处。

TME 原则最早由英国的 Heald 医师提出，同期英国 William 医师的研究证实中低位直肠癌远切缘 2cm 的安全性。TME 原则的提出很快得到了广大外科医师的认可，按此原则进行中低位直肠癌的外科切除，可以提高保肛手术成功率，同时也明显降低了直肠癌术后的局部复发率。因此，该原则很快推广至全世界，并成为目前中低位直肠癌外科手术的金标准。

值得注意的是，当肿瘤浸透直肠深筋膜并累及骶前、侧盆壁或直肠前方的器官，肿瘤为低分化或未分化癌时，无法按照 TME 原则实施手术。

3. 保留自主神经 近年来保留盆腔自主神经（pelvic autonomic nerve preservation，PANP）的直肠癌手术越来越受到广大医师和患者的重视，以前的保功能手术重点在于是否能保留肛门，而今，除此之外，能否保留患者的排尿功能、性功能日益受到关注。在直肠手术中容易损伤交感神经和副交感神经，并引起相应的功能障碍。交感神经源于 T12～L3，位于腹主动脉前方并沿其方向走行，直至腹主动脉分叉下方，沿骶前继续向下走行，将其称为下腹神经丛（交感神经），于骶前分为左右两支，主要司射精功能、阴道润滑和储尿功能。副交感神经源于 S2～S4，位于盆壁两侧，称之为盆神经丛，主要司勃起功能和排尿功能。直肠癌根治性手术中无视这些神经的存在，或者扩大的根治性手术，或者广泛的淋巴结清扫是造成患者术后排尿功能、性功能障碍的主要原因。结直肠外科医师应该熟悉自主神经在其走行过程中的具体解剖位置，在保证规范淋巴清扫范围的同时，注意解剖层次和间隙，对保留自主神经的完整性至关重要。例如，在断离肠系膜下血管时勿贴近其根部，避免损伤主动脉前方的交感神经主干，可以剔除肠系膜下动脉根部周围的淋巴结之后，使血管骨骼化，在其第一分支（左结肠动脉）以远断离血管主干，这样既达到系膜血管根部淋巴结清扫的目的，又可以最大限度地保留剩余结肠的血供。

4. 侧方淋巴结清扫 直肠癌的侧方淋巴结是指存在于直肠深筋膜以外的盆腔淋巴脂肪组织，超越了直肠前方的 Denonvillier 筋膜和直肠后方的直肠后间隙（即 TME 所界定的切除范围），包括位于髂内动脉及其分支在内和其以外的淋巴脂肪组织。

常规的中低位直肠癌手术是否进行侧方淋巴结清扫，目前没有统一的认识，这主要因为在提高患者存活率、降低局部复发率、提高生活质量等方面还存在异议。日本学者和国内部分学者认为侧方转移的比例不能忽视，并提出保留自主神经的扩大清扫术，其目的在于保留术后生理功能、提高远期存活率。但是，侧方清扫和保留自主神经之间存在必然的对立，因此欧美国家的学者认为，直肠癌的侧方淋巴结转移率较低，如果进行侧方清扫并不能降低局部复发率，更谈不上提高远期存活率，反而，付出的代价是损害患者的排尿功能和性功能。侧方淋巴结转移的发生率各家报道不一，且与肿瘤类型、分化程度和 T 分期等有明显关系。因此，有学者认为，如果肿瘤浸润范围已经超过直肠深筋膜，侧方的淋巴结转移病变已不再是单一的局部病灶，而是肿瘤全身病变的一部分，过分强调手术的局部治疗作用对患者的近期生活质量和远期存活没有积极意义。

目前许多单位对侧方淋巴清扫的必要性没有取得共识，而且这方面也没有足够的循证医学证据，因此多数结直肠疾病指南中不推荐进行常规的侧方淋巴结清扫。

5. 环周切缘 环周切缘是指在直肠及肿瘤的横断面上，肿瘤浸润边缘与外周手术切缘的最短距离。传统的术后病理检测在肿瘤切缘上注重肿瘤远近肠管断端的阳性与否，而忽略了环周切缘的情况。目前多数学者的意见认为，环周切缘 1mm 以上才能称之为阴性。环周切缘的阳性是造成术后局部复发的主要因素，而且患者的远处脏器转移和远期存活也与之密切相关，切缘阳性患者的局部复发率明显升高，而 5 年存活率明显降低。对于 T3/T4 期肿瘤而言，术前放疗是降低患者切缘阳性率的有效方法。

6. 腹腔镜技术在直肠癌手术中的应用 不同于腹腔镜技术在结肠癌手术中的应用，针对直肠癌的临床研究得出的结论不一致，因此采用腹腔镜进行直肠癌外科手术的循证医学证据仍然存在争议。其中赞成的证据来自于长期随访的生存期；而反对观点的证据来自于近期手术标本质量的差别，这种差别能否转化成生存期差异，还需时间的验证。如此状况虽然不能阻挡腹腔镜技术普及的步伐，但是开展这项技术的手术医师应该具备腔镜下 TME 手术的经验。经过严格培训、具有熟练腹腔镜技能的外科医师，对可切除直肠癌实施腹腔镜手术是可行的。

（二）直肠癌根治性切除手术方式

1. 腹会阴联合直肠癌切除术 腹会阴联合直肠癌切除术即 Miles 手术，原则上适用于腹膜返折以下的直肠癌。切除范围包括乙状结肠远端、全部直肠、肠系膜下动脉及其区域淋巴结、全直肠系膜、肛提肌、坐骨直肠窝内脂肪、肛管及肛门周围约5cm直径的皮肤、皮下组织及全部肛管括约肌，于左下腹行永久性结肠造瘘。

2. 直肠低位前切除术 直肠低位前切除术即Dixon手术或称经腹直肠癌切除术，是目前应用最多的直肠癌根治术，原则上适用于腹膜反折以上的直肠癌。大样本临床病理学研究提示，直肠癌向远端肠壁浸润的范围较结肠癌小，只有＜3%的直肠癌向远端浸润超过2cm。是否选择Dixon手术，主要取决于患者的全身情况、肿瘤分化程度、浸润转移范围及肿瘤下缘距齿状线距离。应在术前做好评估，正确判断肿瘤浸润、进展的程度并结合术中具体情况个体化对待。一般要求肿瘤距齿状线5cm以上，远端切缘距肿瘤下缘2cm以上，以能根治切除肿瘤为原则。由于吻合口位于齿状线附近，在术后的一段时期内患者出现大便次数增多，排便控制功能较差，可通过行结肠J形储袋改善排便功能。

3. 经腹直肠癌切除、近端造瘘、远端封闭手术 适用于无法进行一期吻合的直肠癌患者或一般条件较差的患者，即Hartmann手术。

直肠癌侵犯子宫时，可一并切除子宫，称为后盆腔脏器清扫；直肠癌侵犯膀胱时，可行直肠和膀胱（男性）或直肠、子宫和膀胱切除（女性），这种手术称全盆腔清扫。

四、术后病理

术后病理是肿瘤分期、预后判断、治疗选择的依据。

术后病理报告单应该包括的项目：①肿瘤类型；②肿瘤分级；③肿瘤T分期（浸润深度、是否累及腹膜或邻近器官）；④肿瘤N分期（获取的区域淋巴结总数，阳性淋巴结数目）；⑤肿瘤M分期（获取的非区域淋巴结总数，阳性淋巴结数目，或者其他脏器病灶）；⑥切缘情况（远近端切缘、侧切缘、环周切缘）；⑦是否存在不良因素（淋巴浸润、血管浸润、神经浸润、癌结节）；⑧免疫组织化学，应该包含可以造成微卫星不稳定性相关的蛋白，如MMR相关的蛋白表达情况；⑨对于术前接受放疗、化疗的患者，还应该包含肿瘤消退程度的分级，pTNM表示术后病理的TNM分期；ypTNM表示经过术前治疗后的TNM分期。

五、辅助治疗

（一）化疗

药物化疗是结直肠癌综合治疗模式中重要的环节之一，在经历了临床试验验证辅助化疗的必然性、新型药物的研发和临床实践之后，术后辅助化疗已经成为进展期结直肠癌的治疗规范。

1. 术后化疗 在2005年，相继的几届ASCO会议上，先后公布MOSAIC研究、NSABP C-07研究等临床试验的结果。这些多中心、随机对照的临床研究结果确立了奥沙利铂在结直肠癌术后常规辅助化疗中的主导地位，其优势主要体现在Ⅲ期患者接受联合化疗后的生存率提高。术后常规辅助化疗适用于Ⅲ期病例和高危的Ⅱ期病例，一般于术后1个月内开始化疗，为期6个月。目前常用的联合化疗方案是氟尿嘧啶制剂联合奥沙利铂，如FOLFOX系列方案、XELOX（CapeOX）方案等。单药方案主要采用不同剂型的氟尿嘧啶制剂，如氟尿嘧啶、卡培他滨等，方案有氟尿嘧啶/LV、卡培他滨单药等。化疗方案的选择主要取决于肿瘤的临床分期、侧重于化疗的疗效还是安全性等。

2. 术前化疗 许多报道显示，在术前化疗联合放疗可使肿瘤缩小和降期，有利于提高直肠癌保肛手术成功率，降低局部复发率，且对生存期无不利影响。

3. 术中化疗 ①肠腔化疗：1960年Rousselot等首先倡导使用术中肠腔内灌注氟尿嘧啶化疗作为辅助治疗。②门静脉化疗：肝是结直肠癌最常见及最早发生转移的远处脏器。预防肝转移是提高结直肠癌术后5年生存率的关键。具体方法是经肠系膜上静脉分支或胃网膜右静脉插管，手术当天起连续缓慢滴入氟尿嘧啶进行门静脉化疗。③术中温热灌注化疗：近年结直肠癌术中腹腔内温热灌注化疗受到国内外的重视，临床研究表明它可减少肿瘤术后的复发及转移。

（二）放疗

术中放疗（intra-operative radiotherapy，IORT）可以发挥最大的肿瘤特异效应，补充体外放疗的剂量不足，IORT的生物效应是体外照射的2～3倍。IORT也有合并症，主要是神经病变和输尿管狭窄，应予注意和预防。术中放疗对医院的规模、条件、设施要求较高，不利于普及；目前还缺乏足够证据开展此项工作。

进展期直肠癌的术后放射治疗可以降低局部复发率，但是术后放疗主要毒副作用是皮炎、腹泻、膀胱炎和肠炎等。现在对于进展期直肠癌，多倾向于术前实施放疗。

（三）新辅助治疗

针对直肠癌术前采取的一些治疗方法统称为新辅

助治疗。新辅助治疗包括新辅助化疗、新辅助放疗和新辅助放化疗等。

经过二三十年的临床实践，虽然新辅助对于远期存活没有显示出优势，但是其治疗的作用在于缩小肿瘤体积、降期，提高低位直肠癌的保肛率，降低术后局部复发率。对于距离肛缘 10cm 以内的中低位、可切除直肠癌，术前实施同步的联合放疗、化疗（新辅助治疗）成为进展期直肠癌规范化治疗的模式。

目前新辅助治疗多采用总剂量 45～50Gy 的长程放疗，分割 25 次完成；同步的化疗药物使用氟尿嘧啶制剂为基础的单药或联合用药。

（四）其他辅助治疗

免疫治疗、导向治疗、基因治疗目前仍处于实验室和临床研究阶段，有着良好的应用前景。近年来，靶向治疗药物的诞生和应用，如表皮生长因子受体（EGFR）拮抗药（Cetuximab，C225）、重组人源性抗 VEGF 单克隆抗体（Bevacizumab，Avastin）等对晚期或转移性结直肠癌的治疗提供令人振奋的治疗效果。

六、结直肠癌肝转移的治疗

肝是结直肠癌最常见的转移脏器，根据诊断时间不同可以分为两种情况。同时性肝转移是指结直肠癌确诊前或确诊时发现的肝转移；而结直肠癌根治术后发生的肝转移称为异时性肝转移（又可分为“早期异时性肝转移”和“晚期异时性肝转移”）。许多研究表明，未经手术治疗的肝转移患者 5 年生存率为零，并且肝转移是大多数患者的死亡原因。最近研究显示，结直肠癌肝转移患者在得到根治性切除手术之后的 5 年生存率可以达到 40%～50%。因此，患者是否适宜手术，或者是否有可能适宜手术，以及后续的转移性结直肠癌手术的选择，是处理结直肠癌肝转移的关键问题。

肝转移病灶是否适合手术切除的标准一直在演变，但主要应从以下 3 方面来判断：①结直肠癌原发灶能够或已经根治性切除；②根据肝解剖学基础和病灶范围，肝转移灶可 R0 切除，且要求保留足够的肝功能（剩余肝体积≥30%）；③患者全身状况允许，没有不可切除的肝外转移病变，或者仅为肺部结节性病灶，但不影响肝转移灶切除决策的患者。

随着技术的进步，肝转移灶的大小、数目、部位、分布等已不再是影响判断结直肠癌肝转移患者是否适宜手术的单一决定因素。

既往结直肠原发灶为根治性切除且不伴有原发灶复发，肝转移灶能完全切除且肝切除量＜70%（无肝硬化者），应予以手术切除肝转移灶，也可考虑先行新辅助治疗。

对于可切除结直肠癌肝转移，多主张采用新辅助治疗，主要基于以下几方面原因：①新辅助化疗提供了“窗口期”，观察有无新的无法切除转移灶，减少没有必要的手术；②新辅助治疗可增加 R0 手术的概率，增加术后剩余肝体积；③新辅助化疗可作为评价化疗方案敏感性的依据，指导术后化疗方案的选择；④新辅助化疗的疗效，可作为患者预后评估的一个指标；⑤新辅助化疗结合辅助化疗，可能改善接受治愈性手术患者的预后。

然而，新辅助治疗也有一定的弊端：①化疗可能会造成肝损伤：如与奥沙利铂治疗相关的肝血管性病变；与伊立替康治疗相关的非酒精性脂肪肝等。这些损害均可能增加肝切除术后的并发症。②影像学检查消失的转移灶仍应切除，但术者无法在术中对肝转移灶精确定位。③转移灶进展致使无法切除。

对于不可切除结直肠癌肝转移的综合治疗包括全身和介入化疗、分子靶向治疗及针对肝病灶的局部治疗如射频消融、无水乙醇注射、放射治疗等，治疗方案的选择应基于对患者治疗前的精确评估。

部分初诊无法切除的肝转移灶，经过系统的综合治疗后可转为适宜手术切除，其术后 5 年生存率与初始肝转移灶手术切除的患者相似。此类患者应当采取较为积极的诱导方案，应用有效的强烈化疗，并考虑联合肝动脉灌注化疗及分子靶向药物治疗。对于肝转移灶始终无法根治性切除的患者，综合治疗也可明显延长中位生存时间，控制疾病快速进展，明显改善生命质量。因此，积极的综合治疗对于适合强烈治疗的不可切除结直肠癌肝转移患者同样意义重大。

【预后】★★△△

来自美国国立癌症研究院（National Cancer Institute，NCI）SEER 网站的数据显示，结直肠癌的总体治愈率为 65.1%，其预后与分期密切相关。总体而言，如果肿瘤局限于初始的部位，而且没有发生转移，称为局限性疾病，其 5 年存活率可达 90.1%；如果肿瘤转移至初始部位附近或区域淋巴结，此时称为区域性病变，5 年存活率为 71.2%；如果肿瘤转移至远处脏器，称之为远处转移，5 年存活率为 13.5%。

（肖　毅）

第 4 节 溃疡性结肠炎的外科治疗

【流行病学】

溃疡性结肠炎（ulcerative colitis，UC）是一种病因尚不明确的结直肠慢性非特异性炎症性疾病，是北美和欧洲的常见病，近 10 年来我国 UC 发病率亦呈逐步增高的趋势。UC 最常发生于青壮年期，根据我国资料统计，发病高峰年龄为 20～49 岁，男女性别差异不明显［男：女为（1.0～1.3）：1.0］。

【病因病理】★△

一、病因学

UC 病因至今尚不明确，有可能是多种因素交互作用的结果。自身免疫因素、感染因素、过敏因素、精神因素和种族遗传因素等均是曾经受到关注的发病学说，但均未获得明确的证据，仍在继续深入探究之中。

二、病理学

UC 的病理学改变缺少特异性，早期典型病变是结肠黏膜弥漫炎症，炎症病变主要累及结直肠的黏膜和黏膜下层，其显著特征之一是大量炎症细胞聚集在肠腺隐窝底部；病变严重者可有较大面积的肠黏膜剥脱，可以侵及肌层和浆膜层，甚至导致肠穿孔或中毒性结肠扩张。UC 最常累及乙状结肠和直肠，病变可以向近侧以连续性而非跳跃式蔓延至全结肠，甚至累及回肠末段。慢性溃疡性结肠炎的长期炎症变化可导致结肠袋消失、肠壁增厚，部分患者可出现结直肠狭窄、黏膜上皮异型增生或癌变。

【临床分期】★★△△

一、病变范围

病变范围推荐采用蒙特利尔分型，E1 局限于直肠，未达乙状结肠；E2 累及左半结肠（脾曲以远）；E3 广泛病变累及脾曲以近乃至全结肠。

二、疾病活动性的严重程度

UC 病情分为活动期和缓解期，活动期疾病按严重程度分为轻、中、重度。目前临床较为常用的是改良 Truelove 和 Witts 疾病严重程度分型标准。

【临床表现】★★△△

临床表现为持续或反复发作的腹泻、黏液脓血便伴腹痛、里急后重和不同程度的全身症状，病程多在 4～6 周。肠外表现可有皮肤、黏膜、关节、眼、肝胆等的症状。黏液脓血便是 UC 最常见的症状。

UC 的临床类型可简单分为初发型和慢性复发型。初发型 UC 指无既往病史而首次发作，该类型在鉴别诊断中应特别注意，亦涉及缓解后如何进行维持治疗的考虑。慢性复发型 UC 指临床缓解期再次出现症状，临床上最常见。

【辅助检查】★△

常规检查包括血常规、白蛋白、电解质、ESR、CRP 等。有条件的单位可行粪便钙卫蛋白和血清乳铁蛋白等检查作为辅助指标。结肠镜检查并活检是 UC 诊断的主要依据。

结肠镜下 UC 病变多从直肠开始，呈连续性、弥漫性分布，表现为：①黏膜血管纹理模糊、紊乱或消失、充血、水肿、质脆、自发性或接触性出血和脓性分泌物附着，亦常见黏膜粗糙、呈细颗粒状；②病变明显处可见弥漫性、多发性糜烂或溃疡；③结肠袋变浅、变钝或消失及假息肉、黏膜桥等。

钡剂灌肠检查主要改变为：①黏膜粗乱和（或）颗粒样改变；②肠管边缘呈锯齿状或毛刺样改变，肠壁有多发性小充盈缺损；③肠管短缩，袋囊消失呈铅管样。

【诊断及鉴别诊断】

UC 缺乏诊断的金标准，主要结合临床、内镜和组织病理学表现进行综合分析，在排除感染性和其他非感染性结肠炎的基础上做出诊断。需要和急性感染性肠炎、阿米巴肠病、肠道血吸虫病、肠结核、白塞病、抗菌药物相关性肠炎（包括假膜性肠炎）、缺血性结肠炎、放射性肠炎等其他疾病鉴别诊断。

【治疗】★★△△

UC 的治疗以内科治疗为主，主要的治疗手段包括：充分休息、避免疲劳、饮食调整；纠正贫血，纠正水、电解质平衡失调或酸碱代谢紊乱，改善全身状况；应用氨基水杨酸制剂；对氨基水杨酸制剂治疗无效者，特别是病变较广泛者，可改用口服全身作用激素。

急性重症UC患者病情重、发展快，是一种潜在威胁生命的状态，应及时收入院治疗。急性重症UC的一线治疗是给予静脉足量激素及肠内、肠外营养支持治疗，如果3天后评估激素治疗无效，应转换治疗。转换治疗方案包括转换药物治疗和手术治疗。转换药物治疗包括环孢素A或英夫利昔单抗（infliximab，IFX），治疗4天后再次评估疗效，没有改善的患者需要即刻手术干预。

UC的手术治疗适应证：①经内科积极治疗后无效的急性重症UC患者，合并中毒性巨结肠内科治疗无效者宜更早行外科干预；②大量便血或反复严重出血，经内科治疗不缓解；③并发结肠穿孔和中毒性巨结肠症；④肠腔狭窄合并肠梗阻，经保守治疗不缓解；⑤合并严重的肠外并发症，症状持续加重；⑥慢性反复发作的UC影响儿童的生长发育；⑦经病理活检证实或高度怀疑癌变；⑧慢性病程反复发作，因长期存在的贫血、营养不良等严重全身表现使患者无法维持正常工作及生活。

UC外科手术治疗方式主要包括：①全结直肠切除、回肠储袋肛管吻合手术（ileal pouch-anal anastomosis，IPAA）指在切除全部结直肠后，用末端回肠构建储袋与肛管吻合，是目前UC的首选手术方式。回肠储袋形状设计包括J形、S形、H形和W形储袋，目前较为普遍的是J形储袋。②结直肠全切除及回肠造瘘术，是治疗UC的传统手术方法。对于有明显储袋失败风险或不愿接受IPAA的UC患者，全结直肠切除并回肠造瘘术这一传统术式仍是首选，安全有效。③结肠次全切除加回肠末端造瘘术是急性重症UC恰当的急诊手术方式，待患者一般情况改善后二期行IPAA。④结肠全切除及回肠直肠吻合术仅适用于经过慎重选择的UC患者。这一术式需要相对正常的直肠来做安全的吻合，严重的直肠炎症或直肠扩张性明显下降是禁忌证；残余直肠存在发生癌变的风险，术后需定期检查。

腹腔镜下UC手术逐渐开展。多个随机对照试验结果显示，腹腔镜IPAA具有美容效果好、出血少、术后住院时间短等优点，并能降低术后肠粘连等并发症的发生，提高年轻女性患者术后自然怀孕的成功率。最新的UC手术共识亦推荐在技术条件成熟的中心选择腹腔镜全结直肠切除及IPAA。

【并发症】

手术并发症主要表现为切口感染、腹腔脓肿、小肠梗阻及回肠造瘘并发症。术后吻合口瘘及盆腔感染是储袋失败的主要原因之一。储袋炎是IPAA术后最常见的远期并发症，其术后10年发生率高达50%，治疗主要依靠抗菌药物，如甲硝唑和环丙沙星；10%～15%的急性储袋炎可以发展为慢性储袋炎。

【预后】

术后10年的储袋失败率为5%～10%，其原因分为机械性和感染性两大类，机械性原因主要包括吻合口狭窄、储袋扭转或容积过小、S形储袋输出段肠管过长等；感染性原因包括慢性难治性储袋炎及储袋克罗恩病。

（吴 斌 肖 毅）

第5节 直肠脱垂

直肠脱垂指肛管、直肠，甚至乙状结肠下端向下移位，仅有黏膜脱出者为不完全脱垂；直肠全层脱出者为完全脱垂，如脱出部分在肛管直肠内称为内套叠。本病常见于儿童及老年女性。儿童的直肠脱垂是一种自限性疾病，常可在5岁前自愈，故以非手术治疗为主。成年人完全性直肠脱垂则需要手术治疗。

【病因与发病机制】★★△

引起直肠脱垂的病因比较复杂，目前认为有以下因素。

一、解剖因素

Douglas窝过深、直肠乙状结肠过长、骶尾弯曲度过小、直肠与骶骨之间固定结构弱等解剖学因素可能是直肠脱垂的先天性易感因素。

二、盆底和肛门节制功能缺陷

各种原因导致的盆底肌肉松弛，如老年、损伤性手术、肛门松弛等均可致肛提肌及盆底筋膜发育不全、萎缩，不能支持固定直肠于正常位置。

三、长期腹内压力增加

长期腹内压力增加，如长期便秘、慢性腹泻、前列腺增生伴发的排尿困难、慢性支气管炎伴发的长期咳嗽等因素，均可致直肠脱垂。

四、其他

一些神经性疾病，如脊髓损伤、马尾损伤、阴部神经损伤、结肠套叠等也与直肠脱垂相关。

目前对直肠脱垂发生的确切机制还不清楚，主要有 2 种学说。第 1 种学说称为滑动性疝学说，Alexis Moschowitz 在 1912 年提出直肠脱垂是直肠突出部通过盆底缺陷形成的滑动疝，在腹腔内脏的压迫下，盆腔陷凹的腹膜皱襞逐渐下垂，将覆盖于腹膜部分之直肠前壁压于直肠壶腹内，最后经肛门脱出。第 2 种为肠套叠学说，Broden 和 Snellman 认为直肠脱垂起始于直肠上段和直乙交界部肠套叠，在慢性咳嗽、便秘等腹内压增加的持续作用下，套入直肠内的肠管逐渐增加，并因肠套叠及套叠复位的反复，致直肠侧韧带、肛提肌损伤，肠套叠逐渐加重，最后经肛门脱出。也有学者认为以上两种学说是一种疾病过程的不同阶段。另外，直肠脱垂可能同时伴有子宫下降、子宫脱垂及膀胱膨出，形成更加复杂的涉及多个学科的盆底异常。

【分类】★★★ △△△

根据脱垂程度，分为部分性和完全性 2 种。

一、部分脱垂（不完全脱垂）

脱出部分仅为直肠下端黏膜，故又称黏膜脱垂。脱出长度为 2～3cm，一般不超过 7cm，黏膜皱襞呈放射状，脱垂部为两层黏膜组成。脱垂的黏膜和肛门之间无沟状隙。

二、完全脱垂

完全脱垂为直肠的全层脱出，严重者直肠、肛管均可翻出至肛门外。脱出长度常超过 10cm，甚至 20cm，呈宝塔形、黏膜皱襞呈环状排列，脱垂部分为两层折叠的肠壁组成，触之较厚，两层肠壁间有腹膜间隙。

【临床表现】★★★ △△△

一、直肠黏膜或直肠部分或全层脱出

直肠黏膜或直肠部分或全层脱出是直肠脱垂的主要症状，早期排便时直肠黏膜脱出，便后自行复位；随着病情的发展，直肠全层甚至部分乙状结肠脱出，甚至咳嗽、负重、行路、下蹲时也会脱出，而且不易复位，需要用手推回复位。

二、出血

一般无出血症状，偶尔大便干燥时，擦伤黏膜有滴血，粪便带血或手纸拭擦时有血，但出血量较少。

三、潮湿

由于直肠脱出没有及时复位，或者反复脱出导致的肛门括约肌松弛，黏液自肛内溢出刺激肛周皮肤而引起，并导致瘙痒。

四、坠胀

由于黏膜下脱，引起直肠或结肠套叠，压迫肛门部，产生坠胀，有的还感觉股部和腰骶部酸胀。

五、嵌顿

直肠脱出未能及时复位，局部静脉回流受阻，肠黏膜和肠壁炎症肿胀可导致嵌顿。嵌顿后黏膜逐渐变成暗红色，甚至出现表浅黏膜糜烂、坏死，或者脱垂肠段因肛门括约肌收缩而绞窄坏死。患者疼痛、坠胀、出血等症状加剧，发生肠梗阻症状。

六、其他

部分患者合并有便秘的症状，长期脱垂可以伴发大便失禁。

【诊断及鉴别诊断】★★★△△

直肠外脱垂诊断不难，患者蹲下或俯卧折刀位做模拟排便动作，脱垂即可出现。部分脱垂的特征是脱出物为圆形、红色、表面光滑的肿物，黏膜呈“放射状”皱襞、质软，排便后可自行缩回。完全脱垂，则脱出较长，脱出物呈“宝塔样”或球形，表面可见环状的直肠黏膜皱襞。

直肠指诊括约肌松弛无力，部分脱垂患者仅触及两层折叠的黏膜，若为完全脱垂，因是两层肠壁折叠则感觉较厚。如脱垂内有小肠，有时可听到肠鸣音。如肛管没有脱垂，肛门和脱出肠管之间有环状深沟。应行结肠镜检查除外结肠疾病。排便造影也是有效的诊断手段，特别对直肠有阻塞及排便不全感的患者，可直观地观察到肠套叠、不典型的直肠黏膜内脱垂、直肠和骶骨间距增大，还可以除外是否伴有巨结肠、大便失禁、肛

管直肠角异常、会阴下降和耻骨直肠肌收缩异常等。如有条件也可进行 MRI 动态盆底功能检查。

直肠黏膜脱垂需特别注意与环状内痔的鉴别。除病史不同外，环状内痔脱垂时，可见到充血肥大的痔块，呈梅花状，易出血，且在痔块之间出现凹陷的正常黏膜。直肠指诊括约肌收缩较正常，而直肠黏膜脱垂则松弛，这是一个重要的鉴别点。尽管不常见，直肠肿瘤也可以引起直肠套叠，且直肠癌和直肠脱垂均好发于老年人，因此在手术治疗前行肠镜或钡剂灌肠检查有助于鉴别诊断。

【治疗】★★★ △△△

一、非手术治疗

儿童直肠脱垂大多为部分脱垂，随着小儿的生长发育，骶骨弯曲度的形成，在积极改善体质，治疗诱发因素如便秘后，直肠脱垂多可自愈。如脱出时间长，脱垂充血、水肿，应取俯卧位或侧卧位，立即手法复位，将脱垂推入肛门，回复后应做直肠指诊，将脱垂肠管推到括约肌上方。手法复位后，用纱布顶在肛门部，再将两臀部用胶布固定，可防止因啼哭或因腹压增高而于短期内再发。若患病时间较长，上述方法不见效，可采用注射疗法。方法：将 5% 石炭酸植物油注射于直肠黏膜下或直肠周围一圈，分 4～5 处注射，每处注射 2ml，总量 10ml。可经肛门镜在直视下将药物注射到黏膜下层，使黏膜与肌层粘连；或者经肛周皮肤，在直肠指诊下做直肠周围注射，使直肠与周围粘连固定。在非手术治疗中，纠正便秘，养成规律性排便习惯和注意会阴部锻炼是必要的基础治疗。

二、手术治疗

成年人的直肠脱垂多需手术治疗，文献报道的手术方式超过 100 种，但大多数目前已经不采用。目前常用的主要包括以下几方面：缩窄肛门口、消除 Douglas 窝，修补盆底，切除脱出的肠管（经腹、经会阴均可），固定或悬吊直肠，或者上述方法联合应用。

应特别注意针对患者的具体病情和检查缺陷制订手术方案，首先选择简单的方式。对成年人部分脱垂或轻度完全脱垂，若括约肌张力正常或稍弱，可行硬化剂注射治疗、胶圈套扎治疗、痔切除，促使黏膜和黏膜下粘连。若括约肌松弛，可考虑做肛门环缩小术或括约肌成形术。有时对同一患者需要联合采用几种手术治疗。目前临床常用的方法如下。

1. 脱垂肠管切除术 ①经会阴部手术：适用于老年不宜经腹手术者，脱垂时间长，不能复位或肠管发生坏死者。优点在于创伤小、易耐受、能同时消除宽大而深在的盆腔窝，并切除冗长的肠管、病死率低。但本法仍有一定的并发症，如吻合口瘘、盆腔脓肿等，复发率也较高。常用的有 Delorme 手术、Altemeier 手术及其改良术式。②直肠前切除术：采用经腹切除乙状结肠甚至部分直肠，然后再将直肠壁与骶骨或耻骨骨膜固定。手术中还可以采用消除 Douglus 窝、缝合紧缩肛提肌和修补松弛的盆底等方法。该方法特别适合于直肠脱垂合并便秘或者乙状结肠冗长的患者，该手术效果好，术后复发率低，是目前治疗直肠脱垂较为满意的手术方式。

2. 直肠悬吊及固定术 ① Ripstein 手术。该手术方式较简单，经腹切开直肠两侧腹膜，将直肠后壁游离到尾骨尖，提高直肠。用宽 5cm 矩形网片围绕上部直肠前方，并固定于骶骨隆凸下的骶前筋膜和骨膜，将悬带边缘缝于直肠前壁及其侧壁，不修补盆底。最后缝合直肠两侧腹膜切口及腹壁各层。术后的并发症包括大肠梗阻、骶前出血、狭窄、粘连性小肠梗阻、感染和悬带滑脱等。该手术方式可以改善大便失禁的症状，但该手术最突出的并发症为新发的便秘（15%）或原有的便秘症状加重，故有学者建议术前伴发便秘的患者不适宜行 Ripstein 手术，另外，采用可吸收的脱细胞生物补片可能有益于减少上述情况。② Ivalon 海绵植入术。此术又称 Well 手术或直肠后方悬吊固定术，由于直肠前方不放置网片，术后肠梗阻和便秘的发生率低。方法：经腹游离直肠至肛门直肠环的后壁，用不吸收缝线将半圆形 Ivalon 海绵薄片缝合在骶骨凹内，将直肠向上拉，并放于 Ivalon 薄片前面，或者仅与游离的直肠缝合包绕，不与骶骨缝合，避免骶前出血。将 Ivalon 海绵与直肠侧壁缝合，直肠前壁保持开放 2～3cm 宽间隙，避免肠腔狭窄。最后以盆腔腹膜遮盖海绵片和直肠，目的是使直肠与骶骨固定、防止肠套叠形成，病死率及复发率均较低。该手术最主要的并发症为术后盆腔脓肿发生率高。采用可吸收的脱细胞生物补片代替海绵，可加强上提效果，并减少盆腔脓肿。③将直肠悬吊在骶骨上。早期 Orr 用两条大腿阔筋膜（每条宽约 2cm，长约 10cm）将阔筋膜带的一端缝于抬高后的直肠前外侧壁，另一端缝合固定骶骨岬上，达到悬吊目的。近年来主张用尼龙或丝绸带或由腹直肌前鞘取下两条筋膜代替阔筋膜。采用可吸收的脱细胞生物补片是更好的选择。④直肠前壁折叠术。经腹游离提高直肠，将乙状结肠下段向上提起，在直肠上端和乙状结肠下端前壁浆肌层做数层横行折叠缝合，每层用丝线间断缝合 5～6 针。每折叠一层可缩短直肠前壁 2～3cm，每两层折叠相隔 2cm，肠壁折叠长度一般为脱垂 2 倍，一般折叠以不超过 5 层为宜。由于折叠直肠前壁，使直肠缩短、变硬，并与骶部固定（有时将直肠侧壁缝合固定于骶前筋膜），既解决了直肠本身病变，也加固了乙状结肠、直肠交界处的固定点，符合其肠套叠起源的观点。

3. 肛门圈缩小术 又称 Thiersch 修复，将宽 1.5cm 筋膜式尼龙网带或硅橡胶网带置于肛管周围，使肛门缩小制止直肠脱垂。仅适用于老年和身体衰弱者。术后易发生感染和粪便嵌塞，复发率较高。

值得特别指出的是：①因病例数有限，上述方法并无较好的循证医学支持，应在综合考虑病情、技术条件的情况下，谨慎选择手术方法。②既往采用的各类合成材料类补片，因可导致盆腔和直肠侵蚀、僵硬或变形，可能是症状加重的重要因素，应吸收新技术进步的成果，采用完全可吸收的脱细胞生物补片。③在具体选择术式时，应汲取经肛手术 TaTME 的技术进步，适当应用于本病。

（王振军）

第 6 节　直肠肛管周围脓肿

直肠肛管周围脓肿指在肛门和直肠周围的软组织间隙中发生的化脓性感染，这些脓肿最终在肛门附近的体表形成肛管或直肠下段与会阴部皮肤相通的慢性感染性窦道。直肠肛管周围脓肿是肛肠疾病中的常见病，发病高峰年龄在 20～40 岁，男性多于女性。

【病因与发病机制】★★△△

直肠肛管周围脓肿最主要的原因是肛隐窝腺体感染，肛隐窝腺体位于齿状线并开口于肛窦，腺管向外下方伸展于黏膜下层，有一部分腺管穿过内括约肌。因为肛隐窝开口向上，所以肛窦内容易积存肠道细菌和损伤，是造成感染的诱因。感染由肛腺管进入肛腺，并通过腺体的走行方向和穿行范围向周围扩散到肛管直肠周围间隙，形成各种不同部位的脓肿：肠道细菌通过肛腺引起括约肌间隙感染，感染灶沿下行的纵肌纤维引起低位括约肌间脓肿；沿上行的纵肌纤维引起高位括约肌间脓肿；向后可以穿过肛管后部薄弱的 Minor 三角形水平位间隙形成肛门后部脓肿；并且可以在 Courtney 间隙形成深部脓肿，脓肿还可以向一侧或双侧坐骨直肠窝扩散而形成单侧或双侧坐骨直肠窝脓肿。导致肛周脓肿的细菌种类常是链球菌及大肠埃希菌、葡萄球菌、魏氏梭形芽孢杆菌和其他厌氧菌，多为混合感染。此外，肛管直肠外伤、克罗恩病、结核、肿瘤和肛周手术均可以导致直肠肛门周围脓肿。

【临床表现及分类】★★★△△△

直肠肛管周围脓肿的临床表现与脓肿位置有关，不同部位的肛门直肠周围脓肿临床表现也不尽一致。

一、肛门周围脓肿

肛门周围脓肿最常见，初起表现为肛周局部红肿、硬结，逐渐发展疼痛加重，甚至有搏动性疼痛，触痛明显并有波动感。自溃或切开后形成低位肛瘘。全身症状轻微。

二、坐骨直肠窝脓肿

坐骨直肠窝脓肿是肛提肌以下的脓肿，较常见。病灶多为肌间感染引发肛管后部的 Courtney 间隙感染并向单侧或双侧坐骨直肠窝扩散形成脓肿，也可能是低位肌间脓肿沿联合纵肌纤维组织伸入外括约肌的纤维间隔蔓延而形成。初发时感肛门直肠疼痛坠胀，随着炎症发展，症状逐渐加重，肛周甚至臀部大片红肿，明显触痛，排便时疼痛剧烈，有时影响排尿。患者常同时伴有全身症状，如发热、乏力，甚至寒战。

三、骨盆直肠间隙脓肿

脓肿位于肛提肌以上，顶部为盆腔腹膜，位置深，属高位肌间脓肿。全身感染症状明显，如发热、乏力、寒战等，直肠内有明显沉重坠胀感。排便排尿不畅。指诊可觉直肠内温度增高，直肠壁饱满隆起，有压痛和波动感。

四、其他

直肠后脓肿、直肠黏膜下脓肿少见。亦由肛窦和肛腺感染引起，括约肌间脓肿、直肠损伤、直肠狭窄、直肠炎、骶骨和尾骨炎症也可引起。以全身症状为主，如畏寒、发热、乏力、食欲下降。直肠内常有重坠感，骶尾部有酸痛并放散至股部后方。指诊发现尾骨与肛门之间有深压痛，直肠后壁隆起并有波动感。直肠黏膜下脓肿位于直肠黏膜和肌层间结缔组织内，少见。一般较小，多位于直肠下部后方或侧方。肛门内有沉重坠胀感，排便、行走时加重。指诊可及直肠壁上卵圆形隆起，有触痛。破溃则形成内瘘。

【辅助检查】★★★△△

多数直肠肛管周围脓肿依据上述症状和体征可获得诊断，部分深部脓肿诊断可能比较困难，必要时可以采用体表 B 型超声或经肛超声、CT，甚至 MRI 检查辅助诊断。

【诊断及鉴别诊断】★★★ △△

直肠肛管周围脓肿应注意需与以下疾病鉴别。

一、泌尿生殖器官炎症

男性肛门前部脓肿向前扩展至尿道球部时常与尿道周围脓肿混淆。尿道炎、尿道狭窄和曾使用过尿道探子或膀胱镜检查等病史可帮助鉴别。破溃或切开引流的会阴肿胀漏出尿液时，尿道周围脓肿破向尿道的诊断可确立。女性的前庭大腺（又称巴氏腺）化脓感染常被误诊为肛门前部低位肌间脓肿，但前者位置特殊，且无肛门周围疼痛。

二、肛周皮肤感染

肛门周围毛囊炎和疖肿等急性皮肤感染范围局限，顶端有脓栓，易识别。较大的皮下脓肿易与肛门直肠周围脓肿相混淆，皮下脓肿局部疼痛虽然明显，但是与肛门直肠无关，无直肠坠胀感，对排便影响不大。

三、骶前囊肿和骶尾部囊性畸胎瘤感染

成年人骶前囊肿和骶尾部囊性畸胎瘤感染易误诊为肛门后部脓肿，仔细询问病史可有局部感觉和排便异常现象。肛门指诊可在直肠后壁触及包块或囊性肿块，挤压可从窦道口排出脓液、皮脂。骶骨侧位 X 线摄影可见骶前间隙显著增宽，有占位性肿物轮廓。

四、肛门附近或臀部蜂窝织炎

少数臀部的蜂窝织炎接近肛门部位，与肛门周围脓肿表现相似，但不会累及直肠，应注意鉴别。

【治疗】★★★△△△

直肠肛管周围脓肿一旦形成，除部分自行破溃形成肛瘘外，大多需手术治疗。特别强调早期切开引流，是控制感染和减少肛瘘形成的有效方法。直肠肛门周围间隙结构疏松，脓肿形成后易扩大并导致相应功能的损害。因此，肛周脓肿一旦确诊，不要像体表脓肿需成熟后再切开，应早期切开引流，清创冲洗，这样可减轻感染造成的后果，并提高完全愈合的比例。切开引流需要注意以下几点。①定位要准确，切开前应做脓肿穿刺，证实后再手术引流；②不同的脓肿切口选择不同，浅部脓肿应做放射状切口，而深部脓肿应行与肛门相应的轮辐状切开，以免损伤肛门括约肌；③引流要充分，可用手指分开纤维隔膜。但对尚未彻底形成脓肿的硬结，不要求一次彻底清除。

切开后，浅部脓肿可不用抗生素，对深部脓肿，高龄和高危患者，如伴发糖尿病、心瓣膜病、免疫缺陷状态的患者，建议使用广谱抗生素。对切开的脓液进行细菌培养有助于抗生素的调整。另外，如果培养结果是非肠道菌，此后形成肛瘘的概率较小。

一部分患者在脓肿引流时可明确脓肿与肠壁相通的内口，可在切开脓肿引流的同时，一并切除或挂线，目的是使其一期愈合，缩短病程，减轻了患者的痛苦。方法如下。①脓肿一期切除术。在切开引流的同时处理内口，包括肛腺导管和感染的肛腺。主要适用于低位脓肿（皮下脓肿、肛门直肠后间隙脓肿、坐骨直肠间隙脓肿及直肠黏膜下脓肿）。②脓肿一期切开挂线术。对于肛管直肠环以上的高位骨盆直肠间隙脓肿或坐骨直肠间隙脓肿在切开引流的同时予以橡皮筋或粗丝线挂线法。上述方法也有一定的并发症，如脓肿复发、肛瘘复发等，因此应该在手术不致影响肛门括约肌和肛门功能的情况下由经验丰富的医师施行。另外一个简单可行的方案是，首先引流脓肿，待多数患者形成肛瘘后再处理肛瘘，手术简单更微创。

（王振军）

第7节 肛　瘘

肛瘘是指肛管或直肠与会阴部皮肤相通的慢性感染性管道，为常见的肛管直肠疾病，发病率仅次于痔，好发于青壮年男性。

【病因与发病机制】★★△△

大多数肛瘘由肛周脓肿发展而来，是炎症的慢性阶段，少数由特异性感染引起，如结核和克罗恩病。直肠肛管外伤、化脓性汗腺炎、皮脂腺囊肿的继发感染、直肠肛管恶性肿瘤破溃也可成瘘管，临床上较少见，并与化脓性感染所形成肛瘘有明显区别。

肛瘘一般有内口、瘘管和外口，少数肛瘘没有外口。内口是感染源的入口，多在齿状线附近的肛窦内。瘘管有直有弯，少数有分支。外口即脓肿破溃处或切开引流部位，多位于肛周皮肤。

【分类】★★★△△

肛瘘的分类方法较多，主要以原发脓肿所在部位、瘘管行程与肛管括约肌的关系而划分。临床上常简单地将肛瘘分为低位和高位2种，瘘管位于肛管直肠环以下者称为低位肛瘘，瘘管位于肛管直肠环以上者称为高位肛瘘。只有1个内口、1个窦道和1个外口的肛瘘称为简单性肛瘘，具有多个外口和窦道的则称为复杂性肛瘘。另外，美国结直肠肛门外科学会2004年发布的肛瘘治疗指南把治疗后可能造成肛门失禁的以下情况均列为复杂性肛瘘：瘘管穿越外括约肌的30%～50%（高位括约肌间、括约肌上方、括约肌外方）、女性前侧瘘管、复发性瘘管、伴有肛门失禁、局部放疗后肛瘘、克罗恩病肛瘘、多个瘘管。临床上还有以瘘管的形状分为直瘘、弯瘘及蹄铁形瘘。从病理变化上又可分为化脓性肛瘘及特异性感染所致的肛瘘。目前多按瘘管与括约肌的关系分为4类。

一、括约肌间瘘

括约肌间瘘多为低位肛瘘，最常见，约占70%，为肛门周围脓肿的结果。瘘管只穿过内括约肌，外口常只有1个，距肛缘3～5cm。

二、经括约肌瘘

经括约肌瘘可以为低位肛瘘，也可以为高位肛瘘，约占25%，多为坐骨直肠窝脓肿引流后形成。瘘管穿过内括约肌、外括约肌浅部和深部之间，外口常有数个，并有支管相互沟通。外口距肛缘约5cm。

三、括约肌上瘘

括约肌上瘘为高位肛瘘，少见，仅占5%。肛瘘向上穿过肛提肌，然后向下至坐骨直肠窝穿透皮肤。因为瘘管累及肛管直肠环，所以治疗较困难。

四、括约肌外瘘

括约肌外瘘最少见，占1%。为骨盆直肠脓肿合并坐骨直肠窝脓肿的后果。瘘管穿过肛提肌直接与直肠相通。病因多为克罗恩病、肠癌或外伤所致，治疗要注意原发病。

【临床表现及诊断】★★★△△△

肛瘘常有肛门周围脓肿破溃或切开排脓的病史。主要症状为反复自外口流出少量脓液或粪水，脓液刺激周围皮肤产生瘙痒感。若外口暂时封闭，局部引流不畅，则可再次形成脓肿，并可在其他部位形成新的外口，如此反复发作使病变范围扩大，并可形成复杂的瘘道和数个外口，检查时见外口呈乳头状突起或肉芽组织的隆起，压之有少量脓液流出，低位肛瘘可在皮下摸到一硬索条，自外口通向肛管。高位肛瘘位置较深不易摸到索条，外口常有数个。如肛管在肛门左右均有外口，应考虑为蹄铁形瘘。

肛瘘的内外口具有一定规律性，Goodsall于1900年提出Goodsall定律：在肛门中间画一横线，若外口在横线前方，瘘管常是直型，内口往往位于与外口呈辐射线相连处；若外口在横线后方，瘘管常是弯型，且内口常在肛管后正中处。该规律可作为寻找瘘管和内口的一般规律，但并非所有的肛瘘都符合该规律。

临床检查内口的方法包括肛管直肠指诊、肛门镜检查，瘘管内注过氧化氢或亚甲兰2种方法也是常用的方法。瘘管X线造影术在瘘管管道粗大无阻塞的情况下，对瘘管的走行、内口的位置有良好的显示作用，但常常由于瘘管和脓腔内有坏死组织和脓液而阻碍造影剂通过。经肛门内镜超声检查可发现黏膜下缺陷而协助确定内口。近年来，一些新的技术已应用于复杂性肛瘘的术前诊断。如磁共振成像（magnetic resonance imaging，MRI）软组织分辨率高，能直接三维成像，显示肛瘘瘘管的走行及与括约肌的关系。2000年Morris等提出肛瘘的MRI分类标准：Ⅰ级，简单线形括约肌间瘘；Ⅱ级，括约肌间瘘伴脓肿或伴继发性瘘管；Ⅲ级，非复杂性经括约肌瘘；Ⅳ级，经括约肌瘘伴坐骨直肠脓肿或继发性坐骨直肠瘘管；Ⅴ级，经肛提肌或肛提肌上瘘伴或不伴继发性脓肿。探针检查对于瘘管管道垂直，管道直径较粗的病例探查准确，但对复杂的瘘管探查时容易造成假道或人工内口，引起误诊，目前主要用于术中探查。

值得注意的是，慢性肛瘘可能癌变或伴发恶性肿瘤，表现为肛周类似炎症侵犯边界不清的硬块，需要与直肠乃至盆腔内恶性肿瘤破溃相鉴别，更要避免误诊为脓肿或炎症，对可疑表现者应及时进行病理检查，以免误诊。

【治疗】★★★△△△

肛瘘不能自愈，必须手术治疗。传统上讲，手术治疗的原则是将瘘管切开，必要时将瘘管周围瘢痕组织同时切除，使伤口自基底向上逐渐愈合。影响肛瘘疗效最为重要的是内口和瘘管的处理，准确的内口和瘘管定位是肛瘘手术治疗的基础。经典的手术方法包括肛瘘切开术、肛瘘切除术和肛瘘挂线术，近年来纤维蛋白胶注射、脱细胞异体真皮基质材料也用于肛瘘的治疗。

一、肛瘘切开术与肛瘘切除术

肛瘘切开术将瘘管全部切开，并将切口两侧边缘的瘢痕组织充分切除，使引流通畅的切口逐渐愈合。肛瘘切开术适用于低位肛瘘或作为高位肛瘘瘘管位于肛管直肠环以下部分的辅助疗法，常与挂线术一起应用。肛瘘切开术的优点是：①创面开放，引流通畅；②可经切开处彻底清除瘘管内的肉芽和假性上皮；③手术切除组织少，不遗留较大的缺损创面；④切断的肛门括约肌两断端回缩不多，形成肛门失禁的概率较切除者为少；⑤创口愈合相对较快。而肛瘘切除术，虽然可去除全部瘘管及其周围瘢痕组织，但是平均愈合时间明显延长，术后复发和肛门失禁的发生率两者差异无显著性，因此瘘管切开术应该是括约肌间瘘或低位经括约肌肛瘘的首选治疗方法。对部分瘘管明显的直瘘，可行肛瘘切除一期缝合术，以减少术后的愈合时间，但须注意术前行肠道准备，瘘管须完全切除，伤口各层完全缝合对齐不留死腔，术中严格无菌操作，防止污染。

二、肛瘘挂线术

肛瘘挂线术对于高位经括约肌肛瘘或括约肌上肛瘘是非常有效的方法，挂线应用于高位复杂性肛瘘治疗的优点在于较好解决高位肛瘘完全切开所致肛门失禁的问题。远端瘘管切开联合挂线治疗可用于高位肛管或直肠开口的肛瘘，由于同时具有切割挂线和引流挂线的作用，术后肛门自制功能满意。挂线在肛瘘治疗中的作用主要是引流脓液、标志瘘管异物刺激、慢性切割。挂线作为固定在病灶深部的导线，具有良好引流作用，可减轻感染。一些脓肿及肛瘘经过单纯的充分引流可以自愈。线或橡皮筋作为一种异物，可刺激局部组织产生炎症反应。以线代刀，使肌肉缓慢地切开，括约肌断端与周围组织粘连固定，从而减少肛门失禁。针对肛瘘挂线术术后愈合时间长的缺点，对挂线治疗也在不断改进。①挂线范围限于窦道经肛管直肠环范围：随着肛瘘解剖学切除的广泛开展，术中内口的寻找及处理更加准确，瘘管处理彻底，挂线范围仅选择在瘘管经肛管直肠环范围而非全程挂线，后期切开挂线部；术中应尽可能敞开病灶，只对肌肉组织部分行挂线处理，从而使挂线的目的更加明确，同时亦可避免单纯挂线容易遗漏支管、残腔等问题。②合理地选用切开挂线和引流挂线：对以防止肛门失禁为目的的挂线，术中系紧线，从而达到慢性切割的目的；而对合并有难以处理的残腔时，应选用引流挂线，术后换药、冲洗、引流，从而达到刺激残腔去腐生肌的目的，然后再紧线切开。本方法缺点是病程较长，紧线时疼痛明显，术后仍有一定的复发率。

三、经括约肌间瘘管结扎术

2006 年 Rojanasakul 设计了一种新的术式，即经括约肌间瘘管结扎术（ligation of intersphincteric fistula tract，LIFT）。该术式基于肛腺感染学说，从括约肌间沟入路，分离瘘管后，在内括约肌处缝扎闭合瘘管，从而将内口下方的肛腺闭合。LIFT 术式是全括约肌保留术式，肛门括约肌几乎没有损伤，通过结扎闭合括约肌间沟瘘管，使内口下方的肛腺组织闭合，恢复肛门局部解剖生理结构。本方法成功率高，技术规范，已成为肛瘘治疗的重要方法。有文献回顾性分析了 77 例高位单纯性肛瘘患者的临床资料，其中 LIFT 37 例和切开挂线法 40 例。2 组手术时间无统计学差异，LIFT 术后疼痛程度及持续时间均明显低于切开挂线法，LIFT 和切开挂线法创口愈合时间分别为（26.0±1.9）天和（40.7±2.8）天，术后中位肛门功能评分分别为 1 分和 4 分，2 组比较差异均有统计学意义（$P<0.05$）。

四、脱细胞基质材料肛瘘栓治疗肛瘘

肛瘘的瘘管切开切除、瘘管挂线等手术方式，其缺点是创伤大、愈合时间长、肛门功能受损等。近年来有文献报道采用生物蛋白胶封堵肛瘘，但成功率差异很大，国内试用成功率不高。近期美国学者应用猪小肠黏膜制作的生物材料通过填塞的方法治疗 20 例因克罗恩病引起的肛瘘，成功率达到 80%。近年来，国外采用猪小肠脱细胞基质肛瘘栓，国内率先采用异体脱细胞真皮基质（acellular extracellular matrix，AEM）填塞治疗肛瘘，形成一类肛瘘栓治疗方法，成功率约在50%，但具有创伤小，痛苦轻，愈合快，并发症发生率低，不损害肛门功能，失败后不影响其他治疗方法的效果等优点，代表了一类新的微创的肛瘘治疗新思路。

五、LIFT-plug 和 BioLift 手术

在LIFT基础上，又出现了LIFT-plug和BioLift 2种术式，以期提高LIFT术式的治愈率和缩短愈合时间，同时改善肛瘘栓填塞术偏高的失败率。该术式结合了LIFT及肛瘘填塞术之长，采纳LIFT对内口处理的方式，利用生物材料填塞远侧瘘管，以便提高瘘管愈合率，加速软组织修复和减少愈合时间。一项前瞻性多中心随机对照研究显示，235例患者被随机分为LIFT组（118例）和LIFT-plug组（117例），中位愈合时间分别为22天和30天（$P<0.001$）。一期愈合率分别为94.0%和83.9%（$P<0.001$）。结果显示，LIFT-plug手术能够提高愈合率，同时缩短愈合时间。BioLift手术是在LIFT的基础上，在内外括约肌间置入4cm×6cm大小的脱细胞生物材料，亦可提高疗效，但瘘管愈合较慢。

六、肛瘘镜的应用

利用纤细的肛瘘镜，可对肛瘘内感染组织予以清除、冲洗，是一种新出现的辅助技术。

（王振军）

第8节 肛　　裂

肛裂是位于肛管的疼痛性线形溃疡，自齿状线向下延伸至肛门缘，疼痛程度与病变大小不相符。本病多见于青中年人，无性别差异。肛裂好发于后肛门正中线；前壁的肛裂多见于女性，男性少见。

【病因病理】★★△

肛裂的病因与下列因素有关。

一、外伤

通常认为便秘或腹泻引起的肛管损伤是最重要的原因，大便干硬，排便时用力过猛，损伤肛管皮肤，反复损伤使裂伤深及皮肤全层，形成慢性感染性溃疡。

二、解剖因素

肛尾韧带较坚硬，伸缩性差，且肛门后方承受压力大，故后正中易受损伤。

三、感染

齿状线附近的慢性炎症，如后正中的肛窦炎症，向下蔓延形成皮下脓肿，破溃形成慢性溃疡。

四、其他

其他危险因素有克罗恩病、肛管手术瘢痕和分娩创伤。结核、梅毒、HIV和疱疹等感染原因少见。

肛裂分为急性和慢性。急性肛裂发病时间短，裂口新鲜整齐，色红底浅，无瘢痕形成，多可自行愈合；部分转为慢性，需要药物或手术干预。慢性肛裂发病时间长，反复发作，边缘纤维化和水肿，基底部可见内括约肌纤维。常形成肛裂三联症：肛裂、上端有肥大肛乳头、下端有前哨痔或称裂痔。晚期可并发肛周脓肿及皮下肛瘘。

【临床表现及诊断】★★★△△△

肛裂的典型临床表现为疼痛、便血和便秘。

一、疼痛

周期性疼痛是肛裂的主要临床表现。排便时感到肛门口灼痛，便后数分钟缓解，此期为疼痛间歇期。不久内括约肌痉挛，又产生剧痛，常为便后严重的烧灼样或刀割样疼痛，持续数分钟或数小时；直至括约肌疲劳后，疼痛方缓解。再次排便时又产生疼痛，因此称为肛裂疼痛周期。

二、便血

粪便表面或便纸上见有少量鲜血或滴鲜血。大出血少见。

三、便秘

因疼痛不愿排便，久之引起大便干结，便秘。便秘又使肛裂加重，形成恶性循环。

根据典型的排便时及便后疼痛的临床症状，诊断不困难。体检时，大多数肛裂可以通过向两侧拉开臀部诊断，有时皮垂可能是唯一标志。检查时发现肛裂三联症，则诊断明确。如已确诊肛裂，一般不需做指诊和内镜检查，以免引起剧痛。必要时可使用利多卡因凝胶、较细的手指和儿童乙状结肠镜，可以排除括约肌内脓肿或肿瘤等疾病，建议考虑在麻醉下体检。

【治疗】★★★△△△

治疗原则是保持大便通畅，制止疼痛，中断恶性循环，促使创面愈合。超过 90% 的急性肛裂会自行愈合或经过简单处理后愈合。慢性肛裂经非手术治疗无效时考虑手术治疗。具体措施如下。

一、软化大便，保持大便通畅

增加膳食纤维饮食、水的摄入量，口服缓泻药或液状石蜡，使大便松软润滑，防止大便干燥和腹泻，纠正便秘的发生，养成定时排便的习惯。

二、保持局部清洁

排便后用 1∶5000 高锰酸钾温水坐浴，保持局部清洁。

三、镇痛治疗

镇痛药物治疗包括硝酸盐类，外源性一氧化氮，如硝酸甘油酯、单硝酸异山梨酯和二硝酸盐可以通过鸟苷酸环化酶提高循环 GMP 的水平，引起平滑肌松弛，该途径降低肛管静息压，具有治愈慢性肛裂的作用，可以避免手术。钙离子通道阻滞药通过阻断慢 L-型钙离子通道，可以引起平滑肌松弛。舌下含服硝苯地平可以降低健康志愿者和括约肌高压患者的肛管静息压。慢性肛裂患者每天口服 2 次 20mg 硝苯地平缓释剂，8 周时的治愈率为 60%。硝苯地平凝胶局部治疗肛裂亦有较好的疗效。肉毒毒素（botulinum toxin，BT）是一种与胆碱神经末梢多个蛋白结合的多肽，能够防止乙酰胆碱囊泡相互融合，从而阻滞乙酰胆碱的释放。BT 对乙酰胆碱的阻滞是不可逆的，但神经元并不退化，当 3 个月后新的神经末梢再生后，其功能可以恢复。BT 注射治疗通常在门诊实施，不需要镇静和麻醉。患者取左侧卧位，使用 25～27 号针头，靠近肛裂注射，或 3 点或 9 点位置注射入内括约肌或外括约肌。注射 BT 后可出现短暂肛门失禁、血肿、肛周血栓、感染和脓毒症，还可引起严重心脏和血压疾病的报道。由于括约肌注射的复杂性、疼痛和价格昂贵，BT 尚未广泛用于治疗慢性肛裂。

四、肛管扩张

肛管扩张适用于无三联症的肛裂患者。优点是操作简便，疗效迅速，不需要特殊器械。方法：在局部麻醉下以两示指用力扩张肛管，以后逐渐伸入两中指，维持扩张 5 分钟。此法可祛除肛管括约肌痉挛，术后能立即止痛。扩肛后肛裂创面扩大并开放，引流通畅，创面能很快愈合，术后需每日坐浴。

五、手术疗法

对于非手术治疗无效，经久不愈的肛裂需手术治疗，方法如下。

1. 肛裂切除术　在局部麻醉或蛛网膜下腔阻滞（简称腰麻）下梭形或扇形切除肛裂及周围的皮肤，切除前哨痔和肥大肛乳头，必要时切断部分内括约肌，该方法的优点是切除全部病变，创面宽大，引流通畅，便于创面生长，但愈合较缓慢。

2. 内括约肌切开术　内括约肌痉挛是造成肛裂疼痛的主要原因，故可用内括约肌切开术治疗肛裂，还可以使肛管压力降低，使肛管黏膜血流增加，对慢性肛裂的治愈率较高，复发率为 1%～6%。内括约肌切开术操作简单可在门诊局部麻醉下操作，但要注意术后并发症，如大便失禁、出血、脓肿形成和肛瘘。大便失禁的发生率约为 30%，但永久性失禁的发生率＜1%。

有少数慢性肛裂患者，合并有感染，局部可形成肛缘脓肿，分泌物增多且为脓性，疼痛加重，应及时手术治疗，否则患者因害怕疼痛造成恐惧排便，加重便秘。

（王振军）

第 9 节　痔

肛垫是由肛管内壁黏膜、血管、纤维支持结构共同构成的一种正常解剖结构，对维持肛门自制功能有重要的作用。痔则是肛垫病理性肥大、移位及肛周皮下血流淤滞形成的局部团块。痔是最常见的肛门良性疾病，可发生于任何年龄。

【病因与发病机制】★★△△

痔的病因并不完全清楚，对痔的本质和发病机制一直存在争议。痔的传统概念主要源于静脉曲张学说，直肠静脉回流至门静脉，无静脉瓣，血液易于淤积而使静脉扩张，便秘、妊娠、前列腺增生等因素可导致静脉回流受阻，致使直肠静脉扩张淤曲成痔。1975 年，Thompson 提出肛垫是由肛管内壁黏膜、血管、纤维支持结构共同构成的一种正常解剖结构，肛垫的病理性肥大即为痔或痔病，即肛垫学说是形成痔病的现代概念。我国制定的《痔诊治暂行标准》中定义“痔是肛垫病理性肥大，移位及肛周皮下血流淤滞形成的局部团块”。

【痔的分类和内痔的分度】

根据痔与齿状线的关系可分为 3 类。

一、内痔

内痔位于齿状线上方，由痔内静脉形成，表面由黏膜覆盖。常见于左侧正中、右前及右后 3 处。内痔的症状主要为便血和脱垂。

二、外痔

外痔位于齿状线下方，由痔外静脉形成，表面由皮肤覆盖。常见有血栓性外痔、结缔组织外痔（皮赘）、静脉曲张性外痔及炎性外痔。

三、混合痔

在齿状线附近，为皮肤黏膜交界组织覆盖，由痔内静脉和痔外静脉之间彼此吻合相通的静脉形成，有内痔和外痔 2 种特性。

内痔的分度如下。Ⅰ度，出血但不脱出，出血较多但无自觉症状。Ⅱ度，便血可有可无，排便时痔脱出，便后可自行还纳。Ⅲ度，排便时或腹压增高时脱出，不能自行还纳，需要手助还纳。Ⅳ度，脱垂痔长期在肛门外，不能还纳或还纳后又立即脱出。嵌顿内痔和涉及环周直肠黏膜脱垂的血栓嵌顿痔也属于Ⅳ度痔。痔发展到Ⅲ度、Ⅳ度，通常包括内痔和外痔成分，范围从皮赘一直到肛管内，即为混合痔。准确分度对于选择治疗方法和评价疗效具有重要的意义。

【临床表现】★★★△△△

一、便血

便血是痔病最常见的症状，症状主要源于内痔。由于肛垫内动静脉交通支的存在，典型表现为鲜红色出血，常滴入或喷入便盆中。无痛性间歇性便血是其特点。便后数日常可自行停止。这对诊断有重要意义。便秘、粪便干结、饮酒及食用刺激性食物等都是出血的诱因。若长期出血可导致贫血。

二、痔脱垂

痔脱垂常为晚期症状，肛垫的非正常肿胀、悬挂支持肌肉的过度牵拉及黏膜下动静脉丛的扩张可导致晚期痔组织体积增大，排便时脱出肛门。轻者可自行还纳，重者需用手推回，更严重者长期在肛门外，不能还纳或还纳后又立即脱出。有少数患者诉述脱垂是首发症状。

三、疼痛

单纯的内痔无疼痛，少数有坠胀感，当内痔或混合痔脱出嵌顿，出现水肿、感染、坏死时，则有不同程度的疼痛。大多数的外痔没有疼痛症状，如发生血栓则表现为剧烈疼痛的肛周肿块。血栓溶解后形成的皮赘可导致肛门潮湿不洁及继发的刺激症状。

四、瘙痒

晚期痔脱垂导致肛周皮肤黏膜下移，常有分泌物流出，由于分泌物刺激，造成肛门周围瘙痒和不适，甚至出现皮肤湿疹，极为痛苦。

【诊断及鉴别诊断】★★△△

一、诊断

痔的诊断主要依靠仔细的肛门直肠检查。首先为肛门视诊，除Ⅰ度内痔外，其他内痔多可在肛门视诊下发现，视诊还很容易发现皮赘、血栓性外痔、混合痔和嵌顿痔。很多肛门直肠疾病有相似的肛门直肠症状，因此视诊有助于发现诸如肛周脓肿和肛瘘等疾病。肛裂的主要症状是便后疼痛，也常便血。牵拉肛周皮肤很容易看到肛裂。其次为直肠指诊，内痔无血栓形成或纤维化时不易触及，指诊的主要目的是了解直肠内有无其他病变，特别是除外直肠癌和息肉。最后行肛门镜检查，先观察直肠黏膜有无充血、水肿、溃疡及肿块等，排除直肠内其他病变，在观察齿状线上有无内痔，有内痔时应注意其大小、部位及数目等。

二、鉴别诊断

痔的诊断一般无困难，但需与下列疾病鉴别。

1. Ⅰ度直肠黏膜脱垂 此类直肠脱垂与Ⅱ、Ⅲ度内痔易混淆，Ⅰ度直肠黏膜脱垂脱出的直肠黏膜呈放射状有环状皱褶，色鲜红，质软，易还纳，无分界线，无痛，括约肌松弛，多见于儿童和老年人。痔不论单个或多个脱出时呈血管瘤状，是暗红色团块，无括约肌松弛。

2. 直肠息肉 低位带蒂的直肠息肉，脱出至肛门外有时被误诊为内痔。但直肠息肉常见于儿童，为圆形、实质性、有蒂、可移动。

3. 直肠炎 直肠炎亦可有便血症状，肛门镜检查可识别。直肠炎的直肠黏膜呈红色或紫红色，充血明显，可见散在的或弥漫的点状出血。

4. 直肠癌 直肠指诊可扪及凸凹不平的肿块，表面常有溃疡，肠腔可有不同程度的狭窄，指套上有暗红色陈旧的血迹。气钡对照灌肠或肠镜检查可确诊。

便血是痔病和直肠癌共有的症状，对有便血症状的患者要提高警惕，特别是45岁以上或有家族史的患者，即使发现了痔病，也不应满足于痔病的诊断。如果不能用痔病来解释便血，或者肛门直肠检查没有发现出血源，或者患者有明确的结肠肿瘤高危因素时，则必须进行结肠镜或钡剂灌肠检查。

5. 门静脉高压引起肛管静脉曲张 门静脉高压引起肛管静脉曲张和痔是不同的，不是痔的病因。实际上，有门静脉高压及曲张静脉患者的痔发病率并不高。曲张静脉出血不同于痔出血，不能使用常规治疗痔病的方法来治疗曲张静脉出血。治疗直肠曲张静脉出血最好应纠正相应的门静脉高压，经颈静脉肝内门腔分流术已被成功地用于治疗顽固性出血。如果需要局部治疗的话，应缝扎曲张静脉而不要切除它。

【治疗】★★★△△

在痔的治疗上，一定要遵循以下原则：①如果没有出血、脱垂和疼痛等症状，则不能诊断为痔病而进行治疗；②痔病治疗的目的是消除或减轻其主要症状，不存在所谓的“根治”。在治疗时务必保护正常或病变不严重的肛垫。因此，对痔病的治疗应依据痔病的程度进行治疗。Ⅰ度内痔可以仅用药物治疗或非手术治疗。Ⅱ度内痔和相对较小的Ⅲ度内痔可以使用非手术治疗。外科手术治疗适用于Ⅲ度内痔或Ⅳ度内痔、混合痔、急性嵌顿痔、血栓性外痔及非手术治疗无效的患者。

一、一般处理

一般处理是注意饮食，减少刺激性食物的摄入，增加膳食纤维，保持大便通畅，避免排便费力，保持会阴部清洁，预防症状出现。

二、药物治疗

药物治疗是痔治疗的首选方法，是Ⅰ度、Ⅱ度内痔治疗的主要方法。①局部药物治疗：目前，临床上使用的具有收敛、减轻充血、出血、保护黏膜作用的各种栓剂，如复方角菜酸酯栓、马应龙痔疮栓等，可以达到消除或减轻症状的目的。②口服药物治疗：针对改善痔静脉血管张力的口服药物，是近年来治疗痔的一个热点。口服药物包括复方银杏叶萃取物胶囊、草木樨流浸液片、地奥司明（商品名爱脉朗）等。目前认为以上药物均作用于痔血管，提高静脉张力、促进淋巴回流、稳定毛细血管使其通透性正常，而起到治疗作用。

三、非手术治疗

这些技术的原理均是使齿状线水平以上的痔血管凝固、闭塞、退化或硬化，最终在治疗部位形成纤维粘连固定。

1. 胶圈套扎疗法 胶圈套扎疗法通过对痔进行紧密套扎，使痔缺血、坏死、脱落而治愈。该疗法适用于各期内痔及混合痔内痔部分，不能用于外痔的治疗，以Ⅱ度或Ⅲ度内痔最适合。套扎部位在齿状线上方（不超过2cm），否则会引起剧烈的疼痛。一次最多可套扎3个内痔。常见的并发症是疼痛，通常较轻，可通过坐浴和止痛药缓解。其他并发症，如脓肿、尿潴留、胶圈滑动、邻近痔的嵌顿和血栓形成、溃疡的少量出血，发生率<5%。

2. 硬化治疗 ①注射治疗。它是最早应用的非手术治疗方法之一。该方法适用于Ⅰ度、Ⅱ度及Ⅲ度内痔，对于Ⅰ度的出血症状效果显著，亦可预防和减轻Ⅱ度、Ⅲ度内痔的脱垂。具体方法为在痔黏膜下注射5ml 5%的苯酚油剂，5%奎宁和尿素，或者高渗氯化钠溶液（23.4%），引起血管栓塞，结缔组织硬化和黏膜的缩小和固定。尽管硬化治疗是微创性的，也会引起并发症。不同文献报道，12%～70%的患者出现疼痛。阳痿、尿潴留和盆腔脓肿也有报道。30%的患者在治疗4年后复发。②枯痔钉疗法。其原理是将枯痔钉插入痔块中心引起异物刺激炎症反应，使痔组织液化坏死而纤维化。该疗法适用于Ⅱ度、Ⅲ度内痔和混合痔内痔部分，枯痔钉分为有砒和无砒2种，目前大多采用二黄柏痔钉，既有枯痔钉疗效，又无砒中毒之险。

3. 双极透热疗法和铜离子疗法 直流电治疗和红外线激光凝固法，通过照射产生黏膜下纤维化，鼓动肛垫，减轻脱垂，达到治愈目的。该疗法适用于Ⅰ度、Ⅱ度内痔。此方法操作简便，疗效快，无疼痛，可以多次治疗。但复发率较高。

4. 冷冻治疗 应用液氮通过特制探头与痔接触，达到痔组织冻结坏死脱落的目的。该疗法适用于Ⅰ度、Ⅱ度内痔，如能正确掌握冷冻范围和深度，效果良好。但伤口愈合时间长，冷冻部位长时间的疼痛，异味，复发率高，目前已很少应用于痔的治疗。

四、外科治疗

外科治疗指征为非手术治疗无效的Ⅱ度、Ⅲ度或Ⅳ度内痔患者，特别是以外痔为主的混合痔，以及伴随需要手术处理的其他疾病（如肛裂或肛瘘）。有5%～10%的患者，通常需要外科手术治疗。

痔切除术的手术方法、术式很多，临床上常用术式包括外剥内扎法和痔环行切除术：①外剥内扎法即外痔剥离内痔结扎，是目前最常使用的传统术式；②痔环行切除术适用于严重的环行痔并伴有直肠黏膜脱垂的患者。其缺点是创面较大，术后常导致肛门狭窄，并发症多，目前已不常采用，并逐渐被痔上黏膜切除钉合术（procedure for prolapsed hemorrhoid，PPH）代替。术后疼痛是痔切除术的主要缺点。通常需要麻醉止痛，多数患者术后2～4周不能恢复工作。痔切除术的并发症通常较轻但发生频率很高。这些并发症包括尿潴留（2%～36%）、出血（0.03%～6.00%）、肛门狭窄（0～6%）、感染（0.5%～5.5%）和失禁（2%～12%）。对于嵌顿、坏疽型痔的急诊痔切除术是安全的，其疗效与限期痔切除术相当。

1998年Longo首次报道，PPH切除痔上方冗余的直肠黏膜及近端的部分痔组织，其目的是重新悬挂肛管内脱垂的痔组织，并中断贯穿切除部分的动脉血流。PPH主要适用于严重的Ⅲ度、Ⅳ度内痔，以及混合痔患者。该技术与传统痔切除术同样安全，可减少手术时间、康复时间和术后肛门功能损伤的发生，但手术费较高。痔上黏膜环切钉合术仍有一定的并发症，如术后疼痛和里急后重感，还有严重并发症的报道，包括直肠穿孔、腹膜后脓肿和盆腔脓肿等。

（王振军）

第10节 肛管及肛周恶性肿瘤

肛管及肛周癌较结肠癌和直肠癌少见，占大肠癌的1%～4%。肛管癌较肛周癌多见，约7：1。肛管癌多见于女性，肛周癌多见于男性，多发生在60岁以上的老年人，中青年少见。肛管及肛周癌病因不明，过去认为是由于肛瘘和瘢痕组织恶变所致，近年研究发现，慢性炎性肠病发生癌肿的风险增加，也有同性恋者发生肛门部癌的报道。肛管及肛周常见的原发性恶性肿瘤包括肛管及肛周的鳞状细胞癌、肛管皮肤的基底细胞癌、恶性黑素瘤、一穴肛原癌及肛周佩吉特病。其中以肛管及肛周的鳞状细胞癌最为多见，具有代表性，本节将重点介绍肛管及肛周的鳞状细胞癌，并简要介绍其他类型的肿瘤。

鳞状细胞癌

肛管及肛周的鳞状细胞癌最为多见，占肛管及肛周癌的50%～75%。本病多来源于肛缘部的鳞状乳突状瘤，极少数来源于皮肤癌前病变，如鲍温病（Bowen病）。预后与肿瘤大小及淋巴转移有关。肛管癌转移方式主要为局部侵犯、淋巴转移及血运转移。肛管癌的淋巴引流与肿瘤位置有关，近端肛管癌的淋巴引流类似直肠癌，主要沿肠系膜下血管区域引流；近齿状线上缘的肿瘤淋巴引流方向主要是阴部内区淋巴结和髂内血管淋巴结；齿状线下缘和肛周的淋巴引流方向主要是腹股沟、髂外血管淋巴结。

【病因】★★△△

肛管鳞状细胞癌的确切病因并不清楚，但与以下因素密切相关：人乳头状病毒（human papilloma virus，HPV）感染、同性恋、肛交、艾滋病、器官移植后长期服用免疫抑制药物、吸烟。在西方国家，HPV感染被认为是第1位的病因，有80%～85%的患者HPV阳性，主要为HPV-16型和HPV-18型。HPV感染可导致肛管上皮细胞病变，称为肛管上皮内瘤变（anal intraepithelial neoplasia，AIN）。AIN 是肛管癌的癌前病变。

【临床表现】★★△△

一、肛管癌

以持续性疼痛为主要临床症状，便后加重。排便习惯性改变，次数增加，有排便不净的感觉。早期少有血便，病情发展，血便增加。直肠指诊，肛管触及肿物，早期呈疣状，可活动，肿瘤坏死形成溃疡则有压痛，患者常因疼痛拒绝检查，有时需在麻醉下进行检查。

二、肛周癌

以肛缘肿块为最先发病，生长缓慢，常伴不适及瘙痒。当肿瘤侵犯肛管及括约肌则有疼痛。病程后期常形成溃疡并伴有疼痛及出血。查体时肛门周围有较硬的肿块并有溃疡常提示本病。晚期患者可触及腹股沟淋巴结肿大。

【辅助检查】★★△△

肠镜检查可以了解肿瘤生长部位，并取活检明确病理诊断。CT 及 MRI 可以明确肿瘤浸润范围，有无淋巴结转移。

【诊断及鉴别诊断】★★△

一、肛管癌

因其疼痛、便血、排便习惯性改变等临床症状与痔、肛瘘及肛裂等肛周良性病相似，临床上常将肛管癌误诊为上述良性疾病，凡怀疑本病者应行活检以明确诊断。还应与下列疾病加以鉴别。

1. 直肠癌　可侵犯齿状线及肛管，依靠病理检查确诊。

2. 恶性黑素瘤　较少见，其外观似血栓性内痔，但为硬性结节。活检及病理检查可确诊。

3. 肛门窦道　感染性肛门窦道的临床症状类似肛管癌，但其发病位置多在前后正中，肛管黏膜正常。活检及病理检查可确诊。

二、肛周癌

凡肛周皮肤或瘢痕发硬伴有瘙痒、肛周肿块伴溃疡者均应考虑本病。确诊依靠活检及病理检查。应与下列疾病鉴别。

1. 肛门湿疣　表现为环绕肛门的许多肿块，大小不一，多个病变之间有正常组织分隔，无溃疡，无恶性浸润表现。

2. 肛门瘙痒症　肛周皮肤呈广泛性增厚，疑似癌变，但无深部浸润现象。

3. 肛裂　多位于后正中，常有前哨痔，以典型的疼痛为主要症状。

4. 肛周克罗恩病　为无痛性溃疡，周围有水肿，肠镜检查可见肠道内病变。

5. 非特异性溃疡　病因不清，溃疡面很大，但病变较浅，边缘稍高，基底部有清洁的肉芽组织，病理结果可确定。

6. 基底细胞癌　多位于肛门口处，不侵犯肛管，肿瘤局限，表浅，可以活动。病程长，病变小，生长缓慢，很少转移。

7. 癌肿并发肛瘘　多为黏液腺癌，肛瘘病史较长，肿瘤位于肛瘘处，可能源于肛腺。在肛周形成溃疡并向深部浸润。

【临床分期】★★△△

肛管癌的临床分期采用第 7 版 AJCC 肛管恶性肿瘤的 TNM 分期系统，具体如下（表 14-3 和表 14-4）。

表 14-3　AJCC 第 7 版肛管恶性肿瘤 TNM 分期定义

T 原发肿瘤	
Tx	原发肿瘤不能确定
Tis	原位癌（鲍温病，扁平上皮内瘤变，AIN 2～3 级）
T1	肿瘤直径最大径≤2cm
T2	肿瘤直径≥2cm 但≤5cm
T3	肿瘤≥5cm
T4	不论肿瘤大小但已侵犯邻近器官（如阴道、尿道、子宫、膀胱）
N 区域转移	
Nx	区域淋巴结不能确定
N0	无区域淋巴结转移
N1	肿瘤转移至直肠周围淋巴结
N2	单侧髂内和（或）腹股沟淋巴结转移
N3	同时伴有直肠周围和腹股沟淋巴结转移，和（或）双侧髂内和（或）腹股沟淋巴结转移
M 远处转移	
M0	无远处转移
M1	远处转移

表 14-4　AJCC 第 7 版肛管恶性肿瘤 TNM 分期系统

分期	T	N	M
0 期	Tis	N0	M0
Ⅰ期	T1	N0	M0
Ⅱ期	T2	N0	M0
	T3	N0	M0
ⅢA 期	T1	N1	M0

（待续）

（续表）

分期	T	N	M
ⅢB期	T2	N1	M0
	T3	N1	M0
	T4	N0	M0
	T4	N1	M0
	任何T	N2	M0
	任何T	N3	M0
Ⅳ期	任何T	任何N	M1

【治疗】★★★△△△

一、局部切除

局部切除适合于T1、N0、肛缘肿瘤、肿瘤分化好的患者。切缘距肿瘤至少1cm。如果切缘不够，可以考虑扩大切除或同步放化疗。

二、同步放化疗

同步放化疗为目前治疗肛管鳞状细胞癌的标准治疗方案，适用于没有远处转移的肛管鳞状细胞癌，80%～90%的患者可以达到完全缓解，复发率约为15%。其中的化疗药物为氟尿嘧啶或卡培他滨联合丝裂霉素，放疗剂量一般为45～50Gy，对于T2及T2以上或N1的患者，肿瘤或淋巴结区域常加量9～14Gy。

三、腹会阴联合切除加永久性人工肛门

腹会阴联合切除加永久性人工肛门（Miles）手术为治疗肛管癌的经典术式，随着同步放化疗的广泛应用，手术作为主要方式的治疗模式被摒弃。手术的适应证为放化疗后肿瘤不能完全缓解，复发或进展，既往盆腔接受过放疗。

四、化疗

Ⅳ期患者以化疗为主，具体方案取决于先前的治疗方案，并没有标准方案。目前常用的方案为顺铂联合氟尿嘧啶。

基底细胞癌

基底细胞癌又名基底细胞上皮癌或侵蚀性溃疡，由基底细胞恶性增殖所致，极少见。大部分肿瘤位于肛缘，少部分肿瘤伸入到肛管内及齿状线上。

【临床表现及诊断】★△

多数患者有肛门肿块及溃疡。肿块早期呈结节状，缓慢增大，中央常形成溃疡，溃疡周边围绕以珍珠样隆起的边缘，即所谓侵蚀溃疡。其他症状包括出血、疼痛、瘙痒及分泌物。本病早期诊断困难，临床常误诊为痔、肛裂及肛周湿疹等肛周良性疾病，确诊依靠病理检查。

【治疗】★△

以广泛局部切除为主，术后配合放疗。文献报道5年生存率达72.6%。

恶性黑素瘤

恶性黑素瘤好发于皮肤和眼，肛管为第3位，占原发性肛管肿瘤的0.2%～1.2%。70%～90%的恶性黑素瘤发生于齿状线肛管处，余发生于肛周皮肤。男女发病率无差异，以老年人多见。恶性黑素瘤预后差，90%以上患者3年内死亡。

【病理】★★△

目前多数学者认为肛管恶性黑素瘤是原发的，但对于直肠恶性黑素瘤是原发还是继发，尚有分歧。有学者认为直肠恶性黑素瘤是肛管部的黑素细胞恶变后向上扩展的结果，应视为转移。镜下特点：肿瘤细胞呈多角形或菱形，细胞核大畸形，核仁明显，大多数胞质中可以发现多少不等的黑素颗粒，但有约30%的患者癌细胞中没有黑素颗粒，S-100及HMB45染色有助于诊断。血行转移是主要转移方式，50%以上患者确诊时已发生远处转移，主要转移至腹腔淋巴结、肝、脾及脑。

【临床表现及诊断】★★△△

一、肛门肿块脱垂

早期小可自行还纳，后期增大如核桃或鸡卵大，常需用手托回。

二、便血

便血多为鲜血，或者有黑色溢液，味恶臭。

三、肛管直肠刺激症状

瘤体突入肠腔刺激直肠感受器产生肛管直肠刺

激症状。若肿瘤侵犯肛管括约肌，则有剧痛。

四、肿块

局部可见突起型肿块，一般 3～6cm，呈结节状，似菜花，有短而宽的蒂。大部分呈紫黑色或褐黑色。

本病初诊时确诊率低，临床易被忽视，常被误诊为脱垂性痔、血栓性外痔、息肉出血坏死及直肠癌。对有上述临床表现的可疑病例，都应行病理活检。病理检查主张切除整个瘤体，不应行切取活检，因易造成医源性扩散，且活检确诊率低。

【治疗】★★△△

本病以手术切除为主要治疗方法，放疗不敏感。手术方式主要有腹会阴联合切除和局部扩大切除术。早期无转移者，可行腹会阴联合根治术；如有转移，失去根治机会，可改经肛门行肿瘤的局部扩大切除术，术后辅以化疗及免疫治疗，可有一定疗效。本病预后极差，各种治疗效果都很不理想。影响预后主要因素是肿瘤侵犯深度及转移。若肿瘤侵犯深度超过 1.7mm 以上，5 年生存率为 0.85%，85% 在 2 年内死亡。有远处转移者，即使转移灶被切除，平均生存期也仅 8 个月。早期诊断及以手术为主的综合治疗是改善生存率的主要措施。

一穴肛原癌

齿状线上方狭窄的环行区是胚胎一穴肛的残余，在此区域有柱状上皮、鳞状上皮、移行上皮及 3 种混合上皮。由此区移行上皮发生的癌称为一穴肛原癌。现已确认本病是一种特殊起源的肿瘤，较少见，约占直肠肛管肿瘤的 1%。好发部位为齿状线及上下，女性多见。病理分为分化良好型、中度分化型及未分化型。

【临床表现】★△

主要临床表现为便血、肛门坠胀及肛门肿块，与肛管直肠癌相似。直肠指诊多在齿状线处扪及不规则结节。确诊病理检查，需与鳞状上皮细胞癌、基底细胞癌及腺癌相鉴别。

【治疗】★△

肿瘤较大，浸润较广泛者，应行腹会阴联合根治术，术后辅以放疗。肿瘤较小者，可行局部切除加放化疗。预后与细胞分化程度及有无转移有关。分化好及分化中等者，5 年生存率可达 50%，未分化者生存不到 5 年。临床所见多属晚期，预后不良。

肛周佩吉特病

肛周佩吉特病是一种少见的上皮内腺癌，属于乳腺外佩吉特病。病变特征为边界清楚的湿疹样斑伴有顽固性瘙痒。组织学特征为表皮内有分散或成群的佩吉特细胞。

【病因及病理】★△

组织学起源存有争议，目前有 3 种假说：其一，肛周表皮佩吉特细胞，由深层癌转移而来；其二，佩吉特细胞发源于肛周表皮；其三，佩吉特细胞可能由一种未知的致癌因子作用于上皮、大汗腺或直肠肠腺而产生。

病理分 3 型：①发生于肛周部而不伴有较深的附件癌；②伴有大汗腺癌或小汗腺癌；③发生于肛周部伴有更深部位的直肠癌、尿道癌、宫颈癌或乳腺癌。

【临床表现及诊断】★△

本病好发于老年人，平均约 60 岁，性别无差异。起病慢，病史长，确诊时间平均约 4 年。肛周皮疹为最常见首发症状，病变肛周初为丘疹或鳞屑状红斑，逐扩展浸润斑，肛周潮红，以后形成溃疡。长期不愈，有灼痛感。若累及肛管黏膜、尿道及子宫颈，则伴发直肠癌、尿道癌及宫颈癌。

肛周顽固性瘙痒伴湿疹，外用皮质类固醇药物不能缓解，排除其他疾病可能的患者，应高度怀疑本病。病理检查是确诊的唯一方法。

【治疗】★★△

手术切除为主要治疗方法。原则上若病变单纯累及肛周表皮，则将局部病变及其周围＞1cm 的正常皮肤切除；病变侵犯较深层的附件，切除应包括肿瘤基底的深筋膜和肿瘤周围＞1cm 的正常组织；病变累及直肠、尿道及子宫颈等，除切除应包括肿瘤基底的深筋膜和肿瘤周围＞1cm 的正常组织外，还需行直肠癌、尿道癌或宫颈癌等相应的根治术。近来研究认为，早期病变也应行广泛深层切除病灶，必要时植皮。因佩吉特细胞常沿毛囊进入皮下组织，单纯切除皮肤常无效。化疗不能消除病变，1%氟尿嘧啶局部应用可改善瘙痒症状。放疗可延缓病变发展。

原发性肛周黏液腺癌

原发性肛周黏液腺癌是肛门癌中一种少见的类型。有特殊的临床表现、病理组织学特征和缓慢生长的生物学行为，1977年Philip首次报道2例并命名。

【病因与病理】★△

有关本病的病因及组织学起源尚有争论，由于多数病例以肛瘘为主要表现，因此，许多学者认为它起源于肛导管或肛腺，是小凹引流不畅导致慢性炎症刺激上皮细胞恶变的结果。Jemses等报道1例肛周皮肤溃疡型黏液癌的病例，在含有直肠、肛管和肛周皮肤的标本中，组织学观察到肛周肿瘤与肛导管鳞状和柱状上皮的移行关系，证实了本病起源于肛导管观点。至于肛瘘与癌的因果关系的认识，有学者认为本病常有长期肛瘘史，因此瘘先于癌。亦有学者认为肿瘤在深部缓慢生长，瘘管继发于肿瘤。还有学者认为肛周大汗腺在炎症或其他刺激下发生黏液样化生，继而恶变为黏液腺癌。另有学者认为是先天发育的异常，可能是在泄殖腔下部末端重复的基础上癌变。

组织学可见大多数为分化良好的黏液腺癌，具有黏液分泌的腺管，可因黏液潴留而有管腔不规则的扩张，有时产生大量的细胞外黏液，在间质中形成黏液湖而无明显的腺管形成。组织化学染色细胞内外黏液均显示黏液卡红阳性，肿瘤细胞轻－中度异型性，根据黏液的多少，细胞可呈高柱状或立方状，瘘管开口处可见鳞状上皮、移行上皮和黏液柱状上皮的移行，皮肤鳞状上皮常见增生或假上皮瘤样增生。

【临床表现】★△

本病特点为缓慢生长、病程迁延、肛瘘病史常在10年以上，甚至达数十年。呈管外型生长，浸润肛周纤维、脂肪组织及臀肌，一般不侵犯直肠和肛门，因此，患者大体无明显改变。肛门指诊或镜检阴性。肛瘘或溃疡的分泌物呈明胶样，肿块穿刺可见黏液样分泌物。肛瘘型肿块位于瘘管或瘘管附近，有时在肛管和肛隐窝处可见瘘管开口。生长方式以局部浸润为特点，切除不净可复发，很少转移或偶尔转移至腹股沟淋巴结。临床上可分为3型。

一、隆起型

表现为肛周疼痛或无痛性肿块，位置较深、固定，境界不清。

二、溃疡型

常在肛周肿块的基础上发生经久不愈的慢性溃疡，有时溃疡广泛累及臀部。

三、肛瘘型

多表现为复杂属性肛瘘，臀部瘘口呈多发性。

【诊断及鉴别诊断】★△

症状和体征可提示本病。通过肛门指诊及直肠镜检可确定有无肛管和直肠肿瘤；通过对溃疡表面、窦道刮出物涂片或肿瘤穿刺细胞学检查可查到癌细胞；确诊需要病理诊断。由于肛瘘外口或溃疡边缘的皮肤组织常见慢性炎症，因此活检必须避开炎症带，自臀部肿块、溃疡或瘘管深部取材。如为多发性溃疡或肛瘘应多点取材，以防漏诊。诊断时应注意与浸润或转移的直肠、肛管腺癌鉴别。

【治疗】★△

病变早期采用局部或经腹将直肠连同臀部肿块广泛切除，可获得满意效果。但因本病病程长，确定诊断时病灶多已十分广泛，造成手术困难，此时可采用中医中药姑息性治疗。由于本病局部窦道型溃疡较深，病理渗出黏液分泌较多，且有腥臭味，因此采用中医中药必须内外兼治。

（王振军）

第11节　便秘的外科治疗

便秘不是一个病，而是多种疾病的一个综合征，表现为排出困难、排便不规则、次数少、便量少、粪便硬、局部不适或疼痛，或合并一些特殊症状，如长时间用力排便、直肠胀感、排便不尽感，甚至需用手法帮助排便。在不使用泻药的情况下，1 周内自行排空粪便不超过 2 次或长期无便意。随着饮食结构的改变及精神心理和社会因素的影响，便秘的发病率显著上升，严重影响了患者的生活质量。

【病因与发病机制】★★△△

正常排便需要含有一定量膳食纤维的胃肠内容物以正常速度通过消化道各段，及时抵达直肠，并能刺激直肠肛管，诱发排便反射。排便时盆底肌群协调活动，完成排便。导致便秘的因素是多方面的，上述排便过程的任何一个环节障碍，均可引起便秘。

一、一般病因

①不合理的饮食习惯，膳食纤维摄入不足是常见原因；②不良排便习惯；③长期抑制便意；④不合理使用泻药；⑤环境或排便体位改变；⑥妊娠；⑦老年、营养障碍。

二、结直肠和盆底器质性病变及功能性障碍

①结肠机械性梗阻：良、恶性肿瘤。②直肠或肛管出口梗阻：肛裂、肛管或直肠狭窄、内括约肌失弛缓、直肠前突、直肠内脱垂、盆底痉挛综合征、耻骨直肠肌肥厚、骶直分离、盆底疝等。③结直肠神经病变及肌肉异常：假性肠梗阻、先天性巨结肠、特发性巨结肠、巨直肠、慢通过型即传输性结肠运动缓慢、（便秘型）肠易激综合征等。

三、结直肠外神经异常

结直肠外神经异常病因如下：①中枢性，各种脑部疾病、肿物压迫、脊髓病变、多发性硬化等；②神经支配异常。

四、精神或心理障碍

精神或心理障碍病因：精神疾病、抑郁症、神经性厌食。

五、医源性病因

医源性病因如下。①药物：可待因、吗啡、抗抑郁药、抗胆碱制剂、铁剂、钙拮抗药等。②制动。

六、内分泌异常及代谢性疾病

常见的引起便秘的内分泌异常及代谢性疾病有甲状腺功能低下、甲状旁腺功能亢进、低血钾症、糖尿病、垂体功能低下、嗜铬细胞瘤和铅中毒等。

七、结缔组织性疾病

引起便秘的常见结缔组织性疾病有硬皮病等。

【便秘的检查方法及评估】★★△△

针对有关便秘的特殊检查应在详细询问病史并进行各种常规检查如肛门直肠指诊、钡剂灌肠及结肠镜检查除外器质性病变后选用。

一、重视询问病史

详细询问有关便秘的症状及病程、饮食习惯、胃肠道症状、伴随症状和疾病及用药情况；便秘症状特点（便次、便意、是否困难或不畅、便后有无便不尽、下坠感及粪便性状）；评估精神、心理状态；注意有无肿瘤预警症状，如便血、贫血、消瘦、发热、黑便和腹痛等。

二、认真做好一般检查

肛门直肠指诊不仅能了解直肠内有无粪便滞留及性状，肛管、直肠狭窄和直肠占位等，还可了解肛管括约肌、耻骨直肠肌的功能状况及有无直肠前突、直肠内脱垂等；血常规、粪便常规、粪便隐血试验是排除结直肠、肛门器质性病变的重要又简易的检查；必要时进行有关生化、激素水平和代谢方面的检查；对可疑肛门、结直肠病变者，应行肛门镜、结肠镜检查或钡剂灌肠。

三、便秘的特殊检查

对长期慢性便秘患者，可以酌情选择以下检查。

（一）胃肠传输试验

胃肠传输试验常用不透 X 线标志物。检查前 3 天起禁服泻药及其他影响肠功能的药物。早餐时随试验餐吞服 20 个标志物，相隔一定时间后（服标志物后 6 小时、24 小时、48 小时、72 小时）拍摄腹部 X 线片 1 张，计算排出率。正常情况下服标志物 48～72 小时后，大部分标志物可排出。根据腹部 X 线片上标志物的分布，有助于评估便秘是慢传输型便秘（slow transit constipation，STC）或出口梗阻型便秘（outlet obstructive constipation，OOC），此项检查简易，目前仍为常用的方法。目前，国内有报道采用口服小剂量钡剂法的胃肠传输试验，其优点是不仅可以判断是否有胃肠传输功能障碍，而且可以观察传输障碍的

结肠形状、部位及范围。其不足是不能量化。对需外科手术治疗的患者，可采用不同的方法分别行胃肠传输试验，可对术前诊断有更可靠的依据。

（二）排粪造影

造影前应排空粪便。用稠钡剂加适量羧甲基纤维素钠（CMC）或钡糊剂300ml灌肠，以充盈至降结肠为准，并涂抹肛管标记肛门。拍摄侧坐于特制排粪桶上的静息、提肛、力排、排出造影剂后的黏膜相。摄片应包括骶尾骨、耻骨联合和肛门。测量：正常者，肛直角采用后肛直角，力排较静息时增大，应>90°，提肛时最小。肛上距、乙耻距、小耻距以耻尾线为基线测量，耻尾线以上为负值，以下为正值。肛上距力排>静息，但肛上距必须<30mm（经产妇<35mm），乙耻距、小耻距均为负值。骶直间距测量骶2～4骶尾关节、骶尾间及尾骨尖与直肠后端5个位置的距离，骶直间距应<10mm或< 20mm且均匀。直肠前膨出为壶腹部远端呈囊袋状突向前方，深度应<5mm。钡剂排出顺畅。排粪造影有助于诊断直肠、肛管解剖及功能障碍异常。必要时排粪造影可与盆底腹膜造影术同步进行，有助于盆底疝及直肠内套叠的诊断。

（三）肛管直肠测压

肛管直肠测压有液体、气体、感应计测压法，常用灌注或液体测压法，测定指标包括直肠压力、肛管静息压和肛管收缩压及肛门直肠抑制反射，还可测定直肠感觉功能和直肠顺应性。肛管直肠测压有助于评估肛管括约肌、直肠有无动力和感觉功能障碍。

四、盆底、盆腔肌电图检查

盆底、盆腔肌电图检查常用电极有同心针电极和肛塞电极。记录肛管肌电图的波幅和动作电位，可以判断有无肌源性病变；阴部神经潜伏期测定能显示阴部神经有无损伤。

五、结肠压力监测

结肠压力监测将压力传感器放置到结肠内，在相对生理的情况下连续24～48小时监测结肠压力变化，从而确定有无结肠无力。对选择外科治疗、特别是节段性肠切除术治疗便秘有重要指导意义。

六、肛门超声内镜检查

肛门超声内镜检查可了解肛门括约肌有无缺损或功能异常。

七、盆底动态磁共振成像

盆底动态MRI可准确评价盆腔器官脱垂和盆底形态。动态MRI对出口梗阻型便秘，尤其是复合性盆底功能障碍引起的便秘有重要的诊断价值。盆底动态MRI通过观察盆底肌肉及邻近结构的形态变化，更完整、更充分地展示盆底解剖，可对肛管直肠和盆底疾病做出完整的系统的评价。动态MRI因其软组织分辨率高，比排粪造影更精确、更真实、更全面直观地了解并观察盆底功能性疾病形成原因及盆底解剖结构的细微变化。盆底动态MRI有利于发现盆底功能障碍及伴发的器官下垂，其敏感性和特异性都大大高于排粪造影检查。

【临床表现】★★★△△△

根据罗马Ⅲ诊断标准，可将便秘的临床表现归纳如下。①排便困难、费力；②排出粪便干燥；③便不尽感；④肛门直肠阻塞感；⑤手法辅助排便；⑥排便次数<3次/周；⑦无便意。根据便秘临床表现的严重程度分为：轻度，症状较轻，不影响生活，经一般处理能好转，无需用药或少用药。重度，便秘症状持续，患者异常痛苦，严重影响生活，不能停药或治疗无效。中度，则介于两者之间。所谓的难治性便秘常是重度便秘，可见于出口梗阻型便秘、结肠无力及重度便秘型肠易激综合征等。

【分类】★★★△△△

根据临床症状及病因，便秘可分为3个基本类型：结肠慢传输型便秘、出口梗阻型便秘及混合型便秘。出口梗阻型便秘最为常见，许多主诉便秘的患者都有直肠排空异常，结肠慢传输型便秘和出口梗阻型便秘同时存在为混合型。

一、结肠慢传输型便秘

排便次数减少，少便意，粪质坚硬，因而排便困难。肛直肠指诊时无粪便或触及坚硬粪便，而肛管外括约肌的缩肛和用力排便功能正常；全胃肠或结肠传输时间延长；缺乏出口梗阻型便秘的证据，如排粪造影和（或）肛门直肠测压正常。符合分型依据的症状②、⑥、⑦项中之1项或以上，而无③、④、⑤项。

二、出口梗阻型便秘

粪便排出障碍，可表现为排便费力、不尽感或下坠感，排便量少，有便意或缺乏便意。肛门直肠指诊时直肠内存有粪便，用力排便时肛门外括约肌、耻骨直肠肌可能呈矛盾性收缩或阵挛性收缩；全胃肠或结肠传输时间正常，多数标志物可潴留在直肠内；排粪造影可呈现异常；肛门直肠测压显示，用力排便时肛门外括约肌呈矛盾性收缩或直肠壁的感觉阈值异常等。符合分型依据的症状①、③、④、⑤项中之 1 项或以上，而无②、⑥、⑦项。出口梗阻型便秘依病因不同分为：①直肠前突；②直肠内脱垂；③盆底疝（会阴下降综合征）；④耻骨直肠肌综合征。

三、混合型便秘

混合型便秘具备结肠慢传输型和出口梗阻型便秘的特点；分型依据的症状可全部或交替出现。

便秘型肠易激综合征是一类和腹痛或腹胀有关的便秘，同时，也可能有以上各类型的特点。

【诊断】★★★△△

对便秘的诊断应包括：便秘病因和（或）诱因、程度及便秘类型。应了解导致便秘有关的累及范围，有无局部结构异常及与便秘的因果关系，对制订治疗和预测疗效至关重要。

【治疗】★★★△△

治疗原则：根据便秘轻、中、重程度和病因及类型，采用个体化的综合治疗，恢复正常排便。

一、非手术治疗

改善生活方式，加强排便生理教育，增加膳食纤维摄取，养成良好的排便习惯，增加运动，调整心理状态，有助于建立正常排便反射。

尽可能避免药物因素，减少药物可能引起的便秘。治疗原发病和伴随病有利于治疗便秘。

对出口梗阻型便秘，应针对不同的类型具体决定治疗方案。对于以直肠内脱垂等为代表的松弛型便秘，提倡采用胸膝位提肛锻炼，必要时应用硬化剂注射。对于以耻骨直肠肌综合征为代表的痉挛型便秘，可首选生物反馈治疗，使排便时腹肌、盆底肌群活动协调运动，辅助以热水坐浴，扩肛治疗。

选用适当的通便药物，应选用不良反应及药物依赖产生少的药物为原则。常用的有：膳食纤维制剂，为治疗便秘的一线药物，尤其是不溶性膳食纤维制剂，如小麦纤维素（商品名非比麸）可软化粪便、增加粪便容积、促进结肠蠕动、调节肠道微生态平衡，有效解除便秘各类症状。按分级治疗原则应在膳食纤维治疗无效时，再使用渗透性通便剂，如聚乙二醇 4000（商品名福松）、乳果糖（商品名杜秘克）。应避免长期应用或滥用刺激性泻药。多种中成药具有通便作用，应注意长期治疗可能带来的不良反应。对粪便嵌塞的患者，清洁灌肠或联合短期刺激性泻药解除嵌塞后，再选用膳食纤维制剂或渗透性药物，保持排便通畅。开塞露和甘油栓有软化粪便和刺激排便的作用；复方角菜酸酯栓（商品名太宁栓）对治疗缓解便秘症状有效；合理选用容积性泻药、润滑性泻药和刺激性泻药；应避免滥用泻药。

中、重度便秘患者常有焦虑甚至抑郁等，应给予认知治疗，使患者消除紧张情绪。

二、外科治疗

经过一段时间严格的非手术治疗后效果不明显，经特殊检查显示有明确的解剖及功能异常，可考虑手术治疗。应慎重掌握手术适应证，针对病变选择相应的术式，有多种病变同时存在时应手术解决引起便秘的主要病变，但也同时解决次要的或续发的病变。术前需要进行预测疗效，应注意有无严重心理障碍，有无结肠以外的消化道异常。手术指征：①符合罗马Ⅲ诊断标准；②多次结肠传输试验明显延长（一般>72 小时）；③系统非手术治疗无效，疗程在 3～5 年；④严重影响日常生活工作；⑤无严重的精神障碍。

（一）结肠慢传输型便秘

经结肠传输试验证实结肠传输功能障碍者可考虑手术治疗。结肠传输功能障碍包括先天性巨结肠、成人巨结肠、继发性巨结肠、结肠冗长症、结肠无力等。手术方式推荐采用次全结肠切除或全结肠切除术。对于能够精确判断结肠节段性传输功能障碍和结肠冗长症的患者，可慎重考虑选择部分结肠切除术。年老、体弱、全身状况差的患者，宜采用结肠旷置术或回肠造瘘术。

在我国，结肠慢传输型便秘多选用各类结肠次全切除术。如结肠直肠次全切除、升结肠（或盲肠乃至小肠）直肠吻合、次全结肠切除加逆蠕动盲肠直肠吻合术、金陵术等方式。结肠慢传输型便秘的手术并发症主要有：①粘连性肠梗阻发病率较高。预防措施为减少对手术区域的干扰，手术创面腹膜化、应用防粘连的药物与制剂，采用腹腔镜的手术方式等。②腹泻：多在 2 周至 3 个月逐渐缓解。腹泻严重的应用蒙脱石散（商品名斯密达）、洛哌丁胺（商品名易蒙停）等药物治疗能减轻腹泻。③便秘复发：主要是由于手术切除结肠范围不够，混合型便秘未纠正出口处梗阻所致。术前对病情做出准确、全面的判断，根据病情选择恰当的手术方式是减少手术后便秘复发的关键。便秘手术后复发可先采用非手术治疗，必要时可再次手术治疗。④手术创面淋巴瘘：手术后创面的淋巴瘘关键是要保持通畅的引流，2～3周都可自行闭合。手术创面的腹膜化是预防淋巴瘘发生的最佳手段。应用超声刀作肠管游离可减少淋巴瘘的发生。

（二）出口梗阻型便秘

1. 直肠内脱垂 对于直肠黏膜内脱垂，推荐首先采用经肛门手术，如直肠黏膜纵行折叠术加硬化剂注射、吻合器痔上黏膜环切钉合术（PPH）、Delorme手术等。对于直肠全层套叠、症状严重者，可考虑经腹手术，包括各种直肠悬吊固定手术，对女性患者建议同时行子宫前位固定、盆底抬高术，多数情况下需要切除部分冗长的乙状结肠。手术指征：①经非手术治疗无效，包括体位锻炼、粗纤维饮食、软化粪便、适当应用缓泻药无效；②排粪造影直肠内脱垂；③结肠传输试验、肌电图、肛管测压等检查，全面分析多种因素对排便的影响。

2. 直肠前突 建议行经阴道的直肠前突修补术，修复直肠阴道隔及松弛扩张的肛提肌脚；也可行经肛门的直肠前突修补术，修复直肠阴道隔及松弛扩张的肛提肌脚。手术指征：①前突深度应>3cm；②直肠前突内有造影剂存留；③有明显症状；④需要用手辅助排便。

3. 盆底疝 往往同时伴随有直肠内脱垂，处理方法同直肠内脱垂全层套叠，但重点是盆底的抬高，修复盆底疝。

4. 耻骨直肠肌综合征 耻骨直肠肌综合征（puborectal muscle syndrome，PRS）也称为盆底痉挛综合征。PRS是指排便时耻骨直肠肌异常或反常收缩或不能松弛的行为障碍，它易于诊断却难以治疗。对于这一类型的出口梗阻型便秘患者，建议以生物反馈结合扩肛治疗为主，也可采用肉毒毒素注射法，手术应十分慎重。可选择的手术方式有经肛门或经骶尾入路的耻骨直肠肌部分肌束切断术和闭孔内肌筋膜耻骨直肠肌融合术。手术指征：①排粪造影和肛肠肌电图诊断耻骨直肠肌痉挛；②排便困难症状严重。

（三）混合型便秘

在手术处理慢传输型便秘的同时，处理伴随的出口梗阻型便秘。但需要注意的是，如果伴随有痉挛型便秘，术前应进行生物反馈及扩肛治疗。

值得注意的是，便秘的治疗效果目前并不满意，临床医师应慎重选择治疗方式，综合采用各种治疗措施，注重患者伴发的心理异常的治疗。外科手术治疗后务必重视采取非手术治疗的措施，防止症状复发，以巩固治疗效果。

（王振军）

参考文献

[1] 吴孟超，吴在德．黄家驷外科学．7版．北京：人民卫生出版社，2008.

[2] Ahnen DJ, Macrae FA. Approach to the patient with colonic polyps. UpToDate. Wolters Kluwer, 2016.

[3] 吴阶平，裘法祖．黄家驷外科学．6版．北京：人民卫生出版社，2002.

[4] Siegel RL, Miller KD, Jemal A. Cancer statistics, 2015. CA Cancer J Clin, 2015, 65 (1): 5-29.

[5] Cheng L, Eng C, Nieman LZ, et al. Trends in colorectal cancer incidence by anatomic site and disease stage in the United States from 1976 to 2005. Am J Clin Oncol, 2011, 34 (6): 573-580.

[6] Chen W, Zheng R, Zeng H, et al. The incidence and mortality of major cancers in China, 2012. Chin J Cancer, 2016, 35 (1): 73.

[7] 陈孝平．外科学．北京：人民卫生出版社，2005.

[8] Bhangu A, Brown G, Nicholls RJ, et al. Survival outcome of local excision versus radical resection of colon or rectal carcinoma: a Surveillance, Epidemiology, and End Results (SEER):population-based study. Ann Surg, 2013, 258 (4): 563-569.

[9] Hohenberger W, Weber K, Matzel K, et al. Standardized surgery for colonic cancer: complete mesocolic excision and central ligation–technical notes and outcome. Colorectal Dis, 2009, 11 (4): 354-365.

[10] Green BL, Marshall HC, Collinson F, et al. Long-term follow-up of the Medical Research Council CLASICC trial of conventional versus laparoscopically assisted resection in colorectal cancer. Br J Surg, 2013, 100 (1): 75-82.

[11] Stucky CC, Pockaj BA, Novotny PJ, et al. Long-term follow-up and individual item analysis of quality-of-life assessments related to laparoscopic-assisted colectomy in the COST trial 93-46-53 (INT 0146):. Ann Surg Oncol, 2011, 18: 2422–2431.

[12] Colon Cancer Laparoscopic or Open Resection Study Group.

Buunen M, Veldkamp R, Hop WC, et al. Survival after laparoscopic surgery versus open surgeryfor colon cancer: long-term outcome of a randomised clinical trial. Lancet Oncol, 2009, 10 (1): 44-52.

[13] Heald RJ, Husband EM, Ryall RD. The mesorectum in rectal cancer surgery—the clue to pelvic recurrence? Br J Surg, 1982, 69: 613-616.

[14] Wibe A, Rendedal PR, Svensson E, et al. Prognostic significance of the circumferential resection margin following total mesorectal excision for rectal cancer. Br J Surg, 2002, 89: 327-334.

[15] Nagtegeel ID, Marijnen CAM, Kranenbarg EK, et al. Circumferential margin involvement is still an important predictor of local recurrence in rectal cancer. Not one millimeter but two millimeters is the limit. Am J Surg Pathol, 2002, 26: 350-357.

[16] Jeong SY, Park JW, Nam BH, et al. Open versus laparoscopic surgery for mid-rectal or low-rectal cancer after neoadjuvant chemoradiotherapy (COREAN trial): survival outcomes of an open-label, non-inferiority, randomised controlled trial. Lancet Oncol, 2014, 15 (7): 767-774.

[17] Fleshman J, Branda M, Sargent DJ, et al. Effect of laparoscopic-assisted resection vs open resection of stage II or III rectal cancer on pathologic outcomes: the ACOSOG Z6051 randomized clinical trial. JAMA, 2015, 314: 1346-1355.

[18] Stevenson AR, Solomon MJ, Lumley JW, et al. Effect of Laparoscopic-Assisted Resection vs Open Resection on Pathological Outcomes in Rectal Cancer: The ALaCaRT Randomized Clinical Trial. JAMA, 2015, 314 (13): 1356-1363.

[19] Bonjer HJ, Deijen CL, Abis GA, et al. A randomized trial of laparoscopic versus open surgery for rectal cancer. N Engl J Med, 2015, 372: 1324-1332.

[20] Andre′ T, Boni C, Navarro M, et al. Improved overall survival with oxaliplatin, fluorouracil, and leucovorin as adjuvant treatment in stage II or III colon cancer in the MOSAIC Trial. J Clin Oncol, 2009, 27: 3109-3116.

[21] Yothers G, O'Connell MJ, Allegra CJ, et al. Oxaliplatin as adjuvant therapy for colon cancer: updated results of NSABP C-07 trial, including survival and subset analyses. J Clin Oncol, 2011, 29 (28): 3768-3774.

[22] Sauer R, Becker H, Hohenberger W, et al. German Rectal Cancer Study Group. Preoperative versus postoperative chemoradiotherapy forrectal cancer. N Engl J Med, 2004, 351: 1731-1740.

[23] Bosset JF, Collette L, Calais G, et al. EORTC Radiotherapy Group Trial22921. Chemoradiotherapy with preoperative radiotherapyin rectal cancer. N Engl J Med, 2006, 355: 1114-1123.

[24] Gerard JP, Conroy T, Bonnetain F, et al. Preoperative radiotherapy with or without concurrent fluorouracil and leucovorin in T3–T4rectal cancers: results of FFCD 9203. J Clin Oncol, 2006, 24: 4620-4625.

[25] 中华医学会消化病学分会炎症性肠病学组．炎症性肠病诊断与治疗的共识意见．胃肠病学，2012, 17 (12): 763-781.

[26] Dignass A, Eliakim R, Magro F, et al. Second European evidence-based consensus on the diagnosis and management of ulcerative colitis part 1: definitions and diagnosis. J Crohns Colitis, 2012, 6 (10): 965-990.

[27] Øresland T, Bemelman WA, Sampietro GM, et al. European evidence based consensus on surgery for ulcerative colitis. J Crohns Colitis, 2015, 9 (1): 4-25.

[28] Delaney CP, Chang E, Senagore AJ, et al. Clinical outcomes and resource utilization associated with laparoscopic and open colectomy using a large national database. Ann Surg, 2008, 247 (5): 819-824.

[29] 俞德洪．现代肛肠外科学．北京：人民军医出版社，1997：285.

[30] Stephen M, Sentovich MD. Fibrin Glue for All Anal Fistulas. J Gastrointest Surg, 2001, 5: 158-161.

[31] Sentovich SM. Fibrin Glue for All Anal Fistulas Log-Term Results. Dis Colon Rectum, 2003, 46: 498-502.

[32] O' Connor L, Champagne BJ, Ferguson MA, et al. Efficacy of anal fistula plug in closure of Crohns anorectal fistula. Dis Colon Rectum, 2006, 49 (10): 1569-1573.

[33] 梁红，李春生．医用生物胶治疗低位肛瘘的临床观察．结直肠肛门外科杂志，2006，4：231-232.

[34] Han JG, Wang ZJ, Zheng Y, et al. Ligation of intersphincteric fistula tract versus ligation of the intersphincteric fistula tract plus a bioprosthetic anal fistula plug procedure in patients with transsphincteric anal fistula: early results of a multicenter prospective randomized trial. Ann Surg, 2016, 264 (6): 917-922.

第15章 肝脏疾病

第1节 肝囊肿

肝囊肿是最常见的良性肝占位性疾病，多于体检B型超声或CT时意外发现，大多进展缓慢，预后良好，少数可引起症状，导致严重并发症或死亡的罕见。通常而言，较大囊肿（>10cm）更易引起症状及相关并发症（如自发出血、破入腹腔或胆道、感染、压迫胆道等）。

单纯性肝囊肿

【流行病学】★★★△△△

单纯性肝囊肿指内含浆液且不与胆管相通的囊性病变，本病多为先天发育异常，可根据囊肿数量分为单发性单纯性肝囊肿和多发性单纯性肝囊肿。其中多发性单纯性肝囊肿较单发性单纯性肝囊肿发病率更高。本病女性发病多于男性，且巨大的肝囊肿几乎均见于50岁以上的女性。

【病因与病理】★★△

病因不详，一般认为是由于肝内的迷走胆小管中断了与肝内胆管树的联系，最终扩张形成了囊肿。

单发性肝囊肿大小不一，差别很大。小者仅数毫米，大者直径可达20cm，一般含液量常在500ml以上，多者可达2000ml。囊肿呈圆形或椭圆形，多为单房，亦有多房者。有时带蒂，有完整包膜。与肝内胆管不相交通。囊肿表面呈乳白色，部分也可呈蓝灰色，囊壁厚薄不一，0.5～5.0mm。组织学从外向内分为3层：外层随在肝内的位置不同而异，可为腹膜或被压缩的肝组织；中层由致密结缔组织（内有血管网）、结缔组织（内有血管和胆管）及疏松结缔组织（内有强力纤维）组成；内层为单层立方上皮、柱状上皮或假复层上皮，亦可见鳞状上皮或内膜退化。囊液多为清亮的中性或碱性液体，可混有胆汁，比重为1.010～1.022，含有少量的白蛋白、黏蛋白、胆固醇、红细胞、胆红素、酪氨酸等。若合并囊内出血可呈咖啡色。多发性肝囊肿比单发性肝囊肿多见，囊肿可散布于全肝或密集于肝的一叶，以右肝多见。标本切面呈蜂窝状改变，囊肿之间的肝组织一般正常。多发性肝囊肿很少引起门脉高压症，但可合并胆管狭窄、胆管炎，晚期可引起肝功能损害。

【临床表现】★★★△△△

非寄生虫性肝囊肿生长缓慢，多数患者无症状，仅在体检时被B型超声、CT发现，偶尔在施行腹部其他手术时发现。当囊肿长大到一定程度，可能有如下症状。

一、上腹部肿物

上腹部肿物是许多患者的早期症状，约55%的患者出现上腹部肿物。

二、压迫症状

压迫邻近脏器，如胃、十二指肠和结肠时，可有食后饱胀、食欲缺乏、上腹不适或隐痛等症状。

三、腹痛

约30%的患者出现腹痛，如有囊肿破裂或囊内出血，可出现急腹症症状；若带蒂囊肿扭转，可突发右上腹剧痛。

四、黄疸

压迫胆管引起阻塞性黄疸者较为少见，据报道仅有5%的病例出现。

五、全身症状

若合并囊肿感染，可出现畏寒、高热、白细胞增高等类似肝脓肿的症状。

体检时的阳性体征是右上腹部肿块或肝大，约 40% 的患者出现这类症状可触及肿块表面光滑，有囊性感，无压痛，可随呼吸上下移动。若囊肿较小则无任何阳性体征。

【辅助检查】★★★△△△

一、B 型超声

B 型超声敏感性和特异性均较高，易于随访，有助于其与肝脓肿、肝血管瘤、肝错构瘤、寄生虫性肝囊肿、肝恶性肿瘤坏死形成的囊样病变等疾病进行鉴别，是确诊的可靠方法。

二、腹部计算机体层摄影

CT 特异且灵敏的方法，检查时可显示边界清楚的圆形或卵圆形低密度区，其吸收系数接近于水。增强扫描后，低密度区显示更为清楚，其吸收系数增加不明显。

三、腹部 X 线片

腹部 X 线片有一定诊断意义，但无特异性，一般不选用。

四、磁共振成像

MRI 诊断灵敏度高于 CT，可显示出 1cm 大小的囊肿，并能区别囊性扩张的胆管，但与海绵状血管瘤的鉴别较为困难。

【诊断及鉴别诊断】★★★△△△

一、肝包虫病

患者多来自牧区，有羊、犬接触史，囊肿张力较大，扣之有震颤，包虫皮内试验（Casoni 试验）阳性。B 型超声检查时可见到内囊壁上的子囊影等。

二、胆囊积液

多有胆囊炎病史，胆囊造影时胆囊不显影，B 型超声或 CT 检查可见积液在肝外而非肝内。

三、胰腺囊肿

左外叶巨大囊肿应与之鉴别。胰腺囊肿位置多较深在，常有压痛，既往有外伤或胰腺炎史，B 型超声与 CT 可见囊肿与胰腺相连。

四、先天性胆管囊状扩张症（Caroli 病）

因常合并胆管炎或肝脓肿而出现发热、黄疸、右上腹痛表现，影像学可见呈串珠样或多囊状的肝内胆管，与胆道相通。

【治疗】★★★△△△

对于小（直径≤5cm）的肝囊肿且无症状者，通常无须治疗。但对于大的且出现压迫症状者，应给予治疗。需要注意的是，在开始治疗前务必排除患者之临床症状由其他疾病导致的情况，如胆石症、胃食管反流病、消化性溃疡等。肝囊肿的治疗原则为去除囊液，充分引流。可采用以下方法。

一、囊肿穿刺抽液术

在 B 型超声定位引导下经皮肝穿刺抽净囊液，每周抽吸 1 次，一般 3～4 次即能使囊肿明显缩小。如果每次抽液量不见减少，说明该法失败，需改用其他方法。该法操作简单，不需剖腹，对巨大肝囊肿不能耐受手术者，或者对剖腹手术有顾虑者可采用此种方法。但此法失败率和复发率都较高。近年来，在抽液的同时注入无水乙醇或其他类型的硬化剂，以促使其内壁分泌细胞凝固坏死，通常较为安全，近期疗效满意。

二、囊肿开窗术

囊肿开窗术为治疗单发性较大囊肿的首选方法。可在开腹或腹腔镜下将囊壁切除至少 1/3，吸净囊液后，囊腔敞开，囊液流入腹腔由腹膜吸收。手术创伤小，术后很少复发。

三、囊肿切除术

囊肿切除术一般用于带蒂的囊肿。对于左外叶巨大囊肿或位于肝边缘的囊肿可行肝叶或局部切除术，效果良好。开腹或腹腔镜手术同样安全。

四、囊肿内引流术

囊液染有胆汁或囊腔与胆管相通时可行此术，常用空肠 Roux-Y 型吻合术。但吻合口必须够大，失功能空肠段至少在 60cm 以上，以免发生逆行性感染。

五、多发性肝囊肿

一般不宜手术，仅在有一巨大囊肿，或者几处较大囊肿引起症状时才考虑做一处或几处开窗术，或者对其中的一个巨大囊肿做引流术，病变位于一叶者行肝叶切除术。严重患者宜先行较大囊肿穿刺放液，减低压力，促进肝细胞再生恢复，待肝功能正常、全身情况改善后再考虑行囊肿开窗术。但应注意对囊肿较多者，不宜一次全部开窗，以免因大量囊液流入腹腔导致腹水，造成不良后果。

【预后】★★△

本病发展缓慢，预后良好。手术切除囊肿者可获痊愈。但对晚期巨大肝囊肿患者，肝组织破坏较多且肝功能严重损害时，预后不良，可发生肝衰竭甚至死亡。

多 囊 肝

多发性肝囊肿又称多囊肝，有 50% 以上的患者同时合并多囊肾。多囊肝常累及整个肝。

【病因与病理】★★△

多囊肝多为先天性，为肝内胆小管发育障碍所致，多余的胆管未与远端胆管连接，也并未被吸收、退化，逐渐成为囊性扩张，形成多囊肝。部分多囊肝合并多囊肾为常染色体显性遗传疾病，以肾受累更为明显（多囊肾），且多囊肾总是发生于多囊肝之前，囊肿数量会随年龄增加而增加，20 岁以下为 0，60 岁以上患者可占 80%。虽然多囊肝囊肿数量多、体积大，但仍保留了相当数量的正常肝实质细胞，故大部分患者肝功能及肝内血液循环正常。

囊肿的肉眼和光镜检查与单发性单纯性肝囊肿相同，除肉眼所见肝囊肿外，尚有无数光镜才能发现的小囊肿及密集成簇的小胆管，称为 Von Meyenburg 复合体。

【临床表现】★★★△△△

多囊肝患者多无明显症状，首先表现为消化道症状，如消化不良、食欲缺乏、恶心、右上腹痛等，但程度不重。如发生囊内出血、合并感染和带蒂扭转后，可出现寒战和发热。压迫症状少见，查体多数无阳性体征。

【辅助检查】★★△

B 型超声可见肝大小不等的多发暗区及囊腔，常常合并多囊肾。CT 平扫可见外形光滑、边界清晰的圆形低密度灶，囊内容物密度均一，强化后对比更加清晰。

【诊断与鉴别诊断】★★△

患者多无明显临床表现；但少数巨大囊肿可导致腹痛、腹胀等不适，查体可触及肿大肝，但一般无门静脉高压、淤胆、肝功能减退等症状或体征，肝功能检查正常。B 型超声或 CT 等影像学手段诊断较为容易。

本病需与多发性单纯性肝囊肿（非遗传性畸形疾病）进行鉴别，肝多发且大小相似的囊肿，合并多囊肾，且有家族病史者高度怀疑多囊肝。

【治疗原则】★★★△△△

多囊肝无明显症状不行积极治疗，多囊肝行开窗术复发率高，较单纯性囊肿治疗效果差，开窗过多可能引起顽固性腹水及肝衰竭。必须处理时，可优先考虑 B 型超声穿刺抽取囊液注射无水酒精，在做好手术规划的情况下，有条件的患者可行肝部分切除合并肝囊肿开窗，如多囊肝合并肝衰竭，可考虑行肝移植。多囊肝治疗时要特别注意多囊肾的影响：若肾功能严重受损，此时对患者行囊肿开窗术或肝切除术则可能引起肾衰竭，一旦发生预后极差。

肝 包 虫 病

肝包虫病又名肝棘球蚴病，是犬绦虫（棘球蚴虫）的囊状幼虫（棘球蚴）寄生在肝所致。肝包虫病有 2 种类型：①由细粒棘球绦虫卵感染所致的单房性包虫病（即包囊虫肝），临床多为此型，约占 98%；②由多房性棘球绦虫或称滤泡状棘球绦虫感染引起的滤泡型肝包虫病，较少见。

【流行病学】★★★△△△

肝包虫病在牧区是一种常见病，在我国以西北、西南各省区流行最广。然而随着交通日益发达，人口流动频繁，畜产品运输加工业及城镇屠宰业的兴起，近年城镇居民患病率显著增加。

【病因与病理】★★△

棘球绦虫属扁虫、棘球属。细粒棘球绦虫的终末宿主有犬、狐、豺、狼，以犬最常见，它的中间宿主是羊、猪、马、牛、骆驼和人等，以羊最多见。成虫体长约5mm，雌雄同体，生活在犬小肠内，虫卵随粪便排出，污染草场和水源后被羊吞食或粘在犬毛和羊毛上。当人与犬接触或吞食被虫卵污染的食物后，虫卵可在胃或十二指肠内孵化成六钩蚴，穿透小肠壁进入小肠系膜小静脉而达门静脉系统，约70%停留在肝，其余可随血流分布至肺、肾、脾、脑、肌肉、眼眶和脊椎等组织，发育成棘球蚴。六钩蚴在被吞食后6～12小时到达肝。病变侵犯肝右叶最多（约87.5%）。侵犯肝左叶较少（约5%）。肝左右叶同时被侵犯者也少（约7.5%）。细粒棘球蚴在肝内先发育成小空泡，即为初期的包虫囊肿，其中不含头节。囊体逐渐长大，形成囊肿的内囊。内囊的壁可分为两层，外层亦称角质层，为白色粉皮样稍具弹性的半透明膜，由生发层细胞的分泌物组成，有保护生发层细胞、吸收营养物质等作用；内层为生发层，由一排细胞组成，实际上是棘球蚴的本体，具有显著繁殖能力，可产生育囊（生发囊）、头节和子囊，子囊又可产生孙囊。子囊系生发层向内芽生而成，内含许多头节，破裂后头节进入囊液中，形成包虫囊砂。囊砂是包虫的种子，一旦漏入腹腔可种植形成继发性包虫病。内囊的周围由宿主脏器组织形成的一层纤维性包膜称为外囊。因此，外囊并不属于包虫囊肿本身。久病患者外囊可以钙化，使之在腹部X线片上形成特征性表现。外囊与内囊紧贴但不相连，其中含血管供给营养。包虫囊内液体透明，含有微量蛋内质、无机盐类及大量头节和子囊。囊液微带碱性，pH值为7.8，比重1.008～1.015。囊肿生长缓慢，每年增大1～5cm。

泡状棘球蚴绦虫的生活史与细粒棘球绦虫相似。其成虫以狐为终宿主，偶尔犬也可成为终宿主。人类感染的主要来源是狐粪污染的土壤、蔬菜等，经手进入口腔，也可能因剥狐皮而直接感染。多房性棘球绦虫与细粒棘球绦虫不同，其虫卵能耐低温（－56℃），在寒冷地区如阿拉斯加、阿尔卑斯山区多见。我国西北地区也有本病的报道。泡状棘球蚴主要寄生于肝，有以下特点：①病灶由大量微小囊泡构成，囊泡系生发层不断向外增殖所致，无完整角质层，不形成内囊；②似癌样浸润扩散，直接破坏肝组织，形成巨块型泡球蚴，病变组织内含有少量胶状液体，晚期在肿块中心部分可发生坏死、液化和化脓性感染。泡状棘球蚴侵入肝门静脉分支可经血行在肝内播散形成多发结节，出现肉芽肿性反应，可诱发肝硬化、胆管细胞型肝癌。

【临床表现】★★★△△△

肝包虫病通常无症状（尤其对于直径＜10cm的囊肿）。全身症状较轻微且缺乏特异性，包括乏力、失眠、消瘦等。

一、局部症状

体积较大的包虫囊肿可压迫胃肠道，产生上腹部饱胀、食欲不振、恶心和呕吐等症状；囊肿压迫胆道时，可引起黄疸、胆绞痛和胆囊炎等症状；压迫膈肌可影响呼吸；压迫门静脉，引起脾大和腹水；压迫下腔静脉时，可产生下肢水肿。

二、查体

单纯性包虫囊肿的早期体征不明显，发展至一定阶段可出现上腹肿块，如囊肿位于肝表面，右上腹可渐渐隆起，触诊肿块呈圆形，表面光滑，坚韧而有弹性。叩诊呈实音，可以触及波动感及震颤，即“包虫囊震颤征”。一手在右肋缘下叩击邻近腹壁浅表部的包虫囊肿，另一手在右下胸部肋间，可感到囊液冲击感。

【并发症】★★★△△△

一、感染

包虫死亡、胆汁渗入、附近炎症浸润或血行感染等，均可引起肝包虫囊肿感染。除感染后体温升高，局部出现持续性钝痛及压痛外，包虫囊肿迅速增大，对周围器官的压迫症状更加明显。如受外力挤压、不恰当的穿刺，易发生破裂。溃破的肝包虫囊肿很容易继发感染。感染使蚴虫死亡，使囊肿转化为脓肿，并产生肝脓肿的相应症状。

二、穿破

①破入胆道：这是最常见的并发症，为5%～10%，其中约21%破入胆总管，33%破入胆囊和胆囊管，43%破入肝内胆管。破入胆道时有胆绞痛、黄疸和荨麻疹3个主要症状，囊内物质又可阻塞胆道，引起急性梗阻性化脓性胆管炎或急性胰腺炎。②破入腹腔：囊肿破裂时，囊液、子囊和头节溢入腹腔，引起不同程度的腹膜刺激，可突发腹痛和变应性休克，数小时内出现荨麻疹和皮肤瘙痒。重度炎症可使棘球蚴死亡，留下肉芽肿。但更常见的是存活的棘球蚴再形成新的囊肿，称为腹腔继发性棘球蚴病。如有胆汁从囊肿破裂处漏入腹腔，可引起严重的胆汁性腹膜

炎。③破入胸腔：位于肝上部的囊肿有向胸腔方向生长的倾向，偶可穿破膈肌而进入胸腔内。肝包虫囊肿向胸腔内破裂比肺内原发性包虫囊肿多见。向胸腔破裂后，囊肿可与胸膜腔或支气管交通。由于包虫囊肿常侵犯右肝，右侧胸腔较常受累。破入胸腔时常伴阵发性剧烈咳嗽和刀割样疼痛，约有 3% 的患者可发生休克和窒息，起初咳出血性泡沫痰，然后咳出的痰带有胆汁，80% 的患者可咳出内囊碎片。④穿破腹壁：肝包虫囊肿合并感染并与腹壁粘连时溃破腹壁，形成外瘘，流出囊液及内囊。

三、变态反应

囊内容物外漏导致的变态反应可引起荨麻疹，甚至变应性休克。

【辅助检查】★★★△△△

一、实验室检查

①包虫皮内试验（Casoni 试验）采用包虫囊液，去头节、高压灭菌后作为抗原，以等渗盐水稀释液 0.2ml 做皮内注射，形成约 0.3cm 直径的皮丘，15 分钟后观察结果。皮丘扩大或红晕直径超过 2cm 者为阳性结果。有的在注射后 6～24 小时出现阳性反应，仍有诊断价值。本病患者的阳性率为 86.2%～92.5%，泡状棘球蚴病的阳性率更高。患肺结核、黑热病或其他绦虫病的患者可有假阳性反应，特异度约为 70%。②间接红细胞凝集试验阳性率为 83.3%，灵敏度与特异度均较高，罕有假阳性结果。③酶联免疫吸附试验（enzyme-linked immunoadsordent assay，ELISA）阳性率为 80%，为灵敏度和特异度均较高的方法。

二、影像学检查

①B 型超声可显示包虫不同时相的病理形态及合并症特征，具有重要诊断价值；②CT 具有与 B 型超声相似而准确性更高的诊断价值，其灵敏度接近 100%；③腹部 X 线检查可见囊壁钙化影及右膈抬高征象；④放射性核素扫描可显示肝占位病变。

【诊断及鉴别诊断】★★★△△△

根据牧区生活史及与犬、羊接触史，包虫囊肿压迫和浸润症状，结合 B 型超声或 CT 特征性表现，诊断一般不难。应与以下疾病加以鉴别。

一、肝海绵状血管瘤

该病具有以下特点：①病程较长，肿块生长缓慢，全身影响较小；②肿块表面比较光滑，质地软或中等硬度，有分叶感，可压缩，无明显压痛；③肝功能一般无损害，血清酶活性不增高；④B 型超声检查显示边界清晰，回声较高影；⑤CT 提示有占位性病变，增强扫描可见占位区充填。

二、肝癌

患者 AFP 常阳性，可与本病鉴别。

【治疗】★★★△△△

一、手术治疗

手术是治疗肝包虫病最有效的方法，且多认为是治疗多房性包虫病的唯一有效方法。手术原则是清除内囊，防止囊液外溢，消灭外囊残腔，防止感染。

1. 内囊摘除术 最常用的手术方法，适应于无感染的病例。手术关键在于取尽内囊，勿在囊腔内残留破碎的包虫内囊皮和碎屑，同时避免腹腔污染。可采用以下措施：①在包虫囊肿周围用湿纱布垫妥善保护，隔开周围器官，再在纱布垫上铺一层浸有 10% 甲醛溶液的纱布；②用吸引器吸净囊液；③注入 10% 甲醛溶液以杀灭头节（其浓度不宜过高），5 分钟后吸出，如此反复 2～3 次，最后尽量吸净囊内液体。必须注意，若发现囊液为金黄色（正常为无色透明液体），则可能有胆管瘘存在，严禁注入大量甲醛溶液，以免严重损害胆管。

2. 肝叶切除术 肝组织遭受严重破坏并局限在一叶的大型包虫囊肿，局限的泡状棘球蚴病合并慢性脓肿者，可行肝叶切除术。但是如果病变已成弥漫性分布或病变已侵及肝门应视为肝切除术的禁忌证。

3. 残腔的处理 单纯型囊肿在切除部分囊壁后可直接缝合，不置引流。术后积液较多而易继发感染者，可选用血运良好的大网膜置入残腔内，起充填与吸收渗液的作用。肝顶部囊肿在经胸途径摘除内囊后，如囊腔最低部位距肝底面很近，可进行闭式引流。严密缝闭肝顶部切口和膈肌，用粗管闭式引流胸腔。

4. 感染性包虫囊肿的处理 肝包虫囊肿有明显化脓感染时，摘除内囊后置双套管持续负压吸引。如引流物不多，感染不重，可在抗生素保护下，于术后 1 周左右拔除引流管。如感染较重，引流量多，则在引流一段时期后，行囊肿造影术以观察外囊残腔缩小情况。如残腔缩小不明显或外囊壁肥厚不易塌陷时，可取空肠襻与残腔最低位做Roux-en-Y型侧侧吻合，Y型分叉处两肠袢保持锐角以防逆行感染，失功能空肠襻长度应不短于50cm。

二、药物治疗

对不能手术或术后多次复发者可用药物治疗，但疗效不佳。因为多数药物不易经胃肠道吸收，囊腔内的浓度不足以杀灭寄生虫。

1. 甲苯咪唑 能直接抑制棘球蚴对葡萄糖的摄入，减少其赖以生存所必需的糖原和三磷腺苷，发挥杀虫作用。剂量是每次400～600mg，每天3次，20～30天为1个疗程。药物耐受良好者，无严重毒性反应。

2. 吡喹酮 对棘球蚴有明显的杀灭作用。剂量是每次25～30mg/kg，分3次口服，共10天。不良反应有头晕、恶心、乏力和皮疹等，一般症状较轻，停药后可自行缓解。

【预后】★★★△△△

细粒棘球蚴引起肝受压及随后导致死亡少见，仅有少部分患者发生肝衰竭。国外资料显示，该病患者经有效手术治疗后，特别是在经验丰富的肝外科治疗中心，生存率接近95%，5年随访复发率低于10%。但是多房棘球蚴引起的肝包虫病预后较差，即使经过手术治疗，5年生存率仅50%，多数患者死于病灶扩散。

（杨尹默）

第2节 肝 脓 肿

细菌性肝脓肿

细菌感染是肝脓肿最常见的病因。细菌性肝脓肿通常指由化脓性细菌引起的感染，故亦称化脓性肝脓肿。

【流行病学】★★△

本病病原菌可来自胆道疾病（占16%～40%），门静脉血行感染（占8%～24%），经肝动脉血行感染（报道不一，最多者为45%），直接感染者少见，隐匿感染占10%～15%。致病菌以革兰阴性菌最多见，在美国和欧洲国家，肝脓肿的主要病原菌为链球菌和大肠埃希菌，在我国和亚洲地区，肺炎克雷伯菌引起的肝脓肿逐渐增多，目前已取代大肠埃希菌成为导致肝脓肿的主要病原菌。粪链球菌和变形杆菌次之；革兰阳性菌以金黄色葡萄球菌最常见。临床常见多种细菌的混合感染。细菌性肝脓肿70%～83%发生于肝右叶，这与门静脉分支走行有关。左叶者占10%～16%；左右叶均感染者占6%～14%。少数细菌性肝脓肿患者的肺、肾、脑及脾等亦可有小脓肿。尽管目前对本病的认识、诊断和治疗方法都有所改进，但病死率仍达30%～65%，其中多发性肝脓肿的病死率为50%～88%，而孤立性肝脓肿的病死率为12.5%～31.0%。本病多见于男性，男女比例约为1.5∶1.0。但目前的许多报道指出，本病的性别差异已不明显，这可能与女性胆道疾患发生率较高，而胆源性肝脓肿在化脓性肝脓肿发生中占主导地位有关。

本病可发生于任何年龄，但中年以上者约占70%。

【病因】★★★△△△

肝由于接受肝动脉和门静脉双重血液供应，并通过胆道与肠道相通，发生感染的概率高。但是在正常情况下由于肝的血液循环丰富和单核巨噬细胞系统的强大吞噬作用，可以杀伤入侵的细菌并且阻止其生长，不易形成肝脓肿；但是如各种原因导致机体抵抗力下降时，或当某些原因造成胆道梗阻时，入侵的细菌超过肝对其的清除作用，便可以在肝重新生长引起肝感染，进一步发展形成脓肿。化脓性肝脓肿是一种继发性病变，病原菌可由下列途径进入肝。

一、胆道系统

这是目前最主要的侵入途径，也是细菌性肝脓肿最常见的病因。因各种原因导致的胆道梗阻及胆汁淤积，细菌可沿胆道逆行至肝，定植、感染并形成脓肿。胆道疾病引起的肝脓肿占肝脓肿发病率的21.6%～51.5%，其中以肝胆管结石及胆道恶性肿瘤较为常见，其余为胆道蛔虫病、医源性胆道损伤或胆道梗阻等。胆道疾病引起的肝脓肿常为多发性，以肝左叶多见。

二、门静脉系统

胃肠道的血液经门静脉系统回流，因此，消化道的感染性疾病，如坏疽性阑尾炎、憩室炎、内痔感染、胰腺脓肿、溃疡性结肠炎及化脓性盆腔炎等均可引起门静脉属支的化脓性门静脉炎，脱落的脓毒性栓子上行进入肝形成肝脓肿。结直肠恶性肿瘤可显著增加细菌性肝脓肿的风险。未经治疗的阑尾炎曾被认为是细菌性肝脓肿的主要病因，但近年来由于抗生素的应用及有效治疗手段的发展，这种途径的感染已大为减少。

三、肝动脉

体内任何部位的化脓性疾病，如急性上呼吸道感染、亚急性细菌性心内膜炎、骨髓炎和痈等，病原菌由体循环经肝动脉侵入肝。当机体抵抗力低下时，细菌可在肝内繁殖形成多发性肝脓肿，多见于小儿败血症。

四、淋巴系统

与肝相邻部位的感染如化脓性胆囊炎、膈下脓肿、肾周围脓肿、胃及十二指肠穿孔等，病原菌可经淋巴系统进入肝，亦可直接侵及肝。

五、肝外伤后继发感染

开放性肝外伤时，细菌从创口进入肝或随异物直接从外界带入肝引发脓肿。闭合性肝外伤时，特别是中心型肝损伤患者，可在肝内形成血肿，易导致内源性细菌感染，尤其是合并肝内小胆管损伤，感染的概率更高。

六、医源性感染

近年来，由于临床上开展了许多肝手术及侵入性诊疗技术，如肝穿刺活检术、经皮肝穿刺胆管造影（percutaneous transhepatic cholangiography，PTC）、内镜逆行胰胆管造影（endoscopic retrograde cholangiopancreatography，ERCP），操作过程中有可能将病原菌带入肝形成肝的化脓性感染。肝手术时由于局部止血不彻底或术后引流不畅，形成肝内积血积液时均可引起肝脓肿。

七、其他

有一些原因不明的肝脓肿，如隐源性肝脓肿，可能肝内存在隐匿性病变。当机体抵抗力减弱时，隐匿病灶"复燃"，病菌开始在肝内繁殖，导致肝的炎症和脓肿。Ranson 指出，25% 的隐源性肝脓肿患者伴有糖尿病。

【病理】★★△

细菌性肝脓肿的病理变化与细菌的感染途径、种类、数量、毒性、患者全身情况和治疗及时与否等因素密切相关。化脓性细菌侵入肝后，发生炎症反应，形成许多小脓肿，在适当的治疗下，散在的小脓肿多能吸收机化，但在病灶较密集部位由于肝组织的破坏，小的脓肿可融合成一个或数个较大的脓肿。细菌性肝脓肿可以是多发的，也可以是单发的。从病因角度来看，血源性感染者常为多发性，病灶多见于右叶或累及全肝；胆源性肝脓肿亦常为多发且与胆管相通；外伤性和隐源性脓肿多属单发性。细菌性肝脓肿常有肝大，重量增加，肝包膜有炎性改变，常与周围脏器如膈肌、网膜粘连，脓腔大小不一，相互融合，坏死区域可构成蜂窝状外观。显微镜下见门静脉炎症，静脉壁有炎症细胞浸润，管腔内存在白细胞及细胞碎片，脓腔内含有坏死组织。由化脓性胆管炎所致的多发性脓肿，脓腔内有胆汁性脓液。当脓肿转为慢性后，周围肉芽组织和纤维组织增生，脓肿周围形成一定厚度的纤维组织膜。肝脓肿可侵蚀并穿破邻近脏器，可向膈上穿入胸腔，造成脓肿－肺－支气管瘘；可穿入腹腔导致化脓性腹膜炎；胆源性脓肿可并发胆道出血，脓肿愈合后，可能因门静脉血栓形成而导致门静脉高压症。由于肝血供丰富，肝脓肿形成发展过程中，大量细菌毒素被吸收，临床上可表现为严重的全身毒血症，如寒战、高热，甚至中毒性休克等一系列全身性感染的表现。

【临床表现】★★★△△△

细菌性肝脓肿并无典型的临床表现，急性期常被原发疾病的症状所掩盖，一般起病较急，全身脓毒性反应显著。

一、寒战和高热

寒战和高热是最常见的症状。患者在发病初期骤感寒战，继而高热，热型呈弛张型，体温在 38～40℃，最高可达 41℃，伴有大量出汗，脉率增快，一日数次，反复发作。

二、肝区疼痛

由于肝大和肝被膜急性膨胀，肝区出现持续性钝痛；出现的时间可在其他症状之前或之后，亦可与其他症状同时出现，疼痛剧烈者常提示单发性脓肿；疼痛早期为持续性钝痛，后期可呈剧烈锐痛，随呼吸加重者提示脓肿位于肝膈顶部；疼痛可向右肩部放射，左肝脓肿也可向左肩部放射；炎症刺激膈肌或感染向胸膜、肺扩散，可出现胸痛或刺激性咳嗽及呼吸困难。

三、乏力、食欲缺乏、恶心和呕吐

由于伴有全身毒性反应及持续消耗，患者可出现乏力、食欲缺乏、恶心、呕吐等消化道症状。少数患者还可出现腹泻、腹胀及顽固性呃逆等症状。

四、侵袭综合征

肺炎克雷伯菌引起的肝脓肿更易产生侵袭综合征，不仅表现为肝的感染，肝外脏器如肺、中枢神经系统和眼部都是常见的肝外侵及器官，眼内炎和脑膜炎是两个最常见的肝外感染表现，如伴有肺栓塞或脓胸，病死率显著增加。

五、体征

肝区压痛和肝大最常见。右下胸部和肝区叩击痛；若脓肿移行于肝表面，则其相应部位的皮肤呈红肿，且可触及波动性肿块。右上腹肌紧张，右季肋部饱满，肋间水肿并有触痛。左肝脓肿时上述症状出现于剑突下。并发于胆道梗阻的肝脓肿患者常出现黄疸。其他原因的肝脓肿，一旦出现黄疸，表示病情严重，预后不良。少数患者可出现右侧反应性胸膜炎和胸腔积液，可查及肺底呼吸音减弱、啰音和叩诊浊音等。晚期患者可出现腹水，这可能是由于门静脉炎及周围脓肿的压迫影响门静脉循环及肝功能，或者长期消耗导致营养性低蛋白血症引起。

【诊断】★★★△△△

一、病史及体征

在急性肠道或胆道感染的患者中，突然发生寒战、高热、肝区疼痛、压痛和叩击痛等，应高度怀疑本病，做进一步详细检查。

二、实验室检查

白细胞计数明显升高，并可出现核左移或中毒颗粒，丙氨酸转氨酶、碱性磷酸酶升高，其他肝功能检查也可出现异常。

三、B型超声

B型超声检查是诊断肝脓肿最方便、简单又无痛苦的方法，可显示肝内液性暗区，区内有“絮状回声”并可显示脓肿部位、大小及距体表深度，并可探查脓腔部位以确定穿刺点和进针方向，或者为手术引流提供进路。此外，可供术后动态观察及追踪随访。B型超声能分辨肝内直径2cm以上的脓肿病灶，可作为首选检查方法，其诊断阳性率可达96%以上。

四、腹部X线片和CT

腹部X线片可见肝阴影增大、右侧膈肌升高和活动受限，肋膈角模糊或少量胸腔积液，右下肺不张或有浸润，以及膈下有液气面等。肝脓肿在CT图像上均表现为密度减低区，吸收系数介于肝囊肿和肝肿瘤。CT可直接显示肝脓肿的大小、范围、数目及位置，但费用昂贵。

五、其他

如放射性核素肝扫描、选择性腹腔动脉造影等对肝脓肿的诊断有一定价值。但这些检查复杂、费时，因此，急性期患者最好选用操作简便、安全、无创伤性的B型超声检查。

【鉴别诊断】★★★△△△

一、阿米巴性肝脓肿

阿米巴性肝脓肿的临床症状和体征与细菌性肝脓肿有许多相似之处，但两者的治疗原则有本质上的差别，前者以抗阿米巴和穿刺抽脓为主，后者以控制感染和手术治疗为主，故在治疗前应明确诊断，阿米巴肝脓肿常有阿米巴肠炎和脓血便的病史，发生肝脓肿后病程较长，全身情况尚可，但贫血较明显。肝显著肿大，肋间水肿，局部隆起和压痛较明显。若粪便中找到阿米巴原虫或滋养体，更有助于诊断。此外，诊断性肝脓肿穿刺液为“巧克力”样，可找到阿米巴滋养体。

二、胆囊炎、胆石症

此类疾病有典型的右上腹绞痛和反复发作的病史，疼痛放射至右肩或肩胛部，右上腹肌紧张，胆囊区压痛明显或触及肿大的胆囊，X线片检查无膈肌抬高，运动正常。B型超声检查有助于鉴别诊断。

三、肝囊肿合并感染

这些患者多数在未合并感染前已明确诊断。对既往未明确诊断的患者合并感染时，需详细询问病史和仔细检查，亦能加以鉴别。

四、膈下脓肿

膈下脓肿往往有腹膜炎或上腹部手术后感染史，脓毒血症和局部体征较化脓性肝脓肿轻，主要表现为胸痛，深呼吸时疼痛加重。X 线检查见膈肌抬高、僵硬、运动受限明显，或者膈下出现气液平。B 型超声可发现膈下有液性暗区。但当肝脓肿穿破合并膈下感染者，鉴别诊断比较困难。

五、原发性肝癌

巨块型肝癌中心区液化坏死且继发感染时易与肝脓肿相混淆。但肝癌患者的病史、发病过程及体征等均与肝脓肿不同，如能结合病史、B 型超声和甲胎蛋白（alpha fetal protein，AFP）检测，一般不难鉴别。

六、胰腺脓肿

胰腺脓肿有急性胰腺炎病史，脓肿症状之外尚有胰腺功能不良的表现；无肝大、触痛；B 型超声及 CT 等影像学检查可辅助诊断并定位。

【并发症】★★△

细菌性肝脓肿如得不到及时、有效的治疗，脓肿破溃后向各个脏器穿破可引起严重并发症。右肝脓肿可向膈下间隙穿破形成膈下脓肿，亦可再穿破膈肌形成脓肿，甚至能穿破肺组织至支气管，脓液从气管排出，形成支气管胸膜瘘；如脓肿同时穿破胆道则形成支气管胆瘘。左肝脓肿可穿破入心包，发生心包积脓，严重者可发生心包填塞。脓肿可向下穿破入腹腔引起腹膜炎。有少数病例，脓肿穿破入胃、大肠，甚至门静脉、下腔静脉等；若同时穿破门静脉或胆道，大量血液由胆道排入十二指肠，可表现为上消化道大出血。细菌性肝脓肿一旦出现并发症，病死率成倍增加。

【治疗】★★★△△△

细菌性肝脓肿是一种继发疾病，如能及早重视治疗原发病灶可起到预防的作用。即便在肝感染的早期，如能及时给予大剂量抗生素治疗，加强全身支持疗法，也可防止病情进展。

一、药物治疗

对急性期，已形成而未局限的肝脓肿或多发性小脓肿，宜采用此法治疗。即在治疗原发病灶的同时，使用大剂量有效抗生素和全身支持治疗，以控制炎症，促使脓肿吸收自愈。全身支持疗法很重要，由于本病的患者中毒症状严重，全身状况较差，故在应用大剂量抗生素的同时积极补液，纠正水、电解质紊乱，给予维生素 B、维生素 C、维生素 K，反复多次输入少量新鲜血液和血浆以纠正低蛋白血症，改善肝功能和输注免疫球蛋白。目前多主张有计划地联合应用抗生素，如先选用对需氧菌和厌氧菌均有效的药物，根据细菌培养和药敏结果再选用敏感抗生素。多数患者可望治愈，部分脓肿可局限化，为进一步治疗提供良好的前提。多发性小脓肿经全身抗生素治疗不能控制时，可考虑在肝动脉或门静脉内置管滴注抗生素。

二、B 型超声引导下经皮穿刺抽脓或置管引流术

B 型超声引导下经皮穿刺抽脓或置管引流术适用于单个较大的脓肿，在 B 型超声引导下以粗针穿刺脓腔，抽吸脓液后反复注入生理盐水冲洗，直至抽出液体清亮，拔出穿刺针。亦可在反复冲洗吸净脓液后，置入引流管，以备术后冲洗引流用，至脓腔直径<1.5cm 时拔除。这种方法简便，创伤小，疗效亦满意。特别适用于年老体虚及危重患者。操作时应注意：①选择脓肿距体表最近点穿刺，同时避开胆囊、胸腔或大血管；②穿刺的方向对准脓腔的最大径；③多发性脓肿应分别定位穿刺。但是这种方法并不能完全替代手术，原因是：①如脓液黏稠，会造成引流不畅；②引流管过粗易导致组织或脓腔壁出血；③对多分隔脓腔引流不彻底；④不能同时处理原发病灶；⑤厚壁脓肿经抽脓或引流后，脓肿壁不易塌陷。

三、手术疗法

1. 脓肿切开引流术 适用于脓肿较大或经非手术疗法治疗后全身中毒症状仍然较重或出现并发症者，如脓肿穿入腹腔引起腹膜炎或穿入胆道等。常用的手术途径有以下几种。①经腹腔切开引流术：取右肋缘下斜切口，进入腹腔后，明确脓肿部位，用湿盐水垫保护术野四周以免脓液污染腹腔。先试穿刺抽得脓液后，沿针头方向用直血管钳插入脓腔，排出脓液，再用手指伸进脓腔，轻轻分离腔内间隔组织，用生理盐水反复冲洗脓腔。吸净后，脓腔内放置双套管

负压吸引。脓腔内及引流管周围用大网膜覆盖，引流管自腹壁戳口引出。脓液送细菌培养。这种入路的优点是病灶定位准确，引流充分，可同时探查并处理原发病灶，是目前临床最常用的手术方式。②腹膜外脓肿切开引流术：位于肝右前叶和左外叶的肝脓肿，与前腹膜已发生紧密粘连，可采用前侧腹膜外入路引流脓液。方法是做右肋缘下斜切口或右腹直肌切口，在腹膜外间隙，用手指推开肌层直达脓肿部位。此处腹膜有明显的水肿，穿刺抽出脓液后处理方法同上。③后侧脓肿切开引流术：适用于肝右叶膈顶部或后侧脓肿。患者左侧卧位，左侧腰部垫一沙袋。沿右侧第12肋稍偏外侧做一切口，切除一段肋骨，在第1腰椎棘突水平的肋骨床区做一横切口，显露膈肌。有时需将膈肌切开到达肾后脂肪囊区。用手指沿肾后脂肪囊向上分离，显露肾上极与肝下面的腹膜后间隙直达脓肿。将穿刺针沿手指方向刺入脓腔，抽得脓液后，用长弯血管钳顺穿刺方向插入脓腔，排出脓液。用手指扩大引流口，冲洗脓液后，置入双套管或多孔乳胶管引流，切口部分缝合。

2. 肝叶切除术 适用于：①病期长的慢性厚壁脓肿，切开引流后脓肿壁不塌陷，长期留有死腔，伤口经久不愈合者；②肝脓肿切开引流后，留有窦道长期不愈者；③合并某肝段胆管结石，因肝内反复感染、组织破坏、萎缩，失去正常生理功能者；④肝左外叶内多发脓肿致使肝组织严重破坏者。肝叶切除治疗肝脓肿应注意术中避免感染扩散到术野或腹腔，特别对肝断面的处理要细致妥善，术野的引流要通畅，一旦局部感染，将导致肝断面的胆瘘、出血等并发症。肝脓肿急诊切除肝叶，有使炎症扩散的风险，应严格掌握手术指征。

【预后】★★△

本病的预后与年龄、身体素质、原发病、脓肿数目、治疗及时与合理及有无并发症等密切相关。有报道多发性肝脓肿的病死率明显高于单发性肝脓肿。年龄超过50岁患者的病死率为79%，而50岁以下患者为53%，手术病死率为10%～33%。全身情况较差，肝功能明显损害及合并严重并发症者预后较差。

阿米巴性肝脓肿

【流行病学】★★△

阿米巴性肝脓肿是肠阿米巴病最多见的主要并发症。本病常见于热带与亚热带地区。好发于20～50岁的中青年男性，男女比例约为10：1。脓肿以肝右后叶最多见，占90%以上，左叶不到10%，左右叶并发者亦不罕见。脓肿单腔者为多。国内临床资料统计，肠阿米巴病并发肝脓肿者占1.8%～20%，最高达67%。综合国内外报道的4819例患者中，男性为90.1%，女性为9.9%，农村高于城市。

【病因】★★△

阿米巴性肝脓肿是由溶组织阿米巴原虫引起：有的在阿米巴痢疾期间形成，有的发生于痢疾之后数周或数月。据统计，60%发生在阿米巴痢疾后4～12周，但也有在20～30年之后发病者。

溶组织阿米巴是人体唯一的致病型阿米巴，在其生活史中主要有滋养体型和虫卵型。前者为溶组织阿米巴的致病型，寄生于肠壁组织和肠腔内，通常可在急性阿米巴痢疾的粪便中查到，在体外自然环境中极易破坏死亡，不易引起传染；虫卵仅在肠腔内形成，可随粪便排出，对外界抵抗力较强，在潮湿低温环境中可存活12天，在水中可存活9～30天，在冰箱内其寿命可长达6～7周。虽然没有侵袭力，但为重要的传染源。当人吞食阿米巴虫卵污染的食物或饮水后，在小肠下段，由于碱性肠液的作用，阿米巴原虫脱卵而出并大量繁殖成为滋养体，滋养体侵犯结肠黏膜形成溃疡，常见于盲肠、升结肠等处，少数侵犯乙状结肠和直肠。寄生于结肠黏膜的阿米巴原虫，分泌溶组织酶，消化溶解肠壁上的小静脉，阿米巴滋养体侵入静脉，随门静脉血流进入肝，也可穿过肠壁直接或经淋巴管到达肝内。进入肝的阿米巴原虫大多数被肝内单核-吞噬细胞消灭；仅当侵入的原虫数目多、毒力强而机体抵抗力降低时，存活的原虫才可繁殖，引起肝组织充血炎症，继而原虫阻塞门静脉末梢，造成肝组织局部缺血坏死；又因原虫产生溶组织酶，破坏静脉壁，溶解肝组织形成脓肿。

【病理】★★△

进入肝内的阿米巴原虫，大部分在小叶间静脉内被消灭，在此过程中只出现肝轻度到中等程度肿大、肝区隐痛，无明显局限性病变。少量未被消灭的原虫，于门静脉小支内继续繁殖，阻塞门静脉小支末梢，因原虫不断分泌溶组织酶，使肝细胞溶解破坏，致肝组织呈点状或片状坏死，周围充血，以后坏死斑点逐渐融合成团块样病变，即阿米巴性肝炎或肝脓肿前期。此期若能得到及时有效治疗，坏死灶可被吸收，代以纤维结缔组织。若得不到及时治疗，病情继续发展，使已变性的肝细胞进一步溶解液化形成肝脓肿；脓肿呈巧克力色（即果酱色），较黏稠、无臭味，脓液中除含有变性坏死的肝细胞外，还有红细胞、白细胞、脂肪、阿米巴滋养体及麦克－雷登结晶等，一般是无菌的。原虫在脓液中很难发现，但在脓肿壁上搔刮容易找到。除肝外，原虫可经过肝静脉进入体循环，停留在肺、脑等器官，形成阿米巴性肺脓肿或脑脓肿。自阿米巴原虫进入肝到脓肿形成，平均需时 1 个月左右。脓肿可分 3 层：外层早期系炎性肝细胞，随后有纤维结缔组织伸入，最后形成纤维膜；中层为间质；内层中央区为脓液。脓肿部位以肝右叶居多，尤其是右肝的顶部最为多见，或者在其下面近结肠肝曲处，这可能与肝的门静脉血流有关。结肠阿米巴病变以右半结肠为主，而右半结肠的血流通过肠系膜上静脉多沿门静脉主干的右侧流入右半肝，故原虫可随静脉血流进入右半肝。阿米巴性肝脓肿位于右肝者占 81%～96%，国内资料显示为 90%～94%。典型的阿米巴性肝脓肿多为单发，文献报道的 3406 例阿米巴性肝脓肿中，单发脓肿占 83%。脓肿如不及时治疗，可逐渐增大，最大者可容纳数百至上千毫升脓液。慢性脓肿常合并有大肠埃希菌、葡萄球菌、链球菌、变形杆菌、产气杆菌等的继发性感染，如发生穿破则感染率更高。如继发细菌感染，脓液多呈黄色或绿色，并有臭味，患者可有发热等脓毒血症表现。

【临床表现】★★★△△△

本病的发展过程一般比较缓慢，急性阿米巴肝炎期较短暂，如不能及时治疗，继之为较长时期的慢性期。其发病可在肠阿米巴病数周至数年之后，甚至可长达 30 年后才出现阿米巴性肝脓肿。

一、急性肝炎期

在肠阿米巴病过程中，出现肝区疼痛、肝大、压痛明显，伴有体温升高（持续在 38～39℃），脉速、大量出汗等症状亦可出现。此期如能及时、有效治疗，炎症可得到控制，避免脓肿形成。

二、肝脓肿期

临床表现取决于脓肿的大小、位置、病程长短及有无并发症等。但大多数患者起病比较缓慢，病程较长，此期主要表现为发热、肝区疼痛及肝大等。

（一）发热

大多起病缓慢，持续发热（38～ 39℃），常以弛张热或间歇热为主；慢性肝脓肿患者体温可正常或仅为低热；继发细菌感染或其他并发症时，体温可达 40℃以上；常伴有畏寒、寒战或多汗。体温大多晨起低，在午后上升，夜间热退时有大汗淋漓；患者多有食欲缺乏、腹胀、恶心、呕吐，甚至腹泻、痢疾等症状；体重减轻、虚弱乏力、消瘦、精神不振、贫血等亦常见。

（二）肝区疼痛

肝区疼痛常为持续性疼痛，偶有刺痛或剧烈疼痛；疼痛可随深呼吸、咳嗽及体位变化而加剧。疼痛部位因脓肿部位而异，当脓肿位于右膈顶部时，疼痛可放射至右肩胛或右腰背部；也可因压迫或炎症刺激右膈肌及右下肺导致右下肺肺炎、胸膜炎，产生气急、咳嗽、肺底湿啰音等。如脓肿位于肝的下部，可出现上腹部疼痛症状。

（三）局部水肿和压痛

较大的脓肿可出现右下胸、上腹部膨隆，肋间饱满，局部皮肤水肿发亮，肋间隙因皮肤水肿而消失或增宽，局部压痛或叩痛明显。右上腹部可有压痛、肌紧张，有时可扪及肿大的肝或肿块。

（四）肝大

肝往往呈弥漫性肿大，病变所在部位有明显的局限性压痛及叩击痛。右肋缘下常可扪及肿大的肝，下缘钝圆有充实感，质中坚，触痛明显，且多伴有腹肌紧张。部分患者的肝有局限性波动感。少数患者可出现胸腔积液。

（五）慢性病例

慢性期疾病可迁延数月甚至 1～2 年。患者呈消瘦、贫血和营养性不良性水肿，甚至胸腹部积液；如不继发细菌性感染发热反应不明显。上腹腔可扪及肿大坚硬的包块。少数患者由于巨大的肝脓肿压迫胆道或肝细胞损害而出现黄疸。

【并发症】★★★△△△

一、继发细菌感染

继发细菌感染多见于慢性病例，致病菌以金黄色葡萄球菌和大肠埃希菌多见。患者表现为症状明显加重，体温上升至40℃以上，呈弛张热，白细胞计数升高，以中性粒细胞为主，抽出的脓液为黄色或黄绿色，有臭味，光镜下可见大量脓细胞。但用抗生素治疗难以奏效。

二、脓肿穿破

巨大脓肿或表面脓肿易向邻近组织或器官穿破。向上穿破膈下间隙形成膈下脓肿；穿破膈肌形成脓胸或肺脓肿；也有穿破支气管形成肝－支气管瘘，常突然咳出大量棕色痰，伴胸痛、气促，胸部X线检查可无异常，脓液自气管咳出后，肿大的肝可缩小；肝右叶脓肿可穿破至心包，呈化脓性心包炎表现，严重时引起心脏压塞；穿破胃时，患者可呕吐出血液及褐色物；肝右下叶脓肿可与结肠粘连并穿入结肠，表现为突然排出大量棕褐色黏稠脓液，腹痛轻，无里急后重症状，肝迅速缩小，腹部X线片显示肝脓肿区有积气影；穿破至腹腔引起弥漫性腹膜炎。Warling等报道1122例阿米巴性肝脓肿，破溃293例，其中穿入胸腔29%、肺27%、心包15.3%、腹腔11.9%、胃3%、结肠2.3%、下腔静脉2.3%、其他9.25%。国内资料显示，发生破溃的276例阿米巴性肝脓肿患者中，破入胸腔37.6%、肺27.5%、支气管10.5%、腹腔16.6%、其他7.6%。

三、阿米巴原虫血行播散

阿米巴原虫经肝静脉、下腔静脉到肺，也可经肠道下痔静脉或淋巴道入肺，双肺呈多发性小脓肿。在肝或肺脓肿的基础上易经血循环至脑，形成阿米巴性脑脓肿，其病死率极高。

【辅助检查】★★★△△△

一、实验室检查

（一）血常规检查

急性期白细胞计数可达（10～20）×10^9/L，中性粒细胞在80%以上，明显升高者应怀疑合并有细菌感染。慢性期白细胞升高不明显。病程长者贫血较明显，红细胞沉降率可增快。

（二）肝功能检查

肝功能多数在正常范围内，偶见丙氨酸转氨酶、碱性磷酸酶升高，血浆白蛋白下降。少数患者血清胆红素升高。

（三）粪便检查

粪便检查仅供参考。因为阿米巴包囊或原虫阳性率不高，仅少数患者的新鲜粪便中可找到阿米巴原虫，国内报道其阳性率约为14%。

（四）血清补体结合试验

对诊断阿米巴病有较大价值。有报道结肠阿米巴期的阳性率为15.5%，阿米巴肝炎期为83%，肝脓肿期可达92%～98%，可发现隐匿性阿米巴肝病，治疗后可转阴。但由于在流行区内无症状的带虫者和非阿米巴感染的患者也可为阳性，故诊断时应结合患者具体情况进行分析。

二、B型超声

B型超声检查对肝脓肿的诊断有肯定的价值，准确率在90%以上，能显示肝脓性暗区。B型超声定位有助于确定穿刺或手术引流部位。

三、X线

由于阿米巴性肝脓肿多位于肝右叶膈面，故在X线透视下可见到肝阴影增大，右膈肌抬高，运动受限或横膈呈半球形隆起等征象。还可见胸膜反应或积液，肺底有云雾状阴影等。此外，如在胸部X线片上见到脓腔内有液气面，对诊断有重要意义。

四、计算机体层摄影

CT可见脓肿部位呈低密度区，造影强化后脓肿周围呈环形密度增高带影，脓腔内可有气液平面。囊肿的密度与脓肿相似，但边缘光滑，周边无充血带；肝肿瘤的CT值明显高于肝脓肿。

五、放射性核素肝扫描

放射性核素肝扫描可发现肝内有占位性病变，即放射性缺损区，但直径<2cm的脓肿或多发性小脓肿易被漏诊或误诊，因此仅对定位诊断有帮助。

六、诊断性穿刺抽脓

这是确诊阿米巴性肝脓肿的主要证据，可在B型超声引导下进行。典型的脓液呈巧克力色或咖啡色，黏稠无臭味。脓液中查滋养体的阳性率很低（3%～4%），若将脓液按每毫升加入链激酶10单位，在37℃条件下孵育30分钟后检查，可提高阳性率。脓肿壁刮下的组织几乎都可找到活动的阿米巴原虫。

七、诊断性治疗

如上述检查方法未能确定诊断，可试用抗阿米巴药物治疗。如果治疗后体温下降，肿块缩小，诊断可确立。

【诊断及鉴别诊断】★★★△△△

对中年男性患有长期不规则发热、出汗、食欲缺乏、体质虚弱、贫血、肝区疼痛、肝大并有压痛或叩击痛，特别是伴有痢疾史时，应疑为阿米巴性肝脓肿。但缺乏痢疾史，也不能排除本病的可能性，因为40%阿米巴肝脓肿患者可无阿米巴痢疾史，应结合各种检查结果进行分析。应与以下疾病相鉴别。

一、原发性肝癌

同样有发热、右上腹痛和肝大等，但原发性肝癌常有传染性肝炎病史，合并肝硬化占80%以上，肝质地较坚硬，有结节。结合B型超声、放射性核素肝扫描、CT、肝动脉造影及AFP等，不难鉴别。

二、细菌性肝脓肿

细菌性肝脓肿病程急骤，脓肿以多发性为主，且全身脓毒血症明显，一般不难鉴别（表15-1）。

表15-1 细菌性肝脓肿与阿米巴性肝脓肿的鉴别

	细菌性肝脓肿	阿米巴性肝脓肿
病史	常先有腹内或其他部位化脓性疾病，但近半数不明	40%～50%有阿米巴痢疾或“腹泻”史
发病时间	与原发病相连续或隔数日	与阿米巴痢疾相隔1～2周，数月至数年
病程	发病急且突然，脓毒症状重，衰竭发生较快	发病较缓，症状较轻，病程较长
肝	肝大一般不明显，触痛较轻，一般无局部隆起，脓肿多发者多	肿大与触痛较明显，脓肿多为单发且大，常有局部隆起
血液检查	白细胞和中性粒细胞计数显著增高，少数血细菌培养阳性	血细胞计数增高不明显，血细菌培养阴性，阿米巴病血清试验阳性
粪便检查	无溶组织阿米巴包囊或滋养体	部分患者可查到溶组织内阿米巴滋养体
胆汁	无阿米巴滋养体	多数可查到阿米巴滋养体
肝穿刺	黄白或灰白色脓液能查到致病菌，肝组织为化脓性病变	棕褐色脓液可查到阿米巴滋养体，无细菌，肝组织可有阿米巴滋养体
试验治疗	抗阿米巴药无效	抗阿米巴药有效

三、膈下脓肿

膈下脓肿常继发于腹腔继发性感染，如溃疡病穿孔、阑尾炎穿孔或腹腔手术之后。本病全身症状明显，但腹部体征轻；X线检查肝向下推移。横膈普遍抬高和活动受限，但无局限性隆起，可见膈下发现液气面；B型超声提示膈下液性暗区而肝内无液性区；放射性核素肝扫描不显示肝内有缺损区；MRI检查在冠状切面上能显示为膈下与肝间隙内有液性区，而肝内正常。

四、胰腺脓肿

本病早期为急性胰腺炎症状。脓毒症状之外可有胰腺功能不良，如尿、粪便中有未分解的脂肪和未消化的肌纤维。肝大亦甚轻，无触痛。胰腺脓肿时膨胀的胃挡在病变部前面，B型超声扫描无异常所见，CT可帮助定位。

【治疗】★★★△△△

本病病程长，患者的全身情况较差，常有贫血和营养不良，故应加强营养和支持疗法，给予高碳水化合物、高蛋白、高维生素和低脂肪饮食，必要时可补充血浆及蛋白，同时给予抗生素治疗，最主要的是应用抗阿米巴药物，并辅以穿刺排脓，必要时采用外科治疗。

一、药物治疗

（一）甲硝唑（商品名灭滴灵）

甲硝唑为首选治疗药物，视病情可给予口服或静脉滴注，该药疗效好，毒性小，疗程短，除妊娠早期均可适用，治愈率为70%～100%。

（二）依米丁（商品名吐根碱）

由于该药毒性大，目前已很少使用。对阿米巴滋养体有较强的杀灭作用，可根治肠内阿米巴慢性感染。本品毒性大，可引起心肌损害、血压下降、心律失常等。此外，还有胃肠道反应、肌无力、神经疼痛、吞咽和呼吸肌麻痹。故在应用期间，每天测量血压。若发现血压下降应停药。

（三）氯喹

本品对阿米巴滋养体有杀灭作用。口服后肝内浓度高于血液200～700倍，毒性小，疗效佳，适用于阿米巴性肝炎和肝脓肿。成年人口服第1、2天每天0.6g，后服每天0.3g，3～4周为1个疗程，偶有胃肠道反应、头痛和皮肤瘙痒。

二、穿刺抽脓

经药物治疗症状无明显改善者，或脓腔大或合并细菌感染病情严重者，应在抗阿米巴药物应用的同时，进行穿刺抽脓。穿刺应在B型超声检查定位引导下和局部麻醉后进行，取距脓腔最近部位进针，严格无菌操作。每次尽量吸尽脓液，每隔3～5天重复穿刺，穿刺术后应卧床休息。如合并细菌感染，穿刺抽脓后可于脓腔内注入抗生素。近年来也加用脓腔内放置塑料管引流，收到良好疗效。患者体温正常，脓腔缩小至5～10ml后，可停止穿刺抽脓。

三、手术治疗

常用术式有2种，具体如下。

（一）切开引流术

下列情况可考虑该术式：①经抗阿米巴药物治疗及穿刺抽脓后症状无改善者；②脓肿伴有细菌感染，经综合治疗后感染不能控制者；③脓肿穿破至胸腔或腹腔，并发脓胸或腹膜炎者；④脓肿深在或由于位置不好不宜穿刺排脓治疗者；⑤左外叶肝脓肿，抗阿米巴药物治疗不见效，穿刺易损伤腹腔脏器或污染腹腔者。在切开排脓后，脓腔内放置多孔乳胶引流管或双套管持续负压吸引。引流管一般在无脓液引出后拔除。

（二）肝叶切除术

对慢性厚壁脓肿，引流后腔壁不易塌陷，遗留难以愈合的死腔和窦道者，可考虑做肝叶切除术。手术应与抗阿米巴药物治疗同时进行，术后继续抗阿米巴药物治疗。

【预后】★★△

本病预后与病变的程度、脓肿大小、有无继发细菌感染或脓肿穿破，以及治疗方法等密切相关。根据国内报道，抗阿米巴药物治疗加穿刺抽脓，病死率为7.1%，但在兼有严重并发症时，病死率可增加1倍多。本病是可以预防的，主要在于防止阿米巴痢疾的感染。只要加强粪便管理，注意卫生，对阿米巴痢疾进行彻底治疗，阿米巴性肝脓肿是可以预防的；即使进展到阿米巴肝炎期，如能早期诊断、及时彻底治疗，也可预防肝脓肿的形成。

（杨尹默）

第3节 肝良性肿瘤

根据1994年世界胃肠病学大会国际专家小组的总结，肝良性肿瘤是一类包括各种不同细胞起源的多样化病变，包括肝血管瘤、肝细胞腺瘤、局灶性结节状增生等。随着医学影像学技术的发展及人们保健意识的增强，健康体检时肝良性肿瘤的检出率不断提高。海军军医大学（原第二军医大学）附属东方肝胆外科医院40 656例肝切除术患者中，肝良性肿瘤6952例，占17.10%，其中以肝血管瘤最常见，其他良性肿瘤如肝局灶性结节状增生、肝炎性假瘤、肝血管平滑肌脂肪瘤等的检出率也明显增加。肝良性肿瘤可以源自肝的各种组织，包括肝细胞、胆管上皮、血管及其他间质。另有一些良性肿瘤来源于肌肉、骨骼及其他原始胚层，这是由于某些组织器官在胚胎发育过程中异位所致。

肝海绵状血管瘤

【流行病学】★★★△△△

肝血管瘤是最常见的原发性肝肿瘤。普通人群中，血管瘤的发病率为0.4%～20%，通常因非特异性腹部不适于检查过程中偶然发现。血管瘤可发生于任何年龄，30～50岁的女性常见。国外相关文献报道女男比例不一，低者1.2∶1.0，高者为6∶1。肝血管瘤可分为小的毛细血管瘤和较大的海绵状血管瘤，前者较为常见，但无重要临床意义，后者主要见于成年人，很少引起症状，有自发破裂的可能。国外报道尸检中肝海绵状血管瘤的检出率为0.35%～7.00%，在肝活检中发现率为2%，占良性肿瘤的41.6%～70.0%。

【病因和发病机制】★★△

肝海绵状血管瘤被认为是由血管扩张所致的血管畸形病变，本病为先天性，不会发生恶变，确切的病理发生机制尚不清楚，有以下学说。

一、发育异常学说

目前普遍认为在胚胎发育过程中，由于血管发育异常，引起肿瘤样增生而形成血管瘤。有些在出生时即存在，或者在出生后不久即能看到，亦说明为先天发育异常所致。

二、其他学说

毛细血管组织感染后变形，导致毛细血管扩张；肝组织局部坏死后血管扩张形成空泡状，其周围血管充血、扩张；肝内区域性血液循环停滞，致使血管形成海绵状扩张；肝内出血后，血肿机化、血管再通后形成血管扩张。

【病理】★★△

肝海绵状血管瘤大小不一，最小直径者仅为数毫米，大者可超过20cm。成年人肝海绵状血管瘤常为单发，多发者约占40%，肝左、右叶的发生率相等。多发者可占据整个肝，又称肝血管瘤病。肝海绵状血管瘤肉眼观为紫红色或蓝紫色，可呈不规则分叶状，质地柔软，边界清楚，有囊性感，亦可坚实较硬。一般位于肝包膜下，也可深居于肝实质内。常与Glisson鞘紧密相连，肝表面可呈凹陷或隆起，与周围肝实质分界明显，一般不伴有肝硬化。切面呈蜂窝状，内充满血液。显微镜下可见血管瘤由不同宽度的纤维间隔和海绵样血窦组成，血窦内壁是扁平的内皮细胞。小的血管瘤可能转变为完全纤维性的结构，表现为单个纤维性结节，提示肝内硬化性血管瘤，偶尔会误诊为恶性纤维性肿瘤。

【临床表现】★★★△△△

本病的临床表现随肿瘤大小、发生部位、生长速度、患者全身情况及肝组织损害程度不同而异。本病发展缓慢，病程可达数年至数十年之久。肿瘤小时毫无症状，多在体检时被发现或因其他疾病行剖腹探查时发现，大血管瘤一般也无症状。若肿瘤较大牵拉肝被膜或压迫邻近脏器时，可出现上腹隐痛、餐后饱胀、恶心呕吐等症状，上述症状多在1～3周后自然消失，少数可持续存在。因血管瘤自发性破裂大出血或因瘤蒂扭转而发生急腹症者极为少见，儿童患者的破裂倾向要高于成年人。也有因肿瘤巨大，在肝内形成动静脉瘘，因回心血量增多，引起充血性心力衰竭者。巨大血管瘤患者少数会因血管瘤内凝血或纤溶亢进出现消耗性凝血障碍、血小板减少或紫癜的任何血管病变，即Kasabach-Merritt综合征（Kasabach-Merritt Syndrome，KMS）。体检时，大的血管瘤可触到随呼吸而动的腹部包块，与肝关系密切，肿瘤表面光滑、质软或中等硬度，有压缩感、弹性感，可能有轻压痛，偶尔能听到血管杂音。

【辅助检查】★★★△△△

一、实验室检查

实验室检查结果多数在正常范围，肿瘤迅速增大压迫胆管或有血栓形成时，肝功能检查可出现异常，有部分巨大肝海绵状血管瘤患者可出现红细胞、白细胞、血小板计数减少或纤维蛋白原减少。

二、影像学检查

（一）B型超声

直径在4cm以下的肝小血管瘤可表现如下。①高回声型：最常见的类型，约占80%，此型血管窦壁厚，间隔主要是纤维组织，血窦减少，反射界面多，故出现密集的高回声结节，结节呈圆形或椭圆形，边界清楚，中心有间隔，内部回声均匀。②低回声型：约占11%。血窦壁薄，血窦稍大反射界面相对少，多呈低回声肿瘤。③混合型：约占9%，其内部为高和低回声不规则的混合，光点较粗糙，有明确的边界，多见于稍大的血管瘤。直径>4cm的中等大的血管瘤倾向于混合型，无明确的边界，其间有多个网眼状或蜂窝状低密度透声区。巨大的肝海绵状血管瘤表现为实质性不均匀的强回声条索和斑片，有形态不规则和大小不等的液性区与之混杂存在。

（二）计算机体层摄影

CT平扫图像上呈现均匀一致的低密度区，在快速注入造影剂做增强显像时则出现由瘤体周边向中心逐渐密度增高，可形成“环形”“斑片状”高密度区，这些高密度区逐步弥散、扩大、融合。延迟扫描可见肿瘤完全填充，由高密度逐步变为等密度。

（三）磁共振成像

据统计，MRI 对肝良、恶性占位性病变的鉴别诊断正确率超过 90%。通常在 T1 加权像上，肝血管瘤为低信号，稍大的血管瘤信号可稍有不均匀，在 T2 加权像上，肝血管瘤则具有非常高的信号强度。此点与肝癌的表现不同，后者在 T1 加权像上信号中等偏低，在 T2 加权像上呈中等偏高。

（四）血管造影

由于海绵状血管瘤是肝动脉末梢的畸形，其结构由“海绵状”的血窦组成，其中无正常血管、胆管及肝细胞，无动静脉瘘的特点，促使造影剂进入瘤体较快，而弥散慢，排出时间长及“快进慢出”征。<10cm 的肝血管瘤常表现为“爆米花状”，由于肿瘤中心血流缓慢而呈“C”或“环”状；巨大血管瘤供应动脉较粗，动脉期表现为“血树枝”或“腊梅花”状，实质期呈“雪片状”，大结节呈“米花团”状。

【诊断及鉴别诊断】★★★△△△

由于存在内出血的风险，经皮穿刺极为危险，有出血致死的报道。运用影像学检查方法，可诊断绝大多数的肝海绵状血管瘤，个别诊断疑难者可考虑腹腔镜直视下穿刺活检。主要与肝癌或其他良性病变相鉴别。

一、原发性肝癌

原发性肝癌 AFP 阳性者不难与血管瘤相区别，但对 AFP 阴性的原发性肝癌，特别是小肝癌（直径≤5cm），因其临床症状不明显，有时很难与小血管瘤鉴别，值得重视。一般肝癌患者多有肝炎、肝硬化史。腹部能触及肿块者其肿块质地较硬，表面高低不平，无压缩性。影像学检查有助于两者的鉴别（表 15-2）。

表 15-2　肝海绵状血管瘤与原发性肝癌的鉴别

鉴别要点	肝海绵状血管瘤	原发性肝癌
性别	女性多见，约占 60%	男性多见，约占 80%
病程	较长	较短
合并肝硬化	极少	常见，占 80% 以上
B 型超声	回声增强的光团密度均匀，边界清楚，无声晕	不均匀低回声区，多有声晕
CT	平扫为均匀一致的低密度肿块，增强后肿块迅速由周边向中心强化且持续时间较长	平扫为不均匀的低密度肿块，增强扫描后虽然有增强，但是仍为相对低密度灶
肝动脉造影	显影早，消失慢	可见肿瘤血管及肿瘤染色，可出现肿瘤包绕动脉征

二、局灶性结节状增生

局灶性结节状增生（focal nodular hyperplasia，FNH）是发病率仅次于肝血管瘤的肝良性肿瘤，多见于 20～30 岁年轻女性。绝大多数患者无症状，肿瘤较大者可因 Glisson 膜受到牵拉出现右上腹不适、饱胀、恶心、呕吐等症状。AFP 一般不升高。多数 FNH 经影像学检查可确诊。彩色多普勒 B 型超声可见中央瘢痕呈向外放射的辐轮样结构，内有丰富血流信号；腹部增强 CT 更具诊断价值，动脉期 FNH 迅速增强，但中央瘢痕表现为低密度，门脉期 FNH 呈等密度或低密度，中央瘢痕区因造影剂积聚表现为高密度。MRI 平扫常常不能显示特征性的中央星形瘢痕，不易与其他肿瘤鉴别，增强 MRI 诊断价值与增强 CT 相似。FNH 极少有恶变报道，无症状者可观察随访。

三、肝非寄生虫性囊肿

孤立单发肝囊肿易与肝海绵状血管瘤鉴别，只有少数多囊肝可能与肝海绵状血管瘤混淆。多囊肝 50% 以上合并多囊肾，病变大多满布肝，B 型超声、CT 示病变为大小不等，边界光滑、完整的囊腔，可能有家族遗传因素。

四、肝包虫病

患者多有牧区生活史，或者羊、犬接触史，肝包虫皮内试验（Casoni 试验）阳性，血嗜酸性粒细胞计数增高。

【治疗】★★★△△△

肝血管瘤的治疗指征及方式选择仍存在较多争

议，治疗指征及具体治疗方案需依据临床症状、肿瘤大小、发生部位、生长速度、性质及患者个体情况等因素综合判断。对诊断明确、生长缓慢的肝血管瘤可定期观察而不必急于手术，患者的“思想负担”并非治疗的适应证。目前对肝血管瘤呈现过度治疗的趋势，真正需要外科治疗的患者所占比例＜20%。

目前普遍认为，肝血管瘤手术切除的绝对适应证为血管瘤破裂出血、肿瘤迅速增大或出现KMS，而非瘤体的绝对大小。本病自发性或外伤性破裂出血者极为少见，但其病死率达60%以上，因此瘤体位于肝边缘，具有潜在破裂风险者，可考虑择期手术切除；肿物性质无法排除恶性可能且合并慢性肝炎病史或肿瘤标志物阳性者，可在与患者充分沟通后，选择手术治疗。对于年龄超过60岁，尤其合并其他器官严重病变者，以定期观察为主。

肝血管瘤患者符合上述治疗指征时，以外科治疗为首选。肝血管瘤的外科治疗包括手术切除、肝动脉栓塞、射频消融（radio frequency ablation，RFA）、放射治疗、术中微波固化术、冷冻和硬化剂注射治疗等多种方式。手术切除包括肝血管瘤包膜外剥除术、解剖性肝切除术、腹腔镜肝血管瘤手术和肝血管瘤缝扎术等，是外科治疗的首选。非手术治疗以肝动脉栓塞及RFA等最常见。非手术治疗效果有限，且存在与手术治疗相同的并发症，因此并不作为常规治疗推荐，临床应用时应依据患者具体情况进行个体化选择。

一、肝血管瘤包膜外剥除术

血管瘤与周围肝组织之间有一层薄的纤维包膜，肝血管瘤包膜外剥除术即沿该界面剥脱血管瘤，在完整切除病灶同时达到控制出血及最大限度保留正常肝组织的目的，是治疗肝血管瘤的理想术式。

二、解剖性肝切除术

对于累及肝内重要结构的巨大肝血管瘤，肝血管瘤包膜外剥除术或不规则肝叶切除术会导致术中创面止血困难、术后出血及胆汁漏等并发症。解剖性肝切除术是治疗此类巨大肝血管瘤的有效方法，但是要同时切除部分正常肝组织。解剖性肝切除术可分为肝段切除、肝叶切除、半肝切除和多肝叶切除等，应根据肿瘤大小、发生部位和周围重要结构毗邻关系等选择具体术式。因该术式手术难度大，术后并发症多，术前需准确评估肝储备功能及肿瘤与胆管及大血管等重要结构的相互关系，尽可能提高手术安全性。

三、腹腔镜肝血管瘤手术

现代外科手术逐渐趋向于微创化，近年腹腔镜肝血管瘤手术发展迅速。腹腔镜手术具备创伤小、恢复快等特点，但受到肿瘤大小、发生部位的限制。对于肝尾状叶和肝中叶等特殊部位的肝血管瘤，易发生大出血，行腹腔镜手术尚有一定难度和风险。由于术中间隙分辨和止血困难，腹腔镜肝血管瘤切除不宜沿瘤体包膜行血管瘤剥除，采用规则性肝切除术是有效、可靠、安全的选择。

四、肝血管瘤缝扎术

肝血管瘤缝扎术适用于多发、散在肝表面的小血管瘤，是一种安全、有效、简便的治疗方法。由于缝扎术术后存在一定的复发率，近年应用逐渐减少。

五、肝动脉栓塞

肝血管瘤主要由肝动脉供血，肝动脉栓塞治疗肝血管瘤成为一种有效的方法。栓塞剂到达异常的血管后，破坏内皮细胞，使血液有形成分崩解淤积，导致广泛的血栓形成，继发萎缩和纤维化。肝动脉栓塞能够暂时控制病情，但不是根治性治疗措施，且栓塞后可引发肝内胆管坏死、肝脓肿、胆汁性肝硬化和肝叶萎缩等严重并发症，临床应用有一定的局限。

六、射频消融

RFA是在超声引导、腹腔镜、开腹等条件下，利用高频电流的热效应使肿瘤组织发生凝固性坏死。RFA适用于位于肝表面、远离肝门、膈肌、胆囊和肠管等的小血管瘤，具有微创、简便等特点。由于RFA治疗有发生部位的限制，而且对体积较大的肝血管瘤治疗不彻底，易复发，临床上主要应用于有心理负担的小肝血管瘤患者。

【预后】★★★△△△

本病为良性病，发展缓慢，无恶变倾向，一般预后良好。但由于某种原因，如妊娠或剧烈运动等促使瘤体迅速增大，或者因外伤可使肿瘤破裂，危及生命。带蒂的肝海绵状血管瘤可发生蒂部扭转，引起肿瘤坏死、疼痛等。有个别患者因血管瘤巨大发生血小板减少、纤维蛋白原减少而导致凝血功能障碍，引起出血性疾病死亡；血管瘤有动静脉瘘，因回心血量增多和心脏负担加重导致心力衰竭而死亡。

肝 腺 瘤

【流行病学】★★△

肝腺瘤是一种少见的肝良性肿瘤，病理上分为肝细胞腺瘤、胆管细胞腺瘤（包括胆管腺瘤及胆管囊腺瘤）和混合腺瘤。绝大多数患者为女性，偶见于儿童和老年男性。此处仅介绍肝细胞腺瘤，发病率为0.001%～0.004%，常见于35～40岁的女性，男女比例为1∶10。

【病因】★★△

多项研究结果均支持性激素对于肝细胞腺瘤的发生可能有一定的作用。据推测，在口服避孕药（包括黄体酮和人工合成雌激素）的长期使用者中，其发病率升高30～40倍。随后发现剂量相关风险比，偶尔可见停药后肿瘤缩小，因此，进一步强化了口服避孕药与女性肝细胞腺瘤风险升高的关联性。据统计，约有60%的患者与单纯接触雌激素有关，约有80%的患者与接触雌激素类产品有关。有学者认为这与雌激素在肝细胞滑面内质网无法去甲基化而导致大量致瘤性代谢产物集聚有关。资料显示，50%以上的患者曾经应用避孕药物超过5年，并且85%的妇女接触避孕激素类药物超过4年。文献报道绝经后妇女接受激素替代治疗可引起肝腺瘤，且使用口服避孕药物的患者比未使用患者其肝细胞腺瘤更易于发生坏死和破裂。

【病理】★★△

肝细胞腺瘤多见于右叶，70%为单个结节，直径一般>10cm，最大可达30cm。偶尔肿瘤可呈多个结节，如肿瘤超过10个则称肝腺瘤病。肿瘤边界清楚，常有不完整的纤维包膜。切面上肿瘤稍隆起，质地与周围肝组织相近但颜色稍浅，可见出血或梗死。镜下肿瘤呈索状排列，细胞索由1～2排增生的良性肝细胞组成，这些细胞较正常肝细胞稍肥大，但异型性不明显，核分裂象偶见或缺乏。有时瘤细胞呈腺管样排列，管腔可见胆栓。瘤内常见扩张呈囊状的血窦，当出现大量囊状血窦时形成肝紫癜症。少数肝细胞腺瘤有恶变可能。

【临床表现】★★△

本病女性多见，临床表现随肿瘤大小、发生部位及有无并发症而不同。早期可无任何症状，待肿瘤长大到一定程度时，才会出现下列临床征象。

一、腹块型

此型较多见，患者除发现上腹包块外，常无任何症状。体检时可扪及肿瘤，其表面光滑、质硬，多无压痛，肿块随呼吸上下移动。如为囊腺瘤，触诊时可有囊性感。当肿块逐渐增大而压迫邻近脏器时，可出现上腹部饱胀不适、恶心、上腹隐痛等症状，B型超声或肝CT检查，可发现肝占位性病变，边界较清楚，多有包膜。

二、急腹症型

腺瘤由单独动脉供血，动脉一般没有结缔组织支持，可出现瘤内出血，有时会导致包膜破裂。一项研究表明50%的患者经历过腺瘤内急性出血，病死率为6%，大的病灶比小的病灶具有更高的出血风险。瘤内出血时，患者可有突发性右上腹痛，伴有恶心、呕吐、发热等，体检时可有右上腹肌紧张、压痛及反跳痛，往往误诊为急性胆囊炎而行手术，术中才发现肝腺瘤；肿瘤破裂引起腹腔内出血，患者可出现右上腹剧痛，腹部有压痛和反跳痛等腹膜刺激症状，严重者可因出血过多造成休克甚至危及生命。

【辅助检查】★★△

一、B型超声

B型超声可见边界清楚的病灶，回声依周围肝组织不同而不同。

二、计算机体层摄影

增强CT示腺瘤为等密度或轻度低密度，因腺瘤富含血管，动脉期CT影像更容易发现腺瘤。伴有糖原贮积病或其他致脂肪浸润的患者，肿瘤可以表现为高密度。偶尔可表现为中心坏死、钙化。肿瘤内出血在CT平扫上表现为高密度，增强后强化不均一。

三、磁共振成像

T1相表现为均一的增强信号肿物和边界清楚的低信号包膜，但也可出现在肝细胞癌和FNH。亚急性出血可在T1、T2相上表现为增强的局灶区域。因缺少特异征象故需结合临床。

【诊断及鉴别诊断】★★★△△△

右上腹出现缓慢增大的肿块，平时无症状，全身情况较好，体检时肿块表面较光滑，质硬无压痛，随呼吸上下移动，应考虑本病可能。对右上腹有长期肿块存在的患者，突然发生右上腹剧痛或有腹腔内出血症状时，应考虑腺瘤破裂出血的可能。出现上述表现的已婚女性患者，且有长期口服避孕药史，对本病的诊断有参考价值。结合超声、CT 及 MRI 等辅助检查可做出诊断。应与以下疾病相鉴别。

一、原发性肝癌

多有慢性肝炎、肝硬化病史，伴有肝功能异常和 AFP 升高。肝腺瘤多不具备以上特点，且常有口服避孕药病史。

二、局灶性结节状增生

彩色多普勒示血流增强，可显示从中心动脉放射向周围的血管。病理大体标本可见中心星状瘢痕。

【治疗】★★△

由于肝细胞腺瘤可能发生出血和恶变，因此其诊断、评估和随访计划最好由专科医师组成的 MDT 团队参与制订。肿瘤大小≥5cm 和外生性生长是肝腺瘤出血的高危因素，但因男性患者恶变的发生率较高，因此无论大小，所有男性患者中确诊的肝细胞腺瘤都建议切除。女性患者 5cm 以下的肝细胞腺瘤很少破裂，恶性转化较少见，建议改变生活方式，包括停用口服避孕药和控制体重。对肝细胞腺瘤破裂出血者，应急诊手术切除，病情危重者也可先行肝动脉栓塞止血，待病情稳定后再手术切除。对巨大肝细胞腺瘤引起压迫症状者也应手术切除。影像学检查可疑的肝细胞腺瘤，患者又有慢性肝病或其他恶性肿瘤病史，应尽可能采取手术治疗，该类患者术前诊断为良性而术后病理证实为恶性的高达 6%。

一、手术切除

直径＞5cm 或逐渐增大的病变首选手术切除，完整切除肿瘤，消除恶性转化可能。肿瘤侵犯一叶或半肝，可做局部、肝叶或半肝切除。由于肿瘤有包膜，可沿包膜切除肿瘤，疗效满意。对于多发性肝腺瘤，可将大的主瘤切除，小瘤可逐一剜除，疗效较满意。

二、血管栓塞术

当患者因高龄、并发症较多、手术风险大等原因不适合手术切除时，较大的病变可采用血管栓塞术。对控制肿瘤生长、防止破裂出血起到一定作用。

三、射频消融

肿瘤位置较深、邻近大血管或胆管等重要结构不适合手术治疗时，可选择消融治疗。但对于诊断不明确的较小病灶，不建议在未确诊的情况下进行消融治疗，应考虑活组织检查。

四、肝移植

多发性肝腺瘤一般难以完全切除，肝移植成为唯一可能治愈的方案。但行移植手术时存在相关风险，需慎重选择。

【预后】★★△

手术切除，预后良好，但也有报道腺瘤恶变或术后复发者。故若为预防术后复发，应争取彻底切除，包括切除部分正常的肝组织。

（杨尹默）

第 4 节　肝恶性肿瘤

原发性肝癌

【流行病学】

肝细胞肝癌的发病率呈逐年上升趋势。国外报道肝细胞肝癌在所有恶性肿瘤发病率中列第 6 位，每年新发病例 626 000 例。世界范围内肝癌高发于东亚、东南亚、东非、中非和南非等，低发区有英国、美国（阿拉斯加除外）、加拿大、澳大利亚，以及北欧地区等。通常，高发区肝癌中位年龄低，低发区则高。我国的肝癌发病率和死亡率均居世界首位，发病率在所有恶性肿瘤中列第 3 位，男女之比为（3～6）：1；每年有 11 万人死于肝癌，占全世界肝癌死亡人数的 45%。

【病因和预防】★★★△△△

肝细胞肝癌的主要病因有以下几方面：病毒性肝炎、化学致癌物、饮用水污染、饮酒及遗传因素等。其中慢性乙型肝炎病毒（hepatitis B viral，HBV）感染是亚洲（除日本）和非洲肝细胞肝癌发生的主要危险因素；慢性丙型肝炎病毒（hepatitis C viral，HCV）感染及饮酒是西方国家和日本肝细胞肝癌发生的主要危险因素。

预防肝炎病毒感染和抗病毒治疗是肝癌最有效的预防措施。对于已知肝炎病毒携带者，应监测肝炎病毒水平，根据其DNA或RNA复制水平行抗病毒治疗。垂直传播的HBV感染者，40岁左右为肝细胞肝癌高发期，对于这部分患者，更应加强监测和抗病毒治疗。戒酒则是预防酒精性肝硬化发生最有效的手段。避免食用霉变食品和改善饮食饮水卫生在肝癌预防中也能起到积极作用。

【病理学及生物学特点】★★△△

原发性肝癌按组织学类型可分为肝细胞癌、胆管细胞癌和混合型肝癌。肝细胞癌最为常见，占原发性肝癌的90%。我国肝细胞肝癌85%～90%有肝硬化背景，多为乙型肝炎后肝硬化，日本及西方国家的肝硬化主要为丙型肝炎后肝硬化和酒精性肝硬化。肝细胞肝癌又可再分为梁索型、腺样型、实体型、硬化型及纤维板层型。纤维板层型肝癌好发于青年，多无肝硬化背景，预后较好。胆管细胞癌占原发性肝癌的5%，多无肝硬化或病毒性肝炎背景。

我国肝癌病理协作组将肝细胞肝癌大体分型分为4类：块状型、结节型、小癌型、弥漫型。组织学分型根据分化程度从高到低将肝细胞肝癌分为Ⅰ、Ⅱ、Ⅲ级和Ⅳ级。

早期肝癌或小肝癌（≤3cm）的病理特点：常为单个结节，多无血管侵犯，常有包膜，细胞分化较好，癌栓发生率较低，二倍体较多。

【临床分期】★★△△

一、美国癌症联合学会第6版肝癌TNM分期

肝癌的临床分期存在多种不同标准，目前国际上获得广泛认同并应用的是2002年发布的第6版美国癌症联合学会（AJCC）肿瘤TNM分期标准。该标准根据来自世界7个研究机构，共计741例患者的生存结果及生存率多因素分析。该分期系统仅适用于原发性肝癌，包括肝细胞肝癌、肝内胆管癌及混合型肝癌，肝的原发性肉瘤及转移性肝癌不包含在内。

肝癌的TNM分期包括3部分：原发肿瘤、区域淋巴结和转移部位。

原发肿瘤：肝癌的原发肿瘤分离是基于肝癌切除术后对影像因素的多因素分析的结果，该分类考虑有无血管侵犯（影像学或病理证实）、肿瘤数目（单发或多发）及最大肿瘤的体积（≤5cm与>5cm）。对于病理分类而言，血管侵犯包括肉眼能看到的及镜下发现的。大血管的侵犯（T3）定义为侵犯了门静脉主干的分支（门静脉右或左支），不包括扇支或段支的侵犯或侵犯了3支肝静脉（右支、中支、左支）中的1支或以上。多发肿瘤包括卫星灶、多灶肿瘤和肝内转移瘤。T4包括胆囊以外邻近器官的侵犯或穿透脏腹膜者，肿瘤可穿破肝包膜侵犯邻近器官（肾上腺、膈肌、结肠）或发生破裂，引起急性出血和腹膜肿瘤种植转移。

区域淋巴结：肝癌转移的区域淋巴结包括肝门淋巴结、肝十二指肠韧带淋巴结、腔静脉淋巴结，其中最突出的是肝动脉和门静脉淋巴结。

转移部位：肝癌主要通过肝内门静脉系统和肝静脉系统播散。肝内静脉播散不能与肝内卫星病灶或多灶性肿瘤相区别，因此被归入多发肿瘤。最常见的肝外播散部位是肺和骨（表15-3，表15-4）。

表15-3 AJCC第6版肝癌TNM分期定义

原发肿瘤（T）	
Tx	原发肿瘤无法评估
T0	没有原发肿瘤的证据
T1	孤立肿瘤没有血管侵犯
T2	孤立肿瘤伴有血管侵犯或多发肿瘤最大径≤5cm
T3	多发肿瘤最大径>5cm或肿瘤侵犯门静脉或肝静脉分支
T4	肿瘤直接侵犯邻近器官（除外胆囊）或穿透脏腹膜
区域淋巴结（N）	
NX	淋巴结转移无法评估
N0	无淋巴结转移
N1	有淋巴结转移
远处转移（M）	
Mx	远处转移无法评估
M0	无远处转移
M1	有远处转移

表15-4 ATCC第6版肝癌TNM分期系统

分期		标准		
Ⅰ期		T1	N0	M0
Ⅱ期	T2	N0	M0	
ⅢA期	T3	N0	M0	
ⅢB期	T4	N0	M0	
ⅢC期	任何T	N1	M0	
Ⅳ期	任何T	任何N	M1	

二、巴塞罗那临床肝癌分期系统

巴塞罗那临床肝癌分期系统（Barcelona Clinic Cancer，BCLC）1999年由巴塞罗那肝癌小组提出，是目前最常用的将肿瘤分期治疗方案与预期生存结合起来的临床分期方法。由于其对治疗的指导作用及对早期患者的鉴别作用，临床实用性很强，得到了越来越多学者的认可（表15-5）。

表 15-5 肝癌 BCLC 分期

分期	一般状况（ECOG）(分）	肿瘤分期	肝功能
A 期：早期肝癌			
A1	0	单个病灶，<5cm	无门静脉高压，胆红素正常
A2	0	单个病灶，<5cm	门静脉高压，但胆红素正常
A3	0	单个病灶，<5cm	门静脉高压，胆红素升高
A4	0	3 个病灶，<3cm	Child-Pugh A～B
B 期：中期肝癌	0	多发性大病灶	Child-Pugh A～B
C 期：晚期肝癌	1～2	累及血管或肝外播散	Child-Pugh A～B
D 期：终末期肝癌	3～4	任何	Child-Pugh C

注：ECOG 评分标准为 0 分完全行为能力，能够不受限地进行患病前的所有行为；1 分剧烈的躯体活动受限，但步行不受限，并且能够完成轻或静止状态的工作（如家务、办公室工作）；2 分能够步行和完全照顾自己，但是无法完成任何工作活动，起床和清醒时间>50%；3 分只能够有限地照顾自己，>50% 的清醒时间卧床或静坐；4 分完全丧失活动能力，无任何自理能力，完全卧床或静坐

三、Okuda 分期

根据以下几点判断肿瘤分期。①肿瘤占肝体积：>50% 为阳性，<50% 为阴性。②腹水：有腹水为阳性，无腹水为阴性。③白蛋白：<30g/L 为阳性，>30g/L 为阴性。④胆红素：>51.3μmol/L 为阳性，<51.3μmol/L 为阴性。

Ⅰ期：均为阴性。Ⅱ期：1 项或 2 项阳性。Ⅲ期：3 项或 4 项阳性。

【临床表现】★★★△△△

肝癌起病隐匿，早期多无症状和体征；有症状的早期患者临床表现主要来自肝炎和其肝硬化背景。因此，出现临床表现的肝癌多为中、晚期。

一、症状

早期肝癌多无症状，中、晚期肝癌症状多但无特异性。肝区疼痛多为肝癌的首发症状，多位于剑突下或右肋部，呈间歇性或持续性钝痛或刺痛，若肿瘤位于肝右叶近膈顶部，疼痛常可放射至右肩或右背部。其他症状还有食欲缺乏、腹胀、乏力、消瘦、腹部肿块、发热、黄疸及下肢水肿等，但这些多属中、晚期症状；有时可出现腹泻，出血倾向等。有时远处转移为首发症状。

二、体征

最常见的体征为进行性肝大。其他体征还有上腹肿块、黄疸、腹水、下肢水肿、肝掌、蜘蛛痣及腹壁静脉曲张等常见肝硬化表现。若肝癌破裂，可引起急腹症体征。门静脉瘤栓、肝癌浸润可以引起顽固性或癌性腹水。

三、旁癌综合征

旁癌综合征是指由于癌组织本身产生或分泌影响机体代谢的异位激素或生理活性物质引起的一组特殊症候群。发生率较低，常见的旁癌综合征为低血糖症、红细胞增多症、高钙血症、男性乳房发育、高纤维蛋白原血症、高胆固醇血症、血小板增多症、高血压和高血糖症等。其中低血糖症是肝癌最常见的旁癌综合征。

四、转移的表现

肝细胞肝癌多通过血行转移，其次为淋巴道，亦有直接蔓延、浸润或种植。血行转移中以肝内转移最为常见，肝外转移常见部位依次为肺、骨、肾上腺、横膈、腹膜、胃、肾、脑、脾及纵隔。淋巴转移首先见于肝门淋巴结，有时可见左锁骨上淋巴结。胆管细胞癌常以淋巴道转移居多。肝癌还可直接侵犯邻近脏器如膈、肾上腺、结肠、胃及网膜等。

五、并发症

上消化道出血为肝癌最常见并发症，其余还有肝癌破裂出血、肝性脑病等。

【辅助检查】★★★△△△

一、肿瘤标志物

（一）甲胎蛋白

成年人甲胎蛋白（alpha fetal protein，AFP）血清值升高提示肝细胞癌或生殖腺胚胎肿瘤；妊娠、

肝病活动期、继发性肝癌和少数消化道肿瘤亦可升高。AFP为肝细胞癌诊断中最好的肿瘤标志物，肝癌患者60%～70% AFP增高，其广泛应用于肝癌的筛查、早期诊断、鉴别诊断及疗效评价等方面。凡AFP≥400μg/L持续1个月或≥200μg/L持续2个月，无肝病活动证据，可排除妊娠和生殖腺胚胎癌者，应高度怀疑肝癌。AFP有助于明确诊断，较高的专一性，在诊断肝癌各种方法中特异性仅次于病理检查；有助于早期诊断，是目前最好的筛查指标，可在症状出现前6～12个月做出诊断；有助于鉴别诊断；有助于疗效和治疗评估；有助于提示复发和转移。

（二）其他肿瘤标志物

异常凝血原（des-γ-carboxy prothrombin，DCP）、岩藻糖苷酶（α-L-fucosidase，AFU）、γ-谷氨酰转移酶同工酶Ⅱ（γ-glutamyltransferase isoenzymeⅡ，GGT-Ⅱ）、铁蛋白酸性同工铁蛋白，与AFP联用提高肝癌诊断率。

二、影像学检查

（一）超声显像

超声显像是目前肝癌最常用的定位诊断方法，也是普查的首选方法。其价值包括：①确定肝内有无病灶（可检出0.7～1.0cm的小肝癌）；②鉴别占位性质；③肿瘤定位（包括穿刺或局部治疗定位）；④明确肝内肿瘤与血管和邻近脏器的关系。术中超声有助于深部肿瘤的术中定位；可能发现微小转移灶；明确与周围血管关系进行可切除性判断；有助于引导术中局部治疗或估计手术切除范围。实时超声造影灰阶成像技术（以下简称超声造影）可显著增强超声对肝病变的准确性，可提高小肝癌和微小转移灶的检出率。超声显像的优点是：①为无创性检查，可多次重复；②价格低廉；③无放射性损害；④敏感度高。缺点是：①存在超声难以测到的盲区；②检查效果受操作者解剖知识、经验等影响较大。

（二）计算机体层摄影

肝癌定位的常规检查，可检出1～2cm的小肝癌。原发性肝癌CT平扫多为低密度占位，部分有晕征，大肝癌中央常有坏死或液化；典型的肝细胞肝癌螺旋CT扫描征象为：双期增强扫描显示“快进快出”，即平扫呈低密度灶；动脉期呈全瘤范围强化，强化密度高于肝而低于同层主动脉；门静脉期肿瘤密度迅速降至低于肝。CT检查有助于了解肿瘤的位置、大小、数目及其与血管的关系；其与超声相比，互为补充。CT＋门静脉造影有助于微小肝癌（＜1cm）的检出。

（三）磁共振成像

MRI是一种非侵入性，无放射性损害的检查方法。与CT等相比，在观察肿瘤内部结构和血管关系方面MRI有独特优点，在鉴别肝内良性病变方面可能优于CT，对血管瘤的鉴别具有特异性。高场强MRI有助于肝癌和癌前病变的早期检出和诊断。通常肝癌结节在T1加权成像呈低信号强度，在T2加权成像呈中－高信号强度。

（四）放射性核素显像

近年来由于超声、CT及MRI等检查的日趋完善，放射性核素应用于肝癌检查相对减少。肝血池显像有助于鉴别肝血管瘤。骨扫描有助于发现肝外骨转移。正电子发射计算机体层显像（positron emission tomography and computed tomography，PET/CT）可早期探测肝细胞癌在远处脏器的转移灶，对肝癌的临床分期、治疗方案的选择具有重要价值。缺点为价格昂贵，临床应用受限。

（五）肝动脉造影

肝动脉造影属侵入性检查，随着非侵入检查的发展，目前应用亦减少，仅在上述检查未能定位时用。肝动脉造影常用于介入治疗前的定位诊断，也有一定的定性诊断价值。肝动脉造影的指征：①肝内占位病变良恶性用常规检查方法难以鉴别者。②病灶较大，边界不清者。③怀疑有肝内卫星转移或多原发灶者。④拟行肝动脉化疗栓塞者，栓塞前常规行肝动脉造影检查。

（六）B型超声或CT引导下经皮细针穿刺活检

适应证有：①无手术指征患者，可借此获病理诊断；②较多用于诊断不明的AFP阴性者。优点：定位较准确，穿刺阳性率提高。缺点：为有创检查，有一定并发症和潜在风险（出血、胆瘘、针道种植转移）。

【诊断与鉴别诊断】★★★△△△

一、诊断

有症状肝癌或大肝癌，结合典型病史查体，影像学和实验室检查诊断较易。亚临床型肝癌或小肝癌应结合不同的影像学检查和实验室检查，必要时B型超声或CT引导下细针穿刺细胞学或病理学检查。

二、肝癌的临床诊断标准

①虽无肝癌其他证据，但AFP≥400μg/L持续1个月或≥200μg/L持续2个月，并可排除妊娠和生殖腺胚胎癌、无肝病活动证据者。②有肝癌临床表现，能排除妊娠、生殖系胚胎源性肿瘤、活动性肝病及转移性肝癌，并有2种影像学检查显示占位性病变有肝癌特征或有两种肝癌标志物［碱性磷酸酶（alkaline phosphatase，ALP）、GGT、DCP、AFU及CA19-9等］阳性及1种影像学检查显示占位性病变具有肝癌特征的患者。③有肝癌的临床表现并有肯定的肝外转移病灶（包括肉眼可见的血性腹水或在其中发现癌细胞）并能排除转移性肝癌者。

三、鉴别诊断

（一）AFP阳性患者的鉴别诊断

除肝细胞肝癌外，下列情况也可引起AFP升高，需注意与肝细胞肝癌鉴别。

1. 慢性肝病（如肝炎、肝硬化） AFP检测主要鉴别仍为良性肝病，对患者血清AFP水平进行动态观察，肝病活动时AFP多与丙氨酸转氨酶（alanine aminotransferase，ALT）同向活动，多为一过性升高或呈反复波动性，一般不超过400μg/L，时间也较短暂；如AFP与ALT异向活动和（或）AFP持续高浓度，则应警惕肝细胞肝癌可能。

2. 妊娠 大约妊娠12周时以胎肝合成为主。在妊娠13周，AFP占血浆蛋白总量的1/3。在妊娠30周达最高峰，以后逐渐下降，出生时血浆中浓度为高峰期的1%左右，出生后急剧下降，5周内降至正常。母体血中AFP升高还可见于异常妊娠，如胎儿有脊柱裂、无脑儿、脑积水、十二指肠和食管闭锁、肾变性、胎儿宫内窒息、先兆流产和双胎等。

3. 生殖腺或胚胎性肿瘤 血清AFP升高，还可出现于畸胎瘤、睾丸和卵巢肿瘤等。鉴别主要通过病史、体检及腹盆腔B型超声、CT检查。

4. 消化系统肿瘤 某些发生于胃、胰腺及肠道的肿瘤也会引起血清AFP升高。由于胃、胰腺等器官和肝组织均是由胚胎期的原始前肠演化而来。在起源上有密切的关系。上述部位原发性肿瘤的发生过程中细胞分化发生差错，某些基因被抑制，导致部分出现肝样分化。在细胞癌变时被激活。其产生AFP的潜在能力得到充分表达，导致大量AFP产生。

鉴别诊断除详细的病史、体检和影像学检查外，测定血清AFP异质体有助于鉴别肿瘤的来源。如产AFP胃癌中AFP以扁豆凝集素非结合型为主，与胚胎细胞合成相似；而原发性肝癌血清AFP升高，AFP异质体以结合型为主。

（二）AFP阴性肝细胞肝癌的鉴别诊断

有些肝癌患者AFP检测不出现阳性，而呈阴性，如肝癌中特殊类型纤维板层型肝癌，AFP检测基本均为阴性。对这类患者AFP呈阴性的机制尚不十分清楚，可能是由于肝癌细胞遗传基因活化程度过低，表达AFP的基因失活，导致肝癌细胞不产生AFP，因此血清中检测不到AFP。对这种患者可依据其慢性肝病病史和肝区疼痛、食欲减退、消瘦、乏力及肝大等典型肝癌临床表现做出肝癌的诊断。对那些没有明显症状和体征的肝癌，可以借助B型超声、CT、肝动脉造影及导引下穿刺活检等检查手段确诊。对于AFP阴性的其他肝占位主要和以下病变相鉴别。

1. 继发性肝癌 多见于消化道肿瘤转移，多无肝病背景，病史可能有便血、饱胀不适、贫血及体重下降等消化道肿瘤症状，肿瘤标志物检查AFP阴性，而CEA、CA199、CA242等消化道肿瘤标志物可能升高。影像学检查有一定特点：常为多发占位，而肝细胞肝癌多为单发；典型转移瘤影像可见“牛眼征”（肿物周边有晕环，中央因乏血供而呈低回声或低密度）；CT增强或肝动脉造影可见肿瘤血管较少，血供不如肝细胞肝癌；消化道内镜或造影可能发现胃肠道的原发病变。

2. 胆管细胞癌 胆管细胞癌也属于原发肝癌，起源于胆管细胞，基本为腺癌，多无肝病背景，病史中伴或不伴有黄疸病史，AFP多为阴性，但CEA、CA199等肿瘤标志物可能升高。影像学检查最有意义的是CT增强扫描，肿物血供不如肝细胞肝癌丰富，且纤维成分较多，呈“快进慢出”，周边有时可见扩张的末梢胆管，此外淋巴结转移也较肝细胞肝癌多见。

3. 肝肉瘤 常无肝病背景，AFP阴性，影像学检查显示为血供丰富的均质实性占位，不易与AFP阴性的肝细胞肝癌相鉴别。

4. 肝良性肿瘤 ①肝腺瘤：常无肝病背景，女性多，常有口服避孕药史，与高分化的肝细胞肝癌不易鉴别，对鉴别较有意义的检查是放射性核素^{99m}Tc扫描，肝腺瘤细胞接近正常细胞，能摄取放射性核素，但无正常排出通道，故延迟相呈强阳性显像。②肝血管瘤：常无肝病背景，女性多，病程长，发展慢，增强 CT 可见自占位周边开始强充填，呈"快进慢出"，与肝细胞肝癌的"快进快出"区别，MRI 可见典型的"灯泡征"。③肝脓肿：常有痢疾或化脓性疾病史而无肝病史，有或曾经有感染表现，超声在未液化或脓稠时常与肝癌混淆，在液化后呈液平面，应与肝癌中央坏死鉴别。肝动脉造影无肿瘤血管与染色。④肝包虫：常具有多年病史、病程呈渐进性发展，有牧区生活及狗、羊接触史，肿物较大时体检可及，叩诊有震颤即"包虫囊震颤"是特征性表现，包虫皮内试验（Casoni 试验）为特异性试验，阳性率达 90%～95%。B 型超声检查在囊性占位腔内可发现漂浮子囊的强回声。CT 有时可见囊壁钙化的头结。由于诱发严重的变态反应，不宜行穿刺活检。

近年来针对早期肝细胞肝癌的一些新型肿瘤标志物的研究有一定进展，如 AFP 异质体、高尔基体蛋白 73、DCP、肝细胞生长因子、血管内皮生长因子等及传统的血清铁蛋白等肿瘤标志物可帮助提高肝细胞肝癌诊断的特异性和敏感性。

综上所述，不能凭单纯的 AFP 阳性，就诊断为肝癌，也不能因 AFP 检测阴性而排除肝癌的可能，临床上应紧密结合肝癌的典型临床表现、其他实验室检查及影像学检查，才能正确地诊断肝癌。

【治疗】★★★△△△

主要目的是根治，延长生存期，减轻痛苦，原则为早期诊断、早期治疗、综合治疗及积极治疗。手术切除仍为肝癌最主要、最有效的方法，目前的肝癌治疗模式为以外科为主的多种方法的综合与序贯治疗。

一、外科治疗

（一）肝部分切除

肝部分切除是目前治疗肝癌的最佳手段。随着影像诊断技术、肝外科技术、围术期处理技术的进步和术前综合治疗的应用，肝部分切除单就解剖部位来说已经没有禁区，肝切除术后病死率由原来的 10%～20% 下降至 5% 以下，有选择的病例进行根治性肝部分切除的 5 年生存率达 26%～50%。小肝癌术后的 5 年生存率为 60%～70%。

1．适应证和禁忌证 肝部分切除的适应证在不断扩大：患者全身情况良好，无严重的心、肺、肾等重要脏器功能障碍，肝功能 Child-Pugh A 或 B 级以上，影像学上提示肿瘤局限有切除可能或姑息性外科治疗可能。禁忌证仅限于：有严重的心、肺、肾等重要脏器的功能障碍；肝功能失代偿，有明显的黄疸和腹水；有广泛远处转移者。

2．切除术式的选择 根据切除是否彻底分为根治性切除与姑息性切除；根据切除是否按解剖结构进行可分为规则性切除（也称解剖性切除）与非规则性切除，规则性切除又根据解剖范围分为左外叶切除、左半肝切除、左三叶切除、右前叶切除及尾状叶切除等；

无肝硬化或轻度肝硬化的病例首选解剖性肝切除术。合并肝硬化但肝功能代偿良好而不适合肝移植的患者，可行不规则肝切除或亚段肝切除。对于不能手术的巨大或多灶性肝癌，可降期治疗后二期切除。对于肿瘤较大且与周围脏器组织致密粘连或侵犯周围脏器者，可采用逆行法肝切除术。即先将肿瘤与肝分离再连同周围脏器一并切除的方法。该方法可降低术中出血及感染的概率。

3．肝癌的二期切除 巨大无法切除的肝癌经综合治疗缩小后的切除，称为肝癌的二期切除。通过 TACE、放射治疗及局部消融治疗等综合治疗手段，可使 8%～18% 无法手术的肝癌患者肿瘤缩小并获得二次手术机会。不能切除肝癌的缩小后切除，5 年生存率取决于切除当时的肿瘤大小而不取决于肿瘤原先的大小，因此其 5 年生存率可与小肝癌相媲美。肝癌的二期切除可使部分不治肝癌变为可治，对提高肝癌的总体生存率具有重要意义。

（二）肝移植

肝移植可以彻底消除肝内微转移的隐患及具有恶变潜能的硬化肝，是唯一可能永久治愈肝癌的方法。肝移植治疗小肝癌疗效良好，对于处于肝硬化失代偿期，不能耐受肝切除的患者，首选肝移植在国内外已成为共识。

关于肝癌肝移植适应证，1996 年，Mazzaferro 等提出米兰标准：①单个肿瘤结节≤5cm；②如多发，总数≤3 个，每个最大直径≤3cm；③无肝内大血管浸润，无肝外转移。2002 年旧金山大学 Francis 以影像学分期为依据的 UCSF 改良标准：①单个肿瘤结节≤6.5cm；②如多发，总数≤3 个，每个直径≤5cm，且直径合计＜8cm；③无肝内大血管浸润，无肝外转移。匹兹堡标准：只将出现大血管侵犯、淋巴结受累或远处转移这 3 项中任 1 项作为肝移植禁忌证，而不将肿瘤的大小、数量及分布作为排除标准，由此显著扩大了肝癌肝移植的适用范围。

二、局部消融治疗

目前肝癌的手术切除率仅有 20%，很大一部分无法手术或复发患者需要进行非切除性的方法进行治疗。肝癌的局部治疗作为综合治疗的一部分，目前广泛使用。射频消融、无水酒精瘤内注射、超声聚焦刀、微波固化及冷冻等多适用于直径<3cm 的肿瘤病灶，治疗小肝癌疗效与手术相当。

（一）射频消融

射频消融是通过高频电流在组织内传导时离子发生摩擦产热杀灭肿瘤。可经皮、术中或腹腔镜进行。优点：操作简单，损伤小，需要治疗的次数少，肿瘤坏死完全。该方法是目前除手术和肝移植外唯一可能使患者获得根治的治疗手段。适应证：适用于不宜手术切除的肝癌，肿瘤的直径应在 5cm 以内；最佳治疗大小在 3cm 以内；更大的病灶也可治疗，但多针穿刺易存留肿瘤，效果不佳。

（二）无水乙醇瘤内注射

无水乙醇瘤内注射是通过注射乙醇使细胞脱水、蛋白变性、细胞凝固坏死，同时使血管内皮细胞坏死，血栓形成，使肿瘤组织缺血坏死。优点：简便，安全，肿瘤完全坏死率高。适应证：适用于不宜手术切除的肝癌，肿瘤的直径应在 5cm，病灶数目在 3 个以内。

三、介入治疗

由于原发性肝癌的血供绝大部分（95% 以上）来自肝动脉，且化疗药物的疗效与肿瘤局部药物浓度呈正相关。因此，选择性阻断供应肿瘤的动脉，并同时经动脉导管灌注化疗药物，即经导管动脉栓塞化疗（transcatheter arterial chemoembolization，TACE），可以使肿瘤坏死缩小，并减少对正常肝组织和全身其他脏器的损伤。

（一）TACE 的适应证与禁忌证

1. 适应证 ①原发性肝癌不愿接受手术切除或无法手术切除的进展期肝癌（无肝、肾功能不全，无门静脉阻塞，肿瘤体积小于肝体积的 70%）；②原发性肝癌肿瘤体积较大，先行栓塞缩小肿瘤，便于手术切除；③根治性和非根治性肝肿瘤切除术后的辅助治疗预防复发；④肝细胞癌破裂出血和肝动静脉瘘的治疗。

2. 禁忌证 ①严重的肝功能不全和肝硬化，Child-Pugh 分级 C 级（重度黄疸和腹水）；②门静脉主干完全阻塞，无充足的侧支循环；③肿瘤体积大于肝体积的 70%；④白细胞计数<3.0×10^9/L，血小板计数<50×10^9/L；⑤肿瘤广泛转移或恶病质。

（二）TACE 常用的药物与技术

常用的栓塞剂包括碘化油、吸收性明胶海绵、微球及中药材料等。肝癌肝动脉化疗栓塞常用的化疗药物包括顺铂（DDP）、表柔比星（EPI）、吡柔比星（THP）、丝裂霉素（MMC）及氟尿嘧啶等。碘化油可作为化疗药物的载体，使得化疗药物在肿瘤内缓慢释放。

主要的栓塞技术：超选择 TACE、肝动脉及门静脉双栓塞技术、肝静脉暂时阻断后肝动脉灌注化疗栓塞术。

（三）TACE 的不良反应及并发症

化疗药物的不良反应包括轻度的消化道反应、白细胞下降、脱发、乏力和短暂的肝功能改变。其他常见的不良反应有发热、腹痛、黄疸和腹水。并发症包括肝脓肿、胆管损伤、非靶器官栓塞、肿瘤破裂、肝动脉损伤和麻痹性肠梗阻等。

四、放射治疗

肝癌的放疗一度是放射治疗的禁区，目前随着三维适形放疗、调强适形放疗技术和质子束放疗等新技术的开展，肝癌不再成为放疗禁区。放射治疗可以直接杀灭肿瘤而对正常肝组织损伤较轻。

80% 的肝癌一经发现不能手术切除，局部晚期肝癌是放疗的适应证；但是能否耐受放疗，还跟肝功能、肝硬化程度、肿瘤体积与正常肝组织体积的相对比有关。目前的资料表明，对于不能进行手术切除或局部消融治疗的进展期肝癌，放疗后其局部控制率可达 40%～90% 的中位生存期为 10～25 个月，1 年生存率约 60%。

肝癌放疗后的并发症主要包括急性肝损伤和慢性肝损伤。

五、内科治疗

（一）全身治疗

肝癌手术切除率低，而术后复发率高，但肝癌对化疗不敏感。单药有效的药物不多，临床应用见到有一些疗效的药物包括 5-FU、ADM、DDP 和 MMC，有效率不超过 20%。联合化疗的有效率并不优于单药。近年来，上述化疗药物联合一些新的化疗药物如奥沙利铂、吉西他滨和卡培他滨等应用于肝癌治疗，虽然有一定疗效，但是仍无明显突破。

（二）靶向治疗

索拉非尼（sorafenib）是一种口服的多激酶抑制

药。作为一种分子靶向治疗药物，其所作用的两类激酶具有阻断肿瘤细胞增殖和抑制新生血管形成的作用，对肝细胞肝癌的治疗具有划时代的意义。2007年美国临床肿瘤学会（American Society of Clinical Oncology，ASCO）年会报道的索拉非尼治疗晚期肝细胞癌的Ⅲ期临床研究（SHARP 研究）显示，使用索拉非尼的患者中位总生存时间 10.7 个月，较对照组延长 2.8 个月；肿瘤进展时间（time to progression，TTP）中位值为 5.5 个月，较对照组延长 2.7 个月。不良反应为腹泻（11%）、手足皮肤反应（8%）、疲乏（10%）及出血（6%）。ASCO 推荐索拉非尼为晚期肝癌治疗的一线药物。美国国立综合癌症网络（National Comprehensive Cancer Network，NCCN）治疗指南将其列入无法手术及介入治疗的晚期肝癌患者的标准治疗方案。

（三）生物治疗

生物治疗药物效果有限，多与化疗联合使用。干扰素是近年来使用最多的细胞因子之一，可抑制肿瘤病毒繁殖及细胞分裂、抑制癌基因的表达、诱导肿瘤细胞分化，常与其他方法联合应用有一定的疗效。其他较多使用的是 IL-2 经肝动脉局部灌注治疗和淋巴因子激活的杀伤细胞（lymphokine-activated killer cell，LAK 细胞）、肿瘤浸润淋巴细胞（tumor infiltrating lymphocyte，TIL 细胞）过继免疫治疗。

【预后】★★△△

肝癌曾经被认为是不治之症，随着近 30 年来肝癌临床研究的进展，肝癌的生存率有着明显提高。总的 5 年生存率提高 10% 左右，而对于行根治性切除的肝癌患者，5 年生存率达 50% 以上。

影响肝癌预后的因素较多，肿瘤的生物学特性、机体的免疫功能、治疗方式及患者的合并症等均对预后起着一定作用。目前认为，分化程度高、巨块型、具有完整包膜的肿瘤有着更好的预后，而分化程度低、弥漫型、无包膜、有血管侵犯、门静脉瘤栓及卫星灶则往往提示预后不良。近年来，有关肿瘤与免疫关系的研究发展迅速，越来越多的研究表明机体的免疫功能影响着肿瘤的发生、发展及预后。不同的治疗方式是影响肝癌患者预后的最主要因素。研究表明，手术治疗仍是肝癌治疗的最佳方法，其远期疗效优于其他手段。目前有大量临床资料表明，手术根治性切除肿瘤，是治疗肝癌获得长期存活的重要手段。此外，患者如合并慢性肝炎、肝硬化、不同肝功能的分级，也有着不同的预后，肝功能越差，也提示预后较差；男性、酗酒往往和预后不佳相关。

转移性肝癌

【流行病学】

转移性肝癌在临床上极为常见，在西方国家，转移性肝癌和原发性肝癌的比例约为 20∶1，在我国，两者发生概率相近。

【病理生理】★★★△△

转移途径如下。①经门静脉：肝内转移的最主要途径，是其他途径引起肝转移的 7 倍。以来源于胃肠道原发癌最为多见。②经肝动脉：肺癌和肺内形成的癌栓，可进入体循环，经肝动脉血流于肝内形成转移。③经淋巴道：此路径少见，胆囊癌可沿胆囊窝淋巴管扩展至肝内。

肝转移结节通常位于肝表面，大小不等。结节中央因坏死可出现脐样凹陷。除结节型外，肝转移瘤偶尔也可表现为弥漫浸润型。多数转移瘤为少血供肿瘤，仅 4%～7% 为富血供，多见于绒毛膜上皮癌、肉瘤、恶性胰岛细胞瘤、肾癌、乳腺癌及类癌等。钙化可见于结直肠癌、卵巢、乳腺及肺等，尤其以结直肠黏液腺癌为著。

消化道恶性肿瘤是转移性肝癌最常见的原发病灶，其中以结直肠癌最为多见。结直肠癌肝转移最常发生于原发灶切除后的 2 年内，通常没有症状；少数患者可有上腹隐痛。尽管有淋巴结转移的患者更易出现肝转移，但各个期别的结直肠癌均可发生肝转移，40%～50% 的经手术切除的结直肠癌病例最终出现肝转移。20%～25% 的新发的结直肠癌病例存在肝转移。

【诊断】★★△△

诊断肝转移涉及许多辅助检查，包括实验室检查、影像学检查，甚至腹腔镜。实验室检查主要用于随访监测及与原发肝癌进行鉴别，同时评估患者的肝功能水平及储备情况。在许多结直肠癌患者的随访中连续检测其癌胚抗原（carcinoembryonic antigen，CEA）水平可有效检测肿瘤复发。

转移性肝癌的确认主要依赖于影像学检查，超声、计算机体层摄影（computed tomography，CT）及磁共振成像（magnetic resonance imaging，MRI）都能提供较为可靠的信息。典型病例病灶常多发，CT 表现为平扫低密度，MRI 表现为长 T1 长 T2 信号，增强扫描时动脉期出现环形强化，门静脉期强化范围无扩大。部分病灶可出现牛眼征，即病灶中央低密度坏死区周围伴环状强化，环外另见一圈低密度。病理上，环状强化为肿瘤组织，外为受压的肝细胞和肝窦。

拟诊为转移性肝癌后，还需要其他的相关检查如消化道内镜、胸部 CT 或正电子发射计算机体层显像（positron emission tomography，PET）来寻找原发病灶及确认其他部位是否出现转移，为下一步治疗提供依据。

【治疗】★★★△△

当发生肝转移时病情已属晚期，多采用以化疗为主的综合治疗方式。但对于结直肠肝转移，手术是目前唯一有效的治愈手段。国外大样本病例报道，治愈性肝切除术的手术病死率为 1%～2.8%，术后 5 年生存率为 34%～38%，仅有 10%～25% 的结直肠癌肝转移患者确诊时适于手术切除。

目前大多数研究表明，无论是同时性或异时性结直肠癌肝转移，若转移灶可切除，首选手术治疗。2006 年 8 月英国《结直肠癌肝转移治疗指南》对结直肠癌肝转移的肝切除提出了以下几点意见：①对于可切除的病例，肝切除的目的是切除所有肉眼可见的病灶，切缘干净并且保留足够功能的肝。②在结直肠癌根治性切除后，肝单发、多发和累及双叶转移的患者是肝切除的合适人选。③是否能够达到切缘干净（Ro 切除）取决于放射科医师和外科医师。④外科医师应当决定可接受的肝保留量，至少 1/3 的肝或相当于 2 个肝段。⑤肝外科医师和麻醉科医师应当对患者是否适合手术做出决定。⑥如果患者不适合手术，应考虑射频消融治疗。⑦合并肝外疾病患者在如下情况应考虑肝切除：可切除或可射频消融治疗的肺转移；可切除或可射频消融治疗的单发肝外病变如脾、肾上腺或局部复发病灶；肝转移灶局部直接侵犯周围组织如侵犯横隔或肾上腺，但病灶可以切除。⑧肝切除禁忌证应当包括无法控制的肝外病变，如原发病灶不能切除、广泛的肺转移、局部区域的复发、腹膜受累、广泛的淋巴结转移（如后腹膜淋巴结、纵隔淋巴结或肝门淋巴结转移）和骨或神经系统转移。⑨不能肯定肝转移灶能否切除：当不能肯定结直肠癌肝转移灶是否能切除或进行射频消融治疗时，应当交给肝胆外科进行讨论后决定。这类患者可以通过门静脉栓塞或两步法肝切除以保留更多的肝功能，以及通过联合手术和射频消融来获得切除的可能。

对于肝转移灶无法切除的患者，其中一部分可通过包含分子靶向治疗在内的新辅助化疗转为可切除；另一部分仍然不可切除的患者则宜采用包括全身静脉化疗、介入治疗及肝转移灶的局部治疗（射频消融、激光消融、无水乙醇注射和冷冻切除术）在内的多种方式进行姑息治疗。

（蔡建强）

参考文献

[1] 陈孝平，陈汉．肝胆外科学．北京：人民卫生出版社，2005.

[2] 吴阶平，裘法祖．黄家驷外科学．7 版．北京：人民卫生出版社，2008.

[3] 陈孝平，外科学．北京：人民卫生出版社，2005.

[4] Evers BM, Townsend CM, Beauchamp RD, et al. Sabiston textbook of surgery: the biological basis of modern surgical practice (20e). USA: Elsevier, 2016.

[5] Gamblin TC, Holloway SE, Heckman JT,. Laparoscopic resection of benign hepatic cysts: a new standard. J Am Coll Surg, 2008, 207(5): 731-736.

[6] 中国医师协会外科医师分会包虫病外科专业委员会．肝两型包虫病诊断与治疗专家共识（2015 版）．中华消化外科杂志，2015，14（4）：253-264.

[7] Townsend CM, Beauchamp RD, Evers BM, et al, Sabiston Textbook of Surgery (20th edition)

[8] 吴孟超，吴在德．黄家驷外科学（7 版）．北京：人民卫生出版社，2008.

[9] 尹大龙，刘连新．细菌性肝脓肿诊治进展．中国实用外科杂志，2013，33（9）：793-795.

[10] 陈孝平．外科学．2 版．北京：人民卫生出版社，2010.

[11] Zinner MJ，Schwartz SI．梅氏腹部外科手术学．北京：世界图书出版社，2000.

[12] 黄成，孙惠川．2016 年欧洲肝病学会临床实践指南：肝脏良性肿瘤的管理．临床肝胆病杂志，2016，32（8）：1439-1445.

[13] 周伟平，吴孟超．防止肝脏良性肿瘤的过度治疗．中华消化外科杂志，2015，14（2）：97-98.

[14] 窦科峰，金成．肝血管瘤外科治疗进展．中华消化外科杂志，2013，12（1）：13-15.

[15] 郑亚民，王悦华，李非．肝血管瘤外科治疗的研究进展．肝胆外科杂志，2013，21（1）：73-75

[16] 汤钊猷．现代肿瘤学．2 版．上海：上海医科大学出版社，2000：735-774.

[17] 王宝恩、张定凤．现代肝脏病学．北京：科学出版社，2003：851-884

[18] Llovet JM, Bruix J. Novel advanc-

ements in the management of hepatocellular carcinoma in 2008. J Hepatology, 2008, 48 (suppl): s20-s37.

[19] Parkin D, M, Bray F, Ferlay J, et al. Global cancer statistics 2002. CA Cancer J Clin, 2005, 55(2): 74-108.

[20] Bruix J, Sherman M. Management of hepatocellular carcinoma. Hepatology, 2005, 42 (5): 1208-1236.

[21] Llovet JM, Ricci S, Mazzaferro V, et al. Sorafenib in advanced hepatocellular carcinoma. N Engl J Med, 2008, 359 (4): 378-390.

[22] Lewis AM, Martin RC. The treatment of hepatic metastases in colorectal carcinoma. Am Surg, 2006, 72 (6): 466-473.

[23] Tanabe KK. The past 60 years in liver surgery. Cancer, 2008, 113 (7 Suppl): 1888-1896.

第 16 章　门静脉高压症

门静脉高压症是一组综合征，临床表现为门体间侧支循环大量开放形成静脉曲张及破裂出血、脾大伴功能亢进和腹水等，最严重的并发症是食管胃底静脉曲张破裂出血，死亡率极高，这是当前外科治疗门静脉高压症重点要解决的问题。正常门静脉压力为 13～24cmH_2O，平均为 18cmH_2O，比肝静脉压 5～9cmH_2O 高；当门静脉压力高于此界限，就定义为门静脉高压症。造成食管胃底曲张静脉破裂出血的因素是多方面的，其中与门静脉压力升高程度最为密切，一般可达 30～50cmH_2O；现普遍认为门静脉压力低于 25cmH_2O 时食管胃底曲张静脉破裂出血的发生率极低。

第 1 节　肝硬化门静脉高压症

【门静脉系解剖学】★★★△△△

解剖学上常讲的门静脉系是由肠系膜上、下静脉和脾静脉组成，脾血流量约占 20%。门静脉于肝门处分左、右两支，进入左、右半肝后逐渐分支，和肝动脉小分支的血流汇合于肝毛细血管网（肝窦），再汇入肝小叶中央静脉、小叶下静脉和肝静脉，最后注入下腔静脉。其独有的解剖特点是：①位于两个毛细血管网之间，一端是肝小叶内肝窦，另一端是胃、肠、脾、胰的毛细血管网；②门静脉无瓣膜，压力的形成与维持的最主要因素是流入血量和流出阻力。

门静脉系与腔静脉系之间存在 5 个交通支：正常时这些交通支均很细小，血流呈分流状态；门静脉高压症时，血液可逆流至体腔静脉，并呈曲张状态。①胃底、食管下段交通支最具有临床意义。门静脉系统血液经胃冠状静脉、胃短静脉，通过食管胃底静脉与半奇静脉、奇静脉的分支吻合，流入上腔静脉，形成食管胃底静脉曲张。②直肠下端、肛管交通支。门静脉血流经肠系膜下静脉至直肠上静脉，汇集肛管周围静脉丛形成直肠下静脉，经阴部内静脉和髂内静脉流入下腔静脉。③前腹壁交通支。门静脉高压症时，残余的脐静脉可重新开放，当流经此处的血流量足够大时，在脐静脉的沿途可触及震颤或闻及杂音，称之为克－鲍（Cruveilhier-Baumgarten）综合征。门静脉血流经脐旁静脉与腹壁上静脉或腹壁下静脉吻合，分别流入上、下腔静脉，形成腹壁静脉曲张，称之为海蛇头或水母头征（Caput Medusa）。④腹膜后交通支（Retzius 静脉丛）。它为肠系膜上静脉分支与下腔静脉之间的吻合支。⑤肝裸区。在肝裸区，肝静脉的小支与膈静脉相交通。

【病因病理】★★★△△△

门静脉高压症可分为肝前型、肝内型和肝后型 3 类。肝内型在我国最常见，占 95% 以上。肝内型按病理形态的不同又分为肝内窦前型梗阻、肝内窦型梗阻、肝内窦后型梗阻。

一、肝前型

常见的病因是：①腹腔内感染（阑尾炎、胆囊炎等）或创伤，门静脉主干内血栓机化、再通，状如海绵，形成门静脉海绵样变；②先天性畸形（门静脉主干的闭锁、狭窄或海绵窦样病变）；③继发于胰腺炎或肿瘤，称为左侧门静脉高压症、区域性门静脉高压症或胰源性门静脉高压症。

二、肝后型

肝后型是因肝静脉和（或）其开口及肝后段下腔静脉阻塞性病变引起，最常见的是巴德－吉亚利综合征（Budd-Chiari syndrome）。

三、肝内型

肝内型包括肝内窦前型梗阻、肝内窦型梗阻。肝内窦后型梗阻 3 种。

（一）肝内窦前型梗阻

最常见的是血吸虫病，其他的是先天性肝纤维化、原发性胆汁性肝硬化和慢性氯乙烯和砷化物中毒等。

（二）肝内窦型梗阻

最常见的病因是乙型、丙型病毒性肝炎和急性酒精中毒引起的肝硬化。

（三）肝内窦后型梗阻

最常见的病因是酒精性和坏死后性肝硬化及血色素沉着症。

研究证明，门静脉高压症病理生理学始动因素是对门静脉血流的血管阻力增加。在肝硬化中，这种阻力增加发生在肝微循环中（窦型门静脉高压症），并且是被动和主动两个因素的共同结果。被动因素是组织学硬化引起肝结构紊乱的机械效应，而主动因素则是肝门 / 膈肌成纤维细胞、激活的肝星形细胞及门小静脉的主动收缩。肝内张力的增加可能是一种平衡的结果，这种平衡包括内源性血管收缩物质的增加（如内皮素、去甲肾上腺素、白三烯和血管紧张素Ⅱ）和内源性舒张血管的一氧化氮相对减少。血管舒张药（如钙通道阻滞药）可能会修复肝内张力中的这种平衡，尽管在临床实践中它们还未被用于这方面。促进门静脉高压症的主要病理生理学因素是通过门静脉循环的门静脉血流增加，这是由于内源性小动脉血管扩张药（内皮源性、神经源性及体液源性）过度释放引起内脏小动脉血管舒张造成的。这种情况可通过内脏血管收缩药（如血管升压素和非选择性 β 受体阻滞药）来纠正。许多降低门静脉压的药物可以同时减少肝内血管阻力和流入门静脉的血流。一种重要但罕见的，区域性或左上象限门静脉高压症发生在脾静脉血栓患者中。当患者伴有胃静脉曲张出血但肝功能正常，尤其是如果既往有急性或慢性胰腺炎病史时，应该怀疑可能为这种门静脉高压症。

门静脉高压症形成后，可发生下列病理变化。①脾大、脾功能亢进。门静脉压力增高使血流淤滞导致脾充血性肿大。长期的脾窦充血引发纤维组织增生和脾组织再生，最终继发形成不同程度的脾功能亢进；长期充血可引起脾周围炎，导致脾与膈肌间有广泛粘连，内有粗大的侧支血管。②交通支扩张。门静脉压力增高和门静脉无瓣膜，使门静脉系和腔静脉系间存在的上述 4 个交通支（胃底 - 食管下段交通支、直肠下端 - 肛管交通支、前腹壁交通支、腹膜后交通支）大量开放，并扩张、扭曲形成静脉曲张。临床上最为重要的是食管胃底静脉丛的曲张，其离门静脉和腔静脉主干最近，压力差最大，最早受到影响，也是最显著的。静脉曲张使食管黏膜变薄，易被坚硬、粗糙食物损伤；返流入食管的胃液具有酸性，可腐蚀已变薄的黏膜；当恶心、呕吐、咳嗽等出现使腹腔内压突然升高，门静脉压也相应地升高，曲张静脉则突然发生破裂而引发急性大出血。其他交通支发生曲张则出现以下独有的病理特征：如直肠上、下静脉丛的曲张可以引起继发性痔；脐旁静脉与腹上、下深静脉交通支的扩张，可引起腹壁脐周静脉曲张，即海蛇头或水母头征（Caput Medusae）。③腹水。门静脉压力增高使门静脉系统毛细血管床的滤过压增加，组织液回吸收减少并漏入腹腔而形成腹水。当肝内窦型梗阻和肝内窦后型梗阻时，肝内淋巴液生成明显增多，促使大量肝内淋巴液自肝包膜表面漏入腹腔，是形成腹水的另一原因。但导致腹水形成最主要的原因是肝功能损害，白蛋白合成减少，导致血浆胶体渗透压明显降低，毛细血管网的通透性明显增高，促使血浆外渗。肝功能损害时，肾上腺皮质的醛固酮和垂体后叶的抗利尿激素在肝内灭活和分解明显降低，血内这些激素水平明显升高，从而促进肾小管对钠和水的再吸收，引起水、钠潴留。④门静脉高压性胃病。它占门静脉高压症并发上消化道出血的 5%，约 20% 的门静脉高压症患者并发门静脉高压性胃病。其发病机制是门静脉高压时，胃壁淤血、水肿，胃黏膜下层动静脉交通支广泛开放，黏膜微循环发生障碍，导致胃黏膜防御屏障的破坏。⑤肝性脑病。由于自身门体血流短路或手术分流，导致有毒物质（如氨、硫醇和 γ- 氨基丁酸）不经过肝代谢和解毒直接进入人体循环从而对脑产生毒性作用并出现精神神经综合征，称为肝性脑病或称门体性脑病。

【临床表现】★★★△△△

肝硬化并发门静脉高压症患者发生食管胃底静脉曲张的风险较高。当诊断为肝硬化时，40% 代偿性肝硬化和 60% 失代偿性肝硬化患者会出现静脉曲张。初诊肝硬化后，每年静脉曲张发生率为 5%；随后，静脉曲张体积会逐渐由小变大且每年发生率为 10%～15%。肝功能代偿不全的快速进展与静脉曲张体积的迅速增加有关，然而肝功能的改善，尤其是当停止使用肝损伤性的药物（如戒酒），可能会使静脉曲张大小缩小或消失。

曲张静脉破裂出血的最重要预测因素是肝功能

异常的严重程度、曲张静脉的大小及曲张静脉内的侧壁压力（尽管这很难测量，但可能与内镜下表现为红色斑点或红色瘢痕有关）。传统意义上，肝功能不全的分级一直使用 Child-Pugh 评分体系（表 16-1），但目前最新的一种评分体系，称为 MELD 体系（终末期肝病模型），可能是一种更好的预后指标（表 16-2）。静脉曲张大小可能是静脉曲张出血最好的单一预测因素，且通常会被用来判断 1 例患者是否应接受预防性治疗。1 例患者是否死于静脉曲张出血取决于伴随肝衰竭的严重程度；据报道，那些 Child-Pugh 或 MELD 评分高的患者在出血的 6 周内死亡风险高达 30%～50%。然而事实上，这些患者在第 6 周的病死率为 20%，且此时因为出血未被控制而造成的病死率达 5%～8%。事实上，在 40%～50% 出血合并低血压的患者中，静脉曲张出血会自发性停止，这可能是内脏血管反射性收缩引起相关门静脉压力下降和门静脉血流减少的原因；而对患者过度输血会抑制这种良性生理过程。

表 16-1 肝功能损害严重程度的 Child-Pugh 分级

参数	分数 *		
	1	2	3
肝性脑病	无	1～2 级（或有诱因）	3～4 级（慢性）
腹水	无	轻～中度（对利尿药有反应）	张力腹水（对利尿药反应差）
胆红素（mg/dl）*	<2	2～3	>3
白蛋白（g/dl）	>3.5	2.8～3.5	<2.8
凝血酶原时间（延长秒数）(s)	<4	4～6	>6
或国际标准比值（INR）	<1.7	1.7～2.3	>2.3

注：总分数为 5 或 6，肝硬化分级为 Child-Pugh A；分数为 7～9 分，肝硬化分级为 Child-Pugh B；分数>10 分，肝硬化分级为 Child-Pugh C；预后与分数直接相关；*. 血清胆红素 1.0mg/dl=17.1μmol/L

表 16-2 终末期肝病模型（MELD 体系）

根据下列变量可以计算 12 岁以上患者的 MELD 值：

- 血清肌酐（mg/dl）
- 总胆红素（mg/dl）
- 国际标准化比值（INR）

基于这些变量的计算公式如下：

MELD=3.78［Ln 总胆红素（mg/dl）］+11.2（LnINR）+9.57［Ln 血清肌酐（mg/dl）］+6.43

当使用这条公式时需要注意以下原则：

- 1 是任意这 3 种变量的最小可接受值
- 血清肌酐的最大可接受值为 4
- MELD 评分最大值为 40，所有高于 40 的值都定作 40
- 如果患者在最近 7 天内接受过 2 次透析，则其血清肌酐值为 4.0

当考虑接受肝移植时，诊断为肝癌的患者应进行 MELD 评分，其评分依据取决于肿瘤的进展程度（根据 TNM 分期系统判断）

第 1 个 6 周内再次出血的发生率为 30%～40%；这种风险在出血后的第 5 天达到最高。胃曲张静脉出血、急诊内镜下活动性出血、低血清白蛋白水平、肾衰竭及肝静脉压力梯度>20mmHg 都被认为是早期预测再出血的重要指标。初发曲张静脉出血后存活的患者具有很高的再出血风险和死亡风险（分别为 63% 和 33%），因此所有患者都需要接受治疗以预防进一步出血。

症状因不同病因而有所差异，但主要是脾大和脾功能亢进、呕血或黑便和腹水。

一、脾大和脾功能亢进

所有患者均有程度不同的脾大，体积可较正常大 5～10 倍，甚者可达盆腔，血吸虫病性肝硬化所致巨脾尤为突出。早期，脾质软、活动；晚期，因纤维组织增生而脾质地变硬，如脾周围发生粘连可使其活动度减少。约 1/4 的肝硬化患者伴有脾功能亢进，表现为白细胞减少、血小板减少和增生性贫血。白细胞计数降至 3×10^9/L 以下，血小板计数减少至（70～80）$\times10^9$/L 以下，逐渐出现贫血。

二、食管胃底静脉曲张、破裂出血

食管胃底静脉曲张、破裂出血是侧支循环建立和开放最常见和最严重的后果，表现为呕血和（或）黑便，有时出血十分凶猛。因肝功能损害使凝血酶原合成发生障碍，同时伴有脾功能亢进使血小板减少，致使机体的正常凝血机制发生损害，使出血不易自止。有时出血量甚大，约 25% 的患者在第 1 次大出血时就发生死亡，死亡原因是严重休克或因肝组织严重缺氧引起肝功能急性衰竭而死亡，常伴有肝性脑病。只要发生过食管胃底曲张静脉破裂出血，出血后每年发生再出血发生率增加 25%～50%，病死率增加 20%。

三、腹水

腹水是门静脉高压症中一个严重的病理现象，尤其在伴有肝硬化的病例中，随着肝细胞损害的加重，肝功能失代偿，晚期必然有腹水的出现。大出血后，因缺氧而加重肝组织损害，引起或加剧腹水的形成。有些“顽固性腹水”甚难消退。此外，部分患者还有黄疸、肝大等症状。

体检时若触及肿大的脾，提示存在着门静脉高压症表现。如有黄疸、腹水和前腹壁静脉曲张等体征，表明门静脉高压较为严重。肝硬化缩小难以触到。还可表现为慢性肝病的其他征象如蜘蛛痣、肝掌、男性乳房发育、睾丸萎缩等。

【诊断和鉴别诊断】★★★△△△

门静脉高压症的诊断主要依据病史（肝炎或血吸虫）和 3 个主要临床表现［脾大和脾功能亢进、呕血和（或）黑便和腹水］。下列辅助检查有助于诊断。

一、血液学检查

脾功能亢进时，血细胞计数减少，以白细胞和血小板计数减少最为明显。出血、营养不良、溶血或骨髓抑制都可以引起贫血。

二、肝硬化病因的评估

常规行甲、乙、丙、戊型等各类肝炎病毒血清学检查。若为乙型肝炎病毒所致的肝硬化，还应行 HBV-DNA 值测定。若肝炎病毒血清学检查结果为阴性，须行免疫学检查（如血吸虫免疫学检查结果阳性可提示血吸虫性肝病；如抗核抗体、抗平滑肌抗体、抗肝肾微粒体、抗可溶性肝抗原 / 肝胰抗原等指标检测结果为阳性，应怀疑自身免疫性肝病；抗线粒体抗体阳性则需考虑胆汁淤积性肝病）。

三、肝功能检查

血浆白蛋白降低而球蛋白增高，白、球比例倒置；由于肝是凝血因子合成的唯一脏器，同时慢性肝病常伴原发性纤维蛋白溶解，致使凝血酶原时间延长；天冬氨酸转氨酶和丙氨酸转氨酶超过正常值 3 倍则表明肝细胞有明显坏死；碱性磷酸酶和 γ- 谷氨酸转肽酶显著增高表示有淤胆表现。

四、门静脉压力的评估

目前临床评价门静脉压力最常使用的方法是肝静脉压力梯度（hepatic venous pressure gradient，HVPG），具有很好的重复性和可信性。HVPG 正常范围是 3～5mmHg，≥12mmHg 是形成静脉曲张和（或）出血的阈值。HVPG 变化对食管胃底静脉曲张的进展、破裂出血风险及非曲张静脉并发症发生和死亡有预测价值。

五、影像学检查

（一）B 型超声和超声多普勒

B 型超声和超声多普勒可了解脾大小、肝实质状态、门静脉和肝静脉开放程度及通过血流速度都可通过这项检查来评估，且可推断是否存在静脉曲张。门静脉内径≥1.3cm 通常提示有门静脉高压症的存在。通过彩色多普勒超声测定门静脉系血流方向和流量，可对手术方式的选择提供重要参考依据。

（二）食管 X 线钡餐造影

充盈时食管曲张静脉呈虫蚀状改变；排空时则表现为蚯蚓样或串珠状负影。

（三）CT 或 MRI 门静脉系血管成像

CT 或 MRI 门静脉系血管成像检查可了解门静脉系的解剖影像及血流动力学（流速和流量）改变，同时可了解肝硬化程度（包括肝体积）、肝动脉和脾动脉直径、门静脉和脾静脉直径、入肝血流多少，以及侧支血管的部位、大小及其范围。肝和门静脉系统解剖学及血流动力学状况的评估有助于指导手术方式的选择。

六、内镜

食管胃底静脉曲张的诊断依据为食管胃十二指

肠镜（esophagogastroduodenoscopy，EGD）检查。当内镜显示以下情况之一时，食管、胃底静脉曲张出血的诊断即可成立：①静脉曲张有活动性出血；②静脉曲张上敷“白色乳头”；③静脉曲张上敷血凝块或无其他潜在出血原因的静脉曲张。

静脉曲张最常见的部位见于食管下段2～5cm处。该处浅静脉缺乏周围组织的支持，易发生破裂出血；近50%门静脉高压症患者可出现食管胃底静脉曲张，其程度与肝功能损害的严重程度有关。Child-Pugh分级A级患者仅40%有静脉曲张，Child-Pugh分级C级患者则为85%。原发性胆汁性肝硬化患者在其早期，甚至在未形成肝硬化前就可出现食管胃底静脉曲张并发生曲张静脉破裂出血。HVPG＜12mmHg时，不会形成静脉曲张；HVPG≥12mmHg时，易形成静脉曲张。当HVPG≥20mmHg时易发生早期（入院第1周）再出血或不可控制的大出血，1年内病死率较高。未经治疗的患者约60%会发生迟发性再出血，多在上次出血后1～2年内发生。无静脉曲张或曲张静脉小的患者每年以8%的速度出现静脉曲张或发展成大的静脉曲张。曲张静脉出血的发生率为5%～15%。出血最重要的预测因子是曲张静脉的大小，大的静脉曲张患者出血风险最高（每年15%）。尽管40%的食管曲张静脉出血可以自行停止，但目前6周内病死率仍高达20%。胃底静脉曲张比食管静脉曲张少见，仅见于5%～33%门静脉高压症患者。

按食管静脉曲张形态及出血风险程度分轻、中和重3级。轻度（G1）：食管静脉曲张呈直线形或略有迂曲，无红色征。中度（G2）：食管静脉曲张呈直线形或略有迂曲，有红色征或食管静脉曲张呈蛇形迂曲隆起但无红色征。重度（G3）：食管静脉曲张呈蛇形纡曲隆起，且有红色征或食管曲张静脉呈串珠状、结节状或瘤样（不论是否有红色征）。

胃底静脉曲张通常根据其与食道静脉曲张的关系及其在胃内的位置分类。胃底静脉曲张是食管静脉曲张的延伸，可分为3型。1型（GOV1）静脉曲张：最常见，表现为连续并沿胃小弯伸展至胃食管交界处以下2～5cm，这种静脉曲张较直，被认为是食管静脉曲张的延伸。2型（GOV2）静脉曲张：沿胃底大弯延伸，超过胃食管结合部，通常更长、更纡曲或呈贲门部结节样隆起。3型（GOV3）静脉曲张：既向小弯侧延伸，又向胃底延伸。

孤立性胃静脉曲张（IGV）不伴有食道静脉曲张，可分为2型。1型（IGV1）：位于胃底，纡曲交织，呈串珠样、瘤样和结节样等。2型（IVG2）：十分罕见，常位于胃体、胃窦或幽门周围。若出现IGV1胃底静脉曲张时，需排除腹腔和脾静脉血栓形成。

当急性大出血时，应与胃十二指肠溃疡大出血等鉴别。

【处理】★★★△△△

治疗门静脉高压症，主要是针对食管胃底曲张静脉破裂出血进行治疗。

一、一级预防

一级预防旨在预防曲张静脉的进展和破裂出血（图16-1）。

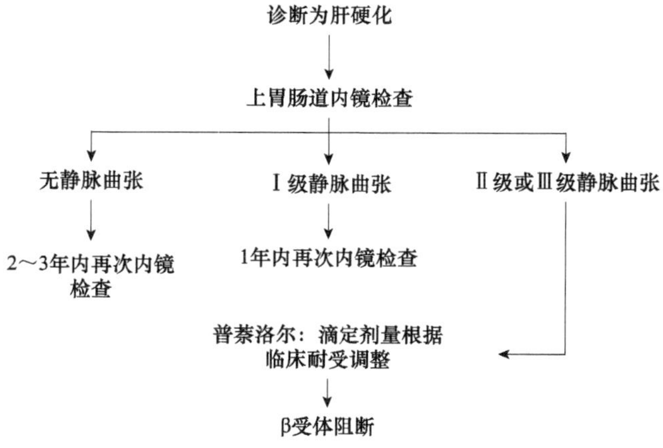

图16-1 肝硬化门静脉高压症急性大出血治疗流程

无食管胃底静脉曲张者不推荐使用非选择性β受体阻滞药治疗。轻度静脉曲张者仅在出血风险较大时（红色征阳性）推荐使用非选择性β受体阻滞药治疗。中、重度静脉曲张患者则推荐使用非选择性β受体阻滞药治疗。若出现红色征则应行内镜下套扎预防首次静脉曲张出血。非选择性 β 受体阻滞药普萘洛尔（商品名心得安）起始剂量 10mg，每 8 小时 1 次，渐增至最大耐受剂量。治疗达到以下标准时可有效预防静脉曲张破裂出血，即 HVPG 下降至 12mmHg 以下，或者较基线水平下降＞20%；静息心率下降到基础心率的 75% 或静息心率达（50～60）次 / 分。禁忌证：窦性心动过缓、支气管哮喘、慢性阻塞性肺疾病、心力衰竭、低血压、房室传导阻滞、胰岛素依赖性糖尿病、外周血管病变及肝功能 Child-Pugh C 级。硝酸酯类药物与非选择性 β 受体阻滞药和套扎治疗相比，作用较弱，不推荐单独使用。

二、急性活动性出血的治疗

（一）复苏和药物治疗

1. 补充血容量　严密观测血压、脉搏变化。维持血流动力学稳定并使血红蛋白水平维持在 80g/L 以上。血容量补足的指征：①收缩压稳定在 90～120mmHg；②脉搏＜100 次 / 分；③尿量＞40ml/h，血 Na^+ 浓度＜140mmol/L；④意识清楚或好转，无明显脱水征。输血应注意适量，切忌过量输血，过多过快地输血可使血压迅速恢复到出血前水平，导致因低血压已暂时停止出血的曲张静脉再次出血。因肝硬化患者多表现为高醛固酮血症和水盐代谢紊乱，应避免使用盐溶液，否则可促进腹水的产生。必要时可输入新鲜冷冻血浆和血小板。

2. 使用降低门静脉压力的药物　药物治疗是首选治疗手段。急性出血期禁用 β 受体阻滞药。①生长抑素及其类似物：包括十四肽［环状十四肽生长抑素（商品名施他宁）］和八肽［奥曲肽（商品名善宁）］。十四肽生长抑素首剂量 250μg 静脉推注后，持续进行 250μg/h 静脉滴注，严重者可 500μg/h 静脉滴注。八肽生长抑素则首次静脉推注 50μg，继以 50μg/h 持续输注。生长抑素及其类似物可连续使用 5 天甚至更长。②血管升压素：最强内脏血管收缩药，能减少所有内脏器官的血流，导致入门静脉血液的减少并降低门静脉压力，因有较高的心、脑血管并发症，临床较少应用。血管升压素持续静脉输注 0.2～0.4U/min，最大剂量可增加到 0.8U/min。血管升压素与血管扩张药硝酸甘油合用，可进一步减少门静脉血流量，降低门静脉压力，同时可减少血管升压素的不良反应。特利加压素是合成的血管升压素类似物，可持久有效地降低 HVPG、减少门静脉血流量，且对全身血流动力学影响较小。使用方法：首剂 2mg 静脉注射，然后 2mg 每 4 小时 1 次，若出血控制可逐渐减量至 1mg 每 4 小时 1 次。特利加压素的主要不良反应包括心脏和外周器官的缺血、心律失常、高血压和肠道缺血，最高有效剂量应用不能超过 24 小时。

（二）三腔二囊管压迫止血

利用充气的气囊分别压迫胃底和食管下段的曲张静脉，以达止血目的，有效率达 80%。虽然气囊压迫可有效地控制出血，但是再出血率较高，需与药物和内镜治疗联合使用。该管有三腔二囊，一通圆形气囊，充气 150～200ml 压迫胃底；一通椭圆形气囊，充气 100ml 压迫食管下段；一通胃腔，可行吸引、冲洗和注入止血药。三腔管压迫止血法：先将两个气囊各充气充盈，将气囊置于水下，证实无漏气后；涂上石蜡油滑润外壁，从患者鼻孔缓慢地把管送入胃内，边插边让患者做吞咽动作，直至管已插入 50～60cm 或直至没有胃内容物为止。先向胃气囊充气 150～200ml 后，轻轻将三腔管向外提拉，有轻度弹力时予以固定，或者利用滑车装置，在管端悬以重量约 0.5kg 的物品，做牵引压迫。密切观察止血效果，若仍有出血，再向食管气囊注气 100ml。放置三腔管后，观察抽出胃内容物的颜色，并用生理盐水反复轻轻地冲洗，明确有无鲜红色液体。如无鲜血，同时全身血流动力学渐趋稳定，则说明出血已基本控制。临床证实，约 50% 的患者排空气囊后又立即再次出血。其并发症（吸入性肺炎、食管破裂及窒息）的发生率达 10%～20%。使用三腔管压迫止血患者的注意事项：患者应侧卧或头部侧转，便于吐出唾液，吸尽患者咽喉部分泌物，以防发生吸入性肺炎；要严密观察，谨防气囊上滑堵塞咽喉引起窒息。放置三腔管的时间不宜持续超过 3～5 天，否则，可使食管或胃底黏膜因受压迫太久而发生溃烂、坏死、食管破裂。因此，每隔 12 小时，应将气囊放空 10～20 分钟；如有出血即再充气压迫。应注意其并发症如吸入性肺炎、气管阻塞及食管、胃底黏膜压迫坏死再出血等。应根据病情 8～24 小时放气囊 1 次，拔管时机应遵循先放气，气囊放气后观察 24 小时若无活动性出血即可拔管。

（三）内镜治疗

内镜治疗旨在预防或有效地控制曲张静脉破裂出血，并尽可能使静脉曲张消失或减轻以防止其再出血。内镜治疗包括内镜下食管曲张静脉套扎（encloscopic esophageal uarix ligantion，EVL）、经食管曲张静脉硬化剂注射（endoscopic injection sclerotherapy，EIS）和组织黏合剂等为一线疗法，疗效可靠，与生长抑素及其类似物相近。因此，食管、胃底静脉曲张破裂急性出血应首选药物和内镜套扎治疗，二者联合治疗更为有效，并发症更少。

1. EVL 和 EIS ①适应证：急性食管静脉曲张出血；手术治疗后食管静脉曲张复发；中、重度食管静脉曲张虽然无出血但是有明显的出血倾向者；既往有食管静脉曲张破裂出血史。②禁忌证：有上消化道内镜检查禁忌证者；出血性休克未纠正；肝性脑病≥Ⅱ期；过于粗大或细小的静脉曲张。③疗程：首次 EVL 后间隔 10～14 天可行第 2 次套扎治疗；每次 EIS 间隔时间为 1 周，一般需要 3～5 次。这两种治疗的最佳目标是直至静脉曲张消失或基本消失。④随访：建议疗程结束后 1 个月复查胃镜，此后每隔 6～12 个月再次胃镜复查。

2. 组织黏合剂治疗 ①适应证：急性胃底静脉曲张出血；胃静脉曲张有红色征或表面糜烂且有出血史。②方法："三明治"夹心法。总量根据胃底曲张静脉的大小进行估计，最好 1 次将曲张静脉闭塞。

（四）介入治疗

1. 经颈静脉肝内门体静脉支架分流术 经颈静脉肝内门体静脉支架分流术（transjugular intrahepatic portosystemic shunt，TIPS）能通过迅速降低门静脉压力，有效止血率达 90% 以上，具有创伤小、并发症低等特点，推荐用于食管、胃底静脉曲张大出血的治疗，适用于 HVPG＞20mmHg 和肝功能为 Child-Pugh B、C 级高危再出血患者，可显著提高生存率。①适应证：食管胃底曲张静脉破裂出血经药物和内镜治疗效果不佳者；外科手术后曲张静脉再度破裂出血者；肝移植等待过程中发生静脉曲张破裂出血者。②禁忌证：Child-Pugh 评分＞12 分，MELD 评分＞18 分，PACHEⅡ20，以及不可逆的休克状态；右心功能衰竭、中心静脉压＞15mmHg；无法控制的肝性脑病；位于第一、二肝门肝癌、肝内和全身感染性疾病。

2. 其他 经球囊导管阻塞下逆行闭塞静脉曲张术、脾动脉栓塞术及经皮经肝曲张静脉栓塞术等。

（五）手术治疗

约 20% 的患者出血常不能控制或出血一度停止后 24 小时内再度出血，经规范内科治疗无效者应进行手术治疗，可考虑施行断流术或分流术。

三、二级预防

首次食管胃底曲张静脉破裂出血停止后，1～2 年内再次出血发生率为 60%～70%，病死率高达 33%，因此预防再次出血至关重要（图 16-2）。

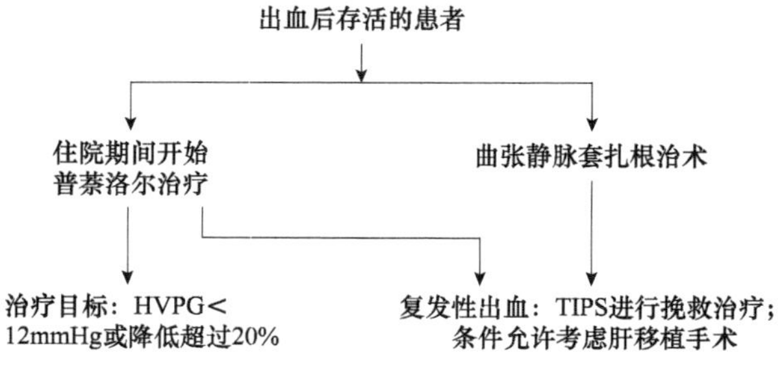

图 16-2 肝硬化门静脉高压症二级预防的外科诊疗流程

（一）药物和内镜治疗

对于未接受一级预防者，建议使用非选择性 β 受体阻滞药、EVL、EIS 或药物与内镜联合应用；一级预防用药物者，二级预防建议加行 EVL 或 EIS。治疗时机选择在食管胃底曲张静脉破裂出血控制后 1 周内实施。长效生长抑素可用于二级预防，能有效降低 HVPG。

（二）介入治疗

1. TIPS TIPS 术后分流道 1 年通畅率＞80%，同时行胃冠状静脉栓塞能够显著提高食管胃底曲张静脉出血的治疗效果。适应证：①肝功能为 Child-Pugh≥9 分无外科手术指征的食管胃底曲张静脉反复出血者；②断流术后再出血者。覆膜支架的临床应用能降低 TIPS 术后再狭窄及血栓形成率，有助于提高远期效果。TIPS 预防复发出血 6 个月内的有效率为 85%～90%，1 年内为 70%～85%，2 年内为 45%～70%，优于内镜治疗的效果。但 TIPS 后肝性脑病发生率较高，总体生存率并未因此明显改善。研究显示，TIPS 术后当天开始静脉使用门冬氨酸鸟氨酸（商品名雅博司），可有效预防术后血氨升高、降低肝性脑病发生率，同时改善基础肝功能。在目前肝供体短缺的情况下，研究证实TIPS并不能降低等待肝移植过程中再次出血的风险。目前尚无大样本病例资料证实经皮经肝曲张静脉栓塞术和球囊阻塞的逆行曲张静脉闭塞术的止血疗效明显优于TIPS，但在急救条件有限并不考虑其他治疗措施时仍是一种可供选择的治疗方法。

2．球囊阻塞逆行曲张静脉闭塞术 采用球囊阻塞胃肾分流，逆行注入硬化剂闭塞胃底静脉曲张的介入方法适用于胃底静脉曲张大出血。该方法虽然增加了门静脉入肝血流，可改善肝功能，但同时又可加重食管静脉曲张，因此选用必须慎重权衡。

四、外科手术

尽管药物和内镜治疗取得较好的疗效，但仍无法替代手术的治疗作用。

（一）断流手术

门奇静脉断流手术是通过手术的方法阻断门奇静脉间的反常血流，以达到控制门静脉高压症合并食道胃底曲张静脉破裂出血的目的。5年和10年生存率分别为91.4%和70.7%；5年和10年再出血率分别为6.2%和13.3%。腹腔镜下断流术除具有传统开腹的治疗效果外，尚可将患者的出血和创伤进一步降低，但是该手术属于风险大、技术难度高的复杂手术，不宜在短期内广泛普及。

贲门周围血管局部解剖的认识是手术成功的关键。众所周知，贲门周围的血管在解剖上可分为以下4组。

1．冠状静脉 包括胃支、食管支及高位食管支。食管支较粗，下段伴行胃左动脉，在腹膜后注入门静脉、脾静脉和门脾角，另一端在贲门下方与胃支汇合进入胃底和食管下段；胃支（又名胃右静脉）较细，沿胃小弯行走，伴行胃右动脉，一端注入门静脉或脾静脉，另一端在贲门下方进入胃底；高位食管支源自冠状静脉食管支的凸起部，距贲门右侧3～4cm处，沿食管下段右后侧行走，于贲门上方3～4cm或更高处进入食管肌层。特别需要提及的是有时还存在“异位高位食管支”，它与高位食管支都起源冠状静脉主干，有时直接起源于门静脉左干，距贲门右侧更远，在贲门以上5cm或更高处（8cm）进入食管肌层。需要注意的是，胃支和食管支汇合进入胃底的部位多在贲门下方小弯侧5cm范围内。

2．胃短静脉 一般有2～6支，伴行胃短动脉，分布于胃底的前壁，注入脾静脉。

3．胃后静脉 起始于胃底后壁，伴着同名动脉下行，在门静脉高压症时，胃后静脉的出现率为60%～80%，最后汇入脾静脉。胃后静脉多为1支，汇入脾静脉中1/3段，少数有2支分别汇入脾静脉和脾静脉上极支。

4．左膈下静脉 可单支或分支进入胃底或食管下段左侧肌层。

门静脉高压症时，上述静脉都显著扩张，高位食管支的直径常达0.6～1.0cm，彻底切断上述静脉，包括高位食管支或同时存在的异位高位食管支，同时结扎、切断与静脉伴行的同名动脉，才能彻底阻断门奇静脉间的反常血流，达到即刻而确切的止血，这种断流术称为“贲门周围血管离断术”。

该手术方式也存在着诸多不足：①贲门周围血管断流术强调彻底离断门奇静脉之间的侧支循环，但过多破坏侧支循环，反而加重门静脉血液回流障碍，引发内脏严重瘀血，特别是胃黏膜淤血、缺血加剧，增加胃黏膜出血风险。同时断离术后门静脉压力仍保持相对较高水平（与选择性分流术比较），重新形成侧支循环，特别是再次出现食管胃底静脉曲张，且有相对较多的患者出现曲张静脉破裂出血，危及生命。②继发门静脉血栓，腹腔脏器血流动力学更趋紊乱，因为断流手术结扎胃冠状静脉，致使门静脉血栓的发生率更高。鉴于以上不足，有学者提出选择性贲门周围血管离断术，其理论基础是只彻底离断引发上消化道大出血的食管胃底输入静脉，选择性保留对机体危害不大的侧支循环，特别是不离断胃冠状静脉，进而降低门静脉血栓的发生率。近年临床资料研究结果提示，这种治疗手段效果并不理想，再出血率明显高于贲门周围血管离断术。究其原因是胃冠状静脉没有被离断而导致迅速出现新的侧支循环，引发新的食管胃底曲张静脉，曲张静脉破裂出血不可避免。断流术疗效是否理想取决于能否彻底离断食管支和高位食管支。一般游离食管下端5cm食管支并予离断，而高位食管支是不可忽略的重要降低断流术后再出血的因素之一，游离食管下端8～10cm方可处理高位食管支的问题。③断流术后围术期预防门静脉血栓形成十分重要，术后密切复查血小板，若血小板＞300×10^9/L就需抗凝治疗；同时笔者认为，脾切除时分别结扎离断脾上极静脉和下极静脉，不进行门静脉主干结扎离断，可以降低门静脉血栓形成。

（二）分流术

分流术主要适应证：①门静脉成为流出道；②术

中动态测定自由门静脉压（free portal pressure，FPP），其数值在脾动脉结扎、脾切除后＞20mmHg或断流术后≥22mmHg；③食管胃底曲张静脉粗大，且数目多；④内镜及药物治疗无效或复发者；⑤门奇静脉断流术后再出血；⑥肝功能代偿良好（Child-Pugh≤8分）；⑦门静脉高压性胃病出血。主要术式包括全门体分流、部分性分流和选择性分流3类。全门体分流适合门静脉成为流出道者。部分性分流术包括限制性门腔静脉分流术、肠腔静脉侧侧分流术和传统脾肾静脉分流术，旨在将门静脉压力降低至恰好低于出血的阈值，也就是FPP值＜22mmHg（相当于HVPG＜14mmHg），从而既能有效控制食管静脉破裂出血，又能维持一定的门静脉向肝血流，以减少肝性脑病的发生率。传统的脾切除脾肾静脉分流术既能消除脾功能亢进，又能明显地降低门静脉压力的作用。脾肾静脉分流术分为完全性分流和部分性分流，具体取决于肝内阻力大小及脾静脉直径（分流口）大小。选择性分流包括远端脾肾静脉分流术、远端脾腔静脉分流术和冠腔分流术，只引流门静脉胃脾区和食管、胃底曲张静脉，达到有效控制出血的目的，但不降低门静脉压力和向肝血流。这两类术式可使90%的患者再出血得到有效控制，同时降低术后肝衰竭及肝性脑病的发生率。

1. 非选择性门体分流术 非选择性门体分流术是将入肝的门静脉血完全转流入体循环，代表术式是门静脉与下腔静脉端侧分流术，将门静脉肝端结扎，防止发生离肝门静脉血流；门静脉与下腔静脉侧侧分流术：离肝门静脉血流一并转流入下腔静脉，减少肝窦压力，有利于控制腹水形成。非选择性门体分流术还包括肠系膜上静脉与下腔静脉“桥式”（H型）分流术和中心性脾－肾静脉分流术（切除脾，将脾静脉近端与左肾静脉端侧吻合）等，但术后血栓形成发生率高。上述术式的缺点是术后肝性脑病发生率较高，约10%，甚至达30%～50%，易形成肝衰竭。这些术式破坏了第一肝门的结构，为日后肝移植造成了困难。

2. 选择性分流术 选择性门体分流术旨在保存门静脉的入肝血流，同时降低食管胃底曲张静脉的压力，以预防或治疗出血。

以远端脾－肾静脉分流术（Warren术）为代表，即将脾静脉远端与左肾静脉进行端侧吻合，同时离断门奇静脉侧支，包括胃冠状静脉和胃网膜静脉。该手术方式围术期病死率为9%，5年生存率为70%～80%，但再出血率和肝性脑病发生率分别为7%和6%。Warren术操作对患者的手术解剖条件较高，脾大不超过Ⅰ级。优点是不易产生分流口栓塞，从而降低门静脉血栓形成的风险，克服肠系膜上静脉血栓形成的缺点，避免对肾功能和全身血流动力学造成极大的危害。

3. 限制性门体分流术 目的是充分降低门静脉压力，制止食管胃底曲张静脉出血，同时保证部分入肝血流。代表术式是限制性门－腔静脉分流（侧侧吻合口控制在10mm）和门－腔静脉“桥式”（H形）分流（桥式人造血管口径为8～10mm）。前者，随着时间的延长，吻合口径可扩大，如同非选择性门体分流术；后者，近期可能形成血栓，需要取出血栓或溶栓治疗。

（三）联合手术

结合分流、断流手术特点，既能保持一定的门静脉压力及门静脉向肝血流，又能疏通门静脉系统的高血流状态，起到“断、疏、灌”作用。常见的术式有：贲门周围血管离断加肠腔静脉侧侧分流术、脾次全切除腹膜后移位加断流术、门腔静脉侧侧分流加肝动脉强化灌注术等。远期再出血率为7.7%，术后肝性脑病发生率为5.1%，显著提高了患者的生活质量和长期生存率。联合手术创伤和技术难度较大，且对患者肝功能要求高。

附加限制环、肝动脉强化灌注的门腔静脉侧侧分流术可达到理想的门静脉减压效果同时预防吻合口扩大；另外通过结扎胃左、右动静脉及胃十二指肠动脉和脾动脉（脾切除），使腹腔动脉的全部血流都供给肝动脉使之血流量明显增加，随之氧供也明显增加，肝功能得到明显的保护。因此，其对于肝血流动力学的改变趋于合理。最为重要的是通过强化肝动脉血流灌注改善肝血供，在不影响肠系膜静脉区向肝血流的情况下，相对增加来自胰腺和胃肠道的营养物质对肝的供给，明显改善术后肝纤维化程度。而结扎胃左、右动静脉及胃十二指肠动脉的手术操作不增加手术难度。

（四）肝移植

肝移植是治愈肝硬化门静脉高压症的唯一方法。主要适应证是伴有食管胃底曲张静脉出血的终末期肝病患者：①反复上消化道大出血经内、外科和介入治疗无效者；②无法纠正的凝血功能障碍；③肝性脑病。禁忌证：①肝硬化基础上进行性肝衰竭、深度昏迷；②严重脑水肿、脑疝形成、颅内压＞54cm H_2O；③心、肺功能严重受损。

【术后处理】★★★△△

术后应严密监测患者生命体征，保持引流管通畅，注意观察引流量和颜色，无血性液体引出时，于术后 3～4 天拔除引流管。拔管前应检测引流液淀粉酶含量，以排除是否存在术中胰尾部误伤。此外，应重视以下处理：①肝硬化患者肝储备功能下降，术后需积极行保肝治疗。②注意防治腹水。③术后发热，排除感染因素，则与门静脉系统血栓形成有关，非甾体消炎药物治疗有效。④肝硬化门静脉高压症不论采用何种手术方式，术后门静脉系统血栓形成率均相当高。主要为脾静脉血栓，其中 48% 合并门静脉主干及分支血栓。⑤行脾切除术后，多数患者血小板计数迅速升高，在 2 周左右达到峰值。若血小板计数＞ $800 \times 10^9/L$，应行抗凝、抗血小板治疗，可防止血栓进一步扩展。

【门静脉高压症相关问题处理】★★★△△

一、严重脾大合并明显脾功能亢进的外科治疗

严重脾大合并脾功能亢进最多见于晚期血吸虫病，也见于脾静脉栓塞引起的左侧门静脉高压症。对于这类患者单纯行脾切除术效果良好。

二、肝硬化引起顽固性腹水的外科治疗

尽管肝硬化引起顽固性腹水的确切机制尚存争议，腹水仍是门静脉高压症的一个常见特征。通过一些内科、手术及介入方法可以有效治疗慢性肝病中的腹水。如果腹水进一步发展，则应检查是否存在细菌性腹膜炎、门静脉血栓或肝恶性肿瘤。腹水的主要治疗包括限制钠摄入及利尿药治疗。如果上述治疗未起作用，患者应接受常规腹腔穿刺以抽取大量腹水且同时静脉注射 20% 人体白蛋白。尽管腹腔静脉分流术可有效控制腹水，但是会引起一些潜在风险，包括弥散性血管内凝血、败血症及心力衰竭。这种治疗方法相比于大量腹腔穿刺引流没有明显优势，且不适用于准备肝移植的患者。难治性腹水是肝移植评估的一项适应证。

TIPS 也可有效控制内科治疗无效的腹水，但许多这样的患者伴有进展期肝病且预后不良。TIPS 的直接风险是加重肝衰竭和肝性脑病，因此在进行 TIPS 之前应该征求资深肝病学家的意见。高龄患者及肾功能不全患者在接受 TIPS 治疗后情况更糟，且如果严重腹水患者适合肝移植，那么移植手术可能是比 TIPS 更好的选择。如果患者肝功能较好且伴有不对称腹水，尤其是那些肝病可以改善的患者（如可通过戒酒来改善肝功能），他们对 TIPS 耐受较好。一些研究证明 TIPS 比内科治疗联合腹腔穿刺更有效，但是患者的选择是至关重要的。一些研究表明，腹水患者接受 TIPS 治疗后生存情况和生活质量都有所改善，然而其他一些研究并没有发现这些情况。手术分流由于其高围术期病死率和脑病发生率而不再推荐用作顽固性腹水的治疗。

三、食管胃底曲张静脉破裂大出血非手术治疗失败的治疗原则

这里所说的非手术治疗包括狭义的（内科药物、物理等）方法治疗和广义的治疗（包括内镜下套扎、注射，经股动脉、颈静脉置管介入等）。那么我们面临的问题是：①是否有手术适应证和手术时机的选择；②手术方式的选择。其中手术时机的选择是最为关键的，其取决于肝储备功能的评估。

首先要确定肝功能评估的几点内容：①肝功能 Child-Pugh 分级是在 1953 年提出，其临床价值是评估门腔静脉分流术的手术风险，而不是直接评估肝储备功能，同时该分级应用的 5 项变量指标中有 2 项为主观指标，在一定程度上影响了医师判断肝储备功能，缺乏最直接和最准确的客观性。该评估系统指出适合行门腔静脉分流术应该具备的最基本肝功能。②美国器官共享网络（United Network for Organ Sharing，UNOS）分级也不是肝移植患者理想的肝功能评估法。③ 2000 年 Kamath 等提出的终末期肝病模型（model for end-stage liver disease，MELD）评分系统，其将血清总胆红素、肌酐、国际标准化比值和肝原发病这 4 项参数进行量化。因此，MELD 评分系统较为客观，能够比较精确地确定门静脉高压症患者肝移植的指征、时机和风险，但不能作为肝储备功能评估的依据。④评估肝功能的正确时机：急性大出血会对肝功能有较为严重的损害，且与出血程度成正相关，若此时评估肝功能会对外科治疗策略的制订有很大的误判，而应以急性出血控制 1 个月后复查肝功能为判断标准。通过临床实践认为，将肝体积和前白蛋白参数一并作为肝功能评价的标准：①肝体积是判断肝储备功能的重要参数。随着影像学技术不断发展，可以通过 CT 或 MRI 检查测定患者的肝体积，然后根据剩余肝体积判断肝储备功能，从而最终确定外科手术策略。若患者剩余肝质量≥900g，最佳手术方式是分流术；当剩余肝质量＜700g，肝移植是唯一有效的治疗手段，临床实践证实肝移植既能即刻通过降低门静脉压力从而解决食管胃底曲张静脉破裂出血问题，也能避免因手术打击损害肝功能诱发急性肝衰竭的风险；当剩余肝量为 700～900g，断

流术是最佳唯一的选择。因为这种手术风险小，对肝功能损害最小，最为关键的是避免急性肝衰竭发生。②前白蛋白是评估肝储备功能重要的参数，一般前白蛋白>200g/L，分流术疗效最佳，术后肝性脑病的发生率为0；但当前白蛋白为150～200g/L时，要与患者的剩余肝体积一起综合考虑治疗策略的选择，在取得最佳的止血疗效同时避免手术损害肝功能所致肝性脑病的发生；若前白蛋白<150g/L，则分流术后肝性脑病的发生率显著增加，尤其前白蛋白≤100g/L肝性脑病发生率>90%。

（周光文）

第2节 肝后型门静脉高压症

肝后型门静脉高压症，又称巴德-吉亚利综合征（Budd-Chiari syndrome，BCS），是各种原因引起的肝静脉（hepatic veins，HV）或其开口以上的下腔静脉（inferior vena cava，IVC）阻塞导致的淤血性门静脉高压和（或）IVC高压临床综合表现。1845年和1899年英国内科医师George Budd和澳大利亚病理学家Hans Chiari分别描述了本病，故称Budd-Chiari综合征。

【流行病学】★★★△△

BCS全球发病率约为1/10万。国内流行病学调查显示：山东、河南、安徽及江苏北部为高发区，主要为黄河流域下游省份，其发病率约10/10万，男女比例为1.98∶1.00，年龄2～67岁。中国、日本和印度为高发国家，西方国家发病较少。

【病因和发病机制】★★★△△

BCS病因及发病机制不明，与环境因素可能更为密切，与饮食习惯、病毒感染或先天因素等也有关。西方国家BCS患者多为各种血栓形成相关的疾病，而中国BCS患者多为肝静脉和（或）下腔静脉内膜性闭塞所致，与血栓形成有关的疾病相关性不高。

【临床表现和分型】★★★△△

目前BCS采用简单实用的分型法，即分为HV型、短段IVC型及混合型。我国BCS以IVC及HV同时阻塞的混合型最多见，HV阻塞而IVC通畅的HV型次之，短段IVC型也不少见。IVC病变和HV病变均以膜性阻塞多见，短节段闭塞次之，长节段闭塞少见，均可合并血栓形成。

以男性患者多见，男女比例约为2∶1。临床表现因不同分型而分为急性型、亚急性型和慢性型。

一、急性型

肝静脉完全阻塞所致，多为血栓形成。起病急，突发上腹部胀痛，似暴发型肝炎，肝进行性肿大，多伴有黄疸、脾大，腹水迅速增长，同时伴胸腔积液。严重者短时间内出现肝性脑病，并出现多脏器功能衰竭［肾衰竭、弥散性血管内凝血（disseminated intravascular coagulation，DIC）］和自发性细菌性腹膜炎等，数日或数周内因循环衰竭（休克）、肝衰竭或消化道出血而死亡。

二、亚急性型

肝静脉和下腔静脉同时或相继受累，同时伴有顽固性腹水、肝大和下肢水肿，体征上呈现腹壁、腰背部及胸部浅表静脉曲张，其血流方向向上，为布加综合征所特有的。严重者可有腹腔间隔室综合征（abdominal compartment syndrome，ACS）。

三、慢性型

慢性型见于隔膜型阻塞患者，病情较轻，但具特殊体征（胸腹壁粗大、蜿蜒的怒张静脉，足靴区色素沉着）。腹水可多可少，但无进展性顽固性腹水。可有颈静脉怒张，精索静脉曲张，巨大的腹股沟疝、脐疝、痔核等。

晚期患者出现顽固性腹水、食管胃底曲张静脉破裂出血或肝、肾衰竭，可出现典型的“蜘蛛人”体态。

【辅助检查】★★★△△

一、B型超声

B型超声检查可在膈面顶部、第二肝门处探测肝静脉及下腔静脉阻塞的部位和长度以确定是否为隔膜型，是首选的、有价值的、非创伤性检查。

二、肝静脉、下腔静脉、门静脉及动脉造影

血管造影是最有价值的诊断方法，常用造影手段如下。①下腔静脉造影及测压；②经皮肝穿肝静脉造影（Percutaneous transhepatic hepatic venography，PTHV）；③经皮脾穿刺门静脉造影；④动脉造影。

三、CT 和 MRI

巴德－吉亚利综合征时，CT 特异性表现是下腔静脉肝后段及主肝静脉内出现高度衰退的充盈缺损（60～70Hu）。MRI 可显示肝实质的低强度信号，提示肝淤血，同时清晰显示肝静脉和下腔静脉的开放状态，甚至可将血管内的新鲜血栓与机化血栓或瘤栓区分开来；MRI 可显示肝内蛛网样变化和肝外侧支循环。

【诊断及鉴别诊断】★★★△△

急性巴德－吉亚利综合征多以右上腹痛、大量腹水和肝大为突出症状；慢性病例多以肝大，门－体侧支循环形成和持续存在的腹水为特征；有上述临床表现者，应高度怀疑巴德－吉亚利综合征。首选无创且经济的彩色多普勒超声检查，其诊断准确率达 90% 以上，能够显示 IVC、HV 及副 HV 的具体病变类型（膜性、节段性及是否合并血栓）。多层螺旋 CT 及 MRI 检查受主观因素的影响小，能够提供解剖空间位置关系。其余影像检查如血管造影、胃镜及食管钡剂灌肠等可根据情况选择应用。

【治疗】★★★△△

西方国家 BCS 患者多采用 TIPS 甚至肝移植治疗。而在我国，由于病变以膜性病变与短节段性为主，腔内治疗已成为首选的治疗方式。对于腔内治疗失败或各种原因不宜行腔内治疗者，以及术后多次复发患者，可行外科手术治疗。常用的手术方式有贲门周围血管离断术，脾肺固定术，肠系膜上静脉和（或）下腔静脉与右心房之间的转流术，局部病变根治性切除术等。

一、HV 阻塞型 BCS

对此类患者须开通阻塞的 HV，常只需将 1 支 HV 或代偿增粗的副 HV 开通，可保证肝回心血流，肝淤血状态可得到改善。治疗宜首选各种开通狭窄或闭塞 HV 的方式（包括球囊扩张和血管内支架置入）。对肝静脉广泛闭塞患者，TIPS 采用经下腔静脉直接穿刺门静脉分支的方法，也可在一定程度上降低门静脉压力。

二、短段 IVC 型和混合型 BCS

治疗原则也仅需开通下腔静脉即可，开通 IVC 应根据病变类型选择相应的手术方法。对 IVC 膜性和（或）短节段阻塞患者，采用球囊扩张但不建议行血管内支架置入；对扩张后仍明显狭窄者或多次扩张后复发者才考虑置入血管内支架。对 IVC 膜性阻塞伴血栓形成者，导管吸栓＋溶栓联合球囊扩张术有较好的疗效。对 IVC 的节段性或全程闭塞者，常采用开通后予以球囊扩张并置血管内支架。对闭塞段较长、病变厚韧、斜膜、伴发 IVC 畸形，手术是最佳的治疗手段。

目前 BCS 的治疗策略是个体化原则，视病因、发病时间、目标血管及分型等情况仔细评估后确定最合适的治疗方案，特别是对于危重或多次手术复发的 BCS 患者，我们强调的是 BCS 个体化治疗也应包括内科治疗（如严格的抗凝治疗、腹水回输等）（表 16-3）。对自身已建立侧支循环、无严重的 IVC 或门静脉高压症状和肝功能也基本正常的患者，不具备门体分流适应证，建议内科治疗、随访观察为主，或者仅对腔内治疗较易者施行腔内治疗，避免对侧支循环的破坏。

表 16-3 布加综合征的临床分型及相应的治疗策略

类型	临床症状	治疗策略
Ⅰ型（下腔静脉型）		
Ⅰa 型	下腔静脉高压症可代偿	尝试介入开通下腔静脉，若失败则随访观察
Ⅰb 型	下腔静脉高压症失代偿	介入开通下腔静脉，若失败则外科手术治疗下腔静脉高压症
Ⅱ型（肝静脉型）		
Ⅱa 型	门静脉高压症可代偿	尝试介入开通肝静脉，若失败则随访观察
Ⅱb 型	门静脉高压症失代偿	介入开通肝静脉，若失败则外科手术治疗门静脉高压症

（待续）

（续表）

类型	临床症状	治疗策略
Ⅲ型（混合型）		
Ⅲa 型	下腔静脉高压症可代偿、门静脉高压症可代偿	尝试介入开通下腔静脉及肝静脉，若失败则随访观察
Ⅲb 型	下腔静脉高压症可代偿、门静脉高压症失代偿	尝试介入开通下腔静脉，若成功则再行介入开通或外科手术治疗门静脉高压症；若失败则仅行外科手术治疗门静脉高压症
Ⅲc 型	下腔静脉高压症失代偿、门静脉高压症可代偿	介入开通或外科手术治疗下腔静脉高压症，再尝试介入开通肝静脉，若失败则仅治疗下腔静脉高压症
Ⅲd 型	下腔静脉高压症失代偿、门静脉高压症失代偿	尝试介入开通下腔静脉，若成功则再行介入开通或外科手术治疗门静脉高压症；若失败则仅行外科手术治疗门静脉高压症

（周光文）

参 考 文 献

[1] 孙衍庆. 外科学. 北京：北京大学医学出版社，2005.

[2] 吴孟超. 吴在德. 黄家驷外科学. 7 版. 北京：人民卫生出版社，2008.

第17章　胆道疾病

第1节　成人先天性胆管囊状扩张症

【流行病学】

成人先天性胆管囊状扩张症是一种伴有胆汁淤积的外科胆道疾病。1723年Vater报道了首例胆总管囊肿，此后被相继报道。先天性胆管囊状扩张症可表现为肝内外胆管孤立的或多发的囊状扩张。Caroli于1958年详细描述了肝内胆管的囊状改变，因此，先天性胆总管囊肿等名称已经不能包括此类疾病的全部，学者们认为将其统称为囊状扩张或胆管囊肿为宜。该病较罕见，据报道发病率低于1/10万，但亚洲人群高发，且女性发病率明显高于男性。病变往往于婴儿期即可发现，但发病可见于各个年龄段，多在成年期。一般认为胆管囊状扩张症是需要外科处理的癌前病变。

【解剖学】★△△

肝内胆管起自毛细胆管，汇集成小叶间胆管，肝段、肝叶胆管和肝内部分的左右肝管。左右肝管出肝后，在肝门部汇合形成肝总管。左肝管细长，2.5～4.0cm，与肝总管之间形成约90°的夹角；右肝管短粗，长1～3cm。肝总管直径0.4～0.6cm。胆总管长4～8cm，直径0.6～0.8cm，由肝总管和胆囊管汇合而成，在肝十二指肠韧带内下行于肝固有动脉的右侧、门静脉的前方，向下经十二指肠上部的后方，降至胰头后方，再转向十二指肠降部中份，在此处的十二指肠后内侧壁内与胰管汇合，形成一略膨大的共同管道称为肝胰壶腹，开口于十二指肠大乳头。在肝胰壶腹周围有肝胰壶腹括约肌包绕。在胆总管与胰管的末段也均有少量平滑肌包绕，分别称为胆总管括约肌和胰管括约肌。

【病因学】★★★△△△

发病原因复杂，且未完全明确，较公认的病因为胆胰管汇合异常。胆胰管汇合异常是指胰管和胆管树在十二指肠乳头前出现汇合。在高达90%的胆管囊状扩张患者中发现存在这种异常。汇合后的管道流经较长一段距离，往往由于胰管内高分泌压导致胰液倒流进入胆管内，致使胆管的囊性扩张部位发生反复的炎症反应刺激。

尽管胆胰管汇合异常引起胆管损伤和囊肿形成是一个主流的假说，但不是所有胆管囊肿患者都存在胆胰管汇合异常。胆胰管汇合异常时胆管囊性扩张的发病率为21%～90%，一些存在胆胰管汇合异常的患者胆管近似正常。成人先天性胆管囊性扩张症另一个可能的原因是奥迪括约肌功能障碍，但这种假设缺乏足够多的研究资料支持。

有关家族成员中胆管囊性扩张发病情况的研究提示遗传因素与囊肿的成因无明显关联。

由于女性患者发病比例较高，目前胆管囊性扩张病理机制研究提示，性激素或子宫内分泌紊乱可能是其发病因素。

【病理学】★★★△△△

根据大体病理，较常用的分型为Alonso-Lej和Todani提出和整理的分型方式（图17-1）。Ⅰ型为胆总管囊状扩张型；Ⅱ型为胆总管憩室型；Ⅲ型为胆总管末端囊状脱垂型；Ⅳ型分为两型，其中Ⅳa型为肝外胆管多发性扩张；Ⅳb型为肝外胆管扩张合并肝内胆管扩张；Ⅴ型为肝内胆管囊状扩张。

在成年人中，组织学上炎症及内衬上皮破坏更明显。囊内出现有化生特征的腺体结构，常有慢性胆囊炎。来自成年患者的某些标本，囊壁上发现有乳头状瘤和腺癌。一些发生在CDCs内的其他类型肿瘤中也有报道，包括类癌和横纹肌肉瘤。

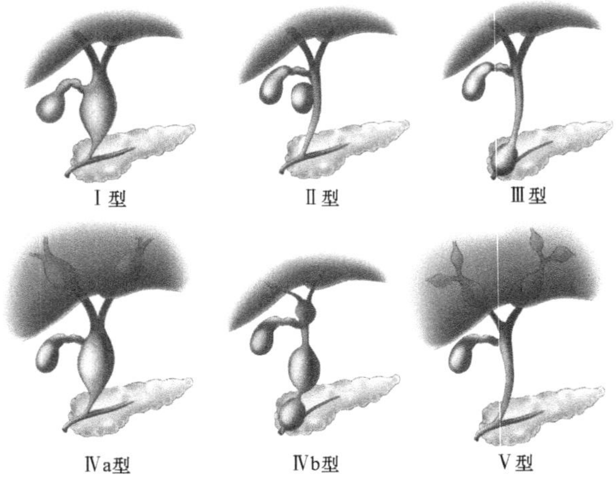

图 17-1 Alonso-Lej 和 Todani 提出的成人先天性胆管囊状扩张症病理分型

【临床表现】★★★△△

胆管囊性扩张症在成年人中可无明显的临床症状，只有不足 20% 的胆总管囊性扩张患者有初期的临床表现。

一、腹痛

一般多表现为反复发作的上腹、右上腹或脐周阵发性钝痛、胀痛或绞痛，发作时疼痛剧烈，缓解后可恢复正常。暴饮暴食、高脂饮食是腹痛发作常见的诱因。部分患者腹痛症状反复发作，可持续数月乃至数年，并伴有黄疸、恶心、呕吐、厌食等消化道症状。持续性腹痛伴发热、黄疸提示胆管炎可能；突发急性腹痛伴腹膜刺激征，常见于胆管囊性扩张穿孔。

二、腹部包块

部分患者可见腹部包块。多为右上腹部一囊性包块，上界多为肝边缘所覆盖，大小不一。有时因胆总管下端炎性水肿的消退或胆总管末端瓣状皱襞的活瓣作用，胆汁排出则囊肿变小，黄疸亦渐消退，造成囊肿大小变化，在本病的诊断上有较高的参考价值。

三、黄疸

由于胆总管远端多有不同程度狭窄，囊内感染或胰液反流常引发胆管远端黏膜水肿，管腔狭窄加重，出现梗阻性黄疸；当炎症好转，水肿消退，胆汁排出通畅，黄疸又可缓解或消退。因此黄疸呈间歇性。黄疸间隔期长短不一，严重时可伴皮肤瘙痒、粪便颜色变淡、尿色深黄。

四、发热

囊肿内感染时出现发热，体温可高达 38～39℃，亦可因炎症引起恶心、呕吐的消化道症状，以及消瘦等全身症状。

【辅助检查】★★△△△

一、生物化学检查

1. 肝功能 评价患者肝功能状态，有无黄疸、胆道梗阻及肝硬化。

2. 血淀粉酶 评价是否合并胰腺炎，淀粉酶增高还提示胆胰管汇合异常，但淀粉酶正常并不能排除胆胰管汇合异常，这点在临床上需加以注意。

3. 肿瘤标志物 癌胚抗原（carcinoembryonic antigen，CEA）、CA19-9 增高提示胆管扩张症可能发生癌变。

二、影像学检查

1. B 型超声 可以显示囊肿的形态、大小和分布。超声特异表现为肝内胆管扩张，管腔内有球状突出，扩张的胆管内有桥自胆管壁伸入管腔内，门静脉的小分支部分或全部被扩张的肝内胆管包绕。

2. 计算机体层摄影 Ⅴ型先天性胆管囊状扩张症（Caroli 病）的检查特征为注射造影剂后加强扫描可发现囊状扩张的中央点状影，称为“中央斑点征”，这相当于扩张胆管内有门静脉小分支生成并形成桥状。计算机体层摄影（computed tomograph，CT）尚可发现肝门处胆管的相对狭窄，利于术前评估和选择手术方式。

3. 放射性核素 ^{99m}Tc 扫描 排泄性肝胆造影可明确囊肿与胆管相通，并与单纯性肝内囊肿相区别。^{99m}Tc 肝扫描，Caroli 病患者肝内 ^{99m}Tc 停留时间超过 120 分钟，而多发性肝囊肿患者很快消除，显示出正常肝扫描图像。

4. 经皮肝穿刺胆管造影、经内镜逆行胰胆管造影 经皮肝穿刺胆管造影（percutaneous transhepatic cholangiography，PTC）、经内镜逆行胰胆管造影（endoscopic retrograde cholangiopancreatography，ERCP）虽然能够清晰显示肝内胆管扩张的大小、数目等，但是它们属于侵入性检查，可导致严重的并发症，诱发胆道感染。特别是 ERCP 原则上应禁忌，PTC 检查在一部分患者中可慎重使用，以明确囊肿群在肝内胆管的位置，方便制订手术方案，注意造影前后需用抗菌药物预防感染。

5. 磁共振胰胆管造影 T2序列中胆管和胰管内胆汁和胰液呈高信号，流动性血液因为流空效应而无信号，因而磁共振胰胆管造影（magnetic resonance cholangiopancreatography，MRCP）不需要造影剂就可获得良好的对比，显示肝内胆管扩张的程度、部位及有无结石存在等。文献报道MRCP对胆管扩张或狭窄的灵敏度为90%～95%，对正常肝外胆管的显示率近100%，且因为无造影剂的影响，较ERCP能更直接客观地反映生理状态下的胆胰管扩张程度，为诊断胆管囊性扩张的较好方法。

【诊断及鉴别诊断】★★★△△△

一、诊断

根据临床症状、体征及影像学表现，有典型的反复腹痛、腹部包块、黄疸“三联征”基本可以确诊。症状不典型的患者主要依靠影像学明确诊断。

二、鉴别诊断

1. 与原发性肝内胆管结石继发的肝内胆管扩张的鉴别 ①Caroli病患者的年龄较继发性肝内胆管扩张者轻，后者胆管扩张在结石或胆道狭窄继发的反复炎症中逐渐产生。②胆管憩室样扩张或多个部位的胆管扩张形态相同或相似，多为先天性扩张。③继发性肝内胆管扩张远端必定有结石或胆管狭窄，而先天性胆管扩张者只有部分伴有胆管结石或狭窄。④先天性胆管扩张胆管壁上黏膜少且管壁较薄，继发性胆管扩张则管壁较厚。⑤伴有先天性肝纤维化的胆管扩张必定为先天性胆管扩张。

2. 多发性肝内囊肿 单纯性多发性肝内囊肿与胆道不相通，PTC或^{99m}Tc HIDA造影可明确诊断。

【治疗】★★★△△△

对于成人胆管先天性囊性扩张症，目前的一致性意见是主要依靠手术方法，力求做到切除囊肿以消除病变、预防癌变和使胆胰液分流。囊肿外引流一般只用于合并急性化脓性胆道感染时的暂时性引流减压，以便创造择期性手术的条件。手术方案的制订依据囊肿的类型和伴随的肝胆系统病变而定。

一、Ⅰ型胆总管囊状扩张型

治疗方案是囊肿完整切除和肝管空肠Roux-en-Y吻合。囊肿切除去掉了胆汁淤积的源头，进行正常空肠与内衬上皮的近端胆管间的胆肠吻合。理论上，此手术方案减少了吻合口狭窄、结石、胆囊炎和囊内恶性肿瘤的发生率。黏膜对黏膜的胆肠吻合主要优势在其他胆管疾病的类似胆道重建中得到证实。手术中应额外注意完整切除胰腺段扩张的胆总管。

全腹腔镜下进行此类手术已有报道，但其可行性和长期安全性需要进一步的评估。

二、Ⅱ型胆总管憩室型

治疗方案是单纯囊肿切除。因为Ⅱ型囊肿的发生率不高，因此对它的治疗经验有限。但现有报道中描述的切除效果不错。根据与胆总管相连的囊肿径的粗细程度，可将其关闭，或者接T管为胆总管减压。结合肝管空肠Roux-en-Y吻合的切除也是很成功的，但是与单纯切除相比没有明显的临床优势。对于合并胆胰管汇合异常的Ⅱ型胆管囊肿应当合并行胆总管空肠Roux-en-Y吻合。

三、Ⅲ型胆总管末端囊状脱垂型

此型为深入十二指肠内的远端胆总管囊肿，目前仍不清楚确切病因，且与胆胰管汇合异常无关。因此，内镜下括约肌切开、囊肿去顶已经成为治疗的首选。与ERCP用于明确远端胰胆管解剖这一诊断优势相随的内镜治疗，已经取得不错的远期效果。因为主胰管的损伤是手术并发症和死亡的主要原因，所以术中副胰管的确认至关重要。在囊肿切除或括约肌成形术之前要先确认胰管在乳突处的开口。如果胰管进入囊肿的后壁，应在囊肿切除后将胆总管远端和副胰管分别与十二指肠黏膜吻合。

四、Ⅳ型多发的肝内外胆管扩张

治疗方案为肝外囊肿切除和Roux-en-Y肝管空肠吻合术。若肝内囊肿发现结石，肝内囊肿的远端有顽固性胆管狭窄，或有继发于慢性胆管炎的肝内脓肿或肝段（叶）萎缩，或存在继发的恶性肿瘤等，应合并切除病变的肝段（叶），并行切除肝段的段胆管进行胆管空肠吻合，进一步提高肝内胆汁引流的效果。

五、Ⅴ型先天性胆管囊状扩张症（Caroli病）

对局限于一个肝叶而不伴发肝纤维化的患者来说，联合肝内胆管-空肠吻合和单纯肝切除为首选的治疗方式。局灶性Caroli病发生率和病死率很低，功能恢复好。可供选择的其他治疗措施包括外置T管引流减压或通过胆总管十二指肠吻合进行内引流等。但复发性胆管炎、肝脓肿、肝内结石和癌变会使上述处理变得复杂。

多数弥漫性Caroli病患者常伴有复发性胆管炎、门静脉高压症和胃食管曲张静脉破裂出血，并可能因肝衰竭或癌症而死亡。长期的内科治疗可以改善但不能使症状根除，肝移植能为其提供最佳的成功治疗机会。Caroli病的诊断一经做出，应给予患者必要的非手术治疗，为肝移植做准备，以降低移植的技术难度和风险。

对有些单叶病变较突出的弥漫性Caroli病，现有主张行扩大的肝切除，但其远期疗效有待明确。

【预后】★★△△

先天性胆管囊状扩张经过手术治疗后，如能达到下述条件，即能获得长期治愈：胆道功能恢复正常；无胰液及胆肠反流；去除了癌变的好发部位（如囊肿壁或胆囊管）。Ⅰ型囊肿进行囊肿全切，胆道重建术后，达到了上述目的，预后良好；Ⅱ型和Ⅲ型胆总管囊肿的癌变率较其他类型低，预后佳；Ⅳ型和Ⅴ型胆总管囊肿由于肝内胆管病变无法彻底切除，常并发肝内胆管结石或癌变，预后较差。

（卢实春　张雯雯）

第2节　胆道寄生虫病

肝是人体重要的生命器官，也是一些人体寄生虫最常侵犯的脏器。肝及胆道的常见寄生虫病有阿米巴肝脓肿、肝吸虫病、胆道蛔虫症、弓形虫病、血吸虫病、肝包虫病、黑热病、弓首线虫感染和疟疾等。本章节主要讨论阿米巴性肝脓肿、肝吸虫病、胆道蛔虫症和肝包虫病。

【流行病学】

在全世界范围内，阿米巴病是导致死亡的第3大最常见的寄生虫病，1985年的文献报道，溶组织内阿米巴在全球范围内广泛分布，其感染率约为12%。感染溶组织内阿米巴的病例中，病症的表现呈现出地理区域性，可能表现为阿米巴性结肠炎或肝脓肿。阿米巴性肝脓肿目前主要发生在热带和一些发展中国家，而在发达国家多为零星散在发病。其发病率成年人为儿童的10倍，男性为女性的3～10倍。世界范围内发病高峰为20～60岁。

人对多种吸虫病易感，其中最有临床意义的是肝片吸虫和华支睾吸虫。肝片吸虫在玻利维亚（65%～92%）、厄瓜多尔（24%～53%）、埃及和秘鲁等地尤其高发，在亚洲鲜见报道。华支睾吸虫是东亚的一种地方病，在西半球无此种疾病。但由于寄生虫生存期长，来自疫源地的居民移居他处多年仍会发病。全世界的温带和热带养殖牛羊的区域都发现有肝吸虫，预计感染率为1%。多数患者呈散发状态或小范围暴发。

全球超过1/4的人口感染蛔虫，在亚洲、非洲和中美洲尤其流行。但临床发病限于有严重蛔虫负荷者，估计每年有120万～200万新发病例。大部分病例发生于热带及亚热带、贫穷、有粪便污染的地区。胆道蛔虫病是肠道蛔虫病中最严重的一种并发症。多见于6～8岁学龄儿童、农民和晚期孕妇。

肝包虫病是一种非常古老的人兽共患病。该病是一种地区性疾病，尤其见于有绵羊和狗存在的牧区。在疫区，人类的感染率与该地区的健康保健和控制的水平差异很大，从每年（0.4～196）/10万。在中国主要流行于畜牧业为主的新疆、青海、宁夏、甘肃、内蒙古和西藏等省、自治区及直辖市，且青壮年居多。

【病因与病理】★★★△△△

一、溶组织内阿米巴性肝脓肿

阿米巴分迪斯帕内阿米巴和溶组织内阿米巴2种病株，其中溶组织内阿米巴具有致病性，是引起阿米巴性肝脓肿的病原体。溶组织内阿米巴有滋养体及包囊2期，以往将滋养体分为小滋养体与大滋养体，前者寄生于肠腔中，称为肠腔共栖型滋养体；在某种因素影响下，其侵入肠壁，吞噬红细胞转变为大滋养体，称为组织型滋养体，是阿米巴性肝脓肿的致病形态。阿米巴性肝脓肿是由于溶组织阿米巴滋养体从肠道病变处通过门静脉到达肝，引起肝细胞坏死，成为脓肿，实为阿米巴结肠炎的并发症，但也可无阿米巴结肠炎而单独存在。

二、肝吸虫病

吸虫生活史复杂，按发育程序可分为成虫、虫卵、毛蚴、胞蚴、雷蚴、尾蚴、囊蚴及幼虫等8个阶段。成虫寄生在肝内胆管系统，尤其在胆管的分支，偶亦可见于胰管内。人类常因食用未经煮熟含有华支睾吸虫或肝片吸虫囊蚴的淡水鱼或虾而被感染。当人吃下被孢囊感染的鱼后，华支睾吸虫幼虫从十二指肠迁移到胆总管，一直向上直到小胆管阻止其通过为止。肝片吸虫幼虫被释放出来进入肠壁后进入腹腔，而后进入肝包膜，吞噬沿线结构进入胆道。肝吸虫虫体还可以随着胆汁的流动再次移动。排入胆管的虫卵流入肠道可从大便中检出。寄生虫的侵袭会引起胆道纤维化，严重的感染会伴有肝细胞坏死及脓肿形成。肝吸虫病与复发性化脓性胆管炎的相关。个别患者因大量成虫堵塞胆总管而出现梗阻性黄疸，甚至发生胆绞痛。慢性重复感染的严重病例可发展为肝硬化及门静脉高压。

三、胆道蛔虫病

蛔虫成虫寄生于小肠中下段，当人体全身及消化道功能紊乱，如高热、腹泻、饥饿、胃酸度降低、饮食不节、驱虫不当及手术刺激等，均可激惹虫体异常活动，进入胆道；加之蛔虫有喜碱厌酸、有钻孔习性，有胆管炎、结石及括约肌松弛等状态下，更易引起成虫钻胆。进入胆道者80%在胆管内，可为1～100条。蛔虫进入胆道后，通过机械刺激，引起括约肌强烈痉挛收缩，出现胆绞痛，尤其部分钻入者，刺激症状更频发，在其完全进入胆道或自行退出，症状可缓解或消失。进入胆道的蛔虫大多数死在胆道内，其尸体碎片、角皮、虫卵将成为以后结石的核心。蛔虫钻入胆道主要是蛔虫带入的细菌导致胆管炎症，且可引起急性重症胆管炎、肝脓肿、膈下脓肿、胆汁性腹膜炎、急性胰腺炎、胆道出血、中毒性休克，甚至死亡。

四、肝包虫病（肝棘球蚴病）

犬棘球蚴绦虫寄生在狗（终宿主）的小肠内，随粪便排出的虫卵常黏附在狗、羊的毛上，人（中间宿主）吞食被虫卵污染的食物后，即被感染。虫卵经肠内消化液作用，蚴脱壳而出，穿过肠黏膜，进入门静脉系统，大部分被阻留于肝内。蚴在体内经3周，便发育为包虫囊。包虫囊肿在肝内逐渐长大，依所在部位引起邻近脏器的压迫症状，并可发生感染，破裂播散及空腔脏器阻塞、过敏性休克等并发症。

【临床表现】★★★△△

一、肝区疼痛及肝大

肝区疼痛的性质包括胀痛、绞痛，临床上可类似肝炎或胆囊炎。阿米巴性肝脓肿症状的出现，约在阿米巴痢疾数月、数年，甚至十数年之后，亦有从未患过阿米巴痢疾的。肝区痛为本病重要症状，常呈持续性钝痛，深呼吸以体位变更时加剧。蛔虫钻入胆道，刺激胆总管的壶腹部括约肌，使之产生痉挛性收缩，因此，患者出现剑突下突发性剧烈绞痛、疼痛持续时间不等，而疼痛过后可如常人，这是胆道蛔虫症状的特点。患者腹痛的程度和体征不相符，常常腹痛剧烈，但体征轻微。

肝大的程度随病种及病程而异，一般为轻度至中度肿大，病程愈长则肝大愈明显。病程较长的阿米巴性肝脓肿或肝包虫病，肝大十分明显，临床上有时可被误诊为肝癌。肝包虫病中肝区多能扪及圆形、光滑、弹性强的囊性肿物。当囊腔＞10cm，因子囊互相撞击或碰撞囊壁，常有震颤感，称包囊性震颤。若囊腔钙化，可触及质地坚硬的实质性肿块。有时脾也可肿大。

二、黄疸

寄生虫成虫堵塞胆管、囊肿压迫周围胆道可以发生梗阻性黄疸。黄疸、发热、腹痛是典型化脓性胆管炎的症状，结合患者居住地和饮食不洁史，应考虑寄生虫病的因素。

三、全身性征象

一些全身性寄生虫病如疟疾、黑热病等，除肝大外尚可有全身性症状如发冷、发热、贫血等，以及消化道症状如腹胀、食欲缺乏、腹泻等。当合并感染时，患者可出现畏寒、发热。如阿米巴性肝脓肿以不规则发热、盗汗等症状，或者以突然高热、恶寒开始。热型以间歇型或弛张型居多，体温大多晨低，午后上升，傍晚达高峰，夜间热退时伴大汗，可持续数月直至做出诊断。肝包虫病破入腹腔，除发生腹膜炎外，由于囊液内所含毒白蛋白，常致变态反应，重者休克。

【辅助检查】★★△△△

一、病原学

溶组织内阿米巴性肝脓肿行粪便检查少数患者可查获溶组织阿米巴。血清学检查同阿米巴肠病，抗体阳性率可达90%以上。阴性者基本上可排除本病。聚合酶链反应（polymerase chain reaction，PCR）检查可以确定穿刺液中阿米巴原虫的存在。

从粪便中寻找肝吸虫虫卵是肝吸虫病确诊的重

要方法。针对血清虫体小片抗原有特异性的 IgG 抗体可经血清学检测，阳性率高达 97% 以上。

血清免疫学通过酶联免疫吸附试验（enzyme linked immunosorbent assay，ELISA）或印迹试验（blotting）可检验患者血清中肝包虫的抗原抗体，阳性率高，可用于确诊。

二、其他实验室检查

1. 血常规检查 阿米巴性肝脓肿急性期白细胞总数中度增高，中性粒细胞计数增加约 80%，有继发感染时更高。病程较长时白细胞计数大多接近正常或减少，贫血较明显，红细胞沉降率增快。患者末梢血液中嗜酸性粒细胞数可明显增高，因而白细胞计数也增多，其程度往往因虫种而异，一些在人体内不适应或不能成熟的虫体，其所引起的嗜酸粒细胞增多尤为明显，如肝吸虫病、犬（猫）弓首线虫感染等。

2. 肝功能检查 碱性磷酸酶增高最常见，胆固醇和白蛋白大多降低，其他各项指标基本正常。严重胆管炎或肝功能异常时可出现肝酶学异常。

三、影像学检查

1. B 型超声 显像敏感性高，但与其他病灶鉴别较困难，需结合病史或病原学作动态观察。阿米巴性肝脓肿多发生于肝周围接近肝包膜区域，大小为 2～21cm，脓肿边缘和周围肝实质分界清晰，伴远端回声增强。肝包虫病囊肿呈圆形或类圆形，壁较厚，边界清楚、光整，囊内可见子囊，其中可见光环、光团或活动光点。

2. 磁共振成像和多排螺旋 CT 不能增加超声检查的准确性，在非典型和慢性病例中可能有一定的价值。在肝包虫病和单纯性肝脓肿的鉴别诊断上，这两种影像学检查更有优势。肝包虫病的囊性病变边界清楚、光整，囊壁及囊内分隔有增强效应；大的囊腔内可见分房结构或子囊（囊内囊），子囊的数目和大小不一，子囊主要分布在母囊的周边部分呈车轮状；囊壁可见钙化，呈壳状或环状，厚薄可以规则。

3. X 线静脉胆道造影和经内镜逆行胰胆管造影 X 线静脉造影时胆道在造影剂注射 5 分钟后就会显影，45 分钟后为显影最佳状态，60 分钟以后造影剂会逐渐地排出而影响显影的效果，因此，最好选在造影剂注射 1 小时内拍片，蛔虫的发现率约为 50%。经内镜逆行胰胆管造影（endoscopic retrograde cholangiopancreatography，ERCP）可从十二指肠乳头内注入造影剂，可获得清晰的影像见到虫体，可协助诊断。

【诊断及鉴别诊断】★★★△△△

一、诊断

阿米巴性肝脓肿诊断的主要根据居住地发病率、饮食不洁史，结合典型临床表现可做出诊断，获得病原学证据可以明确诊断。

胆道系统寄生虫病的诊断应特别注意：①地区。寄生虫病属于地方病，并受传播媒介及中间寄主分布的影响，因而具有一定分布的流行区，如血吸虫病主要流行在长江沿岸及以南的一些省市，包虫病则主要见于牧区。②接触疫源史。如在肝吸虫病流行区有生食或食入不熟淡水鱼史者，则有可能感染肝吸虫病。

二、鉴别诊断

1. 细菌性肝脓肿 常先有胆道、阑尾等化脓性疾病史，发病急骤，常伴明显脓毒症状，白细胞计数尤其中性粒细胞显著增高，超声显示不少为多发性脓肿，穿刺所得脓液常呈黄白色、有臭味，涂片或培养有菌，常有转移性脓肿出现。与继发细菌感染的阿米巴性肝脓肿颇难鉴别。

2. 肝囊肿 肝囊肿伴感染者通常难以鉴别，需充分考虑病史和接触史，超声显像与穿刺所得脓液的特征有助于鉴别。

3. 原发性肝癌 合并癌中心坏死液化伴肿瘤热者宜细心鉴别，尤其是阿米巴性肝脓肿尚未十分成熟，即未完全液化者，颇难鉴别。在此类伴未完全液化病灶的对象，肝穿刺宜谨慎。但结合肝炎、肝硬化与乙型肝炎病毒感染背景，AFP 阳性，超声显像显示占位性病变周围有晕圈等，鉴别尚有可能。寄生虫性肝囊肿 / 肝脓肿经药物治疗后发热减退不能完全排除肝癌，应仔细分析，有时需短期随访观察其动态变化。

【治疗】★★★△△△

一、药物治疗

1. 抗阿米巴药物 首选甲硝唑（灭滴灵），因其高效、安全，并有抗厌氧菌作用，使多数患者可免除穿刺抽脓，治愈率达 70%～90%。氯喹（氯化喹啉）、吐根素亦有较高疗效，但毒性较大，可作为甲硝唑的替换药物。甲硝唑治疗反应不明显时可加用依米丁，作为最早的抗阿米巴药物，其主要浓集于肝。合并细菌感染者可选相应抗菌药物。

2. 肝片吸虫 药物的选择是三氯羟醋苯胺，10mg/（kg·d），口服，12小时后重复给药。据报道治愈率达90%，没有明显的不良反应。不良反应包括反复恶心、上腹部不适、腹泻和光变态反应，2～3周后会逐渐缓解。依米丁和氯喹短期内效果良好，但对远期或临床难于诊断的病例效果有限。复发是必然的，因为这些药物对寄生虫本身无作用。

3. 华支睾吸虫病 吡喹酮为目前首选的药物，每天25mg/kg，分2次服用，连服2天。治疗后3个月粪便虫卵阴转率达90%以上。具有疗程短、疗效高、毒性低、反应轻及在体内吸收、代谢、排泄快等优点。少数病例在服用时出现头晕、头痛、乏力、恶心、腹痛和腹泻等不良反应，24小时后可减轻或消失。一般治疗量对肝、肾无明显损害。个别患者可有期前收缩、心律失常等。

4. 胆道蛔虫病 ①解痉镇痛药物：常用药物有阿托品、山莨菪碱（654-2）、维生素K_3等，可解除平滑肌痉挛引起的绞痛。绞痛剧烈，在诊断明确时可配合应用杜冷丁、异丙嗪、苯巴比妥等。②驱虫药物：阿苯达唑（400mg/d顿服，12岁及以下小儿减半，2岁以下小儿不宜服用）、左旋咪唑（1.5～2.5mg/kg，空腹或睡前顿服，小儿2～3mg/kg，2岁以下小儿禁用）为首选。这些药物对妊娠妇女的安全性尚未被确定，应慎用。③其他：蛔虫在酸性环境下活动减弱，可服用醋及酸性药物。利胆药物可帮助虫体排出。急性期治疗成功后，应复查粪便以确认感染已根除。

二、经皮肝穿刺抽脓

经皮肝穿刺抽脓为阿米巴性肝脓肿极重要的有效治疗手段，甲硝唑应用后，多数已无需穿刺抽脓，只在如下情况可能被保留使用：①血清学阿米巴诊断不明确、不能获得或不能及时获得，且需要与细菌性肝脓肿相鉴别；②不能行阿米巴药物的治疗（如妊娠）；③怀疑有继发细菌感染；④常规治疗后，如果发热腹痛仍然持续，超过3～5天，穿刺可以明显改善症状；⑤破裂风险大的极大脓肿，特别是位于左肝的近心脏的脓肿可能破入心包。必要时放置经皮穿刺引流管。

三、手术治疗

1. 肝包虫病 手术的原则是清除内囊，防止囊液外溢，消灭外囊残腔，预防感染。具体手术方法依包囊大小，有无胆瘘和感染或钙化决定。术前可静脉滴注氢化可的松100mg，以防术中囊液不溃入腹腔引起过敏性休克。

手术可分为两类：根治性手术和保守性手术。前者主要指囊肿的完整切除，内囊摘除术是临床上最常用的方法，适用于无感染的病例。后者指囊内容物的清除和原头蚴的灭活。尚无这两类手术的前瞻性随机研究，两类手术各有利弊。术中应避免医源性囊肿穿孔破裂，注意用杀原头蚴试剂（20%高渗盐水、氯己定、无水乙醇）的纱布垫保护周围组织。肝部分切除或肝叶切除术，适用于囊壁钙化、内囊不易摘除、病灶局限于可切除肝叶或肝段的多个囊肿，或者囊腔较大经过引流后囊腔难以闭合者。

2. 其他寄生虫病导致的肝外胆道和胆囊疾病 可以通过外科手术治疗的方式解决，适应证有：①合并急性化脓性胆管炎、胆囊炎，非手术治疗中病情恶化者；②合并肝脓肿、胆道出血、腹膜炎、败血症和中毒性休克者；③合并有急性胰腺炎或胆道蛔虫与结石并存者；④非手术治疗5～7天不能缓解并有病情恶化者。术中通常大量盐水冲洗脓腔，留置引流管非常必要。

【预后】★★△△

随着卫生状况、保健体系的改善，胆道系统寄生虫的发病率、病死率明显下降。微创治疗可以提高患者的生存率。

（卢实春 张雯雯）

第3节 胆 石 症

胆石症包括发生在胆囊、肝内胆管和肝外胆管的结石，是常见病和多发病。

【流行病学】

胆囊结石是慢性胆囊炎最常见的危险因素，慢性结石性胆囊炎占所有慢性胆囊炎的90%～95%；慢性非结石性胆囊炎则不常见，占所有慢性胆囊炎的4.5%～13.0%。有文献报道，我国慢性胆囊炎、胆囊结石患病率为16.09%，占所有良性胆囊疾病的74.68%。根据国外资料，在接受胆囊切除术的患者中，慢性胆囊炎占92.8%，女性多于男性（79.4% *vs.*

20.6%），发病高峰在50岁左右，各年龄段所占比例20～30岁占12.1%，30～40岁占18.0%，40～50岁占30.7%，50～60岁占20.4%，60～70岁占12.2%。随着生活水平的提高，饮食习惯的改变，卫生条件的改善，我国的胆石症已由以胆管的胆色素结石为主逐渐转变为以胆囊的胆固醇结石为主。

肝胆管结石病即原发性肝胆管结石特指始发于肝内胆管系统的结石，不包括胆囊内排降并上移至肝内胆管的结石，也不包括继发于损伤性胆管狭窄、胆管囊肿、胆管解剖变异等其他胆道疾病所致胆汁淤滞和胆道炎症后形成的肝胆管结石。肝胆管结石病是我国的常见病，在华南、西南、长江流域及东南沿海等广大区域尤为多见。由于其病变复杂、复发率高且常引起严重的并发症，此病成为我国良性胆道疾病死亡的重要原因。

胆总管结石多位于胆总管的中下段。随着结石增多、增大和胆总管扩张、结石堆积或上下移动，常累及肝总管。胆总管结石的含义实际上应包括肝总管在内的整个肝外胆管结石。胆总管结石的来源分为原发性和继发性。原发性胆总管结石为原发性胆管结石的组成部分，它可在胆总管中形成或原发于肝内胆管的结石下降落入胆总管。继发性胆总管结石是指原发于胆囊内的结石通过胆囊管下降到胆总管。国内报道胆囊及胆总管同时存在结石者占胆石病例的5%～29%，平均18%。在1983—1985年全国胆石症患者调查研究中，胆囊及胆总管均有结石者占胆石病患者的11%，占胆囊结石病例的20.9%；而在1992年的调查中这两个数据分别为9.2%和11.5%。在1992年的调查中，全国4197例肝内胆管结石病例同时存在肝外胆管结石者占78.3%。国外报道胆囊结石患者的胆总管含石率为10%～15%，并随胆囊结石病程延长，继发性胆总管结石相对增多。

我国胆石症的流行病学在近半个世纪发生了明显的变化。20世纪50年代关于胆道外科的相关疾病报道中，2398例胆石病患者中，49.3%为胆管结石。我国南方地区和农村的原发性胆管结石发病率要比西北地区和城市的发病率高。20世纪80年代以后，胆囊结石逐渐成为胆石症中最常见的疾病，复杂难治的原发性肝胆管结石的比例在逐渐下降，在1992年的一次全国性胆石症患者调查研究中，胆囊结石患者的比例已经接近80%，而胆管结石的比例下降至5%左右。胆石症在我国20世纪80年代以后发病率和病死率已明显降低，这与生活水平提高、饮食结构改变和卫生条件改善密切相关。

【解剖学】★△△

肝内胆管起自毛细胆管，汇集成小叶间胆管，肝段、肝叶胆管和肝内部分的左右肝管。左右肝管出肝后，在肝门部汇合形成肝总管。左肝管细长，为2.5～4.0cm，与肝总管之间形成约90°的夹角；右肝管短粗，长1～3cm。肝总管直径0.4～0.6cm。胆总管长4～8cm，直径0.6～0.8cm，由肝总管和胆囊管汇合而成。胆囊是部分腹膜间位脏器，位于肝Ⅳb和Ⅴ段的下方，毗邻肝门部各管道结构。胆总管在肝十二指肠韧带内下行于肝固有动脉的右侧、肝门静脉的前方，向下经十二指肠上部的后方，降至胰头后方，再转向十二指肠降部中份，在此处的十二指肠后内侧壁内与胰管汇合，形成一略膨大的共同管道称肝胰壶腹，开口于十二指肠大乳头。在肝胰壶腹周围有肝胰壶腹括约肌包绕。在胆总管与胰管的末段也均有少量平滑肌包绕，分别称为胆总管括约肌和胰管括约肌。

【病因与病理】★★★△△△

一、病因学

（一）胆囊结石

与多种因素有关，任何影响胆固醇与胆汁酸浓度比例和造成胆汁淤滞的因素都能导致结石形成。个别地区和种族的居民、女性激素、肥胖、妊娠、高脂肪饮食、长期肠外营养、糖尿病、高脂血症、胃切除或胃肠吻合手术后、回肠末段疾病和回肠切除术后、肝硬化、溶血性贫血等因素都可引起胆囊结石。在我国西北地区的胆囊结石发病率相对较高，可能与饮食习惯有关。胆总管结石一般继发于胆囊结石和肝内胆管结石。

（二）肝胆管结石病

肝胆管结石病病因目前还不完全清楚。肝内结石的形成与胆道慢性炎症、细菌感染、胆道蛔虫、胆汁淤滞和营养不良等因素有关。胆管内慢性炎症是导致结石形成的重要因素，胆汁淤滞是结石形成的必要条件。胆流滞缓并有胆道慢性炎症最易形成肝内胆管结石。肝的胆固醇合成上调、胆汁酸合成下调，可能是引起肝胆汁中胆固醇过饱和而导致高胆固醇结石形成的原因之一。奥迪括约肌异常在肝内胆管结石的成因中作用不大。

在肝胆管结石病的病变范围内肝组织发生萎缩，

而正常肝组织增生肥大，形成肝萎缩－增生性改变即萎缩－增生复合征。这一病理特征对于正确判断肝胆管结石的病变部位和选择合理治疗方法具有重要意义。

（三）原发性胆管结石

原发性胆管结石病因和形成机制尚未完全明了。目前研究认为这种结石的生成与胆道感染、胆汁淤滞、胆道寄生虫病有密切关系。结石外观多呈棕黑色、质软、易碎、形状各异、大小及数目不一。有的状如细沙或不成形的泥样，故有“泥沙样结石”之称。这种结石的组成是以胆红素钙为主的色素性结石。经分析其主要成分为胆红素、胆绿素和少量胆固醇及钙、钠、钾、磷和镁等矿物质和多种微量元素。在矿物质中以钙离子的含量最高并易与胆红素结合成胆红素钙。此外尚有多种蛋白质及黏蛋白构成网状支架。有的在显微镜下可见寄生虫的壳皮、虫卵和细菌聚集等。

二、病理学

（一）胆囊结石

胆囊可见内结石，可出现合并胆总管结石或合并胆囊壁内结石。结石部分为泥沙样、胆固醇结石、混合性结石和胆色素结石。胆囊壁出现程度不等的慢性胆囊炎症改变，胆囊黏膜上皮细胞可出现程度不等的变性、坏死、修复及增生改变。胆囊黏膜上皮可观察到单纯性增生、低级别和高级别上皮内瘤变等形态的过渡改变，甚至可能观察到意外胆囊癌。

（二）肝内胆管结石

肝内胆管的胆红素钙结石主要由胆红素、胆固醇、脂肪酸和钙组成。它常表现为胆管树的广泛扩张，主要是含结石的胆管和其周围分支，以及结石远端胆管的狭窄病损。结石所在的胆管组织病理学改变可分为慢性增生性胆管炎、化脓性胆管炎和慢性肉芽肿性胆管炎。受累的肝实质部分常显示萎缩性改变。当影响整个肝时，肝内胆管结石患者可进展为胆汁性肝硬化和门静脉高压。肝内胆固醇结石主要含有胆固醇，呈黄色，小且硬。泡沫细胞聚集和多形核巨细胞是肝内胆固醇结石的特征性表现。肝内胆管结石有时与胆管癌相关，可能是胆汁淤滞的慢性刺激、寄生虫感染或结石的存在，导致上皮细胞的腺瘤样增生，随后发生胆管癌。但这种因果关系是推测性的。

（三）胆总管结石

本症可能引起的病理变化基本上取决于两个因素。①梗阻是否完全：视结石的大小和部位而有不同，亦与胆总管括约肌的功能状态有关。②有无续发感染：常视结石的成因和性质而异，其炎症的范围和严重性亦有甚大差别。

结石引起的胆总管阻塞通常是不完全或间歇性的，因为结石在胆道内可以移动或滑动；但有时也可造成完全性的急性梗阻。自胆囊进入胆总管的继发性结石虽然体积较小，但是所引起的梗阻常呈急性，特别是当结石嵌顿在壶腹部时，可能造成一时性的完全梗阻。相反，如为胆总管原发性结石，因为逐渐长大，胆总管随之代偿性扩张，所以虽然结石可以增长到较大的程度，但一般不引起完全梗阻。这与结石所处的部位有关，胆总管中段的结石一般仅有不完全梗阻，但嵌顿在壶腹部或阻塞在肝管内的结石有时可引起完全性梗阻。结石阻塞胆总管后，胆汁的排出首先将受到障碍，于是通过肝细胞泌入的胆红素将重新回入血液中，形成阻塞性黄疸。如阻塞是属完全性或长期性，由于胆道内的压力增高，不仅胆总管有增厚扩大，而且将进一步影响胆汁分泌，造成肝细胞损害。长时期的胆道阻塞也可以使肝内的毛细胆管发生扩张，肝细胞发生坏死，胆管周围有纤维组织增生，形成胆汁性肝硬化。此外，胆总管阻塞后由于胆汁滞留，在阻塞部位以上的胆总管内极易发生继发性感染。当然感染的来源不仅是胆汁，与结石的成分和性质亦有关。例如，继胆道寄生虫病而形成的结石多数含有细菌，它本身就有感染的因素。感染的范围和严重性亦有甚大差别，它可以仅限于胆总管，形成一般的急性胆管炎；也可以上升累及肝内毛细胆管和肝组织，形成毛细胆管炎、肝炎甚至肝脓肿；或者如结石嵌顿在壶腹部者，由于共同通路的阻塞激发急性胰腺炎。感染的程度取决于病程的长短和胆道有无梗阻及程度。

【临床表现】★★★△△

一、临床症状

（一）胆囊结石

1. 腹痛 腹痛是最常见的症状，发生率为84%。腹痛的发生常与高脂、高蛋白饮食有关。患者常表现出发作性的胆绞痛，多位于右上腹，或者出现钝痛，可放射至背部，持续数小时后缓解。胆囊结石伴胆囊炎典型体征为Murphy征，即触摸右上腹时吸气暂停，胆管结石Murphy征常为阴性。

2. 消化不良 消化不良是常见表现，占56%，又称胆源性消化不良，表现为嗳气、饱胀、腹胀和恶心等消化不良症状。

3. 体格检查 体格检查可检出右上腹压痛。

4. 常见并发症 当出现胆囊炎急性发作、胆源性胰腺炎时，可观察到急性胆囊炎和急性胰腺炎相应的症状和体征，如黄疸、发热等；Mirizzi 综合征的表现与胆总管结石类似，无特异性；胆石性肠梗阻则以肠梗阻表现为主。

5. 无症状胆囊结石 随着超声技术的广泛应用，胆囊结石常可在常规健康体检中被偶然发现，患者既无明显症状又无阳性体征，但在将来可有部分患者出现症状。

（二）肝胆管结石

肝胆管结石病的病程长而复杂，可出现多种严重并发症，故其临床表现是复杂多样的，其复杂程度主要取决于主要肝管和肝外胆管结石梗阻是否完全、合并胆道感染的严重程度、肝的病变范围、肝功能损害程度及并发症类型等。

肝胆管结石病的基本临床表现可分为 3 型。

1. 静止型 患者无明显症状或症状轻微，仅有上腹隐痛不适，常在体检时被发现。

2. 梗阻型 表现为间歇性黄疸、肝区和胸腹部持续性疼痛不适、消化功能减退等胆道梗阻症状。双侧肝胆管结石伴有肝胆管狭窄时可呈持续性黄疸。

3. 胆管炎型 表现为反复发作的急性化脓性胆管炎。急性发作时出现上腹部阵发性绞痛或持续性胀痛、畏寒、发热、黄疸；右上腹压痛、肝区叩击痛、肝大并有触痛等，严重者可伴脓毒症表现；外周血白细胞和中性粒细胞显著升高，血清氨基转移酶急剧升高，血清胆红素、碱性磷酸酶、γ- 谷氨酰转肽酶升高。一侧肝管结石阻塞合并急性肝胆管炎时，可无黄疸或黄疸较轻，血清胆红素处于正常水平或轻度升高，发作间歇期无症状或呈梗阻性表现。

当发生各种严重并发症时可出现肝脓肿、胆道出血、胆汁性肝硬化、门静脉高压症及肝胆管癌等相应临床表现。

（三）胆总管结石

胆总管结石的临床表现取决于胆管的梗阻程度和有无感染，多数患者有过一次或多次急、慢性胆囊炎发作史或胆道蛔虫病史，在一次剧烈的胆绞痛后出现黄疸，表示结石进入胆总管或在胆总管内形成后发生嵌顿和阻塞。患者发作时多无腹肌强直，但上腹部或右上腹可有轻度触痛。肝大，质地坚实，稍有触痛，但一般胆囊多不可扪及。脾有时也可大，多数患者黄疸明显，病容憔悴，神情抑郁，时有消瘦现象。有并发症时则有相应的体征如黄疸和休克征等。

【临床分型】★★★△△△

根据结石在肝内的分布、相应肝管和肝的病变程度及合并肝外胆管结石的情况分为 2 个主要类型和 1 个附加型。Ⅰ型：区域型，结石沿肝内胆管树局限性分布于一个或几个肝段内，常合并病变区段肝管的狭窄及受累肝段的萎缩。临床表现可为静止型、梗阻型或胆管炎型。Ⅱ型：弥漫型，结石遍布双侧肝叶胆管内，根据肝实质病变情况，又分为 3 种亚型。Ⅱa 型：弥漫型不伴有明显的肝实质纤维化和萎缩。Ⅱb 型：弥漫型伴有区域性肝实质纤维化和萎缩，通常合并萎缩肝区段主肝管的狭窄。Ⅱc 型：弥漫型伴有肝实质广泛性纤维化而形成继发性胆汁性肝硬化和门静脉高压症，通常伴有左右肝管或汇合部以下胆管的严重狭窄。E 型：附加型，指合并肝外胆管结石。根据奥迪括约肌功能状态，又分为 3 个亚型。Ea：奥迪括约肌正常。Eb：奥迪括约肌松弛。Ec：奥迪括约肌狭窄。

【辅助检查】★★△△△

一、生物化学检查

（一）肝功能检查

胆道梗阻时，肝功能检查提示胆红素、碱性磷酸酶和 γ- 谷氨酰转肽酶升高。氨基转移酶可升高，伴有胆管炎时会显著升高。

（二）其他

合并急性感染时可出现以中性粒细胞升高为主的白细胞升高，提示细菌感染。长期胆道阻塞可以导致脂溶性维生素（A、D、E 和 K）减少，凝血酶原时间延长。

二、影像学检查

（一）B 型超声

B 型超声一般作为首选检查。它能为临床诊断提供线索，但不能作为外科手术的全部依据。在决定行外科手术治疗前需要做其他影像学检查。在手术中做 B 型超声检查，对于明确结石部位、引导取石和判断有无结石残留具有重要价值。B 型超声在引导经皮肝穿刺胆管造影（percutaneous transhepatic cholangiography，PTC）方面也有重要作用。但B型超声不能提供胆管树的整体影像，且难以显示胆管狭窄部位和合并的肝外胆管下端结石。

（二）计算机体层摄影

CT可全面显示肝内外胆管结石分布、胆管系统扩张和肝实质的病变，对肝胆管结石具有重要的诊断价值。系统地观察各层面CT成像，可获取肝内胆管系统的立体构象及肝内结石的立体分布情况。CT与B型超声联合应用，一般能为手术方案的制订提供可靠的依据。但CT一般难以直接显示胆道狭窄部位，也不能发现不伴有明显胆管扩张的细小结石及密度与肝实质相似的结石。

（三）磁共振成像

磁共振成像（magnetic resonance imaging，MRI）结合MRCP可以多方位显示肝内胆管树，可准确判断肝内结石分布、胆管系统狭窄与扩张的部位和范围及肝实质病变。MRI为无创性胆道影像诊断方法，并兼具断层扫描及胆道成像的优点，对肝胆管结石的诊断价值优于CT和胆道直接造影方法。但MRI对结石图像显示不如CT和B型超声清晰，对狭细胆管的显示亦不如胆管直接造影清晰准确。

（四）内镜逆行胆总管胰腺造影术和经皮肝穿刺胆道造影

内镜逆行胆总管胰腺造影（endoscopic retrograde choledochopancreatography，ERCP）、PTC、手术中或经手术后胆道引流管造影是诊断肝胆管结石的经典方法。它们能清晰显示结石在肝内外胆管的分布、胆管狭窄和扩张及胆管的变异等。一个完整清晰的“胆管树”影像可作为制订外科手术方案的重要依据。对CT和B型超声易误诊的软组织密度结石、泥沙样结石及胆总管十二指肠段和胰腺段的结石，采用上述胆道直接显像方法可获准确诊断。但胆道直接显像仅能显示肝管内病变，不能直接显示肝管壁及肝实质病变，需结合CT或B型超声检查才能全面评估病变范围和性质。ERCP能显示阻塞部位下游的胆管，而PTC能显示阻塞部位上游的胆管，特别是二级肝管分支不显示易被忽视而造成漏诊，需联合PTC和ERCP或做多点选择性PTC方可获得完整的胆管树图像。这些胆道直接造影方法均属侵入性诊断方法，有诱发急性胆管炎等并发症的可能性，因此，应安排在临近手术前或术中进行，而对于近期有胆管炎发作的病例，术前应避免做此类造影检查。在当前B型超声、CT及MRCP等非侵入性诊断技术日臻完善的条件下，肝胆管结石的术前诊断应以联合应用B型超声、CT和（或）MRI为主；ERCP和（或）PTC等侵入性直接胆道显像检查非必须。

【诊断及鉴别诊断】★★★△△△

一、诊断

根据影像学，结合胆石症的症状和体征是诊断的重要依据。

二、鉴别诊断

（一）急性或慢性胃炎

急性或慢性胃炎可以表现为由轻到重的各种不典型上腹部不适或疼痛的症状。很多胆囊结石引起的疼痛部位不在右上腹，而在上腹部正中部位，因此很容易被误诊为胃炎。

（二）消化性溃疡

如果有消化性溃疡的病史，上腹痛与饮食规律有关。胆囊结石及慢性胆囊炎疼痛多发生在餐后，尤其在油腻饮食后。

（三）胆道良恶性肿瘤

引起腹痛、黄疸、发热等情况时，需与胆道良恶性肿瘤相鉴别。主要依靠影像学、肿瘤标志物等。必要时应行腹腔探查明确诊断。

（四）传染性肝炎

传染性肝炎患者有传染源的接触史。在出现腹痛和黄疸以前常有明显的先驱症状如全身乏力、食欲不振等。腹痛为肝区的钝痛，多不放射。黄疸出现迅速而消退比较缓慢，程度深浅不定，凡登白试验呈双相反应。本症患者起病初期有体温升高，但白细胞的增减不定，淋巴细胞常有增加。肝功能试验在病变初期有明显减退，颇为突出。

（五）胆道蛔虫病

胆道蛔虫病患者年龄一般较轻，多在30岁以下。发病突然，绞痛剧烈，有阵发性加剧且有特殊钻顶感。发作时常伴有恶心呕吐，常可吐出蛔虫。黄疸一般多不明显，除非至病程晚期，通常亦无寒战发热、肌紧张等表现。

（六）胰头癌

胰头癌患者年龄一般较大，多在50岁以上。发病隐匿，往往先出现黄疸伴或不伴有腹痛（以往无相似的腹痛黄疸史）。黄疸属进行加重无波动表现。其粪便因缺乏胆汁呈灰白色陶土状；尿中尿胆素原也常为阴性。腹痛不常有，有腹痛者多为上腹部的持续性隐痛，向后背放射。通常无感染症状，体温和白细胞始终正常；病程晚期常有消瘦和恶病质表现。凡登白试验为直接强阳性反应，其他肝功能试验也符合阻塞性黄疸的肝功能损害现象。主要通过影像学发现胰头占位可以明确。

【治疗】★★★△△△

一、胆囊结石

（一）无症状的胆囊结石

一般不需积极手术治疗，可观察和随诊，但下列情况应考虑行手术治疗。①结石直径≥3cm；②合并需要开腹的手术；③伴有胆囊息肉>1cm；④胆囊壁增厚；⑤胆囊壁钙化或瓷性胆囊；⑥儿童胆囊结石；⑦合并糖尿病；⑧有心肺功能障碍；⑨边远或交通不发达地区、野外工作人员；⑩发现胆囊结石10年以上。

（二）腹腔镜胆囊切除治疗

首选腹腔镜胆囊切除治疗，比经典的开腹胆囊切除损伤小，疗效确切。行胆囊切除时，有下列情况应行胆总管探查术或行腹腔镜超声胆总管探查：①术前病史、临床表现或影像检查证实或高度怀疑胆总管有梗阻，包括有梗阻性黄疸、胆总管结石、反复发作胆绞痛、胆管炎和胰腺炎。②术中证实胆总管有病变，如术中胆道造影证实或扪及胆总管内有结石、蛔虫、肿块，胆总管扩张直径超过1cm，胆管壁明显增厚，发现胰腺炎或胰头肿物。胆管穿刺抽出脓性、血性胆汁或泥沙样胆色素颗粒。③胆囊结石小，有可能通过胆囊管进入胆总管。为避免盲目的胆道探查和不必要的并发症，术中可行胆道造影或胆道镜检查。胆总管探查后一般需做T管引流，有一定的并发症。

二、肝内胆管结石

有明显临床症状的肝胆管结石需要治疗。对于症状不明显的静止型肝内胆管结石是否需要治疗，目前的意见尚未统一。鉴于随病程演进和病变发展，多数病例将出现明显症状且有受累肝管恶变的可能，对于静止型肝内胆管结石也多主张积极手术治疗或经皮经肝胆道镜取石治疗。肝内胆管结石的治疗主要靠外科手术，原则是去除病灶，取尽结石，矫正狭窄，通畅引流，防止复发。

针对肝内胆管结石病复杂的肝内外胆道及肝病变有多种手术和非手术治疗方法，应根据肝内胆管结石数量及分布范围、肝管狭窄的部位和程度、肝的病理改变、肝功能状态及患者的全身状况，制订针对具体病例的个体化治疗方案并选择合适的手术方法。治疗策略见图17-2。

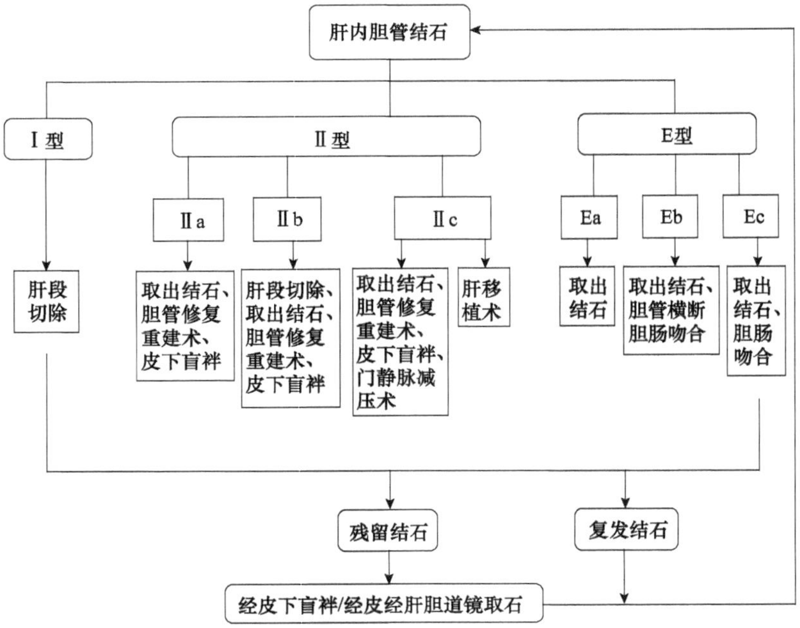

图17-2 肝内胆管结石病的治疗策略

（一）手术治疗

1. 胆管切开取石术 胆管切开取石是治疗肝内胆管结石系统手术中的基本手段。单纯胆道取石引流手术多用于急症和重症病例，旨在暂时通畅胆道、控制胆道感染、改善肝功能以挽救患者生命或为二期确定性手术做准备。只有对少数结石数量较少且受累的肝管及肝病变轻微、取尽结石后肝内外无残留病灶、胆管无狭窄的病例，单独肝胆管切开取石有可能作为确定性手术方式，但术后需要采取积极措施预防结石复发。

通过联合切开肝门部胆管和肝胆管及经肝实质切开肝内胆管，直视下探查结合术中胆道造影、术中B型超声和术中胆道镜检查可全面了解胆道结石的部位、数量、胆管狭窄梗阻及胆管下端的通畅情况。经肝外胆管途径盲目的器械取石是肝内胆管结石手术后高残留结石率的重要原因。充分切开肝门部胆管狭窄，必要时切开二级肝管可在直视下清除主要肝管的结石，结合胆道镜明视下取石，能有效清除肝管内结石，显著降低结石残留率。

2. 肝部分切除术 切除病变肝段以最大限度地清除含有结石、狭窄及扩张胆管的病灶，是治疗肝内胆管结石的最有效手段。

手术适应证包括Ⅰ型及Ⅱb型肝内胆管结石。对于区域型结石，切除含结石的肝段或肝叶；对于弥漫型结石，切除局限于肝段或肝叶的区域性毁损病灶。需切除的区域性毁损病变主要包括：肝叶或肝段萎缩、难以取净的多发性结石、难以纠治的肝管狭窄或囊性扩张、合并慢性肝脓肿和合并肝内胆管癌。

肝内胆管结石的肝切除范围主要取决于结石分布及毁损性病变范围。肝内胆管结石的病变范围是沿病变胆管树呈节段性分布的，因此，其肝叶切除要求以肝段、肝叶为单位作规则性切除，以完整切除病变胆管树及所引流的肝区域。这是取得优良疗效的基本条件和关键。无论是针对区域型肝内胆管结石时病变肝段或弥漫型肝内胆管结石时毁损性病灶，肝切除范围不够、遗留病变，常是术后并发症及症状复发的根源。对于左肝管系统的广泛结石，应选择规则性左半肝切除，不应将只切除肝左外叶而联合胆管空肠吻合术作为首选术式。

对于分布在双侧肝叶的区域性结石伴引流肝段萎缩的病例，在预留残肝功能体积足够的条件下，可同时做规则性双侧病变肝段切除。

3. 肝门部胆管狭窄修复重建术 处理肝门部胆管狭窄的手术方法主要有以下3类。由于肝门部胆管狭窄病变类型比较复杂，常需结合多种手术方法进行治疗。①胆管狭窄成形、空肠Roux-en-Y吻合术。适用于肝内病灶和上游肝管狭窄已解除的肝门部胆管狭窄病例。在充分切开肝门部狭窄胆管并进行原位整形的基础上，以Roux-en-Y空肠袢与胆管切口侧侧吻合修复胆管缺损。对有结石残留或复发可能的病例，可将空肠袢残端顺位埋置于皮下作为术后取石的通路。但胆肠吻合术废除了奥迪括约肌对胆系的控制功能，在上游肝管狭窄未纠正和肝内结石未取净的情况下行不恰当的胆肠内引流可引发或加重胆道感染等严重并发症。②胆管狭窄成形、游离空肠段吻合术。适用于肝内病灶和上游肝管狭窄已解除，尚有结石残留或有结石复发可能而胆管下端通畅的病例。充分切开肝门部胆管狭窄并进行原位整形，截取长度适当的游离空肠段，用其输出端与胆管切口进行端侧吻合，修复胆管壁的缺损，将其输入端关闭并顺位埋置于皮下，作为日后用胆道镜清除残留或复发结石的通路。尚可用胆囊代替空肠段来完成本手术。③胆管狭窄成形、组织补片修复术。适用于肝内病灶及上游肝管狭窄已解除，结石已取尽且无复发可能，而只存在肝门部胆管轻度狭窄的病例。充分切开狭窄段及其两端的胆管，切除瘢痕化的胆管组织，缝合肝胆管瓣形成胆管的后壁，胆管前壁的缺损用带血供的肝圆韧带瓣、胆囊瓣、胃瓣、空肠瓣或其他自体组织补片修复。

4. 肝移植术 肝移植术适用于肝和胆管系统均已发生弥漫性不可逆损害和功能衰竭的Ⅱc型肝内胆管结石。

（二）合并肝外病变的处理

1. 肝外胆管结石 术中同时清除结石，应注意清除容易残留的胆管下端结石。经十二指肠镜奥迪括约肌切开后取石只适用于单纯肝外胆管结石；对于肝胆管结石及狭窄，奥迪括约肌切开后易发生反流性胆管炎，应视为禁忌。

2. 奥迪括约肌松弛 合并肝外胆管结石和扩张者多伴有胆管下端奥迪括约肌松弛。若奥迪括约肌重度松弛、曾做奥迪括约肌成形术或胆管十二指肠吻合术，造成反流性胆管炎，可考虑胆总管横断和胆管空肠吻合术，由此可减少经胆管下端途径的反流性胆管炎。

3. 奥迪括约肌狭窄 此种情况少见，应采用胆道镜检查排除胆管下端结石梗阻。确认为胆管下端狭窄者可行胆管空肠Roux-en-Y吻合术。

（三）术中辅助措施的应用价值

术中B型超声、术中胆道造影、术中胆道镜和各种物理碎石术的应用，对提高肝胆管结石的手术效果有重要作用。

1. 术中B型超声 能清晰判断结石在肝内的分布，引导取石，明显降低残石率；同时还能显示出入肝的重要血管与病灶的关系，确定病灶范围，从而引导肝切除。

2. 术中胆道造影 对了解胆道系统有无变异、避免发生胆管损伤和防治胆管内结石残留有重要作用。

3. 术中胆道镜 术中胆道镜是当前治疗肝胆管结石的重要方法之一，能明视胆管内病理状况，辨别胆管结石、肿瘤和异物，观察胆管黏膜病变，对可疑病变可取活体组织或脱落细胞做病理检查。在镜下用取石网篮、碎石器械和气囊导管取石克服了常规器械取石的盲区，可提高取石效率，降低结石残留率。

4. 物理碎石术 对于难以直接取出的大结石或嵌顿结石，可采用激光等碎石术将其击碎后取出。

（四）术后残留病变处理及复发病变的防治

对于术中结石残留的病例，可在手术后经T管窦道、胆道瘘管或胆管空肠吻合的皮下埋置盲袢进入胆管清除肝胆管内残余结石。经T管造影显示有结石残留者，应留置T管6周以上，纤维窦道形成坚固后拔除T管，并通过纤维胆道镜经窦道取石。对于复发结石可通过皮下盲袢用胆道镜取石。经皮肝穿刺进行内镜取石，也是治疗复发结石的有效方法。术后定期复查、服用利胆药物，早期发现和处理复发结石能明显改善远期疗效。

术后残留病变或复发病变包括肝管结石和主要肝管狭窄伴明显症状而用非手术方法难以奏效者，需要再次手术处理。胆道手术后再次手术往往牵涉到许多复杂的问题，无论其技术难度、手术范围、手术后并发症发生率和患者的全身状况等，均属于复杂和高危的手术。因此，再次手术必须掌握好手术时机和适应证，手术方案应积极而稳妥。

三、胆总管结石

（一）内镜治疗

内镜治疗是胆管结石的推荐疗法。

经内镜奥迪括约肌切开术（endoscopic sphincterotomy，EST）或经内镜乳头切开术（endoscopic papillectomy，EPT）适用于数量较少和直径较小的胆总管下段结石。继发性结石，多因结石小、数量少，容易嵌顿于胆总管下段、壶腹或乳头部。直径1cm的结石可经EST取出。结合钬激光碎石，此法创伤小，见效快，更适用于年老、体弱或做过胆道手术的患者。

经纤维内镜用胆道子母镜取石，需先行EST，然后放入子母镜，用取石网篮取石。若结石较大，应先行碎石才能取出。此法可以取出较高位的胆管结石，但操作比较复杂。

如果患者解剖结构发生改变（既往行胆肠Roux-en-Y吻合术或减肥手术）可考虑做经皮或内镜下（球囊内镜辅助）治疗胆管结石。胆囊切除或肝胆管结石术后发现胆管结石，推荐做内镜下括约肌切开取石。

对于同时患有胆囊结石和胆管结石的患者，应于ERCP后72小时内尽快行腹腔镜胆囊切除术（laparoscopic cholecystectomy，LC）。

（二）外科手术

1. 胆总管探查取石 目前胆总管探查取石是治疗胆总管结石的主要手段，可选择的治疗手段有胆道探查取石、经胆囊管取石或术中行ERCP（三镜联合手术）。切开胆总管取出结石后，最好常规用纤维胆道镜放入肝内外胆管检查和取石。直视下观察肝胆管系统有无遗留结石、狭窄等病变并尽可能取净结石。然后用F10～12号导尿管，若能顺利通过乳头进入十二指肠并从导尿管注入10ml左右的生理盐水试验无误，表明乳头无明显狭窄。如果F10导尿管不能进入十二指肠，可用直径2～3mm的Bakes胆道扩张器试探。正常奥迪乳头可通过直径3～4mm的扩张器，使用金属胆道扩张器应从直径2～3mm的小号开始，能顺利通过后逐渐增大1号的扩张器。随胆总管的弯度轻柔缓慢放入，不可强行插入，以免穿破胆总管下端形成假道，发生严重后果。

2. T管引流 胆总管探查取石放置T管引流，是多年来传统的方法，可以有效防止胆汁外渗，避免术后胆汁性腹膜炎和局部淤胆感染，安全可靠，并可在术后通过T管了解和处理胆道残留结石等复杂问题。特别是我国原发性胆管结石发病率高，并存肝内胆管结石和肝内外胆管扩张狭窄等复杂病变者较多，很难保证胆总管探查术中都能完善处理。因此大多数情况下仍应放置T管引流为妥。

目前认为不放置胆管引流仅适于单纯性胆总管内结石（主要是继发结石），胆管系统基本正常。确切证明无残留结石、无胆管狭窄（特别是无胆总管下段或乳头狭窄）、无明显胆管炎等少数情况，可以缩短住院时间，避免胆管引流的相关并发症。严格掌握适应证的情况下以一期缝合胆总管。在缝合技术上最好使用无创伤的带针细线，准确精细严密缝合胆总管切口，预防胆汁溢出。可放置肝下腹腔引流，以便了解和引出可能发生的胆汁溢出。

T管材料应选择乳胶管，容易引起组织反应，一般在2～3周可因周围粘连形成窦道。T管的粗细，应与胆总管内腔相适应。经修剪后放入胆总管的短臂直径不宜超过胆管内径，以免缝合胆管时有张力。张力过大、过紧，有可能导致胆管壁血供不足或裂开、胆汁溢出和日后发生胆管狭窄。若有一定程度胆总管扩张者，最好选用22～24F的T管，以便术后用纤维胆道镜经窦道取石。缝合胆总管切口，以可吸收线为好。因为丝线等不吸收线的线结有可能进入胆总管内成为结石再发的核心。胆总管缝合完成后，可经T管长臂，轻轻缓慢注入适量生理盐水检查是否缝合严密，若有漏水应加针严密缝合，以免术后发生胆汁渗漏。关腹前将T管长臂和肝下腹腔引流管另戳孔引出体外，以免影响腹壁切口一期愈合。

3. 腹腔镜胆总管探查取石 腹腔镜胆总管探查取石主要适于单纯性胆总管结石，并经术前或术中胆道影像学证明确无胆管系统狭窄和肝内胆管多发结石者。继发性胆总管结石可合并行腹腔镜胆囊切除术+胆总管探查取石术。切开胆总管后多数需要经腹壁戳孔放入纤维胆道镜用取石网篮套取结石，难度较大，需要有熟练的腹腔镜手术基础。条件允许可使用腹腔镜超声反复探查确定胆管有无残余结石。取出结石后可根据具体情况决定直接缝合胆总管切口或放置T管引流。

4. 胆总管下段狭窄、梗阻的处理 术中探查证实胆总管下端明显狭窄、梗阻者，应同时行胆肠内引流术，建立通畅的胆肠通道。胆总管十二指肠吻合术今已少用，因为这一术式虽然较简单、方便、易行，但是因不可避免地发生胆道反流或反流性胆管炎，反复炎症容易导致吻合口狭窄、复发结石，远期效果欠佳。特别是吻合口上端胆管存在狭窄或肝内胆管残留结石未取净者，往往反复发生严重胆管炎或胆源性肝脓肿。目前主要采用胆总管空肠Roux-en-Y吻合术。胆总管空肠吻合术利用空肠与胆总管吻合，容易实现3～5cm以上的宽大吻合口，有利于防止吻合口狭窄。尤其并存肝总管、肝门以上肝胆管狭窄或肝内胆管结石者，可以连续切开狭窄的肝门及左右肝管乃至Ⅲ级肝胆管，解除狭窄，取出肝内结石，建立宽畅的大口吻合。适应范围广、引流效果好。辅以各种形式的防反流措施，防止胆道反流和反流性胆管炎，是目前最常用的胆肠内引流术式。

（三）其他

采用非手术措施，控制急性炎症期，待症状缓解后，择期手术为宜。应予强有力的抗炎、抗休克、静脉输液保持水、电解质和酸碱平衡、营养支持和对症治疗。经非手术保守治疗12～24小时，不见好转或继续加重，如持续典型的Charcot三联征或出现休克、意识障碍等严重急性梗阻性化脓性重症胆管炎表现者，应及时行胆道探查减压。

如果以上取石失败，可进行体外冲击波碎石术、液电碎石术或激光碎石术治疗，虽然有一定的疗效，但是疗程长、不良反应较多，效果不确切。

【预后】★★△△

由于胆石症的病因至今未明确，除胆囊切除术可根治胆囊结石外，胆石症复发率较高。已诊断的病例多伴有广泛的肝内胆管结石和肝实质的不可逆改变，使术后的残留结石率、再次手术率、复发率均较高。当前影像诊断技术的提高有利于早期肝内胆管结石的发现与及时治疗。该类患者的肝内胆管结石多局限在1～2个肝段，若得不到早期及时的处理，仍可造成肝的广泛损害。因此，对肝胆管结石的临床病理学改变的认识，应从过去对晚期弥漫性肝损害转移到对早期局部阶段性改变的认识，使得单纯针对晚期结石的并发症而缓解症状的传统观念转变为“根治性”清除病灶以达到治愈目的的新观念。

（卢实春　张雯雯）

第4节 胆道感染

【流行病学】

胆道感染是胆道系统急、慢性炎症的总称，包括急性胆囊炎、慢性胆囊炎、急性胆管炎和慢性胆管炎等，发病率一般占急腹症的第2位，但在国内沿海与南方的一些省份中已上升为第1位，成为外科的常见、多发、难治疾病。

过去80%的胆道感染有胆道结石引起（胆囊结石或胆道结石的患者，胆汁细菌阳性率分别为15%～50%和70%～90%），三级医疗中心收治的胆道感染主要为恶性肿瘤（恶性完全梗阻患者中，胆汁细菌的阳性率为25%～40%）和先天性胆管疾病。根据国外文献报道，急性胆囊炎患者以中年以上女性，特别是身体肥胖且多次怀孕者为多。在性别上，男女之比为 1：（3～4）。我国患者发病率低于国外，女性发病率也低于欧美国家，患者年龄多在 35～45 岁，男女之比为 1：（1～2）。近年来，随着国人的饮食习惯的改变和高龄化，城市人的胆囊结石发病率明显升高。与西方国家常见的胆囊结石伴胆囊炎不同，胆管炎常见于经济收入低的人群，而且男女发病相当。但是在中心城市，近年来胆管炎发病率有逐渐下降趋势。

另外，内镜和经皮胆道支架的广泛应用亦增加胆道感染的概率。恶性梗阻患者术前放置胆道支架者 65% 胆汁培养为阳性，另有研究表明阳性率与胆道减压方法有关：经皮肝穿刺胆管造影（percutaneous transhepatic cholangiography，PTC）为 65%，而内镜下逆行性胰胆管造影（endoscopic retrograde cholangio-pancreatography，ERCP）为 100%。

同时，世界范围内超过 10 亿人感染蛔虫，胆道蛔虫在热带和亚热带国家引起的急性胆管炎的比例也逐渐增多。

【解剖学】★△△

肝内胆管起自毛细胆管，汇集成小叶间胆管，肝段、肝叶胆管和肝内部分的左右肝管。左右肝管出肝后，在肝门部汇合形成肝总管。左肝管细长，2.5～4.0cm，与肝总管之间形成约 90° 的夹角；右肝管短粗，长 1～3cm。肝总管直径 0.4～0.6cm。胆总管长 4～8cm，直径 0.6～0.8cm，由肝总管和胆囊管汇合而成。胆囊是部分腹膜间位脏器，位于肝Ⅳb 和Ⅴ段的下方。胆总管在肝十二指肠韧带内下行于肝固有动脉的右侧、肝门静脉的前方，向下经十二指肠上部的后方，降至胰头后方，在转向十二指肠降部中份，在此处的十二指肠后内侧壁内与胰管汇合，形成一略膨大的共同管道称为肝胰壶腹，开口于十二指肠大乳头。在肝胰壶腹周围有肝胰壶腹括约肌包绕。在胆总管与胰管的末段也均有少量平滑肌包绕，分别称为胆总管括约肌和胰管括约肌。

【病因与病理】★★★△△△

胆道中分离的最常见细菌为革兰阴性大肠埃希菌和肺炎克雷伯菌、革兰阳性肠球菌和革兰阴性厌氧菌如脆弱杆菌。

胆道细菌的来源仍不清楚。可能的原因包括十二指肠的上行感染（被认为是最可能的途径，尤其是当奥迪括约肌被破坏后）、淋巴管途径、来源于门静脉或肝动脉的血管途径及胆囊的慢性感染。

一、胆囊炎

最常见的致病因素是胆囊结石，约 95% 以上的患者有胆囊结石，称为结石性胆囊炎；病变开始时胆囊管梗阻，胆囊肿大，压力升高，黏膜充血水肿，渗出增加，称为急性单纯性胆囊炎。若此时梗阻未解除或炎症未控制，病变波及胆囊壁全层，出现囊壁增厚，血管扩张，甚至浆膜面也有纤维素和脓性渗出物，成为急性化脓性胆囊炎。如胆囊梗阻仍未解除，胆囊内压力继续升高，胆囊壁张力增高，血管受压导致障碍，引起胆囊缺血坏疽，则成为坏疽性胆囊炎。坏疽胆囊常发生穿孔，穿孔多发生在胆囊底部及颈部。若病变过程中胆囊管梗阻解除，炎症可逐渐消退，大部分组织恢复原来结构。如反复发作，胆囊壁纤维组织增生，瘢痕化、胆囊黏膜消失，呈慢性胆囊炎改变，甚至萎缩。

急性胆囊炎时胆囊内脓液可进入胆管和胰管，引起胆管炎或胰腺炎。急性胆囊炎因胆石压迫和炎症浸润，也可穿破至十二指肠等周围器官形成胆囊胃肠道内瘘，而使急性炎症症状迅速消退。

另外 5% 的患者无胆囊结石为非结石性胆囊炎，病因仍不清楚，通常在严重创伤、烧伤、腹部非胆道手术后和脓毒症等危重患者中发生，也有学者认为是长期肠外营养、艾滋病的并发症，也可由恶性肿瘤等非结石性因素压迫导致胆囊管梗阻。黏稠的胆汁和胆泥可刺激胆囊上皮分泌前列腺素和白介素等炎性介质，使胆囊产生炎症、静脉和淋巴回流受阻、缺血和坏死。手术、创伤、烧伤和严重感染时，患者可能发生不同程度和不同时间的低血压和组织低血流灌注，胆囊也可受到低血流灌注的损害，导致黏膜糜烂，胆盐浓度增高，胆囊壁受损。胆汁淤滞还有利于细菌繁殖和感染。急性非结石性胆囊炎与急性结石性胆囊炎相同。急性非结石性胆囊炎如未经及时治疗，病情发展迅速，且胆囊坏死和穿孔的发生率较高，可能与本病的固有特征或延误诊治有关。

二、急性梗阻性化脓性胆管炎

急性梗阻性化脓性胆管炎（acute obstructive suppurative cholangitis，AOSC）是由于胆管梗阻和细菌感染，胆管内压升高，肝胆血屏障受损，大量细菌和毒素进入血循环，造成以肝胆系统病损为主，合并多器官损害的全身严重感染性疾病，是急性胆管炎的严重表现形式。急性梗阻性化脓性胆管炎的基本病理改变是胆管完全性梗阻和胆管内化脓性感染。梗阻部位可发生于肝外和（或）肝内胆管。正常情况下，由肠道经门静脉系进入肝的少量细菌可被肝的单核吞噬细胞系统所吞噬。偶尔，由于正常的防御机制未能防止细菌进入胆汁或细菌由肠道逆流进入胆道，如胆道系统完整无损，胆汁流畅足以清除胆汁中的细菌。反之，当胆管梗阻时，胆汁中的细菌会繁殖导致胆管炎。胆道梗阻后，胆管内压升高，梗阻以上胆管扩张，管壁增厚，胆管黏膜充血水肿，炎症细胞浸润，黏膜上皮糜烂脱落，形成溃疡。肝充血肿大。光镜下见肝细胞肿胀、变性，汇管区炎症细胞浸润，胆小管内胆汁淤积。病变晚期肝细胞发生大片坏死，胆小管可破裂形成胆小管门静脉瘘，可在肝内形成多发性脓肿及胆道出血。肝窦扩张，内皮细胞肿胀，大量细菌和毒素可经肝静脉进入体循环引起全身性化脓性感染和多脏器功能损害。

三、复发性化脓性胆管炎

复发性化脓性胆管炎（recurrent pyogenic cholangitis，RPC）指由于胆道结石和狭窄而引起的反复胆管感染，尤其是肝内胆管。主要在亚洲人聚居的区域出现，近年来发病率逐渐下降。RPC 的病因仍不清楚，最初引起感染的可能原因与小胆管被肠道细菌感染有关。RPC 患者在肠道严重感染的打击下（亚洲人多见），多种细菌可进入门静脉。低社会经济人群由于受营养不良、肝吸虫和蛔虫感染的影响，可能会使肝对肠道细菌的清除能力降低从而容易患病。在 RPC 的病程中，胆道结石和胆道狭窄哪一个先发生的仍不清楚，往往是两者交错进行、反复出现。如上述，RPC 的基本病理改变为感染、胆管狭窄和结石的形成，以及由这些主要病变引起的其他病变。正如上述，反复胆道感染的结果为广泛的胆管上皮细胞和肝细胞的损害，包括胆管壁失去平衡性、过多分支形成、胆管中断和胆管狭窄。患者中，左肝管狭窄的程度和发生率（40%）比右肝管（20%）高，两者均狭窄的发生率为 40%。一个可能的原因为：左肝管为水平走向，胆汁引流比右肝管差。约 10% 的患者无结石，胆管中充满胆汁沉渣，称为“胆泥”。这些沉渣为黏液、脓液、寄生虫、变质的胆汁产物、微小结石和上皮细胞等组成。手术中可以发现，患者的肝为“胆汁样”或充血，质软易出血。炎症静止期可发现肝表面与周围组织有粘连。胆汁性肝硬化和肝衰竭是可能的并发症，特别是病程长、程度严重、多次手术失败和胆肠吻合口狭窄的患者。

【临床表现】★★★△△

一、腹痛

多数急性胆囊炎患者表现为严重的持续性右上腹或上腹部疼痛，有时放射至肩胛下区，也可先有胆绞痛发作引起的间歇性、自限性腹痛。右上腹胆囊区域可有压痛，程度个体有差异。典型体征为 Murphy 征，即触摸右上腹时吸气暂停。

二、发热

患者常有轻度至中度发热，通常有畏寒无寒战。如出现寒战高热，表明胆囊炎病变严重，如胆囊坏疽、穿孔，或胆囊积脓，或为急性胆管炎。严重胆道化脓性炎症由胆道高压、内毒素血症、脓毒败血症所致，患者表现为持续弛张热型。

三、恶心、呕吐

约 50% 以上患者有恶心，1/3 以上病例有呕吐。研究证明，单纯胆囊扩张并不引起呕吐，而胆总管扩张者常有呕吐；若症状加剧，应考虑胆囊管或胆总管结石存在的可能。

四、黄疸

20%～25% 的胆囊炎患者出现黄疸，但多为轻度或隐性黄疸，即血清总胆红素在 34.0～85.5μmol/L。黄疸系因伴胆总管结石和胆管炎、炎症、奥迪括约肌痉挛，所致肝细胞损害。但由于胆道梗阻部位有肝内与肝外之别，腹痛与黄疸的程度差别很大，而急性胆道感染的症状则为各类胆管炎共有。

五、精神障碍和全身状况

胆道感染病情向严重阶段发展，微循环障碍，水、电解质及酸碱平衡失调，患者表现为感染性休克，血压下降，少尿，内环境稳态逐渐失去代偿，各主要脏器发生功能障碍。肝、肾、心、肺、胃肠及凝血等相继或交替出现功能受损，构成严重的组合。如果病情进一步发展，胆道梗阻与胆道高压不解除，则危及患者生命。

【辅助检查】★★△△△

一、实验室检查

（一）肝功能、血生化检查

约 40% 的患者血清氨基转移酶不正常，但多数在 400U/L 以下，很少高达急性肝炎时所增高的水平。碱性磷酸酶常升高。约 1/2 的急性胆囊炎患者血清胆红素升高，1/3 的患者血清淀粉酶升高。单纯急性胆囊炎患者血清总胆红素一般不超过 34μmol/L，若超过 85.5μmol/L 时应考虑有胆总管结石并存；当合并有急性胰腺炎时，血、尿淀粉酶含量亦增高。

（二）血常规

85% 的急性胆囊炎患者常伴有白细胞增多，平均在（10～15）$\times10^9$/L，无并发症的胆绞痛白细胞计数往往正常。AOSC 中多有血白细胞计数显著增多，常达 20×10^9/L，其上升程度与感染严重程度成正比，分类见核左移。血小板计数减少和凝血酶原时间延长，提示有弥散性血管内凝血（disseminated intravascular coagulation，DIC）倾向。

（三）感染指标

胆道感染导致严重菌血症者可有血细菌培养阳性，在寒战、发热时采血作细菌培养，常呈阳性。细菌种类与胆汁中培养所得一致。门静脉和周围静脉血中内毒素浓度超过正常人数的 10 倍（正常值<50pg/ml）。降钙素原（PCT）和 C 反应蛋白（C reactive protein，CRP）可以反映炎症反应的程度，检测治疗效果、观察病程进展。

二、影像学检查

（一）B 型超声

B 型超声是急性胆囊炎快速简便的非创伤检查手段，主要声像图特征为：①胆囊的长径和宽径可正常或稍大，由于张力增高常呈椭圆形；②胆囊壁增厚，轮廓模糊；有时多数呈双环状，其厚度>4mm，多数患者有胆囊周围积液；③胆囊内容物透声性降低，出现雾状散在的回声光点；④胆囊下缘的增强效应减弱或消失。B 型超声可显示胆管扩大范围和程度以估计梗阻部位，可发现结石、蛔虫、>1cm 直径的肝脓肿及膈下脓肿等。其探查胆囊结石、胆总管结石及肝内胆管结石的诊断符合率分别为 90%、70%～80% 和 80%～90%。RPC 进展期可见门静脉周围出现等回声区，提示胆管周围炎和纤维增厚。

（二）计算机体层摄影

B 型超声检查有时能替代 CT，但有并发症而不能确诊的患者必须行 CT 检查。CT 可显示增厚超过 3mm 胆囊壁。若胆囊结石嵌顿于胆囊管导致胆囊显著增大，胆囊浆膜下层周围组织和脂肪因继发性水肿而呈低密度环。胆囊穿孔可见胆囊窝部呈液平脓肿，如胆囊壁或胆囊内显气泡，提示“气肿性胆囊炎”，这种患者胆囊往往已坏疽，增强扫描时，炎性胆囊壁密度明显增强。当高度怀疑肝内外胆管梗阻而 B 型超声检查未能确立诊断时，可行 CT 或 MRI 检查。CT 或 MRI 对于明确梗阻部位、引起梗阻的原因明显优于 B 型超声检查，其准确率可达 90% 以上。AOSC 或 RPC 的 CT 图像，不仅可以看到肝胆管扩张、结石、肿瘤、肝大及萎缩等征象，有时尚可发现肝脓肿。若怀疑胆源性急性重症胰腺炎，可做 CT 检查。

（三）磁共振胰胆管成像

磁共振胰胆管成像（magnetic resonance cholangiopancreatography，MRCP）可以详尽地显示肝内胆管树的全貌、阻塞部位和范围。图像不受梗阻部位的限制，是一种无创伤性的胆道显像技术，成为目前较理想的影像学检查手段。MRCP 比 PTC 更清晰，它可通过三维胆道成像进行多方位不同角度扫描观察，弥补平面图上由于组织影像重叠遮盖造成的不足，对梗阻部位的确诊率达 100%，对梗阻原因确诊率达 95.8%。

（四）放射性核素显像

静脉注射 ^{131}I- 玫瑰红或 ^{99m}Tc- 二甲基亚氨二醋酸（^{99m}Tc-HIDA）后进行肝及胆囊扫描，一般在注射后 90 分钟内胆囊如无放射性，提示胆囊管不通，大都是急性胆囊炎所致。本法安全可靠，阳性率较高，故有报道 ^{99m}Tc-HIDA 闪烁可作为急性胆囊炎的首选检查法。

（五）静脉胆道造影

对难诊断的急性胆囊炎，血清胆红素如果在 3mg/dl（51μmol/L）以内，肝功能无严重损害，可在入院后 24 小时内做静脉胆道造影。胆管显影而胆囊经过 4 小时后仍不显影，可诊断为急性胆囊炎。胆囊胆管均不显影者，其中大多是急性胆囊炎。目前由于超声显像已成为胆系疾病的首选检查方法，口服及静脉胆道造影已很少用。

【诊断及鉴别诊断】★★★△△△

一、诊断

（一）胆囊炎

胆囊炎主要依靠临床表现和 B 型超声检查可确诊。

对有右上腹突发性疼痛，并向右肩背部放射，伴有发热、恶心、呕吐，体检右上腹压痛和肌卫，Murphy征阳性，白细胞计数增高，B型超声示胆囊壁水肿，可确诊为本病。如以往有胆绞痛病史，则诊断更肯定。

（二）急性梗阻性化脓性胆管炎

依据典型的Charcot三联征及Reynold五联征，诊断并不困难。但应注意到，即使不完全具备Reynold五联征，临床也不能完全除外本病的可能。

1983年在重庆举行的肝胆管结石症专题讨论会上，我国学者制定出了《重症急性胆管炎的诊断标准》。发病急骤，病情严重，多需进行紧急减压引流；梗阻可在肝外胆管、左或右肝管，出现休克，动脉收缩压＜70mmHg，或者有下列2项以上症状者可诊断：①精神症状；②脉搏超过120次/分；③白细胞计数超过20×10^9/L；④体温高于39℃或低于36℃；⑤胆汁为脓性，切开胆管时胆管内压力明显增高；⑥血细菌培养阳性。将这一诊断标准应用于临床能解决大多数患者早期诊断，但对一些临床表现不典型者，当出现休克或血培养阳性结果时，病情已极其严重，病死率大大增加。

二、鉴别诊断

（一）十二指肠溃疡穿孔

多数患者有溃疡病史。其腹痛程度较剧烈，呈连续的刀割样痛，有时可致患者于休克状态。腹壁强直显著，常呈“板样”、压痛、反跳痛明显；肠鸣音消失；腹部X线检查可发现膈下有游离气体。少数病例无典型溃疡病史，穿孔较小或慢性穿孔者病状不典型，可造成诊断上的困难。

（二）急性胰腺炎

腹痛多位于上腹正中或偏左，体征不如急性胆囊炎明显，Murphy征阴性；血清淀粉酶升高幅度显著；B型超声显示胰腺肿大、边界不清等而无急性胆囊炎征象；CT检查对诊断急性胰腺炎较B型超声更为可靠，因为B型超声常因腹部胀气导致胰腺显示不清。

（三）高位急性阑尾炎

高位急性阑尾炎转移性腹痛、腹壁压痛、腹肌强直均可局限于右上腹，易误诊为急性胆囊炎。但B型超声无急性胆囊炎征象及Rovsing征阳性（按左下腹可引起阑尾部位的疼痛）有助于鉴别。此外，胆囊炎的反复发作史、疼痛的特点，对鉴别诊断也有参考价值。

（四）急性肠梗阻

肠梗阻的绞痛多位于下腹部，常伴有肠鸣音亢进、“金属音”或气过水声，腹痛无放射性，腹肌亦不紧张。腹部X线检查可见腹部有液平面。

（五）右肾结石

发热少见，患者多伴有腰背痛，放射至会阴部，肾区有叩击痛，有肉眼血尿或显微镜下血尿。腹部X线片可显示阳性结石。B型超声可见肾结石或伴肾盂扩张。

（六）右侧大叶性肺炎和胸膜炎

患者也可有右上腹痛、压痛和肌卫。但该病早期多有高热、咳嗽、胸痛等症状，胸部检查肺呼吸音减低，可闻及啰音或胸膜摩擦音。胸部X线片有助于诊断。

（七）冠状动脉病变

心绞痛时疼痛常可涉及上腹正中或右上腹，若误诊为急性胆囊炎而行麻醉或手术，有时可立即导致患者死亡。因此，凡50岁以上患者有腹痛症状同时有心动过速、心律不齐或高血压者，必须做心电图检查，予以鉴别。

（八）急性病毒性肝炎

急性重症黄疸型肝炎可有类似右上腹痛和肌卫、发热、白细胞计数增高及黄疸。但肝炎患者常有食欲不振、疲乏无力、低热等前驱症状；体检常可发现肝区普遍触痛，白细胞一般不增加，肝功能明显异常，一般不难鉴别。

【治疗】★★★△△△

一、急性胆囊炎

（一）病情评估

胆囊良性疾病的治疗方法、手术时机和手术方式受多种因素影响。

1. 有无症状 大多数胆囊良性疾病在其自然病程中并无恶变倾向，因此，是否出现影响日常工作生活的临床症状是决定患者是否需要手术治疗的主要因素。对于无症状的胆囊结石或息肉等，不应不加选择地随意切除胆囊。对表现为非特异性消化道症状者，应仔细排除或明确有无伴随肝、胰、胃、肠等其他脏器疾病，然后再决定是否需要手术治疗。

2. 有无功能 胆囊具有储存、浓缩、排泌胆汁及调节胆道压力等生理功能，对食物的消化和吸收具有重要作用。胆囊黏膜尚可分泌黏液及IgA抗体，参与构建胆道的免疫防御系统。胆囊切除术后远期并发症多与患者丧失胆囊正常生理功能有关。在决定是否手术治疗，是否保留胆囊时，应将胆囊是否具有正常功能作为重要参考依据。

3. 有无炎症 有无炎症及炎症的严重程度是决定胆囊良性疾病转归和结局的重要因素。对于急性胆囊炎症继发胆囊坏疽、穿孔或预计保守治疗无效的患者，应选择急诊手术或经皮胆囊减压以避免更严重的并发症。

4. 有无并发症 胆囊良性疾病可继发胆总管结石、急性胆管炎、急性胰腺炎 Mirizzi 综合征、胆肠内瘘及结石性肠梗阻等并发症，对这些患者应依据并发症的类型和严重程度给予相应处理。

5. 有无恶变 部分胆囊良性疾病在其长期的病程中可继发胆囊癌。对于具有罹患胆囊癌高风险的患者，应采取积极的外科干预治疗。对于怀疑恶变的患者，应仔细鉴别诊断或限期手术切除病变的胆囊。

（二）内科治疗

患者一旦被诊断为急性胆囊炎，应该使用肠道细菌敏感的抗生素作为最初治疗。此外患者应禁食，开始静脉补液和准备手术。如果需要，可经胃肠外途径给予镇痛药物。

（三）手术治疗

1. 急性胆囊炎的确定治疗是胆囊切除术 目前胆囊切除术的标准途径常规在腹腔镜下进行。腹腔镜胆囊切除术（laparoscopic cholecys-tectomy，LC）的优点是缩短术后住院时间和减少镇痛药的使用。但手术时机的选择仍是讨论和研究的热点。多中心的前瞻性随机研究评估开腹胆囊切除术的手术时机，与延迟手术相比，早期手术（发病≤72小时）的患者围术期并发症和病死率没有增加，且住院时间较短。另外，meta分析发现20%以上的患者等待手术期间药物治疗失败，结果有50%的患者需要急诊手术。但急性胆囊炎LC对外科医师提出的挑战包括最风险的并发症胆管损伤。

2. 胆囊引流术 胆囊引流术是针对危重急性胆囊炎患者的有效治疗手段，首选经皮肝胆囊穿刺置管引流（percutaneous transhepatic gallbladder drainage，PTGBD）。其具有方便、不需全身麻醉、可在床旁实施等诸多优点。临床研究结果显示，PTGBD对急性胆囊炎的缓解率可达80%～90%，但随机对照试验研究结果并未能证实其比保守治疗能显著降低患者的病死率。

3. 其他 胆囊取石术的实用价值有待进一步研究，目前只宜用于急症条件下的紧急处理，不作为择期手术的推荐术式。药物溶石治疗、排石治疗、体外震波碎石治疗的治愈率低，且易导致严重并发症，目前不建议临床应用。

二、慢性胆囊炎

对有症状的患者应选择择期胆囊切除术。对大多数病例（≥90%）可以用腹腔镜完成胆囊切除。

三、急性梗阻性化脓性胆管炎或复发性化脓性胆管炎急性期

（一）内科治疗

1. 抗生素治疗 所有怀疑急性胆管炎的患者应立即使用抗菌药物，进行胆汁培养和血液培养。社区获得性与院内获得性急性胆管炎的致病菌不同。前者的致病菌多为肠道需氧菌，如大肠埃希菌、克雷伯菌属、肠球菌。后者的致病菌则为各种耐药菌，如甲氧西林耐药的金黄色葡萄球菌、万古霉素耐药的肠球菌及铜绿假单胞菌。如果致病菌尚未确定，必须使用经验性的广谱的覆盖革兰阴性杆菌和肠球菌的抗生素。

中度、重度急性胆管炎常为多重耐药菌感染，首选含β内酰胺酶抑制药的复合制剂、第三代和第四代头孢菌素、单环类药物，应静脉用药。如果首选药物无效，可改用碳青霉烯类药物。中度、重度急性胆管炎抗菌治疗应至少持续5～7天，之后根据症状、体征及体温、白细胞、CRP、PCT来确定停药时间。

2. 抗休克治疗 补充血容量和纠正脱水。应在动脉压、中心静脉压、尿量、血气和电解质、心肺功能等监测下补充血容量，纠正脱水。根据检查结果纠正电解质紊乱和代谢性酸中毒。黄疸患者血钾常低于正常人，有时很低，以一般方式难以纠正，应根据临床症状并参考所测得的数据，给予有计划的纠正。AOSC时经常伴有代谢性酸中毒，常用5%碳酸氢钠溶液，根据二氧化碳结合力测定值给予。若患者有心、肾功能不全应限制液体摄入，必要时采用替代治疗。

3. 营养和代谢支持 化脓性胆管炎患者处于全身高代谢状态，同时由于肝首先受累而易于发生代谢危机。因此，当循环稳定后应经胃肠外途径给予营养和代谢支持。根据肝功能状态和血生化状况调整胃肠

外营养配方，保证能量供给。

4. 急性胆管炎应立即采取有效的全身治疗 禁食及胃肠减压；保持呼吸道通畅，给予吸氧；高热者采取物理降温；解痉止痛。胃肠减压可以减轻腹胀、减轻呕吐及对胆汁分泌的刺激。在诊断明确后可给予止痛解痉药，如肌内注射阿托品、山莨菪碱或哌替啶（杜冷丁）。

（二）外科治疗

任何抗菌治疗都不能替代解除胆道梗阻的治疗措施。轻度急性胆管炎经保守治疗控制症状后，根据病因继续治疗。80%～85% 的急性胆管炎患者经补液、抗生素应用等治疗措施可治愈，20% 的急性胆管炎患者由于感染的持续、单纯支持治疗和抗菌治疗无效，需要立即行胆道引流。

首选内镜下的胆道引流术。内镜鼻胆管引流术（endoscopic nasobiliary drainage，ENBD）的并发症发生率、病死率均低于开腹胆道引流术。内镜十二指肠乳头括约肌切开术（endoscopic sphincterotomy，EST）治疗急性重症胆管炎受到质疑，因其短期获利不能抵消高并发症发生率，甚至可能导致患者因并发症死亡。经皮经肝胆道引流术（percutaneous transhepatic biliary drainage，PTBD）可作为次选治疗方式。但由肝门或肝门以上位置肿瘤、结石或狭窄引起胆道梗阻所致的急性胆管炎，首选 PTBD。

如果患者内镜下胆道引流和 PTBD 失败，或者存在禁忌证时，可考虑行开腹胆道引流术，先放置 T 管引流解除梗阻，待二期手术解决胆道梗阻病因肝内胆管结石合并急性肝内胆管炎时，应及时解除胆道梗阻，通畅胆道引流。任何肝叶切除应在急性胆道感染完全控制后方能实施。

【预后】★★△△

急性胆囊炎经内科治疗，80%～90% 的患者可以消退治愈，10%～20% 的患者因病情加剧行手术治疗。值得指出的是，所谓“痊愈”的患者以后有可能反复发作，或者引致胆石症或胆总管炎等并发症，而终需外科治疗。急性胆囊炎总病死率为 5%。手术治疗预后较佳，70%～80% 的患者可获痊愈。其预后主要取决于患者的年龄、有无并发症、病情的早晚、术前准备充分与否，以及手术的方式。

影响 AOSC 和 RPC 的预后因素是多方面的，主要与病程的长短、年龄的大小、原有潜在的肝病变状况、休克的早晚和轻重，以及有无并发症如多器官功能障碍综合征（multiple organ dysfunction syndrome，MODS）、MOF 或 DIC 等情况有密切关系。根据有关经验和临床观察，轻度的胆管炎患者经积极合理的治疗，其预后尚好，一般很少有死亡；重度病死率则达 25%～36%。

近几年来，由于生活水平提高，卫生条件改善，各种诊断和治疗技术的发展，严重胆道感染的病死率明显下降。国内最近报道总病死率为 12.3%～34.0%，其中 AOSC 合并中毒性休克者病死率为 22.4%～40.0%，合并胆原性肝脓肿者病死率为 40.0%～53.3%，出现多器官功能衰竭者预后极差，病死率达 60%～70%。急性化脓性胆管炎仍然是我国胆道外科最严重的疾病之一。为了提高治疗效果，进一步降低病死率，还需要认真研究疾病的病因和发病机制，改善饮食卫生习惯，加强自身保健意识，做到早期诊断和有效治疗，预防各种并发症和多脏器功能衰竭的发生，才能有效地降低疾病的病死率，提高治疗效果。

（卢实春　张雯雯）

第 5 节　原发性硬化性胆管炎

原发性硬化性胆管炎（primary sclerosing cholangitis，PSC）是一种以特发性肝内外胆管炎症和纤维化导致多灶性胆管狭窄为特征、慢性胆汁淤积病变为主要临床表现的自身免疫性肝病。上述胆道的改变用目前可查的任何继发因素都无法予以解释，故需与继发性硬化性胆管炎相鉴别。PSC 发病隐匿，患者早期常无典型临床表现，病情进行性加重可导致反复胆道梗阻和胆管炎症，最终可发展为肝硬化和肝衰竭。

【流行病学】

PSC 的患病率和发病率存在区域差异性，但由于医疗条件等原因导致部分患者无法进行胆道造影检查以明确诊断，并且部分患者血清碱性磷酸酶（alkaline phosphatase，ALP）水平可表现为正常，造成了对 PSC 实际发病率和患病率统计的偏倚。PSC 呈全球性分布，但现有的流行病学资料主要来源于北美和欧洲等西方国家。研究显示，PSC 的发病率为（0.9～1.3）/10 万，患病率为（6～16.2）/10 万，北美和北欧国家 PSC 的发病率接近，亚洲和南欧国家报道的发病率及患病率相对偏低。PSC 是相对少见的疾病，其发病率有逐年增高趋势。我国目前尚缺乏关于 PSC 的自然史及流行病学资料。

PSC 可发病于任何年龄，发病年龄高峰约为 40 岁，且多数为男性患者，男女之比约为 2∶1，女性的诊断平均年龄约为 45 岁。在 PSC 和溃疡性结肠炎（ulcerative colitis，UC）同时存在的人群中，男性比例为 60%～70%，疾病诊断年龄一般为 30～40 岁，而在不伴 UC 的 PSC 患者中女性稍多于男性。

【病因与病理】★★★△△

一、病因学

PSC 发病机制尚不清楚。几项大规模的全基因组相关性分析报道了 PSC 的相关易感位点。人类白细胞抗原单体型与 PSC 的相关性也早有报道。PSC 与炎症性肠病（inflammatory bowel disease，IBD）的密切相关提示自身免疫在 PSC 发病中具有作用。其他可能的发病机制包括：编码囊性纤维化跨膜受体基因发生突变及反复发生的细菌感染。目前认为 PSC 是遗传易感者发生的一种免疫异常疾病，宿主及外界因素可能也参与疾病发生。

二、病理学

PSC 的诊断主要依赖影像学，肝活组织检查对于诊断 PSC 是非必需的。PSC 患者肝活组织检查可表现为胆道系统的纤维化改变，累及整个肝内外胆道系统，少数仅累及肝外胆道系统，后期肝实质细胞可受损。组织学上肝内大胆管的改变与肝外胆管所见相似，胆管纤维化呈节段性分布，狭窄与扩张交替出现；肝内小胆管典型改变为胆管周围纤维组织增生，呈同心圆性洋葱皮样纤维化，但相对少见。在病理组织学上将 PSC 可分为 4 期。

Ⅰ期：即门静脉期，炎症改变仅仅局限在肝门区，包括淋巴细胞浸润，有时为中性粒细胞向胆管浸润，胆管上皮变性坏死等，可以有不同侧重的表现，还可以出现胆管上皮的血管化和胆管增生。

Ⅱ期：即门静脉周围期，病变发展到肝门周围实质的炎症性改变，出现肝细胞坏死、胆管稀疏和门静脉周围纤维化。

Ⅲ期：即纤维间隔形成期，纤维化及纤维间隔形成及（或）桥接状坏死，肝实质还表现为胆汁性或纤维化所致的碎屑样坏死，伴有铜沉积，胆管严重受损或消失。

Ⅳ期：即肝硬化期，出现胆汁性肝硬化的所有表现。

【临床表现】★★★△△

PSC 患者临床表现多样，可起病隐匿，15%～55% 的患者诊断时无症状，仅在体检时因发现 ALP 升高而诊断，或者因 IBD 进行肝功能筛查时诊断；出现慢性胆汁淤积者大多数已有胆道狭窄或肝硬化。

患者出现症状时，最常见的可能为乏力，但无特异性，常会被忽略而影响早期诊断。其他可能出现的症状及体征包括体重减轻、瘙痒、黄疸，以及肝、脾大等。黄疸呈波动性、反复发作，可伴有中低热或高热及寒战。突然发作的瘙痒可能提示胆道梗阻。患者还可伴有反复发作的右上腹痛，与胆石症或胆道感染相似。

PSC 的并发症包括门静脉高压、脂溶性维生素缺乏症及代谢性骨病等，还可伴有与免疫相关的疾病，如甲状腺炎、红斑狼疮、风湿性关节炎及腹膜后纤维化等。

超过 50% 的 PSC 患者在出现临床症状后的 10～15 年可因胆道梗阻、胆管炎、继发胆汁性肝硬化及肝胆管恶性肿瘤而需要肝移植治疗。队列研究观察到，出现临床症状的 PSC 患者中位生存期（死亡或进行肝移植）约为 9 年，而无症状 PSC 患者中位生存期为 12～18 年。

【辅助检查】★★△△△

一、实验室检查

（一）血清生物化学

PSC 的血清生物化学异常主要表现为胆汁淤积型改变，通常伴有 ALP、谷氨酰转移酶（gamma-glutamyl transferase，GGT）活性升高，但并无明确诊断标准的临界值。ALP 水平波动范围可以很广，部分 PSC 患者在病程中 ALP 可以维持在正常水平。研究认为，ALP 低水平与 PSC 较好预后存在一定相关性。血清氨基转移酶通常正常，某些患者也可升高 2～3 倍正常值上限。显著升高的氨基转移酶水平需考虑存在急性胆道梗阻或重叠有自身免疫性肝炎（autoimmune hepatitis，AIH）可能。在病程初期胆红素和白蛋白常处于正常水平，随着病情进展上述指标可能出现异常，疾病晚期可出现低蛋白血症及凝血功能障碍。

（二）免疫学检查

1. 血清免疫球蛋白 约有 30% 的患者可出现高 γ 球蛋白血症，约 50% 的患者可伴有 IgG 或 IgM 水平的轻至中度升高，但免疫球蛋白的异常与其治疗过程中的转归对预后的提示并无明确意义。值得注意的是患者血清 IgG4 的水平，PSC 患者可出现 IgG4 轻度升高。研究显示 9%～36% 的 PSC 患者血清 IgG4 水平会升高。血清 IgG4≥135mg/dl 可作为 IgG4 相关疾病包括 IgG4 相关硬化性胆管炎（IgG4 related sclerosing cholangitis，IgG4-SC）的血清学诊断标准之一。目前认为 IgG4-SC 是不同于 PSC 的疾病，较少合并 IBD，且两者的胆道影像学表现可能不同。与典型的 PSC 患者不同的是，皮质类固醇对控制 IgG4-SC 病程进展有较好的效果，因此临床上 PSC 需与 IgG4-SC 进行鉴别。

2. 自身抗体 约超过 50% 的 PSC 患者血清中可检测出多种自身抗体，包括抗核抗体、抗中性粒细胞胞质抗体、抗平滑肌抗体、抗内皮细胞抗体和抗磷脂抗体等，其中抗中性粒细胞胞质抗体分别在 33%～85%PSC 和 40%～87% UC 患者中阳性。但上述抗体一般为低滴度阳性，且对 PSC 均无诊断价值。原发性胆汁性肝硬化（primary biliary cirrhosis，PBC）特异性的自身抗线粒体抗体在 PSC 中较为少见。PSC 特异性的自身抗体目前尚未发现。

二、影像学检查

（一）经内镜逆行胰胆管造影

胆道成像对于 PSC 诊断的确立至关重要，以往经内镜逆行胰胆管造影（endoscopic retrograde cholangiopancreatography，ERCP）被认为是诊断 PSC 的金标准，尤其是对诊断肝外胆管及一级肝内胆管等大胆管型 PSC 上意义较大。PSC 典型的影像学表现为肝内外胆管多灶性、短节段性、环状狭窄，胆管壁僵硬缺乏弹性、似铅管样，狭窄上端的胆管可扩张呈串珠样表现，进展期患者可显示长段狭窄和胆管囊状或憩室样扩张，当肝内胆管广泛受累时可表现为枯树枝样改变。ERCP 为有创检查，有可能发生多种潜在的严重并发症如胰腺炎、细菌性胆管炎、穿孔和出血等。

（二）磁共振胰胆管造影

磁共振胰胆管造影（magnetic resonance cholangiopancreatography，MRCP）属于非侵入性检查，具有经济、无放射性、无创等优势。在具备先进技术且经验丰富的医疗中心，高质量的 MRCP 显示胆道系统梗阻的准确性与 ERCP 相当，目前已成为诊断 PSC 的首选影像学检查方法。PSC 的 MRCP 表现主要为局限或弥漫性胆管狭窄，其间胆管正常或继发性轻度扩张，典型者呈“串珠”状改变，显著狭窄的胆管在 MRCP 上显影不佳，表现为胆管多处不连续或呈“虚线”状，病变较重时可出现狭窄段融合，小胆管闭塞导致肝内胆管分支减少，其余较大胆管狭窄、僵硬似“枯树枝”状，称“剪枝征”，肝外胆管病变主要表现为胆管粗细不均，边缘毛糙欠光滑。

（三）B 型超声

超声检查常作为肝胆道疾病首选方法。PSC 患者腹部超声检查可显示肝内散在片状强回声及胆总管管壁增厚、胆管局部不规则狭窄等变化，并可显示胆囊壁增厚程度与胆系胆汁淤积情况及肝内三级胆管的扩张情况等。常规超声结合病史可以协助肝内外胆管结石、胆管癌、继发性胆管炎及术后胆道狭窄等与 PSC 有相似临床症状疾病的鉴别；但对于不典型肝内胆管局限型 PSC 及肝外胆管下段局限型 PSC 的诊断还有不足之处。超声作为广泛开展的临床检查可用于对 PSC 疾病的初始筛查。

【诊断及鉴别诊断】★★★△△△

一、诊断

由于 PSC 自然史的高度变异性及缺乏特异性诊断标志物，PSC 严格的诊断标准尚未建立。中华医学会肝病学分会、中华医学会消化病学分会、中华医学会感染病学分会 2015 年在共识中推荐诊断标准为：①患者存在胆汁淤积的临床表现及生物化学改变。②胆道成像具备 PSC 典型的影像学特征。③除外其他因素引起胆汁淤积。若胆道成像未见明显异常发现，但其他原因不能解释的 PSC 疑诊者，需肝活组织检查进一步确诊或除外小胆管型 PSC。

二、鉴别诊断

主要与继发性硬化性胆管炎相鉴别。继发性硬化性胆管炎是一组临床特征与 PSC 相似，但病因明确的疾病。常见病因包括胆总管结石、胆道手术创伤、反复发作的化脓性胆管炎、肿瘤性疾病（胆总管癌、肝细胞癌侵及胆管、壶腹部癌、胆总管旁淋巴结转移压迫)、胰腺疾病(胰腺癌、胰腺囊肿和慢性胰腺炎)、肝胆管寄生虫、IgG4相关性胆管炎、缺血性胆管病(如遗传性出血性毛细血管扩张症、结节性多动脉炎和其他类型的脉管炎、肝移植相关缺血性胆管炎)、肝动脉插管化疗(主要为5-氟尿嘧啶)和腹部外伤等，少见原因有自身免疫性胰腺炎、胆总管囊肿、肝炎性假瘤等。仔细地询问病史资料和病程中是否伴有IBD对于鉴别尤为重要。另外，需与其他胆汁淤积性疾病鉴别，如PBC、AIH、药物性肝损伤、慢性活动性肝炎和酒精性肝病等。

【治疗】★★★△△△

一、药物治疗

熊去氧胆酸(ursodeoxycholic acid，UDCA)是PSC治疗方面研究最广泛的药物。早期非对照的前瞻性研究显示，小剂量UDCA可以改善PSC生物化学指标、临床症状和组织学表现，但不能改善PSC患者的病死率、肝移植及胆管相关恶性肿瘤的发生率。中等剂量的UDCA[17～23mg/(kg·d)]治疗PSC的临床试验显示UDCA可以改善患者肝生物化学、肝纤维化程度及胆道影像学表现。高剂量的UDCA[超过28mg/(kg·d)]不但不能令临床获益，而且还增加不良事件发生的概率，如静脉曲张和需要进行肝移植的比例增加，临床预后更加不良。目前欧美的PSC指南均不推荐使用UDCA治疗PSC。鉴于目前肝移植治疗在我国广泛使用尚存在困难，因此，本共识建议可以对PSC患者尝试进行UDCA经验性治疗，但不推荐高剂量。

二、内镜治疗

PSC所致的胆道梗阻累及各级胆管树，从微观胆小管到肝外胆管，内镜治疗仅能针对较大的胆管，ERCP适用于肝外胆管及肝内大胆管的显性狭窄，可减轻皮肤瘙痒和胆管炎等并发症，并对胆管癌进行早期诊断，改善生存状况。大部分患者可通过应用ERCP下的球囊扩张术或支架置入术来改善症状。

ERCP治疗于一定程度上会增加患者胆管炎、胰腺炎、上消化道出血及穿孔等并发症的发病风险。减少括约肌的损伤和保持胰管引流通畅是预防不良事件的重要方法。对于PSC患者，预防应用抗生素和有效引流能显著减低胆管炎的发生，对支架置入术推荐术前预防性应用抗生素治疗。尽量少用造影剂也能降低胆管炎并发症。鼻胆管引流适用于胆管壁水肿、炎症或溃疡引起的管腔狭窄，但无严重纤维化或内镜扩张置管失败的PSC患者。

三、经皮治疗

如果ERCP操作失败或无法行ERCP时可行经皮胆管造影治疗。经皮穿刺胆道造影、扩张胆管或放置支架可用于行空肠Roux-en-Y吻合或胃旁路术的PSC患者，也可用于肝内胆管狭窄或狭窄非常紧、不能进行内镜下放置导丝或扩张器时。该治疗耗时，且并发感染、肝动脉损伤、胆道出血及胆汁性腹膜炎等较为常见，经皮放置引流管也可引起患者的不舒适和不耐受，因此经皮治疗通常仅作为ERCP之后的二线方法。

四、外科手术治疗

(一)姑息性手术

姑息性手术适用于非肝硬化的PSC患者，以及肝门或肝外胆管显著狭窄、有明显胆汁淤积或复发性胆管炎、不能经内镜或经皮扩张者。通过胆道重建行胆肠内引流术可使临床症状改善的持续时间延长，缓解黄疸和胆管炎，但也可能会导致胆管炎风险和病死率增加。

(二)肝移植

在PSC缺少有效治疗措施的情况下，疾病从诊断发展至死亡或进行肝移植的中位时间为12～18年。20%～25%的患者在术后10年内复发。复发与皮质激素抵抗排异、使用OKT3、储存损害、ABO不相容、巨细胞病毒感染等多因素相关。肝移植术后原发病复发、胆管癌发生及肝移植排斥，会影响患者的长期生存率。终末期肝病模型(MELD)评估>14分患者可从肝移植中获益。

五、其他治疗

合并急性细菌性胆管炎的患者应尽量在取得微生物证据后给予相应的抗生素治疗。其他如瘙痒等可给予对症治疗。

【预后】★★△△

虽然PSC在临床上越来越被认识，但是目前PSC的诊断、治疗仍存在不少困难。PSC的发病机制仍未能明确；目前尚无法在影像学出现胆管狭窄前早期诊断PSC；药物治疗方面UDCA是目前研究最广泛的PSC治疗药物，但是其疗效有待大规模临床试验及长期随访进一步验证。肝移植是目前治疗肝硬化失代偿期PSC的有效手段，但仍有部分PSC患者肝移植术后复发，如何预防移植术后复发尚未解决。

（卢实春 张雯雯）

第6节 胆道肿瘤

胆道肿瘤有良性与恶性之分。良性肿瘤如腺瘤、乳头状瘤、纤维瘤、颗粒细胞瘤、神经内分泌肿瘤、神经瘤和平滑肌瘤等。恶性肿瘤主要起源于腺上皮，主要包括肝内胆管癌、肝门部胆管癌、胆囊癌和胆总管下端癌等。

【流行病学】

良性胆道肿瘤在临床上少见，曾被作为罕见病例报道过。在过去的病例报道中，良性胆管肿瘤占全部胆道手术病例的0.1%，只占全部肝外胆管肿瘤的6%。当肝外胆管假瘤和非外伤性炎性狭窄也包括在内时，其发病率可能增加到10%～25%。在获得证据前，对这些患者要当作患有恶性原发病对待。因此，本节主要讨论胆道恶性肿瘤的诊治原则。

胆囊癌发病率随着地区和种族的不同有所变化，据报道，胆囊癌发病率的地区差异可达25倍之多。欠发达地区可能由于延误并减少了胆囊切除术的实施而导致胆囊癌发病率较高。在美国，胆囊癌是最常见的胆道恶性肿瘤，发病率约为1.2/10万。就性别来说，妇女中胆囊癌的发病率是男性的3倍。就年龄来说，发病率随着年龄增加而上升，在60岁左右到达高峰。我国胆囊癌发病率占同期胆道疾病的0.4%～3.8%，位列消化道肿瘤发病率第6位，患者5年总生存率仅为5%。

肝内和肝外胆管癌发病率为0.01%～0.20%，占所有肿瘤的2%。胆管癌是一种少见癌，随着诊断技术的进步，其诊断率在逐年提高。大多数胆管癌患者年龄超过65岁，发病高峰在70岁。其中2/3的患者为肝门部胆管癌，其余为肝内胆管癌和远端胆管癌。

【解剖学】★△△

肝内胆管起自毛细胆管，汇集成小叶间胆管，肝段、肝叶胆管和肝内部分的左右肝管。左右肝管出肝后，在肝门部汇合形成肝总管。左肝管细长，2.5～4.0cm，与肝总管之间形成约90°的夹角；右肝管短粗，长1～3cm。肝总管直径0.4～0.6cm。胆总管长4～8cm，直径0.6～0.8cm，由肝总管和胆囊管汇合而成。胆囊是部分腹膜间位脏器，位于肝Ⅳb和Ⅴ段的下方，毗邻肝门部各管道结构，这是胆囊癌大部分需要行联合部分肝切除、部分需行管道重建的解剖基础。胆总管在肝十二指肠韧带内下行于肝固有动脉的右侧、肝门静脉的前方，向下经十二指肠上部的后方，降至胰头后方，在此处转向十二指肠降部中份，在此处的十二指肠后内侧壁内与胰管汇合，形成一略膨大的共同管道称为肝胰壶腹，开口于十二指肠大乳头。在肝胰壶腹周围有肝胰壶腹括约肌包绕。在胆总管与胰管的末段也均有少量平滑肌包绕，分别称为胆总管括约肌和胰管括约肌。

【病因与病理】★★★△△△

一、病因学

（一）胆囊癌

最常见的致病因素是胆囊结石，特别是较大的结石和胆固醇结石。胆囊的慢性炎症如胆囊造瘘和伤寒杆菌慢性感染等，也和胆囊癌发病有关。胆胰管汇合异常也是发病的独立危险因素，可能与胆道慢性炎症有关。遗传因素是胆囊癌的常见危险因素，有胆囊癌家族史者，其发病风险增加。基因遗传背景占胆囊结石总发病风险的5%～25%，有胆囊结石家族史者，胆囊癌发病风险亦增加。肥胖症者[体质量指数(body mass index，BMI）>30kg/m^2]胆囊癌发病率明显增加，其BMI每增加5kg/m^2，女性患胆囊癌风险增加1.59倍，男性增加1.09倍。肥胖症引起的代谢综合征可增加患胆囊癌的风险，如糖尿病是形成结石的危险因素，糖尿病与结石协同促进胆囊癌的发生。其他少见的危险因素包括炎性肠病、结肠息肉病等。

（二）胆管癌

多数胆管癌患者没有明显的风险因素。在西方国家，较常见的可能是原发性硬化性胆管炎（primary sclerosing cholangitis，PSC）。PSC是一种胆管周围炎症并最终导致肝内外胆管多发性狭窄为特征的自身免疫性疾病。胆管囊性扩张症中胆道慢性炎症和细菌感染可能也是胆管癌的成因。肝内胆管结石和反复的胆道感染在东南亚有约10%的患者最终发展为胆管癌。另外，亚洲部分地区流行的胆道寄生虫也可能增加胆管癌的发病风险。此外，包括亚硝胺、镭、二噁英、口服避孕药及吸烟等也可能与胆管癌的发病风险增加有关。

二、病理学

（一）胆囊癌

根据 WHO 2010 年版胆囊癌病理学分型，最常见的病理学类型为腺癌。其他还包括腺鳞癌、鳞状细胞癌、未分化癌、神经内分泌来源肿瘤及间叶组织来源肿瘤等。部分肿瘤虽然属良性病变，但是其生物学行为介于良性和恶性之间，术后需密切随访。

（二）胆管癌

如果不考虑部位，腺癌是所有胆管癌的主要病理组织学类型。许多肿瘤表达癌胚抗原（carcinoembryonic antigen，CEA）和糖类抗原 19-9（carbohydrate antigen 19-9，CA19-9）。胆管癌有硬化型、结节型、乳头型三大病理亚型。硬化型是主要病理类型，主要见于肝门部胆管癌。乳头型约占 10%，多见于远端胆管癌，偶尔见于肝门部胆管癌。此型质地易碎，很少发生透壁浸润。胆管癌的一个重要病理学特征是沿着胆管壁和管周组织纵向扩展，因此，影像学检查和术中触诊都有可能低估肿瘤的浸润范围。胆管癌很少情况下也有其他类型，如类癌、黏液腺癌、透明细胞癌、印戒细胞癌和神经内分泌肿瘤等也可起源于胆道并堵塞胆管。

【临床分期】★★★△△△

国际抗癌联盟（Union for International Cancer Control，UICC）和美国肿瘤联合委员会（American Joint Comittee on Cancer，AJCC）公布的第 7 版 TNM 分期系统，目前得到广泛的认可。

一、UICC/AJCC 胆囊癌 TNM 分期的定义（表 17-1 和表 17-2）

表 17-1 UICC/AJCC 第 7 版胆囊癌 TNM 分期定义

原发肿瘤（T）	
Tx	不能测到原发肿瘤
T0	无原发肿瘤证据
Tis	原位癌
T1	肿瘤侵犯黏膜固有层或肌层
T1a	肿瘤侵犯黏膜固有层
T1b	肿瘤侵犯肌层
T2	肿瘤侵犯肌层周围结缔组织，但未突破浆膜层或侵犯肝
T3	肿瘤突破浆膜层（脏腹膜），和（或）直接侵犯肝，和（或）侵犯肝外 1 个相邻的脏器或组织结构，例如胃、十二指肠、结肠、胰腺、网膜或肝外胆管
T4	肿瘤侵犯门静脉主干，或肝动脉，或 2 个以上的肝外脏器或组织结构
区域淋巴结（N）	
Nx	不能测到区域淋巴结
N0	无区域淋巴结转移
N1	胆囊管、胆总管、肝动脉、门静脉周围淋巴结转移
N2	腹腔干周围淋巴结、胰头周围淋巴结、肠系膜上动脉周围淋巴结、腹主动脉周围淋巴结等
远处转移（M）	
M0	无远处转移
M1	远处转移

表 17-2 UICC/AJCC 第 7 版胆囊癌 TNM 分期系统

分期	标准		
0 期	Tis	N0	M0
ⅠA 期	T1a	N0	M0
ⅠB 期	T1b	N0	M0
Ⅱ期	T2	N0	M0
ⅢA 期	T3	N0	M0
ⅢB 期	T1、T2、T3	N1	M0
ⅣA 期	T4	N0～1	M0
ⅣB 期	任何 T	N2	M0
	任何 T	任何 N	M1

二、UICC/AJCC 肝内胆管细胞癌 TNM 的定义（表 17-3 和表 17-4）

表 17-3 UICC/AJCC 第 7 版肝内胆管细胞癌 TNM 分期定义

原发肿瘤（T）	
Tx	原发肿瘤无法评估
T0	无原发肿瘤的证据
Tis	原位癌（胆管内）
T1	单个肿瘤，无血管浸润
T2a	单个肿瘤，有血管浸润
T2b	多发肿瘤，有或无血管浸润
T3	肿瘤穿透脏腹膜或直接侵及局部肝外结构
T4	肿瘤浸润胆管周围
区域淋巴结（N）	
Nx	区域淋巴结无法评估
N0	无区域淋巴结转移
N1	区域淋巴结转移
远处转移（M）	
M0	无远处转移
M1	远处转移

表 17-4 UICC/AJCC 2017 版肝内胆管细胞癌 TNM 分期系统

分期	标准		
0 期	Tis	N0	M0
ⅠA 期	T1	N0	M0
Ⅱ期	T2	N0	M0
Ⅲ期	T3	N0	M0
ⅣA 期	T4	N0	M0
	任何 T	N1	M0
ⅣB 期	任何 T	任何 N	M1

三、UICC/AJCC 肝门部胆管癌 TNM 的定义（表 17-5 和表 17-6）

表 17-5 UICC/AJCC 2017 版肝门部胆管癌 TNM 分期定义

原发肿瘤（T）

Tx 原发肿瘤无法评估

T0 无原发肿瘤的证据

Tis 原位癌

T1 肿瘤局限于胆管，可到达肌层或纤维组织

T2a 肿瘤超出胆管壁到达周围脂肪组织

T2b 肿瘤浸润邻近肝实质

T3 肿瘤侵及门静脉或肝动脉的单侧分支

T4 肿瘤侵及门静脉主干或门静脉的双侧分支，或肝总动脉，或双侧的二级胆管，或一侧的二级胆管和对侧的门静脉或肝动脉

区域淋巴结（N）

Nx 区域淋巴结无法评估

N0 无区域淋巴结转移

N1 区域淋巴结转移（包括沿胆囊管、胆总管、肝动脉、门静脉分布的淋巴结）

N2 转移至主动脉旁、腔静脉旁、肠系膜上动脉，和（或）腹腔干淋巴结

远处转移（M）

M0 无远处转移

M1 远处转移

表 17-6 UICC/AJCC 2017 版肝门部胆管癌 TNM 分期系统

分期	标准		
0 期	Tis	N0	M0
Ⅰ期	T1	N0	M0
Ⅱ期	T2a～b	N0	M0
ⅢA 期	T3	N0	M0
ⅢB 期	T1、T2、T3	N1	M0
ⅣA 期	T4	N0～1	M0
ⅣB 期	任何 T	N2	M0
	任何 T	任何 N	M1

另外，肝门部胆管癌的 Bismuth-Corlette 分型因与其临床治疗和手术方式的选择密切相关，也被广泛采用，具体如下（图 17-3）。Ⅰ型：肿瘤位于肝总管，左右肝管汇合处未侵犯。Ⅱ型：肿瘤侵犯左右肝管汇合处（累及一级胆管开口）。Ⅲa 型：肿瘤位于左右肝管汇合处，并侵犯右肝管（累及一级胆管开口及右侧二级胆管开口）。Ⅲb 型：肿瘤位于左右肝管汇合处，并侵犯左肝管（累及一级胆管开口及左侧二级胆管开口）。Ⅳa 型：肿瘤位于左右肝管汇合处，并侵犯双侧肝管（累及一级胆管开口及双侧二级胆管开口）。Ⅳb 型：肿瘤侵犯肝管汇合处，呈多灶分布。

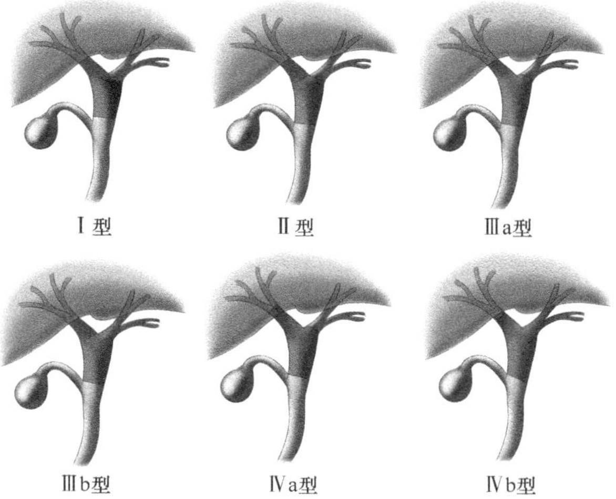

图 17-3 肝门部胆管癌的 Bismuth-Corlette 分型

四、UICC/AJCC 远端胆管癌 TNM 的定义（表 17-7 和表 17-8）

表 17-7 UICC/AJCC 2017 版远端胆管癌 TNM 分期定义

原发肿瘤（T）

Tx 原发肿瘤无法评估

T0 无原发肿瘤的证据

Tis 原位癌

T1 肿瘤局限于胆管

T2 肿瘤超出胆管壁

T3 肿瘤侵及胆囊、胰腺、十二指肠或其他邻近器官，但未侵及腹腔干或肠系膜上动脉

T4 肿瘤侵及腹腔干或肠系膜上动脉

区域淋巴结（N）

Nx 区域淋巴结无法评估

N0 无区域淋巴结转移

N1 区域淋巴结转移

远处转移（M）

M0 无远处转移

M1 远处转移

表 17-8 UICC/AJCC 2017 版远端胆管癌 TNM 分期系统

分期	标准		
0 期	Tis	N0	M0
ⅠA 期	T1	N0	M0
ⅠB 期	T2	N0	M0
ⅡA 期	T3	N0	M0
ⅡB 期	T1	N1	M0
	T2	N1	M0
	T3	N1	M0
Ⅲ期	T4	任何 N	M0
ⅣB 期	任何 T	任何 N	M1

【临床表现】★★★△△

胆囊癌早期缺乏临床症状，即使出现症状亦缺乏特异性，与胆绞痛及慢性胆囊炎表现类似。仔细追问胆囊癌患者病史往往可以发现存在持续的右上腹疼痛，而不是典型的胆绞痛，对于那些存在持续右上腹疼痛和体重下降及（或）食欲缺乏的老年患者，应该警惕胆囊癌。体重下降、食欲缺乏，特别是黄疸，均是进展期胆囊癌的标志。胆囊区触及包块也是胆囊癌进展期的表现，往往预示着不可切除。

胆管癌的临床表现与肿瘤的部位和胆道梗阻的程度有关，且特异性较差。无痛性黄疸是最常见的表现，但位于肝单叶的胆道梗阻可能导致梗阻胆道所引流的肝区域明显萎缩，而其余的肝部分代偿性增生肥大，因而延误了症状的产生。因此，在左右肝管分叉处以下的胆道肿瘤造成的梗阻更易较早地产生临床表现。较早的临床表现往往由于血胆红素急剧升高，表现为瘙痒、尿色加深、白陶土色粪便，黄疸随时间延长而逐渐加深。随着病情的进展，可出现腹部不适、腹痛、乏力、恶心和上腹肿块等。右上腹痛、畏寒和发热提示伴有胆管炎。持续性的腹痛往往意味着进展期肿瘤。

【辅助检查】★★△△△

一、生物化学检查

（一）肝功能检查

胆道梗阻时，肝功能检查提示胆红素（以直接胆红素升高为主）、ALP 和 GGT 升高。氨基转移酶可升高，伴有胆管炎时会显著升高。

（二）其他

长期胆道阻塞可以导致脂溶性维生素（A、D、E 和 K）减少，凝血酶原时间延长。随着疾病的进展，白蛋白、血红蛋白和乳酸脱氢酶水平可随之下降。

二、肿瘤标志物检查

（一）胆囊癌

CA 19-9 对于诊断胆囊癌患者的灵敏度和特异度约为 75%，因此，对于诊断胆囊癌价值有限。CEA 在癌症患者和良性胆囊病变患者中筛选时，CEA 水平提高对诊断胆囊癌的特异度是 90%，但灵敏度缺乏（仅有 50%）。

（二）胆管癌

无特异性的肿瘤标志物，仅 CA19-9、CA125、CEA 有一定价值。

1. CA19-9 约 85% 的胆管癌患者伴有 CA19-9 升高；CA19-9 升高也可见于其他原因的梗阻性黄疸，但胆道减压后，CA19-9 水平持续升高，提示胆管癌。胰腺、胃恶性肿瘤及严重肝损伤均可伴有 CA19-9 升高。

2. CA125 约 65% 的胆管癌患者伴有 CA125 升高。

3. CEA 约 30% 的胆管癌患者伴有 CEA 升高。但肠道炎症、胆道良性梗阻、胃肠道肿瘤及严重的肝损伤时 CEA 也可升高。

三、影像学检查

（一）B 型超声

超声检查是筛查胆囊癌、胆管癌的最常用方法，黏膜不连续、黏膜强回声和黏膜下低回声等更常见于早期胆囊癌。不均一的团块状多为进展期胆囊癌。多普勒和超声造影分析胆囊黏膜异常区域的血流，有助于鉴别早期胆囊癌和良性病变。根据其超声形态可区分胆囊癌为息肉型、肿块型、厚壁型、弥漫型。肝内胆管癌可能仅表现为肝内局限性肿块，肝门部肿瘤则有肝内胆管扩张，而肝外肝管不扩张。超声的优势在于能可靠地鉴别肿块与结石，并可根据肝内外胆管是否扩张初步确定梗阻的部位。超声可以显示胆管内及胆管周围的病变，评价门静脉受侵程度。

（二）内镜超声

内镜超声（endoscopic ultrasonography，EUS）检查经十二指肠球部和降部直接扫描胆囊，可精确显示胆囊腔内乳头状高回声或低回声团块及其浸润囊壁结构和深度，以及肝、胆道受侵犯的情况。

（三）多排螺旋 CT

对于胆囊癌，多排螺旋 CT（multi-slice computed tomography，MSCT）检查准确率为 83.0%～93.3%，动态增强扫描可显示肿块或胆囊壁的强化，在延迟期达高峰，可显示胆囊壁侵犯程度、毗邻脏器受累及淋巴结转移情况。动态螺旋 CT 能显示肝内胆管细胞癌的特有征象、扩张的胆管和肿大的淋巴结，但通常不能判断胆管癌的范围，腹部淋巴结肿大并不一定是转移性病变。增强 CT 扫描有助于较好地显示肝门部肿瘤与肝动脉或门静脉的关系。胸部 CT 有助于评价远处转移。动脉期图像有助于评价肝动脉解剖及病变与肝动脉的关系，薄层小视野图像有助于评价胆系受累程度。

（四）磁共振成像

对于胆囊癌磁共振成像（magnetic resonance imaging，MRI）检查准确率为 84.9%～90.4%，动态增强扫描呈现快进慢出的特性，必要时可联合血管成像及磁共振胰胆管成像（MRCP）检查，可诊断肿瘤大小、肝侵犯程度、是否合并胆管扩张、血管侵犯、腹腔淋巴结转移及远处转移等。MRI 是诊断胆管癌的最佳方法。MRI 能显示肝和胆管的解剖和肿瘤范围，是否有肝转移。MRCP 可较好地显示胆道分支，可反映胆管的受累范围，对判断胆道梗阻有较高的灵敏度（80%～95%）。超声初步确定梗阻的部位后，应选用 MRCP 对胆管受累范围进行全面评估。磁共振血管成像可显示肝门部血管受累的情况。

（五）正电子发射计算机体层显像检查

PET 检查对胆道恶性肿瘤灵敏度高，可发现胆囊癌早期病变，并可检出直径≤1.0cm 的转移淋巴结和转移病灶。不推荐作为常规检查方法。对于胆管黏液腺癌可表现假阴性。

（六）经皮肝穿刺胆管造影

经皮肝穿刺胆管造影（percutaneous transhepatic cholangiography，PTC）是传统的诊断胆管癌的主要方法，可清晰地显示肝内外胆管树的形态、分布和阻塞部位。虽然 PTC 是侵袭性的检查，但仍然是诊断胆管癌较准确的方法，由于肝内外胆管扩张，施行此种检查非常方便，成功率达 100%。术后出血和胆汁从穿刺部位漏出是较常见和严重的并发症。

（七）内镜逆行胰胆管造影

内镜逆行胰胆管造影（endoscopic retrograde cholangio-pancreatography，ERCP）和 PTC 对胆管癌的诊断各有其优点。通常，ERCP 适用于了解梗阻部位以下胆道情况，而 PTC 适用于了解梗阻部位以上的胆道情况，必要时两者结合应用有利于了解全部胆道的病变情况。ERCP 或 PTC 可取胆汁样本做细胞学检查，阳性率约为 30%，联合刷检和活检可提高阳性率，但细胞学检查阴性并不能排除肿瘤。

（八）胆道母子镜

与 ERCP 相比，胆道母子镜检查在鉴别胆道良性或恶性狭窄方面更具有价值。借助胆道母子镜，可进行准确的组织学活检。

【诊断及鉴别诊断】★★★△△△

一、诊断

除了梗阻性黄疸，胆道肿瘤主要表现为腹痛和发热时往往意味着该患者为进展期，实验室检查的敏感性和特异性不高，只能依靠 CT 等影像学检查进行诊断。

二、鉴别诊断

（一）先天性良性局部狭窄

此类“恶性伪装”可以发生在胆管汇合部，但并不常见。胆管造影（或 MRCP）显示一个光滑的、逐渐变细的狭窄往往为良性病变，但并不可靠。必要时应依靠组织学活检甚至剖腹探查予以确诊。

（二）胆总管结石

胆总管结石一般表现为 Charcot 三联征：腹痛、寒战、高热、黄疸。查体可以发现右上腹压痛，有时可以触及肿大触痛的胆囊，B 型超声和 MRI 可以显示胆总管内的结石，故鉴别诊断并不困难。

（三）胰腺良恶性肿瘤

胰腺头部的肿瘤一般和周围胰腺组织界限欠清楚，呈侵袭性生长。胰腺内分泌肿瘤还可有血清内分泌激素水平的升高。

（四）Mirrizi 综合征

Mirrizi 综合征为良性疾病，主要由于大的胆囊结石压迫胆囊颈，导致胆囊周围炎、胆管周围炎和纤维化，最后堵塞近段胆管。尤其需要与胆囊癌相鉴别。一定情况下，增强的影像学能通过鉴别占位区域的血供情况予以区分。

【治疗】★★★△△△

一、胆囊癌

（一）病情评估

胆囊癌病情评估包括T分期评估、淋巴结转移评估、术中再次分期评估及可切除性评估，旨在为选择合适的治疗方法提供依据。

1. 胆囊癌T分期评估 胆囊癌局部浸润深度是决定手术方式的基础。T1期和T2期多为隐匿性胆囊癌，术前影像学分期较困难，其分期主要依靠术中快速冷冻切片病理学及术后病理学检查；T3期和T4期根据术前影像学检查结果可做出临床分期。

2. 淋巴结转移评估 超声检查对肝门区、胰头周围及腹膜后的淋巴结显示较好，但对肠系膜根部的淋巴结显示不理想，CT、MRI检查对各区域的淋巴结都可较好显示。胆囊的淋巴回流首先沿胆总管旁淋巴结（12b组）向离肝方向回流，并与门静脉后（12p组）和胰头后上方（13a组）淋巴结汇合后流入腹主动脉旁（16组）淋巴结。现已明确13a组淋巴结系胆囊癌淋巴转移第1站淋巴结和第2站淋巴结的分界点，16组淋巴结是胆囊癌淋巴结远处转移的分界点。

3. 术中再次分期评估 可根据术中超声、快速冷冻切片、淋巴结活组织检查或经皮穿刺细胞学检查、诊断性腹腔镜探查对是否存在远处转移进行评估，若病理学检查发现不典型增生或怀疑有恶变者，需扩大取材行病理学检查以指导治疗方式。术中应常规行胰头后上方（13a组）、腹主动脉旁（16组）淋巴结活组织检查，以准确判断淋巴结转移情况及决定淋巴结清扫范围。

4. 胆囊癌可切除性判断 应根据患者一般状况，肝和其他重要脏器功能及肿瘤分期等情况进行综合评估。根据MSCT及MRI影像学检查结果对胆囊癌分期进行评估。需要联合大范围肝切除者，术前应量化评估肝功能储备和肝体积，进而确定患者必须功能性肝体积和安全肝切除量。胆囊癌可根治切除的条件包括：①胆囊及邻近脏器癌灶和区域性转移淋巴结可清除；②剩余肝功能可代偿，且其脉管结构完整性可保存或重建；③手术创伤患者可耐受。

（二）外科治疗原则

根治性手术是原发性胆囊癌患者获得治愈可能的唯一方法。胆囊癌的外科治疗应在具有丰富经验的胆道外科医师和病理科医师的医疗中心内完成。手术方式的选择应基于胆囊癌的TNM分期（表17-9）。

表17-9 基于TNM分期的胆囊癌根治性手术方式

胆囊癌TNM分期	根治性手术方式
Tis期或T1a期	单纯胆囊切除术
T1b期	
13a组淋巴结活组织检查结果阴性	胆囊癌根治术：胆囊连同肝楔形整块切除（距胆囊床至少2cm）＋肝十二指肠韧带淋巴结清扫（8组、12组）
13a组淋巴结活组织检查结果阳性	胆囊连同肝楔形整块切除（距胆囊床至少2cm）＋扩大淋巴结清扫(8组、9组、12组、13组）
T2期	
13a组淋巴结活组织检查结果阴性	胆囊连同肝S4b＋S5整块切除＋肝十二指肠韧带淋巴结清扫
13a组淋巴结活组织检查结果阳性	胆囊连同肝S4b＋S5整块切除＋扩大淋巴结清扫
T3期	
16组淋巴结活组织检查结果阳性	不推荐手术，行姑息治疗
侵犯肝＜2cm，16组淋巴结活组织检查结果阴性	胆囊连同肝S4b＋S5整块切除＋扩大淋巴结清扫
侵犯肝＞2cm，16组淋巴结活组织检查结果阴性	胆囊连同右半肝或右三肝整块切除＋扩大的淋巴结清扫
侵犯肝相邻器官	胆囊连同右半肝或右三肝整块切除＋扩大的淋巴结清扫＋联合受累脏器切除
T4期	
16组淋巴结活组织检查结果阳性	不推荐手术，行姑息治疗
16组淋巴结活组织检查结果阴性	联合受累血管切除重建和（或）肝外脏器切除的扩大胆囊癌根治术

1. 肝切除范围 根据不同T分期的肿瘤入侵肝的途径和范围确定肝切除范围，包括肝楔形（距胆囊床2cm）切除、肝S4b＋S5切除、右半肝或右三肝切除。

2. 淋巴结清扫范围（根据淋巴结受累的路径） 术中根据13a组和16组淋巴结活组织检查结果，选择行肝十二指肠韧带淋巴结（8组、12组）清扫术或扩大淋巴结（8组、9组、12组、13组）清扫术。

3. 肝外胆管处理 术中根据胆囊管切缘活组织检查结果，阳性需联合肝外胆管切除，范围从胰头后上方至第一肝门部，行胆管空肠Roux-en-Y吻合。

4. 联合脏器切除及血管重建 T3期和T4N0～1 M0期合并邻近脏器转移的胆囊癌，可行联合受侵犯脏器切除的扩大根治术。

5. 隐匿性胆囊癌 术前临床诊断为胆囊良性疾

病而行胆囊切除术，在术中或术后经病理学检查确诊为胆囊癌，又称为意外胆囊癌。隐匿性胆囊癌多为T1/T2 期胆囊癌。对于 Tis 期或 T1a 期隐匿性胆囊癌，若术中胆囊完整切除，无破溃，无胆汁溢出，且胆囊置入标本袋内取出者，单纯行完整的胆囊切除术已达根治目的，无须行二次手术；否则需再次手术处理可能形成的转移灶，不推荐常规行经 Trocar 窦道切除。

6. 胆囊癌腹腔镜手术 Tis 期或 T1a 期胆囊癌侵犯胆囊黏膜固有层，多为意外胆囊癌，由术后病理学检查证实。目前研究结果证实，Tis 期或 T1a 期胆囊癌手术过程中，若胆囊无破溃、切缘阴性，无论是腹腔镜切除或开腹切除，术后 5 年生存率均达 100%。T1b 期或 T2 期胆囊癌腹腔镜手术的安全性及可行性尚需进一步研究。因此，对于此期胆囊癌，腹腔镜手术仅可作为探索性研究，且仅限于具备以下条件的专业医疗中心进行：①可取得足够的门静脉旁及主动脉、腔静脉旁淋巴结样本；②肝、胆管切缘阴性；③可在腹腔镜下行肝总管或胆总管切除及重建；④术中可确定病理学分期。对于 T2 期以上胆囊癌，根治性手术范围更大，甚至需行联合脏器切除等扩大根治术，难以达到上述 4 项条件。因此，目前对术前怀疑或确诊为胆囊癌的患者，建议行开腹手术。

7. 胆囊癌合并梗阻性黄疸的处理 胆囊癌合并黄疸者常需联合肝切除才能达到根治目的，而此类手术病死率高，主要死亡原因为肝衰竭。故对于黄疸时间长伴有显著肝损伤或伴有胆管炎，或营养不良，或血清胆红素＞200μmol/L 且需要做大范围肝切除（切除肝体积＞60%）的患者，应予术前胆道置管引流以改善肝功能。

（三）姑息性治疗

失去根治性手术机会的晚期胆囊癌患者，多存在梗阻性黄疸或消化道梗阻，姑息性治疗的目的仅限于解除胆道及消化道梗阻，如经内镜胆道塑料支架内引流术、经内镜鼻胆管引流术、经皮肝胆管引流术和胃空肠吻合术等，以延长患者的生存时间和改善其生命质量。

（四）非手术治疗

胆囊癌目前尚无统一标准的化、放疗方案。建议对于 T1N0 期患者，R0 切除后无需化疗或放疗；对于≥T2 期，R1 切除或淋巴结阳性，建议术后化疗和（或）放疗；对于无法切除的局部晚期患者或远处转移患者，可酌情选择姑息性化疗和（或）放疗。

综上，胆囊癌的诊断和治疗策略如图 17-4 所示。

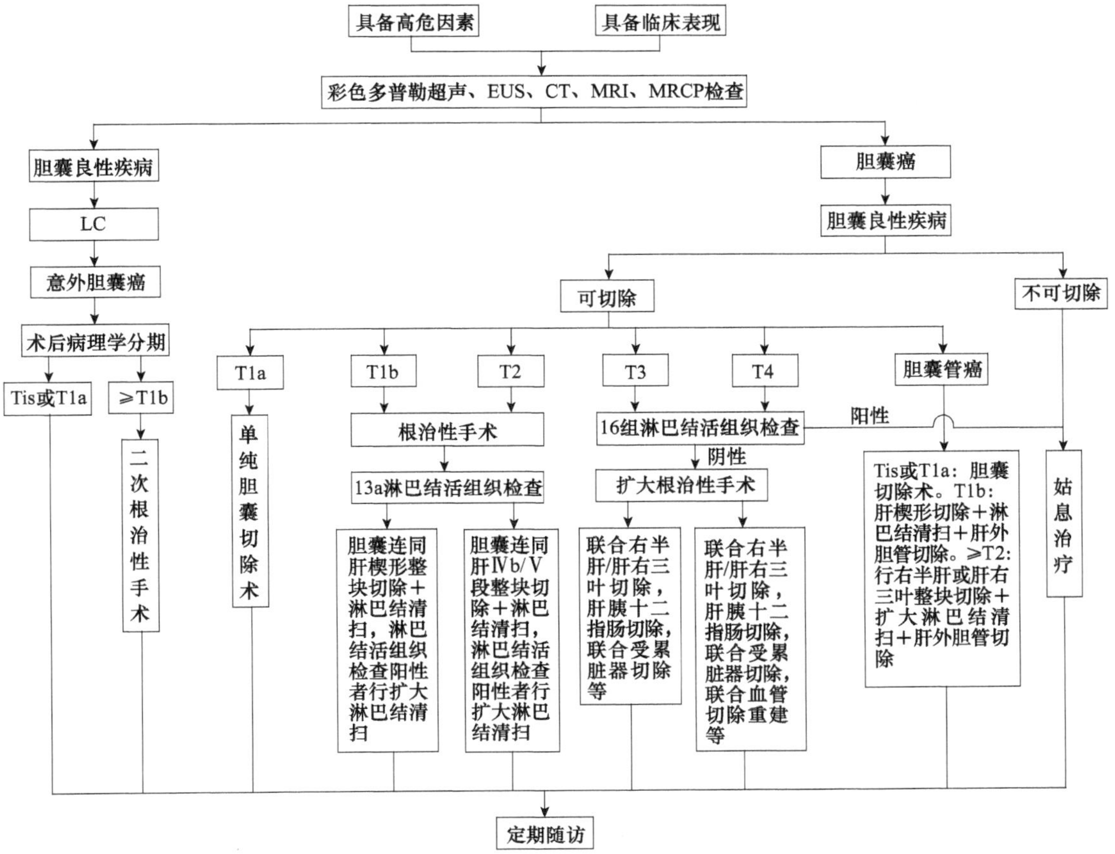

图 17-4 胆囊癌的诊断和治疗策略

引自中华医学会外科学分会胆道外科学组《胆囊癌诊断和治疗指南（2015 版）》。

二、胆管癌

手术切除是治疗胆管癌的首选方法。只要胆管癌能获得根治性切除，患者全身情况能够耐受，无远处转移，均应积极行手术治疗，争取获得根治性切除。对不能切除者，新辅助化疗方案有可能使肿瘤降期，增加根治性手术切除的概率。手术效果主要取决于肿瘤的部位和肿瘤浸润胆管的程度、手术无瘤切缘及是否有淋巴结转移。手术治疗患者长期存活率仍不理想的主要原因包括：约 5% 的胆管癌是多病灶，50% 的患者伴有淋巴结转移，10%～20% 的患者有腹膜和远处转移。

（一）术前胆道引流及门静脉栓塞

术前不恰当的胆道引流可能会增加感染和手术风险，不推荐术前常规胆道引流。但对伴有营养不良、胆管炎或术前胆红素水平＞200μmol/L 且须行大范围肝切除者，应行术前胆道引流。在评估肿瘤能否切除前不放置胆道支架。若患者需要行半肝或超过半肝的大范围肝切除而残肝不能代偿者，可在术前行健侧胆道引流使总胆红素降至 85μmol/L 后，采用病肝侧门静脉栓塞术，促进健侧肝组织增生，2～3 周后重新评估手术切除的安全性。

（二）手术适应证及手术原则

1. 肝内胆管癌 根据 TNM 分期决定手术适应证及手术原则。0～Ⅰ期，肝肿瘤切除，至少保持 1～2cm 的肝无瘤切缘。Ⅱ期，规则性肝切除联合受侵血管一并切除。Ⅲ期，规则性肝切除联合受侵脏器切除。Ⅳa 期，规则性肝切除联合淋巴结清扫。Ⅳb 期，非手术治疗。

即使临床分期不超过Ⅲ期，对疑有淋巴结转移者，应根据术中淋巴结快速冷冻病理检查的结果决定是否行淋巴结清扫。

2. 肝门部胆管癌 现基本采取以下两种决策方法。

（1）根据 TNM 分期决定手术适应证及手术的基本原则。Ⅰ期，单纯胆管切除。Ⅱ期，联合小范围肝切除。Ⅲ期，联合大范围（半肝或三叶）肝切除＋淋巴结清扫。Ⅳa 期，联合大范围（半肝或三叶）肝切除＋血管重建＋淋巴结清扫。Ⅳb 期，非手术治疗。

即使临床分期不超过Ⅱ期，对疑有淋巴结转移者，应根据术中淋巴结冷冻病理检查的结果决定是否行淋巴结清扫。

（2）根据 Bismuth-Corlette 分型进一步决定肝切除的范围，见表 17-10。

表 17-10 基于 Bismuth-Corlette 分型的肝门部胆管癌根治性手术方式

Bismuth-Corlett 分型	具体条件	肝切除范围
Ⅰ型	左、右肝管的肝外部分长＞1cm	不切肝
	左、右肝管的肝外部分长≤1cm	Ⅳb 段切除
Ⅱ型	左、右肝管汇合部位于肝外	Ⅳb 段切除
	左、右肝管汇合部位于肝内	Ⅳb 段切除＋Ⅴ段次全切除
	肿瘤侵犯Ⅰ段	Ⅳb＋Ⅴ＋Ⅰ段联合切除
Ⅲa 型		Ⅳb＋Ⅴ段切除
	肿瘤侵犯Ⅰ段	Ⅳb＋Ⅴ＋Ⅰ段联合切除
	肿瘤侵犯肝右动脉	同时切除肝右动脉
	肿瘤侵犯门静脉右支＜1cm	门静脉切除后端端吻合重建
	肿瘤侵犯门静脉右支≥1cm	同侧半肝切除
Ⅲb 型		Ⅳb＋Ⅴ段切除
	肿瘤侵犯肝左动脉	同时切除肝左动脉
	肿瘤侵犯门静脉左支或Ⅰ段	包括Ⅰ段的左半肝切除
Ⅵ型		Ⅳb＋Ⅴ段切除
	肿瘤侵犯二级肝管	Ⅳ＋Ⅴ＋Ⅷ段联合切除，或者加Ⅰ段切除
	肿瘤侵犯Ⅰ段或门静脉右支	右半肝切除或扩大右半肝切除
	肿瘤侵犯Ⅰ段或门静脉左支	左半肝切除或扩大左半肝切除
	肿瘤侵犯肝动脉（单侧）	切除后不需要吻合重建
	肿瘤侵犯肝动脉（双侧）	切除后选择一侧吻合重建

3. 远端胆管癌 根据TNM分期决定手术适应证及手术的基本原则。0～Ⅰb期，对胆总管上中段的肿瘤，行单纯胆管切除；对胆总管远端肿瘤，行胰十二指肠切除术。Ⅱa期，胆管癌联合邻近受侵脏器切除或胰十二指肠切除术。Ⅱb期，对胆总管上中段的肿瘤，行胆管癌切除+淋巴结清扫术；对胆总管远端肿瘤，行胰十二指肠切除术+淋巴结清扫。Ⅲ～Ⅳ期，非手术治疗。

即使临床分期不超过Ⅱa期，对疑有淋巴结转移者，亦应行淋巴结清扫。

（三）术后治疗及随访

根据术中及病理检查的具体情况，确定术后治疗及随访方案。对有显微镜下阳性切缘（R1）或局部病灶残留（R2）的患者，术后采用射频消融、微波固化或吉西他滨（gencitabine）联合铂类抗癌药物等化疗方案治疗，或者化疗联合放疗治疗。CT引导下大剂量短距放疗（CT-HDRBT）对胆管癌术后肝内复发有一定疗效。对伴有CA19-9升高的患者，术后可监测CA19-9水平；每2～3个月做1次影像学评估，持续至2年。根治性切除（R0）者，术后无须特殊治疗，2年内定期复查。

（四）姑息治疗

姑息性切除的价值没有循证医学证据支持。对有胆道梗阻而肿瘤不能切除的患者，置入胆道支架可使胆管充分引流，缓解症状，提高存活率。对预期生存期>6个月的患者可采用金属支架，而预期生存期在6个月以内的则可选用塑料支架。复杂肝门部肿瘤可使用ENBD（ERCP下鼻导管引流）或经皮胆道引流。外科旁路移植并不优于支架置入。

（五）药物治疗

对不能手术切除或伴有转移的进展期胆管癌，主要推荐吉西他滨联合铂类抗肿瘤药（顺铂、奥沙利铂等）和（或）替吉奥的化疗方案，加用埃罗替尼（erlotinib）可增强抗肿瘤效果。对不能切除的胆管癌应用基于上述方案的新辅助化疗，可能使肿瘤降期，获得手术切除的概率。目前，数种靶向阻断胆管癌发病机制主要信号通路的药物已批准用于临床试验，包括EGFR抑制药（cetuximab、erlotinib和gefitinib）、Raf激酶抑制药（sorafenib）、Her-2抑制药（trastuzumab和lapatinib），以及血管内皮生长因子抑制药（sorafenib和bevacizumab）。这些靶向药物的临床疗效还有待于在大样本前瞻性随机临床研究中进一步证实。

（六）放射治疗

对不能手术切除或伴有转移的胆管癌患者，置入胆管支架+外照射放疗的疗效非常有限，但外照射放疗对局限性转移灶及控制病灶出血有益。目前尚无证据表明，术中放疗及导管内短距放疗对进展期胆管癌的疗效优于标准化疗、放化疗联合或仅放置胆管支架。

（七）肝移植

过去认为，肝移植不能提高胆管癌患者的存活率。近年研究表明，肝移植术前配合放化疗，可以显著提高移植术后患者长期存活率。新辅助放化疗可使胆管癌患者肝移植术后的5年无瘤存活率达到65%。但肿瘤直径>3cm、伴有远处转移、经腹膜肿瘤穿刺活检及既往有恶性肿瘤病史者长期存活率显著降低。

【预后】★★△△

胆管癌是恶性程度较高的胆管恶性肿瘤，其预后很大程度上与分期和R0是否切除相关。合并肝切除和胆管重建并达到R0切除的患者5年生存率可达20%～45%。但由于没有确实有效的药物治疗，不能手术切除的胆管癌患者的中位生存期为5～8个月。

（卢实春　张雯雯）

第7节　胆道损伤

任何因外伤性或医源性因素造成的胆道结构破坏和胆流异常即为胆管损伤。医源性胆管损伤特指因医源性因素如外科手术或其他有创性诊疗操作造成的胆管损伤。损伤性胆管狭窄系指因胆管损伤导致的胆管管腔狭窄甚至闭塞，其中包括胆管损伤直接造成的原发性损伤性胆管狭窄和损伤后因胆管壁纤维化而形成的继发性损伤性胆管狭窄。

胆管损伤的致伤因素包括医源性和外伤性。医源性是胆管损伤的主要致伤原因；外伤性胆管损伤比较少见，主要见于腹部刀刺伤、枪击伤和交通伤等，损伤多发生于胆管相对固定的区域，其中80%以上为胆囊损伤。医源性胆管损伤主要见于胆囊切除术。腹腔镜胆囊切除术（laparoscopic cholecystectomy，LC）术后胆管损伤的发生率高于开腹胆囊切除术，为0.2%～0.6%。只有1/3～1/2的胆管损伤能被及时诊断，超过70%的胆管损伤仍错误地由原手术医师或非专科医师实施初次修复。

【解剖学】★△△

肝内胆管起自毛细胆管，汇集成小叶间胆管，肝段、肝叶胆管和肝内部分的左右肝管。左右肝管出肝后，在肝门部汇合形成肝总管。左肝管细长，2.5～4.0cm，与肝总管之间形成约90°的夹角；右肝管短粗，长1～3cm。肝总管直径0.4～0.6cm。胆总管长4～8cm，直径0.6～0.8cm，由肝总管和胆囊管汇合而成。胆总管在肝十二指肠韧带内下行于肝固有动脉的右侧、肝门静脉的前方，向下经十二指肠上部的后方，降至胰头后方，在转向十二指肠降部中份，在此处的十二指肠后内侧壁内与胰管汇合，形成一略膨大的共同管道称肝胰壶腹，开口于十二指肠大乳头。

【病因学】★★★△△△

胆管损伤的致伤因素包括医源性和外伤性。医源性是胆管损伤的主要致伤原因；外伤性胆管损伤比较少见，主要见于腹部刀刺伤、枪击伤和交通伤等。文献报道，1%～5%的腹部创伤患者存在肝外胆管的损伤，损伤多发生于胆管相对固定的区域，其中80%以上为胆囊损伤。

外科手术、有创性诊断和治疗操作及腹部外伤等多种因素都可以造成胆管损伤。80%的医源性胆管损伤来自胆囊切除术，尤其是LC。其他常见的医源性因素包括肝切除术、胆道探查术、内镜下十二指肠乳头括约肌切开术（endoscopic sphincterotomy，EST）和经导管动脉化学栓塞（transcatheter hepatic arterial chemoembolization，TACE）。此外，肝肿瘤的局部消融［乙醇注射、冷冻消融、微波消融、射频消融术（radiofrequency ablation，RFA）］；肝包虫病的乙醇注射、T管拔除术等也偶有造成胆管损伤的报道。

胆管损伤的致伤类型复杂多样，主要包括机械性、电热性、化学性和缺血性损伤。部分患者可能同时存在多种致伤类型。

一、机械性损伤

机械性损伤最为多见，包括切割伤、撕裂伤、缝扎伤、钳夹伤和穿通伤等。多数损伤部位单一，损伤范围明确。

二、电热性损伤

电外科手术器械使用不当可导致胆管组织的热力损伤。肝内占位病变的热消融治疗如微波、射频等，也可伤及肝内胆管甚至肝门部胆管。电热性损伤早期病变范围不明确，直接对端吻合或缝合易发生胆漏或瘢痕狭窄。

三、化学性损伤

福尔马林、无水乙醇等溶液可导致胆管组织变性或坏死。如在化学性消融治疗中上述液体进入胆管，可损伤胆管上皮并导致迟发性胆管硬化狭窄。化学性损伤常涉及较大范围的胆管结构，严重者可累及整个肝外胆道系统。

四、缺血性损伤

任何导致胆道血供障碍的操作均可造成胆管缺血性损伤。如肝动脉栓塞术时栓塞部位或栓塞剂应用不当；胆道探查后应用管径过粗的T管或缝合过密过紧；胆管周围组织的过多剥离等。缺血性损伤多呈迟发性的病理过程，常在术后数月甚至数年出现胆管狭窄的表现。

【临床分型】★★★△△△

胆管损伤应依据损伤的部位、范围和损伤程度等做出合理的分型。

一、Strasberg Bismuth 分型

Strasberg Bismuth分型是目前胆囊切除术后胆管损伤推荐的分型系统，内容如下。

（一）Bismuth 分型

Ⅰ型，左右肝管汇合部下方肝总管或胆管残端长度≥2cm。Ⅱ型，左右肝管汇合部下方肝总管残端长度＜2cm。Ⅲ型，左右肝管汇合部完整，左右肝管系统相通。Ⅳ型，左右肝管汇合部损伤，左右肝管系统被隔离不相通。Ⅴ型，Ⅰ型、Ⅱ型或Ⅲ型＋右侧副肝管或迷走胆管狭窄，右侧副肝管或迷走胆管狭窄。

（二）Strasberg 分型

Ⅰ型，进入胆囊床或胆囊管的小胆管切断后未结扎，伴有胆漏。Ⅱ型，副肝管损伤，两断端结扎，不伴有胆漏。Ⅲ型，副肝管损伤，一侧断端未结扎，伴有胆漏。Ⅳ型，胆管部分撕裂，伴有胆漏。Ⅴ型，左右肝管汇合部下方肝总管或胆管残端长度＞2cm。Ⅵ型，左右肝管汇合部下方肝总管残端长度＜2cm。Ⅶ型，左右肝管汇合部完整，左右肝管系统相通。Ⅷ型，左右肝管汇合部损伤，左右肝管系统被隔离不相通。Ⅸ型，Ⅴ、Ⅵ或Ⅶ＋右副肝管或迷走胆管损伤。

（三）中华医学会外科学分会胆道外科学组分型（2013）

基于胆管树损伤的解剖部位、致伤因素、病变特征和防治策略，中华医学会外科学分会胆道外科学组将胆管损伤分为3型4类。

1. Ⅰ型损伤（胰十二指肠区胆管损伤） 根据胆管损伤部位及是否合并胰腺和（或）十二指肠损伤可分为3个亚型。Ⅰ1型，远段胆管单纯损伤；Ⅰ2型，远段胆管损伤合并胰腺和（或）十二指肠损伤；Ⅰ3型，胆胰肠结合部损伤。

2. Ⅱ型损伤（肝外胆管损伤） 位于肝和胰十二指肠之间的肝外胆管损伤。依据损伤的解剖平面将Ⅱ型损伤分为4个亚型。Ⅱ1型，汇合部以下至十二指肠上缘的肝外胆管损伤；Ⅱ2型，左右肝管汇合部损伤；Ⅱ3型，一级肝管损伤[左和（或）右肝管]；Ⅱ4型，二级肝管损伤。

3. Ⅲ型损伤（肝内胆管损伤） 3级和3级以上肝管的损伤，包括在肝实质外异位汇入肝外胆管的副肝管和变异的三级肝管损伤及来源于胆囊床的迷走肝管损伤。

依据胆道损伤的病变特征将其分为4类。a类：非破裂伤（胆道管壁保持完整的损伤，包括胆管挫伤及因缝扎、钛夹夹闭或其他原因造成的原发性损伤性胆管狭窄）。b类：裂伤。c类：组织缺损。d类：瘢痕性狭窄（胆管损伤后因管壁纤维化形成的继发性胆管狭窄）。

患者的具体分型可由以上分型、分类组合确定。如Ⅱ2c型为汇合部胆管损伤伴组织缺损，Bismuth Ⅰ型和Ⅱ型胆管损伤均属Ⅱ1d型。

【临床表现和诊断】★★★△△△

一、诊断

（一）胆管损伤的术中诊断

胆管损伤的术中诊断主要依赖术中发现手术野存在胆汁、发现异常的解剖或胆道造影结果显示造影剂外溢等异常影像特征。常规术中胆道造影检查可将胆管损伤的术中诊断率从33%提高到75%。

（二）胆管损伤的早期诊断

未能及时诊断的胆管损伤术早期可出现一些非特异性的临床症状如腹痛腹胀、畏寒发热、持续的恶心呕吐、皮肤及巩膜黄染等。体格检查可发现上腹部压痛、反跳痛等局限性腹膜炎，甚至弥漫性腹膜炎的体征。实验室检查白细胞计数和中性粒细胞比例升高，肝功能呈持续的异常改变。这些早期临床症状和体征均与胆管损伤后胆道梗阻或胆汁漏有关。约80%的胆管损伤存在胆汁漏。发生胆汁漏时胆汁可从腹腔引流管流出或从切口渗出，也可进入腹腔造成胆汁性腹膜炎或被包裹形成胆汁瘤。胆道梗阻可为完全性或不完全性，患者出现不同程度的梗阻性黄疸，实验室检查结果表现为进展性的肝功能异常、血清TBIL和ALP等胆系酶谱升高。这些非特异性临床表现和症状多在术后48小时内出现。但由于上述临床表现和症状常常被外科医师忽略或错误的解释，胆管损伤的术后诊断多集中在术后1～2周。腹部超声检查对可疑胆管损伤具有较高的诊断率。由于10%～14%的胆囊切除术可在肝下出现少量积液，而胆道梗阻在术后早期只有10%的患者会出现胆管扩张。因此，超声检查的结果需谨慎的解释。

（三）胆管损伤的延迟诊断

胆管损伤可在损伤后数月甚至数年出现延迟性狭窄的临床表现，包括不同程度的梗阻性黄疸和（或）胆管炎。狭窄既可能来自于早期急性损伤未能正确诊断和及时治疗，也可来自严重的局部炎症刺激（术后胆汁漏合并感染）、胆管壁的血供受损（术中广泛剥离）、胆管壁的压迫性坏死（T管放置不当）等造成的胆管慢性损伤。但大多数情况下，确切的损伤机制难以准确判断。腹部B超检查可发现不同平面以上的肝内外胆管扩张，再通过进一步行CT或MRI检查排除肿瘤造成的胆道恶性狭窄或原发性肝胆管结石病，结合既往胆道手术史，多能做出医源性胆管损伤的诊断。

（四）胆管损伤的解剖影像学评估

胆管损伤的确切诊断应通过解剖影像诊断技术全面检查胆道结构的完整性，明确损伤的部位和程度，以指导进一步的临床治疗。确定性手术修复前是否进行高质量的胆道成像检查能显著影响胆管损伤患者的最终预后。

临床常用的影像学诊断技术包括胆道造影（PTC、ERC、经T管造影、经瘘管造影）、磁共振胆管成像、CT和MRI等检查。

1. 经皮肝穿刺胆管造影 PTC检查能正确显示损伤或狭窄近端胆管树的解剖结构，尤其是针对胆道不连续的横断伤和损伤后胆道完全梗阻的患者。PTC检查同时具有通过胆道减压治疗损伤后胆管炎、引导术中肝门部胆管定位的价值。因此，该检查方法曾被认为是诊断胆管损伤的金标准。但PTC检查是一种有创的诊断技术，存在出血、继发感染、穿刺失败的风险。

2. 经内镜逆行胆管造影 ERC检查可清晰显示连续性完整的胆管树结构。对以胆汁漏为主要特征的胆管损伤，ERC检查可通过造影剂的外溢提供诊断胆管破裂的直接证据。ERC检查在诊断的同时具有能利用支架或球囊扩张治疗胆汁漏和胆管狭窄的优势，使得部分胆道外科中心更倾向于ERC检查。但对于胆管完全横断或狭窄的患者，ERC检查难以显示损伤近端胆管树的结构。

3. 磁共振胆管成像 磁共振胆管成像（magnetic resonance cholangiography，MRC）检查作为一种非侵袭性的胆道显像技术可多方位全面显示各种损伤类型的胆管树解剖结构，准确提供胆管狭窄的部位、范围和程度及近端胆管扩张程度等信息，从而为手术方案的设计提供可靠依据，在部分胆道外科中心成为评估胆管损伤的首选诊断方法。

（五）胆管损伤合并症的诊断与评估

胆管损伤可继发局限性胆汁性腹膜炎、胆汁瘤、弥漫性腹膜炎和急性胆管炎等，也可因合并血管损伤、继发肝脓肿、肝萎缩、肝胆管结石、肝硬化和门静脉高压症等造成复杂的肝胆病理改变。这些合并症的存在及严重程度是决定手术时机和手术方式的重要因素。针对以上合并症，胆管损伤术前应常规进行肝功能和凝血功能检查以评估肝功能的代偿状态，并通过CT和（或）MRI检查评估损伤局部的炎症状态、肝和胆道继发性病变的部位、性质和程度。怀疑合并十二指肠损伤者可做上消化道碘水造影检查或口服亚甲蓝溶液试验以确定诊断。

【治疗】★★★△△△

胆管损伤确定性治疗方式的选择依赖于损伤的类型；轻微胆管损伤造成的胆汁漏首选内镜和（或）介入治疗；严重胆管损伤及损伤性胆管狭窄，外科手术仍是疗效最为确切的确定性治疗手段。

一、胆管损伤的内镜治疗

内镜作为确定性手段治疗胆管损伤的策略目前尚无一致性。单纯括约肌切开的治愈率被认为低于胆道内支架。针对胆管损伤等良性胆管狭窄应尽量避免放置金属支架。而在塑料支架的使用策略上，一些高质量的队列研究和系统性综述结果均显示，同时放置多个支架的治疗成功率高于单支架治疗。但有关支架的更换时间、支架治疗的持续时间、患者从支架治疗中转至手术治疗的恰当时机目前尚缺乏高质量的证据。目前大多数内镜中心均采用间隔3～6个月更换支架。

二、手术治疗

外科手术是疗效最为确切的治疗严重胆管损伤的手段，目的是恢复或重建胆管的结构和功能。成功的外科手术需要选择正确的手术医师、恰当的手术时机、合理的治疗方法及精准的手术技术。

（一）手术医师的选择

目前所有的证据均支持应由具有丰富胆道外科经验的专家对胆管损伤实施确定性修复。

（二）外科手术时机

胆管损伤的外科治疗依据干预的时机可分为即时处理、早期处理和延期处理。正确选择手术时机是决定胆管损伤治疗效果的关键因素之一。术中发现的胆管损伤，如果能由有经验的胆道外科医师及时修复能获得最佳的预后。然而近50%的胆管损伤并不能在术中及时发现，对于术后发现的胆管损伤，术后1～2周发现的胆管损伤，如损伤局部无明显炎症可选择一期修复。胆管损伤合并腹腔感染、胆汁性腹膜炎、血管损伤等复杂的局面时应延期实施确定性修复。延迟修复的手术时机可选择在局部炎症和感染得到有效控制后4～6周。

（三）外科治疗方法

胆管损伤的重建术式首选胆管对端吻合术。对于合并明显组织缺损，难以对端吻合的胆管损伤，应选择 Roux-en-Y 胆管空肠吻合术重建胆肠连续性。胆管损伤的修复重建应避免使用胆管十二指肠吻合术。对于难以修复重建的二级或二级以上肝管损伤或胆管损伤合并局限性肝病变难以通过其他技术手段进行治疗的患者，如未受累区域的肝功能代偿充分，可通过规则性肝切除术去除病变的胆管和肝组织。用于修复重建的胆管应选择无瘢痕、无炎症、血供良好的健康胆管。胆管损伤继发终末期胆病患者应联合胆道外科专家、肝移植专家等共同评估再次胆道重建手术的可能性。对于估计无法通过常规技术进行治疗的胆管损伤患者应尽早纳入肝移植等候名单，以降低患者在等待肝移植期间的病死率和肝移植手术后并发症的风险。胆管损伤确定性修复术后可常规放置经吻合口的胆道引流管或依据吻合口的条件选择性放置胆道引流管，但常规进行胆道引流的时间应<3 个月。

三、随访

胆管损伤确定性治疗后应至少随访 3～5 年，随访指标应包括常规的肝功能检查和必要的影像学检查，患者有无胆管炎发作的临床症状。

【预后】★★△△

大量文献报道，90% 的胆管损伤患者行胆肠吻合后有良好预后，没有黄疸和胆管炎等并发症的发生。这很大程度上与早期发现损伤并积极治疗有关。较差的预后很可能与胆道损伤后的胆管炎、不详尽的术前胆道影像评估相关。肝纤维化等慢性肝病也会影响胆道损伤的治疗效果。

（卢实春　张雯雯）

参考文献

[1] Leslie H. Blumgart MD. Surgery of the Liver, Biliary Tract, and Pancreas. 4th edition, Elsevier, 2010.

[2] Townsend CM, Beauchamp RD, Evers BM, et al. Sabiston Textbook of Surgery, 19 th edition, Saunders, 2012.

[3] 吴孟超、吴在德. 黄家驷外科学. 7 版. 北京：人民卫生出版社，2008.

[4] 中华医学会外科学分会胆道外科学组. 急性胆道系统感染的诊断和治疗指南（2011 版）. 中华消化外科杂志，2011，10（1）：9-13.

[5] 中华医学会外科学分会胆道外科学组. 胆囊良性疾病治疗决策的专家共识（2011 版）. 中华消化外科杂志，2011，10（1）：14-19.

[6] 中华医学会肝病学分会，中华医学会消化病学分会，中华医学会感染病学分会. 原发性硬化性胆管炎诊断和治疗专家共识（2015）. 临床肝胆病杂志，2016，32（1）：23-31.

[7] 中华医学会外科学分会胆道外科学组. 胆囊癌诊断和治疗指南（2015 版）. 中华消化外科杂志，2015，14（11）：881-890.

[8] 国际肝胆胰学会中国分会，中华医学会外科学分会. 肝脏外科学组胆管癌诊断与治疗——外科专家共识. 中国实用外科杂志，2014，34（1）：1-5.

[9] 中华医学会外科学分会胆道外科学组. 胆管损伤的诊断和治疗指南（2013 版）. 中华消化外科杂志，2013，12（2）：81-85.

[10] 中华医学会外科学分会胆道外科学组. 肝胆管结石病诊断治疗指南. 中华消化外科杂志，2007，6（2）：156-161.

第18章 胰腺疾病

第1节 急性胰腺炎

【流行病学】★△

急性胰腺炎（acute pancreatitis，AP）是一种常见急腹症，发病率为（4.9～73.4）/10万。在美国，每年因AP住院的患者超过270 000人次，是消化系统疾病中最常见的住院病因，年均花费超过25亿美元。AP患者中10%～20%为重症急性胰腺炎（severe acute pancreatitis，SAP），病情危重，病死率达30%以上。

【病因学】★★△△

一、胆源性病因

胆石症是AP最常见的病因，占40%～70%。腹部超声是胆石症诊断的金标准，但对胆总管结石的敏感性略差。AP患者入院时，若没有大量饮酒史但血清丙氨酸转氨酶（alanine aminotransferase，ALT）水平高于150U/L，即使没有发现胆管扩张，也应考虑胆源性AP可能。若AP发病后24～48小时内血清胆红素或氨基转移酶持续升高，就可以推测合并有胆总管结石。计算机体层摄影（computed tomography，CT）、磁共振胰胆管造影（magnetic resonance cholangiopancreatography，MRCP）或超声内镜（endoscopic ultrasonography，EUS）等其他影像学检查发现结石或胆管扩张等征象，亦能提供证据。

二、高三酰甘油血症性

近年来，我国高三酰甘油血症性（high triglyceride,HTG）-AP的发病率呈持续升高趋势，占20%以上。诊断标准如下：①血三酰甘油（triacylglycerol，TG）≥11.3mmol/L，即可诊断为HTG-AP；②血TG处于5.6～11.3mmol/L，应高度怀疑HTG-AP。此外，推荐在AP起病24小时内立即检测TG水平，因为绝大部分患者的TG水平在禁食72小时内可下降至正常范围。

三、酒精性病因

酒精性AP在欧美国家常见，在我国其发生率＜5%。目前对于酒精性AP尚缺乏公认的诊断标准，有以下表现时应考虑酒精性AP可能：①有大量饮酒史或AP发病前大量饮酒。②每天酒精摄入量＞80g，持续5年以上；或发病前有大量饮酒史。③诊断AP同时或既往有酒精性相关疾病或症状，如酒精导致的慢性胰腺炎、假性库欣综合征、精神和行为障碍、神经系统的退化；酒精性各系统病变，如多发性神经病、肌病、心肌病、胃炎和肝病等。

四、其他病因

AP其他病因包括：壶腹乳头括约肌功能不良、药物和毒物、内镜逆性胰胆管造影（endoscopic retrograde cholangioparcreatography，ERCP）、十二指肠乳头旁憩室、外伤、高钙血症、腹部大手术、胰腺分裂、壶腹周围癌、胰腺癌、血管炎、感染性疾病（柯萨奇病毒、腮腺炎病毒、HIV、蛔虫症）、自身免疫性疾病（系统性红斑狼疮、干燥综合征）和α1-抗胰蛋白酶缺乏症等。

临床工作中需注意：①40岁以上患者，应该考虑胰腺肿瘤所致，应常规筛查CA19-9、CA125等；②对原因不明且存在胰腺病家族史的年轻患者（30岁以下），应考虑行基因检测；③怀疑免疫性胰腺炎者，应检测IgG4。

经临床、生化、影像等检查，不能确定病因者称为特发性。

【病理生理】★★△△

一、第一期胰腺腺泡细胞内胰蛋白酶过早活化

胰腺腺泡是人体最大的消化酶合成场所，正常情况下，胰腺有一系列保护机制避免胰腺实质被自身的消化酶所损害，腺泡细胞中的大部分消化酶均以未活化的酶原形式存在。在病理状态下，酶原不适时的提前激活是发生 AP 的始动因素，几种不同的机制参与其中：腺泡细胞钙信号系统崩溃；线粒体功能失调及内质网应激压力；溶酶体水解酶、组织蛋白酶 B 使胰蛋白酶原裂解为胰蛋白酶；腺泡细胞内胰蛋白酶抑制因子（如丝氨酸蛋白酶抑制剂 SPINK1/Spink3）活性下降等。

二、第二期腺泡细胞坏死及胰腺内炎症

损伤的腺泡细胞释放具有酶解、脂解及朊解作用的酶，一方面直接导致腺泡细胞死亡，另一方面损伤周围组织，导致周围组织水肿、血管损伤及出血等。死亡的腺泡细胞释放细胞内容物，如损伤相关分子模式（damage-associated molecular pattern，DAMP）包括高迁移率族蛋白 B1（high mobility group box 1，HMGB1）、DNA、组蛋白、ATP 等，DAMP 会招募一系列免疫细胞（中性粒细胞、单核细胞、巨噬细胞等）浸润并激活炎性信号通路（NF-κB 信号通路、MAPK 信号通路、STAT3 信号通路及炎症小体等），其中 NF-κB 信号通路是 AP 中发挥主要作用的信号通路机制。损伤部位招募并激活的固有免疫细胞进一步导致腺泡细胞的损伤并增加循环中 DAMP 的浓度，形成恶性循环。AP 的严重程度很大一部分取决于腺泡细胞坏死的范围及细胞死亡类型，在此病理生理过程中存在多种形式的细胞死亡方式，其中细胞坏死（necrosis）和细胞凋亡（apoptosis）是研究得最为广泛和深入的。细胞坏死通过释放 DAMP 激发机体炎症反应及免疫刺激反应，但在细胞凋亡过程中，细胞内容物被包裹在凋亡小体中并被吞噬分解，较少引起机体的炎症反应，但过度的细胞凋亡也会释放核 DAMP（nDAMP）和线粒体 DAMP（mitDAMP）从而引发上述过程。除细胞坏死和细胞凋亡外，在胰腺炎病理过程中还存在其他细胞死亡方式如坏死性凋亡、细胞焦亡、细胞自噬等调节 DAMP 的释放与 AP 的进展。

三、第三期发生胰腺外炎症，包括 ARDS 等

激活的免疫细胞释放一系列的细胞因子，如 IL-1、IL-2、IL-6、IL-8、TNF-α，机体通过细胞因子的作用将局部的炎症扩展至全身，导致远隔器官的毛细血管通透性增加，促进炎性细胞黏附和渗出，从而介导远隔器官功能损伤。10%～20% 的患者因不同途径强化胰腺内和胰腺外炎症而导致全身性炎症反应综合征（systemic inflammatory response syndrome，SIRS），发生 SIRS 在一定程度上预示多器官功能衰竭和（或）胰腺坏死。近年来研究表明，外泌体也在胰腺外炎症损伤中发挥一定作用，外泌体包裹一系列蛋白质和小 RNAs 并发挥体内转运体的功能，从而介导 AP 时远隔器官（特别是肺）的损伤。

【临床分期】★△

AP 根据病程特点分为早期和后期。

一、早期

早期通常指发病第 1 周，但也可能延长至第 2 周。表现为 AP 发生后出现的炎症及炎症级联反应；根据病情严重程度的不同，这种炎症级联反应可以发生在胰腺局部也可发生在远隔器官如肾、肺等。临床表现上有 10%～15% 出现 SIRS 及器官功能损害，其中 48 小时内缓解的称为“一过性器官损伤”，若器官损伤持续超过 48 小时则称为“持续器官损伤”。如果器官损伤影响到超过一个器官系统，则称为多器官损伤。

二、后期

在时间上没有明确的界限，但一般发生在 AP 发病 2 周以后，多发生于中重度患者；组织病理表现为胰腺局部的组织坏死或出血，以及在此基础上继发的感染。

【临床表现】★★★△△△

一、临床症状

（一）急性腹痛

急性腹痛为最早出现的症状，往往发生于油腻

饮食、酗酒和暴饮暴食之后。多为突然发作，程度剧烈，非一般镇痛药能缓解，弯腰或前倾坐位可稍减轻。疼痛为持续进行性加重，位于上腹部正中偏左，胆源性患者可开始于右上腹部，后来转至正中偏左，并向左腰背部放射。

（二）腹胀

与腹痛同时存在，是大多数 AP 患者的共有症状，一般都很严重。极少数的老年患者可只有腹胀而无腹痛。腹胀进一步加重时，表现为腹内高压，严重时引起脏器功能障碍，被称为腹腔间室综合征（abdominal compartment syndrome，ACS），常见于 SAP。

（三）恶心、呕吐

恶心、呕吐发作早而频繁，呕吐物为胃内容物及胆汁，呕吐后不能使腹痛缓解。

（四）发热

早期可出现不同程度的体温升高，一般为中度发热，约 38℃，3～5 天可下降。胆源性 AP 伴有胆道梗阻者，可有高热寒战。胰腺坏死组织感染时，高热为主要症状之一，体温常在 39～40℃，可持续数周不退。

（五）黄疸

部分病例有黄疸，程度一般较轻，可由于胆结石在胆总管下端嵌顿引起，或者系肿胀的胰头压迫胆总管下端所致。

（六）水、电解质及酸碱平衡失调

水、电解质及酸碱平衡失调主要由于肠麻痹、呕吐等导致，频繁呕吐者可发生代谢性碱中毒，重症胰腺炎常伴有代谢性酸中毒、低钙血症。

（七）休克

重型患者常出现休克症状，如皮肤苍白、四肢湿冷、脉搏细速、血压下降等。引起休克的原因可有多种，如由于胰液外溢，刺激腹膜引起剧烈疼痛；胰腺组织及腹腔内出血；组织坏死，蛋白质分解引起的机体中毒等，严重者抢救不及时可致死。

（八）脏器功能障碍

重症急性胰腺炎可合并其他脏器功能障碍，常见的为急性呼吸窘迫综合征、急性肾损伤等，可表现为呼吸困难、少尿，甚至无尿等。

二、体格检查

（一）腹部压痛及腹肌紧张

腹部压痛及腹肌紧张范围在上腹正中或偏左，由于胰腺位于腹膜后，因而一般程度较轻。轻型 AP 患者仅有压痛，无腹膜炎体征。而 SAP 患者腹部出现腹膜炎体征，压痛、反跳痛及腹肌紧张。根据坏死范围及感染的程度，腹膜炎可局限于上腹部或延及全腹部，左侧腰背部多有饱满及触痛。

（二）腹胀

重型腹胀患者有明显肠胀气，肠鸣音减弱或消失，呈麻痹性肠梗阻。大多数患者有移动性浊音。

（三）腹部包块

由于炎症包裹粘连、渗出积聚在小网膜腔等部位，导致脓肿或假性囊肿形成，可在上腹部扪及界限不清的压痛性包块。

（四）皮肤瘀斑

部分患者腰部皮肤呈片状青紫色改变，称为 Grey-Turner 征；脐周皮肤呈青紫色改变称为 Cullen 征。这种皮肤青紫色改变是胰液外溢至皮下组织间隙，溶解皮下脂肪，使毛细血管破裂出血所致。

（五）胸腔积液

由于渗出液的炎性刺激，可出现胸腔反应性积液，以左侧多见，可引起同侧的肺不张进而出现呼吸困难。

【辅助检查】★★△△

一、实验室检查

（一）血清脂肪酶

通常血清脂肪酶于起病后 24 小时内升高，持续时间较长（7～10 天）。超过正常上限 3 倍有诊断意义。

（二）血、尿淀粉酶

血淀粉酶在发病 2 小时后开始升高，24 小时达高峰，可持续 4～5 天。尿淀粉酶在 AP 发作 24 小时后开始上升，持续 1～2 周，下降缓慢。一般认为血、尿淀粉酶的测定值超过正常上限的 3 倍对于 AP 才有诊断价值。

HTG-AP患者的淀粉酶一般升高不会超过正常上限的3倍，慢性胰腺炎急性发作时淀粉酶轻度增高。此外，消化性溃疡穿孔、肠系膜梗死、肠梗阻、阑尾炎、胆道感染、病毒性肝炎、异位妊娠、胆石症，非腹部疾病如急性腮腺炎、慢性肾衰竭等也可导致淀粉酶升高。

（三）血钙

由于脂肪组织坏死和组织内钙皂形成导致体内血钙降低，通常发生在发病的第2～3天以后，若血钙水平低于2.0mmol/L通常预示病情严重。

（四）其他检查

降钙素原（PCT）在SIRS和全身性感染时有较高的诊断价值，AP期间PCT升高，胰腺相关蛋白、胰腺特异蛋白和尿胰蛋白酶原活性肽升高，还会出现暂时性的血糖升高等。

二、影像学检查

（一）腹部B型超声

腹部B型超声可见胰腺弥漫性肿大，轮廓线呈弧状膨出，胰内及胰周围回声异常。水肿病变时，为均匀的低回声分布，有出血坏死时，可出现粗大的强回声。B型超声还可了解胆囊和胆道情况、病变的范围等，并结合心脏彩色超声指导患者进行补液治疗，具有无创、简便、灵活、可重复等特点，但对于肥胖或胃肠道胀气的患者，往往显示不满意。

（二）计算机体层摄影

不受肠道内气体或患者肥胖的影响，对AP的诊断、鉴别诊断及严重程度评估具有重要价值。肾前筋膜增厚是AP特征性的CT表现。轻度急性胰腺炎（mild acute pancreatitis，MAP）可见胰腺非特异性增大和增厚，边缘模糊；SAP表现为胰腺周围脂肪层消失，胰腺轮廓不规则，密度不均匀，并可见胸腹腔积液。增强CT是诊断胰腺坏死的最佳检查方法，但增强剂有导致过敏和肾毒性的风险。

（三）磁共振成像

MRI表现为胰腺肿大，花边样轮廓消失，边界模糊不清，可以累及全胰腺，也可为胰腺局部改变，T1加权成像（T1 weighted imaging，T1WI）和T2加权成像（T2 weighted imaging，T2WI）均可显示。MRI对胆胰管改变、区分坏死部分与坏死周围积液等优于增强CT，且具有无放射性、无造影剂过敏等优点，但检查费昂贵，费时较长，在危重症患者及常规使用中受限。

【诊断标准】★△

临床上符合以下3项特征中的2项，即可诊断AP：①与AP相符合的腹痛，常表现为刀割样剧烈疼痛，呈持续性，伴或不伴有阵发性加剧，常向左肩、左腰背部放射，一般屈曲位疼痛减轻，仰卧位加剧，普通胃肠解痉药不能缓解。②血淀粉酶和（或）脂肪酶活性至少高于正常上限值的3倍，推荐检测血脂肪酶作为诊断AP的主要标准。若血脂肪酶检测困难，则选择血淀粉酶作为主要检测指标。③腹部B型超声、CT或MRI符合AP影像学改变，增强CT对于镇静状态下、腹痛符合AP特点，但血清酶学低于正常上限3倍的患者，以及临床怀疑其他原因引起腹痛的患者具有重要价值。

【鉴别诊断】★△

一、消化系统急症

消化道脏器穿孔、胆石症、急性胆囊炎、高位阑尾炎或急性阑尾炎发病初期、急性肠梗阻、肝及脾破裂等。

二、泌尿系统急症

输尿管结石、肾结石、急性肾盂肾炎等。

三、血管病变

肠系膜血管栓塞、脾栓塞、腹主动脉瘤、腹主动脉夹层等。

四、妇产科急症

异位妊娠破裂、妊娠期急性脂肪肝、卵巢囊肿蒂扭转、卵巢巧克力囊肿破裂等。

五、其他

原发于其他脏器的急性腹痛如心绞痛、心肌梗死、肺栓塞等，某些代谢性疾病如糖尿病酮症酸中毒等。

【病理分类】★△

一、间质水肿型胰腺炎

大多数AP患者因炎性水肿会出现胰腺弥漫的增

大。在强化电子计算机体层摄影（contrast enhanced computed tomography，CECT）上，胰腺实质相对同质性增强，胰周脂肪显现模糊影或柔和线束的一些炎性改变，也可能存在一些胰周液体积聚。间质水肿型胰腺炎的临床症状通常在 1 周内得以自行缓解。

二、坏死性胰腺炎

5%～10% 的 AP 患者会发展为胰腺实质、胰周组织或两者的坏死，其中以胰腺与胰周组织同时坏死受累最为常见。胰腺灌注缺损及胰周坏死的征象在数天之后出现，疾病最初几天，在增强缺损区域出现清晰界限及融合之前，增强 CT 上胰腺实质灌注图像可能是斑片状，伴随不同程度的密度减低。1 周以后，胰腺实质非增强区域应考虑为胰腺实质坏死。

感染性胰腺坏死：即胰腺（周）组织在坏死的基础上合并了感染。根据患者的临床病程或当增强 CT 上坏死组织内存在气体时，应怀疑感染可能，必要时可进行细针穿刺抽吸培养。

【常见并发症】★★★△△△

一、器官功能衰竭

定义器官衰竭应当评估以下 3 个器官系统：呼吸、心血管及肾。器官衰竭被定义为使用改良的马歇尔评分系统（表 18-1），评分为 2 分或更多。

表 18-1 改良的马歇尔评分系统

项目	评分（分）				
	0	1	2	3	4
呼吸（PaO_2/FIO_2）	>400	301～400	201～300	101-200	≤101
肾					
血肌酐（μmol/L）	≤134	134～169	170～310	311～439	>439
血肌酐（mg/ml）	<1.4	1.4～1.8	1.9～3.6	3.6～4.9	>4.9
循环（收缩压，mmHg）	>90	<90，存在液体反应性	<90，无液体反应性（需要使用升压药物）	<90，pH<7.3	<90，pH<7.2
对于非机械通气患者，FIO_2 可如下计算：					
氧流量（L/min）	FIO_2（%）				
空气	21				
2	25				
4	30				
6～8	40				
9～10	50				

二、局部并发症

（一）急性胰周液体积聚

急性胰周液体积聚（acute peripancreatic fluid collection，APFC）通常在 AP 早期发生。在 CECT 上，APFC 没有明确的壁，被腹膜后筋膜限制，并且可能有多个。

（二）胰腺假性囊肿

胰腺假性囊肿指胰周组织的液体积聚（偶然的可能部分或全部位于胰腺中）长期（通常在 4 周左右）存在，最终被明确的囊壁包围，不含固体成分。

（三）急性坏死积聚

在发病前 4 周，含有不同量的液体与坏死组织积聚称为急性坏死积聚（acute necrotic collection，ANC）。ANC 包括胰腺实质和（或）胰周组织坏死。在 CECT 上，ANC 包含不同量的固体坏死组织与液体，可能有多个。MRI、经皮超声或内镜超声对确定积聚内固体内容物的存在也有一定的帮助。

（四）包裹性坏死

包裹性坏死（walled-off necrosis，WON）由包裹在增强囊壁内的坏死组织组成。它是成熟的囊性包裹的胰腺及胰周坏死积聚，有明确的炎性囊壁。通常出现在坏死性胰腺炎发生 4 周之后。CECT 可能无法准确区分 WON 与假性囊肿，为此，需要 MRI、经皮超声或内镜超声等来做出区别。

（五）其他

AP 的其他局部并发症还包括胃排空障碍、门静脉系统血栓、结肠坏死。

三、系统并发症

系统并发症是指先前就存在的疾病，如冠状动脉粥样硬化性心脏病或慢性肺疾病，由 AP 诱发加重。

【严重度分级】★★★△△△

最新修订版的亚特兰大标准依据局部并发症和器官功能衰竭两项，将 AP 严重度分为 3 个级别，即轻型 AP、中型 SAP 和重型 SAP。具体见表 18-2。

表 18-2 急性胰腺炎严重度分级及定义（2013 版亚特兰大指南）

轻型 AP
没有器官功能衰竭
没有局部并发症
中型 SAP
1. 局部并发症
2. 暂时性器官功能衰竭（<48 小时）
重型 SAP
持续器官功能衰竭[a]≥48 小时

注：[a] 持续的器官功能衰竭以修订的 Marshall 评分来定义

【常用评分】★△

AP 患者入院后常规评估内容有 2 种：APACHE Ⅱ、SOFA 等非特异性评分和针对 AP 的特异性评分如 Ranson 评分、Balthazar CT 严重指数（CT severity index，CTSI）、AP 严重程度床边指数（bedside index for severity in AP，BISAP）等。前者用于评估患者全身情况及器官功能，后者辅助对 AP 严重程度进行分级。

APACHE Ⅱ、SOFA 应选择入 ICU 最初 24 小时内的最差值，并根据附表分别进行评分，应当选择较高的分值。BISAP 评分包括肌酐、意识、SIRS、年龄、胸腔积液 5 项指标，主要用于早期发现高危胰腺炎患者，在 24 小时内对患者进行风险评测，有利于早期给予相应的监测及治疗，≥3 分提示患者死亡风险较高。RANSON 评分包括入院时的 5 项临床指标和 48 小时的 6 项指标，评分>3 分即为重症胰腺炎，分值越高病死率越高，但是其评分是根据患者入院至 48 小时的病情的变化，不能动态观察并估计严重度，而且评分无患者的以往健康状况，并且对比 CT 等影像学检查发现其特异性、敏感性均较差。CTSI 评分是根据急性胰腺炎的 CT 平扫及增强提出的一个影像表现评分标准，它可以判断炎症反应分期及发现并发症，特别是能发现胰腺实质和胰腺周围坏死的定性和定量分析。CTSI 在胰腺炎 CT 分级基础上，结合胰腺本身坏死百分比进行积分，两者积分累加得到，是对 CT 分级的补充。CTSI＝急性胰腺炎分级＋胰腺坏死程度。

【治疗】★★★△△△

一、针对病因的治疗

（一）胆源性 AP 的治疗

胆石症仍是目前 AP 的主要致病因素，凡有胆道结石梗阻者需要及时解除梗阻，治疗方式包括经内镜或手术治疗。有胆囊结石的轻型 AP，如果 ERCP 胆总管引流成功，可延期行胆囊切除术；轻型 AP 患者在出院前行腹腔镜下胆囊切除术可以预防 AP 的复发；坏死性 AP 患者可在后期行坏死组织清除术时一并处理或病情控制后择期处理。

（二）HTG-AP 的治疗

静脉血呈乳糜状或血 TG>11.3mmol/L 时，需短时间内降低 TG 水平，尽量降至 5.65mmol/L 以下。这类患者要限用脂肪乳剂，避免应用可能升高血脂的药物。治疗上可以采用小剂量低分子肝素和胰岛素，或血脂吸附和血浆置换快速降脂。

（三）其他病因相关胰腺炎的治疗

高血钙性 AP 多与甲状旁腺功能亢进有关，需要行降钙治疗，后期需行甲状旁腺切除术；妊娠期 AP 需根据病情及时终止妊娠；ERCP 术后 AP 建议放置胰管支架或术前非甾体消炎药（nonsteroidal anti-inflammatory drugs，NSAIDs）纳肛；酮症酸中毒引起的 AP 需早期纠正酸中毒；胰腺解剖和生理异常、药物、胰腺肿瘤等原因引起者予以对应处理。

二、非手术治疗

（一）一般治疗

一般治疗包括禁食、胃肠减压，药物治疗包括解痉、镇痛、蛋白酶抑制剂和胰酶抑制治疗，如生长抑素及其类似物。

（二）液体复苏

AP 患者在疾病早期往往出现液体的严重丢失，表现为低血压、心动过速、血细胞比容明显增高等。满足以下 1 条即需进行液体复苏：①患者持续心率＞120 次 / 分；②平均动脉压≤65mmHg；③血细胞比容≥55%；④尿量≤0.5ml/（kg·h）。复苏液以晶体液为主，首选平衡盐溶液如乳酸林格液和醋酸林格液，尽量减少生理盐水的使用；可使用少量胶体，如白蛋白和血浆，不使用人工胶体以免加重肾损害。关于复苏目标，目前仍存在争论，主要指标包括血尿素氮水平下降、平均动脉压＞65mmHg、尿量＞0.5ml/（kg·h）、血细胞比容＜50% 等。对于早期患者建议快速大量补液，在第 1 个 24 小时内需至少输注 2500ml 液体以达到复苏目标，患者如无法达至上述复苏目标则需继续以 250ml/h 以上速度输注，同时考虑侵入性监测。如果出现严重威胁生命的低血压（输注液体后仍≤ 65mmHg），在积极液体复苏的同时，早期开始应用升压药，首选去甲肾上腺素，剂量从 1μg/min 开始。在患者心率＜100 次 / 分的情况下，可以加用多巴酚丁胺，起始剂量为 100μg/min。

（三）器官功能支持

器官功能的维护治疗如下。①针对急性呼吸窘迫综合征的治疗：给予鼻导管或面罩吸氧，维持氧饱和度在 95% 以上，动态监测血气分析结果，必要时应用机械通气。②针对急性肾损伤的治疗：早期预防急性肾损伤主要是容量复苏等支持治疗，稳定血流动力学；治疗急性肾损伤主要采用连续肾替代疗法（CRRT）。③其他器官功能的支持：如出现肝功能异常时可予以保肝药物，急性胃黏膜损伤需应用质子泵抑制药或 H2 受体拮抗药。

（四）营养支持

对于轻型 AP 患者，如果没有恶心呕吐，腹痛已经缓解，可立即开始经口喂养。所有重症 AP 患者均需要营养支持，首选肠内营养，开始时推荐使用氨基酸或短肽类制剂，碳水化合物根据血糖情况调整不同种类肠内营养品种。肠内应用剂量逐步增加，目标剂量为 25～30kcal/（kg·d）。患者耐受情况良好的情况下，一般 3 天可达到目标供给量。因肠内营养耐受不良、严重胃肠道功能障碍、ACS、严重循环衰竭等病理生理状态不能实施肠内营养 1 周以上；处于病程急性期，胰腺炎渗出范围大，胃肠功能障碍明显；感染期或恢复期单纯肠内营养补充不足；肠内营养通道无法安全有效建立；促进胰瘘、肠瘘的愈合时，可选用肠外营养。

（五）抗生素应用

AP 患者不常规使用抗生素预防感染，不常规使用抗生素治疗无菌性坏死预防感染。选择性抗生素应用于坏死组织感染，但需基于细针穿刺（fine needle aspiration，FNA）结果。

（六）经皮穿刺腹腔引流

入院后常规行腹部 B 型超声检查；少量腹水者，至少行诊断性穿刺，排除胃肠穿孔；积液较多，特别血性腹水者应常规放置引流管引流。

三、手术及微创引流技术

外科手术治疗主要针对胰腺坏死感染（infected pancreatic necrosis，IPN）或产生压迫症状，如消化道梗阻、胆道梗阻等，以及胰瘘、消化道瘘、假性动脉瘤破裂出血等其他并发症。胰腺及胰周无菌性坏死积液无症状者无需手术治疗。

治疗 IPN 的传统方法是开腹手术胰腺坏死组织清除引流术，手术方式主要包括：胰腺坏死组织清除＋腹膜后引流术；腹腔开放＋蝶型引流术。开腹手术对机体造成的创伤巨大，加之此类患者病情多为危重，同时合并脓毒症、多器官功能障碍综合征（multiple organ dysfunction syndrome，MODS）等，因此，开腹手术术后并发症的发生率达 34%～95%，病死率高达 11%～39%。随着微创引流技术的不断发展及“损伤控制外科”理念的深入人心，利用微创引流技术治疗 IPN 以达到“损伤控制”和“延迟或避免开腹手术引流”的目的是近年来 SAP 治疗领域的热点问题。目前针对 IPN 的微创引流技术主要包括经皮置管引流、内镜下胰腺坏死组织引流术、腹腔镜下坏死组织清除术和视频辅助下腹膜后清创术等。

（一）经皮置管引流

1998 年 Freeny 等首次报道 CT 引导下经皮置管引流（percutaneous catheter drainage，PCD）治疗 34 例 IPN 患者，从此 PCD 在 IPN 的治疗中得到了广泛应用。为减少 PCD 置管并发症的发生，以及 PCD 充分有效的引流，尽可能在 CT 引导下穿刺置管。穿刺置管时需避开重要脏器，尽可能从侧腹壁经腹膜后入路，而避免从前腹壁经腹腔入路。

SAP 患者行 PCD 治疗需注意以下几个问题。①对于无症状的 APFC 或无菌性 ANC，不论位置及范围，不推荐干预治疗。② ANC 的干预指征包括：高度怀疑，或证实为 IPN；无法证实为 IPN，但发病数周后器官功能仍进行性恶化。③无菌性 ANC 的干预指征包括：胃、肠道、胆道梗阻症状进行性加重；疼痛、腹胀等持续不适症状；胰管中断综合征，并有疼痛、梗阻症状；尽量在发病 4～8 周形成包裹性坏死时处理。

（二）内镜下胰腺坏死组织引流术

随着内镜超声（EUS）的发展，内镜下胰腺坏死组织引流术（endoscopic drainage，ED）已经广泛应用于引流 IPN。EUS 可以评估 IPN 的大小和范围，得以在最佳位置放置引流管，还可以根据 IPN 性状的不同（主要是内容物情况）制订不同的 ED 计划，如同时放置鼻脓肿导管，或者放置多根内引流管进行冲洗引流，从而能够冲洗出更多的坏死组织碎片。

当然，目前 ED 技术还存在一些不足。①此项技术对患者的选择性较高，只适用于坏死灶紧贴胃（十二指肠）壁者，不能同时清除肾旁间隙、盆腔等处的 IPN 病灶；②完成这一操作需要术者掌握熟练的腔镜技术，而且目前辅助治疗器械有限，腔道最大只能扩张到 20mm，不利于反复彻底清除坏死物；③清创操作需要反复多次，有可能延长患者住院时间；④金属支架在远端会刺激 IPN 腔壁造成出血或穿孔，还有可能从胃肠腔完全移位至脓腔内。

（三）腹腔镜下坏死组织清除术

腹腔镜下坏死组织清除术（laparoscopicnecrosec-tomy，LN）利用腹腔镜清除腹膜后胰腺坏死组织主要有以下几种入路：①经腹腔经胃后、结肠后入路进入腹膜后胰腺坏死组织内；②经腹膜后入路；③经腹经胃入路。

（四）视频辅助腹膜后清创引流术

视频辅助腹膜后清创引流术（video-assisted retroperitoneal debridement，VARD）是在 PCD 的基础上扩张窦道，经窦道置入肾镜或纤维内镜等辅助清除腹膜后 IPN 的微创引流技术。VARD 的优势是能进入远离胃、十二指肠的胰体尾区，同时避免了开腹及传统腹腔镜清创术引起的腹腔感染扩散，提高了清除引流 IPN 的效率。缺点是比经胃、十二指肠进入坏死灶清创术的创伤更大，术中视野有限，出血、消化道瘘等并发症发生的风险较高。

四、“step-up” 引流模式

随着实践的深入，人们逐渐认识到单一的微创引流技术，不论 PCD、ED、LN，还是 VARD，都有各自的优势，但也存在一定的局限性，难以完全达到避免开腹手术引流 IPN 的目标。如何扬长避短，联合应用各种微创引流技术成为新的趋势。其中，最具代表性的是 van Santvoort 等采取的“step-up”引流模式。“step-up”引流模式分为三步：第一步为 PCD 或 TED，第二步为 VARD，第三步为剖腹手术引流。

【常见并发症的治疗】★★★△△△

一、腹腔高压及腹腔间室综合征

SAP 患者中，40% 左右合并腹腔高压（intraabdominal hypertension，IAH），其中约 10% 的患者发生 ACS，危及生命。

（一）IAH 分级分类

腹腔压力（intraabdominal pressure，IAP）病理性升高达到 12mmHg 可诊断 IAH。根据 IAP 的不同程度，IAH 共分为 4 级：Ⅰ级，IAP 为 12～15mmHg；Ⅱ级，IAP 为 16～20mmHg；Ⅲ级，IAP 为 21～25mmHg；Ⅳ级，IAP＞25mmHg。ACS 指 IAP 出现稳定升高，并且＞20mmHg［伴或不伴有腹腔灌注压（abdominal perfusion pressure，APP）≤60mmHg］，同时合并有新的器官功能障碍和衰竭。

（二）SAP 并发 ACS 的发病机制

SAP 早期，SIRS 导致毛细血管通透性增加，胰腺、胰周、腹膜后组织水肿，大量坏死组织形成，腹腔内血性渗液增多，从而导致腹内压升高。随着病程发展，大量蛋白质丢失，加剧腹壁水肿，腹壁顺应性下降，器官病理性肿胀，空腔器官麻痹扩张，使腹内压急剧升高。抢救治疗过程中大量输液使细胞外液增加及手术患者的抢救过程也可以升高腹内压。

（三）临床表现和诊断

SAP 患者出现 IAH 的临床表现主要有胸闷、气短、呼吸困难、心率加快、腹部膨隆、张力高可伴有腹痛、肠鸣音减弱或消失等。膀胱是腹膜间位器官，膀胱壁良好的顺应性能很好地反映腹腔内压力的变化，因此膀胱内测压是诊断 IAH 最常见的方法。

（四）IAH/ACS 的治疗

尽管存在很多局限性，非手术治疗仍旧是 IAH/ACS 治疗中的第一选择，主要的措施包括：①鼻胃管减压，但胃肠道促动力药并未被证实对 IAH 有改善作用。②短期而非长期使用肌松药物，可有效改善腹壁顺应性，减轻 IAH 的病理生理影响。③利尿药可以用来排出多余的液体，但在血流动力学不稳定的患者中应谨慎应用，很多体外技术如 CRRT 也可达到类似效果。④限制性液体复苏被认为可以降低 IAP，在维持血流动力学稳定的基础上减少液体量有助于改善 IAH/ACS，增加终末器官灌注。⑤经皮穿刺引流应用简单，腹水较多的患者可以有效地降低 IAP。⑥只有当非手术治疗无效且威胁生命时才考虑采用腹腔开放疗法。

二、腹腔出血

腹腔出血是 SAP 的重要并发症之一，在坏死性胰腺炎中的发生率达 10%～30%。

（一）发生机制

SAP 患者发生腹腔出血的确切机制目前不清楚，较为广泛接受的理论认为循环内炎症因子对血管内皮的损伤作用及坏死感染、消化液对血管壁的物理性、生物化学性损伤。

（二）危险因素

胰腺坏死感染、持续存在的脏器功能障碍、胃肠道瘘、门静脉系统血栓及左侧门静脉高压、凝血功能异常、医源性损伤等。

（三）临床表现

SAP 合并腹腔出血的临床表现差异较大。一般当患者出现腹腔压力突然升高，血红蛋白迅速下降；经引流管中引流出鲜红色液体；不明原因的生命体征变化，如血压下降、心率增快、呼吸急促等表现时，需警惕腹腔出血的可能。

（四）分类

动脉和假性动脉瘤的破裂出血；静脉腐蚀破裂出血、曲张静脉破裂出血；小血管受侵胰腺破裂出血，也称之为“坏死组织出血”。

（五）诊断

对于经过微创引流，且带有引流管的患者，引流管直接引流出血性液体者，容易诊断；但具体出血部位的确定需要影像学或外科手术明确。目前首选 DSA 检查寻找异常血管或确定出血点；没有条件做 DSA 检查者，出血量大危及生命时应剖腹探查明确出血部位。

无腹腔引流管者，短时间内出现生命体征变化，床旁 B 型超声探查腹腔，血常规中血红蛋白及血小板降低，可协助诊断。

需要注意的是，少数腹腔出血患者以消化道出血为首要表现，原因是该类患者存在消化道瘘，腹腔出血经肠瘘部位进入消化道，从而表现为消化道出血。

（六）治疗

腹腔出血的治疗通常根据出血速度、出血量、出血部位等因素综合处理。

1. 一般治疗 生命体征监测，输血，补液，脏器功能支持治疗，积极手术前准备；纠正凝血异常，急查血栓弹力图，合理输注成分血或输注全血；纠正酸中毒、低体温等。

2. 药物治疗 常用治疗药物有促凝血药、凝血因子Ⅶ等。

3. 非手术治疗 对于窦道出血或原有手术切口的患者，选用绷带局部填塞止血等紧急处理，可暂时止血，为后续检查或介入及手术治疗争取机会。目前填塞方法采用负压辅助“三明治填塞法”即双层无菌敷料填塞中间加入持续负压冲洗，该法可有效控制感染、改善引流、促进肉芽生长等优势。

4. DSA 治疗 DSA 治疗是 AP 并发腹腔出血的首选治疗方法，可采取的栓塞方法包括明胶海绵、弹簧栓等，需注意对侧支循环不丰富的血管栓塞需高度谨慎。

5. 手术治疗 对于有栓塞禁忌的血管出血或无法通过栓塞停止的动脉性出血，立即开腹手术止血是唯一的选择。对于危重患者，手术应遵循损伤控制原则。

三、消化道瘘

SAP 合并消化道瘘发生率为 15%～20%。肠瘘发生的部位和数量往往与胰腺炎严重程度、全身并发症及操作有关。常见的瘘包括结肠瘘、十二指肠瘘、小肠瘘、胃瘘、胆瘘，但合并瘘并不少见。胰腺炎合并消化道瘘可导致消化道完整性受损，致使营养供给困难，可加重胰腺坏死组织感染，延长住院时间。胰腺炎合并消化道瘘预后不一，但较无消化道瘘者预后差，病死率较无消化道瘘偏高。一般单个瘘较多发瘘预后较好。

（一）发生机制

SAP 患者发生消化道瘘的确切机制目前仍不清楚，一般认为与胰酶侵袭、胰腺坏死感染、血管栓塞等有关。

（二）诊断方法

诊断方法包括窦道造影、胃肠道造影、内镜、ERCP及造影剂灌肠。极少数可在增强CT、MRCP及ERCP检查时偶然发现胃肠道瘘窦道，从而诊断胃肠道瘘。

（三）治疗

良好的营养状况及正氮平衡是瘘愈合的基础。保持引流通畅并使局部感染得到控制是瘘愈合的前提。

1．胃瘘、十二指肠瘘的治疗 应禁止经口进食。局部尽早充分冲洗、引流；建立良好的经上段空肠的肠内营养途径，置入螺旋形鼻肠管，将营养管送到瘘口以下的部位。同时，合理回收、再利用消化液。目前较小、无水肿的胃瘘可经内镜行胃瘘夹闭术。

2．小肠瘘的治疗 早期治疗主要包括：漏出液的充分负压冲洗、引流并收集回输消化液。通过人工手段辅助建立完整、通畅的消化道，适时给予肠内营养支持治疗，部分消化道通畅、瘘口局部没有异物、血供良好的患者有自愈的可能。若肠瘘难以愈合则需适时手术。

3．结肠瘘的治疗 瘘口较小者可行穿刺引流或局部切开，双套管冲洗引流，辅以低渣饮食等治疗。病情平稳、引流充分的肠瘘患者经保守治疗有自愈可能。瘘口较大，脓肿形成，脓毒症表现明显的需行近段肠道造口、脓肿引流，才能控制感染，恢复肠道营养。日后择期行肠瘘肠段切除，消化道重建手术。持续脓毒症和有胃肠道出血证据的需行结肠节段切除，近端造口。目前有治疗中心提出较小的瘘可行内镜下结肠瘘夹闭。

四、胰源性门静脉系统血栓

胰源性门静脉系统血栓（portal venous system thrombosis，PVST）曾被认为是SAP的一种较罕见且无症状的并发症，但随着影像学技术的发展、患者远期生存率的增加，PVST报道的发生率逐步升高。最新的文献提示PVST发生率为16%～24%，在坏死性胰腺炎中，发生率高达36.5%。其发病机制可能与血液的高凝状态、血管内皮细胞的损害和局部持续的压迫因素有关。

（一）临床表现

PVST可在门静脉主干（portal vein，PV）、脾静脉（splenicvein，Splv）和肠系膜上静脉（superior mesenteric vein，SMV）单独或多根血管中发生。PVST在胰腺炎早期常不导致额外的症状，常常是在行增强CT检查评估胰腺炎严重程度时被意外发现。然而在疾病中晚期，不同的血管栓塞也可能会导致不同的症状，其中包括脾静脉栓塞导致胰源性门静脉高压症，最终可能出现脾大、脾功能亢进及胃底曲张静脉破裂出血；肠系膜上静脉栓塞导致的肠内营养耐受不佳、持续难治性腹水、肠缺血，甚至肠坏死；门静脉栓塞导致的肝功能障碍等危及生命的并发症。

（二）辅助检查

目前临床上诊断PVST的手段包括增强CT、腹部超声、MRI及DSA。增强CT及后处理的门静脉系统被认为是最重要的诊断手段，CT上可见门静脉系统内缺损影。PVST导致的胰源性门静脉高压症在CTV、超声内镜下均可见曲张的静脉，严重时内镜直视下可见明显的静脉曲张影。

（三）治疗

大多PVST因无明显症状，有学者建议可以采取期待疗法，仅适用于SAP及其他并发症的处理，动态观察PVST的进展。脾静脉血栓的自行再通率高达30%，但当血栓进展到门静脉和肠系膜上静脉血栓时的再通率不明。抗凝治疗的安全性和有效性有待证明，最近的小样本研究表明，抗凝不能改善PVST再通率，但也不增加出血风险。对SAP中晚期有症状性的门静脉主干栓塞/肠系膜上静脉栓塞患者，目前有个案报道使用经颈内静脉肝内/经肝途径留置门静脉导管溶栓，疗效良好，但需要后续研究去验证这种有创方法的安全性。对脾静脉栓塞导致的胃底曲张静脉和消化道出血，如脾静脉切除术后无门静脉系统继续阻塞，则曲张静脉和消化道出血可治愈。此外选择性脾动脉插管栓塞或经皮脾动脉栓塞术、曲张静脉内镜下套扎术、硬化剂注射术也可作为不耐受手术的这类患者的治疗手段。

【预后及远期并发症】★△

一、AP的预后

AP预后取决于病变程度及有无并发症。轻型AP预后良好，多在5～7天恢复，不留后遗症。SAP病情重且凶险，预后差，胰腺坏死、坏死感染病死率分别为10%和30%。经积极救治后患者可遗留不同程度的胰腺功能不全，少数存在胰瘘，严重影响生活质量。反复发作可发展为慢性胰腺炎。

二、远期并发症

（一）胰腺功能不全

胰腺功能不全包括外分泌功能不全和内分泌功能不全，与胰腺坏死严重程度相关，与疾病严重程度相关不明显。轻型AP治愈后绝大多数无胰腺功能不全表现，但多次发作可能会导致CP发生而出现胰腺分泌不足的情况。胰腺小范围坏死的患者多无胰腺分泌不足情况，但高糖及油腻饮食时可出现相对不足的情况，即糖耐量异常和油脂饮食后脂肪泻。胰腺坏死范围广泛甚至全胰腺坏死患者，需要适宜剂量的胰岛素及胰酶等药物进行补充替代治疗，保证营养物质的消化吸收及血糖的控制。

（二）胰瘘

胰瘘是AP常见的并发症，其发生率为2%～28%。胰瘘瘘量持续时间受胰管损伤大小、胰管损伤部位、括约肌功能影响。低流量瘘（≤200ml/d）可通过维持水、电解质平衡、营养支持、抑制胰酶分泌等保守治疗治愈率达80%。高流量胰瘘（>200ml/d）及复杂胰瘘经保守治疗难以治愈，需要手术治疗。若合并感染应给予抗感染治疗。

（李维勤　童智慧　皋　林）

第2节　慢性胰腺炎

【流行病学】★△

慢性胰腺炎（chronic pancreatitis，CP）的发生受地理环境、经济状况、生活习惯等多种因素的影响，不同国家和地区的致病因素有所不同，疾病亦各具特点。因诊断方法、诊断标准的不同，统计的发病率有较大差异。本病的流行病学资料多来自美国、日本等国家和欧洲地区。近年调查数据显示，CP的总体患病率约为50/10万人，发病率为（5～12）/10万人，地区间差异较大，但总体呈上升趋势，且男性发病率高于女性。

【病因与病理】★★△

一、病因学

引起CP的病因很多。胆道疾病和酒精是CP最常见的病因。西方国家以酒精性CP最常见，我国的CP则以胆源性CP最为常见，其次是酒精性CP。2015年北京协和医院346例CP统计资料表明，酒精性CP的增长速度明显高于胆源性CP。可见，目前酒精因素引起的CP比例正在逐渐增加。此外，虽然自身免疫性慢性胰腺炎（autoimmune chronic pancreatitis，AIP）约占CP的6%，且发病率较低，随着近年来影像学技术的发展，AIP已逐渐成为研究热点。其他常见的病因有胰管结石、十二指肠乳头狭窄、先天或后天胰管狭窄、胰腺外伤、高钙血症、高脂血症、营养不良和遗传因素等。

二、病理学

CP的基本病理改变是不同程度的腺泡破坏、间质纤维化、导管扩张，最终胰腺萎缩。

肉眼所见：早期胰腺可无明显改变。随着疾病的进展，腺体开始肿大、硬化，呈结节状。胰腺被膜增厚，有隆起的白点，硬化的区域质地如橡皮或石块。炎症、纤维化的腺体可压迫胆总管，引起胆总管狭窄，继发梗阻性黄疸；炎症刺激十二指肠黏液腺增生，导致十二指肠壁肥厚、狭窄，甚至梗阻，其临床表现酷似胰头癌。由于炎症的反复发作，可见一些灶状水肿区域。剖面可见胰管及其分支屈曲、扩张，胰管内结石，胰腺实质斑状钙化。因胰管的狭窄、梗阻，可形成多发性潴留性囊肿；晚期腺体萎缩，体积变小。

镜下所见：早期可见散在的灶状脂肪坏死，坏死灶周围的腺体正常。小叶及导管周围、小叶内纤维化，胰管分支内有蛋白栓及结石形成。进展期，导管狭窄、扩张，主胰管腔内可见嗜酸性蛋白栓及结石。导管上皮萎缩、化生乃至消失，并可见大小不等的囊肿形成和小的脓肿。纤维化进一步加重，伴透明变性，并形成瘢痕。纤维化向小叶间及小叶内扩展，腺泡萎缩，正常结构消失，与导管分离。脂肪坏死灶可有钙盐沉着。胰内神经纤维增粗，数量增加，神经束膜被炎症破坏，神经周围可见炎性细胞浸润。

【分类】★★△△

结合其组织学基础，CP目前可分为以下4类。

①慢性钙化性胰腺炎：酒精、吸烟、遗传、药物及特发性。②慢性阻塞性胰腺炎：各种因素所致胰管狭窄、胰腺损伤。③慢性炎症性胰腺炎：临床罕见，与糖尿病和血管因素有关。④自身免疫性胰腺炎：分为1型和2型，1型为IgG4相关性疾病，2型为特发性导管中心性慢性胰腺炎（idiopathic duct-centric chronic pancreatitis，IDCP）。

【临床表现】★★★△△△

CP常见的临床表现有腹痛、黄疸、恶心、呕吐、消瘦、腹泻、腹部肿块等。通常将腹痛、体重下降、糖尿病、脂肪泻称为CP四联症。

一、症状和体征

（一）腹痛

腹痛是CP最常见、最主要的症状。腹痛多反复发作，与AP相似。初期，每年仅发作数次，随着疾病的进展，发作次数逐渐增加，程度加重。腹痛可持续数日，且间歇期变短。腹痛缓解时常伴有不同程度的钝痛，最终呈持续性疼痛的状态。饱餐、劳累、饮酒均可诱发或加重腹痛。腹痛部位以上腹部最为常见，其次为左季肋部、背部。疼痛可向背部、肋缘、肩胛区放散。胆源性胰腺炎患者尚伴有右季肋部疼痛。

（二）恶心、呕吐

恶心、呕吐多为腹痛发作时的伴随症状。同时可伴有腹胀、嗳气、食欲不振等表现。如果呕吐严重，且伴有消化道梗阻的体征，应注意是否合并十二指肠或结肠梗阻。

（三）体重减轻、消瘦

进食后可诱发或加重腹痛，故患者常需限制饮食。加之胰腺外分泌功能损害，影响蛋白质和脂肪的消化和吸收；内分泌功能低下，合并糖尿病，导致葡萄糖代谢障碍；病程越长，病情越重，体重下降越明显。

（四）腹泻

腹泻是由于胰腺外分泌腺体的破坏引起脂肪及蛋白消化吸收障碍所致，CP典型的腹泻为脂肪泻，恶臭或酸臭，大便不成形，表面可见发光的油滴。

（五）糖尿病

由于胰腺内分泌腺体的破坏引起糖代谢障碍，导致糖尿病发生。

（六）黄疸

由于CP可引起的胆道梗阻，多为不完全性，仅表现为轻、中度的黄疸。

（七）腹部肿块

部分患者腹部可触及肿块，多为合并的假性囊肿。

（八）其他

部分CP患者可伴有肝大、胸腔积液、腹水，并发胰源性门静脉高压症时出现相应的临床表现。

二、常见并发症

（一）胰腺假性囊肿

由于胰管狭窄或结石引起胰管压力增高，小胰管破裂导致假性囊肿形成。

（二）胰源性门静脉高压症

由胰腺长期炎症引起脾静脉受压、扭曲致使脾静脉回流受阻，以上消化道出血为主要表现，伴有脾功能亢进及脾大，通常患者肝功能正常。

（三）消化道出血

胰腺长期炎症引起脾静脉狭窄、闭塞，引起胰源性门静脉高压症导致消化道出血。另外，CP可引起十二指肠溃疡导致消化道出血。

（四）营养不良、免疫力低下

胰腺内、外分泌功能受损可引起消化障碍和糖尿病。

【辅助检查】★★△△

一、实验室检查

（一）胰腺外分泌功能检查

胰腺外分泌功能检查包括粪便显微镜检查、粪便弹性蛋白酶-1测定、苯甲酰-L酪氨酸-对氨基苯甲酸（BT-PABA）试验、胰泌素试验、Lundh试验等，但以上实验室检查的敏感性及特异性较低，尤其是在CP的早期，诊断价值有限，目前临床上较少使用。

（二）胰腺内分泌功能检查

胰腺内分泌功能检查包括糖化血红蛋白（glycsylated hemoglobin，HbA1c）、空腹血糖（fasting blood glucose，FBG）、葡萄糖耐量试验等，这些检查在胰腺功能严重受损时才有阳性结果，敏感性较差。

（三）其他辅助检查

1. 血、尿的胰酶测定 CP急性发作时，可出现血、尿淀粉酶升高。血清同工酶、胰蛋白酶、脂肪酶、弹性硬蛋白酶I也可同时升高。晚期，因腺体广泛破坏和纤维化，上述酶类水平下降。

2. 活检病理 CT/超声引导下穿刺活检或手术中胰腺活检，是CP诊断的金标准，但是不常规使用。

二、影像学检查

影像学检查是诊断CP最主要的依据，也是决定患者手术时机及术式选择的主要依据。

（一）超声

超声检查易于开展，费用低，可作为首选检查，亦可作为CP初筛检查。超声检查可见胰腺弥漫性或局限性肿大，胰腺内部回声不均，可见不均的光点、光斑，胰管扩张，囊肿形成，合并胆道梗阻者可见胆管扩张。

（二）内镜超声

内镜超声检查在CP的诊断中意义重大，检出敏感性高，精准度好，尤其对于CP的早期改变或微小改变的检出，但内镜超声检查是有创检查，且对设备和技术要求较高，通常检查结果需进一步结合临床表现。

（三）计算机体层摄影

CT检查可清晰显示胰腺形态及CP的继发病理改变，可见主胰管扩张、胰管结石、胰腺钙化、胰腺弥漫性或局限肿大和胰腺囊肿。

（四）内镜逆行胰胆管造影

内镜逆行胰胆管造影（endoscopic restrograde cholangipancreatography，ERCP）有创检查，特异性高，曾是CP诊断的最优检查，目前多被MRCP及内镜超声检查所替代。ERCP可见主胰管扩张及一段或几段狭窄，呈串珠样改变，管腔内可有黏稠液体或胰管结石，分支胰管扭曲并呈囊状扩张。

（五）磁共振胆胰管造影

磁共振胆胰管造影（magnetic resonance cholangiopancereatography，MRCP）可显示梗阻近、远端胆胰管形态，可作为了解胆胰管全貌的首选检查方法。但该检查的空间分辨率较低，对胆胰管精细变化的显示不如EPCP。

【诊断及鉴别诊断】★★★△△

一、诊断

诊断主要依靠详细的病史，反复发作的腹痛、体重下降、糖尿病、脂肪泻等临床表现、实验室检查及影像学检查。结合我国制定的《慢性胰腺炎诊治指南（2014版）》，CP的临床诊断标准如下。①1种或1种以上影像学检查显示CP特征性形态改变；②组织病理学检查显示CP特征性改变；③患者有典型上腹部疼痛或其他疾病不能解释的腹痛，伴或不伴体重减轻；④血清或尿胰酶水平异常；⑤胰腺外分泌功能异常。诊断条件为：①或②任意一项典型表现即可确诊，亦可为①或②疑似表现合并③、④、⑤中任意两项可以确诊。可疑患者存在①或②任何一项疑似表现，需进一步临床观察和评估以确定诊断。

笔者在临床实践中认识到，AIP在临床上较难与胰腺癌、胆管癌等鉴别，误诊率、漏诊率较高，导致不必要的手术或延误患者病情，针对AIP的诊断应得到更多重视。2011年，国际胰腺病会议公布了《AIP诊断标准的国际共识（International Consensus Diagnostic Criteria，ICDC）》，以下重点讲述1型AIP的诊断以做参考：1型AIP诊断依据涉及影像学、血清学、胰腺外器官受累、组织病理学和诊断性激素治疗等5个方面。典型的影像学常提示胰腺弥漫性增大伴延迟强化，主胰管较长或多发狭窄，且近端无明显扩张。血清学指标仅有IgG4 1项，IgG4水平>2倍正常上限。诊断性激素治疗需除外胰腺癌，胰腺或胰腺外影像学表现迅速（<2周）缓解或改善。ICDC标准：P（胰腺实质影像学）、D（胰管影像学）、S（血清学）、OOI（其他脏器受累）、H（胰腺组织学）、Rt（激素治疗效果）。证据分级分为1级（高度提示）和2级（支持）。确诊1型AIP：组织病理学诊断为淋巴细胞浆细胞硬化性胰腺炎（1级H）；影像学（典型表现，则任一1级或2级D除外的证据；不典型表现，则至少2项1级或2级D）；激素治疗效果不

确定（1级S/OOI+Rt；1级D+2级S/OOI/H+Rt）。拟诊1型AIP：2级S/OOI/H+Rt。

二、鉴别诊断

（一）胰腺癌

CP肿块常需和胰腺癌进行鉴别，影像学检查CP患者在肿块内可见到点状强回声，常可见到管腔样结构，贯穿于肿块中的扩张胰管；胰腺癌引起的胰管扩张，常在肿块处突然中断。另外CP肿块外形比较规整，与正常胰腺组织界限不清，内部回声也比较均匀，肿块尾侧胰管无明显扩张。肿瘤标志物CA19-9升高对诊断胰腺癌有意义，穿刺活检病理行细胞学检查，可以确定诊断。

（二）其他需与慢性胰腺炎鉴别的主要疾病

其他需与CP鉴别的主要疾病有：消化性溃疡、胆道疾病、肠源性慢性腹泻、胃肠动力异常综合征、肝病等。这些疾病会表现出CP的一些症状，但无胰腺内、外分泌功能障碍的表现。

【治疗】★★★△△△

在CP早期，反复发作的腹痛是患者最主要的症状，此时治疗的主要目的是防止炎症的急性发作，控制腹痛。随着疾病的进展，胰腺组织破坏逐渐加重，以致正常腺体几乎消失，被纤维组织替代，腹痛可明显缓解以至消失，主要表现为因胰腺内、外分泌功能障碍和一些并发症引起的多种症状，此时要针对糖尿病、消化吸收障碍及各类并发症进行治疗。

一、非手术治疗

治疗主要目的是缓解疼痛、补充胰腺内分泌和外分泌不足。①病因治疗：治疗胆道疾病，禁饮酒。②镇痛：口服非甾体止痛药物，慎用吗啡类药物，防止成瘾，可通过腹腔神经丛阻滞控制疼痛。③饮食疗法：少食多餐，高蛋白、高维生素和低脂饮食有助于减少炎症发作。④补充胰酶：出现消化不良症状，特别对有脂肪泻的患者，应给予足量的外源性胰酶制剂，并加用碳酸氢钠和胃酸分泌抑制药。⑤控制血糖：并发糖尿病时，控制饮食并采用胰岛素替代疗法。⑥营养支持：长期CP多伴有营养不良，可有计划给予肠内和（或）肠外营养。

二、内镜治疗

近20年来，随着纤维十二指肠镜的普及与应用，特别是治疗性ERCP的开展，为CP的治疗开辟了一个新的途径。与外科手术相比，内镜疗法具有创伤小、并发症低、安全等优点。①内镜下胆胰管括约肌切开术：可解除胆胰管开口的狭窄，降低胰管内压，减轻疼痛。②胰管扩张术：由于CP的腺体硬韧，狭窄段胰管难以通过单纯狭窄扩张收到满意效果。单纯扩张后，多数患者症状复发，故胰管扩张术常与支架置入、取石等疗法联合应用。③胰管支架术：该方法是内镜治疗CP的最主要措施。十二指肠乳头周围及胰头部胰管狭窄，伴远端胰管扩张者是胰管支架术的最主要适应证。④胰腺结石取出术：该方法主要适用于主胰管内的结石，如结石较小，可通过冲洗将其排出。对有结石残留且症状明显者应行手术治疗。⑤胰腺假性囊肿的内镜治疗：根据囊肿与胰管是否相通，可选用经十二指肠乳头的间接引流和经胃或十二指肠壁的直接引流。经十二指肠乳头间接引流术适用于囊肿与主胰管有交通者。经胃或十二指肠壁引流术适用于囊肿向胃或十二指肠腔内突出、薄壁、囊肿与消化道紧密相贴或粘连，且两者间无大血管的囊肿。⑥胰瘘的内镜治疗：CP时并发的胰瘘多为胰液从假性囊肿、破裂胰管漏出而形成的内瘘，可经内镜向胰管内置入支架或鼻胰管引流，通常引流管的尖端应置于胰瘘口远端。对内镜治疗失败者应行手术治疗。

三、手术治疗

手术治疗主要目的在于纠正原发疾病、解除胰管梗阻、减轻疼痛、延缓疾病的进展。

（一）胰管引流手术

此类手术仅限于大导管型CP。胰管梗阻致内压增高是此类胰腺炎腹痛的主要原因。胰管引流手术既缓解了症状，又最大限度地保留了胰腺组织，被认为是比较理想的术式之一。常用方法如下。①胰管开口成形术：适应证为合并胆道下端狭窄的胆源性CP，胰管开口局限性狭窄和经胰腺无法取出胰管开口结石嵌顿者。②胰尾切除、胰腺空肠吻合术：适用于胰体尾部胰管扩张者。③胰管空肠侧侧吻合术：适用于胰管全程扩张，直径>8mm者；在各类胰管减压引流术中，胰管空肠侧侧吻合术是引流减压效果最充分、应用最广泛的术式。

（二）胰腺切除术

根据病变部位、程度与范围可选择下列手术。①胰十二指肠切除术（Whipple 手术）：适用于胰头部炎性肿块较大、多发性胰腺结石或囊肿，合并胆总管、十二指肠梗阻的患者。②保留幽门的胰十二指肠切除术：适用于胰头病变而无明显胰管扩张者。③保留十二指肠的胰头切除术：适应于胰头病变而无胆道、十二指肠梗阻者。④胰头中心部分切除、胰管空肠侧侧吻合术（Frey 法）：适用于胰头部炎性肿大，伴体尾部胰管明显扩张者。⑤远侧胰腺切除术：适用于胰体尾病变。⑥全胰切除术：适用于病变范围广的顽固性疼痛患者。

（三）内脏神经切断术

对于顽固性疼痛，其他方法无效时可施行该手术，也可采用无水酒精注射到内脏神经周围，有近期效果。亦可作为其他手术方法的一种辅助手术。

【预后】★★△

CP 的预后受病因、并发症及严重程度、治疗方案的选择等多方面因素的影响，但 CP 造成的胰腺功能损害是无法恢复的。良好控制 CP 相关并发症将有助于延长患者的生存时间、改善患者的生存状态。

（廖　泉　李晓斌）

第 3 节　胰腺囊性疾病

胰腺囊性疾病是一组临床上以胰腺囊肿为主要影像学表现的疾病。经典意义上的胰腺囊性病变主要包括胰腺囊性肿瘤、胰腺假性囊肿及胰腺先天性囊肿等，其疾病谱随着现代影像技术和病理学分类的发展逐渐演化，一些新的病理类型得以重新定义，如胰腺导管内乳头状黏液肿瘤（intraductal papillary mucinous neoplasm，IPMN）（表 18-3）。胰腺囊性病变的临床表现大多数无明确症状，在体积较大时，可表现出推挤等占位性表现，但在引发胰管及胆道梗阻时，会出现胰腺炎及梗阻性黄疸等表现，因此，不同的病理类型和发病部位，其临床表现也不尽相同，近年来多排螺旋 CT 及磁共振成像技术的进步和广泛应用显著提高了胰腺囊性病变的诊断率。有文献报道，利用磁共振成像或腹部 CT 在普通人群中进行筛查，约有 2% 的人伴有胰腺囊性病变。随着年龄增长，胰腺囊性病变的发生率逐步增加，在 70 岁以上的人群中，其发生比例达到 10%。总体来说，大部分的胰腺囊性病变预后良好，如有机会进行手术治疗，疗效较好，术后复发率低。但是部分恶性肿瘤预后较差，如胰腺囊腺癌，因此应当及时诊断，并彻底切除肿瘤。

表 18-3　临床常见胰腺囊性病变的病理分类

上皮性肿瘤性囊肿
浆液性囊腺瘤（微囊性、寡囊性 / 大囊性）
黏液性囊腺瘤
VHL 相关的浆液性囊腺瘤
胰腺导管内乳头状黏液性肿瘤（IPMN）
浆液性囊腺癌
黏液性囊腺癌
胰腺导管腺癌囊性变
囊性神经内分泌肿瘤
实性假乳头状瘤囊性变
腺泡细胞囊腺瘤
囊性错构瘤
囊性畸胎瘤
上皮性非肿瘤性囊肿
潴留性囊肿
淋巴上皮囊肿
肠源性囊肿
先天性囊肿
非上皮性肿瘤性囊肿
淋巴管瘤
非上皮非肿瘤性囊肿
胰腺假性囊肿
寄生虫性囊肿

胰腺囊腺瘤

【病因与病理】★★★△△△

一、胰腺浆液性囊腺瘤

浆液性囊腺瘤（serous cystadenoma，SCN）占胰腺囊性肿瘤的 32%～39%，绝大多数情况下均为良性肿瘤，但也有发生恶变的个例报道。

胰腺浆液性囊腺瘤包括浆液性微囊腺瘤（serous microcystic adenoma，SMA）、浆液性寡囊性腺瘤（serous oligocystic adenoma，SOA）及Von Hippel-Lindau（VHL）相关囊性肿瘤。这些肿瘤的细胞组成基本相同，细胞的胞质内富含糖原，在免疫组织化学上具有导管上皮的特征。尽管3种类型的浆液性囊腺瘤在组织细胞学上具有相似之处，但在好发部位、大体形态、性别比例等方面并不一致。

浆液性微囊性腺瘤是较常见的浆液性囊性肿瘤，文献报道占50%左右。SMA多数为单发的圆形肿瘤，边界清楚，包膜完整，直径范围从几厘米到十几厘米。大体标本中，切面呈蜂巢样，可见众多直径约几毫米的小囊肿，纤维间隔较厚，部分肿瘤内可伴有间质部分的钙化。小囊内含有无色清亮液体，液体富含糖原，不含黏蛋白，各囊腔间不相互连通。显微镜下可见囊壁由单层立方上皮构成，囊壁内含有纤维组织和小血管。几乎所有的SMA均发生于女性，可发生在胰腺的任何部位，但大部分位于胰腺体尾部，也可出现在胰头及胰腺钩突部，常常是查体发现的，或无意中摸到上腹部包块。

SOA占SCN病例的10%～35%，由一些相对较大的囊肿构成，囊肿数量少，多见于胰头部，少数情况下可压迫胆总管引起黄疸。寡囊性腺瘤男女发病比例相当，临床上不易与黏液性囊腺瘤进行鉴别诊断。

VHL相关胰腺囊肿可发生在胰腺的任何部位，随病情进展逐步累及整个胰腺，就诊时往往表现为胰腺多灶性囊肿，一般情况下与其他性质的胰腺囊肿鉴别并不困难。

二、胰腺黏液性囊腺瘤

胰腺黏液性囊腺瘤（mucinous cystadenoma，MCA）常见于女性，绝大部分位于胰腺体尾部，可以表现为厚壁单腔囊肿，通常内部有分隔。1978年Compagno和Oertel首先对MCA进行了描述，提出其临床病理特点。MCN的直径大小不一，出现症状后就诊时往往可以表现为大的圆形或分叶状囊肿。肿瘤切面可见单房或多房结构，囊壁内可伴有乳头状突起和结节。囊壁薄厚不一，囊肿周边可以出现钙化，在CT上被称为蛋壳样钙化。囊内为乳白色、黄褐色或棕色的黏液，富含黏蛋白。伴有囊内出血时，囊液为暗红色或咖啡色。光学显微镜下，囊腔内壁为可产生黏液的柱状上皮细胞。MCA是有恶变倾向的肿瘤，有报道17.5%的MCA在就诊时已发生恶变。病理学检查发现：大多数MCA在细胞形态和排列上表现出不同程度的异型性；在发生恶变时，细胞失去正常形态和排列，向间质浸润性生长，细胞核出现异形，染色质丰富，核分裂较多。

【临床表现】★★★△△

胰腺囊腺瘤多见于女性患者，由于肿瘤生长缓慢，早期多无症状，很多患者是在查体时偶然发现。当肿瘤体积较大时，可能会引发一些非特异性的临床症状，常见的有餐后出现上腹部坠胀不适、上腹部疼痛，常不被重视，或被误认为是胃部疾病，因此，有的患者病程可长达数年。极少数情况下，肿瘤向后方生长，压迫脾静脉造成胰源性门静脉高压症导致脾大及食管胃底静脉曲张，严重时出现食管胃底血管破裂出血。部分位于胰头的肿瘤可能会压迫胆总管，导致梗阻性黄疸。MCA发生恶变时，可能会阻塞主胰管，引发胰腺炎，出现腹痛、腹胀、发热、呕吐等消化道症状。在恶性肿瘤晚期，患者可出现体重下降、食欲减退、梗阻性黄疸等症状。

患者的全身情况一般较好，大部分患者在就诊时肿物直径较大。随着健康意识的不断增强，越来越多的患者在定期查体中通过腹部超声发现胰腺囊性占位就诊。一般情况下，常规腹部查体无明确发现，当肿瘤体积较大时，可在上腹部扪及肿物，一般没有明显的压痛及反跳痛，绝大多数情况下，肿瘤的边界较清楚，活动度较小。

【辅助检查】★★★△△

一、超声

超声检查是常用的腹部筛查手段。对于胰腺囊肿，特别是胰头部、颈部及体部的囊肿，有较高的敏感性，可以明确肿物的直径、边界、与胰管及胆管的关系。但胰腺位于胃后方，位置较深，检查结果常常会受到前方胃内气体及检查医师经验的影响，因此超声对于胰腺疾病，特别是胰腺尾部占位的诊断往往不满意，可能会出现漏诊。由于超声无放射性辐射，同时价格便宜，因此，可用于对胰腺囊性病变的长期随访复查。

二、腹部CT

腹部增强CT是目前诊断胰腺囊腺瘤的最佳影像学手段，具有很好的空间分辨率，成像直观清楚，通常还可以利用图像三维重建技术，进一步明确肿瘤与胆管、胰管、脾血管的关系，有利于确定肿瘤的部位、大小、范围、毗邻关系，以便在术前确定手术策略，减少手术相关并发症。但该检查具有一定放射辐射，需要静脉注射造影剂，因此不能用于孕妇、肾功能不全及造影剂过敏者。

三、磁共振成像

MRI 对于胰腺囊性病变具有较好的诊断效果。由于胰腺周围胃肠内液体对成像的影响，常规的 MRI 检查在成像质量和定位准确性等方面略逊于增强 CT 检查，但由于这种检查避免了放射辐射，对囊性占位均有较高的分辨率，因此，也具有相当的应用前景。对于肾功能不全及对造影剂过敏的患者，MRI 可以替代腹部增强 CT。MRCP 可以明确胆管、胰管状况，以及与囊肿的位置关系，同时能更好地显示囊肿内的状况，因此，MRI 是胰腺增强 CT 的有力补充。

四、PET/CT

PET/CT 融合了 PET 及 CT 两种技术的优势，有效提高了 PET 显像的空间定位准确性，成为目前鉴别肿瘤良恶性的有效手段。借鉴于 MRI 对囊性病变的良好鉴别能力，最新的 PET/MRI 技术将 MRI 融合到 PET 技术中，对囊内结节的良恶性鉴别，较传统 PET/CT 更具优势，目前其应用价值正在评估过程中。

五、内镜超声

内镜超声检查是近年来发展迅速的一项检查技术，它通过内镜将超声探头置于胃后壁，对胰腺进行超声检查，不仅有利于发现胰腺内小病变，而且能有效提高分辨率。此外，通过 EUS 同时可以开展 FNA，通过抽取囊液及悬浮细胞，进行病理学检查，并检测囊液内淀粉酶、癌胚抗原（carcinoembryonic antigen，CEA）、黏滞度等指标，还可以开展相关基因标志物诊断，如 *K-ras* 基因检测。在有经验的医疗单位中，内镜超声检查的总体并发症发生率是非常低的。最近，内镜超声检查引导下 FNA 共聚焦激光纤维内镜（EUS-guided needle-based confocal laser endomicroscopy）成为一种新的检查手段。这种技术能对囊肿内壁进行亚细胞水平的检查，在显微水平下实时观察囊壁组织结构，有望进一步提高内镜超声检查的诊断准确性。

【诊断及鉴别诊断】★★★△△

通过临床诊断及影像学检查，一般不难诊断胰腺囊腺瘤。患者的各项血清生化指标和肿瘤标志物基本正常。胰腺囊性肿瘤中囊液淀粉酶水平正常，囊液内淀粉酶水平低于 250U/L，可以排除胰腺假性囊肿。囊液中的肿瘤标志物（CEA 及 CA99）在部分胰腺良性肿瘤中可能会升高。有文献报道：囊液中 CEA 水平超过 192μg/L 时，倾向于诊断黏液性囊腺瘤或 IPMN，而 SCN 的囊液中 CEA 水平大多正常。

IPMN 是一种沿主胰管和（或）分支胰管弥漫性生长的肿瘤，可以表现为单发或多发囊肿，或表现为主胰管的扩张。此类病变多伴有消化道症状或反复胰腺炎表现。在影像学上，CT 或 MRI 检查发现病变与主胰管或分支胰管相通是其主要特征。在影像学上，SCN 多表现为多囊性病变，可以出现在胰腺的各部位，而 MCA 则表现为少囊性病变，绝大多数情况下出现在胰腺体尾部。

临床工作中，胰腺囊腺瘤需要与胰腺假性囊肿和胰腺囊性恶性肿瘤进行鉴别。通过询问病史，特别是既往胰腺炎、胰腺外伤及胆管结石病史，有助于与胰腺假性囊肿进行鉴别。对照患者胰腺炎发作时的有关影像学检查，往往不难与胰腺假性囊肿进行鉴别。术前影像学及其他辅助检查有助于鉴别诊断，但是不能替代术中的囊壁组织病理检查。如将胰腺囊腺瘤误诊为胰腺假性囊肿，而行囊肿内引流术，不仅不能缓解病情，增加再次手术的难度，同时可能延误诊治，导致肿瘤恶变，影响患者的预后。

胰腺恶性肿瘤患者往往伴有消瘦、食欲下降、腹痛、背痛等症状。部分患者的血清肿瘤标志物会增高，CT 及 MRI 等影像学检查显示肿物多为实性或以实性为主，并向周围组织内呈浸润性生长，表现为肿瘤边界不清，侵犯血管，囊壁内结节及囊壁增厚等。对拟诊为 MCA 的患者要警惕囊腺癌的可能性。

【治疗】★★★△△

手术切除是胰腺良性肿瘤最主要、最有效的治疗手段。10%～50% 的 MCA 会发生恶变，对于 MCA 目前主张积极实施手术，完整切除病变。由于 SCN 很少发生恶变，因此，对于 SCN，很多国外学者主张仅对伴随临床症状、体积持续增长或不能除外恶性肿瘤可能的 SCN 实施手术。术前 CT 及 MRI 等影像学检查可以用于评估肿瘤能否手术切除，以及是否已经发生转移等。

胰腺囊腺瘤可以根据病变的性质、部位及与胰管胆管关系选择相应的手术方式。胰腺囊腺瘤应做到完整切除，不宜行开窗术或内引流术。位于胰头的 MCA 可选择保留十二指肠的胰头切除术或胰十二指肠切除术，位于胰颈者可选择胰腺节段切除术，位于胰体尾者可选择保留脾的胰体尾切除术。对于与胰管无关的 SCN，如能除外恶性肿瘤的可能性，在保证完整切除的情况下，可以选择局部切除。

胰腺导管内乳头状黏液性肿瘤

【病因病理】★★★△△△

IPMN 是一种特殊类型的胰腺囊性疾病，其特点是分泌黏液、胰腺导管囊性扩张及上皮乳头状增生。IPMN 以导管内黏液生成细胞的增多为特征，这些增生的细胞排列成乳头状。由于分泌过量的黏蛋白最终导致受累导管的囊性扩张。随着时间的延长，IPMN 可以呈现出从腺瘤到侵袭性腺癌的连续性转变。IPMN 的肿瘤细胞根据增生程度可分为腺瘤、交界性肿瘤及导管癌。肿瘤组织生长缓慢，但是有约 30% 可发展为导管癌。

大部分 IPMN 发生在胰头或胰腺钩突部位，根据病变累及的胰管类型，IPMN 可以被分为主胰管型（MD-IPMN）、分支胰管型（BD-IPMN）和混合型（mixed-type IPMN），目前尚不清楚混合型是单独类型还是由主胰管型或分支胰管型发展而来。约有 15% 的病例存在多发病变，甚至累及整个胰腺。显微镜下，IPMN 可以表现为低度或中度的细胞异性，也可以出现原位癌及浸润性癌，目前认为这种变化是随时间变化的一个连续过程，伴随着相应基因的累积性改变。目前研究认为主胰管型 IPMN 发生恶变的风险远高于分支胰管型 IPMN。有研究报道，45% 的主胰管型 IPMN 伴随着侵袭性癌，另有 20% 的患者伴发原位癌。目前学术界根据肿瘤细胞形态及黏液蛋白表达状况，将 IPMN 分为 4 种病理亚型，分别是胃型、肠型、胰胆管型和嗜酸细胞型。这 4 种病理亚型在恶变风险及临床预后方面存在差异。

【临床表现】★★★△△

IPMN 常见于 50～70 岁的老年人中，男女发病比例基本相当，多为散发病例，尚未发现遗传性及家族性发病倾向。发病部位主要集中在胰头部。约 50% 的 IPMN 患者是通过查体发现的。IPMN 常见的症状包括腹胀、腹痛、脂肪泻、体重下降、消化不良等，可伴发糖尿病。部分患者因胰管梗阻会出现 AP 或 CP 表现，少数患者可能会伴随假性囊肿形成，掩盖原发的 IPMN 病变，在临床上被误诊为胰腺假性囊肿，因此，对 AP、CP 患者进行随访观察是非常必要的。有文献报道，IPMN 患者胰腺外原发性恶性肿瘤的发生率会增高，如结肠息肉及结肠癌的发生率高于一般人群，因此，有学者提出应常规对 IPMN 患者做结肠镜检查。

【辅助检查】★★★△△

腹部增强 CT 和 MRI 对于胰腺囊性病变具有较好的诊断效果，不仅可以明确肿瘤的位置、大小、数量，还可以明确病变与周围血管、胰管及胆管等重要结构的关系，为手术方式的选择提供依据。但对于 IPMN 来说，MRCP 的优势在于能更好地显示囊肿与胰管之间的关系，这是 IPMN 与胰腺囊腺瘤的重要鉴别点之一，也可以用于区分主胰管型、分支胰管型及混合型 IPMN。

内镜超声不仅能确定 IPMN 与胰管的关系，还可通过超声造影，鉴别囊内结节的良恶性质。FNA 活检或共聚焦激光纤维内镜等方法也有助于鉴别 IPMN 的良恶性。但也有研究表明，无论是 EUS，还是 FNA 活检，以及穿刺液细胞学病理诊断，均与操作者及病理科医师的经验密切相关。穿刺活检或穿刺液细胞学检查阴性不能除外恶性肿瘤的可能性。

血清肿瘤标志物 CEA 及 CA19-9 及囊液内 CEA 水平有助于鉴别 IPMN 的良恶性，但这些指标的诊断价值有限，不能单独作为预后或手术指征。

【诊断及鉴别诊断】★★★△△

根据临床症状，结合 CT、MRI 及内镜超声检查结果，可以诊断大部分的 IPMN 病变，但这些检查均有一定的局限性，尚不能在术前准确地鉴别所有 IPMN 病变的良恶性。少数 IPMN 病变的囊内实性部分较多，需要与实性假乳头状瘤或胰腺癌囊性变进行鉴别。对于伴发胰腺炎的患者，需要通过密切随访来排除 IPMN 病变的风险。

【治疗】★★★△△

主胰管型和混合型 IPMN 具有较高的恶变风险，有文献报道，30%～60% 的主胰管型 IPMN 合并侵袭性癌。因此，学术界认为根治性手术切除是治疗主胰管型 IPMN 的主要手段，常用的是胰十二指肠切除术、胰体尾切除术及全胰切除术。考虑到全胰切除术的手术风险和术后生活质量下降，一般尽量不做预防性的全胰切除术。手术前可以根据影像学资料规划手术切除范围，但术中冷冻病理将能提供更多的决策依据。如手术切缘冷冻病理报告为中重度不典型增生或侵袭性癌，则需要进一步扩大手术范围。

文献报道12%～30%的分支胰管型IPMN伴发恶变。对于分支胰管型IPMN的手术指征，尽管国内外已经出现多个专家共识，目前尚缺乏大样本量的长期随访研究，没有形成统一意见。目前认为，出现临床症状、主胰管直径超过6mm、梗阻性黄疸、囊内实性结节及囊肿进行性增大是手术切除的指征，而对于囊肿直径超过3cm、囊壁增厚、无强化的囊壁结节，则需要行内镜超声或FNA活检进一步评估。如果不能除外恶性肿瘤的风险，对于分支胰管型IPMN，也应该采取根治性切除手术。对于恶变风险不大的病灶，也可以采取局部切除手术。因此，对于手术切除范围，需要结合患者年龄、全身状况、随访条件等情况综合考虑。

术后随访对IPMN患者尤为重要。非侵袭性IPMN患者，由于存在多发病灶的可能性，有文献报道其复发率为5%～10%，在术后也需要进行长期严密随访观察。对于术后复发的患者，再次手术仍能使患者受益。

胰腺囊腺癌

胰腺囊腺癌是比较少见的胰腺恶性肿瘤，部分可能从良性囊腺瘤恶变而来，多见于MCA。女性多见，大多数情况下生长较慢，恶性程度相对较低，切除率较高，预后相对较好。

【病理】★★★△△

胰腺囊腺癌大体呈不规则圆形或分叶状，周围常有明显的包膜，大多数情况下癌不呈浸润生长，剖面为多房性，囊壁厚薄不一，房腔大小不等，内壁光滑或呈乳突状，内含不同浊度和不同黏稠度的液体，有时呈血性。囊腔和胰管不通，故囊液中淀粉酶含量一般不增高。组织学特点为囊壁覆盖高柱状分泌黏液的上皮，癌细胞可向间质内浸润生长。有的病例在病理上仅部分组织发生恶变，多在囊壁或房间隔出现局部恶性病灶，需多处取材检查才能发现，部分囊腺癌可以发生肝或淋巴结的转移。

【临床表现】★★★△△

患者一般情况均良好，以至于在发现上腹肿块时才就诊。最早出现的症状为腹胀及腹痛，主要表现为上腹胀、闷痛或上腹部不适，往往餐后加重，这些症状与囊内压力增高和囊肿的占位推挤有关。但出现肿块并不意味已属晚期。肿块一般无触痛，位于胰体尾部者可能仍有一定活动度。位于胰头部的肿瘤，可能因压迫或侵袭胆管而出现梗阻性黄疸。此外，肿瘤压迫脾静脉可引起门静脉高压、脾大、脾功能亢进等表现。肿瘤晚期如引起胰腺萎缩时，可导致糖尿病或糖耐量低减。

【辅助检查】

参照胰腺囊腺瘤章节。

【诊断及鉴别诊断】★★★△△

大部分患者在就诊时可无阳性体征。常见的体征为上腹部肿块，呈不规则圆形或椭圆形，质地中等或稍硬，压痛亦不明显，需要进行相关影像学检查以确定。

根据临床表现和影像学检查结果，常常不易诊断胰腺囊腺癌，与良性胰腺囊腺瘤进行鉴别诊断尤为困难，往往是在术中发现肿瘤转移或术后病理诊断证实。虽然超声、CT、MRI可以确定囊肿的部位、来源、形状和大小，目前尚不能在术前与假性囊肿、浆液性与黏液性囊腺瘤进行准确的鉴别诊断。即使是在手术过程中，因瘤体外观表现无显著特征，也难以区别囊肿的性质。在病理诊断过程中，病理检查的结果与取材部位有关，在同一囊内可有多种病理表现，需要对肿瘤的各部位进行全面取材和检查，否则易造成漏诊或误诊。

胰腺囊腺癌需要和下列病变进行鉴别诊断。

一、胰腺假性囊肿

多发生在胰腺外伤或AP、CP后，一般都有明确的相关病史和临床表现，囊肿通常突出于胰腺轮廓外，其囊壁内无上皮细胞覆盖，多为纤维结缔组织构成。胰腺假性囊肿在EVS和腹部CT上均显示单腔囊性占位，囊腔直径一般较大，密度接近水样，腔内无分隔或分隔较少。MRCP及ERCP可显示胰管有变形，部分患者假性囊肿与胰管相通，囊内液浑浊，含有坏死物，囊液淀粉酶明显增高。有文献报道，术前穿刺囊液分析CEA、CA19-9水平及*K-ras*基因突变有助于鉴别诊断。

二、胰腺实性假乳头状肿瘤

易与胰腺囊腺癌相混淆，两者肿瘤边界清楚，瘤体内均有实性区域及囊性区域，但胰腺实性假乳头状肿瘤易发于年轻患者，瘤体实性部分往往更多，囊壁厚薄不规则。少数胰腺实性假乳头状肿瘤也呈局部浸润性生长，远处转移比较少见，恶性程度低，实施根治性切除手术后，绝大多数患者可以长期生存，即使复发，再次手术仍能获得较好的预后。

三、胰腺导管内乳头状黏液肿瘤

囊壁内衬均为柱状上皮，囊内充以大量的黏液。多发生于胰头及钩突部，也可表现为多发囊肿，呈葡萄串状或葫芦状，是由主胰管及分支胰管囊状扩张所致，囊内无分隔，部分囊内有壁内结节。ERCP常常能发现十二指肠乳头明显水肿，并有黏液溢出。MRCP和胰管造影显示囊腔与主胰管相通，充满造影剂，主胰管内常常因为充满黏液而出现充盈缺损。

【治疗】★★★△△

手术切除是胰腺囊腺癌的唯一治疗方法。由于本病和周围脏器浸润性粘连少，故即使肿瘤较大，仍有根治性手术切除的可能。如果囊腺癌位于胰体尾部可行胰体尾及脾切除术，位于胰头部位者可行胰十二指肠切除术。囊腺癌有时囊腔较大，但不可做外引流术或内引流术，因为这种肿瘤系多房性，往往不能引流黏液，反而会引起囊内感染，贻误手术根治机会，影响患者预后。

【预后】

胰腺囊腺癌的总体预后优于胰腺导管腺癌，有报道胰腺囊腺癌在手术切除后的5年生存率在70%以上，如能早发现早手术预后佳。但对于不能切除的胰腺囊腺癌，其预后不佳。故凡有原因不明的上腹痛和不适，发作多次者均应应用增强CT检查胰腺状况，可早期发现肿瘤。

胰腺假性囊肿

胰腺假性囊肿（pancreatic pseudocyst）是一类较常见的胰腺囊性病变，多继发于AP、CP或胰腺损伤之后，是富含胰酶的液体被纤维结缔组织构成的囊壁包裹所致。有文献报道，AP如果出现胰周液体集聚，30%～50%会演变成胰腺假性囊肿。大多数情况下，胰腺假性囊肿是单发囊肿，也可以出现多发囊肿。

【病因与病理】★★△

引发胰腺假性囊肿最常见的原因是酒精或胆石导致的AP、CP。其他导致胰腺假性囊肿的原因包括创伤性胰腺炎、特发性胰腺炎及高脂血症导致的胰腺炎。

AP在炎症反应区域发生胰管损伤及破裂，导致胰液直接溢出，聚集在胰腺周围，形成急性液体集聚。这种积液渗出多发生在小网膜囊内，严重时会向胰腺周围扩散，甚至累及盆腔。大多数情况下，积液会自行吸收。如果病程超过4周，积液周围组织的炎症反应将会促进结缔组织增生和纤维化，形成囊壁。

约50%的胰腺假性囊肿会自然消退，其原因可能是受损的胰管自行愈合恢复，或是囊肿因腐蚀再次与胰管相通或通入胃结肠，形成自发引流，此时，患者可能出现腹痛、腹泻及消化道出血等表现。

【临床表现】★★★△△△

胰腺假性囊肿的临床表现与囊肿的大小及是否有并发症密切相关。常见的症状包括：腹胀、腹痛、食欲下降、体重下降、发热等，这些均与囊肿压迫胃及十二指肠相关。如囊肿压迫胆道，可能会出现梗阻性黄疸。有时会出现反应性胸腔积液。腹部查体可能会发现上腹部包块，表面光滑，往往无压痛。

【辅助检查】★★★△△

一、实验室检查

多数患者会出现血、尿淀粉酶水平上升，这是胰腺炎持续存在的表现。部分患者因胰腺内分泌功能受损，可能出现不同程度的糖尿病表现。如果胰腺假性囊肿压迫胆道可出现肝功能异常。

二、囊液分析

经腹壁超声或内镜超声引导下穿刺抽取囊液进行分析，有利于鉴别诊断。胰腺假性囊肿的囊液中淀粉酶水平明显升高，而部分胰腺囊性肿瘤中，肿瘤标志物CEA和CA19-9可显著升高。囊液脱落细胞学检查可为肿瘤诊断提供依据，但往往阳性率较低。

三、经腹超声

经腹超声是胰腺假性囊肿的首选检查方法，特别是在持续随访过程中，具有无创伤及费用低的优点。超声检查除可显示胰腺假性囊肿的位置和大小外，还可提示囊内坏死、出血或感染，观察脾血管、门静脉、胆管、胰管有无受压及堵塞等异常表现。

四、腹部 CT

腹部 CT 对胰腺假性囊肿的诊断敏感性和准确性高于经腹超声，其表现为单房或多房性囊肿，囊壁厚薄不均，形态多样，内部可见分隔。增强 CT 还可进一步了解囊肿与周围脏器的关系，如胰管狭窄梗阻、胆道受压、消化道瘘、门静脉系统血栓、门静脉高压等。

五、磁共振成像及 MRCP

由于易受到周围胃肠腔内液体的影响，MRI 检查一般不作为胰腺假性囊肿首选检查手段，但是 MRCP 能清楚地显示胰管胆管状况，同时对囊壁结构显示的分辨率较高，常用于与其他囊性病变的鉴别诊断。

六、内镜超声

内镜超声可清楚显示囊壁结构，还可显示囊肿与周围血管及胰管的关系。内镜超声还可以通过对囊壁结节的检查，鉴别假性囊肿和囊性肿瘤。内镜治疗方面，可在内镜超声的引导下行胰腺假性囊肿与胃或十二指肠间的造瘘，内镜超声不仅可以避开穿刺通道上的血管，还可以帮助选择最佳的引流路径。

七、ERCP

ERCP 可以很好地显示囊肿和胰管的关系，但胰腺导管内注射造影剂可能会加重胰腺炎症，或致造影剂进入囊肿，部分患者发生继发性感染，引起相关并发症，故 ERCP 较少单独用于胰腺假性囊肿的诊断。在内镜治疗前进行 ERCP 检查，可用于证实胰腺假性囊肿与胰管系统相通，行经十二指肠乳头引流囊肿。

【诊断及鉴别诊断】★★★△△△

一、诊断

根据患者 AP、CP 或上腹部外伤病史，胰腺炎持续发作，血清淀粉酶水平上升，结合影像学检查发现胰腺周围出现囊肿，一般不难诊断胰腺假性囊肿，但需要和胰腺囊性肿瘤进行鉴别诊断。进一步利用超声、CT 及 MRCP 等检查手段确定囊肿的部位、大小、与主胰管的关系、是否存在内瘘等有助于确定胰腺假性囊肿的治疗策略。

二、鉴别诊断

胰腺假性囊肿需要与胰腺囊性肿瘤进行鉴别诊断。如术前影像学、肿瘤标志物及囊肿穿刺检查均不能除外胰腺囊性肿瘤，可以考虑手术探查，以获得病理诊断。无论术前是否获得诊断，术中需要常规留取足够量的囊壁组织进行冷冻病理学诊断。

除与肿瘤性囊肿进行鉴别外，胰腺假性囊肿还需要与胰腺先天性囊肿、周围器官（如肝、脾、肾等）囊肿、淋巴管囊肿进行鉴别。

【治疗】★★★△△△

如能除外恶性肿瘤的可能性，无症状的胰腺假性囊肿可采取保守治疗，在保守治疗无效或出现相关并发症后，需及时实施介入或手术治疗。近年来，随着介入治疗，特别是内镜介入治疗技术的不断进展，使许多患者避免外科手术创伤。但每种治疗方法都有其优势和不足，因此，需要严格掌握适应证，实施个体化治疗。

一、保守治疗

由 AP 引发的胰腺假性囊肿，如直径在 6cm 以下，发病在 6 周以内，可先予保守治疗，观察其自行吸收的可能性。保守治疗主要包括禁食、抗感染、营养支持和抑制胰液分泌等。对于无症状的胰腺假性囊肿，如囊肿无进一步进展，也可进一步观察。

二、外科治疗

胰腺假性囊肿外科治疗包括传统开腹手术、腹腔镜手术、放射介入治疗及内镜治疗。

（一）适应证

①胰腺假性囊肿出现临床症状；②胰腺假性囊肿出现感染、出血、破裂、压迫周围器官等并发症；③囊肿直径超过 6cm；④保守治疗后囊肿持续增大；⑤不能除外胰腺囊性肿瘤。

（二）胰腺假性囊肿的经典外科手术

常用的手术方法为囊肿外引流术、内引流术和假性囊肿切除术 3 种。对于囊肿引流手术，需要在术中常规切取足量的囊壁组织做术中病理检查，以除外胰腺囊性肿瘤的可能。

1. 胰腺假性囊肿内引流术 胰腺假性囊肿内引流术是将假性囊肿与胃腔或小肠腔进行吻合，将囊肿内容物引入消化道内，从而闭合囊肿。一般情况下，囊肿在术后 4 周内可完全消失。有文献报道，术后复发率仅 2%。内引流术包括假性囊肿空肠吻合术、假性囊肿胃吻合术和假性囊肿十二指肠吻合术，其中前两者较为常用，具体内引流手术方式的选择是由囊肿与消化道间的位置关系来决定的。一般要求根据囊肿的位置就近引流，吻合口需位于囊肿最低点，切除部分囊壁作为吻合口，保证引流通畅，有足够材料进行病理诊断，同时在术中尽量将囊肿内的分隔打通以便充分引流。

2. 胰腺假性囊肿切除术 胰腺假性囊肿切除术在理论上是此病的根治性方法，术后少有复发，但由于胰腺假性囊肿的囊壁与腹腔内其他脏器粘连往往很重，实际操作中存在很多的困难，容易引起相关的并发症，因此，不是首选手术方式，主要适用于胰腺假性囊肿体积小或内外引流效果不佳时。

3. 外引流术 对胰腺假性囊肿进行外引流后，不能彻底解决胰瘘问题，患者术后可能需长期带引流管，因此，外引流术主要用于假性囊肿继发感染而放射介入外引流失败、假性囊肿破裂或囊肿内引流术中发现囊壁不成熟被迫行外引流等情况。

（三）腹腔镜下胰腺假性囊肿内引流术

随腹腔镜手术技术的不断进步，胰腺假性囊肿内引流术也逐渐被尝试开展，主要有胃囊肿吻合术及胃空肠吻合术。但是，腹腔镜内引流术有造成腹腔污染及吻合难度大等缺点，目前尚处于尝试阶段，尚未广泛开展应用。

（四）经皮穿刺置管引流

在经腹超声或 CT 引导下，行胰腺假性囊肿穿刺外引流术，具有创伤小、操作简单的特点，必要时可以反复多次放置多根引流管，以保证充分引流，据报道成功率在 90% 以上，适于一般情况较差，手术风险大或假性囊肿发生感染需要迅速引流的患者。但外引流术后可能会出现长期的胰瘘，同时存在引流不充分及出血等并发症，因此，需要结合病情严格把握适应证。囊内出血和胰性腹水是经皮穿刺的禁忌证。

（五）内镜治疗

近年来，通过消化内镜行胰腺假性囊肿内引流成为临床治疗的热点，甚至在一些临床中心成为治疗假性囊肿的首选方法。内镜治疗胰腺假性囊肿的原理，与传统手术内引流相同，是通过内镜在假性囊肿与胃肠道间造瘘，并放置支架引流管，将囊内容物引流至胃肠道内，从而达到消除囊腔的目的。具体方式包括内镜下囊肿胃造瘘术、囊肿十二指肠造瘘术及内镜下经乳头囊肿引流术（endoscopic transpapillary cyst drainage，ETCD）等。内镜超声能准确确定假性囊肿与胃肠道间的位置关系，避开胃肠壁上的血管，选择最佳位置穿刺置管，从而提高治疗疗效，降低风险。

【并发症】

一、感染

绝大多数情况下，胰腺假性囊肿内囊液均是无菌性的。囊液发生感染后，将会出现发热、腹痛、呕吐等相关症状，严重时可能导致感染性休克。CT 扫描发现假性囊内气泡是发生感染的特异性表现。假性囊肿发生感染时的治疗原则是及时进行引流，最常用的方法是经皮穿刺置管引流，大多数情况下能迅速降低囊内压力，缓解症状。但对脓液黏稠或较多分隔的胰腺假性囊肿，单次置管不能充分引流，因此，需要间断冲洗囊腔或多次多角度置管，才能使脓液排空。如穿刺置管引流无效，则需及时改为手术引流。开腹手术外引流可在术中打开囊内分隔，达到充分排空的目的，同时可以在术中放置大口径的引流管，增加引流效果。

二、出血

胰腺假性囊肿内含各种胰腺消化酶，会对囊肿周边器官及血管产生腐蚀作用，导致出血。如出血量大，应及时进行急诊动脉血管造影，对出血血管进行介入栓塞治疗止血。如介入治疗失败，则被迫采取手术止血。此时，手术的主要目的是止血，根据临床表现及术前影像学资料，结扎或缝扎假性囊肿供血血管，同时行假性囊肿外引流术。

三、梗阻

体积较大的胰腺假性囊肿会导致胃肠道及胆道的梗阻，实施囊肿引流减压后，梗阻症状多能缓解。在假性囊肿得到治疗前，也可通过 ERCP 置入胆道支架缓解梗阻。

四、破裂

胰腺假性囊肿因挤压或囊壁腐蚀，导致破裂而自发破溃入腹腔、胸腔或胃肠道，是胰腺假性囊肿自发消散的原因之一。破溃入消化道可导致呕吐、腹泻、呕血或黑便。破入腹腔可导致腹膜炎或休克。此时需要急诊剖腹探查，冲洗腹腔并放置外引流。对于无症状的患者，可采取保守治疗措施，进行观察。少数患者会出现胰源性腹水或胸腔积液，实施腹腔或胸膜腔穿刺置管引流，可获得较好的疗效。如疗效不佳，可考虑 ERCP 或手术治疗。

五、门静脉高压

胰腺假性囊肿的压迫及门静脉或脾静脉血栓都可以导致门静脉高压，临床上表现为食管胃底静脉曲张、脾大及脾功能亢进。出现食管胃底静脉出血，则可考虑脾切除术联合胰腺假性囊肿切除术或囊肿引流术。

（胡　亚　赵玉沛）

第4节　胰　腺　癌

【流行病学】

胰腺癌是一种发病隐匿、发展迅速、治疗效果及预后极差的消化道恶性肿瘤。2012 年全球胰腺癌新发病例 33.8 万例（男性 17.8 万例，女性 16.0 万例），占全部癌新发病例的 2.4%。目前胰腺癌居常见癌症死因的第 4 位，居消化道癌症死因的第 2 位，仅次于大肠癌。胰腺癌诊断后的 5 年总体生存率约为 7.7%。胰腺癌的发病率与年龄呈正相关，60～80 岁者占发病患者数的 80%，男性发病率略高于女性。胰腺癌多发生于胰头部，占 60%～70%，其次是体尾部，全胰癌较少见。

【解剖学】★△△

胰腺分为头、颈、体、尾 4 部，右侧为头部，嵌于十二指肠肠袢内，中间为体部，横过第 1～2 腰椎的前方，左端为狭细的尾部，靠近脾门，全长 12～15cm，宽 3～4cm，厚 1.5～2.5cm。除头部外，其余部分横断面呈三角形。胰腺前面被腹后壁腹膜遮盖，隔网膜囊与胃后壁相对。胰头上、右、下三面均被十二指肠环绕，有时十二指肠降部内侧也有一部分被胰腺组织所覆盖。

【病因病理】★★★△△△

一、病因学

（一）吸烟

吸烟是公认的胰腺癌的危险因素；高蛋白、高胆固醇饮食可促进胰腺癌的发生；糖尿病和 CP 也被认为是胰腺癌的危险因素；家族性胰腺癌罕见。

（二）胰腺癌高危人群

中华医学会胰腺外科学组提出的胰腺癌高危人群如下。①年龄：＞40 岁，有上腹部非特异性不适。②家族史：有胰腺癌家族史者。③糖尿病史：突发糖尿病者，特别是不典型糖尿病，年龄在 60 岁以上，缺乏家族史，无肥胖，很快形成胰岛素抵抗者，40% 的胰腺癌患者在确诊时伴有糖尿病。④慢性胰腺炎：目前认为 CP 在小部分患者中是一个重要的癌前病变，特别是慢性家族性胰腺炎和慢性钙化性胰腺炎。⑤癌前病变：导管内乳头状黏液瘤亦属癌前病变。⑥家族史：患有家族性腺瘤息肉病者。⑦手术史：良性病变行远端胃大部切除者，特别是术后 20 年以上的人群。⑧烟酒暴露史：胰腺癌的高危因素有吸烟、大量饮酒及长期接触有害化学物质等。

二、病理学

（一）导管腺癌

80%～90% 的胰腺癌为导管腺癌，系从导管的立方上皮细胞发生而来，这种癌的特点为长而致密的纤维性硬癌或硬纤维癌，肿瘤硬实，浸润性强而没有明显界限。切面常呈灰白色。小胰腺癌指肿瘤最大瘤径＜2cm，无论有无淋巴结转移；早期胰腺癌是指肿瘤直径＜2cm，无淋巴结转移，无胰腺被膜浸润和胰腺后方浸润，没有血管和邻近脏器侵犯的 I 期癌，或者是肿瘤直径＜1cm 的微小胰腺癌、胰腺原位癌、胰腺导管内癌。

（二）特殊的导管腺癌

泡沫腺体型、大导管型、空泡型、实性巢状型。胰腺癌细胞特别容易侵犯神经和神经周围淋巴管。

（三）胰头癌

远处转移较少而局部浸润早，常早期浸润胆总管、门静脉和转移至局部淋巴结，晚期可转移至肝。而胰体尾癌易侵入血管，尤其是脾静脉，而且易发生广泛的远处转移。

【临床分期】★★★△△△

根据美国肿瘤联合委员会（American Joint Committee on Cancer，AJCC）公布的第8版TNM分期系统（表18-4，表18-5），对该疾病进行以下分期。

表18-4 AJCC第8版第8版TNM分期定义

原发肿瘤（T）	
Tx	原发肿瘤无法评估
T0	无原发肿瘤证据
Tis	原位癌
T1	肿瘤最大径≤2cm
T2	肿瘤最大径>2.0cm，且≤4.0cm
T3	肿瘤最大径>4.0cm
T4	肿瘤无论大小，侵犯腹腔干、肠系膜上动脉和（或）肝总动脉
区域淋巴结（N）	
Nx	淋巴结转移无法评估
N0	无区域淋巴结转移
N1	1～3枚区域淋巴结转移
N2	4枚以上区域淋巴结转移
远处转移（M）	
M0	无远处转移
M1	有远处转移

表18-5 UICC/AJCC胰腺癌TNM分期系统

分期	标准		
0期	Tis	0	M0
ⅠA期	T1	N0	M0
ⅠB期	T2	N0	M0
ⅡA期	T3	N0	M0
ⅡB期	T1、T2、T3	N1	M0
Ⅲ期	任何T	任何N2	M0
	T4	任何N	M0
Ⅳ期	任何T	任何N	M1

【临床表现】★★★△△

一、临床症状

（一）腹痛

腹痛是胰腺癌的常见或首发症状，约出现在2/3以上的患者中，腹痛通常表现为上腹部持续性疼痛，与进食无关。胰腺癌疼痛的主要原因是肿块压迫胰管，使胰管呈不同程度的梗阻、扩张、扭曲及压力增高，引起上腹部持续或间歇性疼痛。胰腺癌的腹痛有以下几个特点。①疼痛，胰头癌疼痛位置偏右，胰体尾癌疼痛位置偏左；②疼痛为持续性进行性加剧的钝痛或钻痛；③在部分患者，坐位或前倾或屈膝侧卧位等使腹壁前屈的位置可以有所缓解，出现这种情况提示脊柱前方的腹膜后神经已经受到侵犯；④腰背部疼痛的出现通常与腹痛伴随发生。

（二）黄疸

约50%以上的胰腺癌患者可以出现黄疸，大部分病例的黄疸是胰头癌压迫或浸润胆总管所致，约10%是胰体尾癌转移至肝门部由增大的淋巴结压迫所致。黄疸的特征为肝外阻塞性黄疸，持续性进行性加深，伴皮肤瘙痒、尿色加深及白陶土样大便。

（三）消瘦

绝大多数的胰腺癌患者都会有不同程度的体重减轻，此症状虽然不是胰腺癌的特异性表现，但其发生频率高于腹痛和黄疸，故应给予足够的重视。

（四）消化道症状

最常见的是食欲缺乏和消化不良，其他还有恶心、呕吐、腹胀、腹泻、便秘等，晚期可以出现脂肪泻。

（五）神经精神症状

部分胰腺癌患者表现出抑郁、焦虑、个性狂躁等神经精神障碍，其中以抑郁最为常见，可能与顽固性腹痛、失眠等有关，其机制尚未完全阐明。

（六）糖尿病

许多研究均提示胰腺癌与糖尿病的关系密切。胰腺癌患者合并糖尿病的临床特点如下。①发病年龄相对较大，常>60岁，女性多见；②无糖尿病家族史；③无多饮、多食、多尿的三多症状，短期内体重下降较明显；④起病时常有腹痛或腹部不适感。

（七）其他表现

多数胰腺癌患者有持续或间歇性低热，少数还可以有急腹症表现。晚期胰腺癌患者可发生血栓性静脉炎或动静脉血栓形成，以髂静脉、股静脉栓塞最为多见，在胰体尾癌患者多见，可能与肿瘤分泌某些促凝物质有关。

二、体征

早期胰腺癌一般无明显体征。典型的胰腺癌可见消瘦、上腹部压痛和黄疸，可出现肝大、胆囊增大库瓦西耶征（Courvoisier 征）、胰腺肿块和血管杂音。晚期胰腺癌患者可有腹水，少数患者还可有左锁骨上淋巴结肿大（virchow node）。

（一）肝大

胰腺癌患者出现梗阻性黄疸后，约半数会出现不同程度的肝大，主要是肝外胆管梗阻、胆汁淤积、肝内胆管和毛细胆管扩张致肝大。

（二）胆囊大

约 50% 的胰腺癌患者可触及增大的胆囊，这通常与胆总管下段梗阻有关。临床上对梗阻性黄疸伴有胆囊增大而无压痛者称为 Courvoisier 征，此对胰头癌具有诊断意义。

（三）腹部肿块

胰腺为腹膜后器官，通常难以触及，若胰腺癌时可以触及肿块则多为晚期。肿块的位置通常位于剑突和脐连线中点略偏左或偏右，边界不规则，表面有结节感，质硬，大多较固定，可以有轻压痛，并可传导腹主动脉的搏动。

（四）腹水

一般出现在胰脉癌的晚期，多为肿瘤腹膜转移所致，亦可由肿瘤压迫门静脉或因门静脉、肝静脉发生血栓所致。腹水的淀粉酶含量较高，此时的腹水并不意味着肿瘤晚期，不可轻易放弃手术机会。

（五）脾大

当肿瘤压迫脾静脉或脾静脉血栓形成时，可出现脾大及胰源性门静脉高压的表现，以胰体尾癌多见，多提示肿瘤为中晚期。

（六）其他体征

其他体征包括上腹部压痛、腹部听诊血管杂音、游走性血栓性静脉炎及皮下脂肪坏死形成的结节等。

【辅助检查】★★△△△

一、生物化学检查

（一）血、尿淀粉酶和脂肪酶

胰腺癌导致胰管梗阻的早期，血、尿淀粉酶和脂肪酶可升高，对胰腺癌早期诊断有一定价值。

（二）血糖和糖耐量

由于肿瘤破坏胰岛细胞，约 40% 的胰腺癌患者中可出现血糖升高及糖耐量异常。

（三）肝功能

胰腺癌伴胆道梗阻患者的血清胆红素可升高，且常超过 427μmol/L，高于胆石症、CP 所致的胆道梗阻。氨基转移酶和碱性磷酸酶多明显升高。

（四）胰腺外分泌功能

约 80% 的胰腺癌患者可出现外分泌功能低下。胰头癌引起的胰管梗阻比胰体尾癌严重，因而胰腺分泌障碍也比较明显。

二、肿瘤标志物

（一）CA19-9

CA19-9 是一种糖类抗原，其结构为唾液酸化乳 -N- 岩藻乳糖，其抗原决定簇位于 CA19-9 的糖链部分，与 Lewis 血型系统有关，是胰腺癌最常用的一种标志物，目前已广泛应用于临床。近年研究提示 CA19-9 对胰腺癌的灵敏度为 79%～81%，特异度为 82%～90%，其结果优于 CEA。血清 CA19-9 水平作为诊断胰腺癌最有效的肿瘤标志物，可用于胰腺癌与其他良性疾病鉴别和评价胰腺癌复发、手术及放化疗效果的指标；但其早期诊断胰腺癌的灵敏度较低，难以独立解决早期诊断问题。

CA19-9 特异性较低，部分胰腺癌患者血清 CA19-9 水平在正常范围内；3%～7% 的胰腺癌患者为 Lewis 抗原阴性血型结构的患者，这类患者不表达 CA19-9，故即使罹患胰腺癌，CA19-9 亦不升高。当无症状人群的血清 CA19-9 升高时，只有低于 1% 的人会最终诊断为胰腺癌。

（二）癌胚抗原

癌胚抗原（carcino-embryonic antigen，CEA）是一种酸性糖蛋白，在胰腺癌患者血清中有较高的表达率（50%～85%），但其特异性低，增高也见于其他消化道肿瘤，因此也限制了其应用价值。

（三）CA24-2

CA24-2 是一种唾液酸化的黏蛋白类型的糖抗原。与 CA19-9 相比，两者对诊断胰腺癌的敏感性无显著区别。

（四）其他肿瘤标志物

胰腺癌的其他辅助诊断标志物包括胰腺癌胚抗原及CA50等。近年研究致力于寻找新型胰腺癌标志物，包括microRNA在内的一批标志物对于胰腺癌诊断的效果正在进行临床或临床前的验证。

三、影像学检查

（一）腹部超声

对疑为胰腺癌患者进行筛查的一种检查方式，可发现胆道系统扩张、胰管扩张，肿瘤直径在1cm以上者。该方法的优点在于安全、无创；不足在于受操作者经验及胃肠道气体影响较大，故敏感性及特异性不高；彩色多普勒血流显像可直接地显示胰腺癌患者的门静脉、肠系膜上动静脉、脾静脉和腹主动脉等胰腺周围血管与胰腺的解剖关系。超声导向经皮胰管造影可以了解胰管形态、直径、走行等。术中超声定位活检可迅速明确诊断。

（二）胰腺CT

胰腺CT检查作为一种无创的影像学检查方法，可清楚地显示胰腺的轮廓和内部结构，对胰腺癌的诊断准确性高，是诊断胰腺癌及进行分期的首选影像学手段。胰腺癌的CT表现分为直接征象、间接征象和周围浸润征象。直接征象主要为胰腺肿块，可边界不清，呈等密度或不均匀稍低密度改变，增强后有轻度不均匀强化，但强化程度低于正常胰腺，近年来薄层CT的应用，增加了对胰腺肿块的检测灵敏度，由于胰腺癌的血供相对较少，动态或螺旋CT易检出<2cm的小胰腺癌。间接征象包括胰管和胆总管扩张。周围浸润征象包括肿瘤侵犯血管、胰周脂肪层消失、侵犯胰腺周围结构、淋巴结转移（常发生在腹腔动脉和肠系膜上动脉周围）、远处器官转移（胰腺癌易发生早期血行转移，常转移至肝和肺）。

（三）胰腺MRI

在对病情评估上与胰腺CT具有同等重要性，胰腺MRI影像学表现亦可分为直接征象、间接征象和周围浸润征象。直接征象包括胰头部肿块表现为胰头增大，局限于钩突部的胰头癌表现为钩突饱满、增大，失去正常的锐角三角形形态。间接征象包括胆道系统全程扩张，胆总管远端呈不规则的充盈缺损或杯口状闭塞。由于胰腺癌侵犯胰腺包膜和周围网膜组织，高信号脂肪内出现低信号的网条状影，称为脏脂肪征。周围浸润征象可提示对周围脏器的侵犯情况，特别是在检测有无肝转移灶方面具有较高的灵敏感度和特异性。

（四）内镜超声

内镜超声是另一种评估胰腺癌病情程度及范围的检查手段，特别是判断周围血管累及、门静脉及肠系膜上静脉累及、淋巴结转移等方面具有一定优势。该项检查受操作者经验及技术水平影响较大。

（五）PET/CT

胰腺癌组织的测量标化摄取率（standardized uptake ratio，SUR）明显高于良性病变及正常胰腺组织。PET可显示早期胰腺癌，并可显示肝及远处器官的转移，腹部可以测出0.5cm的转移淋巴结。该项检查可用于术前评估是否存在远处转移，特别对有原发灶较大、可疑有区域淋巴结转移及CA19-9显著升高的患者，应推荐该检查。对于治疗有效者，首先表现为病灶的FDG代谢率降低，然后是体积缩小。PET/CT鉴别肿瘤复发及手术后改变的情况优于CT。

（六）内镜逆行性胆胰管造影

ERCP检查不但能够提供胰腺癌影像学的间接征象，如主胰管狭窄、管壁僵硬、扩张、中断、移位及不显影等，而且能够观察十二指肠乳头及其周围情况，并可取胰液做脱落细胞检查。

（七）经皮肝胆管穿刺引流

经皮肝胆管穿刺引流（percutaneous transhe-patic cholangial drainage，PTCD）主要用于梗阻性黄疸患者。PTCD的目的是引流胆道梗阻者的胆汁，减轻黄疸，保护肝、肾等器官的功能。一般认为梗阻性黄疸时若血浆总胆红素浓度高于256μmol/L，即可进行PTCD。PTCD的主要作用如下。①术前进一步了解梗阻部位的解剖和病理关系。②经皮经肝的介入放射治疗技术，如胆管引流、胆总管支架置入、结石套取等的重要引导步骤。

（八）磁共振胰胆管成像

MRCP可评估胆管、胰管等情况，可能出现的表现如下。①胆管扩张、截断或远端梗阻。②胰管受累，呈不规则狭窄和梗阻，远端胰管扩张。③“双管征”。胆总管和主胰管扩张同时存在称为“双管征”，具有一定的特征性。④梗阻近端的胆总管扩张，扭曲呈水平位，并向中线偏移，呈牵拉状。

（九）放射性核素扫描

放射性核素显像可同时观察胰腺的形态和功能，为胰腺癌提供了一种简便、无创的诊断方法，对胰腺癌的早期诊断具有重要的价值。胰腺肿瘤的放射性核素诊断主要有2类。胰腺背景显像或胰腺肿瘤的“阴性显像”；肿瘤特异性显像或称为“阳性显像”。

（十）X线检查

传统X线检查不能直接显示胰腺的轮廓及病变，只能通过胰腺周围消化道器官的影像学形态改变间接提示胰腺病变，诊断限度较大，已被敏感性较高的其他影像学检查所代替。

【诊断及鉴别诊断】★★★△△△

一、诊断

根据临床症状、体征及影像学表现，胰头癌主要表现为无痛性阻塞性黄疸，进行性加重，伴消瘦、白陶土样大便，查体可以发现无痛增大的胆囊，结合CT检查和CA19-9升高，诊断并不困难。胰体尾癌临床症状不明显，一般没有明显的黄疸，CA19-9升高也不明显，只能依靠CT等影像学检查进行诊断。

二、鉴别诊断

（一）壶腹部癌

壶腹部癌可以表现为阻塞性黄疸、消瘦、CA19-9升高，CT提示壶腹部占位，但是壶腹部癌黄疸出现比较早，且表现为间歇性黄疸，常合并胆道感染，大便隐血可为阳性。主要靠ERCP进行鉴别，明确诊断。

（二）胆总管结石

胆总管结石一般表现为查科三联征（Charcot三联征），即腹痛、寒战高热、黄疸。查体可以发现右上腹压痛，有时可以触及肿大触痛的胆囊，B型超声和MRI可以显示胆总管内的结石，故鉴别诊断并不困难。

（三）胰腺良性肿瘤

胰腺良性肿瘤一般不会出现黄疸，无明显消瘦，CA系列不升高，CT表现大多有完整的包膜，和周围胰腺组织界限较清楚，无侵袭性生长。胰腺内分泌肿瘤还可有血清内分泌激素水平的升高。

（四）急性及慢性胰腺炎

AP有发病诱因，可出现明显的腹痛，部分还有恶心、呕吐的消化道症状，腹部有明显压痛和反跳痛，血、尿淀粉酶明显升高，AP时血常规明显升高，而CA系列变化不大。影像学检查显示胰腺均匀增大。慢性胰腺炎一般有反复发作的急性胰腺炎病史，可以有胰腺增大，淀粉酶升高不明显。

【治疗】★★★△△△

根治性手术切除是唯一有望治愈胰腺癌的方法，延长生存时间和改善生活质量。但是绝大多数胰腺癌患者就诊时已属晚期，失去根治机会。胰腺癌术前可切除性评估对合理地选择治疗方法、提高手术切除率、降低手术病死率和提高患者生存质量均具有重要意义。对具有明确手术指针的患者，行切除手术前无需病理学诊断；对拟行新辅助治疗或放化疗的患者，治疗前需获取病灶组织或细胞行病理学诊断以明确病理诊断。

一、胰腺癌可切除的标准

（一）肿瘤的大小

肿瘤的大小与患者的预后明显相关。一般而言，肿瘤越大，发生周围血管浸润、淋巴结转移及血行播散的可能性就越大，手术切除率就越低，预后越差。

（二）肿瘤局部浸润

肿瘤仅侵犯胆总管、十二指肠、脾或胃并不是手术的禁忌证。胰腺癌可侵犯血管，影响可切除性的评估，主要需要评估肠系膜上静脉、门静脉、腹腔动脉干、肝动脉、肠系膜上动脉、胃十二指肠动脉等血管的情况。Loyer等将胰腺癌与血管的关系分为6种类型。A型，肿瘤和（或）正常胰腺与邻近血管之间有脂肪分隔；B型，低密度肿瘤与血管之间有正常胰腺组织；C型，低密度肿瘤与血管为凸面状接触；D型，肿瘤部分包绕血管；E型，肿瘤完全包绕血管，两者之间脂肪间隔模糊或消失；F型，肿瘤阻塞血管。

其中A、B型为可切除型；E、F型为不可切除型；C、D型有切除可能性，C型需根据术中对血管受侵与否的探查决定肿瘤可否切除，D型可切除者常需术中血管切除、静脉移植。

（三）淋巴结转移

淋巴结转移是胰腺癌早期的主要转移途径，多发生在胰头后、前，或肠系膜上静脉旁、肝动脉旁、肝十二指肠韧带，脾动、静脉和脾门淋巴结。手术切除范围以外存在淋巴结转移应视为不可切除。

（四）其他脏器和远处转移

胰腺癌最常见的远处转移是肝和腹膜。已发生远处转移病例的平均存活时间较短。

综上所述，术前胰腺癌可切除性评估如下。

1. 可切除 头/体/尾部：①无远处转移；②影像学检查显示肠系膜上静脉或门静脉形态结构正常；③腹腔动脉干、肝动脉、肠系膜上动脉周围脂肪境界清晰。

2. 可能切除 ①无远处转移。②肠系膜上静脉或门静脉局限受累，狭窄、扭曲或闭塞；但其远近端正常，可切除重建。③肿瘤包裹胃十二指肠动脉或肝动脉局限性包裹，但未浸润至腹腔动脉干。④肿瘤紧贴肠系膜上动脉，但未超过180°。

3. 不可切除 胰头癌：①远处转移；②肠系膜上动脉包裹＞180°，肿瘤紧贴腹腔动脉干；③肠系膜上静脉或门静脉受累，不可切除重建；④主动脉或下腔静脉浸润或包裹。胰体尾癌：①远处转移；②肠系膜上动脉或腹腔动脉干包裹＞180°；③肠系膜上静脉或门静脉受累，不可切除重建；④主动脉受浸润。

二、胰腺癌根治术

（一）胰十二指肠切除术

1. 手术指征 肿瘤位于胰头，无肝门、腹腔动脉周围、肠系膜根部及远处的淋巴结转移，无肠系膜上动脉或下腔静脉的侵犯，未侵及或仅局部侵及门静脉，无脏器转移，可以施行胰十二指肠切除术。

2. 术前准备 ①术前胆道引流：胰头癌患者出现黄疸可以引起肝、肾损害。术前胆道引流可缓解阻塞性黄疸，但在降低围术期并发症发生率及病死率方面，其有效性和必要性存在争议，故不建议常规行胆道引流术前减黄。对于血清胆红素＞256μmol/L、肌酐和尿素氮不正常、黄疸时间超过8周的患者，胆道引流后，黄疸减轻，肝功能有所恢复，2～3周后再行胰十二指肠切除术。对合并发热及胆囊炎等感染表现的患者，术前胆道引流可帮助控制感染，提高手术安全性。②改善肝功能：可以给予维生素K、保肝药、复合维生素B等；静脉输注高渗葡萄糖加胰岛素和钾盐，有利于增加肝糖原储备，并纠正低钾血症。③纠正凝血功能障碍：除补充维生素K外，必要时可输注氨基已酸和氨甲苯酸以抑制纤维蛋白溶酶，纠正凝血功能障碍。④加强营养支持：除正常饮食外，还要加强肠内和肠外营养，应尽可能选用肠内营养，留置鼻肠营养管，滴注肠内营养液和PTCD回收的胆汁，一般应用10～14天，与此同时纠正电解质紊乱、贫血和低蛋白血症，以维持机体血流动力学的稳定，增强耐受手术的能力。

3. 切除范围 完全切除肿瘤、胰腺头部（包括胰腺钩突）、胰颈、相关脏器（肝门以下胆管、十二指肠及部分空肠、部分胃）及区域结缔组织和淋巴结。避免任何肉眼可见的肿瘤残留，包括胆管、胃肠、胰腺切缘、腹膜后结缔组织和淋巴结。在能够达到切缘阴性切除目的时，可以联合切除受侵的肠系膜上－门静脉和累及的邻近脏器。若有任何肉眼可见的肿瘤组织残留，应视为姑息性切除。伴有腹膜后淋巴结广泛转移是全身疾病的标志，此时合并广泛淋巴结清扫并不能改变预后，也应该视为姑息切除。①胰头癌切除术：清除下腔静脉和腹主动脉之间的淋巴结、结缔组织；清除肝门部软组织；在门静脉左侧断胰颈；切除胰腺钩突；将肠系膜上动脉右侧的软组织连同十二指肠系膜一并切除；若肿瘤局部侵犯门静脉，在保证切缘阴性的情况下，则将门静脉切除一段，进行血管重建。②胰体尾癌切除术：需切除胰体尾（约80%的胰腺）、脾、腹腔动脉周围和肠系膜根部的淋巴结及腹主动脉前淋巴结、结缔组织。③广泛的腹膜后淋巴结清扫：淋巴结清扫作为胰十二指肠切除术的一部分仍存在争议。目前没有循证医学证据显示，在标准的胰十二指肠切除基础上附加广泛的腹膜后淋巴结清扫能够改善生存期，因此，区域性淋巴结清扫不作为胰十二指肠切除术的常规部分。④肠系膜上－门静脉切除和重建。有文献报道，在选择接受联合静脉切除的胰十二指肠切除术较姑息治疗生存期延长，因此，能够获得阴性切缘效果的病例，可选择地进行联合静脉切除。血管重建包括使用自身和外源性血管。

4. 术后并发症

（1）胰瘘：胰瘘是胰十二指肠切除术后最常见的并发症和死亡的主要原因，其发生率为5%～25%，病死率为20%～50%。胰瘘的危险因素包括非技术因素和技术因素。非技术因素包括年龄>65岁、术前黄疸、胰管细小、胰腺柔软、急诊手术、术中失血量增加及放置胰管支撑管失败。技术因素是胰腺残端的处理套入式端端胰空肠吻合、黏膜对黏膜端侧胰空肠吻合和胰胃吻合术是预防和减少胰瘘的肯定术式。约80%的胰瘘经过非手术治疗能自行愈合。长期不愈者需再行手术治疗。如患者情况稳定，无腹腔脓毒症或出血，应予以非手术治疗，包括禁食、肠外营养、应用生长抑素及保持引流管通畅。少数患者合并其他严重并发症如脓毒症或出血，需手术干预，切除全部残胰。

（2）腹腔内出血：发生在手术后24～48小时，主要是由术中止血不彻底，如钩突部系膜切断处或胰腺断端、胃十二指肠动脉、胰十二指肠下动脉处理不当引起。治疗上是积极纠正凝血功能障碍，保护肝功能，使用止血药。

（3）消化道出血：以5天为界分为早期出血和晚期出血。早期出血往往是胰腺残端或胃肠吻合口出血。治疗在于重视仔细的手术操作，积极纠正凝血功能障碍，保护肝功能。晚期出血多为应激性溃疡或吻合口溃疡出血，且往往发生在术后1周左右。治疗上主要是通过纤维胃镜检查发现出血的来源，经过内科非手术治疗多能够好转。

（4）感染并发症：术后感染可分为局部或全身性，从病原学上又分为细菌感染和真菌感染，最常见的是术后局部腹腔内局部性细菌感染。主要治疗措施是应用广谱抗生素，应用肠外营养，加强全身支持治疗。

（5）胆瘘：胆瘘往往发生在术后5～7天，表现为自引流管流出大量胆汁，每日数百毫升。术后早期发生高流量胆瘘应及时再手术并放置T管引流，以免电解质和营养物质的大量丢失。低流量胆瘘只要远端引流通畅，大多可以自行愈合。

（6）胃排空延迟：胃排空延迟是指术后10天以后仍不能规律进食或需胃肠减压者。胃排空延迟的处理原则是去除病因、应用胃肠动力药物及营养支持。多数患者经非手术治疗后3～6周能恢复。术中预防性行胃造瘘术可以有效避免患者长期留置胃管的痛苦。

（二）保留幽门的胰十二指肠切除术

1. 手术切除范围 保留幽门的胰十二指肠切除术保留全胃、幽门、十二指肠球部，在幽门下2～4cm切断十二指肠，在十二指肠水平部与升部之间或空肠起始部切断肠管，其余步骤与传统的胰十二指肠切除术相同。

2. 手术适应证 ①胰头及周围的良性病变，如肿块型CP、胰胆管合流异常等；②壶腹部和胆管中下端癌；③恶性程度较低的胰头部肿瘤（囊腺癌、胰岛细胞癌和腺泡细胞癌）；④癌肿尚未侵及幽门和十二指肠，并且不伴第5、6组淋巴结转移的胰头癌。

3. 姑息性治疗方法的选择

（1）姑息性胰十二指肠切除术（肉眼下肿瘤切除干净，镜下切缘阳性）：有资料表明术后1年的存活率高于姑息性双旁路手术，围术期并发症的发生率和病死率并未增加，仅住院时间有所增加。虽然姑息性手术切除相对安全，但是目前没有足够的证据表明应常规使用。

（2）采用胆管空肠Roux-Y解除胆道梗阻：可附加胃空肠吻合，以解除或预防十二指肠梗阻。过去经常忽视胰管梗阻造成的腹痛和胰腺内外分泌功能异常，在行胆肠、胃肠吻合的同时，附加胰管空肠吻合，可解决胰管高压造成的疼痛，胰腺外分泌功能不足的状况亦有所改善。

（3）其他：随着内镜和介入技术的发展，通过内镜放置胆道内支架、胰管内支架和肠道内支架，以及腹腔镜胆肠吻合、胃肠吻合等手段解决胰头癌患者的黄疸、十二指肠等症状，已经得到越来越多的应用。

（4）综合治疗。化疗和放疗：对需要进行化疗及放疗的患者，需获取病理学诊断证据，获取的方式包括内镜超声引导FNA活检、超声或CT引导下经皮穿刺、ERCP胰液细胞刷取等。对局部进展期或转移性胰腺癌患者，积极的化疗有助于生存期的延长及生活质量的改善。目前可选用的化疗方案包括：吉西他滨单药、氟尿嘧啶单药、吉西他滨＋氟尿嘧啶类药物、吉西他滨＋白蛋白结合型紫杉醇类药物、FOLFIRINOX（奥沙利铂＋伊立替康＋氟尿嘧啶＋亚叶酸钙）方案等。放疗包括术前放疗、术中放疗、同步放化疗及诱导化疗后放疗等方案，需依据不同患者病情予以个体化评估。

（5）其他辅助治疗：包括射频组织灭活、冷冻、高能聚焦超声、γ刀及放射性粒子植入等，目前尚没有明确证据显示其能够延长生存期（图18-1）。

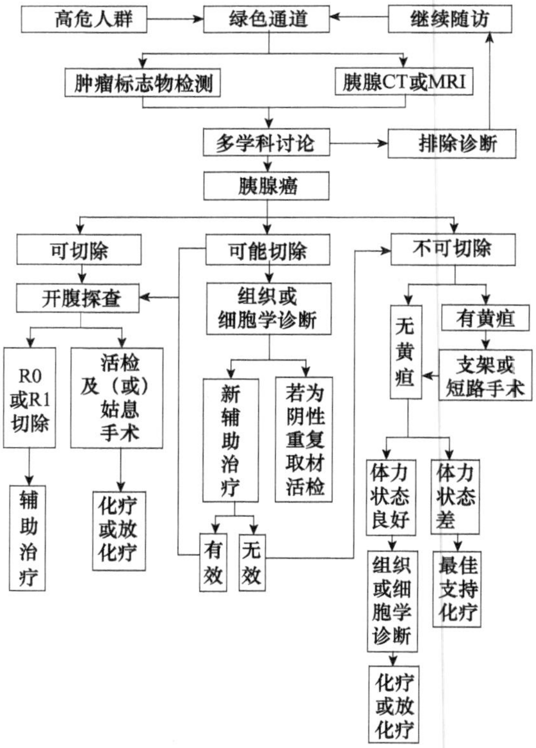

图18-1 胰腺癌诊治流程

注：引自中华医学会外科学分会胰腺外科学组．胰腺癌诊治指南（2014）．中国实用外科杂志，2014，34（11）：1011-1017

【预后】★★△△

胰腺癌病死率高、生存期差，5 年总体生存率仅为 7.7%。诊断时胰腺癌病情越重，其 5 年总体生存率越低。

（张太平　赵玉沛）

第 5 节　壶腹部肿瘤

壶腹周围肿瘤指发生在肝胰壶腹周围区域的肿瘤。这类肿瘤可起源于胰腺、十二指肠、胆总管下段或壶腹复合体结构。

【病理】★★★△△

原发性壶腹腺瘤及恶性肿瘤的组织学特性与肠道来源的腺瘤和腺癌相似，有研究认为壶腹腺瘤是一种癌前病变。可分为肠型、胰胆管型、低分化腺癌、肠 - 黏液型和侵袭性乳头型亚型。

【临床表现和诊断】★★★△△

常见临床症状为阻塞性黄疸，由于肿瘤压迫胆管下端所致。其他症状还包括腹痛、发热、脂肪泻、体重减轻和乏力。较大病变可能出现恶心、呕吐等幽门梗阻症状。除早期黄疸症状外，壶腹部占位在影像学上最具特征性的征象为胆总管扩张、胰管扩张的“双管征”。

对于有黄疸且怀疑存在恶性胆管梗阻的患者，诊断性评估旨在排除良性肿瘤或胆石的鉴别诊断，并明确肿瘤浸润和扩散的范围。尽管目前先进的内镜技术可以帮助区分壶腹腺瘤和壶腹癌，但壶腹腺瘤可能出现恶性转化，并且在主要为良性腺瘤中，可能存在隐匿的癌变病灶，故仍需病理诊断。ERCP 是诊断壶腹部肿瘤最优选的检查方法，可识别肿瘤，进行活检，如有需要还可用来减压。内镜超声检测小的壶腹部肿瘤的敏感性与 ERCP 相当，且优于 CT 和经腹超声，但内镜超声通常并不是诊断所需要的。CT 可用以观察胰腺及其周围结构，但在判断局部肿瘤浸润的程度方面欠佳，可用于排除远处转移。超声可用于黄疸患者的初步检查，识别肝内和肝外胆管扩张和结石。然而，肠道气体常使胆管下段、壶腹部和胰腺显示不清。对于有 ERCP 禁忌证的患者，可采用 MRCP 或 PTC，对壶腹部的梗阻情况进行评估。

血液生化检查不能确定壶腹癌的诊断，但当壶腹部肿瘤导致胆道部分或完全梗阻时，它可能提示存在胆汁淤积。血清肿瘤标志物对壶腹癌的诊断无特异性，诊断性应用的价值有限。

【治疗及预后】★★★△△

壶腹癌的预后优于胰腺或胆管起源的壶腹周围恶性肿瘤。因此，需对壶腹周围肿瘤采取积极的诊断和治疗措施，以确保肿瘤预后相对较好的患者得到最佳的治疗。

胰十二指肠切除术（Whipple 手术）被认为是壶腹癌的标准处理方法。壶腹部占位局部切除术可用于范围局限而无明显周围浸润、远处转移的局部恶性肿瘤但由于高龄、合并症多等无法耐受根治性手术的患者，以及无恶性证据的良性肿瘤。术前胆汁引流对壶腹周围肿瘤患者的作用尚有争议，但由于梗阻性黄疸会造成肝、肾等功能损害，术前减轻黄疸可能降低这些损害，并降低胰十二指肠切除术的术后并发症发病率和病死率。

早期诊断、早期手术切除可直接影响患者预后，根治性胰十二指肠切除术后患者一般 5 年生存率达 40% 以上，而按照指征进行局部切除术的恶性肿瘤患者平均中位生存期也可达 1 年以上，良性患者基本可治愈，因此，术前明确诊断，选择合理、有效的手术方案尤为重要。

（张太平　赵玉沛）

第 6 节　胰腺神经内分泌肿瘤

【疾病概况及流行病学】★★△

胰腺神经内分泌肿瘤（pancreas neuroendocrine neoplasms，PNENs）来源于胰腺组织中的胰岛细胞，约占原发性胰腺肿瘤的 3%。随着影像学及血清标志物检查手段的进展及普及，每年确诊为 pNENs 的患者数不断增加，尽管如此，pNENs 仍是一种发病率相对较低的疾病。

依据激素的分泌状态和患者的临床表现，分为功能性和无功能性 pNENs。

功能性 pNENs 根据其分泌的主要激素及典型的临床症状进行命名。按照年发病率排序，最常见类型为胰岛素瘤，其他更少见的肿瘤包括胰高血糖素瘤、胃泌素、血管活性肠肽瘤、生长抑素瘤等。

无功能性 pNENs 的血清激素水平通常正常、无特异性临床表现。

【临床表现及辅助检查】★★★△△

一、功能性 pNENs

熟悉不同类型功能性 pNENs 高激素水平的典型临床表现，进行相应血清激素水平测定，是诊断功能性 pNENs 的第一步。对胰腺神经内分泌肿瘤患者均需仔细采集病史及进行体格检查，包括各内分泌器官相应的症状和体征，并详细询问家族史，进行相关激素水平的测定，以排除多发内分泌肿瘤。定性明确后，需进行影像学定位，首选无创检查手段，对疑难病例进一步选用有创检查方法。对通过手术切除的 pNENs，术后可通过免疫组织化学染色明确病理类型和性质，测定 Ki-67 能帮助界定肿瘤的良、恶性。以下将对各常见类型的功能性 pNENs 进行分点详述。

（一）胰岛素瘤

1. 定性诊断 ①符合 Whipple 三联征［反复发生低血糖；发作时血糖<2.8mmol/L（50mg/dl）；进食或补充葡萄糖后症状迅速缓解］。②同步血清胰岛素浓度≥36pmol/L，血清胰岛素水平和血糖比值>0.3；C 肽浓度≥200pmol/L，胰岛素原≥5pmol/L。③必要时可在密切监护下进行延长至 72 小时的饥饿试验。④建议测定血清钙、甲状旁腺激素（parathyroid hormone，PTH）、胃泌素、催乳素等激素水平，以排除多发性内分泌肿瘤（multiple endocrine neoplasia，MEN）。

2. 定位诊断 ①上腹部 B 型超声。注意大量饮水后半卧位检查，有条件时行六氟化硫微泡造影。②上腹部薄层 CT、MRI 或 ^{68}Ga 标记的 PET/CT，对 CT 应增强多期动脉薄层扫描，对 MRI 建议采用频率选择预饱和法抑脂技术和动态增强快速干扰梯度回波序列扫描；在明确胰腺病变时应同时注意有无肝转移性病灶。③有条件时可行内镜超声胰腺扫描，必要时内镜超声定位行肿瘤 FNA 细胞学检查。

（二）胃泌素瘤

1. 定性诊断 ①对经正规药物治疗或手术治疗后仍反复发作的消化性溃疡、少见部位的消化性溃疡、消化性溃疡伴腹泻、MEN-1 患者需怀疑胃泌素瘤可能。②血清胃泌素浓度>1000pg/ml，胃酸 pH<2。③对血清胃泌素浓度>200pg/ml，但<1000pg/ml，进行胰泌素或钙离子激发试验。即注入 2μg/kg 的胰泌素后 30 分钟，胃泌素水平上升超过 200pg/ml；3 小时内静脉点滴 54mg/（kg·h）的葡萄糖酸钙，胃泌素>395pg/ml，可诊断胃泌素瘤。④建议测定血清钙、PTH、胃泌素、催乳素等激素水平，以排除 MEN。

2. 定位诊断 ①上腹部薄层 CT 或 MRI 平扫加增强，明确胰腺病变同时注意有无肝转移性病灶；②有条件时可行内镜超声胰腺扫描、奥曲肽核素扫描；③十二指肠镜检，排除十二指肠内病灶。

（三）胰高血糖素瘤

1. 定性诊断 ①对发生坏死性游走性红斑的糖尿病患者需怀疑胰高血糖素瘤可能；②血清胰高血糖素浓度>800pg/ml；③建议进行红斑处活检；④建议测定血清钙、PTH、胃泌素、催乳素等激素水平，以排除 MEN。

2. 定位诊断 ①上腹部薄层 CT 或 MRI 平扫加增强，明确胰腺病变同时注意有无肝转移性病灶；②奥曲肽核素扫描。

（四）胰血管活性肠肽瘤

1. 定性诊断 ①胰血管活性肠肽瘤三联征［即水样泻、低血钾和无（低）胃酸］；②血清胰血管活性肠肽浓度>200pg/ml；③建议测定血清钙、PTH、胃泌素、催乳素等激素水平，以排除 MEN。

2. 定位诊断 ①上腹部薄层 CT 或 MRI 平扫加增强，明确胰腺病变同时注意有无肝转移性病灶；②奥曲肽核素扫描。

二、无功能性 pNENs

无功能性 pNENs 可能因压迫症状而被影像学检查检出；另一部分患者由于其他原因进行腹部影像学检查而偶然发现。增强 CT 或 MRI 显示多数无功能性 pNENs 血供丰富，可以借此与胰腺癌鉴别。建议测定血清钙、PTH、胃泌素、催乳素等激素水平，以排除 MEN。

【治疗】★★★△△△

一、功能性 pNENs

（一）胰岛素瘤

定性诊断明确即有手术探查指征，但应尽可能明确定位。术前注意维持血糖正常水平和电解质平衡。如无低血糖发生，当日术前及术中不输含糖液体。手术日清晨抽血测定空腹血糖及胰岛素。建议气管内插管全身麻醉。

手术径路应能充分显露并探查全部胰腺，特别是胰头钩部及胰尾部，因该部位胰组织较厚或部位深在，以及脾门部，不少患者胰尾直抵脾门，脾门部有凹陷，小的肿瘤易忽略。即使术前定位明确，亦需要进行全胰腺探查，可辅以术中超声，避免遗漏可能存在的多发小病灶，并明确肿瘤与周围血管和胰管关系。凡是明确扪到肿物，切除后必须常规送冷冻活检以证实是胰岛素瘤。如结节较小且在胰腺深部，可以对可疑部分进行 FNA 活检，明确诊断后再切取。

肿瘤摘除是主要的手术方式。对胰腺实质内的肿瘤、胰体尾多发肿瘤或恶性胰岛素瘤，可进行局部胰腺切除，包括保留或切除脾的胰腺体尾部切除。位于胰头和钩突部的巨大肿瘤（直径>5cm）或胰头多发肿瘤，可行保留十二指肠的胰头切除、保留幽门的胰头十二指肠切除或经典胰头十二指肠切除术。

如胰腺未发现病变，要仔细探查肝、十二指肠韧带、脾门等处。对确实未能找到肿瘤的病例，不宜盲目行胰体尾切除。肿瘤切除后术中及术后均需密切监测血糖，以判断肿瘤是否切除彻底，并及时处理术后高血糖。

（二）胃泌素瘤

对散发病例首选手术切除，以开腹手术为主要方式，全面探查整个腹腔和盆腔。彻底游离十二指肠和整个胰腺，对胃、网膜及胰腺均需仔细扪摸，并辅以术中超声，十二指肠纵行切开 3cm 左右直视观察整个黏膜面，根据病变数量涉及部位做不同手术。位于胰头的肿瘤，如直径≤5cm、非浸润性，可行肿瘤摘除，如直径>5cm 或为浸润性，则应行胰十二指肠术。胰体尾的肿瘤可行肿瘤摘除或远端胰腺切除术。十二指肠的病灶多位于降部，常为多发性，需切开十二指肠，逐个摘除；如有多枚位于壶腹部的肿瘤，宜行胰十二指肠切除术。所有手术均需清扫胃泌素三角区（即以胆囊管与胆总管交汇处为上点，十二指肠第二、三部分接合处为下点，胰颈体部接合处为中点的三角区域）的淋巴脂肪组织。所切除标本进行术中冷冻快速病理检查，术后再进行石蜡切片免疫组织化学染色。全胃切除术不是常规治疗方法，但为有效的姑息治疗方法。

质子泵抑制药、中长效生长抑素类药物适用于无法手术或术后复发的患者，常用的化疗药物包括链脲霉素、氟尿嘧啶和多柔比星。

对于有胃泌素瘤的 MEN-1 患者，需排除或首先治疗甲状旁腺功能亢进、纠正高血钙。由于 MEN-1 型相关的胃泌素瘤大多是多发的、恶性的，术后有很高的复发率，而质子泵抑制药、中长效生长抑素类药物能控制大多数患者的症状，因此，手术的价值仍有争议。具体手术方式类似于散发病例。

（三）胰高血糖素瘤

首选手术切除，手术切除方式同胰岛素瘤。由于肿瘤多较为巨大或为恶性，建议行开腹手术。其他治疗包括中长效生长抑素类药物、氮烯唑氨、化疗或肿瘤栓塞。

（四）胰血管活性肠肽瘤

胰血管活性肠肽瘤首选手术切除。术前补钾，纠正水、电解质和酸碱平衡紊乱。应用中长效生长抑素类药物抑制肿瘤激素分泌。手术方式同胰高血糖素瘤。所切取标本进行术中快速冷冻病理检查，术后再进行石蜡切片免疫组织化学染色。化疗药物可选用链脲霉素和氟尿嘧啶。

二、无功能性 pNENs

根据肿瘤的部位、大小和病理分型做局部摘除、胰头十二指肠或保留十二指肠的胰头摘除等。所切取标本进行术中快速冷冻病理检查，术后再进行石蜡切片免疫组织化学染色。局部或全身条件欠佳时，宜通过创伤较小的方法解除胆道和消化道的梗阻。其他治疗包括应用中长效生长抑素类药物和化疗。

【预后】★△

pNENs 患者的 5 年生存率与多种因素相关，如诊断时疾病的广泛程度及肿瘤的分化程度。

（张太平　赵玉沛）

参 考 文 献

［1］ Yadav D, Lowenfels AB. Trends in the epidemiology of the first attack of acute pancreatitis: a systematic review. Pancreas, 2006, 33 (4): 323-330.

［2］ Peery AF, Dellon ES, Lund J, et al. Burden of gastroin-testinal disease in the United States: 2012, update. Gastroenterology, 2012, 143 (5): 1179-1187.

［3］ Bonjoch L, Casas V, Carrascal M. Involvement of exosomes in lung inflammation associated with experi-mental acute pancreatitis. J Pathol, 2016, 240 (2): 235-245.

［4］ Kusske AM, Rongione AJ. Cytokines and acute pancreatitis. Gastroenterology, 1996, 110: 639-642.

［5］ Kang R, Lotze MT, Zeh HJ, et al. Cell death and DAMPs in acute pancreatitis. Mol Med, 2014, 20: 466-477.

［6］ Premkumar R, phillips AR, Pewv MS, et al. The clinical relevance of obesity in acute pancrea-titis: targeted systematic reviews. Pancreatology, 2015, 15 (1): 25-33.

［7］ Otsuki M, Takeda K, Matsuno S, et al. Criteria for the diagnosis and severity stratification of acute pancreatitis. World J Gastroenterol, 2013, 19 (35): 5798-5805.

［8］ Gress TM, El-Omar EM. Revision of the Atlanta classification of acute pancreatitis: the editorial perspective. Gut, 2013, 62 (1): 1.

［9］ Banks PA, Bollen TL, Dervenis C, et al. Classification of acute pancreatitis-2012: revision of the Atlanta classifica-tion and definitions by international consensus. Gut, 2013, 62 (1): 102-111.

［10］ Working Group IAP/APA Acute Pancreatitis Guidelines. IAP/APA evidence-based guidelines for the management of acute pancreatitis. Pancreatology, 2013. 13 (4 Suppl 2): e1-15.

［11］ Yokoe M, Takada T, Mayumi T, et al. Japanese guidelines for the management of acute pancreatitis: Japanese Guidelines. J Hepatobiliary Pancreat Sci, 2015, 22 (6): 405-432.

［12］ 中华医学会外科学分会胰腺外科学组. 急性胰腺炎诊治指南（2014）. 中华外科杂志，2015. 53（1）：50-53.

［13］ Tenner S, Baillie J, DeWitt J, et al. American College of Gastroenterology guideline: management of acute pancreatitis. Am J Gastroenterol, 2013, 108 (9): 1400-1415.

［14］ Warndorf MG, Kurtzman JT, Bartel MJ, et al. Early fluid resuscitation reduces morbidity among patients with acute pancreatitis. Clin Gastroenterol Hepatol, 2011, 9 (8): 705-709.

［15］ Banks PA, Bollen TL, Dervenis C, et al. Classification of acute pancreatitis-2012: revision of the Atlanta classification and definitions by international consensus. Gut, 2013, 62 (1): 102-111.

［16］ Besselink MG, van Santervoot HC, Boermeester MA. Timing and impact of infections in acute pancreatitis. Br J Surg, 2009, 96 (3): 267-273.

［17］ Traverso LW, Kozarek RA. Pancreatic necrosectomy: definitions and technique. J Gastrointest Surg, 2005, 9 (3): 436-439.

［18］ Kokosis G, Perez A, Pappas TN. Surgical management of necrotizing pancreatitis: An overview. World J Gastroenterol, 2014, 20 (43): 16106-16112.

［19］ Freeny PC, Hauptmann E, Althaus ST, et al. Percutaneous CT-guided catheter drainage of infected acute necrotizing pancreatitis: techniques and results. Am J Roentgenol, 1998, 170 (4): 969-975.

［20］ Braden B, Dietrich CF. Endoscopic ultrasonography-guided endoscopic treatment of pancreatic pseudocysts and walled-off necrosis: New technical developments. World J Gastroenterol, 2014, 20 (43): 16191-16196.

［21］ Gibson SC, Robertson BF, Dickson EJ, et al. 'Step-port' laparoscopic cystgastrostomy for the management of organized solid predominant post-acute fluid collections after severe acute pancreatitis. HPB (Oxford), 2014, 16 (2): 170-176.

［22］ van Santvoort HC, Besselink MG, Horvath KD, et al. Videoscopic assisted retroperitoneal debridement in infected necrotizing pancreatitis. HPB (Oxford), 2007, 9 (2): 156-159.

［23］ van Santvoort HC, Besselink MG, Bakker OJ, et al. A step-up approach or open necrosectomy for necrotizing pancreatitis. N Engl J Med, 2010. 362 (16): 1491-1502.

［24］ 吴阶平，裘法祖. 黄家驷外科学. 6版. 北京：人民卫生出版社，2002.

［25］ 任建安. 重症胰腺炎并发肠外瘘的防治. 肝胆外科杂志，2001，9（3）：163-164.

［26］ Jiang W, Tong Z, Yang D, et al. Gastrointestinal fistulas in acute pancreatitis with infected pancreatic or peripancreatic necrosis. Medicine, 2016, 95 (14): e3318.

［27］ Kirschniak A, Subotova A, Zieker D, et al. The Over-The-Scope Clip (OTSC) for the treatment of gastrointestinal bleeding, perforations, and fistulas. Surg Endosc, 2011, 25 (9): 2901-2905.

［28］ 赵玉沛. 胰腺病学. 北京：人民卫生出版社，2007.

［29］ 中华医学会外科学分会胰腺外科学组. 慢性胰腺炎诊治指南（2014）. 中华肝胆外科杂志，2015，21（4）：217-222.

［30］ 赖雅敏，郭涛，丁辉，等. 北京协和医院346例慢性胰腺炎人口学特征、病因变迁及临床特点. 协和医学杂志，2015，6（2）：89-95.

［31］ Yadav D, Lowenfels AB. Theepid

emiologyofpancreatitisandpancreaticcancer. Gastroenterology, 2013; 144 (6): 1252-1261.
[32] Conwell DL, Lee LS, Yadav D, et al. American Pancreatic Association Practice Guidelines in Chronic Pancreatitis: evidence-based report on diagnostic guidelines. Pancreas, 2014, 43: 1143-1162.
[33] Ito T, Ishiguro H, Ohara H, et al. Evidence-based clinical practice guidelines for chronic pancreatitis 2015. J Gastroenterol, 2016, 51 (2): 85-92.
[34] Conwell DL, Wu BU. Chronic pancreatitis: making the diagnosis. Clin Gastroenterol Hepatol, 2012, 10: 1088-1095.
[35] Shimosegawa T, Chari S T, Frulloni L, et al. International consensus diagnostic criteria for autoimmune pancreatitis: guidelines of the International Association of pancreatology. Pancreas, 2011, 40: 352-358.
[36] Issa Y, Bruno MJ, Bakker OJ, et al. Treatment options for chronic pancreatitis. Nat Rev Gastroenterol-Hepatol, 2014, 11 (9): 556-564.
[37] Andersen DK, Frey CF. The evolution of the surgical treatment of chronic pancreatitis. Ann Surg, 2010, 251: 18-32.
[38] Cahen DL, Gouma DJ, Laramee P, et al. Long-term outcomes of endoscopic vs surgical drainage of the pancreaticduct in patients with chronic pancreatitis. Gastroenterology, 2011, 141: 1690-1695.
[39] Yin Z, Sun J, Yin D, et al. Surgical treatment strategies in chronic pancreatitis. Arch Surg, 2012, 147: 961-968.
[40] Zhou Y, Shi B, Wu L, et al. Frey procedure for chronic pancreatitis: Evidence-based assessment of short- and long-term results in comparison to pancreatoduodenectomy and Beger procedure: A meta-analysis. Pancreatology, 2015, 15: 372-379.
[41] Ahmed AU, Pahlplatz JM, Nealon WH., et al. Endoscopic or surgical intervention for painful obstructive chronic pancreatitis. Cochrane Database Syst Rev, 2012, 1: CD007884.
[42] Dumonceau JM, Delhaye M, Tringali A, et al. Endoscopictreat-ment of chronic: pancreatitis: Euro pean Society of Gastrointestinal End oscopy (ESGE) Clinical Guideline. Endoscopy, 2012, 44 (8): 784-800.
[43] Clarke B, Slivka A, Tomizawa Y, et al. Endoscopic therapy is effective for patients with chronic pancreatitis. Clin Gastroenterol Hepatol, 2012, 10: 795-802.
[44] Cahen DL, Gouma DJ, Nio Y, et al. Endoscopic versus surgical drainage of the pancreatic duct in chronic pancreatitis. N Engl J Med. 2007, 356: 676-684.
[45] Bornman PC, Botha JF, Ramos JM, et al. Guideline for the diagnosis and treatment of chronic pancreatitis. S Afr Med J, 2010, 100: 845-860.
[46] de Jong K, Nio CY, Hermans JJ, et al: High prevalence of pancreatic cysts detected by screening magnetic resonance imaging examinations. Clin Gastroenterol Hepatol, 2010, 8: 806-811.
[47] Laffan TA, Horton KM, Klein AP, et al: Prevalence of unsuspected pancreatic cysts on MDCT. AJR Am J Roentgenol, 2008, 191: 802-807
[48] Fritz S, Lerch MM. Natural History and Management of Intraductal Papillary Mucinous Neoplasms: Current Evidence. Viszeral medizin, 2015, 31 (1): 25-30.
[49] Crippa S, Fernandez-Del Castillo C, Salvia R, et al: Mucin-producing neoplasms of the pancreas: an analysis of distinguishing clinical and epidemiologic characteristics. Clin Gastroenterol Hepatol, 2010, 8: 213-219.
[50] Ngamruengphong S, Bartel MJ, Raimondo M. Cyst carcinoembryonic antigen in differentiating pancreatic cysts: a meta-analysis. Dig Liver Dis, 2013, 45 (11): 920-926.
[51] Ioannis K, Dimitrios KC. Cystic lesions of the pancreas. Ann Gastroenterol, 2016, 29 (2): 155-161.
[52] Zamboni G, Scarpa A, Bogina G, et al. Mucinous cystic tumors of the pancreas: clinicopathological features, prognosis, and relationship to other mucinous cystic tumors. Am J Surg Path, 1999, 23: 410-422.
[53] van der Waaij LA, van Dullemen HM, Porte RJ. Cyst fluid analysis in the differential diagnosis of pancreatic cystic lesions: a pooled analysis. Gastrointestinal Endoscopy, 2005, 62: 383-389.
[54] Del Chiaro M, Verbeke C, Salvia R, Klöppel G, et al. European experts consensus statement on cystic tumours of the pancreas. Dig Liver Dis, 2013, 45 (9): 703-711.
[55] Doulamis IP, Mylonas KS, Kalfountzos CE, et al. Pancreatic mucinous cystadenocarcinoma: Epidemiology and outcomes. Int J Surg, 2016, 35: 76-82.
[56] 吴阶平，裘法祖．黄家驷外科学．6版．北京：人民卫生出版社，2002.
[57] 中华医学会外科学分会胰腺外科学组．胰腺癌诊治指南（2014）．中华外科杂志，2014，52（12）：881-887.
[58] Soerjomataram I, Ervik M, Dikshit R, et al. Cancer Incidence and Mortality Worldwide: IARC Cancer Base No. 11. Lyon, France: International Agency for Research on Cancer; 2014.
[59] Siegel RL, Miller KD, Jemal A, et al. Cancer statistics, 2016. CA Cancer J Clin. 2016. / 赵玉沛．胰腺病学．北京：人民卫生出版社，2007.

[60] 中华医学会外科学分会胰腺外科学组．胰腺内分泌肿瘤的诊断和外科治疗指南（讨论稿）．中华外科杂志，2009，29（2）：105-107.
[61] 赵玉沛，张太平．重视胰腺内分泌肿瘤的诊断和治疗．中华外科杂志 2009，47（5）：321-322.
[62] 中华医学会外科学分会胰腺外科学组．胰腺神经内分泌肿瘤治疗指南(2014)．中华实用外科杂志，2014，34（12）：1117-1119.
[63] 楼文晖，吴文铭，赵玉沛．胰腺神经内分泌肿瘤治疗指南（2014）解读．中华外科杂志，2014，52（12）：894-896.
[64] Ramage JK, Ahmed A, Ardill J, et al. Guidelines for the management of gastroenteropancreatic neuroendocrine (including carcinoid) tumours (NETs) . Gut, 2012, 61 (1): 6-32.

第 19 章　外科性黄疸的诊断与处理

黄疸是一种常见的临床症状与体征，是由胆红素生成、分泌和（或）排泄异常引起血清胆红素增高所致，临床上表现为巩膜、皮肤、黏膜及其他组织和体液出现黄染。正常情况下，血清总胆红素浓度不超过 17.1μmol/L；当血清总胆红素浓度超过 34.2μmol/L 时，临床上可发现黄疸（也称为显性黄疸）；当其介于 17.1～34.2μmol/L 时，肉眼上难以看出黄疸，此种情况称为隐性黄疸。黄疸不是一种独立的疾病，它是伴随多种不同的疾病而出现的一种症状与体征，多见于肝、胆道、胰腺及血液系统的某些疾病。

根据黄疸发生原因不同，可分为溶血性黄疸、肝细胞性黄疸、阻塞性黄疸及胆红素代谢功能缺陷性黄疸四类。根据治疗手段不同，黄疸又可分为内科性黄疸与外科性黄疸；习惯上将依赖于药物治疗的黄疸称为内科性黄疸，依赖于外科治疗的黄疸称为外科性黄疸。溶血性、肝细胞性及胆红素代谢功能缺陷性黄疸均属于内科性黄疸；外科性黄疸均为阻塞性黄疸。但应该注意，并非所有阻塞性黄疸均为外科性黄疸，一些由肝内毛细胆管梗阻所致的阻塞性黄疸，如胆汁淤积性肝炎、药物性肝炎、原发性硬化性胆管炎、原发性胆汁性肝硬化等，它们通常不依赖于外科治疗，属于内科性黄疸。一般而言，外科性黄疸都为大胆管梗阻所致的阻塞性黄疸。本章从解剖学、病因学、病理生理机制、临床表现、辅助检查、诊断与鉴别诊断、治疗原则方面对外科性黄疸进行阐述。

【胆道应用解剖学】★★★△△△

胆道是将肝细胞分泌的胆汁运送至十二指肠的一套管道系统，解剖上以左、右肝管为界，分为肝内胆管系统与肝外胆管系统两部分。

一、肝内胆管系统

起源自相邻肝细胞之间由局部胞膜凹陷成槽并相互对接、封闭而形成的微细管道，称为胆小管（bile canaliculi）或毛细胆管；胆小管以盲端起于肝小叶中央静脉周围的肝板内，互相连接成网，呈放射状走向肝小叶的周边，于小叶边缘处汇集成若干短小的管道，称闰管或 Hering 管；Hering 管与小叶间胆管相连，小叶间胆管向肝门方向汇集，逐渐汇合成较大的肝段、肝叶胆管，最后汇合成左、右肝管出肝。通常将左、右肝管称为肝内胆管一级分支；肝叶胆管为二级分支；肝段胆管为三级分支。

二、肝外胆管系统

肝外胆管系统由左、右肝管的肝外段、肝总管、胆囊与胆囊管、胆总管组成。左、右肝管出肝后于肝门部汇合形成肝总管，一般左肝管较细长（长 2.5～4.0cm），位置较浅，横行于肝门横沟中并以接近直角汇入肝总管；右肝管较粗短（长 2.0～3.0cm），位置深，以钝角（150° 左右）汇入肝总管；由于右肝管汇入肝总管的角度大，有利于胆汁排出，因而临床上肝管结石右侧较左侧少见。肝总管长 2～4cm，直径 0.4～0.6cm，其与胆囊管汇合形成胆总管。胆囊管、肝总管和肝的脏面围成的三角形区域称为胆囊三角（Calot 三角），95% 以上的胆囊动脉、副肝管均在此三角内穿行，因而是重要的解剖结构。

胆囊为储存和浓缩胆汁的器官，呈长梨形、位于肝的脏面胆囊窝内，长 5.3～9.7cm，宽 2.0～5.5cm，容量为 40～60ml。胆囊分为底、体、颈三部分，胆囊底与体无明显分界，胆囊体向后到肝门附近逐渐变细形成胆囊颈，胆囊颈上部有一似憩室样的膨出，称 Hartmann 囊，是胆囊结石常驻的部位。胆囊管是连接胆囊颈与肝总管、胆总管的细管道，一般内径 1～3mm，长短不一。

胆总管行走于肝十二指肠韧带的右侧缘并沿十二指肠球部及胰头后方下行，其末端自上而下斜行穿行于十二指肠降部中下段的后内侧肠壁，并在十二指肠壁内与胰管末段汇合形成共同通道［肝胰壶腹（Vater 壶腹）］，开口于十二指肠乳头。在胆总管末段、胰管末段及胆胰管汇合肝胰壶腹均包绕有肌束，分别称作胆总管括约肌（长的）、胰管括约肌（短的）及壶腹括约肌（厚的），这 3 部分括约肌共同组成奥迪括约肌（sphincter of Oddi）。奥迪括约肌具有单向阀门的作用，它调节胆道内压及胆汁向十二指肠的排放、阻止胆汁逆流入胰管或胰液逆流入胆总管、防止十二指肠液反流入胆总管与胰管。胆总管长度 4～8cm，直径 0.6～0.8cm，依其行径及毗邻关系分为以下 4 段：十二指肠上段、十二指肠后段、胰腺段及十二指肠壁内段。

【病因学】★★★△△△

外科性黄疸均为阻塞性黄疸，通常是由大胆管梗阻所致。但是，应该注意并非所有胆管梗阻都会导致黄疸。当胆管不完全性梗阻时，可仅出现近端胆管扩张而无黄疸出现；当然，假如胆管梗阻进一步加重，这些患者最终会出现黄疸。导致阻塞性黄疸的常见病因如下。

一、胆石症

胆石症包括胆囊结石、肝外胆管结石及肝内胆管结石，三者可单独发生，亦可 2 种甚至 3 种联合存在。

（一）胆囊结石

大多数胆囊结石不会导致阻塞性黄疸。当胆囊结石出现以下情况者，可导致阻塞性黄疸：①结石排入胆总管内并阻塞在某部位；②胆囊结石合并急性胆囊炎时，极少数情况下炎性水肿的胆囊压迫胆管可导致轻度黄疸；③当胆囊管与肝总管并行过长时，胆囊管内嵌顿的巨大结石可压迫肝总管，甚至形成胆囊管 - 肝总管瘘，导致肝总管部分或完全梗阻而引起黄疸，即为 Mirrizi 综合征。

（二）肝外胆管结石

当结石嵌顿并完全阻塞左右肝管汇合部、肝总管或胆总管时，可导致黄疸。但当结石没有嵌顿、不阻塞胆管时，往往不引起黄疸。

（三）肝内胆管结石

对左或右肝管以上的单侧肝内胆管结石，由于胆道没有被完全阻塞，通常无黄疸发生。左、右双侧肝内胆管结石者，当结石同时完全阻塞左、右肝管时可导致黄疸；当结石仅完全阻塞一侧肝管或没有完全阻塞肝管时，通常不引起黄疸。

二、肝、胆道、胰腺及胃十二指肠肿瘤性疾病

（一）肝细胞癌

少数肝细胞癌可合并阻塞性黄疸，常见原因如下。①肿瘤压迫左右肝管汇合部并引起胆管阻塞；②肿瘤侵入胆管内形成胆管癌栓，癌栓沿肝内胆管扩展至左右肝管汇合部、肝总管或胆总管并引起胆管阻塞。

（二）胆管癌

胆管癌包括肝内胆管细胞癌、肝门部胆管癌与远端胆管癌。①在肝内胆管细胞癌中，由于肿瘤起源于肝内小胆管，多数患者不伴有阻塞性黄疸；但当肿瘤侵犯至左右肝管汇合部并引起完全阻塞时，可导致阻塞性黄疸。②在肝门部胆管癌与远端胆管癌中，当肿瘤生长至一定大小后可完全阻塞肝外胆管并引起阻塞性黄疸。

（三）胆囊癌

当胆囊癌侵犯肝总管或胆总管时，可引起阻塞性黄疸。胆囊癌亦可发生肝十二指肠韧带和（或）胰头后淋巴结转移，这些转移的淋巴结可压迫胆总管引起阻塞性黄疸。

（四）胆管乳头状瘤病

胆管乳头状瘤病（biliary papillamotosis）临床上罕见，是一组发生于胆管内的乳头状肿瘤，通常为多发，可以弥漫性分布于整个胆道系统，也可以局限于某一特定部位。肿瘤通常分泌黏稠的黏液、形成胶冻样物质阻塞胆管，当肝管汇合部或肝外胆管受阻塞时可导致阻塞性黄疸。

（五）胰头良、恶性肿瘤

胰头良、恶性肿瘤包括胰头导管腺癌、囊腺瘤（癌）、实性假乳头状瘤、导管内乳头状黏液瘤（intraductal papillary mucinous neoplasm，IPMN）、神经内分泌肿瘤（nueroendocrine tumor，NET）等。当这些胰头良、恶性肿瘤侵犯或压迫胆总管胰腺段并引起其完全阻塞时，可导致阻塞性黄疸。

（六）壶腹部癌

壶腹部癌是指发生于胆总管末端、肝胰壶腹部和十二指肠乳头的恶性肿瘤，这些部位的癌肿极容易阻塞胆总管开口，导致阻塞性黄疸。

（七）十二指肠肿瘤

十二指肠降部的各种肿瘤，包括十二指肠癌、间质瘤、NET 等，当它们侵犯或压迫十二指肠乳头引起胆总管开口梗阻时，可导致阻塞性黄疸。

（八）胃癌

胃癌可发生胰头后和（或）肝十二指肠韧带淋巴结转移，这些转移的淋巴结可以压迫胆管导致阻塞性黄疸。另外，进展期的胃窦癌可以直接侵犯、压迫胆总管，导致阻塞性黄疸。

三、先天性胆管畸形

引起阻塞性黄疸的常见先天性胆管畸形包括胆道闭锁、胆管扩张症。前者由于某部位胆道闭塞、胆汁不能排泄，导致肝淤胆、黄疸；后者多由于胆总管远端梗阻或合并胆管结石形成所致。

（一）先天性胆道闭锁

胆道闭锁可累及肝内胆管（肝内型）、肝外胆管（肝外型），其中大多数为肝外型。根据病变累及的部位及范围，日本小儿外科协会又将肝外型胆道闭锁分为Ⅰ型（胆总管闭锁）、Ⅱ型（肝总管闭锁）及Ⅲ型（左右肝管闭锁），其中以Ⅲ型最为常见。

（二）先天性胆管扩张症

病变可累及肝外胆管或（和）肝内胆管。根据病变累及的部位及范围，可分为以下 5 型（Todani 分型）。Ⅰ型：胆总管囊状扩张，临床最常见，占 90%。Ⅱ型：胆总管憩室样扩张，即胆总管壁侧方局限性扩张呈憩室样膨出。Ⅲ型：胆总管末端开口部囊肿。Ⅳ型：分为Ⅳa 与Ⅳb 2 个亚型，肝内与肝外胆管多发囊状扩张为Ⅳa 型；肝外胆管多发囊状扩张为Ⅳb 型。Ⅴ型：肝内胆管多发囊状扩张，亦称先天性胆管囊状扩张症（Caroli 病）。

四、胆管损伤性狭窄

多种原因可引起胆管损伤性狭窄，当损伤处胆管完全梗阻时可导致黄疸。胆囊切除术是引起胆管损伤的常见原因，开腹胆囊切除术的发生率为 0.2%～0.3%；腹腔镜胆囊切除术的发生率为 0.4%～1.3%。此外，其他上腹部手术包括肝手术、胆道手术、胰腺手术、胃十二指肠手术均可导致胆道损伤；肝肿瘤射频或微波消融可导致胆管热损伤、胆管狭窄；肝动脉栓塞化疗术可引起胆管缺血性损伤、胆管狭窄等。

五、胆管炎性狭窄

（一）原发性硬化性胆管炎

病变累及肝内外胆管，呈节段性或弥漫性狭窄，并且呈进行性发展最终导致胆汁性肝硬化。

（二）IgG4 相关性硬化性胆管炎

IgG4 相关性硬化性胆管炎是一种以血清 IgG4 升高为特征的胆管自身免疫性疾病，可累及肝内、肝外胆管，病变胆管壁纤维化、狭窄，甚至闭塞，导致胆汁引流受阻，阻塞性黄疸。组织病理学上以席纹状纤维化、闭塞性静脉炎伴大量淋巴浆细胞浸润为特征，其中 IgG4（+）浆细胞超过 10 个 / 高倍镜视野。80% 以上 IgG4 相关性硬化性胆管炎合并存在 IgG4 相关性胰腺炎。

（三）胆管慢性炎症性狭窄

胆管结石等各种原因可以导致胆管壁慢性炎症、狭窄。对于肝外胆管尤其是胆总管末端受累者，当狭窄发展至一定程度可引起阻塞性黄疸。

六、胆道寄生虫病

胆道蛔虫、肝吸虫均可引起阻塞性黄疸。

（一）胆道蛔虫病

当蛔虫进入胆总管内后，一方面可引起胆管机械性梗阻、胆汁排空不畅；另一方面可引起继发胆道感染使胆管壁水肿、管腔变窄，从而加重胆管梗阻，严重时可导致阻塞性黄疸。

（二）肝吸虫病

肝吸虫病是由华支睾吸虫寄生于肝胆管内所致，其虫体数目差异很大，少则数十条，多则数百条，甚至成千上万条。当数目众多的虫体充满左右双侧肝胆管或肝管汇合部时，可导致胆管完全梗阻、黄疸。

七、其他疾病

（一）慢性胰腺炎

胰头部肿块型慢性胰腺炎可压迫胆管导致阻塞性黄疸。

（二）IgG4 相关性胰腺炎

IgG4 相关性胰腺炎是一种以血清 IgG4 升高为特征的胰腺自身免疫性疾病，可累及部分或整个胰腺，病变部位胰腺呈均匀性肿大。当病变累及胰头部时，肿大的胰头部可压迫、阻塞胆总管下段，导致阻塞性黄疸。该疾病可合并发生 IgG4 相关性硬化性胆管炎。组织病理学特征与 IgG4 相关性硬化性胆管炎相同。40% IgG4 相关性胰腺炎合并存在 IgG4 相关性硬化性胆管炎。

（三）十二指肠憩室

位于十二指肠乳头开口或附近的十二指肠憩室出现以下情况者可导致阻塞性黄疸：①憩室反复发作炎症，可引起乳头水肿、压迫胆总管开口；②巨大憩室可直接压迫胆总管下端或开口处。

【病理生理】★△

一、胆汁的生成

胆汁是由肝分泌产生的，成年人每天胆汁分泌量为 800～1000ml，其中约 75% 是由肝细胞分泌产生，25% 由胆管细胞生成。肝细胞不间断地分泌各种胆汁的成分进入胆小管内形成毛细胆管胆汁，毛细胆管胆汁流经各级肝内胆管时被胆管细胞重吸收与再分泌，最终形成肝胆汁排入肝外胆管系统。肝胆汁中水分约占 97%，其他包括胆汁酸、胆红素、卵磷脂、胆固醇等有机成分；钠、钾、钙、磷酸盐和碳酸盐等无机成分。此外，还含有少量蛋白质等。正常情况下，胆汁中各种成分的含量保持相对稳定；当胆汁中各种成分含量发生明显变化时，可引起胆道疾病。

二、胆红素的代谢

（一）胆红素的生物合成及转运

胆红素是机体内血红素的最终分解产物，正常成年人每天生成胆红素 250～360mg。生成胆红素的血红蛋白来源于以下 3 部分：①循环中衰老红细胞经网状内皮系统破坏后释放的血红蛋白（占 80%～85%）；②骨髓无效造血（即骨髓内红细胞分裂成熟的过程中，由于某种原因使其在成熟和进入外周循环前被破坏、裂解）释放的血红蛋白（占 10%～15%）；③其他含有血红素的血色蛋白，如肝细胞与其他组织内的细胞色素、过氧化氢酶、肌红蛋白（占 1%～5%）。胆红素生成后便被释放入血循环，此时它未与葡萄糖醛酸结合，故称为非结合胆红素（unconjugated bilirubin，UCB），为脂溶性，不溶于水，对神经系统有毒性。绝大多数非结合胆红素在血循环中与白蛋白结合形成胆红素 - 白蛋白复合物，该复合物不能经肾小球滤过，因而非结合胆红素不在尿液中出现。

（二）胆红素进入肝细胞

肝是胆红素的代谢场所。胆红素 - 白蛋白复合物随血流被运载至肝后，在肝窦内非结合胆红素与白蛋白解离、经 Disse 间隙到达肝细胞膜的微突进入肝细胞内。胆红素进入肝细胞的过程是饱和性的，提示有蛋白载体参与。一些位于窦状隙肝细胞膜上的蛋白载体，如四溴酚酞磺酸钠 / 胆红素结合蛋白（BSP/bilirubin binding protein，BBBP）、胆汁转位酶、有机离子结合蛋白（organic anion transportingprotein，OATP）、人肝特异性转运蛋白（human liver specific transporter，HLST），都有可能参与胆红素转运入肝细胞的过程，但具体机制目前尚未完全阐明。

（三）胆红素在肝细胞内的运输与酯化

非结合胆红素进入肝细胞后与细胞质内的 Y 或 Z 载体蛋白结合形成复合物。这些结合蛋白一方面可确保非结合胆红素保留于肝细胞内、限制其反流回血循环中；另一方面避免非结合胆红素结合至其他细胞器，起到保护作用。非结合胆红素与 Y 或 Z 载体蛋白结合后被运送至滑面内质网（smooth endoplasmic reticulum，SER），在尿苷二磷酸 - 葡糖醛酸转移酶（UDP-glycosyltransferase，UGT-1）的作用下和尿苷二磷酸 - 葡糖醛酸（UDP-glucuronic acid）共价结合形成胆红素葡糖醛酸酯，即结合胆红素（conjugated bilirubin，CB）。每个非结合胆红素含有 2 个丙酸基团，可以和 1 个或 2 个尿苷二磷酸 - 葡糖醛酸结合，前者为胆红素单葡糖醛酸酯，后者为胆红素双葡糖醛酸酯。结合胆红素为水溶性，对神经系统无毒性，不能穿透生物膜，但可经肾小球滤过而在尿中出现。UGT-1 活性不足会导致胆红素代谢障碍，一些先天性胆红素代谢障碍疾病如先天性非溶血性黄疸（Gilbert 综合征）、先天性葡萄糖转移酶缺乏症（又称先天性非梗阻性非溶血性黄疸、Crigler-Najjar 综合征）Ⅰ型和Ⅱ型与 UGT-1 活性不足有关。

（四）胆红素的排泄及肠肝循环

结合胆红素形成后到达肝细胞的胆管面，经肝细胞的胆小管内膜主动性分泌入胆小管内，这是一个 ATP 依赖的主动运输过程。研究发现，多耐药相关蛋白 2（multidrug resistance-associated protein 2，MRP2）是介导这一转运过程的载体蛋白。肝细胞的胆小管内膜先天性缺乏 MRP2 会导致结合胆红素不能由肝细胞排出，引起血清结合胆红素异常升高，这是导致遗传性高结合胆红素血症慢性阻塞性黄疸（又称 Dubin-Johnson 综合征）的原因。MRP 家族共有 6 个成员，分别为 MRP-1、2、3、4、5、6。研究发现，肝细胞外侧基底膜存在 MRP3 分子，它可以和胆红素单葡糖醛酸酯结合，推测在结合胆红素释放困难时，MRP3 可能介导肝细胞对结合胆红素的排泄。

由肝细胞分泌排入胆小管的结合胆红素随胆汁经胆道系统进入肠腔，肠腔内的结合胆红素并不能被肠黏膜吸收，而在回肠末端和结肠内结合胆红素经肠道细菌脱氢作用被还原成尿胆原。大部分尿胆原被氧化为尿胆素从粪便中排出，称为粪胆原或粪胆素；10%～20% 尿胆原在回肠末端或结肠内被重吸收，经门静脉回到肝，大部分被肝细胞重新转变为结合胆红素而再度随胆汁排入肠道，即胆红素的肠肝循环。小部分未被转变为结合胆红素的尿胆原进入体循环，由肾小球滤过随尿液排出，正常成年人经尿液排出的尿胆原一般不超过 6.8μmol/d。

三、阻塞性黄疸的发生机制

在从肝细胞间的胆小管至胆总管末端于十二指肠乳头开口的整个胆道系统，任何部位的梗阻均可导致梗阻近端胆管内压力升高，结合胆红素排泄受阻，最终逆流至体循环血中引起阻塞性黄疸。发生机制如下。①当胆道内压高于 300mmH$_2$O 时，连接胆小管与小叶间胆管的闰管（Hering 管）发生机械性破裂，胆管直接与淋巴管相通，胆汁逆向流动致使结合胆红素逆流入血。②当胆道内压升高至 300mmH$_2$O 时，肝细胞完全停止分泌胆汁；此时肝细胞将结合胆红素分泌到淋巴间隙，然后再随淋巴液流入血窦。③胆小管内压过高可使相邻肝细胞分离，胆小管与淋巴间隙直接相通。④小胆管因内压高使胆汁渗入汇管区结缔组织，再经淋巴吸收入血。

四、阻塞性黄疸对机体的影响

（一）对肝的损害

阻塞性黄疸时，血中胆红素和胆汁酸浓度明显升高，可造成不同程度的肝实质损害。首先，胆红素升高能抑制肝内库普弗细胞（Kupffer 细胞）清除内毒素的功能，导致内毒素血症。内毒素血症一方面可直接损害肝细胞、引起肝细胞超微结构的改变；另一方面，内毒素又可激活库普弗细胞分泌多种细胞因子，诱导多核粒细胞聚集，进而产生大量氧自由基，造成肝细胞损伤，干扰肝细胞再生。阻塞性黄疸时库普弗细胞功能障碍是导致肝损害的重要因素。其次，高浓度胆汁酸对各种生物膜均具有损害作用，可造成肝细胞膜性结构的破坏；损害线粒体的结构、抑制其氧化磷酸化功能，从而严重干扰肝细胞的代谢功能，包括各种蛋白合成能力下降等。

由于胆管与门静脉、肝动脉在肝内相互伴行于同一 Glisson 鞘内，随着阻塞性黄疸时胆管内压力升高，Glisson 鞘内压力也随之升高，导致门静脉受压、管腔变细狭窄，甚至闭塞，门静脉压力上升；肝窦内压升高；肝动脉阻力上升，引起肝血液灌流量减少，导致肝细胞缺血、缺氧。另外，随着门静脉血灌流量下降，其内富含的各种肝细胞营养因子到达肝部分减少。在这些因素的作用下，肝细胞出现变性、坏死，肝细胞再生能力减低，纤维组织增生。随着阻塞性黄疸加重，持续时间延长，肝呈进行性纤维化改变，最终形成胆汁性肝硬化。

（二）对胃肠道的损害

阻塞性黄疸时，高胆汁酸血症可损害胃黏膜屏障，导致急性胃黏膜病变，其机制与以下因素有关：①胃黏液分泌减少导致胃黏膜表面黏液的保护层减弱；②胃黏膜屏障破坏、胃酸 H$^+$逆流；③胃黏膜血流减少及能量代谢障碍。

正常情况下胆汁中的胆盐、胆固醇、分泌型 IgA 等成分对维持肠道内正常菌群、肠道黏膜屏障至关重要。在阻塞性黄疸时，由于胆汁排入肠道减少或缺乏，肠道内缺乏胆盐、胆固醇、分泌型 IgA 等物质导致肠黏膜上皮损伤、肠黏膜屏障遭到破坏，肠黏膜通透性增加。

（三）对肾的损害

阻塞性黄疸可引起不同程度的肾功能损害，表现为肾小球滤过率降低、肾小球与肾小管周围纤维沉积，严重时可导致肾小管坏死。可能与以下因素有关：①高结合胆红素血症增加肾对缺氧损害的敏感性；②高胆汁酸血症可损伤肾动脉内皮细胞诱发血管内凝血，引起肾缺血；③内毒素血症可激活肾素－血管紧张素系统，引起血管收缩，也可促发血管内凝血，导致肾缺血、缺氧，引起肾小管、肾皮质坏死。

（四）对心脏的损害

高胆红素血症和高胆汁酸血症可减弱心肌收缩力、降低心排血量，导致血压下降和心率减慢。

（五）内毒素血症及肠道细菌易位

正常情况下，胆汁中的胆盐具有抑制肠道内细菌生长、调节维持肠道正常菌群、维持肠黏膜屏障的作用；胆汁中的胆固醇具有维持肠黏膜上皮生长、更新换代的作用；胆汁中分泌型IgA具有保护肠黏膜屏障的作用。在阻塞性黄疸时，由于肠源性内毒素产生与吸收增多、清除减少，常出现明显的内毒素血症，并引起一系列全身性病理生理变化。其发生原因如下：①由于肠道内缺乏胆盐而致正常菌群失调，有害菌群过度繁殖，产生大量肠源性内毒素；②由于肠道内缺乏胆汁酸、胆固醇、分泌型IgA等物质，肠黏膜屏障受到破坏、通透性增高，肠源性内毒素吸收增多；③肝库普弗细胞是清除肠源性内毒素血症的主要细胞，高胆红素血症抑制其清除血中内毒素的能力。

在阻塞性黄疸时，肠道细菌会发生易位，并可造成全身感染。其发生原因如下：①肠道内由于缺乏胆盐而导致某些菌群过度繁殖，大量细菌附着于肠黏膜上损害肠黏膜上皮，破坏肠黏膜屏障结构；②由于肠道内缺乏胆汁酸、胆固醇、分泌型IgA等物质，肠黏膜屏障受到破坏、通透性增高；③内毒素血症及多种炎症因子可影响肠道血管舒缩功能，导致肠道血运障碍，使肠道上皮细胞缺血缺氧，损害其结构与功能。在肠黏膜屏障受到破坏、通透性增高的情况下，肠道内的细菌可穿过黏膜上皮进入淋巴间隙，经淋巴液回流到达体循环。

（六）免疫功能降低

阻塞性黄疸时，除肝内库普弗细胞功能受到抑制外，机体细胞免疫与体液免疫功能也降低，表现为血液中$CD3^+$、$CD4^+$T淋巴细胞亚群数目显著减少；辅助性T淋巴细胞的激活、增殖受到抑制；$CD4^+/CD8^+$T细胞比例失调；B淋巴细胞活性降低等。

【临床表现】★★★△△△

引起外科性黄疸的常见疾病众多，临床表现分述如下。

一、胆石症

（一）胆囊结石

①当急性胆囊炎引起黄疸时，黄疸通常不严重，患者常有典型的胆绞痛，伴有发热、畏寒等全身症状；体检可发现胆囊肿大、Murphy征阳性；影像学检查可发现胆囊肿大伴结石、胆囊壁增厚呈“双边征”、胆囊周围渗出，胆总管内未见结石，肝内外胆管无明显扩张。②当胆囊结石排入胆总管引起黄疸时，患者常出现右上腹痛、黄疸；当合并急性胆管炎时，患者常有右上腹痛、寒战发热、黄疸，称为Charcot三联征。影像学检查可见胆囊结石、胆总管结石合并肝内外胆管扩张，但应该注意对胆总管远端结石超声检查阳性率较低。③Mirrizi综合征，较少见，大多数患者有胆囊结石病史，反复发作胆绞痛、黄疸；当合并急性胆管炎时有Charcot三联征。影像学特征是胆囊结石或胆总管结石，肝总管及近端胆管扩张、胆囊增大，但胆总管不扩张。

（二）胆总管结石

当胆总管结石不发生嵌顿时，通常无明显症状。当结石嵌顿于某处胆总管引起梗阻时，可引起右上腹痛、黄疸；当合并急性胆管炎时，常表现为典型的Charcot三联征；当合并急性重症胆管炎时，除Charcot三联征外，患者出现意识改变及休克，称为Reynolds五联征。患者常有反复发作的病史。

（三）肝内胆管结石

对于左或右肝管以上的单侧肝内胆管结石患者，当结石阻塞一侧肝内胆管时可引起右上腹痛、发热等胆管炎症状，但通常不发生黄疸，这是因为胆道系统未被完全阻塞。对于左右肝双侧肝胆管结石患者，当结石阻塞双侧肝内胆管或左右肝管汇合部时，患者常有Charcot三联征。当合并急性重症胆管炎时，患者表现有Reynolds五联征。

二、肝、胆道、胰腺及胃十二指肠肿瘤性疾病

这些部位的肿瘤是导致外科性黄疸的常见原因，多数胆道、胰腺恶性肿瘤患者黄疸的特点是无痛性、渐进性加重，常伴有皮肤瘙痒。

（一）肝细胞癌

当肿瘤压迫左右肝管汇合部，或肿瘤侵入胆管内形成胆管癌栓并阻塞左右肝管汇合部、肝总管或胆总管时，患者出现黄疸。患者多有乙型或丙型病毒肝炎病史；影像学检查可发现肝内富血供肿瘤、伴有胆管内软组织肿物，且两者往往是相连的，肝内胆管扩张；可有甲胎蛋白（AFP）升高。

（二）胆管癌

①肝内胆管细胞癌侵犯肝门部胆管引起黄疸者，患者通常无肝炎病史，可有肝胆管结石病史，影像学检查发现肝内乏血供肿瘤，肝门部狭窄，肝内胆管

扩张；可伴有癌胚抗原（carcinoembryonic antigen，CEA）、CA19-9 升高。②在肝门部胆管癌与远端胆管癌中，绝大多数患者就诊时都有黄疸，无痛性、进行性加重黄疸为其典型表现，常伴皮肤瘙痒、浓茶样小便、陶土样大便。在肝门部胆管癌中，影像学检查显示肝门部狭窄或肿物，肝内胆管扩张，胆囊不大，甚至缩小。在远端胆管癌中，影像学检查显示远端胆总管狭窄或肿物，肝内外胆管扩张，胆囊增大。

（三）胆囊癌

当肿瘤侵犯肝总管和（或）胆总管，或者肝十二指肠韧带和（或）胰头后淋巴结转移肿大阻塞胆管时，患者均可出现黄疸且呈进行性加重。患者多有胆囊结石病史，可有上腹胀痛、食欲下降、消瘦，腹部可触及肿物。影像学检查显示肝内胆管、肝总管扩张，胆总管不扩张。

（四）胆管乳头状瘤病

黄疸通常呈波动性，常伴有腹痛、发热等症状，具有反复发作的特征。少数患者发生胆道出血。该病的诊断较为困难。

（五）胰头良、恶性肿瘤

胰头良、恶性肿瘤包括胰头导管腺癌、囊腺瘤（癌）、实性假乳头状瘤、导管内乳头状黏液瘤、NET 等。当肿瘤侵犯或压迫胆总管胰腺段并引起其完全梗阻时，患者出现黄疸。无痛性、进行性黄疸为胰头癌的典型表现，常伴皮肤瘙痒、浓茶样小便、陶土样大便；体检常可触及明显胀大而无压痛的胆囊，称为 Courvoisier 征，这是胰头癌的典型体征之一。影像学检查显示胰头部肿瘤，肝内外胆管扩张、胆囊增大。

（六）壶腹部癌

壶腹部癌包括胆总管末端癌、肝胰壶腹癌和十二指肠乳头癌。症状体征与胰头癌相似，但由于肿瘤组织可以发生坏死、脱落，大便隐血可阳性，黄疸可暂时缓解但很快又继续加深。

（七）十二指肠肿瘤

十二指肠肿瘤包括十二指肠癌、间质瘤、NET 等。当肿瘤侵犯或压迫十二指肠乳头引起胆总管开口梗阻时，可引起黄疸。部分患者肿瘤发生坏死、溃烂，可引起上消化道出血、贫血；黄疸可以有波动。大便隐血阳性。胃镜可显示十二指肠肿瘤。影像学检查显示十二指肠肿瘤，肝内外胆管扩张，胆囊增大。

（八）胃癌

胃癌可发生胰头后和（或）肝十二指肠韧带淋巴结转移，这些转移的淋巴结可以压迫胆管导致阻塞性黄疸。进展期的胃窦癌亦可以直接侵犯压迫胆总管，导致阻塞性黄疸。患者常有食欲下降、消瘦、上腹部痛，患者有胃癌或胃癌手术史。胃镜可显示胃肿瘤。影像学检查显示肝外胆管呈外来压迫性狭窄伴梗阻部位以上肝内外胆管扩张，区域淋巴结肿大，甚至融合成团。

三、先天性胆管畸形

（一）先天性胆道闭锁

新生儿出生 1～3 周内出现黄疸，呈进行性加重，伴浓茶样小便、陶土样大便。需与新生儿肝炎相鉴别，ERCP、肝组织穿刺活检有助于两者的鉴别。

（二）先天性胆管扩张症

先天性胆管扩张症多见于 3 岁以上小儿。典型表现为反复发作的腹痛、腹部肿物和黄疸。影像学检查可以显示扩张的胆管。

四、胆管损伤性狭窄

胆囊切除术、肝动脉栓塞化疗术、射频或微波消融术等多种原因可引起胆管损伤性狭窄。患者有相应的手术或介入治疗史；黄疸常呈进行性加重，当合并急性胆管炎时，患者可有 Charcot 三联征典型临床表现。影像学检查显示胆管梗阻，梗阻近端的胆管扩张。

五、胆管炎性狭窄

（一）原发性硬化性胆管炎

原发性硬化性胆管炎好发于 40 岁左右的男性患者，一般起病缓慢，黄疸可逐渐加深或波动，常有明显皮肤瘙痒，伴有炎症性肠病。发热、腹痛不常见。ERCP 或其他胆管造影可见胆管呈节段性或弥漫性狭窄，但管腔尚光滑，梗阻近段胆管可轻度扩张。弥漫病变时可见肝内胆管分支减少、僵硬且呈枯枝状。

（二）IgG4 相关性硬化性胆管炎

无痛性、进行性加重的黄疸是 IgG4 相关性硬化性胆管炎的主要症状，常伴有皮肤瘙痒，发热不常见。局限性病变者在影像学上很难与胆管癌相鉴别。血清 IgG4 水平测定有助于两者的鉴别。

（三）胆管慢性炎症性狭窄

胆管慢性炎症性狭窄常有胆管结石、胆囊结石等病史和（或）反复胆管炎发作史。黄疸通常发展缓慢或有波动，可伴有腹痛、发热。

六、胆道寄生虫病

（一）胆道蛔虫病

胆道蛔虫病多发生于青少年，典型表现为突发剑突下方钻顶样绞痛，可伴右肩背部放射。发作时患者疼痛难忍、辗转不安；体检时腹部体征轻微、与症状不相称；腹痛发作可以突然和自然终止，但又可突然再发，无规律性。如合并急性胆管炎，患者出现 Charcot 三联征。

（二）肝吸虫病

肝吸虫病发生于流行地区，有吃生鱼或不洁饮食史。当肝胆管内虫体数目较少不引起胆管梗阻时，通常无特异性症状。当肝胆管内充满虫体引起胆管阻塞时，可引起阻塞性黄疸。当合并急性胆管炎时，患者表现为 Charcot 三联征，严重者可出现 Reynolds 五联征。少数反复感染者，最终可发展为肝硬化门静脉高压症。

七、其他疾病

（一）慢性胰腺炎

胰头部肿块型慢性胰腺炎可压迫胆管导致阻塞性黄疸。患者常有长期反复发作的上腹部疼痛、脂肪泻等慢性胰腺炎病史，黄疸常有波动或反复发生，一般不会呈进行性加重，通常无明显消瘦。影像学检查有时难以与胰头癌鉴别，肿瘤标志物 CEA、CA19-9 有助于两者鉴别。

（二）IgG4 相关性胰腺炎

无痛性、进行性加重的黄疸是 IgG4 相关性胰腺炎的主要症状，常伴有皮肤瘙痒，发热与腹痛不常见。影像学上表现为胰头部局限性肿大或全胰腺弥漫性肿大，胰管不扩张，与胰腺癌鉴别不困难。

（三）十二指肠憩室

十二指肠憩室位于十二指肠乳头开口或附近的十二指肠憩室有以下情况者可导致阻塞性黄疸：①憩室反复发作炎症，可引起乳头水肿、压迫胆总管开口；巨大憩室可直接压迫胆总管下端或开口处。黄疸通常不严重或呈波动性，患者常有反复上腹部痛病史。十二指肠镜或影像学检查均能发现憩室，并明确与十二指肠乳头的关系。

【辅助检查】★★★△△△

一、实验室检查

（一）尿和粪便

尿液检查主要检测尿胆红素与尿胆原。血液中非结合胆红素不能经肾小球滤出，结合胆红素可经肾小球滤出（其肾阈是＞34μmol/L），正常人尿液胆红素是阴性。尿液胆红素阳性提示血液中结合胆红素增高，见于肝细胞性黄疸、阻塞性黄疸。尿胆原是结合胆红素在肠道内的代谢终产物，绝大部分尿胆原随粪便排泄称为粪胆原，少量尿胆原被肠道黏膜重吸收经门静脉血入肝后被肝细胞摄取、再合成为胆红素，正常人仅有微量尿胆原被肾小球滤出随尿液排泄，尿液尿胆原为阴性。当尿液尿胆原呈阳性时，提示尿胆原合成增多或肝细胞摄取代谢尿胆原能力降低，见于溶血性黄疸、肝细胞性黄疸；在阻塞性黄疸中，由于胆汁不能排入肠内，无尿胆原合成，故尿中尿胆原为阴性。

不同性质的黄疸患者粪便颜色也存在差异。在溶血性黄疸中，由于随胆汁排泄的胆红素增多，肠道内尿胆原生成增多，因而粪便颜色加深。而在阻塞性黄疸患者中，由于缺乏粪胆原，粪便呈陶土色。柏油样大便或反复出现大便隐血试验强阳性，可能是癌肿溃烂出血引起。

（二）血清胆红素

血清直接胆红素的正常值低于 6.8μmol/L，间接胆红素为 1.7～10.2μmol/L，总胆红素低于 17.1μmol/L，直接胆红素 / 总胆红素比值不超过 35%。在黄疸患者中，如血清结合胆红素随着总胆红素的升高明显升高，直接胆红素 / 总胆红素＞60% 时提示阻塞性黄疸的可能；如果直接胆红素 / 总胆红素＜20% 提示黄疸可能为溶血性黄疸或 Gilbert 综合征。

（三）血清酶学检查

丙氨酸转氨酶（alanine aminotransferase，ALT）及天冬氨酸转氨酶（aspartate aminotransferase，AST）是反映肝细胞受损的指标，其中 ALT 比 AST 更敏感。γ- 谷氨酸转移酶（γ-glatamyl tranferase，γ-GT）在许多肝胆疾病时可升高。碱性磷酸酶（alkaline phosphatase，ALP）在阻塞性黄疸时会明显增高，

当其超过正常值 3 倍以上高度时提示存在胆道梗阻。但应该注意，成骨性疾病、妊娠等也可以引起 ALP 升高。ALP 同工酶 5′-NT 诊断同 ALP，但不受妊娠影响。此外，腺苷脱氨酶（adenosine deaminase，ADA）有助于黄疸的鉴别诊断，阻塞性黄疸时它为正常或轻度升高，而肝细胞性黄疸时它明显升高。

（四）血清脂蛋白 X

血清脂蛋白 X（lipoprotein X，Lp-X）是一种特殊的脂蛋白，存在于低密度脂蛋白部分，但其结构和性质与低密度脂蛋白不同，正常人血中无 Lp-X。Lp-X 的形成与胆道压力成正相关，胆道压力越高，Lp-X 形成越多，可能与胆汁中的卵磷脂逆流有关。因此，阻塞性黄疸时 Lp-X 升高（阳性率可达 90%～100%）；溶血性黄疸、单纯性肝细胞性黄疸 Lp-X 极少阳性，有助于黄疸的鉴别诊断。但要注意，Lp-X 阴性并不能排除胆汁淤积的可能性。

（五）凝血酶原时间测定

凝血酶原是由肝细胞在维生素 K 参与下合成的，因此，肝细胞性黄疸与阻塞性黄疸均可出现凝血酶原时间延长。前者是由于肝细胞受损、合成功能降低致凝血酶原合成不足；后者是由于肠道内胆汁缺乏，维生素 K 吸收减少致肝细胞合成凝血酶原不足。假如静脉注射 10mg 维生素 K_1 能够明显改善凝血酶原时间，则提示黄疸为阻塞性；假如凝血酶原时间无改善，则提示黄疸为肝细胞性。

（六）血清 IgG4

IgG4 相关性硬化性胆管炎、IgG4 相关性免疫性胰腺炎均可导致阻塞性黄疸，它们在临床上与胆管癌、胰腺癌鉴别困难。测定血清 IgG4 水平能够帮助鉴别诊断，通常 IgG4 相关性硬化性胆管炎、IgG4 相关性免疫性胰腺炎血清 IgG4 水平超过正常值的 2 倍以上；而胆管癌、胰腺癌 IgG4 水平正常或仅轻度升高、一般不超过正常值的 2 倍。

（七）肿瘤标志物

检测血清 AFP、CEA、CA19-9 水平对阻塞性黄疸病因的诊断与鉴别诊断非常有价值。对肝内肿瘤合并阻塞性黄疸患者中，假如出现血清 AFP 升高，提示肝细胞癌合并胆管癌栓可能。在阻塞性黄疸患者中，血清 CEA 升高提示胆道、胰腺恶性肿瘤的可能，包括胆管癌、胆囊癌、胰腺癌等。此外，血清 CA19-9 水平升高可见于各种良、恶性疾病所致的阻塞性黄疸；但是胆道引流黄疸消退后 CA19-9 仍不下降，则高度提示胆道、胰腺恶性肿瘤的可能。

二、影像学检查

（一）腹部超声及超声造影

超声检查具有无创性、简便易行、费用低的优势，它是用于黄疸诊断的首选筛查方法。腹部超声检查可以较准确地判断胆管有无扩张、胆囊有无增大等，其判断胆管扩张的灵敏度为 55%～91%、特异度为 82%～95%。这些信息有助于我们初步判断黄疸的性质。一例黄疸患者如超声检查发现胆管扩张，则提示是外科性黄疸；如超声发现胆管不扩张，则基本排除外科性黄疸。此外，观察胆囊的状况有助于判断胆道梗阻的部位。若肝内胆管扩张、胆囊不肿大，提示胆管梗阻位于肝门部；若肝内外胆管扩张、胆囊肿大，则提示胆总管梗阻。在超声检查的基础上，对可疑引起梗阻的病灶进行超声造影检查有助于对胆管梗阻的病因进行诊断与鉴别诊断。

（二）增强 CT

增强 CT 扫描对阻塞性黄疸的梗阻部位（定位）及病因（定性）诊断的准确性较高。一方面它能准确显示肝内、肝外胆管有无扩张、胆囊有无肿大，借此可以判断胆道梗阻部位。另一方面它能准确显示引起胆道梗阻的病因及其与周围血管关系，如肝胆胰的各种肿瘤（图 19-1）。对能否手术、切除的范围和手术具体方式的选择有帮助。

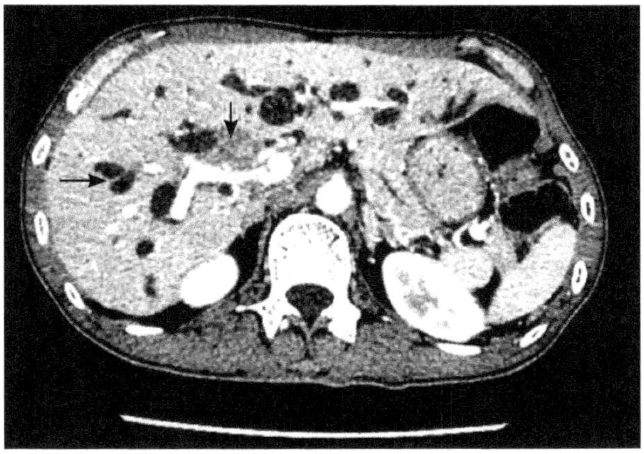

图 19-1　肝门部胆管癌的 CT 扫描图

注：肝内胆管扩张（向右箭头）、肝门部肿瘤（向下箭头）

（三）增强磁共振成像扫描、磁共振胰胆管造影

增强磁共振成像（magnetic resonance imaging，

MRI）扫描对阻塞性黄疸定性诊断的准确性与增强CT扫描类似。此外，MRI胰胆管造影（magnetic resonance cholangiopancreatography，MRCP）具有无创性的优点，能直观、清晰地呈现整个胰管与胆道系统的形态，对阻塞性黄疸的梗阻部位、范围（定位）的判断较CT扫描更为全面、准确（图19-2）。增强MRI联合MRCP是阻塞性黄疸定性、定位诊断的理想方法，可用于肝胆胰系统恶性肿瘤、结石、胆管先天性病变及慢性胰腺炎等的诊断。

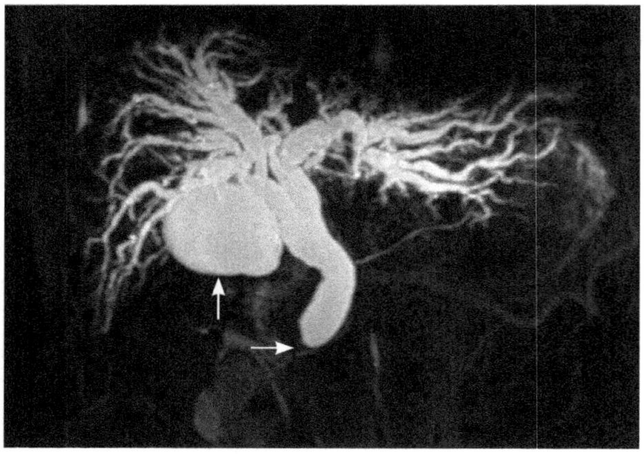

图19-2 壶腹癌MRCP图

注：显示肝门胆管扩张、胆囊胀大（向上箭头）及梗阻部位（向右箭头）

（四）经皮肝穿刺胆管造影

经皮肝穿刺胆管造影（percutaneous transhepatic cholangiography，PTC）能清晰显示肝内外整个胆道系统，因此，对阻塞性黄疸的梗阻部位及范围诊断准确。与MRCP相比，其不足之处是仅能显示胆道系统、有创性。在复杂性胆道梗阻，如肝门部胆管癌、胆管损伤性狭窄、复杂肝内胆管结石，PTC有很大的价值。此外，在PTC基础上可施行经皮肝胆管穿刺引流（percutaneous transhepatic cholangial drainage，PTCD）进行减黄、控制胆道感染。B型超声引导下PTC比X线下盲穿更准确，因此，有条件的单位应该采用超声引导下PTC。

（五）经十二指肠镜逆行胰胆管造影

经十二指肠镜逆行胰胆管造影（endoscopic retrograde cholangio-pancreatography，ERCP）能清楚显示胰管与胆道系统，对阻塞性黄疸的定位及定性诊断很有价值。ERCP的成功率可达85%～90%。优点是可直接观察肝胰壶腹区与十二指肠乳头部有无病变，还可进行活检协助诊断。对胆总管下段结石导致阻塞性黄疸的患者，可同时进行ERCP取石术，包括十二指肠乳头括约肌切开取石（endoscopic sphincterotomy，EST）、球囊扩张取石。此外，对恶性阻塞性黄疸患者，可施行内镜鼻胆管引流（endoscopic nasobiliary drainage，ENBD）或胆道内支架引流以达到减黄的目的。与MRCP相比，ERCP有以下不足之处：①有创性；②如胆管完全梗阻，难以获得阻塞以上胆管的图像；③存在一定的并发症发生率，包括急性胰腺炎、胆道感染、一过性淀粉酶升高、十二指肠出血及穿孔等。

（六）上消化道X线钡餐与胃镜检查

上消化道X线钡餐显示十二指肠肠曲增宽者，提示胰头癌。十二指肠低张造影显示十二指肠降部充盈缺损、呈反“3”形者，提示壶腹癌。此外，上消化道X线钡餐可清晰显示十二指肠憩室（包括大小、部位）。胃镜检查可发现胃、十二指肠的各种病变，包括胃癌、十二指肠乳头肿瘤、憩室及其与乳头的关系等，并可取活检做病理检查。

（七）内镜超声

与普通腹部超声相比，内镜超声因不受肠气及腹壁组织的干扰，可以更清晰地显示胃十二指肠壁的结构及邻近脏器的影像、伪像少。因此，它对阻塞性黄疸尤其是胆总管远端梗阻者的病因诊断准确性较高；可准确判断病灶与周围邻近重要结构包括血管等的关系，可为判断手术切除的可能性、手术规划提供重要信息。目前，内镜超声成为胆胰疾病导致阻塞性黄疸者的重要检查手段。

（八）放射性核素扫描

常用的显像剂是^{99m}Tc标记二乙基乙酰替苯胺亚氨二醋酸（EHIDA）化合物，经静脉注射后它迅速被肝细胞摄取并均匀地分布于肝，经短暂停留后被分泌到胆小管内，并随胆汁经胆道系统排至肠道。通过γ相机连续照相就可采集到肝及胆道各部位不同时相的影像，以此分析判断肝清除功能、胆道通畅情况。它可用于新生儿黄疸的诊断与鉴别诊断。

（九）正电子发射计算机体层显像

正电子发射计算机体层显像（positron emission tomography and computed tomography，PET/CT）是利用恶性肿瘤细胞与良性细胞对^{18}F-脱氢葡萄糖（fluorcdeo-xyglucose，FDG）代谢不同而成像。其在阻塞性黄疸中的应用价值包括：①鉴别恶性与良性胆道梗阻，确定病因诊断；②对恶性胆道梗阻者，判断有无远处转移、淋巴结转移，为治疗手段选择提供重要依据；③对恶性胆道梗阻者，为预后判断提供重要信息，如胰腺癌的标准摄取值（standard uptake value，SUV）与预后密切相关。

【诊断及鉴别诊断】★★★△△△

一、外科性黄疸的诊断

对于外科性黄疸的患者，在遵循一定的程序进行诊断与鉴别诊断后，多数患者可获得明确的定位及病因诊断。

（一）首先判断是否为外科性黄疸

通过详细的病史询问、体检、肝功能检查及初步的影像学检查，大部分病例可获得正确判断。如黄疸伴有皮肤瘙痒、小便呈浓茶样、大便颜色变浅甚至呈陶土样，往往提示黄疸为阻塞性。影像学发现胆管扩张是诊断外科性黄疸最重要的指标。超声检查诊断胆管扩张的敏感性和特异性都很高，是鉴别内科性与外科性黄疸的首选筛查手段。

（二）其次判断胆管梗阻的部位

胆管扩张的部位及胆囊肿大与否是判断胆管梗阻部位的两个重要标志。当肝内、肝外胆管扩张伴胆囊肿大时，提示胆总管远端梗阻；当左、右肝内胆管对称性扩张、胆囊无肿大或萎缩时，提示肝门部胆管（肝管汇合部或肝总管）梗阻；当左、右肝内胆管扩张不对称时，提示梗阻部位位于扩张严重侧的肝管，但已累及肝管汇合部导致对侧肝管不完全性梗阻。

但要注意，部分阻塞性黄疸可以不合并胆管扩张，包括：①在急性胆道梗阻早期，由于梗阻时间不长，胆管尚未扩张，如医源性胆管损伤的早期；②全肝胆管弥漫性病变，如原发性硬化性胆管炎、IgG4相关性硬化性胆管炎累及肝内胆管者、原发性胆汁性肝硬化等；③毛细胆管梗阻者，如肝内胆汁淤积症。

（三）最后判断阻塞性黄疸的病因

根据患者的临床表现，结合实验室检查和影像学检查，多数患者可获得明确的诊断。如黄疸进行性加重、无腹痛者，伴有皮肤瘙痒、大便呈陶土样，影像学检查显示肝内胆管扩张、胆囊无肿大、肝门部肿物，则可明确为肝门部胆管癌。如黄疸患者表现有典型的Charcot三联征，既往有胆石症病史或手术史时，应该考虑胆管结石导致胆道梗阻可能性大。

阻塞性黄疸的病因诊断有时也相当困难、被误诊，有些患者需术后病理检查才明确病因。如局限于肝门部的IgG4相关性硬化性胆管炎患者在病史、临床表现、影像学检查方面均与肝门部胆管癌极为相似。假如未能检测血清IgG4水平，该病极易被误诊为肝门部胆管癌而施行手术切除，术后病理检查才能明确诊断。

二、外科性黄疸的鉴别诊断

（一）病史与症状

详细询问病史、充分了解黄疸及其伴随症状的发生发展情况是黄疸鉴别诊断的基础。对既往有胆囊结石或胆绞痛病史者，急性起病的黄疸应该考虑由胆管结石引起可能性大。对近期有腹腔镜胆囊切除术病史者，急性起病的黄疸应该考虑由胆管结石或医源性胆管损伤所致可能性大。对近期有肝癌射频或微波消融治疗史，尤其是肿瘤毗邻肝门部胆管者，黄疸应该注意医源性胆道损伤的可能。对反复急性发作的黄疸伴有寒战、发热和（或）右上腹痛，且黄疸程度有波动者，高度提示胆管结石、胆总管囊肿等可能。对慢性起病、进行性加重的黄疸，且无明显腹痛者，高度提示胆管或胰腺肿瘤可能。上腹剑突下突发“钻顶样”疼痛，且腹痛较剧而腹部体征较轻微者，高度提示胆道蛔虫。持续性上腹痛并向背部放射，伴有明显消瘦者，应该高度怀疑胰腺癌可能。此外，阻塞性黄疸患者常伴有明显皮肤瘙痒，尿液颜色加深如浓茶样，大便颜色变浅如陶土样；常有程度不同的食欲减退、恶心及食后腹胀不适等消化不良等症状。

（二）体格检查

需要在光线充足的条件下检查黄疸患者，注意不要将老年人球结膜微黄色脂肪堆积误认为巩膜黄染，脂肪堆积是不均匀分布的，以内眦较明显。皮肤色素沉着、蜘蛛痣、肝掌等体征提示肝硬化。右上腹部有明显压痛或伴有局部腹肌紧张、反跳痛者，提示胆石症所致急性胆管炎、急性胆囊炎。如Murphy征阳性，则提示急性胆囊炎。触及肿大胆囊且无压痛者（Courvoisier征），提示胆管远端梗阻，常见于胰头癌、壶腹癌、胆总管下段癌、十二指肠乳头癌等。

（三）影像学检查

影像学检查在外科性黄疸的鉴别诊断中占有重要地位，应根据患者的具体情况选择合适的影像学检查手段。根据胆管梗阻部位不同，可将其分为近端（胆囊管汇合以上）与远端（胆囊管汇合以下）胆管梗阻，不同梗阻部位的常见病因有所区别。

近端胆管梗阻多见于：①胆石病；②肿瘤性病变，包括肝门部胆管癌、胆囊癌、肝内胆管癌和肝细胞癌；③良性胆管狭窄，包括损伤性胆管狭窄、炎性胆管狭窄等。当超声检查发现肝内胆管扩张，而胆囊不肿大时，可以判断这一部位的梗阻。除了胆管结石外，超声检查对胆管梗阻病因的鉴别诊断能力有限，通常需要结合增强 CT、MRI 综合分析判断。对于肝门部胆管癌，增强 CT、MRI 可清晰显示肿块位置、大小及其与周围血管的关系，同时利用高质量的 CT 图像进行三维可视化成像有助于更准确判断血管是否受到侵犯；但是对于肿瘤侵犯胆管范围有时难以准确判断，需要结合 PTC 或 MRCP 才能确定。对于胆囊癌引起阻塞性黄疸者，CT、MRI 可显示胆囊壁局灶或弥漫性增厚或胆囊内肿物。但要注意，胆囊管或胆囊颈癌引起阻塞性黄疸者有时难以与肝门部胆管癌鉴别。对于肝内胆管癌侵犯或压迫肝门部胆管引起阻塞性黄疸者，影像学上有时候需与肝细胞癌相鉴别。两者肝内肿瘤的 CT、MRI 增强模式不同有助于两者的鉴别；肝细胞癌合并阻塞性黄疸多由于肿瘤侵犯胆管形成癌栓所致，影像学显示胆管内癌栓和（或）AFP 升高提示肝细胞癌的诊断。但要注意，少数肝细胞癌合并阻塞性黄疸患者可仅表现为胆管癌栓、肝内病灶极小而未能被发现，若 AFP 不升高，则难以与胆管癌相鉴别，很难依靠 CT、MRI 等影像学检查确诊。对于损伤性胆管狭窄者，CT、MRI、MRCP 或 PTC 可以清晰显示胆管梗阻部位，但未见肿物，结合病史诊断应该不困难。但是对于局限于肝门部的炎性胆管狭窄者，包括 IgG4 相关性硬化性胆管炎、原发性硬化性胆管炎，在影像学上很难与肝门部胆管癌相鉴别；其鉴别有赖于 ERCP 下刷取胆道上皮细胞学检测、血清 IgG4 测定。

远端胆管梗阻多见于：①胆石症；②肿瘤性病变，包括中下段胆管癌、壶腹癌、十二指肠乳头癌、胰头癌等；③炎性胆管狭窄等。由于受胃肠气体干扰，腹部超声检查对远端胆管病变的检出率及准确性均不高。对于胆总管下段结石，除少数阴性结石外，CT、MRI、MRCP 均可较准确地判断。对于胆总管下段癌、壶腹癌，肿瘤较小的时候就会引起阻塞性黄疸，CT、MRI、MRCP 可以准确判断梗阻部位，但病变检出率较低（约为 60%）；EUS 与 ERCP 病变检出率可达 90% 以上。对于胰头癌，肿瘤通常需要长得比较大时才会引起阻塞性黄疸，故 CT、MRI 或 EUS 较容易确诊。对于胆管远端炎症性狭窄，CT、MRI、MRCP 可清晰显示胆管梗阻部位，但很难与早期胆总管下端癌、壶腹癌等鉴别；影像学检查显示胆管及胰管同时出现扩张者，则高度提示为壶腹部癌；EUS 与 ERCP 有助于两者的鉴别。虽然 EUS 和 ERCP 具有侵袭性，但是它们是鉴别胆道远端梗阻病因的重要方法。

【治疗】★★★△△△

一、针对病因的治疗

（一）治疗原则

对于胆管结石，治疗原则为取净结石、解除梗阻、通畅引流、去除病灶，以达到防止复发的目的。对于先天性胆管扩张症，应该切除病变胆管、施行胆肠吻合以恢复胆汁引流通路。对于损伤性胆管狭窄病变较轻者，可考虑内镜治疗；但对病变严重者应该施行病变胆管切除、胆肠吻合。对肿瘤性疾病，应争取做根治性切除，恢复或重建胆汁引流通路。

（二）肿瘤可切除性的判断

在全身状况及重要生命器官能耐受手术的情况下，近端胆管梗阻肿瘤的可切除性受以下因素决定：①肿瘤侵犯胆管的范围；②门静脉、肝动脉受侵犯与否及程度；③有无肝叶萎缩；④淋巴结及远处转移情况。在判断胆管受侵犯范围方面，CT、MRCP 的准确性分别为 85%～87%、81%～96%。在判断血管受侵犯方面，有经验的超声医师判断门静脉受侵犯的准确性可达 86%；CT 对门静脉、肝动脉受侵犯判断准确性分别为 82%～87%、45%～93%；而 MRI 判断准确性分别为 67%～89%、89%。此外，CT、MRI 可以准确判断有无肝叶萎缩，尤其是结合三维成像、体积计算。CT、MRI 及 PET/CT 可判断淋巴结及远处转移情况。CT、MRI 对肝门部胆管癌可切除性判断的准确性分别为 60%～88%、72%～83%。

对于远端胆管梗阻肿瘤，决定其可切除性的因素主要包括肿瘤侵犯邻近器官情况、血管受侵犯与否及程度、淋巴结与远处转移情况。在没有远处转移情况下，血管侵犯，尤其是动脉侵犯往往是其可切除的决定因素。譬如胰头癌侵犯包绕肠系膜上动脉 180°以上通常被认为是不可切除的。

二、围术期治疗的注意事项

（一）维持水、电解质及酸碱平衡

在接受胆道外引流的患者，包括 PTCD 或

ENBD，由于每天丢失大量胆汁，易导致水、电解质紊乱及酸碱失衡。对此类患者，应该注意补充钠、钾离子以维持足够的细胞外液容量，及时纠正酸中毒。

（二）保护肝功能

胆道梗阻会导致肝细胞的损害，从而影响患者对手术的耐受性。因此，应给予适当的护肝药物如甘草酸制剂、谷胱甘肽、腺苷蛋氨酸等。注意避免使用有损于肝功能的药物。

（三）防治感染

阻塞性黄疸患者存在肠道菌群失调、肠道细菌移位、免疫功能降低，因此，围术期容易发生感染，要积极防治感染。对此类患者围术期建议预防性应用抗生素，选择对革兰阴性细菌有效、对肝功能损害较小的抗生素。另外，补充谷氨酰胺有助于保护肠道黏膜屏障、防止肠道细菌易位。

部分阻塞性黄疸患者合并急性胆管炎，尤其是胆石症者；肿瘤导致的阻塞性黄疸合并急性胆管炎不常见。感染严重者可发展为急性重症胆管炎，甚至导致肝脓肿、脓毒血症及多器官衰竭。急性胆管炎的致病菌都来源于肠道，常见的包括大肠埃希菌、肺炎克雷伯菌、屎肠球菌、铜绿假单胞菌等。近年来，胆道厌氧菌感染的发生率逐渐上升，其中以脆弱类杆菌、梭形芽胞杆菌最为常见。有时可发生需氧菌、厌氧菌混合感染。对合并急性胆管炎者应积极使用抗生素。在治疗初经验性选择抗菌药物时，首先选用对革兰阴性细菌有效的、胆汁内药物浓度高的抗生素，必要时联合应用抗厌氧菌药物；根据胆汁和（或）血细菌培养及药敏试验的结果再作调整。近年来由于广谱抗生素的广泛应用，急性胆管炎的致病菌种类发生了显著变化，而且其耐药性上升。

（四）营养支持

阻塞性黄疸患者尤其是梗阻持续时间较长者，如各种肝、胆道、胰腺恶性肿瘤引起者，都存在不同程度的营养不良。这是由于胆汁不能进入消化道，一方面影响患者消化功能，使患者出现食欲不振、营养摄入不足；另一方面胆汁缺乏直接影响肠道营养和脂溶性维生素吸收。此外，肝细胞功能受损导致各种蛋白合成减少，包括白蛋白。因此，围术期应积极采取以下措施改善患者的营养状态。①肠内或肠外营养：尽量选用肠内营养；对确实无法进食或进食量不够者，可选用部分或全肠外营养，选用葡萄糖与中 / 长链脂肪乳供给能量，氨基酸制剂应选用富含支链氨基酸。②补充脂溶性维生素如维生素 K_1。③补充白蛋白。

（五）纠正凝血功能

由于凝血因子合成不足，阻塞性黄疸患者存在程度不同的凝血功能障碍。若补充维生素 K 后凝血功能仍不能纠正者，应给予新鲜血浆或凝血酶原复合物，必要时补充纤维蛋白原。

三、胆道引流减黄治疗

对于阻塞性黄疸患者，胆道引流减黄治疗有以下两个用途：①对可获得针对病因的彻底性手术治疗的患者，它可作为一些高危患者的术前准备（术前减黄治疗），如胆管梗阻时间长、黄疸严重，或合并急性胆管炎，或患者一般情况较差需待全身情况好转才能施行彻底性手术者。②对无法获得根治性切除的恶性阻塞性黄疸者，它可作为一种姑息性治疗达到缓解黄疸、改善生活质量的作用（姑息性减黄治疗）。

（一）减黄方法

1. 超声或放射介入治疗　胆道穿刺置管引流在超声引导下穿刺更为简单、准确；如果需要将引流管准确送到指定部位或通过胆道进入十二指肠，则在 X 线监视下放置更为可靠。

（1）经皮肝穿刺胆囊引流：一般在超声引导下施行，适用于远端胆管梗阻且胆囊胀大者，如胰头癌、壶腹部癌等。常用作术前减黄治疗。但应注意如胆囊有泥沙样结石，结石可堵塞引流管导致引流不通畅。这种情况可用少量生理盐水冲洗引流管，使其恢复通畅。

（2）经皮肝穿刺胆管引流：可在超声引导或 X 线监控下完成。在此基础上，可利用金属导丝引导将引流管通过梗阻部位送进十二指肠（内外引流）或放置胆道内支架进行内引流。适用于近端胆管梗阻者，如肝门部胆管癌、胆囊癌侵犯肝门部、损伤性胆管狭窄等。可用作术前减黄治疗或姑息性减黄治疗。

2. 内镜治疗

（1）内镜下鼻胆管引流：在 ERCP 下，将引流管一端从十二指肠乳头置入胆道内，另一端经鼻腔引出体外以引流胆汁。部分患者需行括约肌切开。适用于近端或远端胆道梗阻，如胆总管结石、壶腹癌、胰头癌、肝门部胆管癌等。常用作术前减黄治疗。

（2）内镜下胆管内支架引流：在 ERCP 下，将可扩展的塑料或金属支架经梗阻部位置入胆管内，使胆汁流入肠道。适用于近端或远端胆道梗阻，如壶腹癌、胰头癌、肝门部胆管癌、胆管损伤性狭窄等。可用作术前减黄治疗或姑息性减黄治疗，前者一般采用塑料支架，后者一般采用金属支架。

3. 手术减黄治疗 目前随着介入与内镜治疗技术的发展与成熟，绝大多数不能手术切除的恶性阻塞性黄疸患者可经介入与内镜治疗获得满意的减黄效果。但介入与内镜治疗失败或无法施行，可施行手术姑息性减黄治疗。

（1）胆道外引流术。①T管：胆总管内置入T管引流，适用于胆总管以下部位的胆道梗阻。②U形管：术中以胆道探条先行扩张通过狭窄部位，然后沿胆管从肝面最薄处穿出，引入一条有多个侧孔的引流管，将胆汁引流至体外，胆汁也可从梗阻近端引流管的侧孔经梗阻远端的侧孔引流入胆道。适用于胆总管以上的梗阻，如肝门部胆管癌。

（2）胆道内引流术：利用梗阻以上扩张的胆管或胆囊与空肠作吻合，建立胆汁进入肠道的新通道。对远端胆管恶性梗阻者，可采用胆囊空肠吻合、胆总管空肠吻合；对近端胆管恶性梗阻者，可采用肝管空肠吻合、肝内胆管空肠吻合术（如圆韧带入路左内肝管空肠吻合，即Longmire手术）等。吻合的术式包括Rouxen-Y、改良襻式吻合等。

（二）恶性阻塞性黄疸术前减黄治疗的利与弊

对恶性阻塞性黄疸患者，术前减黄尤其是联合胆汁回输，可显著改善患者的免疫功能、凝血功能、肝功能及营养状态等，有助于降低手术并发症发生率。但是，术前减黄存在一系列的弊端，包括：①术前减黄有一定的并发症发生率，如胆道出血、急性胰腺炎、胆道感染等，严重者可危及生命、使患者丧失手术机会；②可引起胆汁、细菌污染，增加术后感染性并发症发生率；③肿瘤种植转移，PTCD治疗后发生率为4%～5.2%。鉴于术前减黄存在的利与弊，其在恶性阻塞性黄疸患者中的应用价值目前仍存在较大的争议。总体来讲，尚缺乏高级别的循证医学证据，有待大样本随机对照临床研究结果阐明。

（三）恶性阻塞性黄疸术前减黄治疗的适应证

对近端恶性阻塞性黄疸伴有以下情况者，建议术前减黄治疗：①合并急性胆管炎者；②高龄患者、胆道梗阻时间长、黄疸严重、营养状况差者；③术前拟行门静脉栓塞术者；④预留功能性肝体积占标准肝体积＜40%者。对于远端恶性阻塞性黄疸者，除合并急性胆管炎、高龄、营养状况差者外，一般不主张术前减黄治疗。

（殷晓煜）

参考文献

[1] 陆伦根，曾民德. 胆汁淤积性肝病. 北京：人民卫生出版社，2007.

[2] Blumgart LH, Yong F. Surgery of the liver and biliary tract. 3rd ed. Philadelphia: WB Saunders Company: 2000.

[3] 邹声泉. 胆道病学. 北京：人民卫生出版社，2010.

[4] 石景森，王炳煌. 外科黄疸疾病诊断治疗学. 北京：人民军医出版社，2003.

[5] Vilgrain V. Staging cholangiocarcinoma by imaging studies. HPB (Oxford), 2008, 10 (2): 106-109.

[6] Park HS, Lee JM, Choi JY, et al. Preoperative evaluation of bile duct cancer: MRI combined with MR cholangiopancreatography versus MDCT with direct cholangiography. AJR Am J Roentgenol, 2008, 190 (2): 396-405.

[7] Mansour JC, Aloia TA, Crane CH, et al. Hilar cholangiocarcinoma: expert consensus statement. HPB (Oxford), 2015, 17 (8): 691-699.

[8] Iacono C, Ruzzenente A, Campagnaro T, et al. Role of preoperative biliary drainage in jaundiced patients who are candidates for pancreatoduodenectomy or hepatic resection: highlights and drawbacks. Ann Surg, 2013, 257 (2): 191-204.

第20章 脾脏疾病

第1节 概 述

脾是人体最大的外周淋巴器官，又是造血器官，具有重要的免疫及造血功能。脾曾被认为是可以随便切除的“无用之物”。近30年来，随着对脾功能研究的深入和临床实践的积累，人们逐渐认识到脾是具有重要功能的器官。从发现脾切除术后凶险性感染（overwhelming post splenectomy infection，OPSI）到发现tuftsin具有抗肿瘤作用，逐步确立脾在外科领域的重要地位。

【脾脏解剖】★△△

脾是人体最大的免疫器官，血供丰富、质软而脆，色泽暗红，形似蚕豆状。正常成年人脾约拳头大，体积为（12～14）cm×（7～10）cm×（3～4）cm，重80～300g。脾位于左季肋部后外侧，在膈与左肋弓的下面，大体与第10肋平行，被第9、10、11肋骨保护，在胃的左侧，膈肌的下方，左肾的前侧和结肠脾曲的上方，其长轴与第10肋平行。正常情况下，肋缘下不能触及脾，当其肿大1倍以上时才能触及。肿大的脾因受不到胸廓的保护，加上质地脆弱，当下胸部及腹部外伤时容易破裂，引发腹腔内大出血。

脾的上表面被腹膜覆盖，将其与胸膜分隔开。正常脾有一定的活动度，其活动度的大小取决于脾韧带的松弛和脾血管的长短，正常活动度在4cm以内。脾的韧带实质上是由腹膜反折形成的结构，对脾起支持和固定的作用。脾内前方与胃大弯之间为胃脾韧带，在韧带上方有胃短动、静脉，下部有胃网膜左动、静脉及上极动脉，分离切断胃脾韧带时应仔细结扎，避免出血或伤及胃底。脾肾韧带位于网膜囊左后面，包绕脾血管及胰尾。脾肾韧带有前后两层，前层是由胃脾韧带的后层腹膜自脾门向后移行至左肾前面部分的腹膜组成，后层是由脾外后面移行至脾门，再转折至左肾前面的腹膜组成。脾切除术时应先切开脾肾韧带后层腹膜，易于游离脾并将其翻出腹腔外，术中注意对胰尾的保护。脾膈韧带是脾肾韧带向膈肌延伸的腹膜皱襞。此韧带较短，切断后使脾上极容易游离。脾结肠韧带位于脾下端与结肠脾曲之间。胰脾韧带位于胰尾与脾蒂浅面之间。正常情况下，脾韧带内含有少量血管，可以轻易游离切断，但在病理条件下，这些韧带内有丰富的侧支循环，构成脾重要的循环通路，术中需小心结扎，防止出血。

脾血供丰富，脾动脉绝大多数起始于腹腔干，少数起始于腹主动脉和肠系膜动脉。它走行纡曲，向下达到胰腺上缘，再向左沿胰腺后上缘到达脾门。脾静脉是由脾门各属支汇合而成，主要是脾叶静脉、胃短静脉、胃网膜左静脉和胰静脉支等。脾静脉和脾动脉是伴行的，关系密切。脾静脉多在胰腺背侧，脾动脉深面下方右行，在胰腺颈部先后与肠系膜下静脉和肠系膜上静脉汇合成门静脉。脾动脉在进入脾门前分为脾叶动脉（Ⅰ级分支多为脾上、下叶动脉2支或脾上、中、下叶动脉3支），脾叶动脉再分为脾段动脉（Ⅱ级分支，多为1～3支），通常与脾纵轴相垂直进入脾内，分别供应相应的一个脾段。脾段动脉可以分出2～3个Ⅲ级分支称为亚段动脉。脾亚段动脉再依次分为小梁动脉（Ⅳ级分支）、中央动脉（Ⅴ级分支）、笔毛动脉（髓动脉、鞘动脉，Ⅵ～Ⅶ级分支），再经动脉毛细血管末端开放于脾索或连于血窦。脾呈节段性血管供应及脾叶、脾段之间存在少血管区，为脾叶段切除术及脾栓塞术提供解剖学依据。进入脾的血管大部分经脾门、脾蒂进入脾，但是脾极动脉不经过脾门而直接进入脾。脾极动脉分为上极动脉和下极动脉，前者常起自脾动脉主干，后者可由胃网膜左动脉或脾下叶动脉发出。脾的淋巴管不发达，脾的淋巴引流汇集于脾门淋巴结，然后沿脾血管右行，进入腹腔淋巴结。

脾被膜由一层致密结缔组织构成，主要成分为胶原纤维、网状纤维和弹性纤维及成纤维细胞。脾被膜向脾实质内伸展形成许多索状分支的小梁，并与由脾门部伸入的粗大小梁连接，构成脾内不规则的支架结构，将脾实质分成许多小叶。脾的血管、神经、淋巴管经脾门沿着脾小梁进入脾内。脾的主要成分是脾髓，可分为白髓、红髓和介于两者之间的边缘区。白髓由动脉周围淋巴鞘和脾小体（淋巴滤泡）两部分构成。动脉周围淋巴鞘主要由T淋巴细胞构成，还有一些树突细胞和巨噬细胞散在分布，B淋巴细胞分布于外周。脾小体多成圆形或椭圆形，主要由B淋巴细胞汇集而成，T淋巴细胞、巨噬细胞包绕于其外周。当受到抗原刺激引起体液免疫反应时，淋巴滤泡数量增多，生发中心明显扩大。红髓占脾实质的2/3，包括脾索和脾窦。脾索由相互连接呈索状的网状组织构成，脾索内含有巨噬细胞、淋巴细胞、浆细胞和其他细胞。脾索内的巨噬细胞可以发挥吞噬异物颗粒、衰老破坏的红细胞、血小板等的功能。脾索也是B淋巴细胞的主要居留场所和血液滤过、抗体产生的重要部位。脾窦是纡曲成网的管道结构，窦腔大小可随血容量的多少而改变。脾索与脾窦间为窦壁分隔，壁上附有直径为2～3μm的滤孔。血液从脾索中的毛细血管进入脾窦需流经此孔，红细胞也需经过塑形才能通过。故血液进入脾索后流速缓慢。边缘区位于红髓与白髓之间，是脾内直接接触抗原并引起免疫应答的重要部位。

脾具有独特的微循环系统，一种形式为脾动脉毛细血管有的直接开口于脾窦内；另一种形式是血液先经脾索再流入脾窦。这种循环使血液中的血细胞和其他颗粒物质，沿着脾索，通过脾窦壁的滤孔，再进入脾静脉，使脾能过滤吞噬细菌、不正常或衰老的红细胞和其他颗粒物质。

脾有极丰富的血液循环，实际上是插在脾动脉与脾静脉间的一个大血窦；脾又是体内最大的淋巴器官，约占全身淋巴组织总量的25%，内含大量的淋巴细胞和巨噬细胞，其功能和结构上与淋巴结有许多相似之处，故脾又是一个重要的免疫器官。

【生理功能】★★△△

一、储血功能

脾的红髓中有丰富的脾血窦，是血细胞重要的储存库。正常人脾储血量为150～200ml，当脾显著增大时，储血量可达全身血量的20%甚至更多。因此脾具有调节血量的功能。脾的被膜和间隔中的弹性纤维组织和平滑肌的舒缩受内脏神经支配，使脾产生舒缩功能，调节脾的储血功能。脾平滑肌收缩，脾体积缩小，将储存的血液输入血液循环，起到补充血液的作用。当平滑肌舒张时，脾的体积增大，使来自脾动脉的血液滞留脾内。此外，脾可以储存体内全血中1/3的血小板。血小板在红髓主要富集在窦壁，也可黏附在脾内网状纤维上不受破坏，并可重复进入血液循环。

二、滤血毁血功能

脾还是血液有效的过滤器官，对维持血液的净化发挥着重要的作用。10%的脾动脉血直接汇入静脉窦，90%的血流汇入红髓。脾红髓是滤血的主要场所。脾有丰富的血窦，窦壁表面含有吞噬细胞，包括网状细胞和巨噬细胞，血管内皮之间有缝隙。血液在脾索内从小梁动脉、脾窦回流入脾的微小静脉，在这种缓慢的微循环过程中，脾窦内的巨噬细胞、淋巴细胞、单核细胞和中性粒细胞有足够的时间将血液中的细菌、异物、颗粒性抗原或抗原抗体复合物及衰老的血细胞清除。此外，脾对经过的红细胞也具有破坏和剔除作用。红细胞在脾索进入脾窦是依靠其变形能力通过窦壁缝隙的。红细胞老化后细胞膜稳定性差，红细胞变性能力严重下降，通过脾网状内皮系统时间延长，从而被清除。此外，老化的红细胞表面表达一些新抗原，使其在脾索内停留时与单核巨噬细胞系统充分接触，被巨噬细胞识别、捕捉和破坏。正常成年人，每天经脾清除约20g红细胞。除选择性过滤清除外，脾还具有除核作用，在红细胞膜完整的情况下，细胞内的Howell-Jolly小体、Heinz小体、铁颗粒、疟原虫和抗沉积的珠蛋白等通过脾索静脉窦间的小孔时被去除，但不破坏红细胞。此外，衰老的血小板在脾中被吞噬。当脾大、脾功能亢进时，其毁血功能增强常造成血细胞(包括血小板)减少，致贫血或反复感染。

三、造血功能

在胎儿时期，脾是主要的造血器官，在胚胎发育第6～7周时，脾内可见造血干细胞，脾的红系和粒系造血功能从胚胎12周开始一直持续到出生。胚胎发育10周，网孔内开始出现大量的红细胞、粒细胞、巨噬细胞等，在胚胎发育第12～13周时，脾内出现淋巴细胞。在胚胎20周后，其造血功能逐渐由骨髓取代，但造血红细胞功能则持续到出生，造血淋巴细胞的功能持续终身。出生后脾成为淋巴器官，脾仅在应激或病理情况下具有代偿造血作用。在大量失血、严重缺氧、慢性溶血性贫血、骨髓硬化症和骨髓纤维化等血液疾病时，脾功能可与骨髓相类似，产生粒系、红系和巨核系幼稚血细胞，称为骨髓样化生或髓外造血或骨髓样化。

四、免疫功能

脾有产生免疫反应的重要功能，血液中的抗原在脾中可引起有力的细胞免疫和体液免疫反应。边缘区是免疫反应启动的重要位置。细胞免疫反应时动脉周围淋巴鞘明显增大和免疫活性细胞输出增多。体液免疫反应引起白髓淋巴滤泡和脾索中浆细胞增多，同时，在脾输出血液中抗体浓度增加。与淋巴结相比，脾中B淋巴细胞的比例更大，还存在有许多抗体依赖细胞毒性淋巴细胞，在特异性抗原存在条件下实现对靶细胞的直接杀伤作用。脾还能产生对免疫反应有调节作用的物质。总之，脾的免疫功能在机体的淋巴器官中占有重要地位。在脾中，白髓环绕中央小动脉形成动脉周围淋巴鞘，为胸腺依赖区，即T细胞聚集地。而白髓中的淋巴滤泡和红髓为非胸腺依赖区，主要为B细胞聚居区。此外，脾中含有NK细胞、K细胞、LAK细胞和树突状细胞等，产生tuftsin因子、调理素、补体、备解素和内源性细胞毒因子等免疫活性因子，具有抗肿瘤免疫等重要功能。

临床上同种脾移植治疗血友病甲获得成功，说明脾还是生产和合成抗血友病球蛋白（第Ⅷ凝血因子活性部分）的场所之一。

【脾脏与感染】

OPSI的发现，揭示了脾具有重要的抗感染免疫功能。1952年，King和Schumacker首次提出脾切除术后患儿凶险性败血症和脑膜炎发生率增加，与脾切除直接相关。OPSI其特点如下：多发生于脾切除术后2年左右，起病突然、凶猛，病情迅速恶化，短期内陷入休克，常出现弥散性血管内凝血和肾上腺皮质出血，血细菌培养阳性（多为肺炎球菌），机体无特定局限性化脓性感染灶。其根本预防方法在于避免一切不必要的脾切除。但在成年人中，OPSI很少发生。

（孙 备 程春东）

第2节 脾主要相关疾病

副脾和脾发育不全★△△

副脾指在正常脾以外，存在与正常脾结构相似、功能相同的组织。其发生可能因胚胎期脾始基芽融合不全，或异位脾芽形成，或部分脾组织脱离主脾块发育而成。它可与正常脾完全分离或有结缔组织相连，多成球形，并具有单独的动、静脉，常为单个，也可多达4～5个。发生部位70%位于脾门和胰尾，然后依次是大网膜、胃脾韧带、脾结肠韧带和脾动脉周围。此外，如小肠或结肠系膜、骶前、左侧附件或左侧睾丸附近等也可存在副脾。副脾发生率的统计结果很不一致，根据手术及大组尸检统计，其发生率为10%～25%，并随着年龄增长而退化；但在因先天性溶血性贫血等血液疾病而进行的脾切除术者，其发生率较高。在这种情况下必须同时切除副脾，否则将因术后副脾增生而使原有疾病症状复现。

脾发育异常还可表现为表面呈深凹的裂口，呈分叶脾，在腹内出血手术中可误认为脾破裂；也可完全隔离呈双脾状或多个几乎大小相同的脾。此外，可因为发育不全而完全无脾，或者仅有多个发育不全脾组织而正常部位脾缺如，在这种情况下常合并先天性心血管畸形及内脏异位，称为先天性脾综合征，常致婴儿早夭。

核素脾扫描及选择性腹腔动脉造影可作为检查副脾的手段，但直径小于3～4cm者仍难于发现。

脾功能亢进★★△△

脾功能亢进是一种综合征，临床表现为脾大、外周血一种或多种血细胞减少和骨髓呈增生现象；脾切除后可使血常规正常或接近正常，症状缓解。

脾功能亢进分为原发性和继发性两类。原发性脾功能亢进是原因不明的脾功能亢进，临床少见。临床上多见的是继发性脾功能亢进，指在不同类型原发病基础上并发脾功能亢进。其常见原因有：①门静脉高压所致的肝硬化、门静脉和脾静脉血栓形成、肝静脉阻塞；②感染性疾病疟疾、血吸虫病、黑热病、病毒性肝炎和亚急性细菌性心内膜炎等；③造血系统疾病慢性粒细胞白血病、慢性淋巴细胞白血病、毛细胞白血病、恶性淋巴瘤、恶性组织细胞病和骨纤维化等；

④类脂质沉积症、尼曼－匹克病；⑤结缔组织病、系统性红斑狼疮、Felty 综合征。

一般认为肿大的脾使血细胞在脾内滞留，脾窦的增生对血细胞的吞噬和破坏作用加强，是产生脾功能亢进临床表现的主要原因。但不同的原发病各有其特殊性，其导致脾功能亢进的病理机制也不尽相同。可按不同病因归列如下。

一、血液疾病

（一）溶血性疾病

溶血性疾病通常与先天性或遗传性因素和自体免疫功能紊乱有关，脾主要作为血细胞破坏的场所或产生自身抗体的场所参与发病。先天性溶血性贫血主要包括遗传性球形红细胞增多症、遗传性椭圆形细胞增多症、丙酮酸激酶缺乏、镰形细胞性贫血、珠蛋白生成障碍性贫血和红细胞生成性血卟啉病等，主要的临床表现是贫血、黄疸和脾大。脾切除是遗传性球形红细胞增多症最有效的治疗方法。同时注意遗传性球形红细胞增多症多伴有胆囊结石，术前应完善检查，可考虑一并行胆囊切除术。由于幼儿脾切除术后易发生感染，故除非严重贫血、明显发育障碍或反复出现溶血危象等，一般 4 岁以下儿童不宜行脾切除术。自体免疫性溶血性贫血因机体产生自身抗体而异常破坏红细胞引起，按血清学特点分温抗体型和冷抗体型，以温抗体型多见，且脾切除有效。

（二）血小板减少性紫癜

1. 特发性血小板减少性紫癜 亦称免疫性血小板减少性紫癜，是一种由于血小板减少而引起全身出血性疾病，特征是外周血中血小板减少，血小板寿命缩短，骨髓中巨核细胞增多。目前多认为本病与免疫有关。临床上可分为急性和慢性两型：急性型多见于儿童，常在发病前有感染病史。起病急骤，全身皮肤出现瘀斑，牙龈、口腔、鼻腔黏膜出血，胃肠道和泌尿系统也可出血，严重者可发生颅内出血，血小板显著减少，常在发病数周内缓解，亦有发展为慢性者。慢性型较常见，以青年女性为多。起病缓慢，出血症状一般较轻，主要为持续或反复发作的皮肤淤点或某个部位的出血。女性患者也可以月经过多为主要症状。实验室检查：血小板计数常在 $50\times10^9/L$ 以下，急性型可低于 $20\times10^9/L$，出血时间延长，血块收缩不良，但凝血功能检查正常。骨髓中巨核细胞数量增多或正常。少数患者可有脾大。脾切除术适用于下述情况：①严重出血不能控制，危及生命，特别是发生颅内出血可能者；②经糖皮质激素治疗 6 个月以上无效或治疗后缓解期较短，仍多次反复复发者；③大剂量激素治疗虽然能暂时缓解症状，但是鉴于激素治疗的不良反应，而剂量又不能减少者；④激素应用禁忌者。脾切除后约 80% 患者获得满意效果，出血迅速停止，血小板计数在几天内迅速上升。

2. 血栓性血小板减少性紫癜 目前认为可能是由于自身免疫引起，临床表现为皮肤黏膜出血、溶血性贫血、发热，可出现神经症状和肾功能不全。病情急起者，呈进行性恶化，可于数周内死亡。单纯应用糖皮质激素或单纯行脾切除均可使少数患者获得缓解；而联合应用糖皮质激素和脾切除术治疗，可提高疗效。

（三）原发性脾功能亢进

原发性脾功能亢进亦称原发性脾源性中性粒细胞减少和全血细胞减少症，主要表现为中性粒细胞减少和全血细胞减少，骨髓正常或增生。临床上大多为慢性病程，可有苍白、乏力、发热、反复感染、出血性紫癜和左上腹痛等表现。脾大，脾切除术有时有良好的疗效。

（四）白血病

1. 慢性粒细胞性白血病 如伴脾功能亢进，血小板明显减少，巨脾引起明显症状或因脾梗死引起脾区疼痛，若全身情况允许，可考虑脾切除术。但脾切除术不能延缓其加速期及急变时间和延长患者总的生存时间，故现已极少应用。

2. 慢性淋巴细胞白血病 脾切除主要适用于并发自身免疫性贫血或血小板减少，脾大较显著，而采用糖皮质激素治疗不显著者。

3. 毛细胞白血病 是一种少见的慢性白血病。以脾大、血细胞减少，骨髓和外周血可见典型绒毛状突起的淋巴细胞为特征。好发于中、老年男性。本病化疗和放疗无显著效果。目前公认嘌呤类似物如 2′-氯脱氧腺苷（2-chlorodeoxyadenosine，2′CAD）、2′-脱氧可福霉素（2′-deoxycoformycin，DCF）和 α-干扰素是最有效的药物。但当全血细胞减少，反复出血或由于粒细胞减少反复出现感染，以及巨脾等，均为脾切除的适应证。脾切除可使血常规迅速改善，生存期明显延长，故仍主张行脾切除作为治疗。

（五）恶性淋巴瘤

这是一组源于淋巴组织恶性增生的实体肿瘤。分为霍奇金淋巴瘤和非霍奇金淋巴瘤两大类。前者特征为无痛性淋巴结肿大，发热、消瘦、贫血、乏力等全身症状，可有脾大。后者特征为无痛性浅表淋巴结肿大，多呈双侧性或多发性，全身症状相对较少，脾受侵犯概率较高，病情进展较快。霍奇金淋巴瘤组织学类型和病理分期的确定，对于治疗方案和其预后有密切关系。故主张行诊断性剖腹探查和脾切除，后者同时进行肝和淋巴结活检，明确诊断和临床分期，以制订针对性的治疗方案。非霍奇金淋巴瘤病情进展快，临床分期远不如霍奇金淋巴瘤重要，且剖腹探查术后并发症高。故脾切除术适用于原发并局限于脾的非霍奇金淋巴瘤或症状明显的巨脾、脾功能亢进患者，低度恶性者效果为好。

（六）骨髓纤维化

骨髓纤维化是一种原始间叶组织增殖性病变，与真性红细胞增多症和慢性粒细胞白血病有密切关系，三者可以相互转化。此病的特征是全身骨髓有弥漫性纤维组织增生，常伴有髓外造血，主要在脾，其次在肝、淋巴结等。主要表现有贫血、脾大、发热、骨骼疼痛和出血。目前脾切除治疗本病的指征为：①巨脾或脾梗死引起压迫或疼痛症状；②脾功能亢进引起显著贫血或血小板减少，内科治疗无效；③无法控制的溶血现象；④并发食管曲张静脉破裂出血。但脾切除后有使肝迅速增大或血小板急骤增多，以及导致血栓形成可能，故应谨慎。

二、感染性疾病

（一）急性感染

急性感染如脓毒症、伤寒、传染性单核细胞增多症和亚急性心内膜炎等发生自发性脾破裂、脾脓肿等可行脾切除术。慢性感染性疾病如黑热病、结核等出现脾大及明显的脾功能亢进时可行脾切除术。

（二）人类免疫缺陷病毒感染

人类免疫缺陷病毒（HIV）感染可伴有血小板减少，属于HIV感染的一种并发症。有学者主张对糖皮质激素持续治疗无效或长期服用引起不良反应者行脾切除。多数患者术后血小板迅速上升，临床症状消失。目前认为脾切除治疗HIV感染伴免疫性血小板减少性紫癜是安全有效的。

三、充血性脾大

充血性脾大和脾功能亢进都是因为门静脉高压引起的，国内多见为肝炎后肝硬化和血吸虫病肝硬化所致。可施行脾切除或降低门静脉压力的各种分流术进行治疗。脾切除既可以解除脾大，又可以纠正脾功能亢进。

四、类脂质沉积病

类脂质沉积病为一类遗传性代谢疾病，都是脂类代谢障碍。与外科有关的疾病是脑苷脂网状内皮细胞病（Gaucher病），由于在单核巨噬细胞系统积蓄大量大分子的脑苷脂和神经磷脂，引起脾大和脾功能亢进。该病多见于幼儿，慢性病例可见于青年或中年。脾大和脾功能亢进明显者可行脾切除，对症状改善有帮助。

五、风湿性疾病

（一）类风湿关节炎

类风湿关节炎病程在数年以上，如伴有脾大和中性粒细胞减少，即Felty综合征。如果用糖皮质激素治疗不能持久时，脾切除不但能纠正严重的白细胞减少，也可改善关节炎。

（二）系统性红斑狼疮

可伴有自身免疫溶血性贫血和血细胞减少，当用糖皮质激素治疗效果不佳时，可行脾切除，术后白细胞上升，贫血得到纠正。

游走脾

游走脾亦称为异位脾、脾下垂或迷走脾。游走脾很少被发现，多见于儿童和20～40岁的女性。

【病因与病理】★★★△△△

现有两个关于其病因的推断。其一认为是脾通过腹膜粘连悬挂在其正常的解剖位置，而患者因为在胚胎形成时期侧位系膜到后腹壁间缺乏融合，而未能形成这种正常的连接。另一种推论是关于多次生产的女性，其激素改变和腹部松弛可导致脾粘连缺陷。无论哪种原因，没有这些正常的连接，脾蒂似乎异乎寻常的长，而且倾向于扭转。

【临床表现】★★★△△△

间歇性腹痛，因静脉充血而脾大或严重持续性疼痛应怀疑游走脾和脾蒂紧张或间断的扭转。体格检查可触及一个移动性的肿块。

【影像学检查及诊断】★★△△△

静脉注射造影、增强腹部CT检查，可见脾位于非正常解剖部位，可明确游走脾的诊断，一个非强化的脾或脾血管蒂扭转等表现可为诊断提供辅助依据，有助于决定选择脾切除术或脾固定术。

脾 囊 肿

【病因与病理】★★★△△△

脾囊肿属罕见病，分为真性囊肿和假性囊肿2类。前者包括寄生虫性囊肿。真性非寄生虫性囊肿又称原发性囊肿，其内壁具有衬里细胞，即有内皮或上皮覆盖，如皮样囊肿、表皮样囊肿、淋巴管囊肿及单纯囊肿；这类囊肿，尤其是淋巴管囊肿及单纯性囊肿，可为单个或多个。还有先天性多囊肝、多囊肾偶可同时存在多囊脾。假性继发性囊肿内壁无衬里细胞，多为损伤后脾陈旧性血肿或脾梗死灶液化后形成。真性囊肿也可因囊内压力高或继发炎症等病变，使内壁细胞被压扁或破坏，则在病理形态上不易与假性囊肿区别。寄生虫性囊肿最常见为脾包虫病，其发生率占所有包虫病的2%～3%。

【临床表现】★★★△△△

小的脾囊肿通常不引起临床症状。大的脾囊肿表现为脾大或因牵引压迫邻近内脏引起如左上腹不适、消化不良等症状。腹部检查可在左上腹扪及随呼吸上下移动的圆形肿块。

【辅助检查】★★△△△

超声波检查可见脾区内有液性囊性病变；核素脾腹部扫描、CT及选择性腹腔动脉造影可显示脾内边界清晰的占位性病变。假性囊肿及脾包虫囊肿壁钙化时，腹部X线片上可显示环形钙化影。

【诊断】★★★△△△

B型超声常作为脾囊肿的首选检查，多表现为边界清楚的囊性占位，内为无回声暗区；CT、MRI等对进一步了解脾囊肿的形态、大小、数目，囊腔与囊壁的特点，以及与周围脏器的关系等有重要价值。必要时可以通过动脉造影等协助诊断。临床通过影像学可以发现脾囊肿，术后诊断方面主要通过病理组织检查确定。

【鉴别诊断】★★△△

一、胆固醇性肉芽肿

发生于脾的胆固醇肉芽肿少见，可能与脂质代谢障碍有关。病变区域主要表现为大量泡沫状组织细胞浸润及胆固醇结晶，可见吞噬胆固醇的异物肉芽肿的形成。

二、畸胎瘤

原发于脾畸胎瘤非常罕见，其形态与发生性腺部位的畸胎瘤相同，由分化为3个胚层的组织构成，与脾囊肿较易鉴别。

【治疗】★★★△△△

小的无症状的非寄生虫性脾囊肿不需治疗。大的脾囊肿可根据情况行囊肿摘除术、脾段切除术或脾切除术治疗。国内有报道在B型超声引导下穿刺抽液注射无水乙醇硬化治疗脾囊肿的。寄生虫脾囊肿则不应穿刺抽液进行诊断和治疗。

脾 肿 瘤

一、脾良性肿瘤

脾良性肿瘤包括错构瘤、淋巴管瘤、血管瘤、纤维瘤和脂肪瘤等。良性肿瘤多单发，瘤体体积较小时可无临床症状和体征，偶然在切脾或尸检中发现。

（一）脾错构瘤

1. 病因与发病机制 脾错构瘤是脾红髓成分以异常的数量和错误的结构排列而形成的瘤样畸形，比较少见，常为单发，也可多发。本病可发生于任何年龄，中老年人多见，女性略多于男性。常发生于皮肤、肺、肝或肾，脾少见。脾错构瘤可能来源于脾胚基局灶性发育异常，使脾正常结构成分的红髓和白髓组成比例发生失调。激素对肿瘤的生长有一定影响。

2. 临床表现 本病一般无临床症状，只是在尸检、查体或其他手术时偶然发现，本病临床症状与肿瘤的大小有一定的关联，而与病变的单发或多发无关。当瘤体直径＞5cm时容易出现症状，表现为左上腹隐痛、肿胀不适、食欲缺乏、体重减轻、发热和夜间盗汗等。

3. 辅助检查

（1）影像学检查：B型超声可显示脾轮廓不规则或向脾外突出，脾内圆形或类圆形团块，内部回声不均匀，血流丰富，界欠清，无包块。CT平扫时病灶呈等、稍低、低密度信号，轮廓不清，中央偶见星状或团块状粗糙钙化。增强扫描早期无明显强化，延迟相可见明显强化，基本与脾呈等密度。

（2）实验室检查：大多数脾错构瘤患者实验室检查无异常，个别患者可并发脾大，脾功能亢进可致外周血一系降低伴出血或贫血的症状，或者三系减少。

4. 治疗 术前与脾的良、恶性病变鉴别困难，积极手术不仅可明确诊断，也可避免脾恶性肿瘤的漏诊。故行全脾切除术。

（二）脾血管瘤

脾血管瘤是最常见的脾原发性良性肿瘤，偶可伴发机体其他脏器和皮肤的血管瘤，不同年龄均可发病，以女性多见。脾血管瘤多为单发，也可多发或弥漫性生长，肿瘤大小不一，一般直径在2～10cm，多呈圆形或类圆形，边界较为清楚。

1. 病因 脾血管瘤病因不清，大多认为属于先天畸形。随着器官的发育，于胚胎早期在间质中间单纯由内皮细胞形成的原始脉管网逐渐分化成与器官联系的许多血管丛和淋巴丛。在分化过程中，上述组织成分的任何异常引起的血管-淋巴管系统梗阻均可形成肿瘤，从而发生血管瘤、淋巴管瘤和血管-淋巴管瘤。

2. 临床表现 脾血管瘤临床表现多无自觉症状，多在体检中发现，手术摘除或尸检脾标本时偶然发现，少数瘤体较大者或仅有左上腹不适并伴有疼痛或因胃肠道等邻近内脏被牵引受压而出现恶心、呕吐、心悸、气急、腹胀和便秘等症状。

3. 影像学检查 B型超声是诊断脾占位性病变首选方法，但对脾血管瘤的定性诊断帮助不大，易受检查者技术水平、主观因素、肠道气体干扰和肥胖等因素影响。脾血管瘤多表现为单发或多发的高回声实性病灶，边界清楚，回声分布稍不均匀，呈蜂窝状或"筛网状"特征。2cm以下瘤体一般无血流信号，较大肿瘤内可有暗淡的星点状血流。CT平扫呈类圆形低密度灶或等密度灶。增强后从周边呈结节状强化或蜂窝状，继之向中心蔓延，且由脾实质强化明显导致肿瘤密度相对减低，边界清楚，到延迟期才逐渐表现为等密度强化。延迟期等密度强化这一征象对海绵状血管瘤的诊断更有特征性意义。

4. 诊断与鉴别诊断

（1）诊断：主要依据脾的病理组织学、免疫组织化学和超微结构特点诊断。脾血管瘤须与以下疾病鉴别。

（2）鉴别诊断

1）脾破裂出血：常常有脾外伤史，肉眼可见明显的脾破裂、出血，镜下脾被膜下或实质内新鲜出血。

2）脾囊肿：脾囊肿以单发多见，呈水样密度，边界清楚，CT增强后不强化，囊壁与脾实质密度一致。镜下囊壁内无血管内皮细胞被覆。

3）淋巴瘤：淋巴瘤为脾最常见的原发肿瘤，脾弥漫性肿大，肿块常单发或多发，常伴脾门及腹膜后淋巴结肿大，镜下为实性淋巴瘤组织，与血管瘤完全不同。

4）高分化血管肉瘤：该病十分罕见，属脾原发性非网织细胞性恶性肿瘤。临床表现症状多有腹痛、发热、贫血及血小板减少等，预后较差。

5. 治疗 脾切除是脾血管瘤唯一有效的治疗方法，影像学检查和临床诊断的血管瘤不一定须马上手术，可以谨慎观察随访。但由于脾血管瘤可以合并其他疾病，特别是恶性肿瘤的可能，同时也为了减少或避免脾破裂、脾功能亢进和脾血管瘤恶变等并发症的发生，对于血管瘤仍建议手术切除。对于脾巨大的血管瘤或广泛粘连病例，防止术中出血是手术成功的关键。

6. 预后 脾血管瘤为良性病变，手术切除安全、有效，预后良好。

（三）脾淋巴管瘤

1. 病因 脾淋巴管瘤可能为先天性畸形，该病与常染色体异常有关，雌激素在淋巴管瘤的增大和生长中起一定的作用。继发外伤或手术引起的淋巴管损伤也可导致淋巴引流障碍而引起淋巴管瘤的发生。

2. 临床表现 脾淋巴管瘤多无明显临床症状，少数可伴有左上腹脐周隐痛、不适等症状。约50%的患者是在无症状的情况下体检偶然发现，或者因尸检发现。是否出现症状取决于囊肿的大小和数量。囊肿的膨胀生长后压迫邻近结构而出现左上腹隐痛不适、胀满或轻微胀痛等与脾大相关的症状，可伴有发热、恶心、呕吐、体重减轻、高血压者脾功能亢进等，偶尔可继发外伤或病理性脾破裂、上消化道出血。脾增大，左肋下可达6cm，质韧，表面凹凸不平，无压痛。肝和淋巴结不大。

3. 影像学检查 B型超声敏感性高，是诊断淋巴管瘤的首选方法。B型超声显示脾显著增大，变形，脾实质布满2～30mm的液性无回声区及多房分隔回声结构，边界不清，回声不均匀。无回声区内呈细小光点分布，囊壁薄，其暗区中间有非薄的脾组织，厚薄不一，回声增强，呈网格状或短管状。CT脾实质内或被膜下单发或多发液性低密度灶，CT值与水接近，边界清楚或不清楚及分叶。囊壁规则、一般无钙化，囊内稍高密度网格状或“车轮状”分隔多见，呈蜂窝状聚集，簇状分布。增强后病灶囊壁（囊壁厚度为3～5mm）及分隔中度强化，延迟期仍持续强化，且病灶明显呈分叶状，液性区无强化。

4. 诊断与鉴别诊断

（1）诊断：主要根据肿瘤组织无包膜、瘤组织可见大小不等的囊、囊内充满淋巴液（淡粉色，无红细胞）、囊内皮细胞呈假乳头状增生和囊内皮及假乳头细胞CD34阴性诊断。

（2）鉴别诊断

1）海绵状血管瘤：海绵状血管瘤扩张的血窦内充满成熟红细胞，囊内液透明不呈淡粉红色，囊内皮细胞CD34阳性，无假乳头形成。

2）血管淋巴瘤：指瘤组织由淋巴管瘤和血管瘤混合组成，无明显分界。

3）脾毛细血管瘤：①血窦无明显扩张；②血窦内充满成熟红细胞；③窦内皮无假乳头样增生；④窦内皮细胞CD34阳性。

4）其他疾病：如脾囊肿、脾包虫病、脾脓肿、脾囊性转移瘤和脾结核等。

5. 治疗与预后 脾海绵状淋巴管瘤是良性间叶组织肿瘤，肿瘤生长慢，呈结节状或弥漫性增大。增大的脾因张力作用，在同等状况下更易发生破裂而危及生命。因此，诊断后应及时行脾切除术是脾淋巴管瘤最为合适的治疗方法。脾良性肿瘤切除术后，预后较好。

二、脾恶性肿瘤

（一）病因与病理

原发性脾恶性肿瘤非常少见，如恶性淋巴瘤、网织细胞肉瘤、纤维肉瘤、血管肉瘤（又称血管内皮细胞瘤），其中恶性淋巴瘤约占20%。

（二）临床表现

临床表现症状不典型且无特异性。一般以无明显诱因出现左上腹胀满不适、疼痛、乏力等主要症状，伴随肿瘤的进行性生长，常有疼痛和压痛，疼痛可以放射到同侧肩背部。胃肠道等邻近内脏受压而引起恶心、呕吐、腹胀、消化不良等症状。此外，体重减轻、消瘦、贫血、恶病质、发热及轻度黄疸等亦属常见。

（三）诊断及鉴别诊断

脾区最早出现临床症状和体征，排除其他部位原发癌后可考虑本病。腹部X线片可发现脾影增大及局部压迫征象，B型超声可确定有无肿块，但难以区分良恶性。CT、MRI和数字造影不仅显示脾本身的实质占位性病变还可以显示肿块与附近脏器的关系。根据病史及实验室、影像学等检查，综合分析，再与脾良性肿瘤、脾囊肿及邻近脏器肿瘤相鉴别，一般可明确诊断。

（四）治疗与预后

早期发现、早期手术是唯一切实可行的治疗措施。脾原发性恶性肿瘤一经确诊均应行脾切除术。术后可进行放疗、化疗，但收效甚微。

三、脾转移性肿瘤

脾转移性肿瘤少见，发生率为所有脾恶性肿瘤的2%～4%。以广泛转移及未分化癌为多见。原发灶多为肺、胃、胰腺、结肠，其次为绒毛膜上皮癌、恶性黑素瘤及乳腺癌等。除血行转移外，亦可由邻近脏器癌肿直接侵入或经淋巴逆性转移。由于临床上转移性恶性肿瘤很少发展到脾大足以扪及的程度，故多由尸检发现。不论是恶性肿瘤直接侵入还是血行转移到脾，均说明已属晚期，不适合外科处理。

脾　脓　肿

脾脓肿是脾的化脓性感染性疾病，临床上较为少见。因脾是血液中微生物的高效滤过器和吞噬活动中心，具有抵抗局部感染的免疫能力，故脾一般不易感染，特别是自广谱抗生素应用以来，脾脓肿更为罕见。临床确诊极为困难，非常容易漏诊或误诊。

【病因】★★★△△△

致病菌主要是需氧菌、厌氧菌、革兰阳性菌和革兰阴性菌，少部分由结核分枝杆菌感染引起。由于剖腹手术、腔镜微创手术或介入手术损伤了脾或由于脾周围器官胃、胰腺、结肠和肾的细菌感染，使细菌直接进入脾，或者由于全身性感染使细菌随血液进入脾，当机体免疫低下时，细菌大量繁殖形成脾脓肿。此外，脾中央破裂、脾梗死、脾动脉栓塞术后，均可继发形成脾脓肿。

【临床表现】★★★△△△

临床较少见，早期无特殊表现，当脓肿形成后，通常有寒战、高热、左上腹胀痛、脾大等症状和体征。

一、发热

多数患者感染中毒症状明显，表现畏寒、发热、乏力、食欲缺乏，体温多在 38～39℃，多呈弛张热型，也可为高达 39℃以上，呈稽留热型。

二、腹痛

大部分患者有左上腹疼痛，呈持续性钝痛或隐痛，呼吸时疼痛加重，表明炎症已累及脾被膜，并有脾周围炎，部分患者疼痛时向左侧肩背部放射，提示炎症侵及膈肌或膈下。

三、脾大

约有 50% 的患者在左上腹可触及肿大的脾，局部触痛或叩痛，腹肌紧张，甚至左上腹或左季肋部皮肤水肿。

【辅助检查】★★△△△

血常规白细胞计数增高，伴分叶核和杆状核粒细胞增多及胞质有中毒颗粒、空泡等，部分患者可有贫血。部分患者血细菌培养可阳性，单发脓肿阳性率为 10%～15%，多发性脓肿阳性率可达 70%，骨髓细菌培养阳性率更高。经皮超声引导下脾脓汁穿刺液或剖腹脓汁细菌培养常为诊断的实用方法，尤其是前者。

【诊断与鉴别诊断】★★△△

一、诊断

由于脾脓肿发病率低，临床表现缺乏特异性，因此其临床误诊率或漏诊率很高。发热、左上腹痛和外周血白细胞及中性粒细胞增高为本病的三联征。当患者出现此三联征时，特别是影像学显示脾有低密度占位时，应想到脾脓肿的可能，经皮 B 型超声或 CT 引导下穿刺抽脓做细菌学检查以便确诊，药敏试验指导抗生素选择。

二、鉴别诊断

（一）胸腔积液

B 型超声、CT 和 X 线检查，特别是 B 型超声和 X 线透视动态观察有助于胸腔积液的确诊，经皮 B 型超声引导下胸腔穿刺抽出积液可确诊。

（二）左膈下脓肿

B 型超声、CT 和 X 线检查，特别是 B 型超声和 X 线透视动态观察有助于左膈下脓肿的确诊，经皮 B 型超声引导下穿刺抽出脓汁可确诊。

（三）脾占位性病变

如脾囊肿、脾血肿、脾淋巴瘤和脾梗死等。脾占位性病变的确诊有赖于组织病理学，但影像学对其确诊能提供重要的依据。

【治疗】★★★△△△

脾脓肿除应用抗生素外，单发脓肿可在 B 型超声，或 CT 监视下行穿刺抽脓或置管引流术，或行切开引流术。多发脾脓肿或结核性脾脓肿应行脾切除术。早期确诊的单发小脓肿可试行抗感染保守治疗，但不宜用于多发性脾脓肿。

【预后】★★★△△△

脾脓肿预后取决于病程的长短，诊断的早晚、治疗是否得当和全身感染状况等，诊治不及时病亡率高达 40%～50%，全身感染或败血症性脓肿病死率高达 87%，如能得到早期诊断和及时治疗，病死率会显著下降。

脾 梗 死

脾梗死主要是脾动脉分支的突然阻塞，未能及时建立侧支循环导致的局部缺血性坏死。在脾切除标本中较常见，大多数术前不能明确诊断。

【病因】★★★△△△

脾梗死病因主要有：①脾动脉内血栓形成；②脾动脉硬化，管腔狭窄发生梗死；③动脉内膜下白细胞或瘤细胞浸润使管壁内皮损伤，粗糙及狭窄，加速血栓的形成；④微血管的栓塞，如镰状细胞性贫血所发生的微血管内凝血及血流停滞；⑤各种栓子，如细菌性心内膜炎时脱落的附壁栓子、肿瘤细胞（淋巴瘤较常见）团块形成的栓子、脱落的动脉血栓等。尿毒症终末期也可发生脾梗死。

【临床表现】★★★△△△

大多数患者无自觉症状，少数一过性的脾区或肩胛区刺痛感，这可能是由于梗死波及脾被膜神经，引起纤维素性脾炎，呼吸时因为脾被膜受摩擦而使患者感觉疼痛。随之可能出现低热或中度发热。通过脾血管造影可发现不显影区。超声检查也有助于诊断。

有严重脾功能亢进的患者发生广泛的梗死后相当于“自体脾切除”，随后脾功能亢进症状可减轻或消失。尿毒症终末期发生的脾梗死，弥漫而广泛，梗死灶位于脾中心部，切面呈黄色或白色斑点状外观，称“Fleckmilz”或斑点状脾。

【辅助检查】★★△△

脾血管造影或 ^{51}Cr 标记自体红细胞输入法可以发现不显影区，超声波检查也有助于诊断。B 型超声提示，脾内一个或数个楔形低密度影，边界清楚，早期呈低密度，晚期回声逐渐增强且不均匀，钙化时呈强回声。

【诊断与鉴别诊断】

一、诊断

脾梗死患者多数无自觉症状，大多术前不能诊断，但在术后病理诊断中多见。

二、鉴别诊断

（一）脾脓肿

脓肿壁有明显强化及壁外水肿，临床表现有寒战、高热及白细胞计数增高。

（二）脾结核

脾结核多表现为低密度肿块或低密度病变，形态多为圆形或椭圆形，CT 值为 25～45HU。少数病变可有环形强化，并伴有其他腹腔脏器的结核浸润。

（三）其他

如脾转移瘤、脾血管瘤等。

【治疗】★★★△△△

脾梗死一般以保守治疗为主，继发脾脓肿时需做脾切除术。镰刀形细胞性贫血、骨髓纤维化症等疾病，由于脾区严重持续疼痛或反复发作则属脾切除指征。

脾动脉瘤

脾动脉瘤是内脏动脉中最常见的动脉瘤，多发于妇女，尤其是多次妊娠者。

【病因与病理】★★★△△△

脾动脉瘤原因有先天性、动脉硬化及外伤等，一项研究纳入 229 例病例，20% 患者伴有肝硬化、门静脉高压症。脾动脉瘤多呈囊状扩张，其壁常钙化。

【临床表现】★★★△△△

脾动脉瘤多无症状，部分患者有左上腹疼痛，疼痛可向左肩胛区放射。由于一般病变范围较小，位置较深，难以触及左上腹搏动性肿块。脾动脉瘤最危险的并发症是急性破裂，易发生于妊娠妇女，这可能与腹内压增高有关。一旦发生死亡率很高。

【辅助检查】★★△△△

腹部 X 线片可见左上腹囊状钙化影；B 型超声、CT 检查和脾动脉造影有助于明确诊断。

【诊断与鉴别诊断】★★△△

一、诊断

该病的早期诊断主要依赖影像学检查。突发左上腹部疼痛、左肩部放射痛、恶心呕吐等要考虑到脾动脉瘤的可能；少数病例可触及肿块，有搏动感并闻及血管杂音。多数病例不具有明显症状，直到动脉瘤破裂到胃、肠或腹腔以后才得以诊断。CT 血管造影（computed tomography anigography，CTA）、动脉造影和腹部彩色超声检查有助于明确诊断。

二、鉴别诊断

腹痛等症状需与急性胰腺炎及消化不良等疾病鉴别，一旦出现伴有休克的急腹症则需考虑本病及与其他内脏动脉瘤相鉴别。CTA 及动脉造影有助于鉴别诊断。

【治疗】★★★△△△

脾动脉瘤治疗方法是包括动脉瘤在内的脾切除；也可根据动脉瘤所在的不同位置，采取脾动脉瘤切除、脾动脉重建、脾动脉结扎和脾切除术或脾栓塞术治疗。怀疑有脾动脉瘤破裂先兆或发生破裂时，应急诊手术。

脾破裂

脾因其解剖及组织学特点，是腹部内最容易受损的器官，脾破裂占腹部闭合性损伤的 20%～50%，约占腹部开放性损伤的 10%。脾破裂多见于男性和年轻人，病死率为 3%～23%，合并脾蒂或大血管损伤者病死率高达 70%。

【病因与病理】★★★△△△

脾破裂按病因分为外伤性、自发性和医源性 3 类，其中由外界因素作用造成的占 85%。医源性损伤多由胃或左半结肠手术中过分牵拉胃脾韧带或胃结肠韧带、粗暴的手法探查或牵拉器直接施压引起。纤维结肠镜强行通过结肠脾曲、复苏时猛烈的胸外按压和左季肋部穿刺也偶可伤及脾。自发性破裂发生于病理性肿大的脾，如肝硬化、疟疾、血吸虫病或造血和淋巴系统恶性疾病时。腹内压骤增的诱因如打喷嚏、呕吐，但也可能无任何诱因。按病理解剖脾破裂分为中央型破裂（脾实质深部破裂而被膜未破裂）、被膜下破裂（脾实质浅层破裂而被膜未破裂）和真性破裂（实质和被膜均破裂）3 种。临床所见的脾破裂 85% 是真性破裂。前 2 种因脾包膜完整，出血量受到限制，故症状相对轻微，无明显出血征象，通过非手术治疗可以促进血肿吸收，最终脾破裂口愈合。但有些静止的血肿（特别是被膜下血肿）常于伤后 1～2 周在某些微弱外力作用下，突然转为真性破裂，造成在诊治和观察中措手不及而令人遗憾的局面，应予警惕。破裂部位多见于脾上级和膈面。若破裂发生在邻近脾门者，有撕裂脾蒂的可能，绝大多数患者因迅速失血、休克未及时抢救而死亡。

【临床表现】★★★△△△

开放性损伤伤情一般与脾损伤症状和体征的严重程度相一致。而闭合性损伤除脾蒂及脾组织严重毁损外，临床表现一般会延迟，但病死率、并发症发生率很高。闭合型损伤开始时，常为左上腹部皮肤红肿、瘀斑，其程度和范围不随时间推移而加重或扩大，亦不会出现恶心、呕吐、腹胀或休克等严重症状。当上述症状出现或进行性加重时，说明腹部脏器损伤严重。创口微小，症状轻微的脾损伤可能未引起患者注意，而经过一段时间“无自觉症状”亚临床期，脾破裂自行愈合或症状滞后一段时间后出现脾延迟破裂出血。除单纯脾破裂因素外，多发伤及创伤的生理、病理等复合因素也要综合考虑。

【治疗】★★★△△△

全脾切除仍是治疗脾破裂主要的、常用的手术方法。但是随着对脾生理功能的深入了解，目前已改变了脾破裂只有行全脾切除治疗的观念。在抢救生命第一的前提下，各种保留脾的术式，如脾破裂缝合修补术、黏合凝固止血术、脾动脉结扎术、脾动脉栓塞治疗、部分脾切除术及自体脾组织移植术得到不同程度的发展。详见第 9 章脾脏损伤。

（孙　备　程春东）

第 3 节　脾切除的适应证及疗效

脾切除术在我国是一种开展比较广泛的手术，它用于治疗脾疾病至今已有 400 余年的历史，用于治疗脾外伤亦有 300 余年历史。脾切除术对于没有粘连的一般肿大的脾来说，是一种比较典型的手术方法。

随着近代医学对脾生理功能的进一步研究和脾切除后对机体带来一系列不良后果的认识，常规脾切除的指征受到了挑战。文献报道的各种保脾术式，不下几十余种。但是这并不意味着脾切除术失去应有的位置，至今其仍是外科常见术式之一。

一、脾切除的适应证★★★△△△

（一）脾功能亢进相关的血液系统疾病

脾功能亢进分为原发性和继发性2种，大多与血液病有关。有脾切除指征的血液系统疾病如下。

1. 先天性溶血性贫血 遗传性球形红细胞增多症（先天性溶血性黄疸）发生贫血和脾大，血红蛋白<100g/L者；有贫血、脾大与溶血性黄疸的遗传性椭圆形细胞增多症；丙酮酸激酶缺乏出现贫血，反复输血者；血红蛋白病患者脾肝比值>2和脾定位指数增高或输血量大，效果差，巨脾伴脾功能亢进者。

2. 自体免疫性溶血性贫血 以温抗体型原发性自身免疫性溶血性贫血为主，患者药物治疗无效或长期用药停药后复发者或合并血小板减少的伊文思综合征（Evans综合征），糖皮质激素治疗不满意者或$h^{51}Cr$核素测定，红细胞主要在脾内破坏者或单纯28G型库姆斯（Coombs）试验阳性者。

3. 血小板减少性紫癜 特发性血小板减少性紫癜的急性型患者用泼尼松，大剂量人丙种球蛋白等治疗无效，出血严重危及生命时；慢性特发性血小板减少性紫癜患者病程大于半年，内科治疗无效者；血栓性血小板减少性紫癜出现皮肤黏膜出血、溶血性贫血、发热及肾功能不全者。

4. 原发性脾源性中性粒细胞减少症和全血细胞减少症 临床表现为发热、反复感染、脾大、出血性紫癜和左上腹疼痛等。脾切除可有一定疗效。

5. 慢性再生障碍性贫血 患者骨髓增生好、红系偏高，合并溶血经长期内科治疗无效，$h^{51}Cr$测定红细胞或血小板寿命缩短，主要在脾破坏者。

6. 白血病 慢性粒细胞性白血病巨脾引起压迫症状或因脾梗死引起脾区疼痛者；伴有脾大和脾功能亢进的毛细胞性白血病；慢性淋巴细胞白血病脾切除主要适用于并发自身免疫溶血性贫血或血小板减少，脾大较明显，而采用糖皮质激素治疗不显著者。

7. 骨髓纤维化 内科治疗无效、发病年龄较轻，有骨髓硬化现象者其造血功能已移至脾，巨脾或脾梗死引起压迫或疼痛症状，脾功能亢进引起贫血或血小板减少，并发食管曲张静脉破裂出血，无效控制的溶血现象。但切脾后出现血小板急骤增高及导致血栓形成的可能，故对脾切除应持谨慎的态度。

8. 某些霍奇金病 某些合并脾功能亢进的霍奇金病为了分级，也可剖腹探查切除脾，并进行肝和淋巴结活检，以明确诊断和临床分期，为选择恰当的治疗提供依据。

脾切除治疗血液系统疾病所致的继发性脾大，有时足以改善脾功能亢进症状，但不能根治原发病。

（二）感染性疾病

1. 急性感染 急性感染如脓毒症、伤寒、传染性单核细胞增多症等发生自发性脾破裂、脾脓肿等可行脾切除术。慢性感染性疾病如黑热病、结核等出现脾大及明显的脾功能亢进时可行脾切除术。

2. 人类免疫缺陷病毒感染 人类免疫缺陷病毒感染并发血小板减少，糖皮质激素治疗无效或长期应用引起不良反应者，建议行脾切除术。

（三）门静脉高压症所致充血性脾大

门静脉高压症所致充血性脾大，常有继发性脾功能亢进。日本血吸虫病所致脾大经锑剂治疗后，可切脾；肝炎后肝硬化所致的门静脉高压症，若伴有较严重的脾功能亢进，在肝功能较稳定时可行脾切除术，对伴有明显的食管下段或胃底静脉曲张，或有上消化道出血史者，应考虑同时行断流或分流手术；仅有脾大和脾功能亢进症状，晚期肝硬化的现象尚不明显，且肝功能状况良好，脾切除术应属适应证。

（四）类脂质沉积病

脑苷脂网状内皮细胞病（Gaucher病）有脾大和脾功能亢进者。

（五）脾原发性疾病

1. 脾肿瘤 分为良性肿瘤和恶性肿瘤两种。小的良性肿瘤大多数无症状体征，巨大良性肿瘤表现为脾大及左上腹不适、疼痛或因胃肠道等邻近内脏被牵引受压而出现恶心、呕吐、便秘等症状。脾的良性肿瘤应行脾切除术或部分脾切除术治疗，效果良好。原发的脾恶性肿瘤少见，如恶性淋巴瘤、网织细胞肉瘤、纤维肉瘤等。治疗脾恶性肿瘤应行脾切除联合化疗或放疗。转移性脾肿瘤若为全身广泛性转移的一部分，一般无手术必要。若仅为孤立性脾转移而无其他部位转移，可行脾切除术，效果满意。若合并脾功能亢进或发生自发性脾破裂及继发腹腔内出血，亦需行脾切除术。

2. 脾囊肿 脾囊肿属罕见病，小的无症状的非寄生虫性脾囊肿不需治疗，大的脾囊肿可以根据情况实行囊肿摘除术、脾节段切除术或脾切除术治疗。

3. 脾感染性疾病 脾感染性疾病如脾脓肿、结核，大多为全身感染性疾病的并发症。单发脓肿可在B型超声或CT引导下行穿刺抽脓，或置管引流术，或行切开引流术。多发脓肿或结核性脾脓肿应行脾切除术。

4. 游走性脾扭转 游走性脾扭转是一种罕见的急腹症，游走脾如产生压迫症状或当脾蒂发生急性扭转时，则可造成脾急性缺血，甚至梗死，均应手术切除。

5. 脾梗死 脾梗死一般以保守治疗为主，继发脾脓肿、脾区严重疼痛或反复发作时需做切脾处理。

但在有条件的医院，上述某些疾病，如较小的良性肿瘤、脾段血管梗死等，可选择各种保脾手术方法。

（六）脾破裂

这是脾切除术最常见的原因。凡是创伤引起的脾损伤，伤及脾门大血管或为粉碎性脾破裂，无法行修补或保留部分脾组织，均应行脾切除术。某些胸腹部手术，因手术暴力，如牵拉、挤压等所致的意外性脾损伤，即医源性脾损伤，此类损伤多为脾上极，下极或局部的损伤，多行保脾手术，除非术者经验欠丰富，条件不具备或患者状况不允许时，可行脾切除术。

（七）规范化手术中的脾切除术

如肿瘤外科根治手术时附加脾切除术，常见的有胃癌，其次是在食管下段癌、胰体尾部癌、结肠脾曲部癌、左肾肿瘤及腹膜后恶性肿瘤等。

（八）其他

与脾有关的其他疾病，如类风湿性关节炎、系统性红斑狼疮等。值得提及的是，在通常情况下，骨髓硬化症、白血病、红细胞增多症、恶性贫血及霍奇金病不应作为常规脾切除的指征，应根据病情的具体情况，内外科协作，选择最佳的治疗方案，对于其他因素因急性感染或热带病而伴发继发性脾大的患者，除非有明显的脾功能亢进，一般也不应作为脾切除术的指征。

二、脾切除术

脾切除术虽然已广泛开展，但是对于广泛、紧密粘连或巨大脾，脾切除严重困难，手术操作如有不当，常可发生不能控制的大出血，甚至休克、死亡；术后也可出现腹腔大出血和膈下脓肿等并发症。因此，脾切除操作中应注意下列几点。

（一）切口的选择★★△△

切口选择应着重考虑以下4点：①脾本身的病变情况，如脾大小、病变性质、有无出血倾向等；②脾切除的同时是否施行其他手术，如胆囊结石患者是否需要同时切除胆囊，先天性溶血性贫血患者是否需要行胆道探查术等；③患者的全身状况和胸廓外形；④外科医师个人习惯和经验，选择切口。一般可采用左上腹旁中线经腹直肌切口，不需开胸。在巨大脾或有脾广泛粘连的情况下，可将切口从其下端向左横行延长，成为L形；要注意切口的上端应足够高，直达肋弓缘，以便较好地显露左膈下区，并便于处理脾胃韧带的上端。对于位置较高的肿大脾，即肋弓下显露的脾较少者，也可采用沿左肋弓下大弧形切口。应放置胃管，抽空胃内容物，以有利于显露、分离脾。

皮肤和皮下组织的渗血情况，常是判断患者凝血功能的最好标志。如果渗血严重，最好停止手术，缝合伤口，继续再做必要的术前准备。

（二）手术步骤★★△△

1. 手术探查

（1）急诊手术的探查和处理：急诊手术探查要求迅速而准确地查明脾损伤情况，及时控制出血。进入腹腔后，可一边吸除腹腔内血液，一边向脾门及血凝块最多处探查，并取出血凝块，以免影响术野。术者用右手沿脾的外侧探查，依次扪脾的后外侧面上、下极和脾门等处，多数情况下有裂伤者并不难发现。分开脾外后方的腹膜，并将脾向内侧翻转，然后用右手捏住脾蒂或用肠钳夹住脾蒂及胰尾，以阻断脾动脉血流，暂时控制出血，然后进一步了解脾损伤的程度。对于脾损伤不重者，可根据具体情况决定是否保脾及采用何种保脾方式，对于不能保脾者，则尽快行脾切除术。

（2）择期手术的探查：首先应了解脾与邻近器官的关系，如有无粘连、粘连的部位，是血管性粘连还是纤维性粘连，从而可决定手术的入路，并可避免因盲目分离粘连而损伤胃、结肠、胰腺、肝左外侧叶等。术中疑有门静脉高压，应自胃网膜右静脉测定门静脉压力。如有轻度食管曲张静脉存在，切除脾后周围门静脉的压力仍高于正常值5～10cmH_2O，可考虑加门奇静脉断流术。溶血性黄疸患者，易形成胆囊或胆管结石。虽然术前应用影像学手段及内镜检查已排除胆道系统结石，但术中应仔细检查胆囊及胆管，如发现结石，只要患者情况允许可同时切除胆囊和脾。脾功能亢进和血小板减少性紫癜的患者，应特别注意肝，可以发现术前不能发现的肝大，必要时，楔形切除一小块肝组织作活检。25%～30%的人有副脾存在，因此，还应探查胃脾韧带、大网膜、小肠系膜、左下腹部有无副脾。脾门和胰尾部的副脾一般不会遗漏，需要注意的是有时副脾难以与充血肿大的淋巴结、有血肿的脂肪和肠壁子宫内膜异位症相鉴别。如有副脾应根据情况决定是否切除。门静脉高压症的副脾应全部切除。

2. 结扎脾动脉 当探查决定行脾切除后，最好先设法结扎脾动脉，以防止在脾游离过程中血管撕破而突然发生出血，还可减少手术中操作困难，节约血液。但对于急诊脾切除术的病例，该操作不应作为常规。一般先将脾胃韧带平展，如无过多脂肪，大多呈半透明状。在无血管区将韧带剪开，对含有较多脂肪的胃脾韧带，应在两把血管钳之间进行结扎，也可再切断部分胃结肠韧带，进入大网膜囊内，用大号“S”形牵开器将胃向左上方牵开，充分显露胰体尾部。在胰腺体尾部上缘可门及脾动脉的搏动。充血性脾大时，脾动脉常增粗纡曲，有时尚有震颤。从胰腺上缘切开后腹膜和脾动脉鞘，用直角钳在动脉鞘内分离脾动脉长1.5～2.0cm，从其下缘绕过2根7号线或10号线，两线相距3～5mm分别结扎。结扎时用力要适中，尤其当脾动脉有粥样变性时，若突然用力结扎，易致断裂，结扎后一般不剪断。在少数情况下，脾动脉位于胰组织背后，从一般位置上分离、结扎有困难时，可将胃结肠韧带向右侧切开，用大“S”形拉钩，将胃向上向前钩起，在脊柱左侧胰腺上缘处进行脾动脉结扎。若在此处结扎仍感困难，不必勉强，可待脾游离后再处理。约10%的脾动脉在脾门处分出脾段动脉，有学者主张暂阻断脾蒂血供，分出脾段动脉后，再分别结扎，这样既可靠，又能保证胰尾血供。结扎脾动脉后可见脾缩小，变柔软，脾包膜出现皱褶。必须指出，巨脾其动、静脉会显著增粗，两者常靠拢并行，且有粘连，分离动脉时如有困难，勿强行分离，否则可撕破脾静脉导致大出血。在结扎脾动脉的前、后可测定门静脉压力，以估计减流的效果。

术者用右手沿脾膈面再次探查脾大小、质地、活动度、粘连情况。如有粘连，应了解粘连是疏松的还是致密的，是纤维性的还是血管性的。如无粘连可用右手托住脾的后缘，并将脾下极挽出腹腔。此时，应试探将脾托出腹腔的可能性。如能托出，可在脾窝内填塞纱布，防止脾回缩入腹腔，可获得良好的术野显露。

3. 处理脾韧带 脾与周围脏器均以腹膜反折相连并相互固定，一般称为韧带。在韧带夹层间常有脂肪堆积以致与邻近脏器难以分离。术野显露不清如合并出血时，必然增加手术困难，同时也容易损伤邻近的脏器。因此，应首先分离脾胃韧带，以开放网膜囊前壁，然后向上分离结扎脾胃韧带，直至脾上极。若显露有困难，可留在最后处理。沿脾胃韧带向下分离即为脾结肠韧带，此韧带分离一般无困难。但脾结肠韧带常有小的动、静脉血管，应钳夹后再切断结扎。体形肥胖的患者此韧带与大网膜常连成一团，使结肠脾曲显现不清。此时，应在脂肪团的夹层间分离结扎，则可分清结肠脾曲与脾的关系，使脾下极游离。沿脾结肠韧带向后向上，触及脾的后缘并转向内，移行至脾的脏面与后腹膜相连处，因其后有左肾，故称脾肾韧带，此处血管性粘连最多见，分离显露比较困难，尤其是巨脾更不易显露，分离时若不仔细，很容易引起大出血。将腹壁和左肋弓和向外上方牵开，将脾推向前、内侧，使得脾外侧腹膜紧张并被充分显露，自下向上用剪刀剪开。然后分离脾肾韧带。此处因空间狭小常无法安置止血钳，亦可快速大片分离，如大出血使视野不清时，勿盲目填塞纱布，以免撕破脾静脉。此时，应耐心地在直视下边分离、边观察，有出血点即予缝扎，这样较安全，脾的出血点可用纱布压迫止血。

继续向上延伸即达到脾上缘的脾膈韧带，它向前与脾胃韧带上端相连。此处位置很高，如遇脾上极蜷曲或与肝左外侧叶粘连，则显露更为困难。分离脾膈韧带时，可将脾向内向下牵拉，以便在直视下切断结扎。将这些韧带离断后，将脾向下牵拉，此时，可清晰显示脾胃韧带。要注意不可撕裂脾和胃壁，应在直视下钳夹切断、结扎含有胃短血管的脾胃韧带。近端脾胃韧带仅1～2mm长，容易将胃壁一起结扎，以致术后发生胃后壁高位坏死穿孔，尤其是有动脉硬化及局部有炎症瘢痕时更易发生，应予注意。

4. 处理脾蒂 脾挽出切口后，如动脉已结扎，主要是处理静脉和胰尾。在脾门附近胰尾与脾紧密相连，很易分破脾静脉。为防止大出血，可在胰尾或胰体部，术者以左手将脾动、静脉捏在手中做暂时阻断，再处理脾蒂，以免失血。这时，可安全地分离胰尾与脾动、静脉。在三者之间常为疏松的结缔组织包绕，应将脾动、静脉分离清楚。用3把血管钳夹住脾蒂，在近脾门的2把钳子之间将脾蒂切断，使近脾门的1把血管钳与脾一同离体，可收集脾血回输。在脾蒂近端用粗丝线分别结扎脾动、静脉，此时，脾动脉已双重结扎，然后在2把血管钳之间再结扎脾静脉1次。晚期血吸虫病巨脾患者，胰尾常较粗而且伸入脾门内，很难显露脾动、静脉，此时只能从动、静脉之间以直角钳引过粗丝线分别结扎动、静脉，紧靠脾门处切除脾，然后自胰尾及脾蒂断端中找出脾动、静脉的断端，再分别结扎1次。结扎脾蒂时，应避免块状结扎和损伤胰尾，因块状结扎的远端坏死，易致术后出血、创口愈合障碍和发热等并发症，最好应分别结扎脾动、静脉，甚至分别结扎脾段血管，结扎后再加缝扎一道，以防结扎线松脱而引起大出血。在少数情况下，因脾门及胰体尾部上缘有许多淋巴结聚集或胰腺的慢性炎症，使脾门与后腹膜粘连呈板状，很难从胰腺的腹侧入路找到脾血管。强行分离常引起血管破裂大出血。此时，可在脾肾韧带的壁腹膜缘自下而上地剪开后腹膜，分离腹膜外的疏松结缔组织后将脾向前向内翻起。对纡曲的小静脉，予以结扎切断，即可显露胰尾的背面及脾血管，将脾动、静脉分别结扎后再分离胰尾。这种从胰尾背侧处理脾蒂，在特殊情况下是一条较安全的入路。

我国在脾外科方面积累了丰富的经验，在实践中，对难以切除的巨脾创造和改进了许多方法，其中包膜下脾切除和逆行脾切除就是两种行之有效的办法。

包膜下脾切除是先结扎脾动脉，如有困难可在胰尾上、下缘后腹膜上各切一小口，用示指伸入脾蒂和脾肾韧带之间，轻轻地向上分离，在脾动脉上方穿出，并在此隧道内穿一细橡皮筋，控制脾蒂后，在粘连部下方切开脾包膜，于包膜下迅速分离脾实质，若局部粘连太严密时，可残留少许脾组织。

逆行脾切除是先切断脾蒂，吸出积血，再行脾包膜下分离，逆行切除脾，留于肝、膈的脾包膜渗血可以缝扎或电灼止血，对于脾蒂过短、脾动脉深在或晚期血吸虫患者有门静脉高压时不宜用此种方法。

5. 脾窝止血、放置引流、缝合腹壁

（1）脾窝止血：脾蒂处理完毕，还应检查几处容易发生出血和渗血的区域，并给予相应处理。

1）胃短血管：胃短血管单纯结扎不够可靠，还应做缝合结扎。术后可因胃扩张、胃泡膨胀，使单纯结扎线滑脱出血。

2）胰尾：胰尾是术后易发生出血的位置。特别当损伤胰尾时，更易发生。术中可能已经止血，但术后血压上升又可继发出血或因小胰管渗漏胰液，亦可导致继发出血。因此，胰腺的创面应当用细丝线缝合，并反复检查有无很小的出血点或胰液渗漏。

3）脾床止血：脾切除后，从脾床取出垫入的纱布，吸净积血，用温热盐水洗净后仔细寻找出血点，小的渗血均应电凝止血，小的血肿应切开缝扎，低血压患者应待血压回升到正常水平，再观察有无渗血，已形成的凝血块，不要再用纱布擦掉。在巨脾和脾广泛挫伤的患者中，脾床总会有渗血，尤其是脾广泛粘连切开后，止血更为困难，此时，可采用深大的缝合止血，腹膜后出血亦可通过缝扎，用腹膜覆盖脾床止血，脾膈韧带和腹膜切口游离缘的出血均可间断缝合止血。顽固的片状渗血，宜用纤维蛋白黏合剂覆盖，有很好的止血效果，同时也应注意观察，如有凝血机制障碍必须及时纠正。

（2）放置引流：因脾切除后脾窝常有渗血、渗液或术中胰尾有轻微损伤等，因此术后应常规放置腹腔引流。引流管置于左膈下，其上端要放在脾窝最低位，稍离开胰尾、脾蒂血管，更不能接触分流血管的吻合口，在左肋缘下腋前线另戳孔引出，戳孔大小适中，注意引流管不要压迫结肠脾曲处的结肠，引流管接闭式低负压吸引或用负压球。根据情况引流管可在术后24～48小时拔除。

（3）缝合腹壁：分层缝合腹壁切口，要尽量修复腹腔内的腹膜缺损，对贫血严重或低蛋白血症伴腹水存在时，切口缝合尤应紧密，以防腹水渗漏入切口，影响切口愈合甚至导致切口裂开，也可考虑减张缝合。

（三）术后处理★★★△△△

①严密监测生命体征的变化，每30～60分钟测定血压、脉搏、呼吸1次，有条件者，可将患者送入监护室，直到病情稳定。②术后应用抗生素，预防感染。③注意监测并纠正水、电解质和酸碱平衡紊乱，根据术中情况及原发病情况及时纠正贫血和低蛋白血症。④术后注意观察尿量，必要时给予利尿药。⑤术后根据手术、麻醉种类及患者情况合理选择体位，一般患者清醒后应取半卧位。鼓励患者深呼吸和咳嗽、咳痰。⑥记录腹腔引流管引流量，观察引流物色泽、有无管腔堵塞、有无大量液体流出，特别注意引流物有无消化液混杂，如无特殊情况可在24～48小时拔除引流管。⑦胃管应保持通畅，术后24小时可拔除。术后48小时进流食。⑧病情允许的情况下，术后应争取让患者早期活动。

（四）术后并发症★★★△△△

脾术后近期并发症比较多见，总体发生率为25%，其术后并发症的发生与原发疾病直接相关。

1. 大出血 术后短期内出血包括腹腔内出血和上消化道出血，多发生于术后24～48小时。

（1）腹腔内大出血：脾手术后约有2%的患者因腹腔内大出血而再次手术，多发生在术后24～72小时。脾切除术后腹腔大出血常见病因包括胰尾血管、脾蒂血管、胃短血管的出血及膈面、脾床的创面渗血。其中血管性出血多由于技术因素引起，胰尾血管出血多因为术中损伤胰尾，术后结扎线松动或脱落。术后腹腔出血的原因还包括凝血机制障碍，特别是大量输入库存血者。当怀疑腹腔内出血时，经输血、止血药物的处理后，血流动力学仍不稳定者，应果断实施二次手术。

预防腹腔内大出血应注意按顺序反复探查膈面、胃脾韧带结扎端、侧腹壁、后腹膜及脾蒂和胰尾等处是否有出血点，严格止血。对脆薄的脾动脉或脾静脉要带少许附近的结缔组织一起结扎，以防切割血管，不宜采用脾蒂集束结扎等。

（2）早期消化道出血：门静脉高压患者切除脾后，门静脉血流减少20%～30%，也破坏了许多门－体静脉间的侧支循环，使门静脉系统血流更为集中地经过胃冠状静脉流向胃底和食管下段，加重该区门静脉淤血，使压力增高。此外术中牵拉和挤压胃体，拉钩也可能损伤黏膜下的曲张静脉。术后如鼻胃管引流出大量新鲜血液或患者出现呕血及黑便，并出现休克的早期表现，即可诊断为上消化道大出血。对于上消化道大出血的治疗方案是尽可能采取非手术治疗，如输血补液、三腔双囊管压迫止血等。

2．邻近器官损伤

（1）胰腺损伤：多发生于巨脾患者的胰尾伸入脾门者，在处理脾门和游离脾蒂时，采取脾蒂的集束大块结扎而导致胰尾损伤，特别是在大出血时盲目用血管钳钳夹脾蒂，更易损伤胰尾。胰腺损伤往往造成术后胰瘘。

（2）结肠左曲损伤：脾切除造成的结肠左区的损伤一般是在处理脾结肠韧带，术野不清，盲目钳夹脾结肠韧带造成的。

（3）胃损伤：脾切除过程中胃损伤较少见，但如果术后出现胃瘘则容易导致严重的后果。

3．感染 包括腹腔化脓性感染、肺部感染、创口感染裂开等。其中腹腔化脓性感染是最常见的并发症，以膈下脓肿最常见。脾切除术后常有短暂的发热，一般术后1～2周体温渐趋正常，但也可再度体温缓慢上升，直至持续高热，常伴畏寒、发热、膈肌痉挛、白细胞计数升高，此时应想到膈下脓肿可能。结合B型超声、胸部X线片检查，诊断明确后立即应引流脓腔，清除脓液、坏死组织及线结，并放置较粗引流管，以引流和冲洗脓腔。脾切除术中严格止血，处理脾蒂时避免挫伤胰尾，以及术后在膈下常规放置有效的引流，及时引流出脾窝的积血，均是预防膈下脓肿的有效措施。

4．脾热 脾切除术后患者常有持续2～3周的发热，很少超过1个月，体温38.5～39.0℃。脾热为自限性疾病，无需治疗即可消退。

5．血栓性疾病 十分少见，一旦发生于某些部位的血管，如视网膜动脉、肠系膜静脉、门静脉主干等，常会造成严重后果。这一并发症的发生可能与脾切除后血小板计数急骤增多有关，但尚有争议。

6．其他并发症 机械性肠梗阻、肝性脑病、高尿酸血症等。

（五）脾切除后对感染抵抗力降低的问题★★★△△△

目前一般认为，脾切除后患感染性疾病的风险增加，特别是4岁以下的儿童。

脾切除后凶险性感染（OPSI）是脾切除术后最常见的致死性并发症，可发生于脾切除术后任何时间，多见于术后2～3年。其典型表现为发病时有前驱症状，如发热、寒战和其他非特异性症状，包括萎靡、肌肉疼痛、腹泻和呕吐。很多患者无明显的局灶感染灶，只是表现为严重的原发性菌血症。病情进展迅速，短时间内出现低血压、弥散性血管内凝血、呼吸窘迫，数小时内就可以出现死亡。发病后即便及时使用大剂量抗生素治疗，病死率仍很高。50%患者的致病菌为肺炎球菌，其他菌有嗜血性流感杆菌、脑膜炎球菌、大肠埃希菌、乙型溶血性链球菌等。

根据大量临床资料统计，脾切除后患者因感染性疾病所致的病死率大大高于正常人群，尤其是儿童。这种风险的增加与原有疾病的种类密切相关。如因珠蛋白生成障碍性贫血，单核吞噬细胞系统疾病如霍奇金病、组织细胞增生症X等而行脾切除者，发生OPSI的风险最高，因外伤、特发性血小板减少性紫癜和遗传性球形红细胞增多症行脾切除者，发生的风险低。

鉴于上述原因，对于全脾切除，特别是5岁以下儿童的全脾切除，应持慎重态度。

由于OPSI 50%的病原菌为肺炎球菌，可用青霉素（青霉素过敏者，可用红霉素等）或接种多价肺炎球菌疫苗进行预防。主要用于儿童，但2岁以下不采用接种疫苗的方法。一旦发生OPSI，则应积极应用大剂量抗生素控制感染，输液、输血，抗休克，纠正水、电解质紊乱等治疗。

开展脾修补缝合、部分脾切除、脾移植等保留脾的手术，有利于保留脾的免疫功能，问题在于究竟应保留多少脾组织，才能防止脾切除后严重感染性疾病，迄今仍不明确。

三、部分脾切除术

通过对脾解剖，特别是脾血管节段性分布的研究，使得部分脾切除术具有临床可行性。部分脾切除术包括规则性部分脾切除术和非规则性部分脾切除术两种。前者依照脾内血管分布规律所施行的脾段切除、脾叶切除和半脾切除术。当脾破裂时，常很难分辨清楚和处理脾门血管分支。此时可根据脾组织血供及活力情况加以判断和施行非规则性切除。但正如非规则性肝切除一样，术者仍应熟悉并遵循其血管分布等解剖学的基本规律处理。

（一）适应证★★★△△△

①脾上极或下极深而大的裂口，星形损伤或碎裂无法缝合修补保留者，切除损伤部分，行保留性脾部分切除术。②脾上极或下极同时重度损伤难以缝合修补者，应切除损伤部分，行保留脾中部的脾部分切除术。③局限在脾某一部分的良性囊肿。④局限性脾内血肿。⑤脾门处的某一叶、段血管损伤无法修补，脾已出现界线明显的部分脾供血障碍，应切除这部分脾。⑥脾实质深而大的裂伤，经缝合后止血不可靠或反而出血加剧，或缝合后部分脾出现血液循环障碍。

（二）术中操作难点和要点★★△△

1. 脾手术应贯彻“抢救生命第一、保脾第二”的基本原则 脾虽然具有许多重要功能，但并非生命必需器官，切不可盲目追求保脾而强行施行保脾手术。应认真选择手术适应证及手术时机。

2. 多种保脾手术可同时进行 在施行部分脾切除术的同时，如发现残留脾有不太大的裂口，可同时行缝合修补术。

3. 控制脾蒂 无论是规则或不规则的部分脾切除术，均应首先控制脾蒂减少创面失血，然后清除失活的脾组织。

4. 脾断面的处理 脾门的血管处理后，沿脾缺血的分界线离断脾一般出血甚少，但为了慎重起见，断面还是常规U形交锁缝合，以策安全。一般以7号丝线行交锁U字缝合3～4针后再打结。打结要松紧适度，过紧可切割撕裂，过松会导致出血。

5. 脾门的处理 部分脾切除术时，应注意多保留脾门组织，以免损伤拟保留部分脾的血供。

6. 存留脾块活力的判断 有时在行部分脾切除术之前，估计存留脾的血供良好，但经手术后发现存留脾血供欠佳，术者应考虑为脾血管受压、扭曲或缝扎了脾血管主干，待明确并解除上述因素后再做决定。如果对剩余脾块活力怀疑，可在术中经墨非管滴注0.5～1.0mg稀释的肾上腺素溶液。几分钟后，如出现脾块收缩，表面出现褶皱，说明血供充分。但此法可导致一过性心率加快，血压上升，故对合并心脑血管疾病的患者慎用。

7. 脾保留过少的处理 若在部分脾切除术中发现存留脾组织不足正常脾的1/4时，应附加自体脾组织网膜内移植。因为存留脾体积过小，术后脾功能长不足。

8. 注意保护胰尾 术中操作应注意不要伤及胰尾及其血供。证据表明，脾切除术后发热，有的是因为胰尾损伤后胰漏，造成非化脓性炎症反应所致。因此，在处理脾周围韧带和脾蒂时应显露良好，不能盲目操作，务必辨认清楚后再下钳。如果术中发现胰尾损伤，应及时修补，一般不会有严重的后果，但若遗漏，术后则会出现较难处理的并发症。

四、腹腔镜脾切除术

1991年法国医师实施了第1例腹腔镜脾切除术（laparoscopic splenectomy，LS），目前，LS是更受欢迎的脾切除术式。这种术式的缺点是较长的手术时间和难以切除巨大的脾，优点是可以缩短住院时间，术后恢复更快。

（一）禁忌证★★★△△△

①难以纠正的凝血功能障碍；②心、肺、肾等重要器官功能不全，不能耐受全身麻醉者；③Ⅳ外伤性脾损伤，估计LS不能短时间完成者；④有左上腹手术史，腹腔粘连严重者；⑤妊娠；⑥对于巨脾（彩色超声或CT提示脾上下极的距离＜11cm为正常，11～20cm为中度脾肿，＞20cm为巨脾）及门静脉高压所致的脾周围血管曲张则根据术者掌握腔镜技术的熟练程度视为相对禁忌证。

（二）术中操作难点和要点★★△△

1. 充分游离脾周韧带 采用超声刀联合Liga Sure处理脾周韧带。游离脾周韧带过程中，要根据脾周韧带组织的厚度选择离断方法，膜状组织以超声刀处理为佳，较厚组织采用Liga Sure离断，止血效果可靠。

2. 脾蒂的处理 目前LS常规处理脾蒂的方法有Endo-GIA或钛夹和丝线结扎等，但术中易出血、中转开腹率高、手术时间长、术后胰漏发生率高，且医疗费用高昂。

3. 脾动脉的处理 脾动脉的预处理对于控制术中出血，增加手术安全性至关重要。对于肿大的脾离断胃脾韧带后沿胰体部上缘寻找纡曲增粗的脾动脉，在此过程中一定注意避免损伤脾静脉，尤其在门静脉高压症患者中，静脉壁非薄易破，常发生不可控制的出血而中转开腹手术。

总之，LS与开腹脾切除术相比，具有手术创伤小、术后疼痛轻、恢复快、住院时间短、切口美观等微创效果，是治疗特发性血小板减少性紫癜和遗传性球形红细胞增多症的理想术式。但是，它仍是一种风险较大的手术，相信随着术者手术经验的不断积累和手术器械的不断改进，LS日臻完善，手术安全性会大大提高，此术式必将得到广泛推广应用，从而成为脾切除的首选术式。

五、机器人脾切除术★△△

目前已有一些关于机器人手术治疗脾疾病的报道，尽管机器人手术对患者是安全可行的，但与LS相比，手术时间更长，花费更高。

注：脾破裂在第9章脾脏损伤已做详细介绍，故在本章节未详细介绍。

（孙 备 程春东）

参考文献

[1] 吴阶平，裘法祖. 黄家驷外科学，7版. 北京：人民卫生出版社，2008.
[2] 陈辉树，姜洪池. 中国脾脏学. 北京：人民军医出版社，2012.
[3] 赵玉沛，陈规划. 脾脏外科手术学. 北京：人民军医出版社，2013.
[4] Townsend, CM Beauchamp RD, Evers BM, et al. Sabiston Textbook of surgery (18th). WB Saunders: 2007.
[5] 赵玉沛，陈孝平. 外科学，3版. 北京：人民卫生出版社，2015.
[6] 张启瑜. 钱礼腹部外科学. 北京：人民卫生出版社，2006.

第 21 章 外科急腹症的诊断和处理原则

外科急腹症是指以急性腹痛为主要特征的综合症状，是一种急诊情况，而不是指某种单一的疾病。急腹症分属于外科、内科、妇产科等科室的治疗范畴。外科急腹症是泛指常需手术治疗的腹腔内非创伤性急性病变，疾病种类多，症状有相似之处，发病急、变化快，需及时明确诊断、紧急处理，因此，急腹症的诊断和鉴别诊断非常重要。

第 1 节 急腹症的分类★★★△△△

外科急腹症涉及多个脏器多个病因，临床表现各异，归纳起来，大致可分为以下几种类型。

一、炎症

炎症如阑尾炎、胆囊炎、胰腺炎。

二、脏器穿孔或破裂

脏器穿孔或破裂如胃十二指肠穿孔、小肠穿孔、结肠穿孔。

三、肠梗阻

肠梗阻如肠癌引起肠梗阻，腹腔炎症引起麻痹性肠梗阻。

四、脏器绞窄、扭转或坏死

脏器绞窄、扭转或坏死如肠扭转、肠套叠、肠内疝引起肠坏死。

五、出血

出血如肝、脾出血，消化道出血。

六、损伤

损伤如各种腹部外伤或腹部医源性损伤。

（张忠涛）

第 2 节 急腹症的临床资料采集

一、病史★★★△△△

急腹症最主要的症状是腹痛，因此，围绕腹痛进行详细的病史询问、细心的体格检查、相关的检查，综合分析，是建立正确诊断的最好方法。

（一）腹痛

1. 诱因 急性腹痛常与饮食相关，如胆囊炎、胆石症常发生于进食油腻食物后；急性胰腺炎常与暴饮暴食、过量饮酒有关；胃十二指肠溃疡穿孔在进食后多见；剧烈活动后突然腹痛应考虑肠扭转可能；驱虫不当可以是胆道蛔虫病的诱因。

2. 腹痛的部位 一般来说最先出现腹痛的部位或腹痛最显著的部位往往与病变的部位一致。因此，根据脏器的解剖位置，可以做出病变所在脏器的初步判断。

（1）中上腹痛：常为胃、十二指肠、胆道和胰腺的病变。

（2）脐周及右侧腹痛：常为小肠、右侧结肠、阑尾病变。

（3）下腹痛：常为左侧结肠病变。

（4）其他：转移性右下腹痛主要见于急性阑尾炎；右肩或右肩胛下角牵涉痛常见于胆囊炎、胆石症；左肩牵涉痛或左右肋缘至背部放射性疼痛常见急性胰腺炎；十二指肠后壁穿透性溃疡可致胸 11～12

椎体右旁区放射痛；输尿管上段或肾结石呈腰痛，并有下腹或腹股沟区放射痛，输尿管下段结石则出现会阴部的放射痛。

3. 腹痛发生的缓急 腹痛开始时轻，以后逐渐加重，多为炎症性病变。腹痛突然发生，迅速恶化，多见于实质脏器破裂，空腔脏器穿孔，空腔脏器急性梗阻、绞窄，脏器扭转等，如急性肠扭转、绞窄性肠梗阻等。

4. 腹痛的性质

（1）持续性的钝痛或隐痛：炎症或出血刺激腹膜。

（2）阵发性绞痛：管腔阻塞后痉挛收缩引起，根据发作的频率及程度分为单纯性、绞窄性、完全性和不完全性。

（3）持续性的疼痛伴阵发性加剧：炎症伴梗阻，往往互为因果。

5. 腹痛的程度 一般而言，腹痛的程度可反映病变的程度，但受个体差异影响。

（1）炎症：较轻，一般可耐受。

（2）梗阻、绞窄、缺血：剧烈，辗转翻动。

（3）穿孔：剧烈，不愿多动，不愿深呼吸，甚至拒绝查体。

（二）消化道症状

除腹痛外，尚需了解伴随的消化道症状。

1. 恶心、呕吐 腹痛往往伴恶心、呕吐，不同的疾病有不同的表现，如消化性溃疡穿孔常无呕吐。急性胆囊炎常伴呕吐。急性阑尾炎常在腹痛后3～4小时出现。急性胃肠炎发病早期频繁呕吐。高位小肠梗阻呕吐出现早且频繁。低位小肠或结肠梗阻呕吐出现晚或不发生呕吐。呕吐物的颜色、内容物及呕吐的量与梗阻的部位密切相关，如幽门梗阻呕吐物为宿食，不含胆汁。空肠上段以远梗阻呕吐物混有胆汁。小肠梗阻呕吐物为褐色、混浊含有渣滓。胆道蛔虫症钻顶样疼痛伴呕吐蛔虫。上消化道出血呕血。急性胃扩张呕吐物为咖啡色，有腥臭味。低位肠梗阻呕吐物为粪水样。

2. 排便情况 停止排便常为机械性肠梗阻，腹腔内急性炎症抑制肠蠕动也可引起排便停止。水样泻伴痉挛性疼痛常为急性胃肠炎。果酱样便是肠套叠的典型表现。腹泻伴腥臭血便常为急性肠坏死。

（三）其他感染中毒症状

其他感染中毒症状如寒战、高热、头痛、乏力和食欲减退。除急性化脓性胆管炎可同时出现腹痛和发热外，绝大多数外科急腹症发热出现在腹痛之后且早期发热不显著。腹膜炎如出现高热，除提示有严重感染中毒外有形成局限性脓肿的可能，如盆腔或膈下脓肿等。

（四）月经史

生育期女性应询问月经史，如宫外孕破裂多有停经史；卵巢滤泡或黄体破裂常在2次月经的中期。

（五）既往史

胃十二指肠溃疡穿孔多有溃疡病史；既往常有胆囊炎、胆石症、阑尾炎发作史；粘连性肠梗阻多有腹部手术史。

二、体格检查★★★△△△

（一）全身情况

1. 生命体征 注意心率、呼吸、血压、体温的变化。

2. 特殊体征 胆道系统病变多有黄疸表现；内出血可见贫血貌；肠梗阻时部分患者腹壁有手术瘢痕或腹股沟疝等。

（二）腹部查体

1. 视诊 腹式呼吸减弱或消失提示有急性腹膜炎。

（1）全腹膨胀：多为肠梗阻、肠麻痹或腹膜炎晚期表现，也可见于闭袢性肠梗阻、肠扭转等。

（2）腹部切口瘢痕：提示梗阻可能为肠粘连所致。

（3）胃蠕动波：提示急性胃扩张。

（4）小肠蠕动波：提示小肠梗阻。

（5）腹股沟区肿物：提示嵌顿疝。

2. 触诊

（1）压痛：根据压痛部位、范围、程度及有无腹膜刺激症状可大概估计病变部位、性质和严重程度。

（2）包块：确定大小、边界、形状、光滑度、活动度、有无波动或搏动感、压痛，蛔虫性肠梗阻呈条索状、肠套叠呈腊肠样。

3. 叩诊

（1）叩鼓音：提示肠管胀气或腹腔内有游离气体。

（2）叩实音：提示腹腔内有液体或扩张的肠管内有滞留液体。

（3）肝浊音界消失：提示有消化道穿孔致膈下存在游离气体。

（4）移动性浊音阳性：提示腹腔积液，说明腹腔内有渗液或出血。

4. 听诊

（1）肠鸣音亢进或气过水声：提示机械性肠梗阻。

（2）肠鸣音消失：提示肠麻痹，见于急性腹膜炎、小肠缺血、绞窄性肠梗阻晚期。

（3）振水音阳性：提示幽门梗阻或急性胃扩张。

5. 直肠指诊　膀胱直肠或子宫直肠凹陷有触痛，波动或宫颈举痛，常见于胃十二指肠穿孔、盆腔位阑尾炎或盆腔脓肿。

三、辅助检查★★★△△△

（一）实验室检查

白细胞计数升高提示有感染。血红蛋白下降提示有出血或贫血，连续复查可提示有无活动性出血。尿常规大量红细胞提示泌尿系损失或结石；尿常规大量白细胞提示有泌尿系感染。尿胆红素阳性提示有梗阻性黄疸。育龄女性人绒毛膜促性腺激素（human chorionic gonadotropin，HCG）明显升高提示异位妊娠。

（二）X 线及 CT

胸部 X 线片、立位腹部 X 线片、CT 等检查可观察有无肺炎、胸膜炎、膈肌位置及运动，膈下有无游离气体，胃泡大小，小肠有无积气、液气平面，结肠内有无气体和有无阳性结石影等。膈下游离气体是消化道穿孔或破裂的证据。气体进入腹膜后，提示十二指肠或升、降结肠后壁穿孔。多个液气平面或较大液气平面说明存在机械性小肠梗阻，此时结肠内很少或无气体存在，在肠梗阻的诊断中起重要作用。异常的钙化影包括胆结石、肾或输尿管结石、阑尾粪石、胰管内结石等，结合临床表现可辅助诊断。CT 在急腹症诊断中的应用迅速增加。其诊断速度与超声相似，且不受肠管内气体干扰，较普遍应用于某些急腹症的诊断和鉴别诊断，如对实质性脏器自发破裂或创伤后破裂出血，急性胰腺炎的组织水肿、液体积聚、出血坏死和脓肿形成等均具有重要的诊断价值。

（三）超声

B 型超声或三维彩色超声检查是肝、胆、胰、脾、肾、输尿管、阑尾和盆腔内病变迅速评价的首选方法。

内镜超声（endoscopic ultrasonography，EUS）诊断在部分急腹症诊断中有特殊价值。

（四）内镜

消化道出血时内镜检查用于明确出血原因，有时可止血。

（五）动脉造影

在疑有肝破裂出血、胆道出血或小肠出血等疾病可采用选择性动脉造影确定诊断，部分出血性病变可同时采用选择性动脉栓塞止血。

（六）诊断性腹腔穿刺

腹腔穿刺术是腹膜炎和腹腔内出血的重要辅助诊断方法之一，操作简便，准确率可达 85%～90%。穿刺部位一般选在腹直肌外侧，4 个象限均可。操作时应注意，手法要轻，缓慢进针，特别是腹胀的患者，避免刺入肠管。穿刺液应做涂片检查，根据白细胞数目来鉴别液体来源。根据穿刺液的性质判断：如为混浊液或脓性液则多见于各种原因引起的腹膜炎，如急性阑尾炎继发穿孔；如液体含有食物残渣提示上消化道穿孔；如为粪便样提示下消化道破裂；肝脾破裂、肠系膜动脉破裂可抽出新鲜不凝血；肠绞窄性或出血性病变及肿瘤为血性腹水或血性液；宫外孕时阴道后穹隆穿刺为新鲜血；腹腔脓肿可经腹腔、阴道后穹隆、直肠穿刺确诊或引流。

（张忠涛）

第 3 节　外科急腹症的临床诊断思路

一、外科急腹症的诊断思路★★★△△△

急腹症的诊断大多要求医师在最短时间内做出诊断与治疗，因此询问病史、体格检查及某些实验室检查常同时进行，以争取时间。有时诊断尚未明确，治疗即应开始，并治疗过程中进一步明确病变部位、性质及病理改变。不要因等待某项结果或过多检查而拖延开始治疗的时间。

急腹症的诊断应先除外非外科急腹症的病变，如胸膜炎、心绞痛等，然后确定病变的性质，判定患者是否为急性炎症、穿孔、出血、梗阻、脏器缺血和坏死，然后进一步缩小范围，判断病变部位。最关键的是确定有无腹膜炎及手术指征。

二、常见外科急腹症的典型表现★★★△△△

1. 炎症性急腹症　起病较慢，腹痛由轻转重，呈持续性。病变部位有固定压痛，腹膜刺激征局限于病变局部，可随病变加重而逐渐扩展范围。体温升高，脉快，白细胞计数升高，核左移。

2. 穿孔 腹痛多突然发生或突然加重，呈持续性剧痛，常伴有休克。腹膜刺激征明显，肠鸣音减弱或消失，并可有气腹和腹腔渗出液。

3. 梗阻或绞窄 起病急骤，腹痛剧烈，呈绞痛性。腹痛中间有间歇期隐痛，常呈渐进性阵发性加重。机械性肠梗阻有气过水音、金属音。伴有呕吐、腹胀，早期无腹膜刺激征。

4. 脏器扭转 起病急，腹痛剧烈，常伴有轻度休克。腹痛呈持续性阵发性加重。查体可扪及有明显疼痛的包块。早期无腹膜刺激征，随脏器坏死发生而出现。严重者可出现中毒症状和中毒性休克。

5. 出血 如属实质性脏器外伤性或病理性破裂出血，腹痛较炎症性病变轻，呈持续性，腹膜刺激征轻。有失血性休克征象。腹腔内有移动性浊音，腹腔穿刺抽出不凝固血液。进行性血红蛋白减少和红细胞计数减少。

6. 损伤 损伤包括空腔脏器和实质性脏器损伤。由于损伤脏器不同及损伤程度不同，其表现特点各异。当空腔脏器损伤，如胃、肠破裂，其内容物流入腹腔常引起严重腹膜炎；当实质性脏器损伤，如肝、脾破裂，可造成腹腔内出血，出现失血性休克。

（张忠涛）

第4节 外科急腹症的处理原则

外科急腹症的治疗分非手术治疗和手术治疗两大类，重点在于非手术治疗和手术治疗指征及手术时机的判断与把握。

一、非手术治疗★★★△△△

外科急腹症的非手术治疗同时应该完善手术准备，密切监测病情变化，如病情加重，应及时手术。

（一）适应证

外科急腹症非手术治疗限于诊断明确而病情较轻者，如急性单纯性阑尾炎、阑尾周围脓肿；轻症胆道感染；无严重感染的胆道蛔虫、胆结石；腹膜炎病因不明，病情不重或临床症状好转，炎症趋于局限；管腔梗阻而无严重感染征象的疾病，如单纯性机械性肠梗阻、动力性（即痉挛性或麻痹性）肠梗阻。

（二）措施

1. 密切观察病情 外科急腹症患者应密切观察病情变化，主要包括监测生命体征、腹部体征、出入量等，并及时复查血常规、水、电解质及酸碱情况。出现感染加重、休克及活动出血应考虑手术治疗。

2. 体位 半卧位使渗出液流向下腹部或盆腔，以减缓毒素吸收速度，减轻中毒症状；减少渗液对膈肌刺激，以免增加心、肺的负担；一旦形成脓肿，在下腹部或盆腔比上腹部容易处理。采取半卧位时应经常活动双下肢或变换体位及受压部位，以预防下肢静脉血栓及压疮。

3. 饮食 绝对禁食水。

4. 胃肠减压 明显腹胀或恶心、呕吐患者应行胃肠减压，胃肠减压减少消化道内容物进入腹腔的概率，有利于炎症局限，并可减轻腹胀及呼吸功能。但胃管可增加肺部感染概率，腹胀减轻或排气、排便功能恢复后应及时拔除胃管。

5. 静脉输液 静脉输液补足热量与营养，纠正水、电解质的紊乱和酸碱失衡。

6. 抗生素联合应用 急腹症早期因无药敏检查，可使用广谱抗生素，如针对大肠埃希菌、肠球菌、厌氧菌的抗生素，并根据细菌培养及药敏结果调整抗生素应用。

7. 镇静、镇痛 诊断不明确者忌用强烈镇痛药；诊断明确时可适当给予镇痛药以减轻痛苦。

二、手术治疗★★★△△△

（一）适应证

原则上，外科急腹症均有手术探查指征，特别是在出现以下情况时，应考虑手术治疗。①全腹反跳痛、肌紧张者；②局部压痛、腹胀加重；③感染中毒性休克；④腹腔穿刺发现血、胆汁、脓液、肠内容物或尿液；⑤血常规提示活动性出血或伴出血性休克；⑥放射学检查发现腹腔游离气体或造影剂外漏；⑦血管造影提示肠系膜血管栓塞；⑧内镜提示胃肠道穿孔或出血难以控制；⑨单纯机械性肠梗阻保守治疗48小时未缓解；⑩嵌顿疝超过4～6小时未能还纳。

综合以上表现，在以下情况时，应及时进行手术干预。①腹痛合并内出血引起失血性休克者；②严重腹膜炎、腹腔渗出继发感染中毒休克；③内脏梗阻继发血供障碍、坏死；④保守治疗无效。

（二）手术原则

外科急腹症手术具体术式可根据术中探查情况而定，具体包括以下原则。

1. 切除病灶 化脓性阑尾炎时将阑尾切除；肠绞窄时切除坏死肠段；胆囊坏疽时切除胆囊等。

2. 控制腹膜炎的来源 当病变不适宜切除或无法立即切除，或病情不允许做彻底手术时，可采取措施，控制炎症发生原因。十二指肠穿孔时，可选择缝合穿孔的术式；胆囊坏疽，感染中毒症状严重时，可先行胆囊造瘘术；结肠梗阻时可先行近端结肠造瘘术等。

3. 清除腹腔内渗出物或有感染的物质 清除腹腔内渗出物或有感染的物质如食物残渣、粪便、异物等。注意病灶周围，更要注意膈下、结肠外侧旁沟和盆腔。脓液不多时，以吸引器吸出或以湿纱布轻轻揩去。腹腔污染严重时，用大量湿盐水清洗，至吸出液体清亮为止。当肠壁间已被渗出形成的纤维组织覆盖时，可轻轻将纤维组织清除，并以皮尔复液冲洗（也可用透明质酸钠涂擦在局部肠壁或壁腹膜上），减少粘连。

4. 引流腹腔内继续产生的渗液 控制残余的炎症灶，使之局限或吸收，防止形成腹腔脓肿。多数情况下，腹膜炎术后无须引流。必需置放适当的引流物，另做戳口，引出体外，如下列诸情况：①坏疽的病灶或有大量坏死组织不能彻底或完全清除；②缝合处或吻合口处组织炎症、水肿，可能影响愈合，甚至有发生瘘的可能；③腹腔继续有较多渗血或渗出时；④局部形成脓肿者；⑤解除胃肠道梗阻，恢复胃肠道的连续与通畅。如粘连性肠梗阻的松解术、肠扭转的复位固定术、嵌顿疝的还纳术或肠切除肠吻合术等。

常用的引流物有烟卷、橡皮管、多孔硅胶管和双腔套管等引流。有时需同时置放于不同部位数个引流物。严重弥漫性腹膜炎也可采用腹腔内置管（多处）持续灌洗引流。

5. 切口缝合 大多数急腹症手术的切口按通常的方法处理，逐层缝合而不发生感染，Ⅰ期愈合。轻度污染的伤口可以用稀释 1 倍的聚维酮碘浸泡 5 分钟，再以清水冲洗后逐层缝合，也能达到Ⅰ期愈合。当污染严重，手术时间长，感染可能较大时，可在缝合腹膜后，用金属线或其他不吸收的单股线行腹壁的全层缝合，针距不宜过密、结扎过紧，以利引流。对肥胖或营养不良、长期吸烟、咳嗽、术后可能出现肠麻痹和腹胀患者，除常规方法缝合外，也可加缝数针减张缝合，在普通缝线拆除后继续保留约 1 周。

6. 术后处理 除与一般腹部手术术后处理相同外，急腹症手术后还要体现出对急、重、变化快患者的严密观察、护理与治疗。甚至将患者送入加强监护病房，由专设的医护人员进行特殊监测与护理，并依病情变化给予积极的支持治疗。根据腹腔液培养选择适当的抗生素；依患者消化道功能恢复情况调整饮食；必要时给予静脉营养补充。对腹腔有渗出的患者，麻醉清醒后应继续严格地采取半卧位，使渗液流向下腹和盆腔，以利于以后的引流处置。

（张忠涛）

第 5 节　常见急腹症的诊断要点

一、炎症性急腹症

（一）急性阑尾炎

1. 病史重点 ①腹痛：右下腹痛，或初以突发上腹，或脐周围疼痛，既而转移至右下腹，即“转移性右下腹痛”。②胃肠道症状：可有恶心、呕吐、腹胀，排便后疼痛不缓解。③全身症状：发热、乏力、精神差。

2. 体检重点 ①右下腹压痛：典型的是麦氏点压痛或伴有肌紧张、反跳痛；部分患者因穿孔可合并弥漫性腹膜炎出现全腹压痛、反跳痛、肌紧张，但以右下腹为重。②结肠充气试验、腰大肌试验、闭孔内肌试验：有助于诊断，但主要是用来术前阑尾定位。

3. 辅助检查 血常规示血白细胞增多，中性粒细胞增多。B 型超声检查阑尾肿大，部分患者可见粪石。

（二）急性胆囊炎

1. 病史重点 ①右上腹剧痛或绞痛，持续性或阵发性加重，常放射至右肩部（牵涉痛）。②胃肠道症状：恶心、呕吐，或因继发麻痹性腹肠梗阻出现腹胀，排气排便减少或停止。③全身症状：畏寒、发热，多数情况下无黄疸。

2. 体检重点 ①右上腹压痛，Murphy 征（＋），或伴有肌紧张、压痛、反跳痛。②有时可触及肿大胆囊。

3. 辅助检查 ①血常规：血白细胞增多，中性粒细胞增多。②B 型超声：胆囊大，壁厚或有积脓，可见胆囊结石。

（三）急性胰腺炎

1. 病史重点 ①上腹部持续性疼痛，或伴向腰背部放射，多有胆囊、胆道病、胰腺病史，常有暴饮暴食史。②胃肠道症状：可有恶心、呕吐；或因麻痹性肠梗阻继发腹胀，排气排便减少或停止。③早期少全身症状，中晚期时可发热、休克。

2. 体检重点 上腹正中及偏左（胰区）压痛或伴有肌紧张、反跳痛。可有皮肤巩膜黄疸、移动性浊音（＋）。

3. 辅助检查 ①血常规：血白细胞增多，中性粒细胞增多，血、尿淀粉酶增多。②影像学检查：B 型超声、CT 可见胰腺肿胀，胰周积液。

（四）急性盆腔炎（女性）

1. 病史重点 ①下腹部持续性疼痛，多有早产、引产、流产、手术和不洁性交史。②胃肠道症状：可有恶心、呕吐。③泌尿系症状：可有尿频、尿急、尿痛。④全身症状：畏寒、发热。

2. 体检重点 ①下腹部压痛或肌紧张、反跳痛。②妇科检查：阴道分泌物多，有烧灼感，子宫颈摆痛、举痛。

3. 辅助检查 ①血常规：血白细胞增多，中性粒细胞增多。②器械检查：妇科 B 型超声可见盆腔积液。

二、破裂或穿孔性急腹症

（一）胃十二指肠溃疡穿孔

病史重点：①多有“胃病”史，中青年男性多见。②突发上腹部剧烈疼痛，持续性，短期内迅速扩散至全腹。③胃肠道症状可有恶心、呕吐。④全身症状：发热。⑤立位腹部 X 线片及腹部 CT 可见腹腔游离气体。

（二）异位妊娠破裂（女性）

1. 病史重点 ①停经>6 周或数月；②突发性下腹剧痛，持续性；③阴道少量流血。

2. 体检重点 ①下腹部肌紧张、压痛、反跳痛。②有移动性浊音或有休克表现，腹穿可见不凝血。③妇科检查：一侧附件不规则，触痛包块，宫颈举痛，后穹隆饱满和触痛。

3. 辅助检查 妊娠试验（＋），血常规可见贫血表现。

三、梗阻或绞窄性急腹症

（一）胆道结石并感染

1. 病史重点 ①多有胆道结石病史。②夏科三联征（Charcot triad）：右上腹痛、寒热、黄疸。③胃肠道症状：可有恶心、呕吐。④全身症状：畏寒、发热、黄疸、精神差。

2. 体检重点 ①右上腹肌紧张、压痛或有反跳痛；②黄疸。

3. 辅助检查 ①实验室：血白细胞增多，中性粒细胞增多，肝功能异常；②辅助检查：B 型超声、经皮经肝胆道穿刺造影、CT 有助于诊断。

（二）急性梗阻化脓性胆管炎（重症胆管炎）

临床表现为夏科三联征＋休克＋意识障碍，即雷诺氏五联征（Reynold’s pentad）。

（三）急性肠梗阻

急性肠梗阻的特殊类型为腹外疝嵌顿、肠扭转、肠套叠等。

1. 病史 腹痛、呕吐、腹胀和腹闭。

2. 体检重点 ①（局限性或弥漫性）腹胀，肠型，蠕动波；②初期机械性肠梗阻可见肠鸣音活跃亢进时、气过水音、高调肠鸣音、金属音，后期肠绞窄缺血坏死可见肠鸣音减弱、消失。

（四）绞窄性肠梗阻

1. 特点 腹胀、肌紧张、压痛和反跳痛。

2. 辅助检查 ①实验室：早期阴性，后期血白细胞增多、中性粒细胞增多，生化异常。②影像学检查：透视、腹部 X 线片示肠胀气，气液平面，闭袢肠管影，有助于诊断。

四、各种原因所致的肾绞痛

（一）病史重点

①多有泌尿系结石、外伤、手术史或多次类似发作史；②突发腰腹部剧烈绞痛，向会阴部放射伴小便异常；③“体症不符”——症状重，体征少、轻，腹部多无明显外科情况，或上、中输尿管有压痛或肾区叩击痛。

（二）辅助检查

1．实验室检查　血常规阴性，尿红白细胞阳性。

2．器械检查　下腹部肾、输尿管、膀胱X线片，B型超声、静脉肾盂造影可见泌尿系结石或输尿管近端梗阻扩张。

五、出血性急腹症

（一）消化道内出血

病因很多，常见的有食管胃底曲张静脉破裂、溃疡、胆道出血。

1．大出血　有无“休克”是判断大出血的关键指标。

2．小出血　如5ml左右，粪便隐血试验（＋）；50～70ml，出现黑便；300ml，胃内潴留血液，可出现呕血。

（二）腹腔内出血

腹部肿瘤自发性破裂所致腹腔内出血。

六、损伤性急腹症

损伤性急腹症又称腹部外伤、创伤。包括单纯腹壁损伤；内脏损伤；消化道异物及损伤出血。

七、其他疾病

其他疾病也可引起急腹症、急性腹部症状，腹部以外器官病变引起或腹部病变也可能是其中的一个部分。

①胸部疾病，如心绞痛、心肌梗死；②造血系统疾病，如皮肤型、关节型、腹型和肾型过敏性紫癜；③代谢病，如糖尿病酮症酸中毒，血卟啉病（血紫质病）；④结缔组织病，如系统性红斑狼疮；⑤内分泌疾病，如甲状腺功能亢进症；⑥中毒性疾病，如铅中毒；⑦神经系统疾病，如腹壁神经痛、腹型癫痫。

（张忠涛）

参考文献

[1] 吴孟超，吴在德．黄家驷外科学，7版．北京：人民卫生出版社，2008．

第 22 章　上、下消化道大出血的诊断及处理原则

第 1 节　上消化道大出血的诊断及处理原则

上消化道出血指 Treitz 韧带以上的消化道，包括食管、胃、十二指肠、空肠上段、胆道和胰管的出血和胃空肠吻合术后吻合口附近疾病引起的出血。一般在数小时内失血量超出 1000ml 或人体总血容量的 20%，主要表现为呕血或黑便，往往伴有血容量减少引起的急性周围循环血容量减少。发病率为（50～1005）/10 万，发病后 7 天再出血率为 13.9%、病死率为 8.6%。

【病因与病理】★△△

一、病因学

依据出血发生部位的病因分类如下。

（一）食管疾病

引起上消化道出血的食管疾病有：食管与胃底曲张静脉破裂出血、食管炎、食管溃疡、食管憩室炎、食管癌、食管异物、食管贲门黏膜撕裂综合征、食管破裂、食管裂孔疝、贲门失弛缓症、白塞综合征（又称食管 Behcet 病）、食管结核和食管淀粉样变。

（二）胃及十二指肠疾病

引起上消化道出血的胃及十二指肠疾病有：消化性溃疡、胃炎、胃癌、胃黏膜脱垂、胃动脉硬化、Dieulafoy 病、十二指肠憩室、十二指肠炎、胃扭转、胃结核、胃血吸虫病、胃淋巴瘤、胃肠道间质瘤、胃平滑肌瘤与平滑肌肉瘤。

（三）胆道胰腺疾病

1. 胆道疾病　引起上消化道出血的胆道疾病：胆系感染与结石、胆系肿瘤、血管病变。

2. 胰腺疾病　引起上消化道出血的胰腺疾病有：胰腺癌与壶腹周围癌、急性胰腺炎、胰腺囊腺瘤和囊腺癌、迷走胰腺、胰腺囊肿。

（四）全身性疾病

1. 血液病　引起上消化道出血的血液病有：各种类型紫癜病、白血病、淋巴瘤、恶性组织细胞病、再生障碍性贫血、血友病、凝血因子缺乏症、无纤维蛋白血症、纤维蛋白原过低症和弥散性血管内凝血（disseminate intravascular coagulation，DIC）。

2. 心血管疾病　心血管疾病并发急性胃黏膜病变、主动脉及其分支动脉瘤向消化道穿破。

3. 消化道血管异常　引起上消化道出血的消化道血管异常有：先天性动静脉畸形、血管扩张症、血管炎、血管瘤、弹性假黄瘤、蓝色橡皮疱状痣综合征、先天性结缔组织发育不良综合征、遗传性毛细血管扩张症。

4. 尿毒症及结缔组织病　结节性大动脉炎、系统性红斑狼疮或其他血管炎。

5. 应激性溃疡　严重急性感染、外伤与大手术后、休克、肾上腺糖皮质激素治疗、烧伤、神经系统损伤、脑血管意外或其他颅脑病变、肺气肿与肺源性心脏病、重度心力衰竭等引起的应激状态。

6. 急性感染性疾病　引起上消化道出血的急性感染性疾病：钩端螺旋体病、流行性出血热、流行性脑炎。

二、发病机制

消化道疾病引起出血的病因分析结果表明：80% 以上的出血疾病位于上消化道，仅 20% 位于下消化道。在上消化道疾病中，按发病率高低依次为溃疡病、急性胃黏膜病变、食管静脉曲张和胃癌；下消化道疾病依次为息肉、癌症、炎症性肠病和血管畸形。由于病因不同，发病机制亦不同，但共同点在于物理、生物屏障被破坏。

（一）溃疡性及糜烂性病变

1. 消化性溃疡出血　胃、十二指肠溃疡是急性上消化道出血最常见的病因，占 30%～40%，十二指肠球部溃疡更易并发出血。溃疡病好发于中青年，80%～90% 的患者有长期规律性上腹痛病史，出血常发生于病情活动或恶化时，与饮食失调、精神紧张、过度劳累、气候转变或感染因素有关。出血前上腹痛加剧，出血后疼痛减轻或缓解。内镜检查或 X 线检查可确定溃疡的部位、形态、大小及数目，结合活检能鉴别良恶性溃疡。

溃疡并发出血标志着病变处于急性活动期，溃疡边缘与基底血管被侵蚀。出血的量与速度取决于被侵蚀血管的种类和内径，血管的舒缩状态及患者的凝血机制。毛细血管渗血，每天达到 10ml 以上，方可从粪便中测出隐血阳性。静脉出血如果量不大，胃内积血不多，出血量为 50～100ml，逐渐排入肠内则表现为黑便，可呈柏油样或成形黑便。出血量为 1000ml 时出现循环障碍。慢性胃溃疡出血，多位于胃小弯后壁，侵蚀胃左动脉分支；慢性十二指肠溃疡出血，通常侵蚀胰十二指肠上动脉、胃网膜右动脉分支，幽门动脉分支亦常受累。出血量少能通过正常凝血机制停止；出血量多使血压下降，通过血管收缩导致血栓形成，机化后覆盖肉芽组织而使出血停止；较大静脉或动脉出血，一般不易获得自然止血，应采用内镜下止血或手术止血。

引起溃疡出血的因素有：①胃酸和胃蛋白酶的侵袭作用是主要因素。②幽门螺杆菌感染及侵袭作用。此菌含尿素酶、空泡毒素、细胞毒素基因相关蛋白等，破坏黏膜上皮细胞。③精神因素，人在精神创伤应激状态下，交感神经兴奋，动脉血管收缩，黏膜血流下降。溃疡面黏膜缺血坏死引起出血。④胆盐的刺激作用，胆汁、胰液尤其是去氧胆酸可以改变胃黏膜的理化性质，可使胃黏膜上皮细胞表面的脂蛋白膜受到损害，破坏胃黏膜屏障。氢离子逆弥散，刺激肥大细胞释放组胺，使黏膜下血管扩张，毛细血管渗透性增加，组织充血、水肿、出血等。⑤药物尤其是非甾体消炎药，直接刺激溃疡面，引起出血。⑥吸烟影响溃疡愈合及促进溃疡复发，诱发溃疡出血。⑦饮食因素，乙醇、咖啡、浓茶、可乐等刺激胃酸分泌增多，同时直接刺激溃疡面，加重充血、水肿、出血。

2. 应激性病变出血　应激性病变出血亦称应激相关性糜烂综合征，是指应激状态下上消化道黏膜发生急性损伤，出现糜烂、溃疡和大量出血的一类病症，过去称之为应激性溃疡。如不能及时处理可贻误生命，病死率达 30%～50%。本病约占上消化道出血病例的 20%。

应激性病变出血的病因主要为严重创伤、肺气肿与肺心病、重度心力衰竭、激素治疗、大手术、颅脑疾病、烫伤、严重感染、多器官功能衰竭、心肌梗死和休克等。

参与应激性溃疡出血的因素有：①应激状态下，ACTH 及肾上腺皮质激素分泌增加，使胃酸分泌增加，黏液分泌减少，H^+回渗；②肥大细胞释放组胺与 5- 羟色胺；③应激状态时，人体酸碱代谢紊乱，引起胃黏膜内酸碱平衡破坏，碱循环障碍，黏液及碳酸氢盐分泌减少，黏液 - 碳碱氢盐屏障破坏，产生溃疡出血；④应激状态时，由于缺血、缺氧等因素影响，胃黏膜上皮细胞增生减慢，DNA 和 RNA 合成速率降低，EGF 合成减少，上皮细胞更新受限，损伤不易修复而出血。

3. 药物及乙醇诱发的溃疡出血　引起胃出血的药物有：类固醇激素、非甾体消炎药、巴比妥类药物、降压药物、抗肿瘤化疗药、洋地黄、氯化钾、铁剂、碘剂、某些抗生素、呋塞米（速尿）、依他尼酸、甲苯磺丁脲和维生素 D 等。

非甾体消炎药除具有直接刺激作用外，主要通过以下途径：①阻断胃黏膜内源性前列腺素的合成，削弱对黏膜的保护作用。②阿司匹林使细胞的氧化磷酸化解离并降低细胞的磷碱肌酸水平，使上皮细胞的能量代谢发生障碍，H^+离子逆流，刺激黏膜内肥大细胞释放大量的组胺类物质，引起黏膜充血水肿、血浆外渗，上皮细胞肿胀死亡，黏膜损伤。③阿司匹林在酸性条件下，促使胃黏膜微血管内形成白色血栓，直接影响胃黏膜微循环，能明显减少基础条件下和胃泌素刺激下的胃黏膜血流量，使胃的微小动脉血管直径缩小约 40%。④阿司匹林减少内源性前列腺素的合成，从而减少碳酸氢盐和黏液的分泌，使黏液层变薄，H^+反渗，胃蛋白酶分解蛋白活性增强，使黏液层的大分子蛋白减少，胃黏液和碳酸氢盐屏障降低。

4. 急性胃十二指肠炎出血　由各种原因引起的胃黏膜急性炎症，可表现为上腹痛、恶心、呕吐、上腹不适、呕血和黑便，胃镜下见黏膜充血、炎性水肿、糜烂、出血及炎性渗出物。已知病因有药物、应激因素、乙醇、腐蚀性化学物质、感染因素、胃黏膜缺血、缺氧、十二指肠液反流、食物变质、粗糙和不良的饮食习惯、放射性损伤、胃部的机械性损伤等。

由药物和应激引起的急性胃炎的出血机制见前所述，强酸（硝酸、盐酸、硫酸）、强碱（活性钾或钠）、实验用洗液、甲酚皂溶液（来苏尔）、氯化汞、砷、磷及其他一些腐蚀剂，可使胃黏膜蛋白质及角质溶解、凝固，或者与组织蛋白结合为胶冻样碱性蛋白盐，使脂肪酸化，造成严重的组织坏死、出血等。

感染性胃炎的病因有肺炎球菌、链球菌、伤寒杆菌、白喉杆菌、幽门螺杆菌及巨细胞病毒、麻疹病毒等。细菌或病毒常引起全胃黏膜弥漫性炎症、充血、水肿、广泛出血及糜烂。

缺血性胃炎常见于老年患者，多由于硬化、血栓形成、栓塞及脉管炎引发胃供血不足，甚至梗死。胃黏膜出现浅表性糜烂、出血、多发性小溃疡。急性梗死者有持续上腹痛、恶心、呕吐、呕血和黑便，而慢性供血不足时，可出现反复上消化道出血、胃部糜烂及溃疡。

放射性胃炎是在腹部接受大剂量X线照射之后，胃黏膜受损出血、溃疡，表现有恶心、呕吐、腹痛、呕血及黑便。

5. 食管、胃、十二指肠特异性或非特异性炎性疾病出血 此类疾病包括发生在食管、胃、十二指肠的结核，克罗恩病和霉菌性感染等。

结核是一种发生于全身各部位的传染性疾病，主要累及消化道回盲部及腹膜。食管结核很少见，常继发于食管周围器官的结核病变或肠、胃结核经血行播散，病灶多位于食管中下段，有溃疡型、增殖型、粟粒型3种类型。溃疡长径与食管长轴平行，边缘不整，底附灰白色脓苔。最常见并发症为食管呼吸道瘘，少数有食管溃疡的患者可合并严重出血。一旦形成结核性食管动脉瘤，则会发生致命大出血，胃结核及十二指肠结核极罕见。

最常见的霉菌有念珠菌病、放线菌病和组织胞浆菌病。这些霉菌具有较强的组织黏附能力。尤其是组织已有损伤时，更易穿透组织，在巨噬细胞内仍可长出芽胞，穿破细胞膜并损伤巨噬细胞，还可产生致病性强的水溶性超敏物质，引起休克。霉菌本身内外毒素或代谢产物直接作用于组织细胞导致上皮黏膜弥漫性充血、变质、糜烂、假性伪膜形成，可有广泛性坏死，偶可见到霉菌性肿块或肉芽肿，典型的表现为成片的黏膜上皮被乳白色或绿色黏稠分泌物的伪膜斑块覆盖。其下为红斑，黏膜质脆或有溃疡。常引起上消化道出血、穿孔、内瘘等。

（二）机械创伤性疾病

消化道创伤包括自发性内创伤、医源性内创伤及外创伤。创伤的深度及范围不同，导致的出血程度也不同。本节主要阐述自发性内创伤和医源性内创伤。自发性内创伤包括食管贲门黏膜撕裂综合征、食管裂孔疝、食管自发性破裂和穿孔、胃石症、胃扭转、胆结石等引起的上消化道出血。

1. 食管贲门黏膜撕裂 通常是在剧烈干呕、呕吐和腹内压骤然增加的情况下，胃内压力顿时增加达100～150mmHg，贲门口过分扩张，造成胃的贲门、食管远端黏膜和黏膜下层撕裂并发大量出血。饮酒后剧吐或其他原因如妊娠反应或其他疾病（如肿瘤化疗过程中）与外伤等引起剧烈呕吐为起病原因。食管贲门黏膜撕裂伤并发出血占上消化道出血原因的2.7%。随着急诊内镜的广泛开展，在上消化道出血病因中所占比例逐渐上升。主要病理所见是食管和胃的交界处和食管远端黏膜和黏膜下层的纵行撕裂，有的甚至达肌层，裂伤多为单发，但也可为多发。

2. 食管裂孔疝 食管裂孔疝是指胃和其他组织脏器经过食管裂孔进入胸腔及纵隔。临床类型有滑动型食管裂孔疝、食管旁疝、混合型食管裂孔疝、短食管裂疝及创伤性食管裂孔疝。因为疝处常受胃酸反流的刺激，可以形成溃疡及糜烂，所以易引起出血。一旦疝囊发生嵌顿、狭窄、胃壁坏死，亦可引起大出血。

3. 胃石症 进食不能消化的食物或异物在胃内积聚形成固体性团块与胃黏液凝结成硬块称胃石症，有胃柿石症、毛石症等。胃石团块在胃内的活动易擦伤胃黏膜继而诱发出现胃溃疡及出血。巨大的胃石并有黏性的胃石容易造成胃黏膜撕脱，引起大出血。

4. 胆道出血 胆道出血可分为肝内胆道出血及肝外胆道出血两种。肝内胆道出血多为创伤性、肝脓肿、肝癌、肝内胆管结石或感染、肝内胆道蛔虫症、重症肝炎及肝血管瘤等所致，临床上较为少见。肝外胆道出血多为总胆管或肝胆管结石或蛔虫症、胆道感染、壶腹或总胆管或胆囊肿瘤，胆道息肉或乳头状瘤、血管病变等引起，也可见于重型胰腺炎或胰管结石。

5. 医源性内创伤 医源性内创伤包括内镜下各种治疗引起的创伤出血、术后吻合口出血、留置胃管出血。

（三）血管性病变

此类病变包括有胃食管静脉曲张、黏膜下血管发育不良、西瓜胃（胃窦血管扩张）、门静脉高压性胃病、主动脉瘤、食管瘘、过敏性紫癜和血管瘤等。血管性病变的形成有的与遗传因素有关，有的系继发性病变，可以是非肿瘤性（毛细血管扩张、血管发育不良），也可以是肿瘤性（血管瘤）。胃食管静脉曲张在门静脉高压引起的侧支循环中，以食管与胃底静脉曲张最为重要，此处曲张静脉破裂引起上消化道出血，为肝硬化病例中最常见和最严重的并发症之一。

促使食管静脉曲张形成和破裂的因素有：①食

管静脉邻近门静脉，因此易于受到门静脉高压的影响。②曲张静脉位于黏膜下层，由于黏膜层薄，缺乏周围组织的支持和保护，严重时在曲张静脉表面有网状的毛细血管（所谓红色征）。③食管静脉除受门静脉高压的影响，在呼吸时因胸腔负压的影响，胃冠状静脉的血间歇地被吸入食管静脉使静脉曲张加重。④粗糙食物及频繁的食管收缩、恶心、呕吐，或者胃酸的反流、腐蚀作用极易损伤曲张静脉。⑤如果肝硬化并发门静脉内膜炎及血栓形成，则在肝内阻塞基础上，再加上肝外门静脉梗阻因素，门静脉压力必进一步增高，更易引起食管曲张静脉破裂。⑥胃酸反流可产生食管炎而侵蚀静脉。肝硬化合并消化性溃疡或肝衰竭时，并发胃黏膜糜烂或凝血障碍，亦可发生出血。⑦门静脉高压症时，腹腔和下肢血流回流压力增大，脾淤血性肿大，可造成食管胃底静脉曲张加重。⑧慢性胰腺炎或胰腺体尾部肿瘤也可造成局域性门静脉高压，主要影响胃底静脉，形成孤立的胃底静脉曲张，也可造成出血。

门静脉高压患者的上消化道出血除食管胃底静脉曲张破裂出血外，还可有急性胃十二指肠黏膜病变出血、消化性溃疡出血、食管贲门黏膜撕裂综合征和合并肿瘤的出血。

（四）肿瘤性病变

肿瘤性病变包括有胃癌、食管癌、胃淋巴瘤、平滑肌瘤、平滑肌肉瘤、胃肠道间质瘤、间质细胞癌、胆道肿瘤、胰腺肿瘤和纵隔肿瘤等。

肿瘤发生出血的机制有：①肿瘤组织本身血管丰富，质脆易出血，表面变性坏死时更易出血。②恶性肿瘤时，机体凝血机制发生障碍，主要与肿瘤刺激产生抗凝物质有关，或者血管内凝血和纤维蛋白增多症出现 DIC 有关。③肿瘤侵袭正常组织，破坏其黏膜的完整性，导致黏膜溃疡、出血、糜烂等。④癌栓引起血栓性静脉炎，致黏膜梗死、坏死，甚至出血。⑤瘤体中心坏死，瘤体破裂出血。⑥肿瘤表现以溃疡的形式，可出现大出血或反复出血。

由于癌组织缺血性坏死，表面发生糜烂或溃疡，侵蚀血管而导致出血。息肉型和溃疡型胃癌易致出血。一般认为胃癌出血多数为持续性小量出血，但癌肿侵犯到动脉血管时亦有急性大量出血的情形。

（五）全身性疾病

全身性疾病包括血液病、结缔组织病、尿毒症和急性感染性疾病等。消化道出血是这些疾病表现的一部分。引发消化道出血原因及机制各不相同。

1. 血液病　血液系统出血性疾病经常引起消化道出血，根据表现可分为血管因素、血小板因素、凝血因子因素、抗凝过程和复合因素五大类。其中较为常见的有遗传性出血性毛细血管扩张症、过敏性紫癜、特发性血小板减少性紫癜、原发性血小板增多症和凝血因子缺乏等。急性白血病是常见的血液系统恶性疾病，白血病细胞浸润胃肠道不少见，常引起食欲不振、恶心、呕吐、腹胀、腹泻和出血等。慢性粒细胞性白血病患者易发生消化性溃疡病出血，也可发生血管栓塞性出血，包括肠系膜静脉栓塞和胃肠道出血。恶性淋巴瘤、多发性骨髓瘤及恶性组织细胞病常侵犯胃肠道引起消化道出血。其中凝血功能障碍（国际标准化比值≥1.5，是急性非静脉曲张性上消化道出血死亡的独立危险因素。

2. 结缔组织病　结缔组织病是以结缔组织黏液水肿、纤维蛋白变性及坏死性血管炎为基本病变的一组疾病。因为全身的结缔组织均可受累，所以消化系统有受累的表现。硬皮病常引起食管炎或食管溃疡，毛细血管可扩张造成食管、胃及其他消化道部位的出血。类风湿关节炎出现血管炎时，30% 患者有胃肠道受累，尤其是 Felly 综合征（类风湿关节炎、脾大和白细胞减少）可有严重感染、门静脉高压和因静脉曲张引起出血。约 2% 的系统性红斑狼疮患者发生胃肠道血管炎，表现为溃疡出血、穿孔和梗死。血管炎是因血管炎症造成血管管腔的狭窄和闭塞，导致供血组织缺血和坏死。原发性血管炎包括坏死性肉芽肿性血管炎（韦格纳肉芽肿）、结节性多动脉炎、Behcet 综合征和变应性肉芽肿性脉管炎等。由于免疫复合物和激活的补体在血管壁和受损害组织的沉积，细胞介导的免疫反应，抗管壁细胞的抗体反应和抗体依赖性细胞毒性反应，50% 的胃肠道受累，出现黏膜下动脉炎、黏膜溃疡等继发出血。

3. 慢性肾衰竭　慢性肾衰竭时可累及机体的各个系统，尤其是消化系统最易受累、其原因与尿毒症时激素水平的改变、黏膜及黏膜下血管病变导致的缺血有关。食管可表现为慢性渗出或自发性食管壁内血肿。胃表现为肥厚性胃炎、出血性胃炎及胃溃疡。其机制与以下因素有关：①血管损害引起黏膜缺血；②胃内氨浓度增加，导致组织损伤并释放组胺，使胃黏膜屏障减弱；③与大剂量激素、抗感染药物和应激性缺血、低氧血症有关。

4. 感染性疾病　感染性疾病是由各种病原体侵袭宿主所致，临床症状表现多种多样，常伴有一种或多种消化系症状。感染性休克易合并肝功能异常和应激性溃疡。最常引起消化道出血的疾病有钩端螺旋体病、流行性出血热、流行性脑炎等。钩端螺旋体病的病变基础是全身毛细血管损伤，可以引起多脏器功能损害及机体超敏反应；流行性出血热病毒侵犯机体，除血管损害外，由于血小板表面沉积特异性免疫复合物，引起血小板大量聚集、破坏，致使血小板急骤下降和功能障碍引起出血；流行性脑炎引起出血主要在败血症期，血管内皮损害，血管壁有炎症，坏死和血栓形成同时血管周围有出血，皮下、黏膜及浆膜也可有局灶性出血，因而消化道黏膜均有广泛出血。

【临床表现】★★★△△

一、临床症状

上消化道出血的临床表现决定于出血量、出血部位和出血速度。上消化道出血的主要表现如下。

（一）呕血与便血

呕血指含有血液的胃内容物经口呕出，包括呕出黑色胃内容物、咖啡渣样胃内容物及鲜血，或暗红色血块。

便血指上消化道出血经肠运转从肛门排出，包括成形黑便、糊状黑便或柏油样便，暗红色血块。

呕血与便血颜色的变化与出血病变的部位、出血量及在消化道内停留的时间有密切关系。幽门以上的病变，若出血量大，在胃内停留时间较短，迅即呕出，则呈鲜红或暗红色，若出血量不大，血液在胃内停留较久，血红蛋白经胃酸的作用变为正铁血红素，则呕吐物呈咖啡渣样或黑色。幽门以上病变出血无论量的大小均有便血。幽门以下的病变若出血量大，血液反流入胃，可出现上述呕血表现，若出血量小，可能不出现呕血，只有便血。血液若在肠道运行较快，停留时间不长，则呈紫红色或暗红色；若在肠道内停留时间较长，经肠道细菌的作用变为硫化物，则呈黑色，如黏稠发亮状似柏油，称为柏油样便。

呕血、便血的多样性表现与出血量有关：每次出血量5～10ml，大便隐血阳性；每次出血量>60ml，表现为黑便；每次出血量>300ml，出现柏油样便；一次出血量>250ml，既有呕血又有黑便；有黑便的病例可无呕血，但有呕血的病例均有黑便。

（二）循环障碍

循环障碍的临床表现取决于出血量和速度。出血量不超过400ml，循环血容量的减少可很快被肝、脾储血和组织液所补充，可无临床症状。出血量超过400～500ml时，可出现临床症状。

中等量失血，约占全身血量的15%，700ml，即便出血缓慢，亦可引起贫血或进行性贫血、头晕、软弱无力，突然起立可产生晕厥、口渴、肢体冷感及血压偏低等。大量出血达全身血量的30%～50%（1300～2500ml）可产生休克，表现为烦躁不安或意识不清、面色苍白、四肢湿冷、口唇发绀、呼吸困难、血压降低（收缩压<80mmHg）、脉压小（25～30mmHg）及脉搏快而弱（脉率>120次/分）等，若处理不当可导致死亡。

原有脑血管病、心脏病等缺血性疾病，可因少量出血而出现症状及功能障碍。

二、体征

多数较重的消化道出血具有贫血的体征如下。

（一）贫血的症状

面色及皮肤苍白、头昏眼花、心慌、呼吸困难。急性大量出血常常有更加明显的症状。

（二）低蛋白血症

大量出血常合并大量血浆蛋白的丢失，如不及时补充血浆蛋白，过多补充水及晶体溶液，出血后72小时首先出现腹水，其次出现下肢皮下水肿或全身水肿、球结膜水肿等。

（三）发热

上消化道大出血或中等量出血病例，于24小时内发热，多数在38.5℃以下，持续数日至1周不等。发热原因不明，可能由于血分解产物吸收、血容量的减少、贫血、体内蛋白质的破坏和循环衰竭等因素，导致体温调节中枢不稳定，也有可能是因为血液在肠道内运转时充当肠道内细菌的培养基，促进肠道内细菌的大量增殖。

【辅助检查】★★△△△

一、血常规变化

大出血后因有周围血管收缩与红细胞重新分布等生理调节，出血早期血浆容量和红细胞容量是平行性下降，血红蛋白、红细胞和血细胞压积的数值可无变化。因此，血常规检查不能作为早期诊断和病情观察的依据。不久，大量组织液（包括水分、电解质、蛋白质等）渗入血管内以补充失去的血浆容量。此时血红蛋白和红细胞因稀释而数值降低。这种补偿作用一般在大出血后数小时至 72 小时内完成，急性失血 6 小时后血红蛋白下降，平均出血后 32 小时血红蛋白可稀释到最大程度。

在出血后骨髓有明显的代偿性增生，可暂时出现大细胞性贫血，周围血片可见晚幼红细胞与嗜多染性红细胞。出血 24 小时内网织红细胞增高，至出血后 4～7 天可达 5%～15%，以后逐渐降至正常。如出血未止，网织红细胞可持续升高。上消化道大量出血 2～5 小时，白细胞计数升达（10～20）×10^9/L，血止后 2～3 天才恢复正常。但在肝硬化患者中，如同时有脾功能亢进，则白细胞计数可不增高。

二、生化改变

上消化道大出血可引起血中尿素氮含量增高，根据发生机制可分为下列两种。

（一）肠道性氮质血症

上消化道出血后，由于血液蛋白在肠腔中被消化吸收，致血液中尿素氮增加，一般于出血后 24～48 小时达高峰，10.7～14.3mmol/L，3～4 天降至正常。

（二）肾性氮质血症

在严重失水和血压降低的情况下，由于缺血、缺氧和低血容量，肾血流量、肾小球滤过率和肾排泄功能均降低．导致急性肾衰竭，产生氮质血症。其氮质血症持续至 4 天以上，且超过 17.9mmol/L 提示肾性氮质血症。如持续超过 35.7mmol/L，则提示病情凶险。

【诊断及鉴别诊断】★★★△△△

一、诊断

（一）病史是诊断的基础

系统而全面地收集病史和体检是临床诊断的基础，应当充分重视。

1. 出血方式　先有呕血或呕血与黑便兼有者，出血部位多在胃或食管，单纯黑便则常位于十二指肠，便血者出血位于结肠和空肠，粪便呈暗红色或鲜红色可提示病变部位的高低。食管与胃底曲张静脉破裂出血最突出的主诉常为呕血，鲜红色且量较多，涌吐而出，有些呈喷射状，呕血前大多有上腹部饱胀感。部分病例可呕血少而便血多或全无呕血仅有黑便，这是由于出血没有引起呕吐反射而按正常方向往胃肠道下行所致。有时引起胃肠蠕动增强，致血液迅速从肛门排出，类似于下消化道出血。

2. 伴随症状　①有慢性、节律性上腹部痛史，常提示出血最大可能是消化性溃疡，尤其是出血前疼痛加剧，而出血后疼痛减轻或缓解，且多见于冬春季节，有利于溃疡病的诊断。出血前有剧烈的上腹部腹痛伴发热、黄疸者，应考虑消化道或胆道出血的可能。②继发于饮酒、过度紧张和劳累、严重创伤、大手术后、严重感染和服用非甾体消炎药之后的消化道出血，最可能是急性胃黏膜病变或应激性溃疡出血。③患有慢性肝炎、血吸虫病、慢性乙醇中毒、肝硬化或肝癌，并且有脾大者，消化道出血最可能的原因是食管胃底曲张静脉破裂，常常见为呕吐大量鲜红色血液。④慢性隐匿性消化道出血，伴有慢性失血性贫血者，胃肠道出血伴有食欲减退和体重减轻者，应考虑胃肠道肿瘤。伴有吞咽困难的呕血多起源于食管癌或食管溃疡。⑤反复便血、脓血便或黏液血便，伴有腹痛、腹泻者，应考虑炎症性肠病。⑥ 60 岁以上有冠状动脉粥样硬化性心脏病、心房颤动病史的腹痛及便血患者，缺血性肠病可能性大。

3. 体征　①发现蜘蛛痣、肝掌、脾大和腹壁静脉怒张并腹水等体征有助于肝硬化诱发食管与胃底曲张静脉破裂出血的诊断。②如有左锁骨上窝淋巴结肿大，提示消化道出血可能系胃癌或食管癌。③上消化道出血伴有可触及的肿大的胆囊，常提示为胆道或壶腹周围癌出血。④遗传性出血性毛细血管扩张症所致出血可见毛细血管扩张。⑤伴发热、皮肤及咽喉部出血点、醉酒貌和肾区叩痛等提示流行性出血热。⑥伴发热、胸骨压痛、脾大，提示血液系统疾病。

（二）大量出血的早期诊断

少数急性上消化道出血患者早期并无呕血或黑便，仅表现为急性周围循环衰竭征象，须经相当时间才能排出暗红色或柏油样便，因此大量出血的早期识别非常重要。以下各点常提示有消化道大量出血。

反复呕血，或持续黑便，或粪便呈暗红色伴肠鸣音亢进。肠鸣音亢进可能是出血或再出血的表现之一。

周围循环衰竭症状，如头晕、心悸、口渴、黑矇、晕厥、皮肤湿冷苍白、精神萎靡、烦躁不安和意识障碍等。

快速输血补液后血压不易上升，脉搏细数，中心静脉压波动不稳。

红细胞、血红蛋白与血细胞比容持续下降。

原无肾病患者，出血后尿素氮持续上升，超过 10mmol/L。

（三）出血程度的估计

临床上对出血程度的明确估计相当困难，主要根据血容量减少所致的周围循环衰竭的临床表现，特别是对血压、脉搏的动态观察。根据患者的血红细胞计数、血红蛋白及血红细胞压积测定，也可估计失血的程度。当出血量达 10ml 时，粪便隐血试验可阳性，出血量达 50～70ml 时，即可出现黑便，位于上消化道病变出血量短期内超过 250～300ml，可导致呕血。一般认为出血量不超过 400ml 者，由于轻度的血容量减少可很快被组织间液及脾储存所补充，多无明显症状。当出血量超过 500ml，患者可有头昏、乏力、心悸、心动过速且血压偏低。大量失血时可引起急性周围循环衰竭、失血性贫血和氮质血症。

严重性出血指 3 小时内需输 1500ml 血才能纠正休克的大出血。严重性出血性质又细分为大量出血和最大量出血。大量出血指每小时需输血 300ml 才能稳定其血压者。最大量出血指经输血 1000ml 后血红蛋白仍可降到 10g/dl 以下者。持续性出血指在 24 小时之内的二次胃镜所见均为活动性出血或出血持续在 60 小时以上，需输血 3000ml 才能稳定循环者。再发出血指两次出血间隔的时间至少为 1～7 天。

（四）判断出血是否停止

判断出血是否停止在临床很重要，出现下列情况应考虑继续出血：①心率增快；②反复呕血和黑便；③经补液、输血等措施，周围循环衰竭表现无改善；④红细胞、血红蛋白等持续下降，网织红细胞升高；⑤补液足够、尿量正常情况下血尿素氮持续或再次升高。反之如呕血和黑便停止，心率和血压稳定，循环衰竭表现改善，腹部不胀、肠鸣音无亢进，红细胞、血红蛋白稳定或回升，血尿素氮恢复正常则临床上考虑出血停止。

更可靠的判断方法包括：①胃管抽吸液和灌洗液澄清情况；②急诊内镜观察出血病灶情况；③选择性动脉造影和放射性核素扫描。前两者临床中应用较多，也是临床研究中公认的客观指标，后者多用于诊断疑难病症，一般不作为判断活动性出血的首选检查。

二、鉴别诊断

（一）上消化道出血与下消化道出血的鉴别

1. 鼻胃管抽吸检查的应用 消化道出血患者来院就诊，视情况可放入 1 根鼻胃管，抽吸胃内容物，对了解是否出血和估计出血部位常有帮助。如果胃吸出物有血，则出血部位在上消化道，如果胃吸出物无血，下消化道出血的可能性更大，但不能排除出血已中止的上消化道疾病。这种检查仅作为一种筛选检查，不能精确判断出血的具体部位和病变性质。拟诊肝硬化食道曲张静脉破裂出血时，不宜放置鼻胃管。

2. 对呕血与黑便的分析 呕血与黑便是上消化道出血的主要症状，呕血必伴有黑便，而黑便未必伴有呕血。病变在幽门以上，特别是当出血较多者，常有呕血；病变位于幽门以下者，如短期内大量出血，血液反流入胃，也可引起呕血。如果出血量少而缓慢，则单纯出现黑便。

呕血的颜色取决于出血量和血液在胃内停留时间的长短，如出血量多，在胃内停留时间短，则呈暗红色或鲜红色。若出血量少，在胃内停留时间长，由于血红蛋白经胃酸的充分作用而变为正铁血红素，呕吐物呈咖啡渣样，其中铁质变为黑色硫化铁，经肛门排出，黏稠发亮似柏油状，又称为柏油样大便。如果出血量大，肠蠕动增快，血液在大肠内运行较快，则可排出暗红色血液，偶可带有血块。

（二）消化道以外出血的鉴别

凡患者有急性周围循环衰竭征象，尚无呕血或便血，应考虑与中毒性休克、过敏性休克、心源性休克、急性出血坏死性胰腺炎、子宫异位妊娠破裂、自发性或创伤性脾破裂、动脉瘤破裂等其他病因引起的出血性休克相鉴别。若无上述可能，必须考虑急性消化道出血。有时尚须进行上消化道内镜检查。直肠指诊可能较早发现尚未排出的血便。

此外需排除消化道以外的出血因素。

1. 排除来自呼吸道出血 肺结核、支气管扩张、支气管肺癌、二尖瓣狭窄所致大量咯血时，可吞咽入消化道而引起呕血或黑便。临床有将咯血误诊为呕血的患者长达半年之久的病例，主要原因是患者叙述不清，医师问诊不仔细，出血少未引起严重危害等。

2. 排除口、鼻、咽喉部出血 注意病史询问和局部检查。

3. 排除进食引起黑便 如动物血制品、炭粉、含铁剂的药品。通过询问病史即可鉴别。

根据呕血、黑便、便血的出现，结合观察生命体征及血常规，诊断消化道出血并不难。但重要的是确定出血的量、部位及性状。综上所述，各种检查方法的临床诊断价值不一，各具特点，因此，应该合理选择，综合应用，互为补充。急诊胃镜对大多数上消化道出血能明确诊断，应列为首选方法。但仍有少数疑难上消化道出血病例，急诊胃镜检查时，可能遇到胃内较多量积血，黏膜血染，血痂形成，导致不能确定出血病灶及性质，需要出血停止后再次胃镜检查或有赖于动脉造影、放射性核素 CT 扫描、小肠镜检查和胶囊内镜等方法，甚至剖腹探查，术中胃镜或结肠镜检查。

【治疗】★★★△△△

一、一般治疗

①卧床休息：发生呕血和便血的患者，均应住院卧床休息。②监测生命体征：包括血压、脉搏、呼吸、体温、尿量。③必要时吸氧。④必要时镇静。⑤饮食原则：在休克状态或胃胀满，恶心情况下应禁食；溃疡病非大量出血，呕血停止 12～24 小时，可先进清流食，后进半流食。食管曲张静脉破裂出血，一般在出血停止后 2～3 天，低蛋白流质饮食为妥。食管贲门黏膜撕裂出血，暂禁食，出血停止后 24～48 小时可进食全流食，逐渐过渡到半流食。出血合并幽门梗阻时，即使出血停止亦应禁食。

二、补充血容量纠正酸碱平衡失调

补充和维持血容量，纠正失血性休克；改善周围循环，防止微循环障碍引起脏器功能障碍，防治代谢性酸中毒。

消化道大量出血时，输血补液疗法至关重要，应即刻进行，患者在运送途中或入院后，应立即着手输液，建立有效静脉通道。应用限制性输血策略，维持血红蛋白在 70～90g/L；当伴有严重疾病（如缺血性心血管疾病）时应放宽指征。已经出现低血容量性休克，最好输全血。输血是最合理的补充失血和有效的止血疗法，以新鲜全血最佳。失血的刺激可通过交感肾上腺的作用而使血管收缩，因此，在休克发生后是否应用血管收缩药，仍有争议。一般认为，对出血性休克应用血管收缩药效果不佳，但在补充血容量不及时的情况下，为避免低血压时间过长，主张应用血管收缩药，监测血气分析，把握酸碱平衡。

三、药物治疗

（一）止血药

止血药有一定疗效。抗血纤类药物如肾上腺色腙（商品名安络血）、酚磺乙胺（商品名止血敏）等。肝病患者用维生素 K 有助于凝血酶的合成，促进凝血和止血。局部应用止血药如血管收缩药去甲肾上腺素、凝血酶，加入冰盐水中保留或洗胃有暂时止血作用。对于凝血功能障碍患者，应用新型口服抗凝药增加胃肠道出血的风险，但经治疗纠正后国际标准化比值在 1.5～2.5 之间，可进行内镜检查治疗。

（二）抑酸药

胃酸是由胃壁细胞所分泌，壁细胞表面有 3 种受体，在相应物质的刺激下可分泌胃酸。①乙酰胆碱受体：在迷走神经兴奋时其神经末梢产生的乙酰胆碱可弥散至壁细胞表面与此受体结合，其促进胃酸分泌的作用可经胆碱受体阻断药（如阿托品）阻断。②胃泌素受体：胃窦 G 细胞所分泌的胃泌素可经血液循环到壁细胞表面与之结合。③组胺受体：使壁细胞邻近的肥大细胞分泌的组胺弥散至壁细胞表面，通过与 H2 受体结合引起胃酸分泌，用甲氰咪胍及其类似药物可阻断组胺和壁细胞的结合，从而减少胃酸的分泌。这 3 种内源性的促分泌物，一方面通过各自在壁细胞上的特异性受体，独立发挥刺激胃壁分泌的作用；另一方面，三者有相互影响，当以上 3 种因素有 2 个因素同时存在时，胃酸分泌的反应往往比这 2 个因素单独作用的总和要大。因此，用任何一种促分泌物的阻断药，如甲氰咪胍不仅抑制了壁细胞对组胺的反应，也因消除了组胺的背景，使壁细胞对胃泌素和乙酰胆碱的作用降低。抑酸药是通过降低胃内酸度，促进血小板聚集和保护血凝块不被消化和破坏而起作用，上消化道疾病出血均应常规应用。

（三）血管升压素

血管升压素适用于食管胃底曲张静脉出血及胃肠道血管扩张或畸形并发的出血。血管升压素可收缩内脏血管，减少门静脉血流和降低门静脉压力，因此，有利于损伤血管的局部血栓形成，从而达到止血目的。

（四）生长抑素

生长抑素除了抑制生长激素和许多胃肠激素外，尚可使内脏血流减少和门静脉压降低，而且与垂体后叶素不同，它不伴有全身血流动力学的改变。不同/不明病因引起的各类急性上消化道出血推荐静脉滴注生长抑素联合抑酸药治疗，生长抑素及其类似物也被用于急性非曲张静脉出血的治疗，使用生长抑素可显著降低消化性溃疡出血患者的手术率，预防早期再出血的发生。

（五）前列腺素

前列腺素能抑制胃酸分泌和胃泌素的作用，对胃黏膜细胞有保护作用，能增强胃黏膜屏障。

四、胃腔内灌洗灌药（用于非曲张静脉破裂出血）

（一）冰水或冰盐水洗胃

冰水或冰盐水洗胃可能由于冷却引起内脏血管床收缩和局部纤维蛋白溶解活性降低有关。研究表明，冰水洗胃并不比在37℃洗胃更为有效，但传统采用冰水洗胃。

（二）胃内灌注去甲肾上腺素

胃内灌注去甲肾上腺素用于冰水、冰盐水洗胃后出血仍未止者。去甲肾上腺素经门静脉吸收后能迅速被肝代谢失活，因此，反复大剂量胃内应用去甲肾上腺素一般不会产生血压增高等全身效应。

五、内镜下治疗

（一）适应证、禁忌证

1. 适应证 ①上消化道炎症、糜烂、溃疡、化学损伤、肿瘤引起的渗血；②上消化道黏膜活检，息肉摘除、十二指肠乳头切开、吻合口术后狭窄切开和内镜下治疗引起的局部出血；③食管贲门黏膜撕裂症引起的出血；④全身性疾病导致的上消化道黏膜弥漫性渗血。

2. 禁忌证 ①休克患者，血压<85/45mmHg；②有内镜检查禁忌者。

（二）内镜治疗时机

相对12小时内出现的曲张静脉破裂出血，成功复苏后24小时内早期内镜检查适合大多数上消化道出血患者。在出血24小时内，血流动力学情况稳定后，无严重合并症的患者应尽快行急诊内镜检查。对有高危征象的患者，应在12小时内进行急诊内镜检查。对怀疑肝硬化曲张静脉出血的患者，应在住院后12小时内行急诊内镜检查。内镜下止血后再次出血的预测指标包括：血流动力学不稳定、胃镜检查有活动性出血、溃疡长径>2cm、溃疡部位在胃小弯或十二指肠后壁、血红蛋白<100g/L，需要输血。

急性上消化道大出血或持续出血患者建议静脉注射红霉素（单次剂量250mg，胃镜检查前30～120分钟应用）可显著提高内镜下视野、降低再次内镜检查可能性、减少输血量及缩短住院时间。

六、介入栓塞治疗

消化道出血分为动脉性出血和静脉性出血。后者多发生在食管下段或胃底曲张静脉破裂出血，诊断较容易。但动脉性出血的部位和原因较复杂，即使出血部位已明确，有些重症出血者已不能耐受常规手术，这两种情况都应首选介入栓塞的方法进行治疗。通过相应区域血管造影，尤其是数字减影造影（digital substraction angiography, DSA）技术，可以发现消化道的动脉性出血，而且在发现出血动脉后即时做血管升压素灌注或栓塞，可立即获得止血效果。这样就使外科医师和患者获得了充裕的时间和机会，随后进行彻底的治疗。

七、急诊手术治疗

近年来，随着临床药物研究的逐渐发展及内镜下止血的广泛开展，使需要外科紧急处理的出血病例明显减少。尽管如此，仍应遵守一般处理原则，对于内科不能控制的动脉出血、伴有低血压的再出血患者、总输血量>1000ml者、住院期间多次反复出血者，均应考虑外科急诊手术。

（刘 荣 李成刚）

第2节 下消化道大出血的诊断及处理原则

下消化道出血指Treitz韧带以下的消化道出血。下消化道出血的患病率约占消化道出血的20%；其中90%以上的下消化道出血来自结直肠，小肠（空肠和回肠）出血较少见；出血自行停止的概率>80%；死亡率约为3%。

【病因与病理】★△△

下消化道出血的最常见病因为结直肠癌和结直肠息肉，其次为肠道炎症性疾病（溃疡性结肠炎、克罗恩病、坏死性小肠炎、肠伤寒和肠结核等）和腹腔、消化道血管病变（血管发育不良、静脉曲张等），憩室引起的出血相对少见。在西方国家，血管病变和消化道憩室是下消化道出血的最常见病因，其次为结肠肿瘤和炎症性肠病。近些年来由于我国人口平均寿命的延长及对肠道血管病变诊断水平的提高，血管病变作为下消化道出血病因的比例在上升。

一、病因分类

（一）炎症性疾病

溃疡性结肠炎、克罗恩病、感染性疾病（细菌、结核、阿米巴、寄生虫、真菌）、放射性肠炎、缺血性肠炎、中毒性肠炎、出血坏死性肠炎和憩室炎。

（二）肿瘤

恶性肿瘤（肛管癌、结直肠癌、类癌、肉瘤、淋巴瘤）、息肉（腺瘤样、绒毛状及家族性息肉，黑斑息肉综合征）、平滑肌瘤和脂肪瘤等。

（三）血管性疾病

血管畸形、血管瘤、先天性动静脉畸形、痔、遗传性毛细血管扩张症、系膜静脉曲张、肠系膜血管栓塞、动脉炎和门静脉高压性肠病。

（四）外力创伤性疾病

腹部外伤并肠管损伤、机械性肠扭转、肠套叠和肛裂。

（五）全身性疾病

血液病、尿毒症、急性传染病（出血热、钩虫病、重型肝炎）。

（六）其他

Meckel 憩室、肠重复畸形、白塞病和弹性纤维性假黄瘤。

二、病变部位分类

（一）小肠疾病

1. 肠结核 肠结核系由结核分枝杆菌侵犯肠道引起的慢性特异性感染，大多数继发于肠外结核。肠结核主要由人型结核分枝杆菌引起，结核分枝杆菌侵犯肠道主要是经口感染，好发于回盲部。病理分为溃疡型、增生型和混合型。多见于青壮年，起病缓慢，早期症状可不明显，女性略多于男性。

临床特征如下。①腹痛：部位多位于右下腹，性质一般为隐痛或钝痛。增生型肠结核或并发肠梗阻时，可出现内腹绞痛、腹胀、肠鸣音亢进、肠型与蠕动波。②腹泻与便秘：腹泻是溃疡型肠结核的主要表现，便血极少见，约占 2.3%，病变侵及大血管时偶可大出血，可伴有便秘，隔数日再有腹泻，增生型肠结核以便秘为主要表现。③腹部肿块：主要见于增生型肠结核，腹部肿块常位于右下腹，一般比较固定，伴有压痛。④全身症状：表现为午后低热、不规则热、弛张热或稽留高热，伴有盗汗，患者有倦怠、消瘦、面色苍白等表现。此外，可同时有肠外结核及活动性肺结核的表现。但增生型肠结核病程较长，多不伴有活动性肺结核及其他肠外结核的表现。

2. 小肠血管瘤 小肠血管瘤可见于小肠各段，以空肠最多见，其次为回肠，十二指肠最少见。40% 为单发，60% 为多发。单发时常从黏膜表面呈球状或息肉状凸起突入肠腔，多发性血管瘤可以发生于不同肠段，又称肠血管瘤病。病理分型：①由毛细血管组成称毛细血管瘤；②由扩张的充满血液的薄壁的静脉血管组成，称海绵状血管瘤；③混合性毛细血管瘤；④毛细血管扩张。

约 1/2 的小肠血管瘤无特殊临床表现，偶尔在手术、体检或尸检时发现。临床症状主要是消化道出血，常因肿瘤表面发生破裂、溃疡和糜烂引起。出血量小持续时间长，大便隐血阳性，可引起贫血；也可表现为急性消化道出血，甚至因出血量大而急诊手术。患者全身的皮肤与黏膜，包括唇、舌、口腔黏膜及面部、躯干、四肢的海绵状血管瘤有助于此病的诊断。

3. 肠套叠 肠套叠发生常与肠管解剖特点（如盲肠活动度过大）、病理因素（如息肉、肿瘤）、肠功能失调及蠕动异常有关。肠套叠可分为原发性与继发性 2 类，绝大多数原发性肠套叠发生在婴幼儿，继发性肠套叠多见于成年患者，是由于肠壁或肠腔内器质性病变（如息肉、肿瘤、Meckel 憩室内翻及阑尾残端翻入肠内等）被蠕动推至远侧而将肿物所附着的肠壁折叠带入远侧肠腔。

小儿肠套叠的典型临床表现为突然发病，阵发性腹痛、呕吐、血便和腹内肿块四联症及全身情况改变。成年人肠套叠多数缓慢间歇发病，病史数天至数年，少数急性发病。主要表现为慢性、间歇性、不完全性肠梗阻。术后肠套叠大多数发生于术后 2 周内，以腹痛、腹部肿块及黏液血便表现为主。血便是肠套叠的一个重要临床特征，大便含有血丝或是血与黏液的混合物。多数与起病 24 小时内便血出现，多为暗红色果酱样便。回结肠型肠套叠早期就有血便。小肠型肠套叠血便出现较晚。

4. Meckel 憩室 小肠憩室分为真性憩室和假性憩室两类。即肠壁全层膨出为真性憩室，膨出部分无肌层，仅有黏膜和黏膜下层者，称为假性憩室，多为获得性。憩室炎病因可能由于憩室颈部狭小，有内容物在内长期潴留导致感染。憩室炎未能被控制，可发展成溃疡导致穿孔。憩室中最常见的类型是Meckel憩室，指末端回肠壁上的指状突出物，是胚胎发育过程中卵黄肠管未闭塞所遗留下的一种先天性畸形，位于回肠末端，属真性憩室。

多数单纯性Meckel憩室患者一般无特殊临床症状，当有并发症时，可引起肠梗阻、急性憩室炎、憩室疝和憩室肿瘤，严重者可引起肠穿孔。憩室溃疡出血时主要表现为无痛性便血，少量或反复间歇性出血，少数表现为急性大量出血。遇以下情况，应警惕本病的存在。①临床诊断急性阑尾炎，术中探查阑尾未见异常；②伴有脐疝、脐肠瘘等卵黄管残留的脐部表现，尤其是患儿。

5. 小肠克罗恩病 小肠克罗恩病又称肉芽肿性肠炎、节段性或局限性肠炎，是病因未明的胃肠道慢性炎性肉芽肿性疾病。病变可累及消化道各段，多见于回肠末端及邻近结肠，呈阶段性分布。本病有终身复发倾向，重症患者迁延不愈，预后不良。发病年龄多在15～30岁，无性别差异。

起病隐匿，病程长，活动期与缓解期无规律交替出现，有终身复发倾向。少数急性起病，也可急性起病表现为急腹症，酷似急性阑尾炎或急性肠梗阻。临床表现与病变部位、病期及并发症有关，以腹痛、腹泻、腹块、瘘管形成和肠梗阻为特点，病变仅侵犯小肠时一般无便血，若结肠溃疡侵及肠壁血管，可引起便血。血量一般不多，大便隐血试验阳性。可伴有发热、贫血、营养障碍等全身表现，以及关节、皮肤、眼、口腔黏膜、肝等肠外损害。

6. 急性出血性坏死性肠炎 急性出血性坏死性肠炎是一种严重的消化道急性暴发性感染性疾病，与C型产气荚膜芽孢杆菌有关。肠道严重感染导致局部淤血、缺血，胃肠道分泌功能低下，肠道屏障功能缺失。病理改变以肠道出血、坏死为主。

起病急，发病前多有不洁饮食史，受凉、劳累等为诱发因素。主要临床表现为腹痛、腹胀、便血、呕吐。腹痛发生后即可有腹泻，伴有便血。本病病情发展迅速，严重者可很快出现肠穿孔、肠麻痹、败血症和中毒性休克等并发症。

7. 急性肠缺血 在急性肠缺血中肠系膜上动脉栓塞占50%，肠系膜动脉血栓形成占10%～15%，非闭塞性肠梗死占25%，肠系膜静脉血栓形成占5%～15%。多发生于近期内出现心肌梗死、心律失常或有心瓣膜病的患者，其他原因还包括高凝状态、口服避孕药、主动脉夹层、创伤和血管造影。

最常见的表现为腹痛程度大于临床体征。腹痛常位于脐周，动脉栓塞起病急，而静脉血栓形成和非闭塞性肠梗死者起病隐匿。早期临床表现为肠蠕动加快引起的肠道自行排空，常出现呕吐、腹泻，在黏膜坏死之前血样便不明显，但早期75%的患者大便隐血阳性。血性腹泻是肠坏死的表现，等便血后才做出诊断者病死率明显增加。

（二）结肠疾病

1. 结肠癌 结肠癌以40～50岁发病率最高，近20年来在我国发病率呈上升趋势，结肠癌病因虽不明确，但诸多高危因素已引起人们注意，如高脂肪、高动物蛋白、少纤维素饮食等，有些疾病如家族性肠息肉病、结肠腺瘤、溃疡性结肠炎等与结肠癌的发生密切相关。常见的病理分型如下。①腺癌占大多数；②黏液腺癌预后较腺癌差；③未分化癌易发生远处转移，预后最差。结肠癌主要以淋巴结转移为主，首先转移到结肠壁和结肠旁淋巴结，再到肠系膜血管周围和肠系膜血管根部淋巴结。血行转移多见于肝，其次为肺、骨等。也可直接浸润到邻近器官，如乙状结肠常侵犯膀胱、子宫、输尿管。横结肠癌可侵犯胃壁形成内瘘。

最早出现的症状多为排便习惯及粪便性状的改变，如排便次数增加、腹泻、便秘、便中带血或脓、黏液。其他症状有腹痛、腹部肿块、肠梗阻症状及慢性失血、消瘦、贫血等全身症状。便血是本病常见且重要的症状，可为鲜血便、暗红色或黏液血便，约1/3患者以便血为首发症状就诊。肿瘤发生在左半结肠时早期易引起肠绞痛和肠梗阻，腹痛多在餐后出现，常伴大便习惯的改变。便秘可与排便次数增多相交替。便血常见，鲜红色，多附于粪便表面。发生在右半结肠的肿瘤体积较大时才出现症状。症状较隐蔽，多以贫血等全身症状为主要表现，也可以便血为主要症状。特点是血多与粪便混合呈暗红色，有时在右侧腹部可触及肿块，较少发生肠梗阻。

2. 结肠血管发育不良症 结肠血管病变是引起下消化道出血的最常见原因，约占下消化道出血的6%，在有憩室病伴发时，影响血流动力学的严重下消化道出血病例中有2/3为血管病变。结肠血管发育不良症指正常黏膜下静脉和黏膜毛细血管所发生的扩张性病变。以老年人多发，右半结肠和盲肠多见，常为多发性。

临床特征如下。出血为该病变突出的、基本的临床表现，其特点是：①隐匿性出血，不伴腹痛及其他胃肠症状；②影响血流动力学的严重出血占15%，黑便占26%，粪便隐血阳性占47%；③出血常为复发性，部分患者出血可自限。有的患者出血不明显，

10% 的患者贫血可为唯一表现。全身微小血管疾病结肠表现者，可有结肠外症状，如反复发作的鼻出血，全身皮肤黏膜毛细血管扩张等。

3. 结肠憩室　单纯结肠憩室病 90% 以上无症状，仅少数患者有临床表现。出现并发症时临床表现明显，严重时可危及生命，常见并发症为憩室出血和憩室炎。10%～30% 的患者可并发出血，通常以右半结肠憩室多见，约 80% 患者出血可自行缓解，但复发率为 20%～25%。出血多发生于老年人，因老年人多伴有动脉硬化，血管畸形也常见于憩室患者，憩室与结肠边缘动脉交通支关系密切，憩室会引起血管的化学性或机械性损伤，导致血管壁破裂出血。憩室内的粪便和分泌物排空不畅可引起憩室炎。炎症发生后很容易穿透室壁，发生肠穿孔或结肠周围脓肿。

4. 结肠克罗恩病　起病隐匿，进展缓慢，呈反复发作，主要临床表现为腹痛，占 80%～90%，右下腹多见。可出现肠梗阻特征，呈阵发性绞痛，进食后加重，休息或排便后减轻。很多患者出现间歇性腹泻。腹部包块约见于 1/3 病例，多位于右下腹及脐周。可出现发热、消瘦、头昏、乏力、贫血、营养障碍等全身症状。并发症以肠梗阻发生率最高，国内报道达 60%，其次为瘘管形成，占 20%～40%，肠穿孔发生率 9%～10%，肉眼可见的消化道出血占 17%～25%，隐匿性慢性出血病例更多，常致缺铁性贫血。

5. 子宫内膜异位症　子宫内膜异位症是一种相对常见的疾病，在育龄妇女中高达 10%，子宫内膜种植于结肠浆膜可以引起下腹痛和腹泻，严重者形成肿块而导致肠梗阻。当种植于浆膜的异位子宫内膜直接穿透结肠全层到达黏膜时，可出现结肠出血。这些患者的最常见表现是周期性便血，可见于 25% 的病例。

（三）直肠疾病

1. 直肠腺瘤性息肉　直肠和乙状结肠的息肉中，直肠息肉占 2/3，其中约 90% 以上的腺瘤分布在直肠。随着全结肠镜检查的普及开展，发现高位结肠中的腺瘤所占比例已明显增加。有学者报道经纤维结肠镜检查发现的腺瘤中有 30%～40% 位于盲肠、升结肠、横结肠和降结肠中。直肠息肉按其病理特征分类如下。①肿瘤（腺瘤）性息肉：包括管状腺瘤（管状结构在 80% 以上）、绒毛状腺瘤（绒毛结构占 80% 以上）、管状 - 绒毛腺瘤（两种成分不应少于 25%）、家族性息肉病及其他息肉状肿瘤。②错构瘤性息肉：包括幼年型息肉、黑斑息肉病等。③炎性息肉。④增生性或化生性息肉。

临床特征：血便或黏液血便是最多见的症状。长期慢性少量出血可导致贫血，少数患者出现大量便血，多见于绒毛状腺瘤及幼年型息肉。对于儿童患者凡有大便带血而大便次数与性质基本正常者，应首先考虑直肠息肉的可能。

2. 直肠癌　直肠癌是指齿线至乙状结肠直肠交界处之间的恶性肿瘤。在消化道恶性肿瘤中仅次于胃癌而居第二位。国人直肠癌与西方人比较有 3 个流行病学特点：①直肠癌比结肠癌发生比率高，约 1.5：1.0；②低位直肠癌所占比例高，约占直肠癌的 75%，绝大多数肿瘤直肠指诊时可触及；③青年人直肠癌比例高占 10%～15%。病理分型：①腺癌占 75%～85%，包括管状腺癌，乳头状腺癌；②黏液腺癌占 10%～20%，恶性程度较高；③未分化癌，预后最差；④其他类型，如鳞状细胞癌、恶性黑素瘤等，少见。

临床特征如下。早期常无明显症状，随着病情的进展，病灶不断增大，一旦出现破溃、继发感染而出现一系列临床症状。①直肠刺激症状，常见腹泻，里急后重及排便不尽感。部分患者有腹泻便秘交替出现。②便血：肿瘤破溃后常有脓血便及黏液血便，一般出血量不多，血呈鲜红色，附于大便表面，便血常为间歇性，少数患者出现大出血。③肠腔狭窄梗阻症状：癌肿致肠管狭窄，肠腔阻塞或肠外有压迫粘连所致，出现便秘、腹胀、腹痛等症状，随着病情发展，可出现排便困难，大便变形变细。④转移症状：直肠癌一般无疼痛，若肿瘤浸润到肛管和括约肌则疼痛显著。⑤全身症状：可出现贫血、消瘦、水肿、低蛋白血症和腹水等恶病质征象。

3. 外伤　肛管、直肠位于消化道末端，有坚实的骨盆保护，平时损伤较为少见，其发生率占腹部外伤的 0.5%～5.5%。合并直肠肛管损伤的发生率为 56.2%～79.6%，常见的为骨盆骨折、尿道损伤及大出血等。

临床特征如下。症状根据损伤部位和范围不同而异：①腹膜反折以上的直肠上段损伤，可出现下腹剧痛，并出现腹膜刺激症状。腹腔穿刺抽出粪性和血性液体。②腹膜反折以下、肛提肌以上的直肠中段损伤，痛觉不敏感、定位不准确，患者有坠胀感，继而引起直肠周围间隙感染，可出现里急后重的症状。如血管损伤时，可有大量出血，甚至迅速出现失血性休克。③肛提肌以下的直肠下段和肛管损伤：多伴有肛门括约肌损伤，伤后疼痛剧烈，当伴有骨盆骨折或大血管损伤时，可有大量出血，并迅速出现失血性休克。

4. 放射性肠炎　放射性直肠炎多见下腹部、盆腔肿瘤行放射治疗后，直肠前壁紧贴子宫颈或膀胱，因此放射性直肠炎最多见，发病率可达10%～60%，大剂量放射治疗使细胞肿胀、增生、纤维样变性，引起闭塞性动脉炎和静脉内膜炎，使肠壁局部血液循环出现障碍，造成肠壁出血、感染及肠腔狭窄，甚至引起穿孔或肠梗阻。

临床特征：早期症状多出现在放疗开始后1～2周内。表现为肠鸣音增强、腹痛、水样腹泻或血样便及里急后重。晚期症状常出现于放疗后6～18个月。国内报道发病率为2.7%～20.1%。症状有腹泻、便血、黏液便伴里急后重。

5. 直肠脱垂 与解剖因素、幼儿发育不良、患者营养不良和年老体弱者有关。腹内压增高因素如便秘、慢性咳嗽、排尿困难等可推动直肠向下脱垂。临床表现为肿物自肛门脱出伴有排便不尽和下坠感，可引起不同程度的肛门失禁。有黏液流出，使肛周皮肤湿疹、瘙痒。检查时采用蹲位，直肠黏膜脱垂时可见圆形、红色、表面光滑的肿物，黏膜皱襞呈"放射状"。完全性脱垂时，表面黏膜有"同心环"皱襞，脱出较长，脱出部分为两层肠壁折叠，触诊较厚，指检感到肛门括约肌松弛无力。

（四）肛管疾病

1. 痔 痔是肛肠疾病中最常见的一种，发病率近80%，其中以内痔为多见。内痔指肛垫的支持结构、静脉丛及动静脉交通支发生病理性改变或移位。外痔是齿状线远侧皮下静脉丛的病理性扩张或血栓形成，分为血栓性外痔、结缔组织外痔及炎性外痔等。混合痔是内痔通过丰富的静脉丛吻合支和相应部位的外痔相互融合，内、外痔症状同时存在。内痔常伴有无痛性便血，也是下消化道出血的常见原因之一。以无痛性间歇性便后出血、痔脱出为临床特征，形成血栓、嵌顿、感染时可引起疼痛。痔出血表现为排便时滴血、喷血、纸染血，呈鲜红色，一般量很少，不伴有疼痛，便后可自行停止，极少引起大出血。长期痔出血的患者可出现贫血症状。

2. 肛瘘 肛瘘指肛门周围的肉芽肿性管道，临床上仅次于痔，好发于青壮年男性。由内口、外口、瘘管3个部分组成。内口多位于齿状线上肛窦处，肛周皮肤可见一个或多个外口。瘘外口反复出现少量脓性、血性、黏液性分泌物伴有瘙痒，潮湿及脓肿假性愈合。肛瘘主要见于肛周脓肿反复发作破溃或切开处形成外口，少数可见于肛管癌等恶性肿瘤、结核、溃疡性结肠炎、克罗恩病等特异性炎症。肛瘘外口有时可见少量的血性液，很少有明显出血。

3. 肛裂 肛裂是肛管皮肤全层裂伤后形成的慢性感染性溃疡，多见于青中年人。绝大多数位于肛管的后正中线，若侧方出现肛裂应想到肠道炎性疾病或肿瘤的可能。表现为周期性疼痛、便秘和便后滴鲜血。

【辅助检查】★★△△△

一、实验室检查

血、便常规及生化检查应视为必须做的基本检查。根据病史、年龄及其他特点作相应的化验检查，如凝血情况、血培养、结核菌素试验、肿瘤标志物等。

二、选择性的进行影像学检查

（一）电子纤维肠镜检查

内镜检查对消化道出血的病因、部位、性质的诊断准确率达80%～94%，因此，内镜检查应作为消化道出血定位、定性诊断的首选方法，诊断准确率高于放射影像学方法，对一些明确的出血病变可同时进行治疗。急诊镜检的并发症与常规镜检无差别。其优点是诊断敏感性高、可发现活动性出血、结合活检病理检查可判断病变性质。

下消化道显性出血停止近期、出血间歇期及出血中进行的结肠镜检查称急诊结肠镜检查，适用于下列情况：出血不止且病因不明，或多次反复出血，出血停止后各种检查未能发现病变，根据临床高度怀疑结、直肠或末段回肠出血。急诊结肠镜检查病变检出率高于出血完全停止后的择期检查。国外学者报道了急诊灌肠后结肠镜用于检查和治疗严重便血的有效性。对于严重便血患者采用急诊灌肠后结肠镜和（或）胃镜检查时，病因诊断准确率可高达90%，其中50%的患者可同时在内镜下行治疗。

小肠镜检查最常用于慢性消化道出血，但在胃镜和肠镜检查未能明确诊断时也会用于活动性消化道出血。检查方法有牵拉式和推进式2种。牵拉式小肠镜，如Sonde肠镜。推进式肠镜可达Treiz韧带下60cm，配合套筒可达108cm，可以使用活检钳和双极探针止血。

手术中肠镜检查对部分消化道出血患者可以成功找到出血部位并指导手术。内镜可经口或手术的肠切口插入。国外报道的44例疑难患者中70%的患者用此法发现了术前未明确的病变，尽管术中肠镜较易出现术后肠梗阻等并发症，但当其他定位诊断方法失败时仍考虑采用术中肠镜检查来明确出血病因。

（二）放射性核素扫描

放射性核素扫描必须在活动性出血时进行，适用于内镜检查、X 线钡剂造影不能确定出血来源者，严重急性大出血或其他原因不能进行内镜检查者。与其他诊断方法比较，放射性核素扫描对技术、设备和结果分析的要求比较严格，使用该方法的准确性差别较大，存在假阳性和定位错误等问题。该检查创伤小，对 Meckel 憩室合并出血有较大诊断价值，因为约 90% 的 Meckel 憩室合并出血者有异位胃黏膜存在，而异位胃黏膜对锝有浓集作用。

（三）血管造影

选择性肠系膜动脉造影作为下消化道出血的定位诊断和治疗的方法已有近 30 年历史，可以发现最低为 0.5ml/min 的活动性出血。对持续大出血患者则宜及时作选择性腹腔动脉造影，可以发现造影剂在出血部位溢出，有较准确的定位价值。对于某些血管病变，如血管畸形和血管瘤、血管丰富的肿瘤兼有定性价值，且检查时有无出血均可显示。血管造影不仅可以确定出血部位，还可以通过选择性插管进行局部灌注、栓塞治疗。

（四）X 线钡剂造影

X 线钡剂灌肠对急性下消化道出血的诊断意义不大。该检查不能明确是否有活动性出血，还有可能影响随后可能进行的血管造影或结肠镜检查。X 线钡剂造影检查应在患者病情平稳时采用，或在其他检查方法不能对出血部位做出判断时应用，即使 X 线钡剂灌肠能发现一些病变，不一定是急性出血的原因。

（五）腹部 B 型超声

近年来，对下消化道出血，如结肠癌和急性出血性肠炎出血的关注急剧提升，认识到急性小肠出血的医疗资源消耗显著高于急性结肠出血和上消化道出血，其住院时间长、费用高，而病死率亦高达 10% 或以上。超声显像技术并不优于内镜技术，然而超声检查无创简便，而且有助于提示肝胆系统和腹腔等背景病变情况，故在普及二维超声设备与技术基础的各级医院仍具有一定的应用价值。多进路超声检查可获取肠壁、肛管血流图，从而为包括出血性肠管疾病的诊断提供基础的血流动力学信息。

（六）螺旋 CT

90% 血管结构不良通过常规血管造影也可发现，多层螺旋 CT 用于急性下消化道出血诊断的优点是有效、快速、可重复、无创。多层螺旋 CT 轴位扫描较易的发现出血部位，采用多维重建技术可以快速并可靠发现出血部位和可能要进行栓塞血管。螺旋 CT 动态增强扫描可以显示出所有的多灶出血部位，即可直接进行动脉插管栓塞治疗。

（七）胶囊内镜

胶囊内镜检查是近年来开发的一种全新的消化道图像诊断系统，它由形似胶囊的图像捕获发射系统、置于体外的接收系统及图像分析系统三部分组成。受检者吞服“胶囊”后，借助胃肠蠕动“胶囊”在消化道内穿行。此期间“胶囊”将其连续捕获的图像以数字形式发送至体外的接收器保存。检查结束后，将接收器中记录的资料输入电脑，经处理后还原成图像，其清晰度与直视内镜图像相仿。胶囊内镜主要用于小肠疾病的诊断，其对小肠出血部位和病因诊断的成功率高于小肠镜检查。

【诊断及鉴别诊断】★★★△△△

下消化道出血的诊断要点与上消化道出血基本相同，但应注意排除上消化道出血。约 10% 最初认为是下消化道出血的患者最后确诊为上消化道出血。80% 下消化道出血可自行停止，但再出血率为 25%。研究表明，下消化道出血的病死率与所需输液量成正比，还与进一步治疗前是否确定出血部位有关，其预后并不比上消化道出血患者乐观。因此，对持续出血及血流动力学状态不稳定的患者应立即选择准确、有效的定位诊断方法。

一、重视病史

（一）年龄

老年患者以结直肠肿瘤、结肠血管发育不良、肠缺血症多见。儿童以 Meckel 憩室、幼年性肠息肉病、感染性肠炎多见。

（二）出血前病史

结核病、血吸虫病、腹部放疗史可引起相应的肠道疾病。动脉硬化、口服避孕药可引起肠缺血症。在血液病、风湿性疾病病程中发生的出血应考虑原发病引起的肠道出血。

（三）粪便颜色和性状

粪便血色鲜红，附于粪便表面多为肛门、直肠、乙状结肠病变，便后滴血或喷血常为痔或肛裂。右侧结肠出血为暗红色或呈柏油样便。小肠出血与右侧结肠出血相似，但更易呈柏油样便。黏液脓血便多见于菌痢、溃疡性结肠炎或结直肠癌，特别是直肠、乙状结肠癌合并感染时。

（四）伴随症状

伴有发热见于炎症性肠病、肠结核、肠伤寒、坏死性肠炎及其他感染性肠炎。由全身性疾病，如白血病、恶性淋巴瘤、恶性组织细胞病引起的肠出血亦多伴发热。伴不完全性肠梗阻症状者常见于克罗恩病、肠结核、肠套叠、结直肠癌。

二、重视体格检查

（一）皮肤黏膜检查

有无皮疹、紫癜、毛细血管扩张，浅表淋巴结有无肿大。

（二）腹部检查

腹部检查要全面细致，注意腹部压痛及腹部包块。

（三）肛门、直肠检查

肛门、直肠必须常规检查，注意痔、肛裂、瘘管及直肠肿物。

【治疗】★★★△△△

同上消化道出血一样，严重的下消化道出血患者常需要住院接受综合治疗。需要消化内科、普通外科、介入科、放射科医师共同参与，在基础治疗、询问病史、体格检查后，如排除上消化道出血后，应行肠镜检查或造影等相应检查明确出血部位，再进行治疗，主要是病因治疗，大出血时应积极抢救。

一、急救治疗

一般急救措施及补充血容量等治疗方法与上消化道出血的治疗相同。

二、止血治疗

（一）药物治疗

与上消化道出血不同，目前尚无特效药物可用于下消化道出血的止血治疗。氨基乙酸、氨甲环酸可能对止血有一定疗效；凝血酶保留灌肠对左半结肠出血可能有效；血管升压素、生长抑素静脉滴注可能有一定作用。如做动脉造影、可在造影完成后动脉滴注血管升压素 0.1～0.4U/min。

（二）内镜下止血

急诊肠镜检查如能发现出血病灶，内镜下止血为首选止血方法。对经胶囊内镜或小肠镜发现活动性出血灶，同时存在进行性贫血加重或活动性出血的患者，应采取内镜下止血治疗；小肠检查结果阴性的患者以保守治疗为主，推荐补铁、生长抑素或抗血管生成药物（沙利度胺）治疗，不推荐抗凝和（或）抗血小板及激素治疗；外科手术干预对于急性大量小肠出血可能有效，推荐手术干预过程中予术中小肠镜检查，以明确出血部位，必要时可直接进行内镜下止血治疗。

（三）动脉栓塞治疗

对于出血量较大无法进行肠镜检查的动脉性活动性出血病例，可作超选择性插管，向出血灶注入栓塞剂进行栓塞治疗。动脉内注入栓塞剂可引起肠梗塞，对拟进行肠段手术切除的病例，可作为暂时止血用。

（四）手术治疗

经内科保守治疗仍出血不止危及生命者无论出血病变是否确诊，均是紧急手术的指征。在出现严重并发症时，亦须手术治疗，如出现完全性肠梗阻、不完全性梗阻内科治疗无效、肠穿孔、腹膜炎、瘘管及腹腔脓肿形成等。若出血确诊为肿瘤引起，则须行手术治疗。

三、病因治疗

针对不同病因选择药物治疗、内镜治疗、急诊或择期外科手术治疗。

（刘　荣　李成刚）

参考文献

[1] 中华内科杂志，中华医学杂志，中华消化杂志，等. 急性非静脉曲张性上消化道出血诊治指南(2015年，南昌). 中华消化内镜杂志，2015，32(12)：787-792.

[2] 中华医学会外科学分会门静脉高压症学组. 肝硬化门静脉高压症食管、胃底静脉曲张破裂出血诊治专家共识(2015). 中国实用外科杂志，2015，35(10)：1086-1090.

[3] Gralnek IM, Dumonceau JM, Kuipers EJ, et al. Diagnosis and management of nonvariceal upper gastrointestinal hemorrhage: European Society of Gastrointestinal Endoscopy (ESGE) Guideline. Endoscopy, 2015, 47(10): a1-46.

[4] Gerson LB, Fidler JL, Cave DR, et al. ACG Clinical Guideline: Diagnosis and management of small bowel bleeding. Am J Gastroenterol, 2015, 110 (9): 1265-1287.

[5] Nable JV，Graham AC. Gastrointestinal bleeding. Emerg Med Clin North Am, 2016, 34 (2): 309-325.

第 23 章　腹膜后疾病

第 1 节　腹膜后感染

【解剖学】★△△

腹膜后感染指发生在腹膜后腔的局限性化脓性感染。分为来自血行传播的原发性感染和来自邻近器官的继发性感染。腹膜后腔是腹膜腔和后腹壁之间的潜在腔隙。上界为横膈，下界为骨盆提肌，侧界相当于双侧第 12 肋尖至髂嵴的垂直线；该间隙的前面为壁腹膜、右肝裸区、十二指肠、升结肠、降结肠及直肠的腹膜后部分。间隙的后面为腰大肌、腰方肌和腹横肌肌腱。大小肠系膜的叶间间隙，也可看作是腹膜后腔的延伸部分。

腹膜后腔的主要内容物，广义上包括有三面腹膜覆盖的腹膜间位器官及仅有一面腹膜覆盖的腹膜后位器官，包括腹主动脉、髂动脉、下腔静脉、髂静脉、胰腺、部分十二指肠、肾、肾上腺及输尿管等；神经有交感神经干、交感神经节及脊神经，另外有淋巴结、淋巴管，有的还有原始泌尿生殖嵴残留部分及胚胎残留组织。由于腹膜后腔为疏松组织，其前方为腹腔，阻力很小，因此出血和感染易于发生大面积扩散。

【病因与病理】★★★△△△

一、致病器官

腹膜后感染以继发性感染为主，少数发病原因不明。导致腹膜后感染的病因和发病率参见表 23-1。常见的致病原因如下。

1. 肾周炎　肾周脓肿是导致腹膜后感染的常见病因，肾周脓肿扩散或肾外伤尿外渗等可引起腹膜后感染，继而形成腹膜后脓肿。

表 23-1　腹膜后感染的病因和发病率

病因	发病率（%）
肾疾病	47
胃肠疾病，包括憩室炎、阑尾炎、胰腺炎和克罗恩病	16
源自远处感染的血行传播	11
手术并发脓肿	8
骨的感染，包括脊柱结核	7
创伤	4.5
恶性肿瘤	4
其他病因	3

2. 急性坏死性胰腺炎　胰腺及胰腺周围组织坏死继发感染后，极易向胰周侵犯，可到达小网膜囊、肠系膜根部、双侧肾周间隙、结肠后区、髂窝，乃至整个腹膜后腔。

3. 结肠炎和结肠损伤穿孔　升结肠和降结肠位于腹膜后，其炎症、外伤穿孔均可引起腹膜后感染并常形成腹膜后脓肿。

4. 阑尾炎　阑尾位于回结肠系膜后或盲肠后位者，阑尾炎症状不典型，易延误诊治形成阑尾周围脓肿，继而扩散形成腹膜后脓肿。

5. 十二指肠外伤或后壁溃疡穿孔　十二指肠大部分位于腹膜后位，受损伤或溃疡穿孔后，大量消化液可积聚在腹膜后腔并继发感染引起腹膜后脓肿。内镜检查或插管时（包括鼻胆管引流）也有可能造成十二指肠后壁损伤，当十二指肠液渗漏到腹膜后，就有可能导致腹膜后感染。

6. 胆道穿孔　胆总管下 2/3 段位于腹膜后腔，结石嵌顿压迫胆总管壁导致其坏死或胆囊切除、胆总管探查取石时损伤胆总管，可使胆汁漏出并引起胆源性腹膜后脓肿。

二、致病细菌

腹膜后感染的细菌学与病因有关。源自肾的感染通常是单微生物的，涉及革兰阴性杆菌，如奇异变形杆菌和大肠埃希菌。胃肠道疾病相关的脓肿涉及大肠埃希菌，肠杆菌属某些种，肠球菌和厌氧菌如拟杆菌；这些感染是涉及革兰阴性杆菌、肠球菌和厌氧菌的混合菌感染。来自血行传播的感染通常是单微生物并且与葡萄球菌种相关。在免疫受损者和来自不发达国家移民的群体里，脊柱结核是导致腹膜后脓肿的重要原因。

【发病机制】★★△△△

由于腹膜后腔的解剖学特点，腹膜后感染和化脓易于扩散，而且抵抗细菌的能力较腹膜腔差，是腹膜后感染发生的生理因素。腹膜后腔感染的途径归纳起来主要有3条：①直接侵入，如肾痈、肾表面脓肿等直接侵入腹膜后腔的周围组织导致的脓肿；②周围组织或器官感染的蔓延，如直肠感染导致的骨盆直肠间隙脓肿，可以沿腹膜后腔向上蔓延；③经血行和淋巴途径扩散到腹膜后腔的感染，如败血症，但很少见。

【临床表现】★★★△△△

一、临床症状

腹膜后脓肿最常见的症状包括腹痛或腰痛（60%～75%），寒战和发热（30%～90%），周身不适（10%～22%）和体重减轻（12%）。患者腰大肌脓肿可能牵涉痛到臀部，腹股沟或膝关节。症状的持续时间通常超过1周。患者腹膜后感染常有并发慢性疾病，如肾结石、糖尿病、人类免疫缺陷病毒（human immunodeficiency virus，HIV）感染或恶性肿瘤。

二、体征

腹膜后感染的临床特点是全身症状与腹部体征不符，全身症状重，腹部体征轻。主要表现有：①原发疾病的症状和体征。②全身中毒症状。多数患者常出现畏寒、高热，中性粒细胞计数明显升高，甚至核左移。③局部症状。腹痛、腹胀、腹泻、呕吐、腰背部剧痛和肠麻痹。腰大肌强直征、腹部肿块、肋腰部过敏和坠积性水肿。腹膜刺激征较轻或不明显是本病的特征性体征。

【并发症】★★★△△△

腹膜后感染病灶易于向潜在间隙蔓延扩散，常见累及脏器及所致并发症如下。

一、泌尿系统化脓性感染

脓肿侵及肾、输尿管或膀胱时可出现尿急、尿频、脓尿等泌尿系感染症状。

二、腹腔脏器和组织的弥漫性感染

脓肿可破溃于胸腔、腹腔、纵隔、前腹壁、腰大肌、臀部或股部等，引起脓胸、腹膜炎等化脓性病变。

三、消化道出血或肠瘘

急性坏死性胰腺炎并发腹膜后脓肿者由于胰腺后方、横结肠及小肠系膜根部、肾周间隙等范围广泛侵犯，腹膜后弥漫性病变内含有大量的坏死组织、炎性渗出物和细菌毒素，除可加重急性胰腺炎病情外，常致胃肠道出血和肠瘘等。

四、急性呼吸窘迫综合征和急性肾衰竭

腹膜后弥漫性病变时，坏死组织、炎性渗出物和细菌毒素的大量吸收，可引发机体弥漫性凝血、出血、肾衰竭，甚至是多器官功能障碍等严重并发症。

【辅助检查】★★★△△△

一、实验室检查

1. 血常规 白细胞计数和中性粒细胞明显升高，核左移，甚至出现中毒性颗粒。

2. 尿常规 脓肿侵及肾、输尿管或膀胱时，尿液中可出现红细胞、白细胞或脓细胞。

二、影像学检查

1. X线检查 ①腹部X线片可显示异常的腰大肌阴影，脊柱侧突，肾轮廓消失或软组织块影；②胸部X线片可见膈肌抬高，呼吸动度减弱或固定，胸腔积液或肺底部不张；③静脉肾盂造影可显示肾固定、肾充盈缺损或输尿管移位；④钡剂消化道造影可显示内脏移位，如有消化道穿孔可见钡剂外渗。

2. 超声检查 腹膜后低回声影及脓肿的大小及范围，灵敏度约67%。

3. CT 对腹膜后感染的诊断和定位具有极大帮助，主要表现为腹膜后的低密度占位伴周边炎症表现，约1/3的病例可见病变区气体征象。CT对腹膜后感染诊断的灵敏度接近100%，尤其对脓肿的部位、毗邻脏器的关系、手术入路的选择和手术范围的确定等具有特殊重要的意义。

【诊断及鉴别诊断】★★★△△△

由于腹膜后感染多继发于腹膜后脏器的炎症、外伤穿孔或急性坏死性胰腺炎等严重疾病，少数继发于手术后，其症状和体征多被原发疾病和手术后状态掩盖，早期诊断比较困难，结合以下几点应考虑本病。

一、临床特点

患者除原发疾病的临床表现外，出现腹痛、腹胀、腹泻、呕吐、尿急和尿频，以及与腹部体征不符的全身中毒症状，腹膜刺激症状不明显，有腰大肌强直征。

二、血常规

中性粒细胞计数明显升高，核左移。

三、超声或CT

超声显示腹膜后低回声影，在其引导下穿刺抽出脓性积液可明确诊断。但由于外伤、炎症可致肠胀气，而腹膜后腔感染可使腹胀进一步加重，可影响超声检查的准确性。因此，对超声多次检查阴性而无其他原因的感染来源者，不应轻易排除本病，应尽早行增强CT检查以利于早期诊断和定位。

四、其他

临床上不少腹膜后感染患者病情隐匿，表现为原发疾病病情稳定甚至无明显不适，但突然出现不明原因的严重感染时应想到本病，此点亦常常是腹膜后感染诊断的唯一线索。

【治疗】★★★△△△

腹膜后感染的治疗原则是：积极处理原发疾病，充分有效地引流脓肿，足量、有效地应用抗生素治疗，加强全身营养支持。

一、治疗原发疾病

积极处理引起腹膜后感染的原发疾病。

二、充分有效的脓肿引流

由于腹膜后发生感染形成脓肿后，脓腔内常有大量的坏死组织，而且腹膜后腔为一巨大潜在性腔隙，组织疏松，无明显的间隔，感染极易扩散，如不进行有效引流或仅用抗生素治疗，病死率极高。因此，一旦明确诊断后须尽早于脓肿低位处进行通畅引流。引流方式可选择在超声或CT引导下穿刺置管引流，也可以手术切开探查引流，应视患者的全身状况，脓肿的部位、大小和范围而定。

三、超声或CT引导下经后腰入路穿刺置管引流

与手术引流相比有创伤小、失血量少、仅用局部麻醉、超声引导下经后腰入路穿刺置管引流可床旁进行等诸多优点。尤其全身状况较差不能耐受手术引流的患者，可首先选择穿刺置管引流。其治疗效果与脓肿及病灶的特性有关，单发、单房、脓液较稀薄者疗效好，脓液内有半固体状坏死组织的引流可能不彻底，须反复冲洗。对多发性脓肿或反复穿刺置管引流效果不佳者，应及时改行经后腰部切开多管引流。

四、手术切开引流

1. 经腹引流 经腹途径引流适用于首次手术的病例，如阑尾炎、十二指肠或结肠损伤穿孔引起的腹膜后脓肿，可经腹行消化道穿孔引流或造瘘手术，同时行脓肿引流，一般行多管引流。

2. 经后腰部腹膜后途径引流 因该途径具有避免对腹腔的污染，术后患者胃肠功能恢复快，手术直接到达腹膜后腔，操作方便，符合低位引流的原则，治疗效果确切等优点。因此，脓肿未破入腹腔时，尽量避免经腹引流，采用经后腰部腹膜后途径引流。术中须疏通各脓肿间隙，对蔓延至腹股沟区等部位的脓肿亦应作切实有效的引流。

五、应用抗生素治疗

根据脓液细菌培养和药敏结果选用足量、有效的抗生素。

六、营养支持治疗

因腹膜后感染可引起肠麻痹，致使肠功能障碍，影响进食。腹膜后感染常被延误诊断，长时间的感染和消耗可导致患者贫血、低蛋白血症、机体的免疫力下降。因此，应加强营养支持治疗，以利于改善患者的

营养状况和免疫力、促进组织愈合、控制和使感染局限。肠功能障碍恢复前采用肠外营养支持，感染控制、肠功能障碍恢复后过渡至肠内营养并逐渐恢复正常饮食。

【预后】★★△△

腹膜后感染所致的腹膜后脓肿在临床上远较腹腔脓肿少见，如不能得到及时诊断和有效治疗，往往可诱发多器官功能障碍综合征（multiple organ dysfunction syndrome，MODS）而致患者死亡。

（郝纯毅　吴剑挥）

第 2 节　腹膜后肿瘤

腹膜后肿瘤在本节主要指原发性腹膜后肿瘤（primary retroperitoneal tumor，PRT），其主要为来自腹膜后腔的脂肪、疏松结缔组织、肌肉、筋膜、血管、神经、淋巴组织及胚胎残留组织等的肿瘤，不包括来源于腹膜后腔各器官（肾、胰、肾上腺及输尿管等）的肿瘤。原发性腹膜后肿瘤涵盖了数十种组织学类型和生物学行为方面异质性很强的肿瘤，大多数为软组织肿瘤。因此腹膜后软组织肿瘤为本节描述重点。

【流行病学】★△△

腹膜后肿瘤的发病率较低，占全身肿瘤的 0.07%～0.2% 及全部恶性肿瘤的 0.5% 以下。腹膜后肿瘤可发生于任何年龄。腹膜后软组织肿瘤占全身软组织肿瘤的 10%～20%，其中约 60% 为肉瘤，40% 为淋巴瘤或各种生殖细胞肿瘤。根据美国医疗保险监督、流行病学和最终结果（surveillance epidemiology and end results, SEER）数据库对 1973—2001 年的统计分析资料显示，腹膜后肉瘤的平均年发病率为 2.7/100 万，发病高峰年龄为 50～60 岁，男女发病率相当。

【解剖学】★△△

腹膜后腔位于腹后壁的前方，腹膜壁层与腹内筋膜之间，上到膈肌，下达骶岬及弓状线，向下与盆腔腹膜外间隙相通，向上经肋腰三角与后纵隔结缔组织相连，两侧与腹膜外脂肪间隙相通。因此，腹膜后肿瘤可生长蔓延至后纵隔，腹外侧壁或盆腹膜外间隙。

【病因与病理】★★★△△△

一、病因

腹膜后肿瘤涵盖的疾病范围极广，部分肿瘤的发生源自特异性基因的突变，如胃肠道间质瘤（gastrointestinal stromal tumor，GIST）的 *KIT* 和 *PDGFRA* 基因突变，硬纤维瘤中的 *APC* 基因缺失或 *CTNNB1* 基因突变等。然而大多数腹膜后肿瘤无明确病因，遗传缺陷、放射损伤、化学试剂接触和创伤等都可能是致病的原因。

二、病理

原发性腹膜后肿瘤种类繁多，形态多样。大体可分为来源于间叶组织、神经组织、胚胎残留组织及来源不明的肿瘤四类。其中良性肿瘤以神经鞘瘤、畸胎瘤和囊肿多见；恶性肿瘤以脂肪肉瘤、平滑肌肉瘤和多形性未分化肉瘤（恶性纤维组织细胞瘤）居多。儿童以畸胎瘤和神经母细胞瘤多见；成年人以神经源性良性肿瘤、平滑肌肉瘤和脂肪瘤多见。具体病理分类请参阅第 4 版 WHO 软组织与骨肿瘤分类（2013 年出版）。

【临床分期】★★★△△△

1984 年由法国癌症中心联盟肉瘤学组（Fédération Nationale de Centres de Lutte Contre le Cancer，FNCLCC）制定的分级系统，由于其较强的实用性和可重复性，仍是目前国际上最广为接受的肉瘤分级标准，参见表 23-2。

表 23-2　FNCLCC 软组织肉瘤分级标准

参数	标准
肿瘤分化程度	
1 分	肿瘤形态与正常成熟的间叶组织（如高分化脂肪肉瘤）相似
2 分	可以明确组织类型的肿瘤（如黏液样脂肪肉瘤）
3 分	胚胎性及未分化肉瘤；不明组织学类型的肉瘤

（待续）

（续表）

参数	标准
有丝分裂相	
1 分	0～9/10HPF
2 分	10～19/10HPF
3 分	≥20/10HPF
肿瘤坏死（镜下）	
0 分	无坏死
1 分	≤50% 肿瘤组织坏死
2 分	＞ 50% 肿瘤组织坏死
组织学分级	
1 级	总分 2、3
2 级	总分 4、5
3 级	总分 6、7、8

美国癌症联合会（American Joint Committee on Cancer，AJCC）肉瘤分期标准涵盖了腹膜后肿瘤的内容，由于其制定时所依据数据均来源于非腹膜后肉瘤，且 T 和 N 部分并不特别适用于腹膜后软组织肉瘤。鉴于目前尚没有针对腹膜后肉瘤的分期系统，故仍推荐采用，参见表 23-3 和表 23-4。

表 23-3 AJCC 第 7 版软组织肉瘤分期定义

原发肿瘤（T）	
Tx	原发肿瘤无法评估
T0	无原发肿瘤
T1	肿瘤最大径≤5cm*
T1a	浅表肿瘤
T1b	深在肿瘤
T2	肿瘤最大径＞5cm*
T2a	浅表肿瘤
T2b	深在肿瘤
区域淋巴结（N）	
Nx	区域淋巴结无法评估
N0	无区域淋巴结转移
N1	有区域淋巴结转移
远位转移（M）	
M0	无远位转移
M1	有远位转移
组织病理学分级（G，推荐采用 FNCLCC 分级标准）	
Gx	无法分级
G1	1 级
G2	2 级
G3	3 级

注：* 浅表肿瘤是指完全位于浅筋膜以上而未侵及筋膜者；深在肿瘤是指完全位于浅筋膜以下者或虽位于筋膜浅面但已侵及或浸透筋膜者或跨越了浅筋膜界限者

表 23-4 ATCC 第 7 版软组织肉瘤 TNM 分期系统

分期	原发肿瘤（T）	区域淋巴结（N）	远位转移（M）	分级（G）
ⅠA 期	T1a	N0	M0	G1、GX
	T1b	N0	M0	G1、GX
ⅠB 期	T2a	N0	M0	G1、GX
	T2b	N0	M0	G1、GX
ⅡA 期	T1a	N0	M0	G2、G3
	T1b	N0	M0	G2、G3
ⅡB 期	T2a	N0	M0	G2
	T2b	N0	M0	G2
Ⅲ期	T2a、T2b	N0	M0	G3
	任何 T	N1	M0	任何 G
Ⅳ期	任何 T	任何 N	M1	任何 G

【临床表现】★★★△△△

腹膜后肿瘤的临床表现缺乏特异性。患者早期常无不适，直至肿瘤生长至相当大时，才会出现症状。其表现出的症状和体征常与相关器官受肿瘤压迫所产生的移位及梗阻有关。腹膜后肿瘤的组织来源和部位不同，其临床表现多样，但也有一些共同的症状和体征。

一、腹部肿块

早期除非患者无意中或医师查体时发现外，一般都是肿瘤生长至相当大时才被发现。肿瘤发展至占满腹膜后间隙而不易确定原发部位。腹膜后肿瘤一般无触痛，少数有轻触痛。恶性肿瘤中心坏死、出血、继发感染或破裂时触痛明显，且有腹肌紧张、反跳痛和发热。

二、腹胀

主要原因是肿瘤增大所致，随瘤体增大，患者逐渐出现腹胀感。

三、腹痛

大多数患者腹部有坠胀感、沉重感或不适，可持续数月甚至数年。特别是良性肿瘤，随病程发展出现腹痛，多为隐痛或胀痛，少数患者疼痛剧烈难忍，常是恶性瘤侵蚀邻近器官或神经所致。肿瘤破裂、出血或引起肠梗阻可突发急性腹痛，出现腹膜刺激及休克等征象。腹痛的部位多提示为肿瘤所在部位。此外，如出现背痛，多为恶性肿瘤侵犯后腹所致。肿瘤侵犯腰股神经后，可出现一侧或双侧下肢痛或麻木。

四、邻近器官受累表现

腹膜后肿瘤推压和侵犯邻近器官所引起的症状，良性肿瘤大都是机械性推挤移位或直接压迫，恶性肿瘤则可直接侵犯、破坏邻近器官及转移引起症状。邻近器官受累主要包括以下情况：①胃肠道受累可致食欲不振、恶心呕吐、腹泻、便秘，胃肠道受压可出现梗阻表现，也可导致腹内压增高出现腹股沟疝而被单纯施行手术治疗。②门静脉主干或肝静脉受压阻塞可引起肝外型门静脉高压症，出现内痔和脐周静脉曲张，甚至食管和胃底静脉曲张。③胆总管受压出现梗阻性黄疸。④肾受压可移位，输尿管及膀胱受压可出现输尿管扩张和肾盂积水，亦可发生尿频、尿急、排尿困难、血尿、尿闭乃至尿毒症。⑤腹膜后大静脉如下腔静脉或髂静脉及淋巴管受压，可发生下腔静脉或髂静脉血栓形成、下肢水肿、静脉曲张、静脉炎、腹壁静脉曲张和精索静脉曲张，甚至误诊为单纯精索静脉曲张施行手术。⑥腰股神经受压可引起下肢后侧放射性痛。⑦膈肌被推升高，胸膜刺激和胸腔积液、肺转移等均可引起呼吸困难。

【辅助检查】★★★△△△

一、实验室检查

腹膜后肿瘤多数为间叶组织来源，临床上缺乏特异的肿瘤指标。少数神经内分泌来源的肿瘤可以引起一些标志物的升高，如神经母细胞瘤表达神经元特异性烯醇化酶（neuron-specific enolase, NSE）等，但其准确性缺乏足够依据。此外，一些有功能的腹膜后肿瘤可引起生化指标及一些激素水平的改变。如副神经节瘤可分泌儿茶酚胺。

二、影像学检查

（一）超声

超声检查能发现临床尚未触及的肿瘤，显示肿瘤的部位、大小、数目、实性或囊性及与周围组织的关系，常用于腹膜后肿瘤的筛查，亦可用于病灶的穿刺活检和随访。但其影像表现缺乏特征性，极少能明确肿物的组织学类型。常因肠道气体的存在，影响部分肿瘤的显示，其准确性相对较差。

（二）CT

目前广泛应用的螺旋 CT 能清晰地显示腹膜后肿瘤解剖关系，可发现直径 2cm 以上的肿瘤，可准确显示肿瘤的部位、大小、形态、数目、密度和边界等特征，能明确显示肿瘤周围脏器、血管的移位情况及腹膜后淋巴结肿大情况。为术前诊断、估计手术难度、制订手术方案提供重要依据。CT 可早期发现复发肿瘤，为腹膜后肿瘤的首选检查和术后随访的常规检查项目。

（三）MRI

不同类型的腹膜后肿瘤在 MRI 上的信号特征有所不同，有助于肿瘤的定性诊断。通过病灶的 T1、T2 加权成像及脂肪抑制、组织灌注成像、水分子扩散加权成像等技术，可提供腹膜后肿瘤解剖结构、毗邻关系、浸润范围、血管及神经受累情况，以及肿瘤的病理生理特征等多种信息，为肿瘤的定位及定性诊断、个体化治疗方案的制定、疗效评估、方案调整及随访提供了较为全面而可靠的信息。

（四）血管造影

血管造影检查包括腹主动脉造影、选择性腹腔动脉造影、下腔静脉造影等。血管造影可以显示大血管是否存在变异、肿瘤血供情况、血管是否有梗阻或瘤栓及大血管侧支代偿情况等。术前选择性栓塞肿瘤主要的营养血管，可减少术中出血，减少手术切除难度。对不适宜血管内栓塞术的较大供血动脉，可采用暂时性球囊阻断术。

（五）PET/CT

虽然 PET/CT 检查在许多情况下并不能有效鉴别损伤、感染、炎症、术后改变及肿瘤良恶性等组织病理学状态，但全身功能性评估使其成为一种目前其他检查所不能替代的恶性肿瘤分期手段，从而可能为个体化治疗方案的制订提供依据。它还可用于腹膜后肿瘤的穿刺活检部位选择、手术彻底性评估及疗效随访等多方面。

（六）肾放射性核素扫描

腹膜后肿物手术治疗常需联合肾切除。虽然多数情况下，增强CT检查在评估肿瘤时可同期进行肾功能评估，以判定一侧肾切除的风险。但特殊情况下，需进行放射性核素肾动态显像进行分侧肾功能测定。

三、组织学检查

病理学检查是腹膜后肿瘤组织病理学诊断的金标准，也是获得较准确的组织病理学分级及其他肿瘤生物学行为评价指标的最佳方式。准确而详细的病理学检查，可以为个体化治疗方案的制订提供可靠依据。

（一）治疗前活检

是否所有腹膜后肿瘤均需治疗前活检，目前尚有很大争议。但对于诊断时即可切除的腹膜后软组织肿瘤，可直接行手术切除而无须活检。除非入组临床研究项目，或不能除外淋巴瘤、胃肠道间质瘤或转移性肿瘤等常不以手术为首选治疗手段的肿瘤；影像学检查评估为初始不可切除，或已有不适于手术切除的远位转移者，治疗前须行活检，为进一步治疗方案的制订提供依据。对于诊断时或经过治疗有可能接受治愈性手术切除的患者，应尽量避免针吸活检。如若必须，则应尽量将取材通道选择于手术时可同时切除的部位，并作明确标记，以利手术切口的设计。

（二）术前活检方式

术前活检包括开腹直接切取、经腹腔镜切取、细针穿刺和芯针穿刺等方式。目前认为，多数情况下，超声或其他影像学手段引导下的芯针穿刺活检，在安全性、可操作性、可靠性及经济学等方面均优于其他几种方式。需要指出的是，腹膜后肉瘤多具有很强的组织病理学异质性，活检结果常难以反映肿瘤整体的准确类型和分级。

【诊断及鉴别诊断】★★★△△△

一、诊断

腹膜后肿瘤的非病理学诊断主要依靠影像学检查，同时可结合其主要生物学特点。①膨胀性生长。不论肿瘤良性或恶性，均呈膨胀性生长，一般不浸润周边脏器或组织。②完整包膜。不论肿瘤良性或恶性，绝大多数均有完整的包膜。③不易出现远处转移。恶性腹膜后肿瘤病程较长，很少出现血行远处转移和周围淋巴结转移。④易于局部复发。腹膜后肿瘤切除术后极易复发，恶性者术后复发率为50%～80%。复发模式主要为局部复发，包括原位复发和局部种植复发。

二、鉴别诊断

腹膜后肿瘤行不同组织学类型间的鉴别诊断较困难。因大部分腹膜后肿瘤均需外科手术切除，因此，鉴别诊断的重点在于少部分特殊类型肿瘤，如淋巴瘤、腹膜后GIST、生殖细胞肿瘤等。因为此类肿瘤的手术治疗并非首选，若有怀疑，需尽可能穿刺活检明确诊断。

（一）原发性腹膜后淋巴瘤

本病指仅以腹膜后淋巴结肿大为表现的淋巴瘤，可分为霍奇金淋巴瘤和非霍奇金淋巴瘤，我国以后者多见，尤其是弥漫大B细胞淋巴瘤多见。CT表现为腹膜后孤立或融合成团的肿块，呈结节状或不规则，边缘不整，密度不均；增强后肿块轻度强化。肿大的淋巴结可推移、包绕邻近血管，也可越过中线，融合成团块，呈典型的腹主动脉淹没征。除一些惰性淋巴瘤外，大部分淋巴瘤在PET/CT中^{18}F-FDG摄取较高，具有特征性。

（二）腹膜后GIST

起源于腹膜后腔潜在间隙内的原发性腹膜后GIST较罕见，占腹膜后软组织肿瘤的4%～7%；肿瘤好发于盆部，常较大，伴有坏死及囊性变。CT可见囊状或不规则坏死囊变区及存在于囊与囊之间的等密度肿瘤实体组织，实性部分呈中等不均匀强化，以静脉期明显。可出现肝、肺转移。

（三）腹膜后副神经节瘤

副神经节瘤以手术治疗为主，功能性副神经节瘤占15%～24%，因分泌儿茶酚胺可有阵发性或持续性高血压、头晕、头痛、心悸、多汗及偶发的胃肠道功能紊乱等症状。术前鉴别诊断的意义在于充分完善术前用药及麻醉准备。腹膜后副神经节瘤多位于腹主动脉旁，沿交感神经链分布。CT检查表现为境界清晰的圆形或椭圆形实性或囊实性肿块，出血、坏死常形成“液－液”平面。瘤内可见范围不等的囊变坏死及沿囊变区分布的弧线样或散在分布的斑点状钙化灶，增强扫描肿瘤实质部分明显强化，病灶周围或瘤内可见粗大强化的血管及分隔样结构。

【治疗】★★★△△△

一、外科治疗

腹膜后肿瘤的外科治疗主要是手术切除，是适应证内患者获得潜在治愈的最佳手段。

（一）外科治疗的基本问题

1. 手术切除的原则 在手术适应证范围内和保证安全的前提下，尽可能在符合安全切缘标准的情况下彻底切除肿瘤（R0 切除）。

2. 手术切缘的评估和手术范围 相较于多数其他实体瘤的手术切缘评价，腹膜后软组织肉瘤切缘评价的难度很高，准确性很低。由于该类肿瘤组织学类型的特殊性，多数情况下，依靠术中冷冻病理学检查决定手术范围的方式也近乎不可能。手术范围多依靠术者的判断（术前和术中）、经验和观念来确定。目前多数研究将腹膜后肿瘤的彻底切除（R0＋R1）定义为“手术者判定彻底切除了肉眼可见肿瘤”。腹膜后软组织肉瘤首次手术的彻底切除，几乎是此类患者获得潜在治愈性疗效的唯一机会，也是唯一可能通过外科方式改变的重要预后影响因素。近年来此领域中的重大观念性进展就是渐趋主张扩大手术范围以达根治性目的。扩大范围的手术，包括肿瘤及其周围可能受侵脏器（即使探查未发现明显受侵）、血管及其他组织结构的联合切除，已取得降低局部复发、改善生存的明显效果。在经验丰富的中心进行的该种扩大范围的手术，已占腹膜后肿瘤手术的 50% 以上，术后并发症发生率和死亡率都在可接受的合理范围内。

3. 肿瘤姑息性切除的问题 切除部分肿瘤并不能明显改善患者的生存期。但对特定病理学类型（如分化良好的脂肪肉瘤）及一些由于瘤体巨大而引起明显症状甚至危及生命的患者，肿瘤的部分切除可能会改善生存质量、延长生存，并为进一步可能的抗肿瘤治疗提供机会。

（二）局部复发性肿瘤的治疗

局部复发性肿瘤的治疗原则上与原发肿瘤相同，完整切除病例的总体生活质量和生存期明显优于不能手术切除者。但与首次手术相比较，再次甚至多次手术可切除性的评价、手术时机的把握、是否联合脏器切除的判断及对综合治疗及多学科团队的协作等都有更高的要求。手术的复杂性、难度、风险都会大大增加，而且术后再次复发率也远高于首次手术。

1. 局部复发性肿瘤的可切除性评价 局部复发性肿瘤的可切除性评价，应包含患者一般状况、影像学检查、既往手术情况、复发间期、肿瘤的病理学分级及肿瘤的实际生物学行为（如生长速度、有否转移），甚至患者自身要求等多方面内容。

2. 局部复发性肿瘤的手术时机 局部复发性肿瘤手术时机的把握，不同于首次手术，多数并非一经发现就须立即手术。对于部位特殊，瘤体继续增大会导致不可切除者，应尽快手术；而对于瘤体继续增大也多不会影响手术切除者，亦可行临床密切观察，综合多方面因素，择期手术。生物学行为方面，恶性程度高（高病理学分级）、复发间期短、生长速度快（如超过每月 1cm）的肿瘤，也可进行一段时间的观察，以避免不适宜的手术干预。

（三）远位转移的治疗

多数发生肝、肺等部位转移的肉瘤患者，适合化疗及分子靶向等全身治疗方式。虽缺乏较强临床研究数据支持，但也有越来越多的临床资料显示，对于经过临床及生物学等方面多学科充分评估的发生肺转移的肉瘤患者，如能彻底切除转移灶，3 年生存率可达 20%～50%。其中无复发生存期长（如≥1 年）、病灶数目少（如≤3 个）、肿瘤倍增时间长、对化疗敏感等，都是预后良好的因素。对于发生肝、肾上腺等可切除的肺外脏器转移者，虽有少数支持手术治疗的报道，但尚未成为业内共识。推荐对于原发及转移灶都可行 R0 切除而没有肺外转移灶的同时性肺转移患者，可选择手术切除原发及转移灶，也可先选用全身化疗；对于可切除的异时性肺转移患者，首选手术治疗。肺切除术式应首选楔形切除术，而非规范的肺叶、肺段切除术，淋巴结清扫也是不必要的。特殊情况下，如患者情况许可，为达 R0 切除也可行肺叶甚至全肺切除术、单侧和（或）双侧肺的多处楔形切除（可同时或分期进行）。对于有可切除的肺外转移病灶者，须综合考虑临床、肿瘤生物学特性及患者意愿等因素后决定治疗方案。无论何种情况，涉及手术治疗的转移性腹膜后肉瘤治疗方案的制订，必须进行包括 PET/CT 等在内的全面影像学评估，并须经过 MDT 讨论。

（四）辅助、新辅助和术中放射治疗

放射治疗可作为术后辅助治疗的手段，有时也可作为不能手术切除者的首选治疗。辅助放疗的目的

是为了减少局部复发，并通过限制手术切除范围以保留更多正常组织。至今仍无确切的外放疗适应证，治疗选择的随意性较大。必须强调，术中和（或）术后放疗决不能成为R2等不彻底手术的补救措施。可能情况下，再次行手术彻底切除仍是首选。对于行彻底切除的腹膜后软组织肿瘤，术前放疗/术中放疗/术后辅助放疗的实施需根据病理类型和组织学分级谨慎选择。

（五）腹膜后肿瘤的介入治疗

1. 对于动脉血供丰富、瘤体巨大而解剖结构复杂的腹膜后肿瘤，拟行手术切除前，可选择性栓塞肿瘤供血动脉，以降低手术难度和风险；对于不适宜永久性栓塞的重要动脉，可采用可控性较强的球囊阻断术。此种情况下，血管栓塞与手术间隔时间应尽量缩短，以减少血管再通或侧支循环的形成，并降低因炎症反应而增加的手术难度和风险。

2. 腹膜后肿瘤发生破裂出血或术后出现动脉性出血，需紧急处理而又不适于急诊手术时，可试行肿瘤血管栓塞或大血管球囊阻断，为进一步治疗赢得时间和创造条件。

3. 无法手术切除或手术风险较高的病例，经动脉化疗［和（或）栓塞］及给用荷放射性核素的载体等方式可能起到控制肿瘤生长甚至使肿瘤缩小的作用，并可能为进一步治疗创造条件。

（六）肿瘤局部消融治疗

射频、微波、激光、冷冻、高强度聚焦超声（high intensity focused ultrasound，HIFU）等局部消融手段，虽有少数报道，但鉴于腹膜后肿瘤在部位、毗邻关系、瘤体常较大等方面的特殊性，局部消融治疗的效果及安全性方面尚存在较大争议，除非经MDT讨论通过，否则不推荐采用。

二、药物治疗

虽然有些类型的软组织肿瘤对化疗较为敏感，如恶性淋巴瘤和儿童横纹肌肉瘤，但大多数软组织肉瘤对异环磷酰胺和蒽环类药物（多柔比星）的化疗均不太敏感。近年有帕唑帕尼、曲贝替定和甲磺酸艾日布林等新药在临床研究中显示出对部分特定类型的软组织肉瘤有总生存和（或）无进展生存的获益，并被批准用于不可手术切除或转移性的晚期脂肪肉瘤或平滑肌肉瘤，但其具有较严重的不良反应和较低的客观缓解率，仍需临床试验进一步论证。故目前推荐以临床研究的方式或经过MDT讨论的情况下对患者进行药物治疗。

【预后】★★△△

决定预后的因素很多，如肿瘤的类型、手术切除的彻底性、肿瘤分化程度、肿瘤生长方式等。对于软组织肉瘤，其中最主要的预后因素为组织学分级，其次是肿瘤能否获得完整切除。由于腹膜后肿瘤解剖关系复杂，肿瘤巨大，肿瘤有时无法完整切除，即使获得完整切除，恶性腹膜后肿瘤切除后的复发率仍可达50%～80%，且恶性程度随复发而增高，再次切除后5年生存率不到10%。良性肿瘤完全切除后可痊愈，部分切除可长期生存，但也有一些肿瘤容易复发和恶变，如腹膜后脂肪瘤、平滑肌瘤等。

（郝纯毅　吴剑挥）

参考文献

［1］Townsend CM, Beauchamp RD, Evers BM, et al. Sabiston textbook of surgery: The biological basis of modern surgical practice. 20th. USA: Elsevier，2016.

［2］Goldblum JR, Weiss SW, Folpe AL. Enzinger and Weiss's soft tissue tumors: Expert consult: Online and print. 6th. USA: Elsevier, 2013.

［3］Brennan MF, Antonescu CR, Maki RG. Management of soft tissue sarcoma. USA: Springer, 2013.

［4］郝纯毅．北京大学肿瘤医院原发性腹膜后软组织肿瘤诊治专家共识（2015）．中国实用外科杂志，2015，35（11）：1198-1205.

［5］邱法波，张圣林，蔡亦军，等．中国腹膜后肿瘤10年流行病学分析．临床普外科电子杂志，2013，1（1）：31-36.

［6］周宇红，陆维祺．腹膜后软组织肉瘤的多学科综合治疗．实用肿瘤杂志，2013，28（5）：455-459.

第 24 章　血管外科疾病

第 1 节　单纯性下肢浅静脉曲张

单纯性下肢浅静脉曲张又称为原发性下肢浅静脉曲张，指由于隐－股静脉瓣膜功能不全，导致下肢大隐及小隐静脉主干或其分支突起迂曲，形成可触及的皮下静脉。由于病情一般较轻，手术治疗常可取得满意效果。

【流行病学】★△

下肢浅静脉曲张是血管外科的常见疾病，在西方国家中发病率超过 20%。据统计，美国 40～80 岁人群中，男性静脉曲张患者达 1100 万，女性患者更是达到 2200 万。在我国，下肢静脉曲张尚无系统性流行病学统计资料，在上海、安徽、山东 15 岁以上人群中下肢静脉曲张发病率为 9.26%，40 岁以上人群中发病率为 16.38%。高龄、女性、久站或久坐、吸烟、肥胖、较高的身高均为下肢静脉曲张的危险因素。

【解剖学】★★△△

下肢的浅静脉系统主要包括足背静脉弓、大隐静脉和小隐静脉。

一、足背静脉弓

每个足趾的内、外侧各有一条趾背静脉，向后行至足背互相吻合形成足背静脉弓，其内侧端移行为大隐静脉，外侧端移行为小隐静脉。

二、大隐静脉

大隐静脉为全身最长的静脉，起自足背静脉弓内侧，沿小腿内侧上行，逐渐偏向小腿后方。经胫骨与股骨内侧髁的后部至大腿内侧，逐渐向上，最后在耻骨结节外下方 3～4cm 处，穿隐静脉裂孔汇入股静脉。大隐静脉在隐静脉裂孔处有 5 条属支：旋髂浅静脉、腹壁浅静脉、阴部外静脉、股内侧静脉和股外侧静脉。进行大隐静脉高位结扎术时，应将其一一辨认、结扎、切断，否则容易复发。

三、小隐静脉

小隐静脉起自足背静脉弓的外侧缘，经外踝后方上行自小腿的后方，在腘窝下角处，穿入深筋膜，经腓肠肌的两头间上行，最终汇入腘静脉。小隐静脉主要收集足外侧部和小腿后部浅层结构的静脉血。

【病因与病理】★★△△

先天性静脉壁薄弱和静脉瓣膜功能不全是发病的重要原因。静脉曲张患者常有周身或局限性的静脉壁缺陷，主要表现为静脉壁中层肌纤维、胶原纤维及弹性纤维的缺乏，造成静脉壁的强度减弱，以致管腔扩大，加上静脉瓣膜的功能受损，防止血液反流的机制遭到破坏，大量血液从深静脉或近端静脉反流，即造成静脉纡曲扩张。静脉曲张发生的部位与下肢浅静脉解剖学的差异也具有明显关系。在大隐静脉主干、静脉壁中层肌肉纤维较发达，并且静脉壁周围有大量的纤维结缔组织支持，并与深筋膜相连，故很少发生静脉曲张，而其各属支位于皮下浅层脂肪内，周围少结缔组织，管壁肌肉层较薄，则常发生静脉曲张。此外，血柱的重力，以及任何增加重力的行为，比如长时间站立、重体力劳动、慢性咳嗽、习惯性便秘等都可使瓣膜承受过度的应力，导致静脉曲张的出现。

在静脉曲张的区域，同时有大量毛细血管增生，其内皮细胞间孔径增大，导致渗透活性粒子，尤其是纤维蛋白原的大量漏出，而此时静脉的纤维蛋白溶解能力下降，于是大量纤维蛋白在毛细血管周围堆积成鞘，阻碍了毛细血管与周围正常组织间氧气与养分的交换，于是在皮肤和皮下组织出现营养性变化。

【临床表现】★★★△△△

单纯性静脉曲张所引起的临床表现，一般并不严重，常见的可归纳为下列几种。

一、皮下静脉纡曲成团

隐股瓣及隐静脉功能不全后，浅表静脉压力增高，进而引起浅静脉扩张、增长而形成纡曲，继续破坏远侧瓣膜后，更增加了曲张的严重性。静脉曲张的位置和程度，与局部静脉壁内压力高低和管壁厚薄有关。通常小腿静脉曲张的范围和程度都比大腿严重，因为小腿部大隐静脉管径较小，管壁较薄而承受压力比大腿高。同样道理，静脉分支又比主干严重，所以蜿蜒、扩张而纡曲的静脉，大都出现在小腿的前内侧和后面。

二、酸胀不适

因静脉外膜感受刺激，患者多有酸胀不适和疼痛的感觉，其疼痛的性质多为钝痛，同时有肢体沉重感，容易疲劳乏力。患者多在久立或午后感觉加重，在平卧、肢体抬高或穿弹力袜时，明显减轻，有时可伴有小腿肌肉痉挛现象。

三、水肿

单纯性静脉曲张患者，临床上很少合并水肿，即使存在也仅位于踝部、足背部，比较轻微，休息一夜后大都可以缓解。如合并有严重的下肢水肿，应考虑到其他原因，如原发性深静脉瓣膜功能不全或深静脉血栓形成等。

四、皮肤营养改变

病程较长者，在小腿，特别是踝部皮肤常出现营养性改变，包括皮肤萎缩、脱屑、瘙痒、色素沉着，皮肤和皮下组织硬结，甚至湿疹和溃疡形成。

【辅助检查】★★★△△△

下肢浅静脉曲张具有明显的形态特征，诊断并不困难。辅助检查主要是评估深静脉通畅性及瓣膜功能，排除继发性因素导致的静脉曲张。

一、物理检查

1. 静脉瓣膜功能试验（Brodie-Trendelenburg 试验） 可发现有无大、小隐静脉和交通支静脉瓣膜功能不全。患者仰卧，抬高下肢，使曲张静脉内血液排空，将止血带缠缚于腹股沟下方，压迫大隐静脉，拇指于腘窝处压迫小隐静脉近端，然后嘱患者站立，观察浅静脉的充盈程度和速度并进行如下检查：如放开止血带（不放松拇指）时，静脉顿时充盈，表示大隐静脉瓣膜关闭不全；如只放松拇指（不放开止血带），静脉顿时充盈，表示有小隐静脉瓣膜失效。如果两者均不放松，而排空的静脉半分钟内顿时充盈，表示有深组和浅组静脉间的交通瓣膜关闭不全。此时，将止血带或拇指放松，静脉的充盈程度如再行增加，表示浅组静脉和交通静脉的瓣膜均失效。

2. 交通静脉瓣膜试验（Pratt 试验） 专门用于检测交通静脉瓣膜功能。患者仰卧，抬高下肢，使充盈的浅静脉空虚，在卵圆窝处扎止血带，先从足趾向上至腘窝处缠缚第 1 根弹力绷带，再自止血带处向下扎第 2 根弹力绷带，让患者站立，一边向下解开第 1 根弹力绷带，一边向下继续缠缚第 2 根弹力绷带，再两根绷带之间的间隙内出现任何曲张静脉，认为该处存在功能不全的交通静脉。

3. 深静脉通畅试验（Perthes 试验） 患者取立位，用止血带在腹股沟下方压迫静脉，曲张的静脉充盈后，患者迅速用力伸展膝部 20 次，如充盈的曲张静脉迅速消失或明显减轻，表示深静脉通畅，为阴性；相反，静脉曲张程度加重，表示深静脉存在堵塞。

二、彩色超声多普勒

超声可提供下肢静脉的解剖和功能信息，不仅能对浅静脉曲张做出明确诊断，而且可以通过对深静脉的观察分析其发病原因。它可以实时动态节段性观察管壁的扩张度、通畅度，瓣膜功能不全的病变部位、深浅静脉及穿静脉之间血流动力学的变化，静脉血管的变异，达到整体快速的定性及定位诊断。

三、多普勒无创血管检查

在检查下肢静脉交通支反流方面较血管彩色超声敏感。在检查深静脉是否通畅或深浅静脉是否存在反流时，虽然它也能显示反流时间和反流速度，但因为不能显示管腔的二维结构，故诊断的准确率略低于血管彩色超声。

四、下肢静脉造影

对于单纯性浅静脉曲张而言，无损伤检查已能基本确诊本病，故很少进行造影检查。只有在无损伤检查不能做出明确的诊断或怀疑深静脉血栓及原发性深静脉瓣膜功能不全时，才进行造影检查。

【鉴别诊断】★★△△

单纯大隐静脉曲张在站立时具有明显的形态特征，仅凭大体观察就能发现。由于多种疾病可能引起下肢静脉曲张，因此在确定诊断前需要与下列疾病相鉴别。

一、原发性下肢深静脉瓣膜功能不全

原发性下肢深静脉瓣膜功能不全均继发有下肢大隐静脉曲张，但其临床表现比较重。除浅静脉曲张、长时间站立后酸胀疼痛外，早期可出现交通静脉破坏，尤其是足靴区，迅速出现营养性变化，包括色素沉着和溃疡形成。大隐静脉瓣膜功能试验阳性，深静脉通畅试验阴性，交通瓣膜功能试验阳性。多普勒超声检查可以发现股浅静脉或腘静脉处有血液倒流。顺行及逆行深静脉造影能进一步确定诊断。

二、下肢深静脉血栓形成后遗综合征

下肢浅静脉曲张多属该综合征的一种代偿性症状表现。病程早期，患者出现肢体均匀一致性肿胀，疼痛伴有发热，检查可见股三角区及腓肠肌有明显压痛，向背侧用力弯曲时即感腓肠肌处疼痛（Homans征阳性），此时下肢深静脉被血栓阻塞，形成回流障碍，Perthes 试验阳性。病程后期，血栓机化后再通，静脉瓣膜遭破坏，演变成倒流性病变，患者表现为下肢浅静脉曲张，下肢水肿，站立时下肢皮肤发红或发绀，并有肢体沉重发胀，或酸痛感，或营养性变化，可继发淋巴水肿。深静脉造影有助于明确诊断。

三、动静脉瘘

动静脉瘘多发生在外伤尤其是贯通伤以后，偶尔亦有先天者。在动静脉瘘部位可扪及震颤，听诊可闻及连续性血管杂音，其近端肢体增粗、发热、多毛、易出汗，远端肢体发凉并可出现水肿。抬高肢体时，下肢曲张静脉内血液不易排空，静脉压明显增高，穿刺静脉时为鲜红色氧合血。

四、静脉畸形骨肥大综合征

静脉畸形骨肥大综合征（Klippel-Trenavnay 综合征）为一种罕见的先天性疾病。患者除表现为浅静脉曲张，同时皮肤毛细血管畸形、肢体不对称等特征性表现，鉴别诊断一般无困难。

【治疗】★★★△△△

单纯性下肢浅静脉曲张的治疗，可分为保守疗法、硬化剂注射压迫疗法及手术疗法。

一、保守疗法

保守疗法适用于妊娠期妇女，早期轻度静脉曲张患者及周身情况较差、难以耐受手术的患者。嘱患者避免久站、久坐，适当抬高患肢，同时给予弹力袜压迫治疗。弹力袜的压力有一定梯度，足踝高而向近端逐渐降低，能够减少浅静脉内血流淤积，改善活动时腓肠肌血流回流。通常膝关节以下使用弹力袜可获得较满意的效果。

二、手术治疗

凡是具有症状，如酸胀、坠重感、曲张静脉分布广泛，又无手术禁忌者，都可施行手术。

1. 大隐静脉高位结扎剥脱联合交通支静脉结扎术 这是治疗静脉曲张的经典术式，主要分 3 个步骤：高位结扎大隐静脉，剥脱曲张静脉和结扎切断交通静脉。该术式治疗效果肯定，但切口多、创伤大、影响美观，且有一定的并发症发生率，如隐神经损伤、切口感染、血肿、深静脉血栓形成及罕见的肺栓塞等。

2. 硬化剂注射治疗 此法是向曲张静脉内注入化学性硬化剂，如 5% 鱼甘油酸钠、酚甘油液等，使静脉管壁继发炎症反应，术后持续压迫使静脉萎陷，达到治疗目的。硬化疗法具有操作简单、痛苦轻、不需住院、费用低、不破坏肢体美观等优点。近年来，超声引导下导管内注射及数字减影血管造影下直接注射硬化剂疗效更为确切。但随着时间延长，硬化剂注射治疗后浅静脉曲张复发率明显增高。

3. 下肢静脉曲张透光直视旋切术 该方法更适合面积广泛曲张严重、伴有皮肤色素沉着和（或）皮肤溃疡、硬化剂注射后复发的静脉曲张。不足之处为治疗创伤较大，术后并发症较多。

4. 血管腔内射频和静脉腔内激光治疗 2 种方法都是运用了热能量使管腔收缩、迅速机化并形成纤维条索，最终使静脉闭合，以达到消除反流的目的。优点是速度快、操作简便、创伤小。

【并发症及其治疗】★★★△△△

一、血栓性浅静脉炎

曲张静脉内血流缓慢，内膜多不健康，容易并发血栓形成。主要症状是局限的曲张静脉突然出现红肿、发热、疼痛，可扪及线条状的硬索。老年人多发，但发生

在青年患者时，症状往往更为严重。治疗上应嘱患者抬高患肢，局部热敷，口服肠溶阿司匹林、胰激肽原酶肠溶片祛聚治疗，Aescuven forte（商品名迈之灵）等减轻水肿，可以使用磺酸酯黏多糖局部外用。如果病变比较严重，局部症状明显，可以卧床休息，皮下注射低分子肝素抗凝治疗。待炎症消退后行静脉曲张手术治疗。

二、湿疹和溃疡

湿疹见于下肢重症静脉曲张症患者，多在踝部及小腿下 1/3 处，出现皮肤浸润性增厚、脱屑、色素沉着及水肿，此种病变可因淤血同时并发真菌病，伴有严重瘙痒。

溃疡多见于小腿内侧下 1/3 及足靴区，呈单发或多发，其大小不一，常为圆形或不规则形，溃疡较浅，其边缘坚硬呈斜坡状，底部的肉芽组织为淡红色或灰白色，比较松弛，表面高低不平，上覆以脓性分泌物，溃疡的周围皮肤呈深褐色色素沉着，并有水肿，常伴发湿疹。

其治疗包括抬高患肢以利于静脉回流，外穿弹力袜控制静脉高压，局部可采用洛合碘消毒，必要时给予静脉用抗生素。待感染控制后实施手术治疗。需要注意的是静脉曲张性溃疡多为难治性溃疡，很难自愈。因此，可在溃疡肉芽组织洁净时，适时手术，以利溃疡面早日愈合。

三、出血

静脉曲张成团后，血管壁较薄，轻微的外伤可使曲张静脉破裂出血，由于静脉内压力较高，静脉壁缺乏弹性，因此，出血很难自行停止，此时应抬高患肢，并用弹力绷带压迫止血，以后再进行手术治疗。

（陈　宇　刘昌伟）

第 2 节　静脉血栓栓塞症

深静脉血栓形成（deep venous thrombosis，DVT）与肺血栓栓塞症（pulmonary embolism，PE）合称为静脉血栓栓塞疾病（venous thromboembolism，VTE）。

【流行病学】

美国 2001 年的调查显示，VTE 每年的发病率为 71/10 万，欧洲的资料与美国相似。约 1/3 的患者同时合并 DVT 和 PE，其余 2/3 的患者系单纯 DVT。超过 1/3 的 VTE 患者会复发，美国每年至少 50 000 例患者死于 VTE。

我国尚无确切的 VTE 发病率数据。有关住院患者的统计资料显示，在脑卒中患者中，DVT 总体发生率为 21.7%，其中缺血性脑卒中重度偏瘫患者 DVT 发生率约为 40%；内科的慢性阻塞性肺疾病、肺癌、老年内科病房患者中，VTE 发生率分别为 9.7、11.5、9.7；ICU 的住院患者的 DVT 患者新发率为 15%～19%；骨科的住院患者 DVT 总体发病率约 40%。在总体术后的患者中 PE 发生率约 16.5%，其中死亡率约 28%。

【病因与病理】★★★△△△

一、病理学

最初 Virchow 提出静脉血栓高凝状态、血流瘀滞、内皮损伤三要素。VTE 的发生是多因素共同作用的结果。当然，每个 VTE 患者所涉及 Virchow 三要素的具体情况是存在差异的。20 世纪 70 年代，Gwendylen Stewart 提出血栓和炎症反应之间存在关联。

内皮细胞提供血管扩张和局部纤溶的环境。在这种背景下，凝血、血小板黏附、血小板活化、炎症反应和白细胞激活受到抑制。在内皮细胞异常期间，会出现血栓和促炎症反应状态。

急性下肢深静脉血栓形成的诸多危险因素，与制动和静脉血流缓慢有关。和搏动血流相比，静脉层流与在静脉瓣膜处的严重缺氧有关，并可能诱发内皮损伤。同时，血液瘀滞可使活化的凝血因子聚集，并将凝血抑制物消耗在易于形成血栓的部位。

生理性血栓的形成与溶栓过程相平衡，以防止病理性的血管内血栓形成。纤溶酶是主要的纤维蛋白溶解酶，作用于纤维蛋白、纤维蛋白原和其他凝血因子，还可以干扰血小板的黏附。当纤溶酶原激活受到抑制时，平衡倾向于血栓形成。

凝血激活可能是 VTE 病理生理过程中的关键。凝血级联反应的作用模式是一系列酶原在内源性凝血和外源性 TF 途径中的激活，最终通过促凝血酶原复合物生产凝血酶。

二、病因学

影响产生 Virchow 三要素状态的情况，均可能导致 VTE 发生。

（一）制动状态

肢体活动受限的状态，可以导致 VTE 发生。例如：长期旅行（经济舱综合征）、脑卒中致活动受限、ICU 重症患者、膝关节 / 髋关节术后或脊髓术后活动受限、骨折后制动等。

（二）恶性肿瘤

首次发生 VTE 的患者中，约 20% 与恶性肿瘤有关。恶性肿瘤患者发生 VTE 的风险，4 倍于无恶性肿瘤患者。在各种原因导致死亡的癌症住院患者中，死于肺栓塞者约 1/7。肿瘤压迫静脉、与癌相关的血小板增多、行动不便、化疗或放疗，均是 VTE 的危险因素。肿瘤可分泌多种细胞因子，如血管内皮生长因子、肿瘤坏死因子（tumor necrosis factor, TNF）-α、白介素（interleukin,IL）-1 等，是血栓形成的潜在因素，可通过多个途径诱导血栓形成。大部分癌症患者的凝血参数出现异常，包括凝血因子水平上升、纤维蛋白原升高或纤维蛋白降解产物和血小板增多。恶性肿瘤导致血栓的机制仍在广泛研究中。

（三）遗传性因素

遗传性因素常见的包括凝血酶原基因突变、因子 V 莱顿突变、蛋白 C/ 蛋白 S/ 抗凝血酶缺乏症。自身免疫性疾病抗磷脂抗体综合征、白塞病是较易发生 VTE 事件的自身免疫性疾病。炎性肠病（如克罗恩病、溃疡性结肠炎）也可合并发生 VTE。

（四）髂静脉受压

髂静脉受压也称为 May-Thurner 综合征，或 Cockett 综合征，主要指左侧的髂总静脉受右髂动脉和第 5 腰椎压迫，由于长期的动脉搏动和机械性梗阻导致静脉壁内膜增厚并继发静脉阻塞。

（五）中心静脉导管

应用中心静脉插管进行血流动力学监测、输液、安装心脏起搏器等，会导致 DVT 发生，尤其是上肢静脉血栓，65% 与其有关。

（六）其他

妊娠、应用口服避孕药和激素、高同型半胱氨酸血症、先天性解剖畸形和静脉曲张等，均可导致 VTE 发生。

【临床表现】★★★△△

一、深静脉血栓形成的临床表现

DVT 的临床表现可以根据血栓部位、血栓时间、侧支循环代偿情况、血栓进展程度、患者体位、治疗手段呈现不同的表现。患者可以从无症状到肢体肿胀，甚至肢体坏疽。

（一）症状

1. 肢体肿胀和张力升高　肢体肿胀是 DVT 常见的症状之一。肿胀同时可以伴有患肢张力升高。双侧肢体不对称性肿胀可提示肿胀侧肢体 DVT 可能。但是下腔静脉内血栓形成也可以引起双下肢对称性水肿。同理，上腔静脉内血栓形成也可以引起双上肢对称性水肿。根据下肢肢体肿胀的平面可大致估计静脉血栓的上界：①小腿中部以下水肿为腘静脉；②膝以下水肿可能为股浅静脉；③大腿中部以下水肿为股总静脉；④臀部以下水肿为髂总静脉；⑤双侧下肢水肿为下腔静脉。如果治疗不及时，随着血栓的进展，静脉内血栓的上界可以逐渐上升，导致下肢肿胀程度加重，肿胀范围增加。卧床或抬高患肢可以使肿胀得到明显缓解。

2. 肢体疼痛　DVT 引起的肢体疼痛多数不严重，主要为肢体沉重感或钝痛，可以通过卧床或抬高患肢得到缓解。当肢体高度水肿、张力升高明显时，疼痛较为剧烈。尤其是由于张力极度升高影响到动脉血流时（股青肿、股白肿），肢体远端可表现为缺血，疼痛尤为剧烈。

（二）体征

1. 皮肤颜色、温度变化　DVT 时由于肢体静脉血液回流受阻，患肢皮肤多呈现紫红色，患肢皮肤温度略升高。当患肢张力极度升高影响动脉血流时，肢体远端皮肤可出现颜色苍白、发绀，甚至花斑，同时伴有患侧肢体皮肤温度降低。

2. 肢体压痛　沿深静脉走行深压痛阳性；腓肠肌挤压痛（Neuhof 征）；患侧足背屈时小腿后侧肌群处疼痛（Homan 征）。

3. 浅静脉怒张　深静脉回流受阻，浅静脉系统回流压力增加，会导致浅静脉怒张，或者皮下网状的小静脉扩张。如果深静脉长期回流受阻，浅静脉系统会出现代偿性浅静脉增多、曲张。

4. 血栓性浅静脉炎　浅静脉代偿性扩张、纡曲后，可出现曲张静脉内的血栓形成，伴静脉周围无菌性炎症。主要表现为曲张静脉部位红、肿、热、痛。在该部位可触及痛性索状硬条或串珠样硬性结节。

5. 血栓后综合征 下肢深静脉血栓形成后，由于长期深静脉梗阻所造成的血液回流障碍，以及血栓再通后由于瓣膜功能破坏导致的静脉血液反流，均可导致下肢静脉高压的相应症状及表现，统称为血栓后综合征（post-thrombosis syndrome，PTS）。主要表现为肢体沉重不适、肿胀，久站或活动多后加重；可伴有间歇性静脉性跛行；浅静脉曲张、皮肤色素沉着、增厚、粗糙、瘙痒、湿疹样皮炎，可形成经久不愈或反复发生的慢性溃疡。

二、肺栓塞的临床表现

肺栓塞的临床表现为栓子阻塞肺动脉及分支后导致血流动力学改变的结果，其严重程度与肺动脉阻塞的范围及患者原有的心肺功能状态有关。大多数肺栓塞无症状或症状表现轻微。少部分肺栓塞可出现与肺梗死、呼吸功能受损或血流动力学变化相关的症状。

（一）症状

1. 呼吸困难 呼吸困难为肺栓塞最常见的症状之一，84%～90% 的患者出现呼吸困难症状。尤以活动后明显，常于大便后、上楼梯时出现，静息时缓解，称为劳力性呼吸困难。呼吸困难程度与栓塞的大小范围有关。其成因与 V/Q 比值失调及气道痉挛有关。

2. 胸痛 胸痛是肺栓塞的常见表现，75% 为胸膜样疼痛，突然发生，多与呼吸有关，咳嗽时加重，主要由于肺实质及其表面的胸膜水肿和炎症渗出引起，也可以由肺梗死或缺血所致。一般认为小栓子累及部位靠近周边，易出现胸膜受累。较大的栓子可引起剧烈的挤压痛，位于胸骨后，向肩和胸部放射，酷似心绞痛发作，可能与肺动脉高压、冠状动脉痉挛、心肌缺血有关。

3. 咯血 咯血常提示肺梗死或肺不张引起的肺泡出血。多在梗死后 24 小时内发生，量不多，大咯血少见，鲜红色，数天后可变成暗红色。

呼吸困难、胸痛、咯血称为肺栓塞三联征。真正出现典型三联征表现的患者仅仅不到肺栓塞患者的 1/3，有症状性患者多数仅表现为其中 1 个或 2 个症状，其中尤以原因不明的劳力性呼吸困难最为常见。

4. 发热 约 43% 的患者出现发热，常为低热。个别患者体温可达 39℃以上。可持续 1 周左右。其原因可能与肺梗死、肺出血、血管炎、肺不张或感染有关。

5. 晕厥、休克和猝死 肺栓塞时由于心排血量突然下降造成的短暂性脑缺血发作，可出现晕厥。肺栓塞所致休克类型属心外梗阻性，大块栓子阻塞肺血管床，加之强烈的肺血管痉挛引起心排血量急剧下降，血压下降，患者常大汗淋漓，焦虑，严重者出现猝死。其发生率约为 10%，此类患者检查时常可见肘静脉压力明显升高，但无心源性休克的体位、啰音等体征，故在临床上可借此与其他类型的休克相鉴别。

6. 其他临床表现 发绀与缺氧、低血压和体循环淤血有关。咳嗽多为干咳，或有少量白痰，也可伴有喘息。恐惧可能与胸痛或低氧血症有关。

（二）体征

查体时可发现患者呼吸频率增加、心率增快、听诊可闻及呼吸频快，胸膜摩擦音、湿啰音或哮鸣音、呼吸减弱（多为胸腔积液、肺不张等所致），可出现肺动脉区第二心音亢进或主动脉和肺动脉区第二心音增宽，但在吸气相减弱。如为大块 PE，可产生急性右心室功能不全，伴颈静脉怒张，右心室抬举性搏动，室性前期（S4）或舒张初期（S3）奔马律，有时伴有低血压和周围血管收缩。

【辅助检查】★★△△△

一、D- 二聚体检测

D- 二聚体是纤维蛋白的降解产物。当发生 VTE 时，D- 二聚体水平升高，其灵敏度达 96.8%。但是 D- 二聚体升高并非 VTE 特异的，诸多病理情况可导致 D- 二聚体升高，如弥散性血管内凝血、恶性肿瘤、大手术后、感染、创伤等，D- 二聚体诊断 VTE 的特异度仅 35.2%。对于验前概率为低、中度的患者，D- 二聚体正常则不必进行其他检查可以排除急性 VTE。

二、静脉加压超声

静脉加压超声（compression ultrasonography，CUS）是一种常用的、非常经济、无创的检查方法，可以作为检查深静脉血栓形成的首选且安全有效的方法，可直接探及病变部位静脉直径及腔内情况，可了解血栓的大小及其所在部位，即静脉壁情况、彩色血流信号情况。通过局部加压，可以了解管腔被压扁的情况，进一步证实血栓的部位及大小。CUS 对症状性深静脉血栓的诊断灵敏度 90%～100%，特异度达到 95%～100%。

三、CT 血管造影

通过增强 CT 及其三维重建技术，可以了解下肢静脉、下腔静脉及肺动脉的管腔情况，明确诊断 VTE 的部位。CT 血管造影（CT angiography）与静脉造影相比方便、快捷、创伤小，诊断符合率高，目前已被临床作为诊断 VTE 的重要方法。CTPA，还可以明确患者是否有 PE 以外的其他疾病存在。

四、静脉造影

静脉造影被认为是诊断 DVT 的"金标准"。通过从足部静脉注入造影剂，止血带限制浅静脉显影，以充分显示深静脉系统。在静脉充分显影的本底基础上出现充盈缺损视为阳性结果。同样，可以通过导管到达肺动脉主干或超选入肺动脉各分支，注入造影剂显示肺动脉情况。但造影是有创检查，临床应用受到一定限制。

五、肺通气 / 灌注扫描

肺通气 / 灌注扫描由于具有高度的敏感性曾经在 PE 诊断过程中起关键作用。但近年来其价值已逐渐被 CTPA 所替代，尤其是螺旋 CT 肺动脉造影。CTPA 同肺通气 / 灌注扫描相比具有以下特点：①可以快速实施；②很少需要再进行其他影像检查；③排除 PE 的患者可以提供其他正确诊断；④大多数医院都可进行检查；⑤更易安排急诊检查。肺通气 / 灌注扫描仅用于无法进行 CTPA 检查或存在肾功能不全及对造影剂有不良反应的患者。多排 CT（MSCT）的出现使亚段 PE 的诊断率进一步提高，16 排 CT 对肺段及段下 PE 的灵敏度达到了 94% 及 88%。

【诊断及鉴别诊断】★★★△△△

一、诊断

目前公认的下肢深静脉血栓形成危险因素分为遗传因素和环境因素两部分，环境因素包括年龄＞40 岁、长期卧床、肿瘤、胸腹盆腔下肢或骨科手术、肥胖、静脉曲张、心力衰竭、心肌梗死或脑卒中、糖尿病、骨折、炎性肠病、肾病综合征、长期留置中心静脉导管、口服避孕药等。诊断深静脉血栓，首先要根据患者的症状、体征和可能的危险因素（Wells 评分参见表 24-1）将患者分为低危、中危和高危人群，通过分级有助于有效诊断 DVT。

表 24-1　Wells 评分——深静脉血栓的验前概率评分

项目	评分（分）
活动性肿瘤（肿瘤治疗中或近 6 个月内的姑息疗法）	1
下肢瘫痪、制动	1
4 周内卧床 3 天以上或 4 周内大手术史	1
沿深静脉系统走行的局部压痛	1
下肢肿胀	1
胫骨结节下方 10cm 处测量的小腿腿围较对侧增加 3cm 以上	1
凹陷性水肿（症状侧为重）	1
浅静脉侧支（非静脉曲张）	1
其他比 DVT 更符合的诊断	-2

低危 0～1 分；中危 2～6 分；高危 ≥7 分，其中≥4 分 VTE 的可能性较大。验前概率的评估有利于医师从总体上把握患者患病的可能性，并且有利于选择合适的检查手段及对检查结果作出合理的解读。通过量化指标进行验前概率评估有利于减少经验性错误，提高诊断效率。

诊断 VTE，需要结合患者的症状、体征和可能的危险因素（Wells 评分），以及辅助检查的结果，不难得出结论。

二、鉴别诊断

（一）急性下肢深静脉血栓的鉴别

1. 急性肢体动脉栓塞　急性肢体动脉栓塞时，主要表现为肢体远端皮温厥冷、剧痛、麻木、自主运动及皮肤感觉丧失，一般肢体无肿胀。肢体远端的动脉搏动消失。病因常为心房颤动后心脏内附壁血栓脱落。

2. 急性下肢弥散性淋巴管炎（丹毒）　以下肢多见。发病急，一般表现为肢体（以小腿为主）红、肿、热、痛，常伴有寒战、高热。无相关的浅静脉曲张表现。血常规提示白细胞计数显著升高。

3. 慢性淋巴水肿　常见于恶性肿瘤的淋巴清扫术后，如妇科恶性肿瘤、结直肠癌、乳腺癌等。为非凹陷水肿，张力一般不高。肢体的淋巴放射性核素显像可以明确诊断。

4. 其他原因导致的肢体水肿

（1）心力衰竭：可以同时出现对称性的肢体可凹性水肿或合并颜面部水肿；如为左心衰竭，可合并出现肺水肿。

（2）肾病综合征：由于大量的蛋白经肾丢失，导致肢体出现低蛋白性的可凹性水肿。检测尿液可发现大量的尿蛋白。

（3）甲状腺功能减低症：可出现下肢尤其是踝部的非凹陷性水肿。检测甲状腺功能可提示甲状腺功能减退。

5. 外伤导致的肌肉损伤、血肿形成 有明确的外伤史，痛点比较固定。部分患者可出现皮下瘀斑。

（二）关于肺栓塞的鉴别诊断

1. 急性冠状动脉综合征 以左侧胸前区疼痛多见，发作时心电图多为异常，检测心肌酶谱可见cTnI升高，部分患者休息后或应用硝酸甘油类药物后可缓解。

2. 肺部感染 可有呼吸困难、发热、咳嗽、咳痰，甚至胸痛等症状，肺部查体可依感染轻重情况，听诊可及啰音，部分叩诊肺部为浊音，胸部X线片或肺部CT可有提示。特殊感染，如肺结核，可伴咯血表现。

3. 肺部肿瘤 可出现咳嗽、咯血、胸痛等表现。肺部CT、纤维支气管镜可明确。

4. 肺水肿 常继发于左心衰竭。听诊肺部，可闻及啰音，尤以双侧下肺为著。

5. 哮喘 可出现呼吸困难、低氧血症，听诊肺部可闻及肺部哮鸣音。

【治疗】★★★△△△

VTE患者主要的治疗目的是预防致死性肺栓塞、防止复发性VTE及防止血栓后综合征（post-thrombotic syndrome，PTS）。治疗手段主要包括抗凝治疗、溶栓治疗、取栓/血栓抽吸治疗和放置下腔静脉滤器。

一、抗凝治疗

（一）抗凝治疗指征和常用抗凝药

抗凝治疗是VTE的主要治疗措施，可以有效防止血栓再形成和复发。对于确诊的急性VTE患者，以及临床高度疑似VTE的患者，建议除禁忌证外，即刻开始抗凝治疗。常用的抗凝药包括普通肝素、低分子肝素（low molecular weight heparin，LMWH）、华法林和各类新型口服抗凝药（novel oral anticoagulant，NOAc，如利伐沙班、达比加群酯等）。初始抗凝治疗可以采用静脉注射普通肝素、皮下注射普通肝素、皮下注射低分子肝素、皮下注射磺达肝素或服用NOAc等。各种常用抗凝药剂量及方法如下。

1. 静脉注射普通肝素 普通肝素通过与抗凝血酶Ⅲ（antithrombinⅢ，ATⅢ）结合，激活ATⅢ，从而抑制凝血酶与活化的Ⅹ因子（activated factorⅩ，Ⅹa）。用法为先静脉推注负荷剂量（80U/kg），然后序贯持续静脉泵入［18U/（kg·h）］。肝素过量时可以应用鱼精蛋白抵抗。

（1）肝素应用与部分凝血活酶时间监测：相同剂量的肝素在不同的患者中抗凝效果是不同的，因此应用肝素时，必须要求监测其疗效，临床主要根据部分凝血活酶时间（activated partial thromboplastin time，APTT）调整肝素用量，要求APTT达到并维持与正常值上限的1.5～2.5倍。APTT的监测频率为自开始给予肝素后4～6小时监测，以及每次调整肝素剂量后的4～6小时。当APTT达标并稳定后，可每天监测1次APTT。APTT在初始24小时内达到治疗标准，则VTE复发率仅4%～6%，远远低于初始24小时不达标的患者（VTE复发率为23.3%）。根据体重设计的肝素抗凝用药剂量比常规的标准计量更容易让APTT在24小时内尽快达到治疗目标。

（2）肝素诱导的血小板减少症：肝素抗凝的主要并发症包括出血、肝素诱导的血小板减少症（heparin-induced thrombocytopenia，HIT）和长期应用导致的骨质疏松等。出血风险将在下文中提及。HIT通常发生在肝素开始后的5～10天，很少在肝素治疗后2周出现。1%～2%的接受肝素治疗的患者，会出现血小板计数低于正常范围或计数虽然正常，但数值较基础水平下降超过50%。严重的HIT会诱发动脉血栓或DVT。持续使用肝素的患者，应在开始应用肝素的3～5天、7～10天及14天监测血小板计数。HIT诊断一旦明确，则必须停止应用各种类型的肝素。如果患者仍然需要继续抗凝治疗，可以选取替代抗凝治疗措施，如达那肝素、水蛭素或凝血酶抑制药阿加曲班等。患者血小板计数一般在停药后10天内逐渐恢复。

2. 皮下注射普通肝素 普通肝素还可以采取皮下给药的方式。剂量约为250U/kg，每天2次，注射6小时后监测APTT并根据APTT调整肝素用量，APTT需要达到正常值上限的1.5倍。初始24小时内APTT达到治疗标准，有助于减少VTE复发。

3. 皮下注射LMWH LMWH与普通肝素相比，生物利用度更高（皮下注射的生物利用度＞90%），半衰期更长，发生HIT的概率低。疗效与静脉用普通肝素等同。皮下注射LMWH，推荐剂量为100U/kg，每天2次。合并严重肾功能不全的患者，尤其是肌酐清除率＜30ml/min者需慎用，如必须应用，应减量并监测血浆抗Ⅹa因子活性。

4. 皮下注射磺达肝癸钠 人工合成的、活化因子Ⅹ选择性抑制药。其抗栓作用是通过抗凝血酶Ⅲ（ATⅢ）介导的对Ⅹa选择性抑制的结果。推荐剂量为每天 1 次皮下注射 2.5mg。

5. 服用 NOAc　以利伐沙班为例，VTE 急性期，推荐剂量为 15mg，每天 2 次，应用 3 周后改为 20mg/d。肝、肾功能不佳者，需酌情减量。

6. 口服华法林　华法林是最常使用的长期口服抗凝药，华法林起效往往较慢，因此需与肝素重叠应用进行桥联抗凝。急性 VTE 患者建议普通肝素或 LMWH 抗凝当天即开始同时口服华法林，普通肝素或 LMWH 需要与华法林重叠至少 5 天以上，当连续 24 小时国际标准化比值（international normalized ratio，INR）超过 2.0 时，可停用 LMWH。后续华法林的剂量需要根据 INR 监测值确定，INR 目标值 2.0～3.0，高龄患者（>65 岁）INR 控制在 1.8～2.5 也是可以接受的。华法林过量时，如果合并出血，需立即停用华法林，必要时可补充维生素 K，补充冷冻血浆和凝血酶等。如果 INR 明显升高，但不合并出血，可暂停华法林，随后将华法林减量。

抗凝治疗的出血风险，除了与 APTT 和 INR 值相关以外，更重要的是与患者潜在的出血风险有关，临床中尤其应该注意并认识到这些潜在的出血风险，这些出血风险也是抗凝治疗的相对或绝对禁忌证：①年龄超过 65 岁；②大手术后 2 周以内的患者；③ 3 个月以内发生脑血管事件（脑梗死、短暂性脑缺血发作、脑出血）；④合并出血倾向；⑤肝衰竭尤其是合并凝血功能障碍的患者；⑥ 10 天以内消化道出血病史，合并消化道溃疡、消化道恶性肿瘤等；⑦ 3 个月以内有神经系统（颅内、脊髓）手术病史；⑧ 3 个月以内发生颅内创伤性疾病；⑨ 10 天以内心肺复苏病史⑩ 10 天以内的重大非血管手术或创伤病史；⑪未获良好控制的高血压患者，其中收缩压≥180mmHg，舒张压≥110mmHg；⑫颅内肿瘤；⑬近期眼外科手术史。

二、溶栓治疗

（一）急性 DVT 溶栓治疗

对于急性近段性 DVT，症状不超过 14 天，一般身体状况良好，预计出血风险小，可考虑溶栓治疗。溶栓可迅速开通静脉血管，缓解急性期症状，减少 PTS 的发生。急性 DVT 的溶栓用药方法不推荐全身静脉溶栓，而建议导管溶栓（catheter directed thrombolysis，CDT）。如果有条件的话，导管溶栓应与其他机械性溶栓方法（如血栓破碎、抽吸）等结合。CDT 后对于残存的静脉病变，可采用球囊扩张和支架的方式作为辅助处理措施。CDT 后仍应积极给予抗凝治疗，抗凝治疗措施与未溶栓患者相同。

（二）急性 PE 的溶栓治疗

与原来将肺栓塞分为“大面积 PE”“次大面积 PE”“非大面积 PE”不同，2008 年欧洲心脏病学会（European Society of Cardiology，ESC）急性肺栓塞诊疗指南明确提出对于急性肺栓塞患者按照死亡风险进行分级：①高危为存在低血压或心源性休克，其 PE 相关的死亡风险>15%。②中危为不伴有低血压或心源性休克，但是有右心室功能不全表现（心脏彩色超声提示右心室功能不全或胸部 CT 提示右心室增大）或合并心肌损伤（心脏肌钙蛋白升高，提示右心室微梗死），其 PE 相关的死亡风险为 3%～15%。③低危为 PE 相关死亡风险<1%。高危的 PE 患者，除非存在较大的出血风险，建议立即进行溶栓治疗，这一点已获大家共识。但是中危患者，是否需要溶栓治疗，目前尚存在争议。部分学者认为，中危的 PE 患者，如果经过评估出血风险较低，可以考虑溶栓治疗。笔者也赞同此观点，因为溶栓与单独抗凝治疗相比，能加速肺动脉内血栓的溶解，迅速开通闭塞的肺动脉血管，降低肺动脉压力，促进受损的右心室功能恢复，改善患者的临床结局，提高患者生活质量。如果溶栓前充分评估出血风险，除外出血风险较高的患者，溶栓的安全性从某种程度而言，是与单独抗凝可比拟的，这也就是为什么一些随机对照研究中溶栓与单独抗凝相比并不增加出血风险的原因。溶栓用药途径目前仍然建议采用经外周静脉给药，而不是肺动脉置入导管直接给药。

（三）常用的溶栓药物

目前国内两种常用的溶栓药物为尿激酶和重组型人组织纤溶酶原激活剂（recombinant human tissue-type plasminogen activator，rt-PA）。

1. 尿激酶　尿激酶可直接作用于内源性纤维蛋白溶解系统，催化裂解纤溶酶原成纤溶酶，后者不仅能降解纤维蛋白凝块，亦能降解血循环中的纤维蛋白原、凝血因子Ⅴ和凝血因子Ⅷ等，从而发挥溶栓作用。尿激酶首次负荷量约 25 万 U，之后尿激酶的实际用量需根据血栓负荷量、患者纤维蛋白原（fibrinogen，Fbg）水平、血栓溶解情况来确定。溶栓期间，需严格监控 APTT 和 Fbg，当 Fbg 下降至 1.5g/L 时谨慎溶栓，而 Fbg 低于 1.0g/L 则停止溶栓。

2. 重组型人组织纤溶酶原激活剂　rt-PA 与纤维蛋白结合后被激活，可诱导纤溶酶原转化为纤溶酶，导致纤维蛋白降解，血栓溶解。给药方式：①短程给药（如 2 小时灌注）比长程给药（如 24 小时持续灌注）疗效确切且出血风险少；②经肺动脉置入导管直接给药与经外周静脉给药相比，不会加速溶栓过程，缩短溶栓时间，但会增加插管部位的出血。因此，rt-PA 用于肺栓塞的治疗，建议 2 小时内给予 100mg，具体方式为：10mg 在 1～2 分钟内静脉推注，剩余 90mg 在 2 小时内静脉滴注。体重 65kg 以下患者，给药剂量不超过 1.5mg/kg。

（四）溶栓注意事项

溶栓治疗的同时，应给予静脉肝素抗凝，将 APTT 值调整控制于 1.5～2.5 倍。溶栓过程中要注意监测患者症状和体征变化，监测纤维蛋白原变化情况，根据溶栓情况还需要复查静脉造影，了解溶栓进展确定下一步溶栓计划。当纤维蛋白原低于 1.0g/dl 应谨慎溶栓，当纤维蛋白原低于 0.5g/dl 应停止溶栓。出血是溶栓常见并发症，如发生导管周围渗血，可采取局部加压包扎的方式，如出血血红蛋白下降明显，或出现活跃性出血、消化道出血、脑出血等需尽快停止溶栓。

三、急性 DVT 取栓治疗

下肢深静脉血栓取栓适应证包括：股青肿、股白肿或其他症状严重的急性髂股静脉血栓，症状不超过 7 天，一般身体状况良好。取栓禁忌证包括：病史过长或周围型血栓患者，既往有陈旧性血栓病史，一般情况较差无法耐受手术，患肢合并感染，合并凝血功能障碍或恶性肿瘤等。取栓手术目的主要是迅速开通静脉血管，缓解急性期症状，减少 PTS 的发生。取栓后仍应积极给予抗凝治疗，其抗凝治疗措施与非导管溶栓患者相同。

四、急性 DVT 的血栓抽吸治疗

对于急性期的 DVT，目前尚可应用血栓抽吸导管（如 AngioJet）进行血栓抽吸治疗。主要针对中心型 DVT，采取腘静脉穿刺入路，将导丝自血栓内向近端穿行，达到血栓的近心端以近。再沿导丝置入抽吸导管，对于 AngioJet 导管，先自导管喷入溶栓药物，等待 20 分钟以后，再以导管自远心端向近心端进行逐段血栓抽吸。

五、腔静脉滤器

急性 DVT 患者不建议常规放置腔静脉滤器。但是如果患者存在抗凝禁忌，或者为严格抗凝基础上的复发血栓或 PE，建议放置腔静脉滤器。已经放置腔静脉滤器的患者，一旦出血风险消除建议继续抗凝治疗。

（宋小军　刘昌伟）

第 3 节　颅外颈动脉闭塞性疾病

【流行病学】★★△

颅外颈动脉闭塞性疾病指可引起脑卒中的颈总动脉和颈内动脉狭窄和闭塞，其发病率约为 2.5%。在 60～79 岁年龄段，10.5% 的男性及 5.5% 的女性通过超声检查可发现颈动脉狭窄。年龄在 50 岁以上的健康人群中，约 6.4% 的人颈动脉狭窄＞50%，0.4% 的人颈动脉狭窄＞80%。研究显示，发生短暂性脑缺血发作或者脑卒中的风险与颈动脉狭窄程度成正相关。而对于颈动脉狭窄程度＞70% 的无症状患者中，5 年 TIA 发生率约为 11%，严重脑卒中发生率约为 5.3%。

【解剖学】★★△△

左颈总动脉起自主动脉弓，右颈总动脉起自头臂干，经胸锁关节后方，沿食管、气管和喉外侧上行，平甲状软骨上缘分颈内、外动脉。颈内动脉平甲状软骨上缘自颈总动脉分出，垂直上行穿颈动脉管入颅，在颈部无分支；颈外动脉自颈总动脉分出，初位于颈内动脉前内侧，经其前方转至外侧，向上穿腮腺至下颌颈处分为颞浅动脉和上颌动脉。颈外动脉自下而上依次分出：甲状腺上动脉、舌动脉、面动脉、枕动脉、耳后动脉、咽升动脉，穿腮腺至下颌颈处，分为颞浅动脉和上颌动脉 2 终支。

【病因与病理】★★★△△△

一、病因学

1. 动脉粥样硬化斑块　动脉粥样硬化斑块是颈动脉狭窄形成最常见的原因。吸烟是动脉粥样硬化的重要危险因素，尤其是较年轻的患者。吸烟也会使脑卒中的发生率增加。高血压、高脂血症、糖

尿病、血液高凝状态同样可以促使动脉粥样硬化斑块的形成。

2. 慢性炎性动脉狭窄　慢性炎性动脉狭窄包括放射性动脉炎、巨细胞动脉炎、大动脉炎等可以导致颈动脉中膜增厚，引起动脉进展性狭窄。

3. 肌纤维发育不良　发生肌纤维发育不良的发病机制尚不明确，可能与缺血、女性激素相关、抗胰蛋白酶缺乏、组织缺氧、免疫、感染等因素相关。

二、病理学

1. 动脉粥样硬化斑块　动脉粥样硬化斑块由良性的脂纹病变进展成纤维斑块。脂质在动脉壁持续浸润导致巨噬细胞积聚、生长因子生成，同时引起炎症反应和斑块增大。蛋白溶解酶释放引起巨噬细胞溶解，伴随脂质进一步浸润。在脂质聚集部位，坏死碎片、进行性慢性炎症和钙化最终导致复合斑块形成。动脉壁炎症、愈合反复循环造成动脉壁斑块和新生血管形成。斑块内出血可以导致斑块突然膨胀而形成动脉狭窄或闭塞，或者斑块破裂造成急性动脉栓塞事件发生。

2. 多发性大动脉炎　多发性大动脉炎病变累及血管壁三层组织，急性病变血管壁中膜平滑肌和弹力纤维及外膜呈重度纤维组织增生，慢性病变下可见内膜增生、中膜弹力纤维降解及外膜的纤维化。恶性肿瘤放疗时可能会导致病灶附近的大血管炎症，使得内皮损伤、内膜增厚和平滑肌纤维化；巨细胞动脉炎累及病变内的炎性浸润细胞由 T 细胞和巨噬细胞组成，炎症反应造成内膜细胞的肥大增生。

【临床表现】★★★△△△

一、临床症状

1. 短暂性脑缺血发作　局灶性缺血引起的局部神经症状或功能丧失，可在 24 小时以内完全消退。如短暂的偏瘫、一过性的肢体感觉和运动功能障碍、黑矇或失语等。

2. 可逆性缺血神经功能障碍　脑缺血神经功能障碍持续 1 天以上，但在 1 周内完全恢复。

3. 缺血性脑卒中　遗留有不能完全消退症状和体征的缺血性神经功能障碍。

二、体征

颈动脉杂音可在颈部患侧闻及颈动脉杂音，颈动脉搏动减弱提示颈动脉近端病变。

【辅助检查】★★★△△△

一、数字减影血管造影

数字减影血管造影是诊断颈动脉狭窄的“金标准”，可显示病变形态，准确测量内径、狭窄程度、侧支循环，尤其在有严重颈内动脉严重病变或颈部上段颈内动脉纡曲严重的患者中有很大优势。但数字减影血管造影是有创性检查，并发症包括血管造影性脑卒中、栓塞、血管损伤、肾功能损害等。

二、彩色多普勒超声

彩色多普勒超声检查是无创检测手段，具有安全、有效、简便、经济等特点，可对颈动脉进行形态学和血流动力学的观察，并对斑块的形态学性质进行判断；同时对于术后是否有局部血栓、人工补片后期感染的提示有一定作用，在早期发现补片“褶皱”可提示感染可能，并可开始预防性使用抗生素。但对操作人员技术要求较高。

三、磁共振血管成像

磁共振血管成像已广泛用于颈动脉的检查，不仅可以测定颈动脉的狭窄程度，还可以进行颅内动脉成像，了解颅内血管和脑实质的病变，但容易夸大狭窄度，对斑块内钙化显示不佳，血管闭塞有时会漏诊，体内有金属者禁忌。

四、计算机体层血管成像

颅外颈动脉适宜该检查，可通过表面遮蔽显示方法、最大密度投影法显示颈动脉管腔形态和三维立体图像。

【诊断及鉴别诊断】★★★△△△

一、诊断

根据突然发作的脑神经功能障碍表现，如一过性黑矇、肢体感觉和功能障碍、复视、眩晕、晕厥等症状，症状可反复发作，老龄，以及有动脉硬化病史的患者需考虑颈动脉硬化性病变。诊断主要依靠影像学检查。

二、鉴别诊断

1. 癫痫　癫痫发作常有意识障碍，短暂性脑缺血发作一般没有；局限性癫痫发作常为刺激症状，如抽搐、发麻等，有时可查到脑部器质性病灶。

2. 心脏病 心律失常、主动脉瓣狭窄、心肌梗死伴血压过低，可表现为晕厥等全脑缺血症状。

3. 梅尼埃病 常有晕厥、耳鸣、呕吐。除眼球震颤、共济失调外，较少有其他神经功能障碍。

4. 其他 需要鉴别的疾病有偏头痛、颅内占位病变等。

【治疗】★★★△△△

治疗包括一般治疗、药物治疗、外科手术治疗和血管腔内治疗。

一、一般治疗

一般治疗包括危险因素的控制，如控制高血压、高脂血症、高血糖，戒烟，血液高凝状态的干预等。

二、药物治疗

药物治疗主要是抗血小板、抗凝药。抗血小板药物有阿司匹林、氯吡格雷等，抗凝药目前较少应用于颈动脉闭塞性疾病预防脑缺血。

三、外科手术治疗

外科手术治疗目的是预防脑卒中，预防和减少短暂性脑缺血的发作，改善脑血液供应。手术方式是颈动脉内膜剥脱术，颈动脉旁路移植术较少用。国内外临床随机对照试验证实颈动脉内膜剥脱术可有效预防脑卒中的发生。对于伴有神经症状的颈动脉狭窄 70%～90% 的患者及无神经症状且颈动脉狭窄 60%～99% 的患者，颈动脉内膜剥脱术预防脑卒中的效果大于内科治疗。

颈动脉内膜剥脱术的绝对指征包括：① 6 个月内 1 次或多次短暂性脑缺血发作、表现为 24 小时内明显的局灶性神经功能障碍或一过性黑矇，颈动脉狭窄≥50%；② 6 个月内 1 次或多次轻度非致残性脑卒中，症状和体征持续超过 24 小时，颈动脉狭窄≥50%。

相对指征包括：①无症状性颈动脉狭窄≥70%；②有症状或无症状性颈动脉狭窄＜70%，但血管造影或其他检查提示狭窄病变处于不稳定状态，如狭窄表面不光整、溃疡或有血栓形成；③有症状性颈动脉内膜剥脱术后再狭窄伴有症状者。双侧病变间隔 2 周以上，以狭窄重或有症状一侧优先。颈动脉完全闭塞、脑卒中后遗症等不宜手术。

颈动脉内膜剥脱术可在颈丛麻醉和全身麻醉下进行，可根据颈动脉阻断试验、颈动脉反流压的测定、脑电图的改变等选择是否应用颈动脉转流。如颈内动脉直径＜4mm，动脉内膜切除长度＞3cm，严重的动脉扭曲成角需考虑补片成形术。

四、颈动脉狭窄血管腔内治疗

颈动脉支架术主要适用于高危患者，对于有症状且颈动脉狭窄≥50%，无症状且颈动脉狭窄≥70%者可考虑颈动脉支架术。颈动脉支架可使用脑保护装置减少脑栓塞的发生。

颈动脉支架术主要适应证：有①近颈总动脉近段或颈内动脉远端（分叉部位上方≥3cm），高分叉（C2 以上），颈粗短，对侧颈动脉闭塞，颈动脉内膜剥脱术解剖学高危患者；②合并有严重的冠心病，有严重心肺疾病，麻醉和手术有禁忌；③颈部放疗术后或颈部泛清扫术后，颈动脉内膜剥脱术后再狭窄者。

颈动脉支架的禁忌证：①主动脉弓或弓上动脉严重纡曲和动脉硬化；②病变处或病变以远有血栓，病变处和周围严重钙化；③颈动脉严重纡曲和成角；④最近 2 周有脑卒中史；⑤抗血小板禁忌者。

【并发症】★★★△△△

一、颈动脉内膜剥脱术的并发症

1. 心脏事件 颈动脉内膜切除术后发生围术期死亡的病例中，心肌梗死占全部死因的 25%～50%。此外，与脑卒中或其他病因相比，术后远期死亡与心肌梗死关系更为密切。这些结果都体现了动脉粥样硬化是全身系统病变的性质，以及在颈动脉严重狭窄的患者中，冠状动脉病变的发生率相应升高。

2. 围术期脑卒中 包括缺血性和出血性脑卒中，主要原因有术中阻断时间较长，术中斑块碎屑脱落、术后血栓形成等，出血性脑卒中、脑缺血再灌注损伤和持续的高血压状态有关，预防措施如尽量缩短阻断时间、术中注意精细操作、注意血压等的变化。

3. 脑过度灌注及脑过度灌注综合征 发生在术后 5～7 天，多数患者表现为术侧偏头痛，严重可出现视网膜水肿，恶心、呕吐，甚至出现脑出血、脑疝。发生率为 1%～2%，与颈动脉狭窄程度及对侧颈动脉病变情况有关。术后控制血压平稳是降低脑过度灌注的最主要手段，如患者出现过度灌注的症状可给予甘油果糖、甘露醇等脱水、降低颅内压等药物缓解。

4. 颈部神经损伤 舌下神经和迷走神经等容易损伤，面神经、交感神经也可受损，舌咽神经、副神经及皮肤感觉神经少数情况下也可损伤，术中操作应轻柔，避免损伤。

5. 切口血肿　常见的原因是止血不彻底、术中就术后抗凝药的使用，术中完善的止血，凝血指标的监测和切口引流可预防血肿的发生。

6. 颈动脉再狭窄　主要原因是内膜增生，目前尚无预防的有效方法。术后应定期随访监测。

7. 血流动力学不稳定　如果颈动脉内膜切除术后血压低，通常发生在术后 2 小时内，一般与心动过缓有关，最可能的原因是压力感受器功能障碍。大量证据表明，颈动脉分叉处部位固定的动脉粥样硬化斑块对脉搏压力有慢性缓冲的作用，手术去除后其敏感性会增加。

二、颈动脉支架的并发症

颈动脉支架的并发症主要有远端栓塞、短暂的心率下降及低血压、持续的低血压、造影剂脑病、颈动脉痉挛、颈动脉夹层、脑过度灌注综合征、颈动脉穿孔破裂、支架内血栓形成、脑出血、脑栓塞，远期并发症主要是支架再狭窄。预防措施主要是术中操作需精细，尽量避免损伤血管，术中注意血压等的监测，选用合适直径和长度的支架，应用脑保护装置等。

【预后】★★△△

在有症状的患者中，围术期 30 天死亡率为 1.1%，致残率 0.9%，非致残性脑卒中发生率为 4.5%。在无症状且颈动脉狭窄＞60% 的患者中，围术期死亡率为 0.1%，而急性脑卒中发生率为 1.3%。在一组实施过颈动脉内膜切除术的 13 622 例患者中，联合脑卒中和死亡率仅为 3.4%。在另一项研究中，患者在颈动脉支架成形术后，发生再狭窄有关同侧脑卒中的发病率仅为 0～2%。但相关研究组的患者情况可能存在差异。

（倪　冷　刘昌伟）

第 4 节　肠系膜血管缺血性疾病

【流行病学】★★△

肠系膜血管缺血性疾病可分为急性缺血和慢性缺血，急性缺血根据发病原因可分为急性肠系膜动脉栓塞、肠系膜动脉血栓形成、孤立性肠系膜上动脉夹层、肠系膜静脉或门静脉血栓形成。慢性肠缺血多是由于动脉粥样硬化引起的肠系膜上动脉开口狭窄或闭塞。

急性肠系膜血管缺血性疾病是一种非常凶险的腹部急症，临床以症状、体征分离的绞窄性肠梗阻为主要特征，其病理生理的终点为肠坏死，预后极差，死亡率可达 60%～80%。诊断不明和治疗延误仍然是急性肠系膜缺血性疾病高死亡率的主要原因。

本病男性多于女性，40～60 岁多发。多数患者有形成动脉栓子的心脏病史，如心肌梗死后形成心肌室壁瘤、房性心律失常、风湿性瓣膜疾病、主动脉粥样硬化等病史。1/3 以上的患者伴有肢体或脑血管栓塞史。

【解剖学】★★△△

肠系膜上动脉约在第 1 腰椎高度起自腹主动脉前壁，在脾静脉和胰头的后方下行，跨过胰腺钩突的前方，在胰腺下缘和十二指肠水平部之间进入小肠系膜根部，斜行向右下，至右髂窝处其末端与回结肠动脉的回肠支吻合。肠系膜上动脉的主干呈向左侧稍凸的弓状，从弓的凸侧依次发出胰十二指肠动脉和十余支空、回肠动脉，从弓的凹侧依次发出中结肠动脉、右结肠动脉和回结肠动脉。

门静脉系统由位于肠系膜上动脉右侧的肠系膜上静脉和脾静脉汇合而成，在功能和结构上具有以下特点：门静脉是肝的功能血管，收集了消化道、脾、胰、胆囊的血液，携带丰富的营养物质输送入肝，除作为肝本身的代谢能源外，还合成新的物质，供给全身组织的需要。其起止端均为毛细血管，起始于胃、肠、胰、脾的毛细血管网，终端为肝血窦状隙。门静脉主干及较大的属支均无瓣膜结构。门静脉与腔静脉之间存在较多的交通支，在门静脉高压时，为了使淤滞在门静脉系统的血液回流，这些交通支大量开放，而建立侧支循环，其主要侧支循环有：食管下段与胃底静脉曲张；脐静脉的重新开放；门静脉系的痔静脉与腔静脉系中、下痔静脉吻合，形成痔核。

【病因与病理】★★★△△△

一、病因学

急性肠系膜血管缺血性疾病的最终结果均为肠道缺血坏死，但发病原因确不尽相同。

肠系膜上动脉栓塞的栓子主要来源于心脏，如心肌梗死后的室壁瘤内的血栓，亚急性细菌性心内膜炎的瓣膜赘生物，风湿性心脏瓣膜病变处的赘生物和左心耳、左心房附壁血栓的脱落及人工瓣膜置换术后形成的血栓脱落等，也有来源于胸主动脉瘤内附壁血栓的脱落。还有少数患者的栓子来源于心室黏液瘤等瘤栓的脱落。

急性肠系膜上动脉血栓形成往往是在肠系膜上动脉本身存在动脉硬化狭窄的基础上形成血栓或肠系膜上动脉斑块破裂造成的急性血栓形成。

孤立性肠系膜上动脉夹层现发病原因还不十分明确，好发于45～55岁中年男性，其缺血原因是肠系膜上动脉夹层导致真腔变小，肠系膜上动脉的血供不足造成。

肠系膜静脉血栓形成所引起的肠缺血是一种继发性肠缺血，其形成原因是肠系膜静脉血栓形成，导致肠道回流受阻，肠壁和肠系膜组织水肿，继而出现动脉血供的不足。

慢行肠缺血往往是由于动脉硬化斑块导致肠系膜上动脉的管腔变窄或闭塞。

二、病理生理学

急性肠缺血性疾病在出现肠系膜上动脉供血不足的区域发生肠管缺血，早期可为功能亢进表现，引起肠蠕动加快或逆向蠕动，后期迅速出现肠麻痹、缺血坏死。肠道黏膜屏障破坏、消失随之出现菌群移位并进入血液而出现菌血症的表现。胃肠道内大量渗出加之肠道菌群产生的毒素吸收，可迅速出现感染中毒性休克。如肠缺血较重发展为肠坏死，会导致腹膜炎。肠道处于相对高温的腹腔环境中，耐受缺血的能力差，肠系膜上动脉主干发生闭塞时常在数小时内迅速发展为大面积肠坏死。

轻度肠缺血恢复后或肠缺血范围较小，坏死肠管范围不大，也可能不出现腹膜炎表现或感染中毒性休克，仅在部分肠壁出现坏死，随后瘢痕愈合，可反复出现不全肠梗阻，坏死段肠管蠕动消失，在坏死段肠管近端出现肠管扩张。

【临床表现】★★★△△△

一、急性肠系膜动脉缺血

急性肠系膜动脉缺血发病急骤，突发剧烈腹痛，腹痛持续不缓解，往往伴有频繁呕吐、腹泻等强烈的消化道排空症状，肠鸣音亢进。初期时腹痛症状和体征不相符，腹痛剧烈而腹部体征轻微，腹软，全腹压痛但早期多无反跳痛、肌紧张体征。当患者出现呕吐血性水样物或排出暗红色血便时，腹痛症状反而减轻，但出现腹部反跳痛、腹肌紧张等腹膜刺激征象，肠鸣音弱转之消失。叩诊检查有移动性浊音时，腹腔穿刺可抽出血性渗出液，此时提示肠管已发生坏死。病情往往进展迅速，随病程进展患者可在8～24小时出现腹胀、脉无力、唇及指端发绀、皮肤湿凉等周围循环衰竭的征象。由于肠道菌群移位且缺血坏死破坏肠道的屏障作用，患者很快出现感染中毒性休克表现。

二、慢性肠系膜动脉缺血

慢性肠系膜动脉缺血主要表现为肠道间歇性症状，静息状态下多无腹痛症状，进食半小时后出现腹痛症状，间断性，腹痛症状与进食多少呈明显相关性。一些患者会因为惧怕进食而出现进食量下降，体重下降，消瘦的临床表现。部分患者会因肠道蠕动过快及消化吸收功能下降，出现脂肪泄及直接排出未消化的食物。慢性肠系膜动脉缺血往往无明确体征，一部分患者可于剑突下听诊到收缩期杂音。部分患者可在慢性肠缺血基础上发生急性肠系膜动脉血栓形成，此时临床表现与急性肠缺血相似，但症状相对较轻。

【辅助检查】★★★△△△

一、实验室检查

白细胞计数可见明显升高，多在（20～30）×10^9/L，并可有血液浓缩和代谢性酸中毒的表现。血清酶学检查可见血清乳酸脱氢酶、肌酸激酶升高。实验室检查结果对肠系膜上动脉栓塞诊断无特异性，但能反映病情的危重程度，有助于提出疑似诊断和排除诊断。

二、腹部X线片

腹部X线检查难以明确有肠缺血的现象，早期无特殊表现，只用作排除其他疾病，可见大小肠均有轻度或中度扩张充气，晚期由于肠腔和腹腔内大量积液，腹部普遍密度增高，也可见到气液平面。

三、彩色超声

多普勒彩色超声检查可根据血流方向及速度，判断有无栓塞及栓塞的部位，但已发生绞窄性肠梗阻时，肠管扩张积气，超声很难清楚看到位于后腹膜的血管，可干扰诊断正确性。

四、计算机体层摄影

普通 CT 检查对急性肠系膜上动脉栓塞诊断无特异性。CT 血管成像技术对肠系膜血管栓塞诊断的特异度和灵敏度可高达到 100% 和 73%，不仅可以观察到肠系膜血管情况，还可反映肠管、腹腔内脏器、周围组织的变化。影像学表现除肠系膜上动脉主干因栓塞而充盈缺损外，尚可见肠壁强化减弱，肠壁增厚，肠管弥漫性积气扩张，肠系膜水肿和腹水。

五、血管造影

选择性肠系膜上动脉造影被认为是诊断急性肠系膜上动脉栓塞的金标准，可以在肠坏死及剖腹探查术前明确诊断。肠系膜上动脉的栓子阻塞一般位于距肠系膜上动脉起点 3～10cm 内及大的分支起点处。选择性肠系膜上动脉造影可清晰显示栓子位置，有无侧支循环存在。结束血管造影后，留置造影管于肠系膜上动脉处，以便应用药物如解痉药或溶栓药治疗，而且在手术后可通过该插管灌注药物行辅助治疗，并且可再次造影观察治疗效果。主要影像学表现为肠系膜上动脉或分支突然中断、半月征、充盈缺损、肠壁强化减弱，诊断灵敏度为 96%。

【诊断及鉴别诊断】★★★△△△

一、诊断

腹部不适、腹痛起病，急性动脉性肠缺血病情进展快。多合并有其他可以导致高凝状态的基础疾病。出现肠缺血后，疾病可进展加速，并出现休克表现。应迅速通过辅助检查明确肠系膜动静脉情况。彩色超声、CT 血管造影或造影检查可明确诊断。

二、鉴别诊断

急性肠系膜缺血性疾病需要与引起腹痛的其他外科急腹症进行鉴别，阑尾炎、胆囊炎、胆管炎、胰腺炎及泌尿系结石等，但由于肠系膜血管疾病病变进展迅速，后果严重，需要尽早明确或排除肠系膜血管病变的诊断。

【治疗】★★★△△△

治疗包括一般治疗、外科手术治疗、血管腔内治疗。

一、一般治疗

1. 抗凝治疗　普通肝素或低分子肝素，防止肠道血供的进一步恶化。

2. 循环稳定和循环复苏　急性肠系膜缺血患者胃肠道内体液丢失严重，加之较早出现感染中毒，来诊时往往处于休克状态或休克前状态，循环支持应尽早进行。

3. 抗生素治疗　急性肠系膜缺血患者菌群移位和肠道屏障的破坏均使得感染中毒症状发展迅速，应早期给予广谱抗生素抗感染治疗。

4. 胃肠道休息　包括禁食水，胃肠外营养，减少胃肠道的消耗，减少胃肠道对血供的需求。

5. 解痉扩血管　罂粟碱、前列地尔扩张侧支循环和小动脉。

6. 纠正出血　已出现消化道出血患者，消化道内应用凝血酶止血。

一经明确诊断急性肠系膜缺血患者，需要及时采取积极外科手段重建胃肠道血供。同时去除诱发疾病，如治疗心律失常，防止其他部位的栓子脱落。对于孤立性肠系膜上动脉夹层患者，出现肠缺血坏死相对较晚，可经抗凝保守治疗观察临床症状的变化。

二、手术治疗

对于原有心脏瓣膜疾病或心房颤动的患者出现急性腹痛、恶心、呕吐、白细胞升高和代谢性酸中毒等表现时，应积极施行剖腹探查术。急性肠系膜上动脉栓塞手术术式如下。

1. 动脉切开取栓术　急性肠系膜上动脉栓塞早期，可单纯行肠系膜上动脉切开取栓术，如能恢复肠系膜上动脉血流，重新评估受累的肠段生机，切除无生机的肠段并决定是吻合还是外置。即使患者发生肠坏死也应先行取栓术，改善缺血肠管血液供应，肠切除范围缩小，避免短肠综合征。经肠系膜上动脉切开用 Fogarty 球囊导管取栓是主要的手术方法。

2. 肠系膜上动脉转流术　如栓塞段较长，栓子取出后仍无血液流出或不畅，说明近端动脉有阻塞性病变，可施行转流术。临床上多采用自体大隐静脉（也可用人造血管）在腹主动脉或髂动脉与栓塞段以远通畅的肠系膜上动脉间做旁路移植手术。

3. 肠切除术　重建肠道血供后需要观察肠道血供恢复情况，将缺血坏死肠管切除。对于不能完全肯定肠管是否仍有活力者，可将可疑肠管外置，待患者度过急性期后再行二次处理。

三、介入治疗

1. 肠系膜上动脉支架置入术 适用于慢性肠系膜缺血患者或孤立性肠系膜上动脉夹层经保守治疗无缓解的患者。

2. 经肠系膜上动脉置管溶栓术 对于肠系膜上静脉血栓或门静脉血栓患者有治疗效果，但肠系膜上动脉血栓形成或肠系膜上动脉栓塞患者肠缺血坏死进展迅速，溶栓治疗需要时间，此类患者在进行溶栓治疗等待血管开通的过程中会造成更大范围的肠坏死，因此溶栓治疗并不推荐。

3. 血栓抽吸治疗 对于尚无明确肠坏死的患者可进行尝试，但需要密切观察腹部症状体征的变化。此外血栓抽吸也可用于经皮经肝肠系膜上静脉血栓的治疗。

【并发症】★★★△△△

一、短肠综合征

急性肠系膜缺血由于疾病进展迅速，早期由于症状体征分离，明确诊断时往往已发生大面积肠坏死，在剖腹探查时发现大面积肠坏死，由于切除小肠范围过大，术后会导致肠道吸收功能障碍，出现短肠综合征。

二、门静脉高压

肠系膜上静脉血栓形成患者在度过急性期后会因为门静脉系统回流受阻，逐渐发展为门静脉高压，后期会出现上消化道出血、痔等并发症。

三、肠瘘

术中未能正确判断肠道活性，将即将坏死肠道进行吻合会造成肠道吻合口愈合障碍，导致术后出现肠瘘。

四、局限性肠纤维化狭窄

部分肠壁的坏死或短段肠道的环形坏死，此后肠壁出现瘢痕愈合，会出现局限性肠纤维化狭窄，导致肠蠕动中断，在纤维化部位造成肠道内容物无法通过，反复出现不全肠梗阻，近端肠道扩张。

【预后】★★△△

急性肠系膜上动脉闭塞预后较差，未经手术治疗者死亡率为85%，栓塞患者死亡率为75%～80%，血栓形成者为96%～100%。早发现、早诊断、早期手术治疗可改善预后。二次开腹探查对减少术后并发症有积极意义。

（曾 嵘 刘昌伟）

第5节 腹主动脉瘤

【流行病学】

男性腹主动脉瘤发病率较女性高2～6倍，白色人种发病率较黑色人种高3倍，亚洲黄种人群的发病率显著低于其他人种，仅为高加索人群发病率的10%。文献报道的腹主动脉瘤发病率差异较大，为（3～117）/（10万人·年），与年龄有一定关系。Lederle等通过4年主动脉超声研究发现，>60岁的人群新的腹主动脉瘤的年发病率为6.5%。发病率随年龄增长逐年升高，每年升高约2.4%。近年来腹主动脉瘤发病率呈逐年上升趋势，在过去的30年中，腹主动脉瘤发病率上升了近3倍。可能与人口的老龄化、高血压、高脂血症、糖尿病的发病率显著上升有关，同时也与老年人常规体检的普及有相当的关系。腹主动脉瘤的尸解发现率为1.8%～6.6%，年发病率为21/10万，腹主动脉瘤患者的男女之比为6∶1。在美国每年因腹主动脉瘤破裂死亡约15 000人，列所有疾病死亡原因的第13位。

【解剖学】★△△

腹主动脉局限性膨大，最大直径超过预计正常腹主动脉直径50%以上称为腹主动脉瘤（abdominal aortic aneurysm，AAA），多位于肾动脉以下腹主动脉，仅5%累及肾动脉以上；25%的腹主动脉瘤可累及髂动脉，形成髂动脉瘤，其中多数累及髂总动脉和髂内动脉，累及髂外动脉的极为少见。

【病因与病理】★★★△△△

腹主动脉管腔永久性局限性扩张超过正常直径的50%称为腹主动脉瘤，如全程扩张不足50%则称为主动脉扩张症。腹主动脉瘤常见原因有动脉粥样硬化、弹力蛋白降解、异常炎症和免疫反应、氧化应激过度、遗传异常等，其中动脉粥样硬化最为常见。可依据动脉瘤的病因，形状和动脉瘤壁的结构等标准进行分类。真性动脉瘤瘤壁由所有三层血管壁组织构成，为经典意义的动脉瘤，大多数动脉瘤属于此种类型。假性动脉瘤大多是由于血管外伤或医源性损伤、感染、免疫因素等造成动脉壁破损，血液通过动脉破口流出，被血管周围纤维结缔组织包裹覆盖形成囊腔，临床上称为假性动脉瘤。

一、病因学

一般认为，动脉硬化是导致动脉瘤的主要原因。动脉瘤的家族史，胶原及弹性蛋白遗传缺陷，蛋白酶活性增强或抑制作用减弱，都有可能与腹主动脉瘤的发生有关。但腹主动脉瘤发病的确切机制至今尚不清楚。腹主动脉瘤的发生、发展过程中存在多基因表达调控的改变，细胞周期和细胞凋亡相关基因、细胞信息与传递蛋白、细胞受体、细胞骨架运动、蛋白翻译合成等差异表达基因与腹主动脉瘤中平滑肌细胞及基质中胶原、弹性蛋白的变化有显著相关性，从中选取与腹主动脉瘤致病相关基因进行结构和功能分析，对于该基因群的进一步研究有助于阐释腹主动脉瘤的发病机制。腹主动脉瘤的病因分类与临床关系最为密切，因为据此可判断其自然病程，并可为制订正确的治疗方案提供重要参考。

（一）动脉粥样硬化

动脉粥样硬化性动脉瘤最常发生于高龄合并动脉粥样硬化者的腹主动脉，即通常所谓的动脉粥样硬化性动脉瘤。病因复杂，与基因易感性、动脉壁细胞外基质代谢紊乱、蛋白酶化学反应异常、炎症反应等因素相关。与该病相关的因素包括性别、年龄、糖尿病、吸烟、血脂、高血压、纤维蛋白原等。

动脉硬化为全身性疾病，因而常合并其他部位如颈动脉、肾动脉、冠状动脉、下肢动脉等动脉硬化性疾病。血清总胆固醇、三酰甘油、低密度脂蛋白、脂蛋白（a）的升高和高密度脂蛋白的降低是该病独立的显著危险因素。高血压、高压血流对动脉壁产生张力性机械性损伤，使得血管内膜屏障作用降低、中层变性坏死等，促使动脉瘤的发生。

（二）结缔组织疾病

原发性结缔组织异常最多见于马方综合征（Marfan syndrome）与埃勒斯－当洛综合征（Ehlers-Danlos syndrome）。埃勒斯－当洛综合征是一种以皮肤的过度伸展、关节松弛、血管扩张性改变、皮下出血和血肿样慢性改变等为特征的极为罕见的结缔组织遗传性疾病。过度松弛皮肤、反复血肿和关节松弛是本病的典型症状。埃勒斯－当洛综合征Ⅳ型（血管型）是最为严重的一种类型，其动脉瘤形成等并发症常导致患者灾难性后果。

（三）免疫性疾病

免疫疾病相关动脉瘤可继发于多发性大动脉炎、巨细胞性动脉炎、系统性红斑狼疮、白塞病等。炎性腹主动脉瘤是腹主动脉瘤的一种特殊类型，亦可归于此类。研究表明，腹主动脉瘤与Ⅱ型人类主要组织相容性复合物（major histocompatibility complex, MHCⅡ）HLA-DR-beta（DR2-DQw1/DR4DQw3）有关。对国人腹主动脉瘤患者的 MHC 表达进行研究，发现腹主动脉瘤中 HLA-DR-beta 的 mRNA 表达增强，与基因芯片结果中的上调趋势一致。进而推测在腹主动脉瘤发生中，HLA-DR-beta 高表达可能通过促进主动脉的炎症反应起作用。

（四）感染

感染性动脉瘤可由细菌、真菌、立克次体、梅毒螺旋体等病原微生物感染引起，其中又以沙门菌感染所致动脉瘤最为常见。

（五）妊娠

40 岁以下女性患破裂性动脉瘤者，50% 以上与妊娠相关，这可能与激素水平变化等引起结缔组织结构变化有关。妊娠后期血浆基质金属蛋白酶的水平增高 1 倍，这可能增加血管壁细胞外基质的降解，进而促进动脉瘤的发生。

（六）其他

其他相关因素导致动脉瘤如局灶性中膜发育不良、结节性硬化、性腺发育不全等。

二、病理学

（一）动脉瘤的形态学分类

1. 囊状动脉瘤　仅累及动脉壁部分周径，瘤体不对称，有一瘤颈，多见于感染性动脉瘤、假性动脉瘤，瘤壁常无钙化，常于短期迅速增大并易于破裂。由于血液流过时形成涡流，这种动脉瘤常并发附壁血栓形成。

2. 梭形动脉瘤　血管壁成均匀扩张，而又逐渐均匀缩小，直至达到原来的血管直径，故呈梭形或纺锤状。该型动脉瘤多伴有瘤壁的粥样硬化、钙化及层状附壁血栓，为真性动脉瘤的典型形态。

3．不规则形状动脉瘤 相近的血管段相继呈不对称性扩张，受累血管呈蜿蜒状膨隆或不规则形状。

（二）病理生理改变

腹主动脉瘤的自然病程主要体现为瘤体的进行性增大到最后破裂。超声扫描随访腹主动脉瘤，发现瘤体直径越大，动脉瘤增长速度越快，破裂可能性越高。动脉瘤破裂与瘤体直径有关。动脉瘤瘤体直径4.0～4.9cm时，年破裂发生率为0.5%～5%；5.0%～5.9cm时，腹主动脉瘤年破裂发生率则在3%～15%，6.0～6.9cm的腹主动脉瘤，其年破裂率达到10%～20%，＞7cm的动脉瘤，年破裂率达到20%～50%。最新的美国血管外科协会和欧洲血管外科协会关于腹主动脉瘤监测的指导意见都认为，＜4cm的腹主动脉瘤，可以每年采用彩色超声作为监测手段，对于4.0～5.4cm的腹主动脉瘤，可以采用CT血管成像作为监测手段，＞5.5cm，或年增加率＞1cm的患者，应考虑积极手术治疗。如影像学检查显示瘤壁很薄或局部鼻形突起，患者有腹痛及腰背部疼痛时，也应尽早手术治疗。Mehard等证实复杂动脉瘤CT显示有变薄突起时，破裂风险达77%，高度薄弱突起影像是动脉瘤即将破裂的典型征象。

动脉瘤一旦破裂，会因失血性休克而迅速死亡，仅50%的患者可活着送达医院，而能够有条件接受手术治疗的破裂腹主动脉瘤，其围术期病死率也接近50%，故破裂腹主动脉瘤总体死亡率高达78%～94%。

（三）病理形态改变

动脉瘤壁的病理改变与引起动脉瘤的病变相同。鉴于其主要病变原因是粥样硬化，因此有必要对粥样硬化的病理特征加以描述。粥样硬化的病理过程综合了生化和细胞上的改变，从宏观和发生顺序上分为3个过程。

第一阶段：脂纹期，脂纹的形成通常出现在儿童或青年时期，主要成分是脂质，也包含了巨噬细胞的浸润及平滑肌细胞的增生。

第二阶段：斑块期，脂纹表面被覆纤维帽，一般于动脉的分叉处，表现为胶原纤维囊包裹着脂质核心，形成斑块。

第三阶段：复合病变期，主要包括斑块内出血、斑块破裂溃疡、血栓形成、动脉瘤形成等。

动脉硬化病变部位好发于血管分叉部位，腹主动脉分叉部位的内膜受到血流的冲击和局部涡流的影响，容易发生损伤，诱发动脉粥样硬化，因此肾下腹主动脉瘤多见。但到目前为止，动脉硬化向动脉扩张成瘤或闭塞发展的启动因素尚未明确。

腹主动脉瘤瘤壁都有内膜消失和弹力层断裂，弹力纤维显著减少。几乎所有腹主动脉瘤腔内都有血凝块，即附壁血栓。附壁血栓可机化、感染和脱落。附壁血栓脱落可引起远端动脉栓塞，＜5%的腹主动脉瘤的首发症状为下肢动脉栓塞。大多腹主动脉瘤位于肾动脉开口远端的腹主动脉，仅5%的腹主动脉瘤累及肾动脉、肠系膜上动脉、腹腔干动脉乃至胸主动脉。

【临床表现】★★★△△

一、腹部搏动性肿块

可在腹部扪及膨胀性搏动性肿物，肿块常位于脐周或脐上方偏左，搏动与心跳节律一致，有时可扪及震颤或闻及血管杂音。肋缘下二横指可扪及动脉瘤顶部，为肾下腹主动脉瘤。要注意与主动脉前肿块相鉴别，后者搏动为传导性搏动。

二、疼痛

主要为腹部、腰背部疼痛，疼痛性质不一，多为胀痛或刀割样痛。背痛系动脉外膜和后腹膜受牵引，压迫神经所致，巨大动脉瘤可压迫、侵蚀脊柱，引起脊神经根痛。突发性剧烈疼痛提示有破裂、感染或瘤内夹层的可能。炎性或感染性腹主动脉瘤还可出现慢性腹部或腰部的隐痛或钝痛。

三、远端栓塞

瘤腔内附壁血栓或硬化斑块在动脉血流冲击下脱落，栓塞下肢动脉，产生肢体急性缺血症状。

四、腹主动脉瘤破裂

腹主动脉瘤破裂是腹主动脉瘤最严重的并发症，破裂时出现剧烈的腹痛或背痛和严重的低血压，破裂后一般先形成腹膜后血肿，继而破向腹腔，患者常因失血性休克而死亡。因此，早期破裂尚未发生休克时及早明确诊断，对于挽救生命十分重要。通过询问病史，细致查体，常规实验室检查，诊断性腹腔穿刺等会有助于腹主动脉瘤破裂的诊断，CT血管成像、磁共振血管成像检查可以确定破裂严重程度、出血量、破裂部位等。

五、动脉瘤压迫

胃肠道压迫症状最常见，压迫肠道轻者表现为上腹胀满不适、食欲不振等，重则致高位肠梗阻。压迫尿道可致输尿管梗阻，肾盂积水。压迫下腔静脉，可引起下肢肿胀等症状。

【辅助检查】★★△△△

一、X 线检查

腹部 X 线检查可见主动脉壁钙化者占 90%，但该征象仅提示动脉壁存在粥样硬化斑块，并不能诊断或除外腹主动脉瘤，更不能提供腹主动脉瘤的形态学信息。

二、超声

B 型超声及彩色多普勒超声检查有助于腹主动脉瘤的诊断。超声检查其图像直观，可观测血管形态，管壁有否受损，管径及管腔内有否异常声像，尤其可探测血流分布状态，血流频谱，方向及速度，甚至破裂口之异常血流。超声检查以价格低廉、可以测量血流速度为其优点。因为超声检查为无损伤的检查，可以对手术或非手术患者进行追踪观察，了解手术效果或瘤体增长程度。缺点是诊断的准确性依赖于操作者的经验与诊断水平，而且管径的测量如选择切面方向不好，则误差很大。此外在肾动脉和腹主动脉关系方面超声所提供的信息仍有欠缺。

根据扫描图像可以了解下列问题：①有无腹主动脉瘤；②腹主动脉瘤的直径大小；③动脉瘤腔内有无血栓形成，血栓部位、大小、范围及动脉瘤腔内通道的口径大小；④进一步了解腹主动脉瘤上下端腹主动脉的腔径大小、是否规则及钙化程度；⑤动脉瘤壁搏动的幅度；⑥了解肾动脉上腹主动脉上端与膈肌的关系。

三、磁共振血管成像

磁共振血管成像检查是一种利用血液的流空效应来显示血管的新技术。在腹主动脉瘤的影像学诊断中，磁共振血管成像是先进的无创影像学检查方法，通过计算机成像，能清晰显示主动脉瘤的形态，除横断面和矢状面的图像外，还可三维血管成像，对诊断动脉瘤极有帮助。目前国内已比较广泛地应用这一无创诊断技术。缺点是不适合有幽闭恐惧症的患者、安装心脏起搏器的患者、颅内有外科手术用的银夹和有外来金属物体的患者，此外腹主动脉瘤的附壁血栓、钙化和瘤腔的成像不如增强 CT 清楚。

四、计算机体层摄影血管成像

应用高速螺旋 CT 进行 1mm 层厚的体层扫描，再经过三维重建，可得到动脉的立体成像。值得提出的是，利用 SCTA 对腹主动脉瘤显影，是血管腔内治疗术前评估的重要依据。SCTA 能立体显示动脉瘤及瘤体远近端动脉的形态，特别是能明确动脉瘤与肾动脉的关系。目前因其无创性、血管显影清晰等优点已逐渐成为腹主动脉瘤术前准备最常用的检查方法。

计算机体层摄影血管成像检查也是一种微创检查技术，对肾上腹主动脉瘤、胸腹主动脉瘤和累及髂总动脉的腹主动脉瘤在诊断和测量上有明显的优越性，从影像学上它可得到胸腹段的各个横切面和多排 CT 合成的三维立体图像，质量很高，为介入和手术治疗提供了正确的形态学资料，是目前临床主要的检查方法。缺点是对比剂有一定的肾损害可能，10%～25% 的患者会出现不同程度的对比剂肾病，故对于已经存在慢性肾功能不全的患者，使用此方法需慎重。

五、腹主动脉造影

腹主动脉造影是一种有创检查，有一定风险和并发症，不作为腹主动脉瘤的术前常规检查。只有在上述检查不能做出明确诊断或需要了解主动脉重要分支情况和在行动脉瘤腔内修复术中，才行腹主动脉造影。

动脉造影无疑可提供动脉瘤最直接的影像。过去列为常规检查，但现在认为只有必要时才进行造影。因为腹主动脉瘤腔内常有附壁血栓，对比剂只能通过动脉瘤腔的中央部分，不能反映出动脉瘤的全貌及与周围脏器的关系，因此动脉造影有其局限性。此外高压注射对比剂有造成附壁血栓脱落栓塞的风险。

【诊断及鉴别诊断】★★★△△

大多数腹主动脉瘤患者缺乏明确症状，往往是于体格检查、B 型超声、CT 检查，甚至腹部手术时偶然发现。也可出现动脉瘤破裂、远端动脉栓塞、压迫邻近器官等严重症状。偶尔有以全身症状为首发症状的。较瘦的患者可自己发现腹部有搏动性肿物。少数患者有较为明显的腹痛，常位于脐周或中上腹偏左；当出现腰背部疼痛时，提示瘤体压迫或侵蚀椎体。如患者疼痛突然加重或无痛肿物突然出现疼痛，应给予警惕，此为瘤体破裂的预兆。瘤体破裂后若局限于腹膜后间隙，纤维化后可形成假性动脉瘤；如破入腹腔、十二指肠，可发生腹腔内或消化道大出血并发生严重休克。

腹主动脉瘤患者在体格检查时扪及腹部搏动性肿块、不能推动，即可作出初步诊断。80% 以上患者的腹部肿块位于平脐或脐上水平。肿块偏向腹中线左侧或右侧均有可能。患者较瘦时通过腹部扪诊可大致了解腹主动脉瘤的大小，而在肥胖的患者则比较困难。如果腹主动脉瘤累及髂内动脉，有时可以在直肠指诊时扪及搏动性肿块。瘤体多半有附壁血栓，脱落的血栓可导致远端动脉栓塞和不同程度的下肢缺血；此外，动脉扩张性病变常与狭窄性病变合并发生，因而自上而下检查下肢动脉搏动及其压力和踝 / 肱比值（ABI）尤其重要。

腹主动脉瘤患者多无明显临床症状，大部分是在体检时发现。因此影像学检查作为诊断腹主动脉瘤的主要手段显得尤为重要。B 型超声、CT 和磁共振成像不仅可发现小至 4cm 的瘤体，还可明确的提供瘤体的边界、病变范围及是否夹层、内膜裂口和附壁血栓等资料，其缺点是不能确切地提供瘤体与肾动脉和髂动脉的关系及流出道的情况。三维 CT 重建可弥补该方面的不足。腹主动脉造影和数字减影血管造影不仅可明确瘤体腔内状况及其与内脏动脉、髂内外动脉的关系及流出道情况，还能动态观察腔内血流情况，从而为动脉重建提供充分依据。此法虽对动脉瘤腔内情况显示充分，但不能显示真实的瘤体及其外缘，有时由于附壁血栓的存在，导致造影所见的管腔几乎正常，应引起注意。

本病需与腹膜后肿瘤、胰腺肿瘤、肠系膜淋巴结结核及腹主动脉延伸屈曲（尤其是存在脊柱前突时）相鉴别。传导性搏动与膨胀性搏动的差异及延伸屈曲的主动脉可在矢状面上被推动，但腹主动脉瘤不能被推动等体征构成了物理诊断进行鉴别的基础。

【治疗】★★★△△△

对于较大的腹主动脉瘤（一般认为动脉瘤直径接近或大于 5.5cm），主要治疗方法是外科手术治疗和血管腔内修复，两种技术各有特点和适应证。外科手术是一个成熟的技术，但手术创伤较大，手术死亡率 3%～5%。而血管腔内修复术创伤较小，是近年发展起来的新技术。研究证实，外科手术或腔内修复对于腹主动脉瘤患者的远期死亡率无明显差异，其远期死亡率的主要死亡原因为冠心病、脑血管事件等。

一、腹主动脉瘤切除人工血管重建

（一）手术指征

不能绝对以瘤体直径大小作为手术指征，手术指征须因人而异。患者的年龄和伴随疾病不是手术的绝对禁忌证。

国内较多学者认为，国人直径＜4cm 的腹主动脉瘤可定期随访，如果增长较快，每半年瘤体最大直径增长超过 0.5cm，应考虑手术。直径＞5cm 的腹主动脉瘤破裂概率显著增加，应尽早手术。患者有较剧烈的腰腹疼痛等动脉瘤趋于破裂的征象时应立即手术。已证实为腹主动脉瘤破裂者必须急诊手术以挽救生命。如果发生远端肢体动脉栓塞，无论瘤体大小均应手术治疗。

2012 年的美国血管外科协会和欧洲血管外科协会指南认为直径≥5.5cm 的肾下或肾周腹主动脉瘤患者应行手术治疗，以消除破裂风险。直径 4.0～5.4cm 的肾下或肾周腹主动脉瘤患者，每 6～12 个月应行超声或 CT 检查监测有无扩张（A 级）

（二）腹主动脉瘤术前准备

手术前要详细了解病史，并进行相关检查以对脏器功能进行评估，围术期的监护和全身整体治疗尤为重要。重视对患者重要脏器功能的评估和处理。心肌梗死、心功能不全、心律失常、阻塞性肺疾病、肾功能不全和高龄是影响腹主动脉瘤手术的主要危险因素。

如果腹主动脉瘤患者伴有较为严重的冠状动脉粥样硬化性心脏病、严重的心律失常和严重高血压等心血管疾病，患者对手术的耐受力差，死亡率高。术前除一般实验室和心电图检查外，心脏超声检查、动态心电图及核素心肌血池扫描对了解心脏的状况有重要价值，必要时还可以进行冠状动脉造影来评估心脏供血情况。如果检查发现患者有严重的冠状动脉病变，应该先施行冠动状脉支架成形或冠动状脉搭桥术，待心脏供血改善后再进行腹主动脉瘤手术。如果动脉瘤濒临破裂或破裂抢救时，应同时注意心血管活性药物的应用，密切注意和处理心脏事件。

对于可能合并脑血管病的患者，要注意询问相关病史或表现，术前根据情况行颈动脉、椎动脉多普勒超声检查，了解颅外颈、椎动脉有无狭窄或闭塞；必要时还可以进行 CT 或磁共振成像检查。

在动脉瘤手术麻醉时，应建立血流动力学监测，监护仪连续示波检测心率、心律、血压及血氧饱和度；中心静脉置管用于输液和中心静脉压监测；桡动脉插管，监测动脉血压；留置导尿管等。术中尽可能减少出血，维持血压和有效血容量，尽量缩短手术时间，减少副损伤。充分的术前评估和准备、熟练的手术技术及严格的术后管理，是保证手术成功的关键要素。

（三）腹主动脉瘤开腹手术治疗要点

腹主动脉瘤切除并非真正意义上的完全切除，实际上是在阻断动脉瘤近远端血流后，打开瘤壁缝合返血的腰动脉后，在腹主动脉管腔内做人工血管移植或跨过病变部位做旁路移植以恢复动脉血流的通畅，最后再把原有瘤壁修整后包裹在移植血管外。常用人工血管主要有涤纶（Dacron）和聚四氟乙烯膨体（ePTFE）两种。人工血管通常为分叉形，即人工血管近端与腹主动脉作吻合，远端与双侧髂或股动脉作吻合，少数患者仅需要直形人工血管。

腹主动脉瘤手术有两种入路：腹部正中切口经腹入路及左侧腹膜外切口的腹膜外入路。近年来，使用腹腔镜行腹主动脉瘤切除也有报道，但对于较大的腹主动脉瘤或累及双侧髂动脉的病例，腹腔镜手术有一定的难度，目前不作为临床主要方法。

1. 腹主动脉瘤切除术中要点

（1）防止松钳休克（declamping shock）。人工血管重建完成后缓慢松开或部分松开主动脉阻断钳。术者与麻醉师紧密配合以减少各脏器的损害和术中松钳性休克的发生，在缓慢松放腹主动脉阻断钳前，通知麻醉师输血补液、提升血压、纠酸扩容和维持血流动力学稳定。应当注意的是，腹主动脉瘤破裂患者发生的再灌注损伤也与主动脉夹闭后休克程度、主动脉阻断时间、松钳速度及心血管反应有关。因此，术中血容量的补充极为重要。

（2）减少在十二指肠部位的游离，必要时可结扎肠系膜下静脉以利于显露，如左肾静脉影响瘤颈显露，可自腔静脉分出部位切断。

（3）解剖髂总动脉时注意避免损伤并行的髂静脉；尽量不在髂总动脉起始部做过多游离，因盆腔神经丛损伤可致勃起障碍；在解剖髂动脉时，须注意避免损伤输尿管。

（4）肾动脉一般位于左肾静脉水平或稍低。在这个水平阻断主动脉，有可能同时钳闭肾动脉而不被察觉进而导致急性肾衰竭。

（5）注意肠道及内脏血供。在内脏动脉重建方面，肠系膜下动脉一般可以结扎或缝扎，但要注意结肠的血供情况，必要时需要行肠系膜下动脉重建。尤其患者术前伴有肠系膜上动脉狭窄或闭塞时，术中必需重建肠系膜下动脉，以防肠缺血。如果两侧髂内动脉同时受累，至少应当重建一侧髂内动脉。重建髂内动脉可以避免盆腔及臀部缺血，减少男性勃起功能障碍等并发症。

2. 腹主动脉瘤破裂的急诊手术处理要点　腹主动脉瘤破裂急诊手术成功的关键，首先是迅速止血，在维持有效血容量的同时，适度低血压有利于减少出血。

（1）近端主动脉的阻断时控制动脉瘤破裂口近端的主动脉。腹主动脉瘤破裂患者腹膜后或腹腔巨大血肿常使腹主动脉的显露变得极为困难，应在近端主动脉阻断后再游离动脉瘤，以避免难以控制的大出血。如术前估计破口较高或位于肾动脉以上，腹腔内难以阻断主动脉，也可考虑先经胸控制胸主动脉，再行腹主动脉瘤切除术。如果具有复合手术室，也可先行介入实现近端主动脉球囊阻断，然后再开腹行腹主动脉瘤切除。也可应用带膜支架做破裂腹主动脉瘤的腔内修复术，在技术成熟、条件具备的医院带膜支架可作为破裂腹主动脉瘤的首选治疗。目前国外大量病例的 meta 分析发现破裂腹主动脉瘤腔内手术与开放手术相比，具有出血少，抢救成功率高、围术期死亡率低等显著优势，腔内修复已经成为动脉瘤治疗的主要方法。

（2）远端出血的控制。动脉硬化和瘤样变常使双侧髂动脉纡曲变形，有时术中操作困难。如手术室有血管造影、数字减影血管造影等设备，可经皮从股动脉插入球囊导管阻断双侧髂总动脉。有经验的外科医师也可以纵行切开动脉瘤，经血管腔内向远端髂总动脉插入 Foley 导尿管以控制出血。切开动脉瘤前应尽可能补充全血和晶、胶体，手术台上需准备大量纱垫以备压迫止血用，应用血液回输可部分解决术中大量失血的问题。应当强调的是，球囊导管或 Foley 导尿管应当阻断双髂总动脉，如果置于髂外动脉，仍将有大量难于控制的髂内动脉的回血。

（四）腹主动脉瘤开腹手术并发症

腹主动脉瘤开腹手术后并发症发生率较高，应通过准确术前评价、细致手术操作和围术期处理，尽量减少并发症的发生。一般常见并发症有心脏意外、肺功能异常、肾衰竭、继发出血、严重感染、下肢缺血和多器官功能衰竭等。术后应将患者置于 ICU，严密监测心功能、肺功能、肾功能、凝血状态和移植血管的情况。

1. 心血管并发症　腹主动脉瘤术后最常见的并发症和死亡原因来源于心脏，包括急性心肌梗死、心力衰竭、严重心律失常等。因此，术前应完善心脏功能检查，及时改善心肌缺血，控制高血压等危险因素。术中、术后心电监护有助于及时发现和处理心脏异常情况。

2. 肠道并发症 术后肠粘连和肾盂积水是常见并发症，术中仔细操作，避免损伤输尿管和肠管等，移植血管要避免造成输尿管受压。

3. 假性动脉瘤 吻合口假性动脉瘤常是由于血管吻合不完全或吻合处薄弱、移植物张力过高造成吻合口撕裂、吻合口出血、吻合口感染等。吻合口部分或全部裂开后的急性出血常需要二次开腹手术，而血液外渗，逐渐被周围纤维组织包裹形成的假性动脉瘤，再手术时常常因为粘连等分离困难，术中需要再行补片或人工血管移植，手术危险较大。近年来，对于吻合口假性动脉瘤，多首先考虑是否可以行腔内介入治疗，避免二次手术创伤。主要视患者的具体情况而定，准确的判断和恰当的处理是救治的关键。

4. 移植物血栓形成和闭塞 近期移植物血栓形成和闭塞常与吻合口狭窄、人工血管髂支折扭、动脉瘤附壁血栓脱落栓塞、血液高凝状态等因素有关，而移植物远期阻塞常与吻合口新生内膜增生致再狭窄、动脉硬化进展等因素有关。处理上需要取栓或动脉旁路手术，如选用耻骨上股动脉－股动脉人工血管转流术等。

5. 人工血管感染 腹主动脉瘤术后人工血管感染是一种少见的灾难性并发症，处理起来非常困难，因人工血管感染造成吻合口破裂大出血而危及生命。因此，人工血管发生感染后的处理方法主要围绕控制感染，挽救生命来进行。由于人工血管是异物，感染后常规应用抗生素难以控制，一般处理原则是切除感染的血管和组织，采用解剖外的腋股旁路作血管重建。除以上处理外，应全身使用抗生素以防止感染扩散。

6. 主动脉肠瘘 主动脉肠瘘发生率低，常累及主动脉与人工血管吻合口附近的十二指肠，小肠和结肠很少被累及。术中避免损伤十二指肠、避免人工血管吻合口与十二指肠直接接触、避免假性动脉瘤和局部感染等可减少此并发症。明确诊断有一定的难度，高度可疑者可做十二指肠镜或直接手术探查。

7. 肾衰竭 择期腹主动脉瘤切除术后急性肾衰竭发生率约 2.5%，其中部分急性肾衰竭患者需要血液透析。

8. 腹腔内出血 腹腔内出血最常见，出血部位主要来自主动脉近端吻合口和周围创面的渗血。患者术后若出现大出血征象，应立即剖腹探查，找出原因并予以纠正。

9. 男性性功能不全 由于术中解剖分离主动脉分叉周围的神经丛所致。术中尽量避免分离影响到主动脉分叉周围的神经丛，注意对盆腔主要神经的保护，以及在重建手术时保留髂内动脉和盆腔的血液供应，可减少勃起功能障碍的发生率。

二、腹主动脉瘤腔内修复术

（一）EVAR 的背景

腹主动脉瘤腔内修复术（endovascular aneurysm repair，EVAR）是腹主动脉瘤外科治疗具有里程碑意义的技术，近年来发展迅速，成为腹主动脉瘤外科治疗的主要方法。随着腔内治疗材料的更新和发展，已经可以实现“全腔内”概念，不需要任何手术切口，直接经皮穿刺来实现主动脉瘤的腔内修复术。

腹主动脉瘤腔内修复术成功的关键，除了术者的操作技术以外，最重要的是解剖形态的评估和移植物的选择。EVAR 常用的移植物主要是分叉型移植物，有组合式和一体式两种，其中组合式覆膜支架是临床较为普遍使用的移植物产品。此外，还有直型和腹主－单支髂动脉型（单边型支架），其中直管型由于适应证较为狭窄和继发内漏较多，目前应用逐渐减少，而腹主－单支髂动脉型（单边型）移植物需要加做股－股动脉耻骨上转流，一般仅用于一侧髂动脉有严重狭窄或闭塞的患者，或者在腹主动脉瘤破裂救急时选用，腹主－单支髂动脉型（单边型支架）操作简便，可以迅速止血和缩短手术时间。主动脉覆膜支架的成产厂家很多，有进口和国产产品。虽然产品各具特点，但是基本结构是由金属支架和人工血管材料构成。多个厂家的产品已经在近几年内发展到第三、第四代产品，在支架的柔顺性、通过性、外径尺寸及锚定方式等方面均有显著进步。国产腹主动脉覆膜支架也已经广泛应用于临床。

不同的覆膜支架（也称支架型人工血管）的设计各有特点。Zenith（COOK 公司生产）支架采用不锈钢支架体系，有较好的支撑性，同时在近端裸区使用倒钩设计，可以减少远期移位的发生。Excluder（GORE 公司生产）支架采用拉线式释放，定位准确，不易移位，Excluder 支架也有倒钩，有利于贴合和锚定，没有裸区设计，避免了对肾动脉的干扰。Endurant（Medtronic 公司生产）支架结合了多种支架的先进理念，比如裸区、倒钩、后释放等。Aegis 一体分叉型支架（上海微创），避免了瘤腔内连接的问题，可以用于实际管腔较小的动脉瘤、假性动脉瘤等。

EVAR 产品和型号的选择主要依赖于瘤体形态学，近端瘤颈的长度、角度、形态和钙化等因素最为重要。一般认为，近端瘤颈长度应当在 15mm 以上，随着新产品的出现，近端瘤颈长度<15mm 不是 EVAR 绝对禁忌，如开窗支架，可以要求近端瘤颈 4mm。近端瘤颈钙化和附壁血栓与 EVAR 的疗效及术后内漏、支架移位等并发症密切相关。但是，对于近端瘤颈钙化和附壁血栓严重程度的评估只能依靠医师的临床经验来判断，目前还缺少公认的客观评估指标。近端瘤颈与腹主动脉瘤体的夹角一般应<60°，但并非绝对手术禁忌。有时夹角>90°，结合各种技术也可完成腔内修复，角度过大会增加手术的难度及术后内漏、支架移位的发生率。对于行腔内治疗经验不足者，还应该从严掌握 EVAR 适应证，以减少手术并发症及意外情况。

准确测量腹主动脉瘤各项解剖学数据是 EVAR 成功的必要条件。目前最常用的术前测量依据是 CT 血管成像。如果测量有误，则可能发生内漏、支架移位或覆膜支架无法通过髂股动脉等并发症，从而导致腔内手术失败。瘤体解剖数据的测量主要包括近端瘤颈长度、角度和直径、瘤体长度、肾动脉至腹主动脉分叉的距离及髂动脉锚定区的直径、长度和扭曲程度、髂内动脉开口位置和受累情况、髂股动脉入路情况等，这些数据对于选择合适的腔内移植物至关重要。

（二）腹主动脉瘤腔内修复术的技术要点

成功的 EVAR 治疗主要包括以下几个环节。

1. 术前合理的评估

（1）解剖形态的评估。一般情况下，适合行 EVAR 的理想解剖条件：近段瘤颈长度>1.5cm；瘤颈没有严重的钙化和附壁血栓；瘤颈成角不大，一般建议<60°；瘤体内有足够的瘤腔以利于支架的主体展开，一般要求>20mm；髂动脉没有严重的狭窄、扭曲性病变，适宜输送系统通过；双侧髂内动脉至少有一侧未受累及；完全满足上述条件的腹主动脉瘤可能不足 70%。无法满足理想解剖形态的病例并非一定不能行 EVAR，但需要结合一些其他技术来进行改进和完成。

（2）患者全身情况的评估：因腹主动脉瘤患者大多为高龄患者，合并有全身性动脉硬化，甚至伴有较为严重的心、脑、肺、肾等重要脏器并发症，因此，EVAR 术前的全身情况评价需要按照全身麻醉的血管外科手术的要求来进行，尤其要注意评价心脏功能情况，对于合并有明显心肌缺血、不稳定心绞痛的患者，应进行冠状动脉的影像学评价，必要时先行冠状动脉重建；对于心律失常患者，尤其是重度房室传导阻滞者，应给予起搏器治疗；由于 EVAR 术中需要使用对比剂，故对于术前存在肾功能不全的病例应注意围术期的充分水化，同时做好术后血滤的准备。肺部感染或急性呼吸窘迫综合征在全身麻醉后并不罕见，故对于慢性阻塞性肺部疾病患者或长期吸烟者，应给予常规术前雾化、戒烟，并进行血气分析检查，注意肺部并发症。动脉硬化常常合并有多血管病变，因此，术前要注意全身血管伴随疾病的检查，对于合并重度症状性颈动脉狭窄患者，在 EVAR 之前先行相应处理，对于无症状性颈动脉狭窄性病变可以考虑在 EVAR 术后再处理，但要注意围术期预防低血压。

2. 手术材料的准备 EVAR 所需要的治疗条件，无论是造影机设备还是造影器材均较一般的外周介入手术要求更高，EVAR 所需要的覆膜支架系统也大多需要在术前经过仔细测量后选择。

（1）介入室的硬件设备：需要有路图功能的大型平板 DSA 设备，配备有高压注射器。同时介入室的清洁程度也需要高于一般的导管室，多要求百级手术室，故目前在手术室系统内建立有介入条件的复合手术室逐渐成为趋势。

（2）介入器材的准备：除了常用的导丝和导管等造影介入器材外，EVAR 有一些特殊的器材需要准备。Lunderquist 超硬导丝可以保证支架系统更好的通过；带刻度的标记造影导管可以使得术中测量更加准确方便；血管缝合器使得完全经皮 EVAR 成为可能；各种角度的造影短导管可以方便髂支的选择；有时还需要备一些弹簧圈用栓塞髂内动脉或内漏的栓塞补救等。总之，充分的器材准备，是 EVAR 手术成功率的必备条件。

（3）覆膜支架的准备：术前多根据 CT 血管成像的影像结果来制订手术方案和选备覆膜支架基本的原则是根据近端瘤颈的直径增加 10%～20% 作为支架的直径要求；根据髂总动脉或髂外动脉的直径增加 10% 作为支架髂支的直径要求；根据肾动脉至腹主动脉分叉的长度和髂动脉长度来决定支架的主体和髂支的长度等等。究竟何种支架系统更好，主要取决于解剖形态和术者的经验，因为各种支架有各自的特点，只有术者充分的掌握各型支架的特点后才能最大程度的保证手术的成功。

3. 术前和术中各种预案准备 良好的解剖条件是 EVAR 成功的一个重要条件，但对于解剖条件不佳、预期 EVAR 较为困难的特殊病例，需要准备一些预案来保证手术成功。

（1）近端瘤颈较短：近端瘤颈的长度是一个重要

条件。如果近端瘤颈长度不足1cm，通常需要采取开窗技术或采用烟囱支架技术的方法，以确保手术成功。术中有时需要备主动脉延长支以备急需；近端瘤颈长度可以烟囱技术、开窗支架技术来解决，具体见后文述。

（2）瘤颈成角过大：可以采用加硬导丝拉直瘤颈角，同时准备好主体延长支作为内漏后补救手段，也有使用球扩裸支架（Palmaz）来改善瘤颈成角和增强近端锚钉。一般认为近端瘤颈角度应当<60°，但这不是一个绝对指标，有时近90°仍然可以很好完成EVAR，有时瘤颈的长度、角度等也是一个相对的条件，有赖于术者的经验和技术水平。

（3）髂动脉严重扭曲、狭窄或闭塞：髂动脉严重扭曲、狭窄或闭塞都会导致输送系统的导入困难。一般可以采用超硬导丝拉伸、髂动脉球囊扩张等，通常可以得到解决。而对于髂外动脉入路严重钙化狭窄或闭塞性病变，上述方法难以成功，可以先经腹膜后行人工血管髂动脉端-侧吻合，建立一条通路，再通过人工血管插入支架输送系统完成EVAR操作，或行腹主-单支髂动脉型（单边型支架）支架置入＋股股动脉人工血管旁路术等。

（4）合并髂动脉瘤：双侧髂动脉瘤是早年EVAR的禁忌证。但近年来，随着材料的进步和技术的提高，即使合并双侧髂总动脉瘤也是可以进行EVAR的，基本的原则是至少保留或重建一侧髂内动脉，可以采用带分支的髂支进行一侧或双侧髂内动脉重建，或采用双支架并行的“三明治”法，或者术中直接行腹膜后入路的髂内动脉重建。

4. 腹主动脉瘤腔内修复术后管理

（1）首先应当密切监测生命体征情况，尤其术前有心血管合并症的患者，通常需要心率、血压和心电监测等。

（2）呼吸管理：全身麻醉后的老年患者，需要密切注意呼吸道通畅情况，尤其在麻醉恢复早期要特别注意排痰，保持呼吸道通畅，避免误吸。

（3）注意肾功能情况：因术中使用对比剂，对肾功能有一定影响，术后要注意监测肾功能变化情况。术前充分水化可以降低对比剂肾病的发生率。

（4）注意观察腹部动脉瘤的搏动情况和临床症状：一般EVAR术后，腹部触诊可以发现原动脉瘤的搏动会减弱或消失。如果动脉瘤仍然有较强的搏动或伴有腹部疼痛症状，应考虑有Ⅰ型或Ⅲ型内漏的可能，必要时应急诊彩色超声或CT血管成像检查。

（5）注意肢体血供：检查股动脉、足背动脉和胫后动脉的搏动情况，有助于判断覆膜支架髂支的通畅情况、是否有肢体动脉栓塞等。

（6）EVAR术后凝血功能障碍：很少见，可能与瘤腔内血栓形成消耗血小板和凝血因子有关。目前认为，主要是因为有少量内漏存在，导致持续不断的血小板和凝血因子的消耗，甚至可以导致弥散性血管内凝血。术后观察血小板和凝血功能变化，有助于及早发现和处理这一严重并发症。

5. 腹主动脉瘤腔内治疗术后并发症的防治 腹主动脉瘤腔内修复术后同样会引起与传统手术相类似的全身并发症，但发生率较低。

（1）内漏：内漏（endoleak）是EVAR术后的常见并发症，临床根据内漏发生的不同分为四种类型。

Ⅰ型内漏是血液经支架两端锚定部位直接进入瘤腔的内漏，往往比较危险、需要及时处理。发生Ⅰ型内漏往往预示着EVAR没有成功；Ⅰ型内漏常常术中造影发现或随访中通过CT血管成像可以诊断。Ⅰ型内漏可以导致瘤腔内压力持续增大，有导致动脉瘤增大甚至破裂的危险，因此需要及时处理。近段Ⅰ型内漏（Ⅰa型）的主要处理方法如下。①术中大球囊扩张贴合，需要防止球囊扩张是导致大支架移位；②大的球扩裸支架支撑贴合，但国内市场尚缺少该类球扩裸支架；③覆膜支架延长支贴合；④连接支架延长支＋肾动脉（或肠系膜上动脉）烟囱技术；⑤栓塞技术等。支架远端反流的Ⅰ型内漏（Ⅰb型）的处理方法，除了以上方法外，远端连接延长髂支或球扩支架等可以帮助解决。避免发生近端Ⅰ型内漏的关键是掌握好解剖适应证，目前大多数覆膜支架的要求是近端瘤颈的角度应当<60°，长度应当至少1.5cm，若瘤颈长度<1.5cm的病例，可以考虑选择开窗支架。

Ⅱ型内漏是肠系膜下动脉或腰动脉反流入瘤腔的内漏，通常可以观察，随访中如果瘤腔没有增大，可以不需要处理。Ⅱ型内漏不代表手术失败。一般Ⅱ型内漏不需要处理，大多数可以自行愈合。只有很少的Ⅱ型内漏会引起瘤腔内压力增高，在随访时会发现瘤体增大，多是由于肠系膜下动脉或粗大腰动脉反流血引起，可以采用微导管栓塞技术，或者经皮CT或超声引导穿刺注射凝血酶等技术，多数可以解决。也有采用腔镜技术夹闭反流血管的报道。

Ⅲ型内漏通常是通过支架连接处或支架覆膜破损直接漏入瘤腔，与Ⅰ型内漏一样，很容易造成瘤腔高压，是一种较为危险的并发症，发生Ⅲ型内漏同样标志手术失败，需要及时处理。主要处理方法是球囊扩张贴合、裸支架支撑、延长覆膜支架髂腿支等。

Ⅳ型内漏是通过支架覆膜的弥散性渗漏，通常压力不高，常可以在1个月或数月内自愈。

Ⅴ型内漏（endotension）是在临床上发现 EVAR 后瘤腔仍然逐渐增大但没有内漏存在。事实上可能是因为目前的各种检查方法还很难发现小内漏的存在，或者是经覆膜的渗出造成，此型可能与Ⅳ型内漏有关。

总之，内漏的处理主要是根据类型和严重程度、血管解剖条件、患者具体情况等采取观察、再次腔内修复和外科手术等。随着腔内技术的不断提高，内漏的处理更多采用全腔内技术，很少需要再开腹手术。

目前，在 EVAR 治疗领域，具有挑战性的技术应当是利用开窗支架、分支支架进行动脉瘤腔内修复。这一技术目前在国内也只有少数临床中心可以开展，尚属初期阶段，临床经验和并发症、远期效果等都有待观察和随访。

（2）移位：支架移位（migration）是由于支架固定不牢固、支架脱离、支架倒钩断开、脱落，以及支架锚定区血管口径增大使支架的一部分离开原来位置。移位的后果是产生内漏，使瘤腔持续扩大，最终破裂，一般通过腔内技术可以治疗，必要时需要开腹手术。

（3）肢体远端动脉栓塞：多是由于瘤腔内附壁血栓或动脉粥样硬化斑块脱落造成，轻度可以引起远端小动脉栓塞，形成蓝趾综合征，严重者造成下肢股、腘、胫动脉栓塞，可以引起肢体严重缺血，甚至坏死。预防的关键是 EVAR 术中要操作轻柔，对于动脉壁粥样硬化或附壁血栓严重，尤其动脉瘤伴有肢体远端栓塞病史患者，在导管、导丝超选时要防止发生血栓的脱落，术中动脉造影可以及时动脉栓塞。

（4）移植物血栓形成：多是由于髂动脉过于扭曲或成角，导致 EVAR 后髂支血流不畅，或者由于髂动脉硬化严重，术中髂股动脉内膜夹层，影响了髂支血流，导致术后髂支内血栓形成。可以是急性发病造成急性下肢缺血，也可以术后一段时间继发血栓形成。术中评估髂支扭曲成角情况，判断血流情况有助于预防，对于流出道条件不好的，要适当抗凝或抗血小板治疗，术后注意随访。

（5）慢性缺血性肠病：常见于左结肠动脉、乙状结肠动脉供血不足引起，常发生于同时封闭了左髂内动脉的患者。因为 EVAR 术后肠系膜下动脉封闭，加之肠系膜血管或左髂内动脉的交通不好，导致肠缺血，严重可以引起肠黏膜坏死、肠麻痹、肠梗阻等。术中注意评价肠血流或髂内动脉血流情况，术后及时发现肠道症状。术后抗凝有助于缓解肠缺血，必要手术治疗。

（6）肾动脉闭塞：临床比较少见，一般多与动脉硬化疾病进展、动脉炎性疾病等导致肾动脉开口闭塞。主动脉覆膜支架的裸区往往覆盖于肾动脉水平，但是裸区不会影响肾动脉血流，当动脉硬化严重、伴有动脉炎性疾病时，裸区的间接刺激会加速疾病的进程，术后容易发生肾动脉狭窄或闭塞。因此，对于合并有炎性或免疫性疾病患者，尽量选用不带裸区的肾下锚定的覆膜支架，尽量避免对肾动脉刺激。但是肾下锚定的支架往往对瘤颈长度的要求较高，至少 1.5cm。目前临床上，多数覆膜支架是带有裸区的。同时免疫治疗和密切随访有助于预防这一并发症。

（7）对比剂肾病：对比剂具有肾毒性，如果患者术前合并糖尿病伴有蛋白尿、肾功能不全、高龄、心功能不全、高胆固醇血症等，或者术中造影剂需用量较大，就有可能发生对比剂肾病，严重会发生急性肾功能不全。术前充分水化、应用预防性药物及他汀类药物等，可以减少这一并发症的发生概率，必要时需要预防性血滤或透析。

除上述几种并发症外，腹主动脉瘤介入治疗还有一些其他并发症，如局部动脉损伤破裂、伤口血肿感染、导管导丝相关并发症、术后发热、术后血小板降低、弥散性血管内凝血等，极少数患者可能并发截瘫。

【预后】★★△△

腹主动脉瘤最大风险在于一旦破裂，死亡率极高。腹主动脉瘤破裂患者腹膜后或腹腔巨大血肿常使腹主动脉显露变得极为困难，难以控制的出血是其死亡的重要原因。Kazmers 等报道破裂腹主动脉瘤患者手术死亡率高达 46%（196/427）。而 Goldstein 等报道的破裂腹主动脉瘤围术期病死率也为 39%。

腹主动脉瘤另一严重危害在于远端动脉栓塞。动脉瘤壁常有附壁血栓，在血流冲击下，栓子脱落随血流流动并停留在口径与栓子大小相似的动脉腔内，造成远端动脉栓塞，引起下肢急性缺血的临床表现。特点是起病急骤，症状明显，进展迅速，预后较差，常需积极处理。

随着术前诊断评估、麻醉、手术器械、血管替代品、术后监护等一系列技术的完善和发展，腹主动脉瘤择期手术的死亡率已从早期的 9%～39% 下降至近年来的 5% 以下。腹主动脉瘤切除术后 5 年生存率已从早年的 50% 上升至 70% 以上。手术不仅安全，而且改善了患者的生活质量，腹主动脉瘤切除人工血管移植术患者基本上享有同年龄人的寿命。

腹主动脉瘤患者手术死亡，与疾病本身的严重性有关。在处理动脉硬化性动脉瘤时，切记动脉硬化是全身性病变，在术前了解动脉瘤的大小、范围等因素的同时，必须明确是否存在颈动脉、冠状动脉、肾动脉的狭窄或闭塞性疾病，了解各重要脏器功能情况，术后心、脑、肾、肺的并发症是主动脉围术期死亡的主要原因。术前腹主动脉瘤患者可用 APACHE 或 APACHE Ⅱ评分系统作预后和死亡概率判断。

关于 EVAR 的临床研究报道很多，包括前瞻性研究和注册研究等（如 EVAR-1、EVAR-2、DREAM 和 EuroSTAR 等），总的研究结果是，EVAR 的临床治疗效果肯定，系统并发症和死亡率低，但是二次再干预率较传统手术明显增加。再干预的原因主要是因为 EVAR 术后的内漏，偶有支架移位的报道。

应用 EVAR 进行腹主动脉瘤治疗，具有创伤小、失血少、恢复快及术后并发症发生率和病死率低等特点。由于以上特点，EVAR 使许多因高龄、术前并存病多等不能耐受大手术的动脉瘤患者获得了外科治疗的机会。术前严格掌握适应证、加强围术期监护、积极预防和处理术后并发症是改善治疗结局的重要环节。

（郑月宏　刘昌伟）

第 6 节　主髂动脉闭塞性疾病

【流行病学】★△△

多数主髂动脉病变同时伴有股、腘动脉或膝下动脉多节段病变。单发性主髂动脉狭窄闭塞的患者相对而言较为年轻、往往有多年吸烟史或合并高胆固醇血症等，这些患者中男性患者和女性患者数量基本相似。然而，严重的多节段病变患者一般为高龄、男性居多，糖尿病、高血压及冠状动脉疾病等合并症较多。

【解剖学】★△△

主髂动脉病变累及部位可以为肾下腹主动脉和（或）髂动脉，少数情况下病变可以延伸到肾动脉水平上方，可以合并或不合并肾动脉病变。病程较长的患者常常在闭塞病变的周围形成丰富的侧支循环，依靠这些侧支循环，髂内动脉、肠系膜下动脉及腹股沟水平以下的动脉血供得以维持。主要的代偿血管网来自腰动脉和髂内动脉，在重度闭塞区域还可见胸廓内动脉到腹壁下动脉的沟通途径，以及肠系膜上动脉通过 Riolan 动脉弓或纡曲的肠系膜动脉与肠系膜下动脉及直肠动脉沟通。

【病因与病理】★★★△△△

主髂动脉闭塞性疾病最主要的病因是动脉粥样硬化。危险因素包括老年、男性、糖尿病、高同型半胱氨酸血症、高纤维蛋白原血症、吸烟、高血压、高 C 反应蛋白、血脂异常、慢性肾功能不全等。除动脉粥样硬化外，其他的可能导致主髂动脉闭塞的病因包括血栓闭塞性脉管炎、大动脉炎、其他免疫性血管炎、心脏或主动脉源性的动脉栓塞、高凝状态、易栓症、恶性肿瘤或原发性血管肿瘤等。根据不同主髂动脉闭塞的病因，其血管壁及血管腔内的病理各有不同。例如，动脉粥样硬化性主髂动脉闭塞，可以见到动脉粥样硬化性斑块与血栓性病变共存，而前者为主要病理改变。而大动脉炎所致主髂动脉闭塞，主要是动脉壁全层炎症，管壁增厚闭塞，少数情况下可合并动脉壁钙化或动脉粥样硬化。易栓症所致主髂动脉闭塞，病理主要是血栓性病变，根据病程的不同，可以为新鲜血栓或陈旧机化的血栓等。

【临床分期】★★★△△△

慢性主髂动脉病变的分期同样可以采用 Fontaine 分级和 Rutherford 分级，见表 24-2。

表 24-2　Fontaine 分期与 Rutherford 分级

Fontaine 分期	Rutherford 分级	临床表现	客观指标
0 轻微症状期	0	无症状，无明显血流动力学改变的闭塞性病变	运动平板试验 / 加强试验结果正常
Ⅰ 间歇性跛行期	1	轻度间歇性跛行	可完成平板试验，试验后踝动脉压力在 50mmHg 以上，但较正常值至少低 25mmHg
	2	中度间歇性跛行	症状位于 Rutherford 分级 1 级和 3 级之间
	3	重度间歇性跛行	不能完成平板试验，试验后踝动脉压力在 50mmHg 以下

（待续）

（续表）

Fontaine 分期	Rutherford 分级	临床表现	客观指标
Ⅱ 静息痛期	4	缺血性静息痛	静息踝动脉压力在 40mmHg 以下，踝或中足血流容积描记曲线平坦或几乎无搏动 趾动脉压在 30mmHg 以下
Ⅲ 溃疡和坏死期	5	轻微组织缺失，难治性溃疡，局限性坏疽并伴有弥散足部缺血	静息踝动脉压力在 60mmHg 以下，踝或中足血流容积描记曲线平坦或几乎无搏动 趾动脉压在 40mmHg 以下
	6	中足以上水平主要组织缺失，无法挽救的足部功能丧失	同 5

根据病变的程度及累及的范围，参照 TASC 指南　进行主髂动脉病变 TASC 分级（图 24-1）。

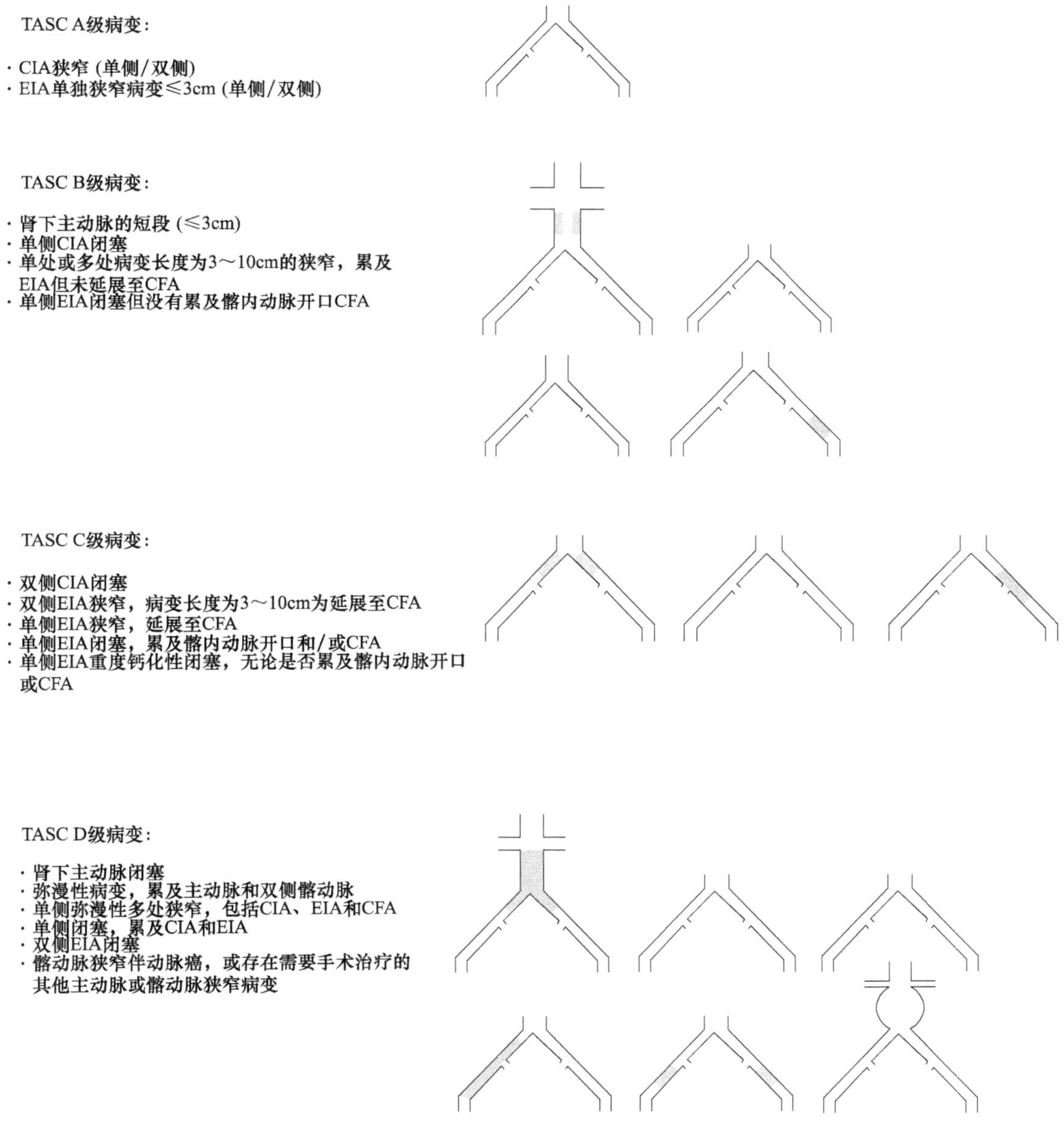

图 24-1　主髂动脉病变 TASC 分级

注：CIA，髂总动脉；EIA，髂外动脉；CFA，股总动脉；引自 Jack LC, Johnston kW. 卢瑟福血管外科学. 郭伟，符伟国，陈忠，等，译. 7 版. 北京：北京大学医学出版社

【临床表现】★★★△△△

主髂动脉闭塞性疾病患者的症状及严重程度与病变累及的部位范围、病程的缓急程度、侧支循环建立的情况有关。一般而言，累及范围越广泛、病程越急、侧支循环代偿越差，患者的症状越重。单纯局限性主髂动脉闭塞性病变患者可以表现为腓肠肌群或髋部、臀部、大腿的间歇性跛行症状。这些症状可以通过休息获得缓解。在男性患者中，由于阴部内动脉血供障碍，30% 的患者表现为 Leriche 综合征，即除大腿、臀部或髋部的间歇性跛行，腿部肌肉萎缩，股动脉搏动减弱外，还合并勃起功能障碍。而主髂动脉合并腹股沟以下动脉多节段病变患者可能出现严重下肢缺血，可以表现为重度间歇性跛行、肢体静息痛甚至肢体末端坏疽溃疡坏疽。

体格检查可以发现患者股动脉、腘动脉、足背或胫后动脉搏动减弱或消失；Berger 征阳性；患肢皮温低、皮肤颜色苍白、皮肤变薄、毛发稀疏，严重时可出现患肢萎缩、皮肤发绀、肢体溃疡，甚至坏疽。

【辅助检查】★★△△△

一、无创血流动力学评估

无创血流动力学评估主要包括踝肱指数、节段性收缩压测定和脉搏容积记录。踝肱指数是重要的无创筛查手段，比值<0.9 提示可能存在动脉狭窄或闭塞。但踝肱指数正常不能完全排除该诊断，如果患者病史及体征仍提示可能存在主髂动脉疾病时，需进行诱导性分级运动试验。节段性收缩压测定和脉搏容积记录有助于确定动脉病变的水平和范围。

二、影像学检查

1. 双功超声 双功超声是重要的无创检查措施，对肾功能不全患者获益最大，但受到肠气影响严重，其准确性收到一定程度的影响，可作为筛查手段。

2. CT 血管成像或磁共振血管成像 CT 血管成像或磁共振血管成像可以提供更加准确的血管成像信息，是疑诊下肢动脉病变时的重要确诊手段。CT 血管成像往往比磁共振血管成像应用更广泛。

3. 动脉造影 动脉造影是影像学诊断金标准，但是有创操作，可以用于确诊或用于拟行腔内介入治疗的同期血管评估。

【诊断及鉴别诊断】★★★△△△

根据患者是否合并动脉硬化危险因素及患者的症状、体征，结合无创血流动力学评估、超声、CT 血管成像 / 磁共振血管成像或动脉造影影像不难做出诊断。主要的鉴别诊断应考虑：①其他原因所致间歇性跛行的鉴别诊断，如神经源性间歇性跛行或静脉性间歇性跛行；②非动脉粥样硬化性主髂动脉病变的原因鉴别，相应免疫学或血液检查可能提供线索和证据。

【治疗】★★★△△△

一、动脉粥样硬化危险因素控制

通过危险因素控制，可以减缓动脉粥样硬化进程，同时有利于减轻症状、稳定既有病变。

二、药物治疗

1. 抗血小板药物 对于下肢动脉硬化闭塞症患者，抗血小板药物治疗虽不能改善跛行距离，但有助于减少此类患者心脑血管事件的发生率，有助于减缓动脉硬化病变的进展，有助于改善下肢动脉重建术后血管通畅率。阿司匹林和氯吡格雷是常用的抗血小板药物。

2. 改善跛行的药物 最常用的改善跛行的药物为西洛他唑、沙格雷酯和前列尔。西洛他唑可抑制磷酸二酯酶，达到抑制血小板聚集和扩张周围血管的双重作用，被美国食品和药品管理局批准治疗下肢动脉硬化性闭塞症。沙格雷酯是 5- 羟色胺受体阻滞药，具有降低血小板聚集和抑制血管收缩作用，同时还具有增加侧支循环和减轻患肢疼痛、冷感的作用。

三、跛行的运动疗法

通过在医师指导下的行走锻炼有助于改善患者的跛行距离和跛行症状。推荐采取步行的方式，每周 3～4 次，每次 30～45 分钟，每个疗程不少于 12 周。

四、腔内介入治疗

1. 适应证 近年来，随着主髂动脉病变腔内治疗成功率提高和并发症发生率的下降，对于主髂动脉闭塞性病变进行腔内干预的指征已明显放宽。即使是间歇性跛行患者，仍可以考虑将腔内血管重建作为一线治疗措施。主要适应证包括：影响生活的间歇性跛行、静息痛和组织坏死；血管源性勃起功能障碍、主髂动脉病变所致远端动脉栓塞等。

2. 禁忌证 一般没有绝对的禁忌证，相对禁忌证包括肾功能不全、动脉壁环状重度钙化，近肾动脉的主动脉闭塞等。但即使是后者，目前也能通过适当的腔内治疗措施完成治疗。

3. 腔内介入治疗措施 主要包括经皮血管成形术与支架置入术，可联合导管溶栓、腔内血栓抽吸等措施；对于合并股总动脉病变者，可以联合股动脉内膜切除术。

4. 腔内介入治疗的主要并发症 主要包括造影剂肾病、动脉穿刺点并发症（如假性动脉瘤、血肿、动静脉瘘、动脉闭塞等）、动脉破裂、动脉夹层、远端动脉栓塞、移植物再闭塞和移植物感染等。

五、外科开放手术治疗

1. 适应证 外科开放手术治疗是主髂动脉闭塞性病变的二线或三线治疗，适用于有主髂动脉闭塞相关症状（影响生活的间歇性跛行、静息痛和组织坏死，血管源性勃起功能障碍、主髂动脉病变所致远端动脉栓塞等）且腔内介入治疗不成功或病变广泛不适合腔内介入治疗的患者。

2. 禁忌证 主要是一般情况较差，不能耐受外科开放手术的患者。

3. 外科开放手术治疗的措施 主要包括主 - 双髂 / 股动脉旁路术、主髂动脉内膜切除术（仅适用于病变较为局限的患者），手术的入路可以经腹或经腹膜后。对于耐受大的开放手术能力较差的患者，或因腹盆腔手术史、感染导致广泛粘连不适于行解剖旁路手术，可以选择解剖外旁路重建，主要包括腋 - 股旁路术或股股旁路术。

4. 外科开放手术治疗的主要并发症 围术期并发症包括出血、肾衰竭、移植物血栓形成、伤口并发症（淋巴漏、伤口感染、脂肪液化、延迟愈合和血肿等）、肠缺血、脊髓缺血、输尿管损伤、心脏事件和死亡等；晚期并发症包括移植物再闭塞、移植物感染、主动脉肠瘘和吻合口假性动脉瘤等。

六、腔内介入治疗与外科开放手术治疗联合应用

腔内介入治疗与外科开放手术治疗联合应用可以处理一些较为复杂、病变较为广泛的主髂动脉闭塞性疾病。

七、主髂动脉腹腔镜下重建术

目前主髂动脉腹腔镜下重建术并非治疗主髂动脉闭塞性疾病的常规，但在一些有经验的中心和条件适合的患者中已有开展。

【预后】★★△△

疾病的预后与病变范围及肢体缺血的严重程度相关，如单纯间歇性跛行的患者有很长的生存期，但发展至静息痛及肢体溃疡或坏疽的患者，其截肢率高，生存期也显著缩短，主要影响生存的事件为心脑血管事件。患者合并的危险因素及其控制情况也是影响术后远期疗效及预后的重要因素，如高血压、糖尿病、高胆固醇血症、高同型半胱氨酸血症、血液 C 反应蛋白升高及其他少见的血液高凝状态均与下肢缺血的发展和疾病预后密切相关。

（陈跃鑫　刘昌伟）

第 7 节　下肢缺血

动脉粥样硬化是一种由于血管内膜和中膜层之间的脂质和纤维物质积累，导致大、中动脉管腔狭窄（局灶性或弥漫性）的系统性疾病。非心血管系统的动脉粥样硬化被定义为外周动脉疾病（peripheral arterial disease，PAD）。踝肱指数≤0.90 对于诊断动脉狭窄或闭塞，以及 PAD 都是非常敏感且特异的。

尽管其他疾病进展也可能导致动脉狭窄（如炎症、血栓等）和动脉供血不足，PAD 仍是目前最常见的病因。下肢动脉比上肢动脉更易受累。

PAD 在间歇性跛行的患者中 5 年死亡率约为 50%，而在重症下肢缺血的患者中高达 70%。与心血管病相近。

【流行病学 / 危险因素】★△△

一、流行病学

全世界下肢 PAD 的发病率为 3%～12%。2010 年，全世界共有 2.02 亿人患有 PAD。与过去的 10 年相比，2000—2010 年，PAD 患者的数目在中、低收入地区的人群中增加 29%，在高收入地区的人群中增加 13%。

WHO 应用了一个基于全球 PAD（ABI≤0.90）发病率系统回顾的流行病学模型，在 3 个高收入地

区及5个中、低收入地区进行了PAD高发率的比较。吸烟、糖尿病、高血压、高胆固醇血症在各个地区都是最重要的危险因素。

美国心脏病学会/美国心脏协会PAD指南给出的危险因素如下。①年龄≥70岁。②50～69岁，吸烟或糖尿病病史。③40～49岁，患糖尿病及至少1项动脉粥样硬化危险因素。④腿部症状：跛行或静息缺血痛。⑤下肢动脉脉搏异常。⑥身体其他部位出现动脉粥样硬化（如冠状动脉、颈动脉、肾动脉等）。

二、危险因素

（一）年龄

40岁之后，PAD患病率随着年龄增加，因此，随着人口老龄化，PAD在美国和其他发达国家中都是越来越常见的临床问题。>70岁人群的PAD患病风险可以只因为年龄这一个原因而大大增加，而年轻患者PAD的原因大多为吸烟。

（二）性别

PAD在男性中更常见。然而，基于女性人口的PAD患病率并未被完整评估。在人口学研究中，女性的PAD患病率在各个年龄中应至少与男性相等，超过70岁女性的患病率应比男性更高。

（三）种族

种族相关的PAD风险已被证实。非洲裔美国人的PAD患病率比非西班牙裔白人高。非洲裔和西班牙裔美国人更易患糖尿病、高血压，而白种人更易患高胆固醇血症。

（四）吸烟

吸烟与心血管疾病直接相关。其导致动脉粥样硬化发生、发展的机制尚不明确，但其影响包括内皮损害、动脉血管平滑肌增生、血栓形成倾向、炎症、交感神经张力增加和其他代谢异常。一般来说，吸烟者PAD的诊断比非吸烟者早10年。

（五）高血压

高血压与动脉粥样硬化非常相关，研究表明高血压患者更可能出现无症状的PAD，>60岁且未正规治疗的高血压患者更易患PAD。

（六）糖尿病

糖尿病可增加冠状动脉疾病风险糖尿病患者更易患动脉疾病，预后也较差。研究发现糖尿病患者更易患PAD。

（七）高脂血症

具有特定脂类和脂蛋白（如总胆固醇、低密度脂蛋白、三酰甘油、脂蛋白a）异常患者更易患心血管疾病，并且长期预后不良。脂蛋白a是PAD的重要独立危险因素。高脂血症的治疗可降低PAD进展和发生间歇性跛行的风险。

（八）高同型半胱氨酸血症

高水平的同型半胱氨酸与动脉粥样硬化早期发病相关，41%的PAD患者中有这一现象。同型半胱氨酸可促进平滑肌增殖，增加血管壁炎症，增加纤维酶原激活物抑制药分泌。同型半胱氨酸也可干扰内皮细胞释放NO。过多的同型半胱氨酸导致血管增厚、管腔狭窄、血栓形成。一些研究证明了高水平同型半胱氨酸患者的PAD进展更迅速。

【病因和发病机制】★★△

一、病因

动脉粥样硬化是PAD的主要原因，脂质、碳水化合物、血液成分、纤维组织和钙盐沉积聚集在一起构成内膜硬化斑块，斑块的脂质核心吸引淋巴细胞、单核细胞或巨噬细胞聚集，产生炎症反应，并通过一些细胞因子相互作用，促使局部炎症反应的发生，破坏动脉壁全层。动脉粥样硬化斑块的形成：经过脂纹期、斑块期、溃疡期，斑块逐渐增大，甚至破裂，当动脉直径减少到正常管径的50%，或者横截面积减少到75%，狭窄达到临界程度时，所供应四肢及器官的血流量明显减少。

二、好发部位

动脉硬化病变好发于血管分叉部位，分叉部位的内膜受到血流的冲击和局部涡流的影响，容易发生损伤，诱发动脉粥样硬化。总体来说，股浅动脉是最容易受累的血管。

慢性下肢缺血

【临床分期及临床表现】★★★△△△

根据 Fontaine 分期，病程分为以下 4 个临床时期。Fontaine Ⅰ期：缺乏症状但可客观上诊断的周围动脉疾病即轻微症状期；Ⅱ期间歇性跛行期；Ⅲ期静息痛期；Ⅳ期溃疡和坏疽期。

一、轻微症状期

发病早期，多数患者无症状，或仅有轻微症状，如患肢怕冷，肢端感觉异常，行走易疲劳等。体格检查可触及下肢动脉搏动，此时让患者行走一段距离再检查，常能发现下肢动脉搏动减弱甚至消失。

二、间歇性跛行期

间歇性跛行期是动脉硬化性闭塞症的特征性表现。

随着下肢血供减少，患者行走时出现小腿疼痛，患者被迫停下休息一段时间后可再继续行走，称为间歇性跛行。

从开始行走到出现疼痛的时间，称为跛行时间，其行程为跛行距离。跛行时间和距离越短，提示动脉病变程度越重。

酸痛的部位随动脉阻塞的部位不同而各异，腹主动脉下端和髂总动脉阻塞，以下腰部，臀部肌酸痛为主，男性患者有时可伴有阳痿；髂外动脉阻塞，以大腿肌肉酸痛为主；股动脉阻塞则以小腿肌酸痛为主。

三、静息痛期

当动脉硬化进一步发展，病变动脉不能满足静息时下肢血供，因组织缺血或缺血性神经炎引起持续性疼痛，即静息痛。静息痛是患肢趋于坏疽的前兆。疼痛部位多在患肢前半足或趾端，夜间及平卧时容易发生。患肢常有营养性改变，表现为皮肤菲薄呈蜡纸样，指甲生长缓慢且变形增厚，患足下地时潮红，但上抬时又呈苍白色，小腿毛发稀少，小腿肌肉萎缩等。

四、溃疡和坏疽期

出现肢端溃疡，趾端或受压部位易发生，严重者发生肢体坏疽。若合并感染将加速坏疽。

重症下肢缺血（critical limb ischemia，CLI）指下肢动脉硬化性闭塞症持续发作的静息痛至少 2 周，需要镇痛药，趾端或受压部位溃疡、坏疽，踝收缩压＜50mmHg 或趾收缩压＜30mmHg。CLI 提示缺血肢体濒临坏死。也可进行 Rutherford 分级。

【病变分型】★★△△

根据下肢动脉硬化性闭塞症发病部位分型传统其分为 3 型。Ⅰ型为主髂局限型，占 5%～10%，病变局限于腹主动脉远端和髂总动脉，女性患者约占 5%，一般侧支循环代偿良好，肢体症状轻微，症状多表现出现在臀部或大腿部位，阳痿常见，预期寿命几乎不受影响。Ⅱ型为主髂广泛型，约占 25%，病变广泛累及腹主动脉和髂动脉。Ⅲ型为多平面多节段型，约占 65%，病变累及腹股沟韧带以下，男女患者比例为 6：1，容易合并其他部位动脉粥样硬化疾病，肢体缺血症状严重。

【辅助检查】★★★△△△

一、Buerger 试验

平卧抬高下肢 45°，持续 60 秒，肢体远端保持淡红色或轻微变浅色，如呈苍白或蜡纸样色，提示肢体供血不足；再将下肢下垂于床旁，正常人皮色可以在 10 秒内恢复，如果恢复时间超过 45 秒，进一步提示下肢供血缺乏，可以明确肢体缺血存在。

二、下肢节段性测压

测定肢体不同平面的血压，可以初步判断动脉狭窄闭塞部位和程度。正常踝 / 肱指数≥1，踝 / 肱指数 0.6～0.8 时患者出现间跛；踝 / 肱指数＜0.4 时，患者可能出现静息痛。踝部动脉收缩压在 30mmHg 以下，患者将很快出现静息痛，溃疡或者坏疽。

三、平板车运动试验

正常人下肢运动后，踝部血压不降低或略降低，1～5 分钟后恢复正常。轻度间歇性跛行患者静息状态时，下肢血压可以在正常范围，但运动后患肢血压明显降低，需要较长时间才能恢复至运动前水平。因此平板运动试验能检出潜在病变。运动前测患者平卧位踝部血压。患者在平板车上行走，常规将平板车坡度定为 12°，速度 3km/h，直到下肢出现间歇性跛行症状或行走 5 分钟为止。患者迅速平卧，测即时、2 分钟和 10 分钟时的踝部血压，根据运动后踝部血压降低程度及血压恢复时间判断病变的程度。

四、彩色多普勒超声

彩色多普勒超声能显示主动脉、肾动脉、髂动脉及下肢任一节段动脉，可了解血管形态、内膜斑块的位置和厚度等，可以明确病变动脉狭窄闭塞部位、程度、斑块钙化情况。

五、磁共振血管成像

磁共振血管成像对腹主动脉及其分支、髂股动脉和下肢动脉的狭窄闭塞等病变均能作出影像学检测。与造影剂联合使用可以增强血管内信号，提高图像质量。

六、螺旋CT血管造影

高速螺旋CT进行3～5mm层厚断层扫描，经过三维重建，可以得到动脉的立体图像，称为螺旋CT血管造影。目前因其无创、血管显影清晰已逐渐成为下肢动脉硬化性闭塞症首选的检查方法。

七、数字减影血管造影

数字减影血管造影仍然是诊断动脉闭塞性疾病的金标准，下肢动脉硬化闭塞症典型的影像学特征为受累动脉严重钙化，血管伸长，扭曲，管腔弥散性不规则“虫蛀状”狭窄或节段性闭塞。

【诊断及鉴别诊断】★★★△△△

一、诊断要点

结合患者相关的危险因素如年龄、高血压、高脂血症、性别、年龄、吸烟史、糖尿病等，根据典型的Rutherford分级/Fontaine分期的症状，应考虑到下肢动脉闭塞症可能，通过辅助检查可以明确诊断。

年轻患者、缺乏动脉硬化高危因素、患者本身多次发生血栓事件、阻塞部位异常等情况时需要考虑炎症、高凝状态或代谢缺陷如心磷脂抗体综合征、胆固醇栓塞、高同型半胱氨酸血症等原因，以排除动脉硬化的可能性。

诊断不只局限于肢体动脉，还应包括全身检查和心血管系统的检查，包括伴随的全身性非血管性疾病所致的相关损害，以制订总体的治疗方案。

二、鉴别诊断

（一）血栓闭塞性脉管炎

血栓闭塞性脉管炎多见于中青年男性，合并长期吸烟史，病变主要累及四肢中、小动脉，上肢动脉受累远较动脉硬化性闭塞症多见，30%～50%的患者发病早期小腿部位反复发生游走性血栓性浅静脉炎。趾（指）端发生坏疽的概率较动脉硬化性闭塞症高得多。

（二）急性动脉栓塞

起病急骤，症状明显，进展迅速，预后严重，需积极处理。急性动脉栓塞的临床表现，可以概括为5P，即疼痛（pain）、无脉（pulselessness）、苍白（pallor）、感觉异常（paresthesia）、麻痹（paralysis）。多数患者有心房颤动、风湿性心脏病或心肌梗死病史，突发下肢剧烈疼痛，皮肤苍白，动脉搏动消失，缺血加重可出现肢体运动神经麻痹，感觉迟钝和坏疽，发病前无间歇性跛行史。与下肢动脉硬化闭塞症合并急性血栓形成鉴别较困难。

（三）糖尿病足

由于糖尿病引起的肢体远端中小血管病变，表现为足、趾的缺血性溃疡，可合并感染。患者多合并有全身性动脉硬化，但近端大、中血管供血尚好。糖尿病常与动脉硬化并存；糖尿病性下肢缺血常常合并有动脉硬化闭塞症。单纯糖尿病足经严格控制糖尿病和改善末梢血供可使患肢溃疡愈合，而合并有动脉硬化闭塞症时多需要行下肢动脉重建来改善下肢缺血症状，挽救肢体。

（四）腘动脉压迫综合征

腘动脉压迫综合征多为年轻患者，与解剖变异致肌肉压迫腘动脉有关，动脉壁和内膜的反复损伤可导致动脉狭窄、闭塞或血栓形成。临床症状可表现为间歇性跛行或急性下肢缺血。对抗阻力跖屈或背屈可显示腘动脉受压，静息时脉搏和踝压可正常。

（五）多发性大动脉炎

多发性大动脉炎多见于年轻女性，血管病变常为多发性，累及主动脉弓及其分支，腹主动脉的脏器分支动脉、肢体动脉等引起相应症状。病变活动期有发热、红细胞沉降率增快和免疫指标异常等。

（六）腰椎管狭窄症

表现为神经性间歇性跛行，患者久站或行走较长距离后出现从腰骶部、臀部向小腿后外侧、足背或足底放射的疼痛麻木症状，坐下或蹲下休息可缓解症状，但下肢动脉搏动正常。

（七）髋关节炎或膝关节炎

患者在行走时腿部常感疼痛，但休息时症状不一定缓解，下肢动脉搏动正常。

【治疗】★★★△△△

下肢动脉硬化性闭塞症为全身病变的局部表现，因而综合治疗方式包括消除危险因素的一般常规治疗、药物治疗、腔内介入治疗、手术治疗、细胞基因治疗等多种方式。

一、一般常规治疗

首先戒烟、控制高血压、降血脂治疗、控制血糖等，消除下肢动脉硬化闭塞症的危险因素。吸烟使血浆黏度和纤维蛋白原增加，增强血小板活性，使血小板释放平滑肌细胞增生物质，影响脂代谢，使血浆中游离脂肪酸和低密度脂蛋白增加，加速动脉硬化性闭塞症的形成，加重肢体缺血。

50%～70% 的下肢动脉硬化性闭塞症病例合并有高血压，高压血流对动脉壁产生张力性机械性损伤，内膜屏障作用降低，因而需控制高血压降低危险因素。

斯堪的纳维亚研究（Scandinavian Simvastatin Study）证实了辛伐他汀的降脂效果对下肢动脉硬化性闭塞症的临床作用，辛伐他汀使跛行患者的新发事件和病情发展危险降低了 38%。如果饮食控制不能使低密度脂蛋白胆固醇降至＜100mg/dl，则推荐使用药物控制血脂。可根据不同情况，服用贝特或他汀类药物来降低总胆固醇和三酰甘油。

糖尿病可导致小动脉病变，加速动脉硬化的进程，因此，有效地控制糖尿病患者的餐后血糖，是治疗下肢动脉硬化性闭塞症的关键。血同型半胱氨酸浓度升高与 B 族维生素缺乏，补充叶酸、维生素 B_{12} 可以降低同型半胱氨酸的浓度。

其次，通过患肢运动如 Buerger 运动法可以增加下肢动脉侧支循环形成。方法是患肢抬高 1～2 分钟，下垂 2～3 分钟，平卧 2～3 分钟；足部旋转，屈伸，反复锻炼 20～30 分钟。或进行适当的步行锻炼，坚持每日数次散步 60 分钟，可增加患肢侧支循环的形成。注意足部护理，保暖，避免肢体损伤。

二、药物治疗

药物治疗的原则是抗凝、祛聚、扩张血管、溶栓、增加侧支循环和镇痛等。药物治疗适用于轻症患者或手术以后的进一步治疗。常用药物有肠溶阿司匹林、西洛他唑、盐酸沙格雷酯、噻氯匹定、华法林、氯吡格雷、阿加曲班、前列腺素类药物等。但目前尚无一种药物能治疗动脉硬化本身。尽管药物治疗种类繁多，迄今为止只有 2 种药物己酮可可碱（pentoxifylline）和西洛他唑（cilostazol）被美国食品和药品管理局批准治疗下肢动脉硬化性闭塞症。

CAPRIE 研究比较了 19 185 例心血管疾病患者使用 ADP 拮抗剂氯吡格雷或乙酰水杨酸类的疗效，其中 6 452 例患者存在周围动脉疾病。如果没有禁忌证，对于有症状的下肢动脉硬化性闭塞症患者都应该进行抗血小板治疗。抗血小板药物不但可以降低动脉栓塞的风险和保持动脉内膜切除术后动脉和旁路动脉的通畅，更重要的是，它可以降低有潜在动脉硬化疾病患者的发病率和死亡率。

抗凝、祛聚治疗目的是通过药物抗血小板凝聚，降低血液黏度及扩张血管，改善血流血供。常用抗血小板药物肠溶阿司匹林、双嘧达莫等。西洛他唑可抑制磷酸二酯酶，达到抑制血小板聚集和扩张周围血管的双重作用。噻氯匹定具有较强的抗血小板作用，但有降低白细胞的不良反应。沙格雷酰安步乐克，是 5- 羟色胺受体阻滞药，具有降低血小板聚集和抑制血管收缩作用，同时具有增加侧支循环和减轻患肢疼痛、冷感的作用。

扩张血管治疗盐酸罂粟碱是有效扩张血管的药物。该药有成瘾性，不能长期应用。前列腺素 E_1 具有较强的扩张血管作用，还可抑制血小板聚集和释放，但该药应用时刺激性较大，可导致浅静脉炎。血管扩张药物 α 受体阻断药妥拉苏林，钙离子阻断药硝苯地平、佩尔地平、地巴唑和烟酸等均有扩张血管作用。

溶栓治疗对动脉硬化性闭塞症急性动脉血栓形成者，药物溶栓是有效的治疗手段。溶栓疗法需早期应用，同时辅以扩张血管和抗凝治疗。常用溶栓药物尿激酶（urokinase，UK）、链激酶（streptokinase，SK），人体重组组织型纤溶酶原激活剂等。

镇痛治疗适用于肢体缺血严重伴有静息痛影响睡眠和饮食的患者。应选择镇痛效果好、作用时间长和不良反应小的药物（如吗啡缓释片等），同时可加用催眠药物。重症下肢缺血甚至硬膜外置管给药。

三、外科治疗

（一）适应证和禁忌证

1. 适应证　严重影响生活质量的间歇性跛行，静息痛，肢端缺血性溃疡和坏疽。

2. **禁忌证** 缺血肢体已广泛坏死，患肢严重感染引起败血症，动脉远端无可用于血管重建的流出道，严重的出凝血功能障碍，全身情况差，重要脏器功能衰竭，难以承受血管重建手术。

（二）血管腔内介入治疗

所谓腔内介入治疗即借助影像设备的监视，利用特殊的微创器械经皮或小切口进入血管腔内对下肢动脉硬化闭塞进行治疗，具有快速、微创、可重复性强等优点。

1. **适应证** 同前，病变适于行腔内介入治疗，或预计难以耐受手术治疗的患者。按 TASC 2007 的建议（表 24-3，表 24-4），TASC A、B 级病变更适于行腔内治疗，TASC C、D 级病变更适于行手术治疗，随着腔内治疗技术的进步和器械的发展，越来越多的 TASC C、D 级病变首选腔内治疗。

表 24-3 主髂动脉病变 TASC 分型

TASC A 型	单侧或双侧的髂总动脉狭窄，或髂外动脉单发狭窄，长度≤3cm
TASC B 型	肾下主动脉狭窄，长度≤3cm；单侧髂总动脉闭塞；累及髂外动脉的单发狭窄，长度在 3～10cm，没有延伸到股总动脉；单侧髂外动脉闭塞，未累及髂内动脉开口或股总动脉
TASC C 型	双侧髂总动脉闭塞；双侧髂外动脉狭窄，长度在 3～10cm，没有延伸到股总动脉；单侧髂外动脉狭窄，延伸至股总动脉；单侧髂外动脉闭塞，累及髂内动脉开口或股总动脉；单侧髂外动脉闭塞合并严重钙化
TASC D 型	肾下主动脉闭塞；累及主动脉及双侧髂动脉的弥散性病变，需要治疗；累及单侧髂总、髂外动脉和股总动脉的弥散、多发狭窄；单侧髂总动脉、髂外动脉闭塞；双侧髂总动脉闭塞；髂动脉狭窄伴有腹主动脉瘤及其他病变需要行主动脉或髂动脉手术

表 24-4 股腘动脉病变 TASC 分型

TASC A 型	单发的狭窄，长度＜10m；单发的闭塞，长度≤5cm
TASC B 型	多发的狭窄或闭塞，每段的长度均≤5cm；单发的狭窄或闭塞，长度≤15cm，未累及膝下腘动脉；单发或多发病变，缺少连续的膝下动脉流出道；狭窄伴有严重钙化，长度≤5cm；单发腘动脉狭窄
TASC C 型	多发的狭窄或闭塞，长度＞15cm；2 次腔内治疗后复发狭窄或闭塞，需要治疗
TASC D 型	慢性全闭塞病变，累及股总、股浅动脉及腘动脉，长度＞20cm；腘动脉及其三分叉动脉的近端完全闭塞

2. **禁忌证** 同前。

3. **术前准备 / 麻醉方式 / 体位** 常规术前准备。术前行双下肢 CT 血管造影、磁共振血管造影或动脉造影，了解下肢动脉情况。术前水化治疗。术前抗血小板药物治疗。仰卧位。麻醉方式可以考虑局部浸润麻醉，患者不能静卧者可予以全身麻醉或区域阻滞麻醉。

4. **治疗方式** 入路选择分为常用的股动脉逆行、股动脉顺行入路或肱动脉入路，还有其他不常用的入路如桡动脉入路和腋动脉入路等。在处理股浅动脉闭塞性病变时，还经常会用到腘动脉及膝下动脉逆穿入路。腔内血管成形术：采取病变部位球囊扩张和（或）支架置入的方式，包括髂动脉腔内血管成形术、股动脉腔内血管成形术、膝下动脉腔内血管成形术。溶栓术的适应证为适用于动脉内或移植血管内完全或者部分血栓形成。禁忌证为对于肢体已存在坏死或濒临坏死、近期消化道 / 脑出血史、妊娠、对于溶栓药物过敏史。溶栓方式为静脉溶栓、导管溶栓、经导管血栓抽吸或机械性血栓抽吸术等。静脉溶栓目前较少应用。其他腔内介入技术如机械性斑块旋切术、射频消融术、药物涂层球囊 / 药物涂层支架术、激光血管成形术、冷冻技术等。由于缺少大规模随机对照数据，以上技术虽尚未广泛应用于临床，但是有非常好的应用前景。

腔内血管成形术的穿刺部位可采用患侧股动脉顺行穿刺，它适用于同侧股浅动脉中段以远病变，但股浅动脉近端正常，适于穿刺放置导管鞘，穿刺前透视定位股骨头，选择穿刺股总动脉，透视下将导丝选择进入股浅动脉，放置导管鞘；对侧股动脉穿刺，尤其适用于合并髂动脉病变或患侧股浅动脉开口处病变；肱动脉穿刺操作路径较远，不适用于上肢或主动脉纡曲者，受器械输送长度限制，一般只适用于股浅动脉上段病变；患侧远端逆行穿刺适用于近端入路开通病变不成功病例，可在造影、路图下透视穿刺或超声引导下穿刺足背、胫前、胫后、腓或腘动脉，穿刺成功后直接进入导丝或沿导丝进入球囊增加导丝的支撑力，一般无需置入导管鞘或只置入 4Fr 导管鞘。穿刺成功后，置入导管鞘，造影，了解动脉形态，对侧穿刺需在透视下操纵导丝及翻山导管翻越主动脉分叉，至患侧髂外动脉，置换加硬导丝，在加硬导丝支撑下进入翻山导引导管或动脉长鞘，造影。在透视下操纵导丝通过股腘动脉狭窄闭塞部位，沿导丝跟进导管或球囊，撤除导丝，造影证实导丝位于真腔内。对于重度狭窄或闭塞性病变，预计器械通过困难，根据情况，可采用球囊（直径 2～4mm）进行预扩张。

沿导丝置入支架，直径较原始动脉直径大 0.5～2.0mm。沿导丝置入球囊，直径等于原始动脉直径，闭塞性病变一般选择比支架直径略小的球囊，后扩张塑形支架。再次造影明确股腘动脉血流情况和支架形态。清点器械，闭合穿刺点，加压包扎。

（三）手术治疗

下肢动脉硬化性闭塞症是否需行手术治疗，应根据病史、体格检查、各种辅助检查及并发疾病的严重程度综合评价。临床评判是否手术治疗根据以下几点：①功能受限程度；②对肢体存活的威胁；③病变部位和程度；④麻醉风险；⑤患者生命预期。

1. 手术适应证　严重影响生活质量的间歇性跛行、静息痛、肢端缺血性溃疡和坏疽。对于间歇性跛行距离超过 300 米是否需要手术治疗还存在争议。临床上根据患者的动脉硬化病变部位、范围、血管流入道及流出道条件和全身状况，可选择不同的手术方法。通过手术或腔内介入治疗重建血供是挽救肢体的有效手段。

2. 手术禁忌证　缺血肢体已广泛坏死，患肢严重感染引起败血症，动脉远端无可用于血管重建的流出道，严重的出凝血功能障碍，全身情况差，重要脏器功能衰竭，难以承受血管重建手术。

3. 手术方式　动脉旁路手术治疗下肢动脉硬化闭塞症的传统方法，采用匹配口径的人工血管或自体大隐静脉作为移植物，于闭塞动脉段远近端作旁路手术。动脉旁路手术分为解剖内旁路和解剖外旁路两种。解剖内旁路即按照动脉解剖路径行旁路手术。常用的有主动脉－股动脉旁路术、髂动脉股动脉旁路术、股动脉－腘动脉旁路术、股动脉－胫后动脉旁路术等。解剖外旁路适用于全身情况差，无法耐受常规旁路手术或发生移植血管感染无法行解剖内旁路的患者。常用的解剖外旁路有腋－股动脉旁路、股－股动脉耻骨上旁路、经大腿外侧股－腘动脉旁路等。

自体静脉及人工血管各有优缺点。术后通畅率受多种因素的影响，其中移植物的材料及吻合口的位置最为重要。文献证实自体大隐静脉具有较高的近期及远期通畅率，其 5 年通畅率远高于人工血管。人工血管的 1 年通畅率与自体静脉移植物相差不多，且伴有较低的围术期并发症的发生率及较低的因手术技巧造成的手术失败率，并可以保留自体静脉备用。吻合口的位置影响移植物的通畅率，膝上动脉旁路移植通畅率明显高于膝下旁路移植，远端吻合口越低，远期通畅率越低。吻合口的位置对人工血管影响较大，而对自体大隐静脉影响较小。一般认为，自体大隐静脉如果口径合适且没有节段性膨大，是下肢动脉血管重建首选材料，具有较好的远期通畅率。自体静脉也有其缺点，需要较长的手术时间和较高手术技巧，钙化及曲张的静脉很大程度上影响术后通畅率，即便肉眼上看似正常的静脉中，约 20% 存在内膜及中层增厚。有学者倾向于选择人工血管行膝上股腘动脉旁路手术，认为选择人工血管能够缩短手术时间及住院天数，减少手术创伤及并发症，同时还可保留自体静脉以备他用。很多报道也显示应用聚四氟乙烯膨体（PTFE）人工血管行股腘旁路手术也具有可接受的通畅率，尤其是对于那些跛行及吻合口在膝上的患者。

具体手术方式主动脉－股动脉人工血管旁路术：适用于肾下腹主动脉及（或）双髂动脉闭塞的患者。主动脉－股动脉人工血管旁路术因需要经腹或经腹膜后手术，因此，围术期死亡率较高，为 3%～4%，5 年通畅率为 85%～90%。

股动脉－腘动脉旁路手术分膝上段和膝下段旁路两种。膝上段股－腘动脉旁路不跨关节，可以用自体大隐静脉或直径 6～8mm PTEE 人工血管作为移植物；而膝下段尽量选用自体大隐静脉原位或倒置移植。

耻骨上股动脉－股动脉人工血管转流术适用于单侧髂动脉闭塞的危重患者。在两侧腹股沟韧带远方各做一纵切口，显露双侧股总动脉及其分支。然后在耻骨联合上方、皮下钝性分离出一条隧道，放置采用直径 8mm、长 40cm 带环人工血管，行人造血管与股动脉的端侧吻合。若患肢仅股深动脉流出道正常，可吻合在股深动脉上。

分离耻骨联合上方皮下隧道时注意勿损伤会阴浅筋膜，以免造成术后皮下隧道和会阴部血肿，勿使人工血管扭曲，保证吻合口无张力。股动脉－股动脉人工血管转流术 3 年通畅率约为 60%。

腋动脉－股动脉人工血管转流术适用于单侧髂动脉闭塞，而对侧下肢动脉同样存在病变，无法行股动脉－股动脉转流术者，以及腹主动脉下段闭塞或双髂动脉闭塞的无法耐受开腹手术或腔内治疗失败的患者。

手术方式通常于锁骨下做一横切口，沿肌纤维方向切开胸大肌，切断附于喙突的胸小肌肌腱，解剖显露由臂丛和腋静脉所包绕的腋动脉，同时显露股动脉。从锁骨切口处经胸大肌的下方，斜向外侧的腋中线经隧道将直径 8mm 、长 70cm 带环人工血管自腋部引入至股部切口，行人工血管与腋动脉、股动脉端侧吻合。如需腋动脉－双股动脉人造血管转流术，则要再取耻骨上皮下隧道。腋动脉－股动脉人工血管转流术3年通畅率约为40%。

大隐静脉原位转流术和大隐静脉倒置转流术：各有优缺点，但随机对照研究没有显示两者在远期通畅率方面的差异。由于动静脉之间良好的解剖口径的匹配性，使得原位转流术具有更好的血流动力学特性，减少了血液湍流发生，因此可能降低新内膜增生的发生率。倒置转流术无需破坏静脉瓣膜，在技术上更容易操作，并且减少了对静脉内膜及平滑肌的损伤，因此，降低了术后的血栓及再狭窄发生率。对于吻合口位于膝下动脉患者，原位转流术通畅率较高。

1961年Leeds和Gilfillan首次报道利用股深动脉重建下肢血供以来，股深动脉成形术在腘动脉广泛闭塞，无法常规旁路手术的患者中得到应用。这一术式是基于以股深动脉作为流出道，建立股深动脉血流，通过股深动脉于膝关节周围的交通支改善远端肢体血供，达到缓解疼痛、挽救肢体的目的。股深动脉成形术也可作为降低截肢平面的附加手术方式。

动脉内膜剥脱术是最早的传统手术方式，适用于短段动脉硬化闭塞的患者。方法是显露病变动脉，将斑块与动脉中层分离并切除，固定远近端内膜，建立血管通路。局部内膜剥脱术不需放置人工血管材料，降低感染概率，对于年轻患者仍是较好的手术方式。长段血栓内膜切除后，容易继发血栓致复发率高。

截肢术适用于患肢坏疽的患者，如患者全身情况差，合并感染，疼痛明显，应尽早行截肢术以挽救生命。下肢动脉硬化性闭塞的截肢平面选择，应考虑缺血残端的血供和愈合能力：仅有小腿膝下动脉闭塞，可行膝下截肢术；股-腘动脉闭塞症，行大腿中、下段截肢术。而主髂动脉闭塞症，应争取介入或转流重建血供后再行截肢术，应提高截肢平面以促愈合。

四、外科手术联合腔内治疗

动脉硬化性闭塞症患者大多病变广泛，同时累及主髂股腘动脉，多平面多节段型约占发病总数65%，造成严重的下肢缺血。对于这种广泛多节段动脉硬化性闭塞症的传统治疗方法主要是主髂-股-腘动脉系列旁路术，手术创伤较大，对于老年和高危病例可导致手术风险增加。近来腔内联合外科手术已经成为治疗多节段动脉硬化性闭塞症的重要手段。

术中同时行主髂动脉切开取栓或腔内成形或支架植入联合远端股-腘动脉人工血管旁路术或股深动脉成形术，这种腔内治疗联合外科手术的方法可避免系列旁路术需要开腹的创伤，减少了手术并发症率和死亡率，为高危重症患者提供了治疗机会。

【并发症】★★★△△△

一、溶栓治疗并发症

（一）远端动脉栓塞

溶栓治疗发生率较高的并发症。溶栓过程中栓子可能脱落，顺血流栓塞至远端动脉，产生栓塞症状，如蓝趾综合征，严重时致肢端坏死，可采用远端灌注溶栓药物，全身应用扩血管药物，必要时切开取栓。

（二）穿刺点或其他部位出血

注意监测凝血功能及血浆纤维蛋白原、血浆纤维蛋白原低于正常范围时应暂缓应用溶栓药物，穿刺点出血后加压包扎，其他出血部位常见于消化道和脑血管，应采取相应治疗措施。

二、血管腔内治疗并发症

远端动脉栓塞发生率为1%～5%，发生在末梢动脉，通过灌注尿激酶、扩血管治疗可以缓解，发生在腘动脉分叉部位，需联合应用溶栓、球囊扩张、血栓抽吸，甚至切开取栓，及时开通腘动脉，避免发生严重后果。穿刺部位血肿或假性动脉瘤。动脉破裂一般选用较支架直径略小的球囊进行支架塑形，必要时选用覆膜支架覆盖破裂部位。远期并发症有支架内血栓、支架内再狭窄、支架断裂。

三、外科手术并发症

（一）出血

下肢缺血开放性手术最常见的并发症。患者术中、术后抗凝的应用增加了手术出血风险。通畅的引流、细致的围术期观察及谨慎的结扎、缝合与包扎技术是预防出血的主要方法。术后一旦发现伤口出血应及时处理，必要时应打开切口止血。

（二）心肌缺血

下肢缺血患者常合并心脑血管的动脉硬化与狭窄，手术和麻醉打击引起患者应激反应，从而引起心肌缺血。围术期严密的观察心电、血流动力学变化，维持患者血压、心率、血氧稳定尤为重要。

（三）感染

缺血肢体耐受感染的能力较差，外科手术植入异物容易感染，加上围术期出血更增加感染风险。围术期做好无菌原则，严密的预防伤口血肿及适当的应用抗生素，可达到预防效果。

（四）下肢肿胀

患者肢体长期处于缺血状态，突然的血液灌注，可导致微循环渗漏，间叶组织体液增多而水肿。术后在确认远端动脉搏动良好的情况下，可适当抬高患肢预防肢体肿胀。

（五）血栓性静脉炎

原位转流易于出现，类肝素药物外用，必要时结扎属支。

（六）远期并发症

吻合口狭窄或闭塞，膝上股－腘动脉人工血管旁路的 5 年通畅率为 60%～70%，膝下为 30%，静脉旁路膝上为 70%，与人工血管旁路相当，膝下为 60%～70%，倒置与原位静脉旁路通畅率无差异。

【术后管理及用药】★★★△△△

一、抗凝治疗

常用于溶栓治疗和外科治疗流出道不佳的情况。术后给予肝素抗凝治疗，监测 APTT 至目标值，之后过渡为华法林抗凝治疗，维持国际标准化比值至目标值。

二、扩血管治疗

如前列腺素类药物。

三、抗血小板治疗

外科手术流出道通畅的，可采用抗血小板治疗。腔内治疗常规抗血小板治疗 3～6 个月。

【随访及预后】★★★△△△

一、支架内膜增生与再狭窄

需密切随诊，再狭窄大多发生在腔内治疗后 3～6 个月，股浅动脉支架 1 年通畅率 70%～88%，应及时处理再狭窄或闭塞。

二、定期随访

术后 6 个月复查下肢动脉彩色多普勒超声或 CT 血管成像，了解动脉通畅情况。

三、动脉造影

对于判断动脉再狭窄较下肢动脉 CT 血管成像更为准确。

急性下肢缺血

【病因】★★△△

急性动脉栓塞是源于心脏或近端动脉脱落的栓子或斑块随血流向动脉远端造成动脉管腔急性阻塞。起病急骤，病情重，及早明确诊断和及时采取相应的治疗措施是救治肢体及生命的关键。

【发病机制】★★△△

一、心源性栓子

80%～90% 的栓子来源于心脏，心房颤动与栓塞关系密切，心房颤动造成的栓塞占总数的 2/3～3/4，大部分来源于左心房附壁血栓。

二、非心源性栓子

非心源性栓子占 5%～10%，包括血管源性栓子，比如动脉瘤或人工血管腔内的血栓脱落、动脉粥样硬化斑块、胆固醇栓子。

【病理生理】★★△△

动脉痉挛，组织缺血，产生毒性代谢产物。

血管通透性增加，蛋白与组织液渗漏导致组织水肿。组织内静水压升高，严重时发生骨筋膜室综合征，进一步加重组织缺血；栓塞发生 4～6 小时后肢体可以发生坏死，肌肉及神经功能丧失。

代谢紊乱主要表现为高钾血症、肌红蛋白血尿、高乳酸血症和代谢性酸中毒；栓塞后的血流动力学变化加重心脏负担，出现血压下降、休克和左心衰竭，甚至死亡。

急性肾衰竭也称肌肾代谢综合征，血管再通后的缺血再灌注损伤释放大量毒性代谢产物，进入体循环引起急性肾小管损伤。

【临床严重程度分级】★★△△△（表 24-5）

表 24-5 急性下肢动脉栓塞的 Rutherford 分级

分级	预后	感觉丧失	运动障碍	动脉彩色超声信号	静脉彩色超声信号
Ⅰ可存活	存活未受威胁	无	无	正常	正常
Ⅱ存活受威胁					
Ⅱa 存活未受到立即威胁	及时治疗，肢体可存活	无或局限于足趾	无	常消失	正常
Ⅱb 存活受到立即威胁	立即治疗，肢体方可存活	超过足趾，出现静息痛	轻至中度	通常消失	正常
Ⅲ不可逆缺血	肢体丧失不可避免	严重感觉障碍	严重麻痹	消失	消失

注：引自 Hirsch AT, Haskal ZJ, Hertzer NR, et al. ACC/AHA 2005 guidelines for the management of patients with peripheral arterial disease (lower extremity, renal, mesenteric, and abdominal aortic): executive summary a collaborative report from the American Association for Vascular Surgery/Society for Vascular Surgery/Society for Vascular Surgery, Society for Cardiovascular Angiography and Interventions, Society for Vascular Medicine and Biology, Society of Interventional Radiology, and the ACC/AHA Task Force on Practice Guidelines (Writing Committee to Develop Guidelines for the Management of Patients With Peripheral Arterial Disease) endorsed by the American Association of Cardiovascular and Pulmonary Rehabilitation; National Heart, Lung, and Blood Institute; Society for Vascular Nursing; TransAtlantic Inter-Society Consensus; and Vascular Disease Foundation. J Am Coll Cardiol, 2006, 47(6):1239-1312

【临床表现】★★★△△△

一、急性动脉栓塞的临床表现

急性动脉栓塞的临床表现可以概括为 5P，即疼痛（pain）、无脉（pulselessness）、苍白（pallor）、感觉异常（paresthesia）、麻痹（paralysis）。

二、具体表现

（一）疼痛

常由肢体远端向栓塞部位逐渐发展，如股动脉栓塞首发症状为足趾疼痛，逐渐累及肢体，轻微的体位改变可致剧烈疼痛，故患肢常处于轻度屈曲的强迫体位。

（二）无脉

动脉栓塞及动脉痉挛，导致栓塞平面远端的动脉搏动明显减弱或消失。

（三）苍白

缺血肢体呈苍白色蜡样外观，随病情进展，出现皮肤发绀、花斑，如不及时治疗将发黑、坏死。

（四）感觉异常

感觉神经缺血可出现肢体麻木，感觉减退，有时患肢的麻木可能掩盖疼痛症状，导致治疗的延误。

（五）麻痹

运动神经缺血和肌肉缺血导致运动功能障碍，是病情恶化的标志，运动功能完全丧失提示肌肉与神经缺血不可逆，肢体将发生坏疽。

（六）肢体变凉

有学者将肢体变凉（poikilothermia）称为第 6P，肢体因供血不足皮温降低，变温带的平面一般比栓塞平面低一定的距离。

三、特殊类型的急性动脉栓塞

（一）主动脉骑跨栓

腹主动脉分叉处栓塞，起病急骤而严重，表现为双下肢突发运动、感觉障碍，通常于双侧大腿和臀部出现皮肤温度及颜色的改变，死亡率高。

（二）蓝趾综合征

心脏壁或血管壁小斑块脱落栓塞至末梢动脉，导致单个或数个足趾或手指缺血，甚至坏死的综合征。疼痛、发凉局限于病变趾（指），呈现蓝紫色，而足或手的其他部位血供正常。

【辅助检查】★★△△

彩声多普勒超声检查了解栓塞部位，下游动脉通畅情况，是否同时存在其他血管病变及外压性病变，通常可以作为首选的检查。

动脉造影或数字减影血管造影诊断的“金标准”，因属于有创检查，一般不作为首选检查。

CT 血管成像可以了解栓塞部位，栓子形态，远端动脉是否通畅，侧支循环状况，区别是否为动脉硬化基础上的急性动脉血栓形成等情况。

其他检查包括针对引起动脉栓塞的病因作相应的实验室检查，以及胸部 X 线片、心电图、心脏超声、生化和酶学检查等，用于完善全身治疗的方案。

【诊断及鉴别诊断】★★△△

一、动脉硬化基础上的急性动脉血栓形成

既往无心房颤动等心脏病史，但可以有间歇性跛行等慢性缺血症状，肢体动脉搏动可以减轻或消失。动脉血栓形成多是在动脉硬化且存在下肢动脉狭窄基础上继发血栓形成，单纯取栓手术容易失败，常需行动脉旁路手术，或术中取栓后造影行球囊扩张联合支架置入术。

二、主动脉夹层

主动脉夹层也可引起急性下肢缺血，但常伴有胸痛或后背痛，有高血压或马方综合征病史。

三、急性髂股静脉血栓形成

即股青肿，在急性期因骨筋膜室压力增高导致动脉血供下降、血流滞缓而表现出动脉缺血症状。患肢往往明显肿胀、凹陷性水肿提示同时有静脉回流障碍存在，彩色多普勒超声可以明确诊断。

四、动脉痉挛

常由外伤或手术刺激或过度吸烟引起，交感神经阻滞或扩血管药常有效。

【治疗】★★★△△△

一、一般治疗

①抗凝治疗：普通肝素或低分子肝素，急性动脉栓塞诊断一经确立，需立即开始抗凝治疗，手术或溶栓后仍须继续抗凝治疗。②抗血小板治疗：抑制血小板黏附、聚集和释放反应，如环氧化酶抑制药、5-HT 受体阻滞药等。③解除血管痉挛治疗：如前列腺素类药物等。④积极治疗原发病：如心房颤动、急性心肌梗死等。⑤肌肾代谢综合征的治疗：高血钾、酸中毒、肌红蛋白尿及少尿、无尿，必须及时处理，否则将出现不可逆性肾功能损害，通常可以进行血液透析或血滤治疗。

二、手术治疗

手术取栓是治疗下肢动脉栓塞的重要方法。取栓应争取在 6 小时内进行，一般不要超过 12 小时。但肢体耐受缺血的能力实际上取决于血供和氧耗的平衡，因此手术的时间期限并不绝对。

术中溶栓，如术中发现膝下动脉堵塞，可考虑采用术中灌注溶栓。

术后患肢出现肿胀，皮肤张力性水泡、肌肉张力增高等骨筋膜室综合征症状，应及时作骨筋膜间隔切开术；RutherfordⅢ级，需作截肢术。

三、溶栓治疗

溶栓治疗分为静脉溶栓与导管溶栓，目前，腔内动脉导管溶栓是溶栓治疗的主要手段。对于栓塞发生于 14 天内，Rutherford 血栓严重程度分级为Ⅰ或Ⅱa，行导管溶栓治疗都是有效的。

导管溶栓相比手术治疗的优势是：①可以溶解小动脉或侧支的细小栓子；②逐渐开放的循环可以减轻缺血再灌注损伤；③相对微创，适用于全身情况严重，不能耐受手术者。但是由于腔内导管溶栓过程相对较长，在肢体缺血症状严重时手术取栓仍是首选。

四、微创治疗进展

经皮机械取栓与经皮抽吸取栓是治疗急性动脉栓塞的新方法，目前已经有较多的临床经验，但是费用相对较高。

【并发症】★★★△△△

一、骨筋膜室综合征

术后及时观察肢体变化，必要时行骨筋膜室切开减压。

二、急性肾功能衰竭

术后观察血气、肌酐和血钾的变化，必要时行血液透析。

三、代谢紊乱

主要表现为高钾血症、肌红蛋白血尿、高乳酸血症和代谢性酸中毒，严重时可以出现休克，甚至心力衰竭、心脏停搏。

（刘　暴　刘昌伟）

参考文献

[1] 吴阶平，裘法祖. 黄家驷外科学，北京：人民卫生出版社，2000.
[2] 刘昌伟. 血管外科临床手册. 北京：人民军医出版社，2012.
[3] 译：郭伟，符伟国，陈忠. 卢瑟福血管外科学. 北京：北京大学医学出版社，2013.

学习培训及学分申请办法

一、《国家级继续医学教育项目教材》经国家卫生和计划生育委员会（现更名为国家卫生健康委员会）科教司、全国继续医学教育委员会批准，由全国继续医学教育委员会、中华医学会联合主办，中华医学电子音像出版社编辑出版，面向全国医学领域不同学科、不同专业的临床医生，专门用于继续医学教育培训。

二、学员学习教材后，在规定时间（自出版日期起 1 年）内可向本教材编委会申请继续医学教育Ⅱ类学分证书，具体办法如下：

方法一：PC 激活

1. 访问“中华医学教育在线”网站 cmeonline.cma-cmc.com.cn，注册、登录。
2. 点击首页右侧“图书答题”按钮，或个人中心“线下图书”按钮。
3. 刮开本书封底防伪标涂层，输入序号激活图书。
4. 在个人中心“我的课程”栏目下，找到本书，按步骤进行考核，成绩必须合格才能申请证书。
5. 在“我的课程”—“已经完成”，或“我的学分”栏目下，申请证书。

方法二：手机激活

1. 微信扫描二维码 关注“中华医学教育在线”官方微信并注册。
2. 点开首页“图书答题”，刮开本书封底防伪标涂层，输入序号激活图书。
3. 在个人中心“我的课程”栏目下，找到本书，按步骤进行考核，成绩必须合格才能申请证书。
4. 登录 PC 端网站，在“我的课程”—“已经完成”，或“我的学分”栏目下，申请证书。

三、证书查询

在 PC 端帮助中心“证书查询”中输入证书编号进行查询。

《国家级继续医学教育项目教材》编委会